儿科住院医师规范化培训考核解题攻略

U0787008

主　编　蔡晓红　王　莹

副主编　周永海　朱江川　杨明华　霍开明　常杏芝　杨　青

编　委

温州医科大学附属第二医院（育英儿童医院）：

石海砚　任　跃　刘金荣　麦菁芸　杨　青　肖秀漫
余　刚　陈敏广　罗　越　金龙腾　周永海　周海霞
郑炜琨　郑雯洁　胡小娅　胡玲珑　胡晓光　胡　颖
俞晨艺　黄爱蓉　梁亚峰　蔡晓红　潘彤彤

上海交通大学医学院附属上海儿童医学中心：

刘廷亮　任　宏　王　莹

海南医学院附属第二医院：

蔡思铭　古裕鸟　霍开明　姜虹羽　蒋家敏　梁振明
颜海峰

北京大学第一医院：常杏芝

临汾市人民医院：刘亚楠　朱江川

复旦大学附属儿科医院：陈　扬

上海交通大学医学院附属儿童医院：崔　云

中南大学湘雅三医院：杨明华

嘉兴市第一医院：孙　飞

编写秘书

温州医科大学附属第二医院（育英儿童医院）：

郑炜琨　俞晨艺

科 学 出 版 社

北　京

内 容 简 介

本书以全国住院医师规范化培训结业考核和年度业务水平测试大纲为导向、以国家住院医师规范化培训细则为依据，结合具体临床病例题，覆盖全国住院医师规范化培训儿科专业结业考核和年度业务水平测试所有考点。书中详细解析了这两大考试的题型、考核要点和解题思路，具有适用性、实用性及针对性。

本书不仅可以帮助参加住院医师规范化培训的住院医师全面、系统地掌握儿科专业各疾病的相关基础知识、培训其临床思维决策能力，而且也可以为培训基地带教老师提供教学上的辅助参考。

图书在版编目（CIP）数据

儿科住院医师规范化培训考核解题攻略 / 蔡晓红，王莹主编 . — 北京：科学出版社，2022.11

ISBN 978-7-03-073610-9

Ⅰ . ①儿…　Ⅱ . ①蔡…　②王…　Ⅲ . ①小儿疾病－诊疗－岗位培训－题解　Ⅳ . ① R72-44

中国版本图书馆 CIP 数据核字（2022）第 199159 号

责任编辑：胡治国 / 责任校对：张小霞
责任印制：赵　博 / 封面设计：陈　敬

科 学 出 版 社 出版
北京东黄城根北街 16 号
邮政编码：100717
http://www.sciencep.com
北京科印技术咨询服务有限公司数码印刷分部印刷
科学出版社发行　各地新华书店经销
*
2022 年 11 月第　一　版　开本：787 × 1092　1/16
2025 年　1　月第三次印刷　印张：25 1/4
字数：800 000

定价：150.00 元

（如有印装质量问题，我社负责调换）

序　言

近年来儿童健康问题得到越来越多的社会关注，健康中国战略也把儿童健康作为其中重要的组成部分，儿童健康的主要守护者——儿科医生的培养及发展问题显然是极为重要的工作。医师培训，是现代医师成才的主要途径。自19世纪中期以来，经过大量实践，发达国家已建立了较为完善的住院医师规范化培训制度。在我国，北京协和医院于1921年率先尝试建立了住院医师规范化培训制度。2014年1月，在深化医改的大背景下，国家卫生计生委等7部门发布了《关于建立住院医师规范化培训制度的指导意见》，再次启动了我国住院医师规范化培训制度建设。

中国的住院医师规范化培训既要借鉴国际上现有模式的经验，也需要充分考虑中国医疗卫生体制的自身特点，建成适应中国医疗卫生发展事业的高素质医学人才的培训体系是最终目标。自2013年在全国范围启动住院医师规范化培训制度建设以来，我国的住院医师规范化培训现已进入第二阶段，工作的重点由制度建设逐步向高质量内涵建设转变，抓好过程管理、建立专业化的考核标准、促进培训质量提升，成为住院医师规范化培训工作的核心。

考核测试通常是培训规划的风向标，通过考核可以评估培训基地的培训效果和带教质量，培训考核分为培训过程考核和培训结业考核。住院医师若要顺利通过住院医师规范化培训过程的每一项考核，除了掌握好医学专业理论知识，还需不断强化临床实践能力，参加专业基地的考前培训，熟悉考试大纲和考核形式，阅读教科书和住院医师规范化培训相关教材，搭配一定量的练习题以提高自己的考试解题技巧。专业基地为做好考前辅导工作，需要带教老师花费大量的时间建设考试题库，研究分析每次考核测试结果，总结命题经验及通过考核发现的问题，找出住院医师“短板”和“薄弱点”，为提高住院医师规范化培训质量提供依据。

鉴于目前尚无统一的住院医师规范化培训考核复习用书，温州医科大学附属第二医院（育英儿童医院）、上海交通大学医学院附属上海儿童医学中心、北京大学第一医院、中南大学湘雅三医院、临汾市人民医院、复旦大学附属儿科医院6家国家级儿科专业住院医师规范化培训重点专业基地牵头，组织具有丰富住院医师规范化培训经验且临床学术能力强的教师团队，编写了《儿科住院医师规范化培训考核解题攻略》这本辅助教材。教材内容以儿科住院医师规范化培训考试大纲为依据，介绍儿科住院医师规范化培训各阶段考核的题型和解题技巧，不仅可以帮助儿科住院医师全面系统地掌握各疾病的相关知识，贯彻训练临床思维，掌握理论考核题型和临床实践能力各站考核内容，而且也可以为带教老师提供教学的辅助参考。

我热忱推荐这本好书给广大儿科住院医师、儿科研究生及儿科医生，相信阅读后定会收益良多。我们共同为培养出更多优秀的儿科住院医师而努力！

江　帆

上海交通大学党委副书记、上海交通大学医学院党委书记

2021年10月

前　言

医学教育是教育事业的重要组成部分，也是卫生事业可持续发展的基础。临床医师作为对理论知识和实践技能要求很高的专业人才，其培养必须经历院校教育、毕业后教育、继续教育三个阶段。其中，院校教育侧重于理论知识学习、辅以临床实践，毕业后教育侧重于临床思维和实践技能培训，并通过住院医师规范化培训等制度加以落实。住院医师临床思维和实践技能培养是整个规范化培训的灵魂，其目标是以培养真正“能看病的医生”为宗旨。为了提高住院医师临床实践的岗位胜任能力，我们必须抓好过程管理，规范培训过程考核，建立统一的专业化考核标准，促进培训结果的同质化。为此，我们9家国家级儿科专业住院医师规范化培训重点专业基地的专家，根据住院医师规范化培训儿科培训内容和细则要求，紧扣儿科考试大纲所列考点，编写了这部专门用于指导儿科住院医师规范化培训医师考核的辅助教材，有利于读者全面系统地了解理论考核题型和临床实践能力考核内容。

本书主要特色为：以“以案例分析为主线，贯彻训练临床思维”为原则，选择临床真实的案例，将考试考点与疾病诊疗有机结合，通过考点解析与解题技巧的讲解，训练住院医师严密的临床诊治思维以及分析问题和解决问题的能力。本书共分7章，包括：理论题、临床结果判读、患者接诊、医疗文书书写、临床思维与决策、基本技能操作、专科技能操作。

理论题为儿科住院医师规范化培训医师在各阶段考核中可能涉及的考试内容，如由专业基地或培训基地组织的出科考核、年度考核，中国医师协会组织的年度业务水平测试和国家卫生健康委员会人才交流服务中心组织的结业考核理论考试。考试内容遵照中国医师协会《住院医师规范化培训内容与标准（2021年版）》中各专业轮转要求掌握的疾病知识点和基本技能，以及医学人文、医学通识、患者安全、医师法等知识。理论题题型有A型题（A_1、A_2、A_3/A_4）和C题型（案例分析题）。临床结果判读包括心电图、普通X线影像诊断和实验室检查，此考核内容在某些地区设立于临床实践能力结业考核中，今后可能会归到理论题考核内容中，不再单独设立考站。患者接诊由病史采集和体格检查两小站组成。医疗文书书写包括入院记录和首次病程记录书写两小站。临床思维与决策是根据题目中提供的病例，从病史、体征和辅助检查等方面做出分析。基本技能操作包括心肺复苏和气管插管两小站。专业技能操作是根据题干判断选择操作，包括胸腔穿刺术、腹腔穿刺术、腰椎穿刺术、骨髓穿刺术、导尿术、插胃管术、心电图操作和穿脱隔离衣。

本书作者均为临床一线工作多年的住院医师规范化培训带教教师，有丰富的临床和教学经验，编写过程中各位作者花费了大量心血，在此一并表示衷心的感谢。由于编写水平有限，书中尚有不尽完善之处，祈盼广大读者不吝指正。

蔡晓红　王　莹

2021年10月

目　　录

序言

前言

第一章　理论题……1

第一节　A_1 型题……1

第二节　A_2 型题……11

第三节　A_3/A_4 型题……82

第四节　C 型题……198

第五节　模拟试卷……274

参考答案……291

第二章　临床结果判读……292

第一节　心电图……292

第二节　普通 X 线影像诊断……302

第三节　实验室检查……311

第三章　患者接诊……324

第一节　阻塞性睡眠呼吸暂停低通气综合征……326

第二节　胃炎……332

第三节　热性惊厥……339

第四节　矮小症……346

第五节　新生儿败血症……353

第四章　医疗文书书写……361

第五章　临床思维与决策……367

第一节　蛋白质 - 能量营养不良……367

第二节　新生儿呼吸窘迫综合征……371

第三节　小儿腹泻……375

第四节　支气管哮喘……378

第五节　细菌性脑膜炎……381

第六章　基本技能操作……385

第七章　专业技能操作……387

第一章 理 论 题

理论考核采用人机对话选择题形式考试，考试题量和时间根据不同考核类型而定，如年度业务水平测试，题量为150题，考试时间为100分钟；结业考核理论考试，题量为240题，考试时间为170分钟。基本题型有A型题（A_1、A_2、A_3/A_4）和C型题（案例分析题）。

A_1型题（单句型最佳选择题）由一个题干和五个备选答案组成，每一道试题有五个备选答案，考生选择最恰当或最佳的一个答案。考生作答时需要注意题干中的一些关键字，如“最可能”“最常见”“最佳”“最合适”“错误”“不正确”“不是”等。此类题型考查考生单纯知识点的掌握，不能反映考生的知识应用能力及临床判断能力，在住院医师考试中此题型占比趋向减少。

A_2型题（病例摘要型最佳选择题）的题干是一个小案例，和A_1型题一样有五个备选答案，从中选择一个最佳答案。病例相对简单，此类题型考查考生的临床分析判断能力，为理论考核最常见题型。

A_3/A_4型题（共用题干单选题）的题干模拟一个临床病例，随后提出多个问题，每个问题有五个备选答案，只有一个最佳答案，可引入新的信息从而提出下一个问题。由于下一问题或者新引入的信息有可能提示前面问题的答案，因此进入下一问题后不可返回修改前面问题的答案。A_3题型一般不引入新的信息，一个题干下面有2~3个问题，而A_4题型会在2~3个问题后引入新的信息，根据这些信息提问，总问题4~7个不等。

C型题即案例分析题（不定项选择题）考核知识的综合运用能力及临床思维能力。题干模拟临床场景，随后提出多个问题，该类题型为不定项选择题，每问答案数量可超过五个，除了正确答案和错误答案，还可有无关答案，每问正确答案的数量≥1个，考生选择正确答案可得分，选择错误答案需扣分，直至本问分数全部扣完，选择无关答案则既不得分也不扣分。此类题型答题进入下一问题后不可返回修改前面问题的答案。

第一节 A_1型题

1. 下列氧合状态符合中度儿童急性呼吸窘迫综合征（acute respiratory distress syndrome, ARDS）诊断标准的是（　　）

A. 鼻导管吸氧，动脉血氧分压/吸入气氧浓度（arterial partial pressure of oxygen/fractional concentration of inspirell oxygen, PaO_2/FiO_2）200mmHg[①]

B. 面罩吸氧，PaO_2/FiO_2 200mmHg

C. 持续气道正压通气（continuous positive airway pressure, CPAP），PaO_2/FiO_2 200mmHg，CPAP 5cmH_2O

D. 机械通气压力控制通气（pressure controlled ventilation, PCV）模式，氧合指数（oxygenation index, OI）=10

E. 机械通气压力控制通气（PCV）模式，OI=20

考题分析：答案D。难度系数0.7，容易。本题所考疾病为急性呼吸窘迫综合征，所考知识点为考查儿童急性呼吸窘迫综合征的诊断标准。儿童ARDS诊断标准：①轻度：5≤氧饱和度指数（oxygenation saturation index, OSI）＜7.5或4≤OI＜8；②中度：7.5≤OSI＜12.或8≤OI＜16；③重度：OSI≥12.3或OI≥16。OI=（FiO_2×平均气道压×100）/PaO_2，OSI=（氧浓度×最高平均气道压×100）/氧饱和度。认知层次：记忆。

2. 关于急性横贯性脊髓炎（acute transverse myelitis,

① 1mmHg=0.133kPa

ATM）的描述，错误的是（　　）
A. ATM 是一种累及脊髓的获得性免疫性疾病
B. 特发性 ATM 患者发病前往往有感染史
C. ATM 的肢体瘫痪多为双下肢，可快速进展累及双上肢
D. 多数 ATM 患者存在感觉障碍平面
E. 锥体束征阴性可以排除 ATM

考题分析：答案 E。难度系数 0.6，较易。本题所考疾病为急性横贯性脊髓炎，所考知识点为急性横贯性脊髓炎概念。认知层次：理解。

3. 下列哪一项不符合急性重症胰腺炎的临床表现或实验室结果的是（　　）
A. 血气分析显示 PaO_2 58mmHg
B. 血肌酐增加 44.2μmol/L
C. 血淀粉酶或血脂肪酶升高 3 倍以上
D. 格拉斯哥昏迷评分（Glasgow coma score, GCS）8 分
E. 可见格雷 - 特纳（Grey-Turner）征

考题分析：答案 C。难度系数 0.6，较易。本题所考疾病为急性重症胰腺炎，所考知识点为考查该疾病的诊断。急性胰腺炎诊断标准为：急性腹痛、血淀粉酶或脂肪酶升高 3 倍以上、胰腺受损影像学改变，3 项中符合 2 项即可诊断儿童急性胰腺炎。急性重症胰腺炎可并发多脏器功能障碍或衰竭，如休克、ARDS、急性肾损伤（acute kidney injury, AKI）（少尿或无尿、血肌酐明显升高）、胰性脑病（意识障碍）、Grey-Turner 征阳性（因胰酶溢出胰腺组织，引起出血性积液，胰酶消化周边组织，沿腹膜后透过肌层达皮下组织，可见双侧或单侧腰部皮肤蓝 - 绿 - 棕色大片不规则瘀斑）等。因此 C 是急性胰腺炎诊断标准之一，不是急性重症胰腺炎的判断指标。认知层次：记忆和理解。

4. 关于儿童传染病的预防，以下说法正确的是（　　）
A. 发现和管理传染源的基本原则是早发现、早诊断、早治疗
B. 一类疫苗即国家免疫规划确定的疫苗
C. 保护易感人群是预防传染病的根本措施，包括预防接种和被动免疫两种途径
D. 传染病预防包括：发现和管理传染源、阻断传播途径、保护易感人群
E. 传染病的密切接触者均需进行一定时间的医学观察和检疫

考题分析：答案 D。难度系数 0.7，容易。本题所考知识点为传染病的预防。其中发现和管理传染源的基本原则是"三早"：早发现、早诊断、早隔离。一类疫苗除国家免疫规划确定的疫苗外，还包括省、自治区、直辖市人民政府在执行国家免疫规划时增加的疫苗以及县级以上人民政府或者其卫生主管部门组织的应急接种或者群体性预防接种所使用的疫苗。保护易感人群措施还包括药物预防。并非所有传染病的接触者均需检疫，如布鲁菌病等。认知层次：理解。

5. 下列不属于公共卫生伦理原则的是（　　）
A. 公正原则　　B. 信息公开原则
C. 保密原则　　D. 全社会参与原则
E. 互助协同原则

考题分析：答案 C。难度系数 0.7，容易。本题所考知识点为医学通识知识。公共卫生伦理原则一般包括：社会公正原则；社会公益原则；互助协同原则；全社会参与原则；信息公开原则。认知层次：记忆。

6. 对传染病患儿隔离治疗体现了公共卫生伦理原则中哪种原则（　　）
A. 社会公正原则　　B. 社会公益原则
C. 信息公开原则　　D. 全社会参与原则
E. 互助协同原则

考题分析：答案 B。难度系数 0.6，较易。本题所考知识点为传染病相关知识。公共卫生的目的是保护公众的健康，提高民众健康水平，对传染病患儿予以隔离治疗，虽限制了个体的某些权益，但社会整体却能从中受益。故选 B。认知层次：记忆。

7. 原发性肾病综合征激素耐药，需行肾活检，家长存在顾虑，主管医师的做法正确的是（　　）
A. 给患儿家长展示肾病综合征激素耐药的最新诊治指南
B. 让家长签字拒绝肾活检，采用经验性治疗
C. 让已完成肾活检的患儿家长出面宣教，打消

家长顾虑

D. 让家长咨询本专业其他医生，取得配合

E. 耐心解释肾活检的必要性、风险及应对方法

考题分析：答案 E。难度系数 0.4，较难。本题所考知识点为医学人文关怀，从医者应富于爱心，体恤患者的痛苦，同情患者的困难，努力让患者获得肉体和心灵的健康。认知层次：理解。

8.《传染病防治法》中规定的乙类传染病按甲类管理的是（　　）

A. 肺炭疽　　B. 禽流感

C. 麻疹　　D. 麻风病

E. 鼠疫

考题分析：答案 A。难度系数 0.7，容易。本题所考内容为传染病相关知识，所考知识点为医学相关法律法规，《中华人民共和国传染病防治法》第一章第四条规定：对乙类传染病中传染性非典型肺炎①、炭疽中的肺炭疽和人感染高致病性禽流感，采取本法所称甲类传染病的预防、控制措施。其他乙类传染病和突发原因不明的传染病需要采取本法所称甲类传染病的预防、控制措施的，由国务院卫生行政部门及时上报经国务院批准后予以公布、实施。认知层次：记忆。

9. 为贯彻落实《中华人民共和国疫苗管理法》精神，国家卫健委颁布《国家免疫规划疫苗儿童免疫程序及说明（2021 年版）》，以下说法正确的是（　　）

A. 卡介苗需＜2 月龄完成，如接种后卡疤未形成，可在≤4 岁予以补种

B. 儿童免疫程序表里可预防的疾病包括：麻疹、风疹、流行性脑脊髓膜炎、甲型肝炎等

C. 疫苗接种禁忌包括：先天性甲状腺功能减低、苯丙酮尿症、唐氏综合征等先天性疾病

D. 患癫痫的儿童可按免疫规划正常接种疫苗

E. 母亲为 HBsAg 阳性的儿童接种最后一剂 HepB 后 1~2 个月进行 HBsAg 和抗 HBs 检测，若发现 HBsAg 阴性、抗 HBs 小于 100mIU/ml，可再按程序免费接种 3 剂次重组乙型肝炎疫苗

考题分析：答案 B。难度系数 0.5，中等。本题所考内容为医学通识知识，所考知识点为疫苗接种国家标准，根据《国家免疫规划疫苗儿童免疫程序及说明（2021 年版）》，卡介苗接种后无论有无卡疤均不需再次接种。抗 HBs 小于 10mIU/ml，可再次接种 3 剂次疫苗。该说明指出：下述常见疾病不作为疫苗接种禁忌：生理性和母乳性黄疸；单纯性热性惊厥史；癫痫控制处于稳定期；病情稳定的脑疾病、肝脏疾病、常见先天性疾病（先天性甲状腺功能减低、苯丙酮尿症、唐氏综合征、先天性心脏病）和先天性感染（梅毒、巨细胞病毒和风疹病毒）。认知层次：记忆。

10. 学龄期儿童消化性溃疡最好发部位是（　　）

A. 十二指肠球部　　B. 十二指肠降部

C. 胃窦　　D. 胃体

E. 十二指肠球降交界部

考题分析：答案 A。难度系数 0.5，中等。本题所考疾病为消化性溃疡，所考知识点为年长儿消化性溃疡发病特点。认知层次：记忆。

11. 根据《传染病防治法》关于疫点的描述正确的是（　　）

A. 传染病首先发现的地点

B. 引起人类传染病的病原体在自然界的野生动物中长期存在和循环的地区

C. 传染病在人群中暴发、流行，其病原体向周围播散时所能波及的地区

D. 病原体从传染源向周围播散的较小范围或者单个疫源地

E. 医学服务中，因病原体传播引起的感染所在的区域

考题分析：答案 D。难度系数 0.7，容易。本题所考内容为传染病相关知识，所考知识点为医学相关法律法规，《中华人民共和国传染病防治法》第九章附则对各用语的解释：①疫点：指病原体从传染源向周围播散的范围较小或者单个疫源地。②疫区：指传染病在人群中暴发、流行，其病原体向周围播散时所能波及的地区。

①现称严重急性呼吸综合征

③自然疫源地：指某些可引起人类传染病的病原体在自然界的野生动物中长期存在和循环的地区。认知层次：记忆。

12. 诊断免疫性血小板减少性紫癜，外周血血小板计数标准是（　　）

A. $<300\times10^9/L$　　B. $<200\times10^9/L$

C. $<100\times10^9/L$　　D. $<80\times10^9/L$

E. $<50\times10^9/L$

考题分析：答案 C。难度系数 0.7，容易。本题所考疾病为免疫性血小板减少性紫癜，所考知识点为免疫性血小板减少性紫癜的诊断。认知层次：记忆。

13. 根据《中华人民共和国传染病防治法》，下列哪种感染性腹泻属于丙类传染病（　　）

A. 霍乱　　B. 细菌性痢疾

C. 阿米巴痢疾　　D. 轮状病毒肠炎

E. 鼠伤寒沙门菌肠炎

考题分析：答案 D。难度系数 0.7，容易。认知层次：记忆。

14. 根据《中华人民共和国执业医师法》，下列说法正确的是（　　）

A. 具有高等学校医学专业专科以上学历，在医疗、预防、保健机构试用期满二年，可参加执业医师资格考试

B. 因受刑事处罚，自刑罚执行完毕之日起至申请注册之日满一年，可注册医师执业证书

C. 中止医师执业活动满两年，卫生行政部门应当注销注册，收回医师执业证书

D. 如确因临床病情需要，医师可使用未经国家有关部门批准使用的药品、消毒药剂和医疗器械

E. 医师可出具与自己执业类别不相符的医学证明文件

考题解析：答案 C。难度系数 0.7，容易。认知层次：记忆。

15. 下列情形，哪一项会构成医疗事故（　　）

A. 患儿因查血常规示血白细胞减少就诊，医生嘱其服药后定期复查，家长无复诊，3 个月后发现患儿患白血病

B. 患儿因扁桃体炎就诊，青霉素皮试阴性，既往无过敏史，输注青霉素 1 分钟后患儿出现过敏性休克

C. 患儿 2 年前因腹痛就诊，检查提示幽门螺杆菌感染，胃镜检查示正常，医生未予抗幽门螺杆菌治疗，现发现其患胃恶性淋巴瘤

D. 患儿因肝硬化食管胃底静脉曲张大量呕血，医生给予止血、输液过程中患儿发生窒息而死亡

E. 患儿因误吞枣核就诊，查胃镜上消化道未见异物，嘱其门诊随访，第三天患儿发生肠穿孔

考题解析：答案 D。难度系数 0.7，容易。认知层次：理解。

16. 鉴别吉兰 - 巴雷综合征和脊髓灰质炎，最重要的体征为（　　）

A. 肌力减低　　B. 肌肉萎缩

C. 深腱反射消失　　D. 病理征阴性

E. 对称性肢体感觉障碍

考题分析：答案 E。难度系数 0.7，容易。本题所考疾病为吉兰 - 巴雷综合征，所考知识点为吉兰 - 巴雷综合征的典型体征。认知层次：记忆。

17. 下列描述符合心房颤动的是（　　）

A. 心房颤动是心房发生连续而不规则的 250~350 次 / 分频率的搏动

B. 心房颤动在小儿时期是常见的心律失常

C. 心房颤动时心律绝对不规则，心音强弱不等，脉搏次数多于心搏次数

D. 心房颤动时 QRS 波形态多增宽

E. 心房颤动时 P 波消失，代之以大小不等、形态不同、间隔不均的颤动波（f 波）

考题分析：答案 E。难度系数 0.5，中等。本题所考知识点为心房颤动的基本知识。心房颤动在小儿时期少见，是心房发生不规则的 400~700 次 / 分频率的搏动；心房颤动时出现脉搏短促，脉搏次数少于心搏次数，QRS 波形态一般正常，所以正确答案是 E。认知层次：记忆。

18. 经国务院批准，中国医师节定于每年的哪一天（　　）

A. 6 月 27 日　　B. 8 月 19 日

C. 5 月 12 日　　D. 10 月 12 日

E. 3 月 25 日

考题分析：答案 B。难度系数 0.7，容易。认知

层次：记忆。

19. 面对急危重症患儿，医生以下处理正确的是（　　）

A. 医生可以拒绝急救处置

B. 医生视情况决定是否采取急救诊治

C. 医生在保障不欠费的情况下再采取救治

D. 医生应当采取紧急措施进行诊治，不得拒绝紧急处置

E. 医生需根据自身业务能力选择是否救治

考题分析：答案 D。难度系数 0.7，容易。本题考核《中华人民共和国执业医师法》，所考知识点为急危重症患者的处理。对急危重症患者，医师应当采取紧急措施进行诊治，不得拒绝急救处置。认知层次：记忆。

20. 以下对于新生儿坏死性小肠结肠炎的治疗措施说法正确的是（　　）

A. 禁食并胃肠减压，时间越长肠道负担越轻

B. 禁食并胃肠减压，经验性使用抗生素

C. 送检血培养后，等待病原学结果再使用抗生素

D. 查血常规和粪便常规后，经验性使用抗生素

E. 维持内环境稳定后，越早手术效果越好

考题分析：答案 B。难度系数 0.6，较易。本题所考疾病为新生儿坏死性小肠结肠炎，所考知识点为新生儿坏死性小肠结肠炎的治疗措施，包括禁食及胃肠减压，Ⅰ期 72 小时，Ⅱ期 7~10 天，Ⅲ期 14 天或更长。留取血培养标本后，先按经验使用抗生素，血培养回报若阳性，可参考其药敏结果选择抗生素。维持水电解质平衡，待临床情况稳定，粪便隐血试验转阴，X 线片异常征象消失后可逐渐恢复经口喂养。20%~40% 的病例需要外科手术治疗。认知层次：理解。

21. 以下哪一项是儿童肥胖的诊断标准（　　）

A. 年龄的体重指数（body mass index, BMI）在同性别、同年龄段参考值的 *P*85~*P*95

B. 年龄的体重指数（BMI）＞同性别、同年龄段参考值的 *P*95

C. 年龄的体重指数（BMI）在同性别、同年龄段参考值的 *P*97

D. 身高（长）的体重在同性别、同年龄段参考值的 *P*85~*P*95

E. 身高（长）的体重＞同性别、同年龄段参考值的 *P*95

考题分析：答案 B。难度系数 0.6，较易。本题所考疾病为儿童肥胖，所考知识点为儿童肥胖的诊断标准，儿童肥胖有两种诊断标准：BMI 和身高（长）的体重，选项 A 是超重的标准，B 是肥胖的标准；需要注意的是，BMI 以 *P*95 为截点，而身高（长）的体重则是以 *P*97 为截点，故 E 错误。认知层次：记忆。

22. 患儿血尿长期不愈，家长焦虑不安，找医生倾诉，接诊医师交谈时的下列做法正确的是（　　）

A. 视线始终与患儿家长接触

B. 适时与患儿家长目光接触

C. 埋头记录

D. 边听边处理其他事务

E. 找理由打断家长的倾诉

考题分析：答案 B。难度系数 0.7，容易。本题所考知识点为医学人文关怀，从医者应给患方以足够的尊重和同情，并善于与患者沟通。认知层次：理解。

23. 关于心电图描述正确的是（　　）

A. 在心电图上计算心率，如果 R—R 间期为 0.8s，其心率为 85 次 / 分

B. 在心电图上胸导联从 V_1~V_6，反映由左心室到右心室，R 波由小到大，S 波由深到浅

C. 心电图上 P 波反映左右心房复极产生的电位变化

D. 心电图以 25mm/s 的纸速行进时，每毫米横向间距相当于 40ms

E. 心电图正常人的心电轴可变动于 –30° ~90°

考题分析：答案 D。难度系数 0.7，容易。本题所考知识点为心电图的基本知识。心电图计算心率是 60 除以测量时间，即 60/0.8=75。在心电图上胸导联从 V_1~V_6，反映由右心室到左心室，R 波由小到大，S 波由深到浅。心电图上 P 波反映左右心房除极产生的电位变化。正常人的心电轴可变动于 0° ~90°，所以正确答案是 D。认知层次：记忆。

24. 关于儿童疾病综合管理（integrated management of childhood illness, IMCI），下列说法中正确的是（　　）

A. 我国于2000年在卫生部的领导下，引进了儿童疾病综合管理策略和规程，卫生部已将IMCI作为我国儿童卫生的主要策略之一

B. 根据IMCI规程，使用颜色编码分类方法对患儿进行分类，需要转诊前紧急治疗和转诊的患儿用橙色编码

C. 根据IMCI规程，使用颜色编码分类方法对患儿进行分类，需要具体治疗和指导的患儿用黄色编码

D. 根据IMCI规程，使用颜色编码分类方法对患儿进行分类，需要简单家庭护理指导的患儿用蓝色编码

E. ICMI规程描述了如何对初诊和复诊的病儿进行评估、分类和治疗，对儿童慢性疾病进行诊疗和管理，可以解决就诊病儿的大部分问题

考题分析：答案C。难度系数0.5，中等。本题所考知识点为IMCI规程。我国于1998年在卫生部的领导下，引进了儿童疾病综合管理策略和规程，卫生部已将IMCI作为我国儿童卫生的主要策略之一，故A错误。ICMI规程描述了如何对初诊和复诊的患儿进行评估、分类和治疗，可以解决就诊病儿的大部分问题，但未涉及慢性疾病或不太常见的儿童疾病的诊疗和管理，也未涉及意外损伤等急诊的管理，故E错误。根据IMCI规程，使用颜色编码分类方法对患儿进行分类，需要转诊前紧急治疗和转诊的患儿用红色编码，故B错误。需要具体治疗和指导的患儿用黄色编码，故C正确。需要简单家庭护理指导的患儿用绿色编码，故D错误。认知层次：记忆。

25. 新生儿窒息复苏过程中，以下哪项内容是决定是否进入下一步骤的关键指标（　　）

A. 呼吸　　B. 肤色

C. 脉搏血氧饱和度　　D. 肌张力

E. 心率

考题分析：答案E。难度系数0.7，容易。本题所考疾病为新生儿窒息，所考知识点为新生儿窒息复苏过程的评估。评估的3个体征包括呼吸、心率、脉搏血氧饱和度。通过评估这3个体征中的每一项来确定每一步骤是否有效。其中，心率对于决定是否进入下一步骤是最重要的。认知层次：记忆。

26. 下列儿科学中，最具特色的是（　　）

A. 肾脏病学　　B. 血液病学

C. 内分泌学　　D. 儿童保健学

E. 神经病学

考题分析：答案D。难度系数0.5，中等。新生儿医学和儿童保健学是儿科学中最具特色的学科，其研究内容是其他临床学科极少涉及的方面。认知层次：记忆。

27. 医院关系和谐程度取决于（　　）

A. 医疗质量　　B. 患者配合

C. 医者态度　　D. 患者家庭配合

E. 医疗环境

考题分析：答案A。难度系数0.6，较易。认知层次：理解。

28. Rh溶血症患儿，血型为O型、DEeCc，其母血型为A型、dccee。如需换血疗法，请问该如何选择血源（　　）

A. O型红细胞、AB型血浆

B. O型、dccee

C. A型、dccee

D. O型、DEeCc

E. A型、DEeCc

考题分析：答案B。难度系数0.5，中等。本题所考疾病为新生儿母子血型不合溶血症，所考知识点为新生儿母子血型不合溶血症换血治疗时血源选择。母子Rh血型不合溶血症换血治疗时的血源应采用ABO血型与婴儿相同，Rh血型与母亲相同。认知层次：应用。

29. 患儿，男，14岁，因“变声半年”就诊。接诊女医师做法不恰当的是（　　）

A. 告知体格检查目的

B. 生殖器检查前征求配合

C. 检查时注意保护患儿隐私

D. 屏退所有人，进行单独检查

E. 需家属或第三人在场

考题分析：答案 D。难度系数 0.7，容易。本题所考知识点为人文关怀，医生对异性进行检查时需第三人在场，故选 D。认知层次：记忆。

30. 关于儿童疾病综合管理（IMCI）规程，下列说法中正确的是（　　）
A. 分为 3 个年龄组，新生儿组（1 天至 1 个月）、小婴儿组（1~3 个月）和 3 个月至 5 岁病儿组
B. 分为 2 个年龄组，新生儿组（1 天至 1 个月）和 1 个月至 5 岁病儿组
C. 分为 2 个年龄组，小婴儿组（1 天至 2 个月）和 2 个月至 5 岁病儿组
D. 分为 2 个年龄组，新生儿组（1 天至 1 个月）和 1 个月至 6 岁病儿组
E. 分为 2 个年龄组，小婴儿组（1 天至 2 个月）和 2 个月至 6 岁病儿组

考题分析：答案 C。难度系数 0.5，中等。本题所考知识点为 IMCI 规程。根据儿童疾病综合管理规程分为 2 个年龄组，小婴儿组（1 天至 2 个月）和 2 个月至 5 岁病儿组，并按这两个年龄组设计了管理规程的图表，故 C 正确。认知层次：记忆。

31. 以下哪一项是目前儿童维生素 D 缺乏的判断标准（　　）
A. 血清 25（OH）D ＜ 12ng/ml
B. 血清 25（OH）D ＜ 10ng/ml
C. 血清 25（OH）D ＜ 15ng/ml
D. 血清 25（OH）D ＜ 20ng/ml
E. 血清 25（OH）D ＜ 30ng/ml

考题分析：答案 A。难度系数 0.7，容易。本题所考疾病为维生素 D 缺乏症，所考知识点为维生素 D 缺乏的判断标准，根据 2016 年的全球共识，D 选项是维生素 D 不足的标准，故 D 错误。认知层次：记忆。

32. 关于注意缺陷多动障碍（attention deficit and hyperactivity disorder，ADHD），下列说法中，正确的是（　　）
A. ADHD 注意力不集中、多动 / 冲动或两者都有的症状至少持续 3 个月，且在多个场景（如学校、家庭）出现
B. 5~6 岁儿童有意注意维持 15~20 分钟，7~10 岁儿童有意注意维持 20~25 分钟
C. ADHD 可分为注意缺陷为主型、多动 - 冲动为主型以及混合型
D. 6 岁以下 ADHD 儿童不考虑药物治疗
E. 盐酸托莫西汀属于中枢兴奋剂

考题分析：答案 C。难度系数 0.7，容易。本题所考知识点为 ADHD 的临床表现、分型及治疗。A 选项中 ADHD 注意力不集中、多动 / 冲动或两者都有的症状至少持续 6 个月，且在多个场景（如学校、家庭）出现，故 A 错误。B 选项中 5~6 岁儿童有意注意维持 10~15 分钟，7~10 岁儿童有意注意维持 15~20 分钟，故 B 错误。D 选项中 6 岁以下 ADHD 儿童以行为治疗为主，如行为治疗无效再考虑药物治疗。故 D 错误。E 选项中盐酸托莫西汀属于选择性去甲肾上腺素再摄取抑制剂，故 E 错误。认知层次：应用。

33.《中华人民共和国献血法》制定的目的是（　　）
A. 为了保证医疗临床用血的需要和安全
B. 保障献血者和用血者身体健康
C. 发扬人道主义精神
D. 促进社会主义物质文明和精神文明建设
E. 以上都对

考题分析：答案 E。难度系数 0.7，容易。本题所考知识点为《中华人民共和国献血法》。为保证医疗临床用血需要和安全，保障献血者和用血者身体健康，发扬人道主义精神，促进社会主义物质文明和精神文明建设，中华人民共和国第八届全国人民代表大会常务委员会第二十九次会议于 1997 年 12 月 29 日通过《中华人民共和国献血法》。认知层次：记忆。

34. 当妊娠危及胎儿母亲的生命时，可允许人工流产或引产，这符合（　　）
A. 不伤害原则　　B. 公正原则
C. 尊重原则　　D. 自主原则
E. 人道主义原则

考题分析：答案 A。难度系数 0.6，较易。认知层次：理解。

35. 上下部量相等的年龄是（　　）
A. 1 岁　　B. 5 岁

C. 8 岁　　D. 12 岁

E. 15 岁

考题分析：答案 D。难度系数 0.7，容易。本题属知识点记忆型题。本题所考知识点为身长比例与匀称性。上部量主要反映脊柱的增长，下部量主要反映下肢的增长。新生儿下部量比上部量短，前者占 40%，后者占 60%，中点在脐以上。1 岁时中线在脐下。6 岁时移至脐与耻骨联合之间。12 岁左右上下部量相等，中点恰在耻骨联合上，故 D 正确。认知层次：记忆。

36.《中华人民共和国献血法》规定的无偿献血年龄是（　　）

A. 15~55 岁　　B. 18~50 岁

C. 18~55 岁　　D. 20~55 岁

E. 20~60 岁

考题分析：答案 C。难度系数 0.7，容易。本题所考知识点为献血制度。《中华人民共和国献血法》第二条规定，国家实行无偿献血制度。国家提倡 18~55 周岁的健康公民自愿献血。认知层次：记忆。

37. 下列哪一类型白血病出血最明显（　　）

A. M1　　B. M2

C. M3　　D. M5

E. 急性淋巴细胞白血病

考题分析：答案 C。难度系数 0.7，容易。本题所考疾病为急性白血病，所考知识点为 M3 型白血病易合并弥散性血管内凝血（disseminated intravascular coagulation, DIC），出血明显。认知层次：记忆。

38. 当患儿发生难治性休克、药物治疗无效，需要行体外膜肺氧合（extracorporeal membrane oxygenation，ECMO）治疗，向家长或监护人告知行 ECMO 的必要性和风险时，就风险描述哪一项最为合适（　　）

A. ECMO 运行期间风险高

B. ECMO 前置管风险低

C. 行 ECMO 治疗有 20% 概率并发症

D. 行 ECMO 治疗有 80% 概率不发生并发症

E. 每 100 个接受 ECMO 治疗的患儿，有 20 人产生并发症，另外 80 人没有任何问题

考题分析：答案 E。难度系数 0.4，较难。本题所考知识点为让家属知情同意并制定医患共同决策的具体方法。在与患儿家属沟通时充分告知行 ECMO 的必要性和意义，让家属知情同意；同时告知存在的风险。尽量避免用“高”或“低”描述风险，因“高风险”和“低风险”定义模糊不清、所指范围宽泛；也不要以任何一种方式如积极（D）或消极（C）的方式描述风险，诱导患儿家属做出选择。从伦理角度来说，从积极和消极两个方面对风险进行描述。因此，选项 E 合适。认知层次：理解。

39. 骨髓穿刺术的禁忌证包括（　　）

A. 血友病

B. 白血病

C. 原发性血小板减少性紫癜

D. 昏迷

E. 儿童

考题分析：答案 A。难度系数 0.7，容易。本题所考知识点为骨髓穿刺禁忌证，即先天性 / 获得性血友病及弥散性血管内凝血等出血倾向的患者。认知层次：应用。

40. 根据休克的定义，休克的本质特征是（　　）

A. 血压下降　　B. 外周血管阻力降低

C. 组织器官灌注不足　　D. 心排量下降

E. 动脉乳酸增高

考题分析：答案 C。难度系数 0.6，较易。本题所考疾病为休克，所考知识点为对休克定义的理解。休克是指各种原因导致机体不能输送足够的氧气和营养物质以满足组织代谢需要的一种临床综合征，以组织器官低灌注为其本质特征。认知层次：理解。

41. 一次用血、备血量超过多少时，输血申请单需要科主任和输血科主任签字，并报医务科批准（　　）

A. 1000ml　　B. 2000ml

C. 3000ml　　D. 4000ml

E. 5000ml

考题分析：答案 B。难度系数 0.6，较易。本题所考知识点为临床用血审核制度。认知层次：记忆。

42. 国家鼓励哪些人员率先献血，为树立社会新

风尚作表率（　　）

A. 工人、农民、外来务工人员

B. 外资企业、合资企业、独资企业工作人员

C. 国家工作人员、现役军人和高等学校在校学生

D. 医务人员

E. 独资企业工作人员

考题分析：答案 C。难度系数 0.6，较易。本题所考知识点为《中华人民共和国献血法》的相关法规。《中华人民共和国献血法》第七条国家鼓励国家工作人员、现役军人和高等学校在校学生率先献血，为树立社会新风尚作表率。认知层次：记忆。

43. 下列哪项不是新生儿呼吸窘迫综合征的 X 线征象（　　）

A. 两肺透亮度降低　　B. 细颗粒网状影

C. 弥漫性浸润影　　D. 支气管充气征

E. 白肺

考题分析：答案 C。难度系数 0.7，容易。本题所考疾病为新生儿呼吸窘迫综合征，所考知识点为新生儿呼吸窘迫综合征的 X 线表现，新生儿呼吸窘迫综合征的胸片改变分四期，Ⅰ期：两肺内广泛细颗粒影。Ⅱ期：两肺野透光度减低，均匀分布网点影，出现支气管充气征。Ⅲ期：肺野透光度明显减低，颗粒影增大、模糊，支气管充气征更广泛，心脏和横膈边界模糊不清。Ⅳ期：肺野完全呈白色，心影及横膈均看不清，支气管充气征更明显或消失（有肺水肿或肺出血）。认知层次：记忆。

44. 法洛四联症产生心脏杂音的原因主要与以下哪种病理改变有关（　　）

A. 室间隔缺损　　B. 主动脉骑跨

C. 右室流出道梗阻　　D. 左心室肥厚

E. 右心室肥厚

考题分析：答案 C。难度系数 0.5，中等。本题所考疾病为法洛四联症，所考知识点为右室流出道梗阻是法洛四联症最主要病理畸形；由于右室流出道梗阻，血流速度异常加快而产生杂音。认知层次：理解。

45. 输血科在血液发出后，对受血者和供血者的血样本应至少保存（　　）

A. 3 天　　B. 4 天

C. 5 天　　D. 7 天

E. 10 天

考题分析：答案 D。难度系数 0.5，中等。本题所考知识点为临床用血审核制度。输血科在血液发出后，对受血者和供血者的血样本应至少保存 7 天，以便对输血不良反应追查原因。认知层次：记忆。

46. 小儿腹腔穿刺术放腹水时，每次放腹水量一般不超过（　　）

A. 800ml　　B. 500ml

C. 1000ml　　D. 600ml

E. 1200ml

考题分析：答案 C。难度系数 0.7，容易。本题所考知识点为小儿腹腔穿刺术的操作过程：放腹水的速度不应过快，每次放腹水量一般不超过 1000ml。若大量放腹水则同时缩紧腹带；若为血性液体则只抽取少量留取标本，不得大量放腹水。认知层次：记忆。

47. 小儿插胃管的适应证，除了下列哪项（　　）

A. 外科疾病，如消化道梗阻、坏死性小肠结肠炎需胃肠减压

B. 昏迷或不能经口、不能张口喂养的患儿，如破伤风、早产儿（吸吮、吞咽能力差）和病情危重等患儿，予以鼻饲营养液和药物

C. 气管食管瘘

D. 食物中毒等需抽取胃液检查并洗胃

E. 抽取胃液化验

考题分析：答案 C。难度系数 0.7，容易。本题所考知识点为小儿插胃管的适应证，①外科疾病，如消化道梗阻、坏死性小肠结肠炎需胃肠减压；②昏迷或不能经口、不能张口喂养的患儿，如破伤风、早产儿（吸吮、吞咽能力差）和病情危重等患儿，予以鼻饲营养液和药物；③食物中毒等需抽取胃液检查并洗胃；④抽取胃液化验。认知层次：记忆。

48. 婴幼儿插胃管深度一般为多长（　　）

A. 45~55cm　　B. 14~18cm

C. 25~35cm　　D. 20~25cm

E. 18~20cm

考题分析：答案 B。难度系数 0.7，容易。本题所考知识点为插胃管中的操作步骤：新生儿为鼻尖至剑突与脐部连线中点长度，婴幼儿、儿童为耳垂 - 鼻尖 - 剑突下缘长度，做好标记。成人 45~55cm，婴幼儿 14~18cm。认知层次：记忆。

49. 下列哪项不是小儿腹腔穿刺术的禁忌证（　　）
A. 精神异常或不能配合
B. 大量腹水导致呼吸困难、胸闷、腹部胀痛或少尿时
C. 严重电解质平衡紊乱
D. 结核性腹膜炎腹腔广泛粘连
E. 腹腔内穿刺部位包块

考题分析：答案 B。难度系数 0.7，容易。本题所考知识点为小儿腹腔穿刺术的适应证及禁忌证。认知层次：记忆。

50. 小儿腹腔穿刺术通常选择的穿刺点为（　　）
A. 脐与右髂前上棘连线中、外 1/3 交点
B. 脐与左髂前上棘连线中、外 1/3 交点
C. 坐位时在脐水平线与腋前线或腋中线之交界处
D. 侧卧位时脐与耻骨连线中点上方 1cm、偏左或偏右 1~1.5cm 处
E. B 超引导下穿刺

考题分析：答案 B。难度系数 0.7，容易。本题所考知识点为小儿腹腔穿刺术的操作方法：选择适当穿刺点，①脐与左髂前上棘连线中、外 1/3 交点，此处不易损伤腹壁下动脉，通常选择左侧穿刺点；②侧卧位可取脐水平线与腋前线或腋中线之交界处，此处常用于诊断性穿刺；③坐位时脐与耻骨连线中点上方 1cm、偏左或偏右 1~1.5cm 处，此处无重要器官且易愈合；④少量腹水进行诊断性穿刺时，穿刺前宜令患者先侧卧于拟穿刺侧 3~5 分钟，如在 B 超引导下穿刺则更准确。认知层次：记忆。

51. 下列哪项不是小儿插胃管的禁忌证（　　）
A. 鼻咽部或上食管狭窄或梗阻
B. 严重颌面部外伤和（或）基底颅骨骨折
C. 气管食管瘘
D. 食管静脉曲张和无法控制的严重凝血功能障碍
E. 外科疾病，如消化道梗阻、坏死性小肠结肠炎

考题分析：答案 E。难度系数 0.7，容易。本题所考知识点为小儿插胃管的禁忌证：①鼻咽部或上食管狭窄或梗阻；②严重颌面部外伤和（或）基底颅骨骨折；③气管食管瘘；(4) 食管静脉曲张和无法控制的严重凝血功能障碍。认知层次：记忆。

52. 长期鼻饲者，一般多少天更换一次胃管（　　）
A. 3~5 天　　B. 5~7 天
C. 7~10 天　　D. 3~4 天
E. 10~15 天

考题分析：答案 D。难度系数 0.7，容易。本题所考知识点为插胃管中的注意事项：长期鼻饲者，要做好口腔护理和鼻腔清洁，一般 3~4 天更换一次胃管；经胃管注药后，应关闭或夹闭胃管 1~2 小时；胃管长期留置，可并发吸入性肺炎及压迫性溃疡。认知层次：记忆。

53. 经胃管注药后，应关闭或夹闭胃管多长时间（　　）
A. 4~6 小时　　B. 1~2 小时
C. 6~8 小时　　D. 12~24 小时
E. 2~3 小时

考题分析：答案 B。难度系数 0.7，容易。本题所考知识点为插胃管中的注意事项：长期鼻饲者，要做好口腔护理和鼻腔清洁，一般 3~4 天更换一次胃管；经胃管注药后，应关闭或夹闭胃管 1~2 小时；胃管长期留置，可并发吸入性肺炎及压迫性溃疡。认知层次：记忆。

54. 与中毒型细菌性痢疾发生有关的因素是（　　）
A. 摄入痢疾杆菌数量过多
B. 痢疾杆菌毒力过强
C. 机体免疫力低下
D. 特异性体质对痢疾杆菌内毒素产生强烈反应
E. 痢疾杆菌具有较强的黏附性

考题分析：答案 D。难度系数 0.6，较易。本题所考知识点为中毒型痢疾的发病机制。认知层次：记忆。

55. 败血症的定义（　　）

A. 由于大量毒素进入血液循环，引起全身中毒症状
B. 病原微生物侵入血液循环，不繁殖或很少繁殖，迅速被机体防御系统清除，多不引起炎症反应
C. 血液中查到细菌，全身无中毒症状
D. 病原微生物侵入血流并生长繁殖，产生毒素及其分解代谢产物等引起全身严重毒血症
E. 局部化脓病灶的细菌栓子进入血液系统，并在身体各组织或器官内产生转移性脓肿

考题分析：答案 D。难度系数 0.6，较易。本题所考知识点为败血症定义。认知层次：记忆。

第二节 A_2 型题

1. 患儿，男，7 岁。因“皮肤黄疸伴乏力 3 个月”就诊。患儿纳差，无恶心、呕吐，无发热，无咳嗽，无腹泻，无惊厥。体格检查：全身皮肤轻度黄疸，巩膜黄疸，全腹平软，肝肋下 3cm，质韧，边缘整齐、表面光滑，余体检无特殊。在急性乙型肝炎患者病程中最早出现的血清标志物是什么（　　）

A. 抗 HBc　　B. HBeAg
C. HBsAg　　D. 抗 HBs
E. DNA 聚合酶

考题分析：答案 C。难度系数 0.5，中等。本题所考疾病为乙型肝炎，所考知识点为该疾病的临床结果判读。乙型肝炎表面抗原（HBsAg）血中检测到表面抗原，表明患者感染了 HBV；乙型肝炎表面抗体（HBsAb）是一种保护性抗体，一般在急性乙型肝炎发病后 3~6 个月出现，在病毒消除后血清中可以检测到，一旦出现可持续多年；乙型肝炎 e 抗原（HBeAg）血清中检测出表明体内存在 HBV，并且有完整的 HBV 复制，肝细胞内有进行性损伤和高度传染性，病情处于急性期；抗 HBc-IgM 是近期感染 HBV、HBV 复制和传染性强的重要血清标志物。抗 HBe 检出表明 HBV 复制减少，传染性降低，病情好转。认知层次：应用。

2. 患儿，女，2 个月。因“皮肤黄染 2 个月”就诊。家属诉粪便颜色为白陶土色。患儿为孕 1 产 1（G1P1），足月顺产，生后母乳喂养。体格检查：头面部及胸腹部皮肤黄染，肝肋下 5cm，质地偏硬。以下哪一项与以上临床表现有关（　　）

A. 新生儿母乳性黄疸
B. 新生儿生理性贫血
C. 婴儿胆汁淤积症
D. 新生儿尿道感染
E. 新生儿败血症

考题分析：答案 C。难度系数 0.6，较易。本题所考查疾病为婴儿胆汁淤积症，所考知识点为该疾病的诊断。该病是指 1 岁以内婴儿（包括新生儿）由各种原因引起的肝细胞和（或）毛细胆管分泌功能障碍，或胆管病变导致胆汁排泄减少或缺乏。临床表现为高结合胆红素血症、粪便颜色改变、胆汁酸增加，可伴或不伴肝大，质地异常，肝功能异常；部分患儿还可伴皮肤瘙痒、营养不良等。认知层次：理解。

3. 患儿，男，10 岁。因“双下肢水肿伴尿少、气促 2 个月”来诊。体格检查：颈静脉怒张；肺底少许湿啰音；心界扩大，HR 100 次 / 分，心律齐，可闻及 S_1、心尖部Ⅱ / Ⅵ级收缩期吹风样杂音；肝肋下 3cm；下肢水肿（+）。实验室检查：尿蛋白（+）。超声心动图：心脏扩大，室壁运动呈弥漫性减弱。最可能的诊断是（　　）

A. 肝硬化　　B. 缩窄性心包炎
C. 慢性肾炎　　D. 心包积液
E. 扩张型心肌病伴心力衰竭

考题分析：答案 E。难度系数 0.5，中等。本题所考查疾病为心力衰竭，所考知识点为该疾病的诊断，年长儿心力衰竭的症状与成人相似，主要表现为乏力、食欲缺乏、活动后气急和咳嗽；安静时心率增快、呼吸浅表、颈静脉怒张、肝大，达肋下 3cm 以上；肝颈反流试验阳性；尿少、下肢水肿。超声心动图检查：可见心室和心房增大，射血分数降低。认知层次：理解。

4. 患儿，男，2 个月。因“咳嗽 2 天，加重伴阵发性喘憋 1 天”入院。体格检查：T 37.6℃，R 56 次 / 分，无发绀，双肺可闻及广泛哮鸣音，

HR 150 次 / 分，心音中等强度，律齐。血常规：白细胞（white blood cell, WBC）计数 6.3×10^9/L，淋巴细胞（lymphocyte, L）百分比 68%，中性粒细胞（neutrophil, N）百分比 32%。X 线胸片如图 1-1 所示：两肺充气过度，主要的治疗是（　　）

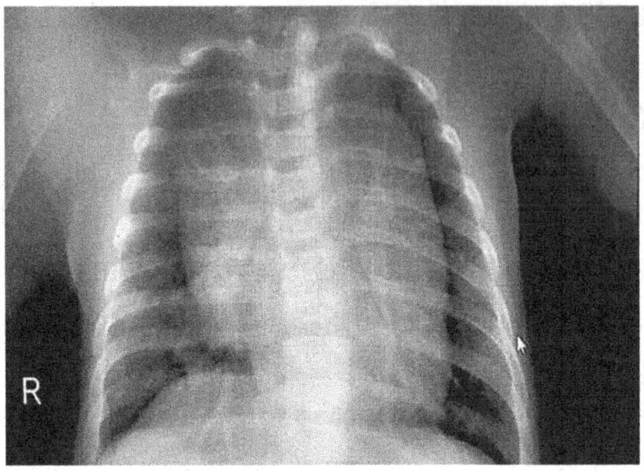

图 1-1　X 线胸片

A. 抗心力衰竭治疗

B. 大环内酯类抗生素

C. 第三代头孢菌素类抗生素

D. 丙种球蛋白

E. 对症治疗

考题分析：答案 E。难度系数 0.5，中等。本题所考疾病为毛细支气管炎，所考知识点为该疾病的治疗原则，根据患儿年龄，咳嗽、喘憋，双肺广泛哮鸣音，血常规及胸片检查，诊断为毛细支气管炎。该病主要是由呼吸道合胞病毒（respiratory syncytial virus, RSV）引起的，治疗上主要是对症治疗。认知层次：理解。

5. 患儿，男，11 个月。因“发热、咳嗽、气促、烦躁不安 2 天”入院。出生后有反复呼吸道感染。体格检查：R 58 次 / 分，口唇青紫，双肺可闻及细湿啰音，胸骨左缘第 3~4 肋间可闻及Ⅳ / Ⅵ级收缩期杂音，并触到收缩期震颤；肺动脉第二心音亢进，肝右肋下 4cm，双足背轻度水肿。考虑诊断为（　　）

A. 室间隔缺损

B. 室间隔缺损合并肺炎

C. 室间隔缺损合并心力衰竭

D. 室间隔缺损合并肺炎和心力衰竭

E. 室间隔缺损合并亚急性细菌性心内膜炎

考题分析：答案 D。难度系数 0.5，中等。本题所考查疾病为心力衰竭。所考知识点为该疾病的诊断。小儿时期心力衰竭以 1 岁内发病率最高，其中以先天性心脏病引起者最多见。婴幼儿心力衰竭的临床表现有一定的特点。常见症状为呼吸快速、表浅、频率可达 50~100 次 / 分，喂养困难，体重增长缓慢，烦躁多汗，哭声低弱，肺部可闻及干啰音或哮鸣音。水肿首先见于颜面部、眼睑等部位，严重时鼻唇三角区呈现青紫。认知层次：理解。

6. 患儿，男，6 个月。因“间断抽搐 2 个月”就诊。发作表现为点头弯腰，伴双下肢屈曲，双上肢外展呈拥抱状，成串发作，每日发作 5~6 串，每串 10 下至 26 下不等，无发热、无呕吐，无明显阳性体征。为明确诊断，首选的检查是（　　）

A. 头颅计算机断层扫描（computed tomography, CT）

B. 血电解质测定

C. 心电图

D. 脑电图

E. 脑脊液检查

考题分析：答案 D。难度系数 0.7，容易。本题所考疾病为婴儿痉挛症，所考知识点为该病临床表现。题目描述为成串痉挛发作，患儿为 6 月龄，处于婴儿痉挛症的高发年龄。首先应进行脑电图检查以明确患儿的发作是否为癫痫性痉挛发作，故选择 D。认知层次：应用。

7. 患儿，女，6 个月。因“呕吐、腹泻伴发热 2 天”就诊。呕吐为非喷射性，为胃内容物，5~6 次 / 天，量中等；排便次数达 10 余次 / 天，黄稀水样便。发病在 12 月上旬。体格检查：皮肤干燥、弹性差，口唇樱桃红，前囟、眼窝凹陷，腱反射弱。粪便镜检如图 1-2 所示，下列选项中不正确的是（　　）

A. 依脱水程度补液

B. 细菌性肠炎

C. 补液的同时纠正酸中毒

D. 见尿补钾

E. 改喂淀粉类食品，或去乳糖配方奶乳品

检验报告单

姓 名: 性 别: 患者ID: 年 龄: 患者电话:

样本号：550114235300	标本：粪便	化验项目：粪便常规+隐血试验+				备注	
检验项目	结 果	单位	参考范围	检验项目	结 果	单位	参考范围
性状	稀便			粘液	无		阴性
隐血试验	阴性（-）		阴性	虫卵	未见		阴性
镜检红细胞	未见	/HP	0-2	镜检白细胞	未见	/HP	0-5
粪便颜色	棕黄色						

图 1-2 粪便常规

考题分析：答案 B。难度系数 0.6，较易。本题所考查疾病为腹泻病，所考知识点为该疾病的诊断及治疗。患儿发病时间为冬季，粪便为水样便，伴上呼吸道感染，粪便镜检未见白细胞，考虑为病毒性肠炎。皮肤干燥、弹性差，前囟、**眼窝凹陷，说明存在脱水；口唇樱桃红说明有酸中毒；腱反射减弱考虑低钾**。故治疗上应以脱水程度给予补液量，同时纠正酸中毒，见尿补钾，病毒性肠炎多有继发性双糖酶缺乏，对疑似病例饮食暂停乳类，改为豆类代乳品故 A、C、D、E 均正确。认知层次：理解。

8. 患儿，女，9 岁。因“间断抽搐 2 个月”就诊。共发作 3 次，均于夜间刚入睡后不久出现，表现为双眼向一侧斜视，面部及口角抽动伴流涎，不能讲话，但能听懂和回应别人的讲话，持续 2~3 分钟，自行缓解。既往无抽搐史。上小学三年级，学习成绩良好。家族史阴性。无明显阳性体征。血常规、肝肾功能和电解质、血糖正常。头颅磁共振成像（magnetic resonance imaging, MRI）扫描未见异常。患儿脑电图背景正常，监测到睡眠期异常如图 1-3 所示，患儿最可能的诊断为（ ）

A. 儿童良性癫痫伴中央颞区棘波

B. 额叶癫痫　　C. 颞叶癫痫

D. 枕叶癫痫　　E. 夜惊

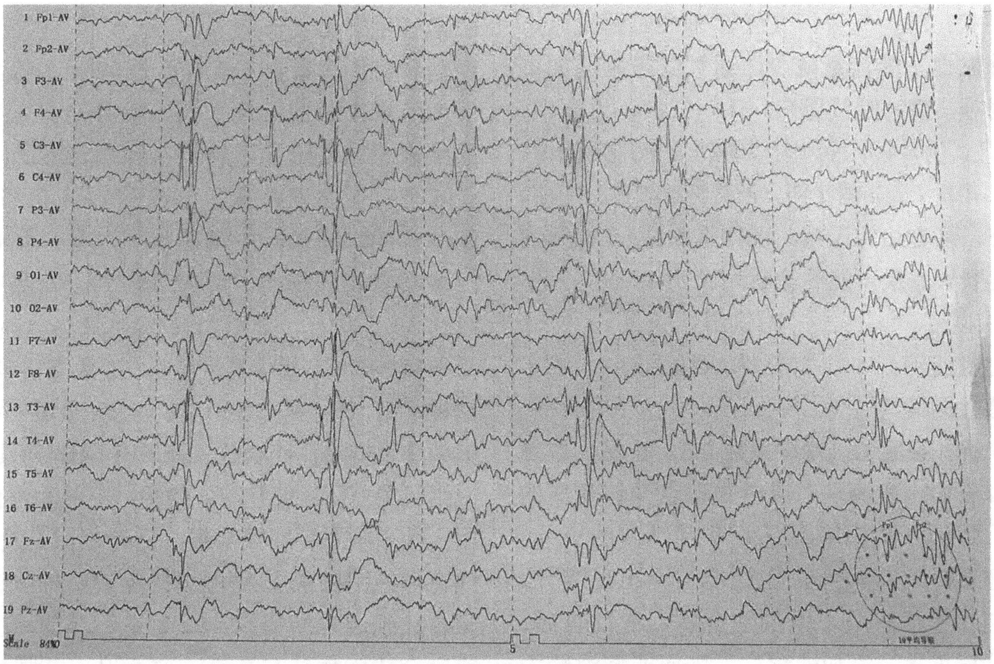

图 1-3 脑电图

考题分析：答案 A。难度系数 0.5，中等。本题所考疾病为儿童良性癫痫伴中央颞区棘波，所考知识点为该病的典型临床表现和脑电图。患儿发作描述为局灶性发作，伴随脑电图异常放电，首先排除非癫痫性发作，排除 E。患儿脑电图异常放电部位不符合额叶和枕叶癫痫，排除 B、D。患儿既往智力发育正常，体检无阳性体征，头颅磁共振成像（MRI）正常，脑电图背景正常，考虑良性癫痫可能性大，故选择 A。认知层次：应用。

9. 患者，男，14 岁。因“发热伴胸痛 5 天”就诊。吸气时疼痛明显，体格检查：T 39.2℃，BP 107/78mmHg，HR 110 次 / 分，心前区可听到心包摩擦音。辅助检查：心电图示 ST 段抬高，最可能的诊断是（　　）

A. 病毒性心肌炎　　B. 急性心包炎
C. 扩张型心肌病　　D. 感染性心内膜炎
E. 心力衰竭

考题分析：答案 B。难度系数 0.7，容易。本题所考查疾病为心包炎，所考知识点为该疾病的诊断。急性心包炎是由心包脏层和壁层急性炎症引起的综合征。临床特征包括胸痛、心包摩擦音和一系列异常心电图变化。对邻近器官压迫的症状：肺、气管、支气管和大血管受压迫引起肺淤血，肺活量减少，通气受限制，加重呼吸困难，使呼吸浅而快。认知层次：理解。

10. 患儿，男，4 个月。因“腹泻 2 个月”就诊。排便 3~4 次 / 天，糊状便，无黏液、脓血，精神、食欲好，多方治疗无效，现体重 6.8kg。患儿为纯母乳喂养。最可能的诊断为（　　）

A. 慢性腹泻　　B. 病毒性肠炎
C. 生理性腹泻　　D. 食饵性腹泻
E. 真菌性肠炎

考题分析：答案 C。难度系数 0.6，较易。本题所考查疾病为腹泻病，所考知识点为该疾病的诊断。生理性腹泻多见于 6 个月以内的小儿，外观虚胖，常有湿疹，生后不久即出现腹泻，除排便次数增多外，无其他症状，食欲良好，生长发育正常，添加辅食后，排便即逐渐转为正常。认知层次：理解。

11. 患儿，男，6 个月。因“高热伴咳嗽 4 天”就诊。咳嗽频繁，伴阵发性喘憋。体格检查：烦躁不安，精神萎靡，左下肺叩诊浊音，呼吸音减弱，可闻及细小水泡音。查血常规示白细胞计数 8×10^9/L，胸片示双肺纹理增多，可见大片状阴影，伴有肺气肿，结合图 1-4 X 线胸片影像学表现，该患儿最可能的诊断是（　　）

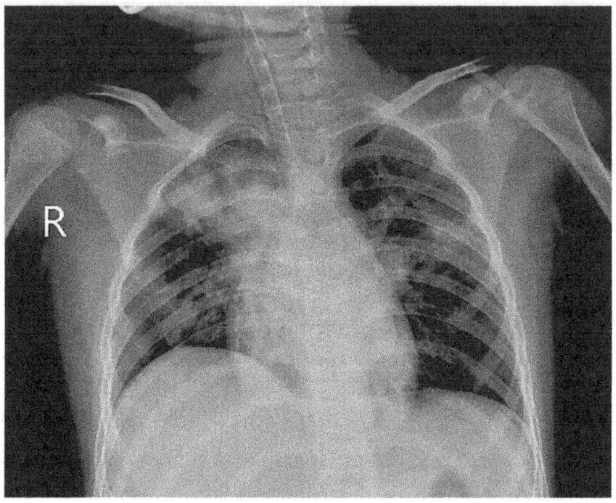

图 1-4　X 线胸片

A. 支气管肺炎合并中毒性脑病
B. 腺病毒性肺炎
C. 金黄色葡萄球菌性肺炎
D. 支原体肺炎
E. 急性毛细支气管炎

考题分析：答案 B。难度系数 0.5，中等。本题所考疾病为腺病毒性肺炎，所考知识点为该病的临床表现及影像学特点。腺病毒性肺炎多见于 6 个月至 2 岁儿童。临床特点为起病急骤、高热持续时间长，中毒症状重，易合并心肌炎和多器官功能障碍。临床表现为①发热：体温可达 39℃以上，呈稽留热或弛张热，热程长，可持续 2~3 周；②中毒症状重：面色苍白或发灰，精神不振，嗜睡与烦躁交替；③呼吸道症状：咳嗽频繁，呈阵发性喘憋，轻重不等的呼吸困难和发绀；④消化系统症状：腹泻、呕吐和消化道出血；⑤因脑水肿而致嗜睡、昏迷或惊厥发作。X 线特点：①肺部 X 线检查改变较肺部啰音出现早，故强调早期摄片；②大小不等的片状阴影或融合成大病灶，甚至一个大叶；③病灶吸收较慢，需数周或数月。认知层次：应用。

12. 患儿，男，13个月。因“发热、皮疹14天”就诊。14天前开始有发热，自服退热药3天无好转，后去当地卫生院输液治疗1周，现热退已3天，其间曾有皮疹、颈部淋巴结肿大、结膜充血，今来本院门诊查心脏彩超发现冠状动脉扩张。目前患儿最可能会有哪项临床表现（　　）

A. 掌跖发红

B. 指（趾）端膜状脱皮

C. 手足硬性水肿

D. 结膜充血

E. 草莓舌

考题分析：答案B。难度系数0.6，较易。本题所考疾病为川崎病，所考知识点为该疾病的诊断以及急性期和恢复期的临床表现。患儿曾有发热、皮疹、颈部淋巴结肿大、结膜充血、心脏彩超发现冠状动脉扩张等表现，因此患儿有川崎病相关的4项临床表现（也可能有其他急性期症状、家属没注意）+冠状动脉扩张，可诊断川崎病。现病程14天，在恢复期，可出现指（趾）端膜状脱皮，其余均为急性期临床表现。认知层次：应用与理解。

13. 患儿，女，10个月。因“呕吐、腹泻2天”入院。呕吐频繁，10余次/天，为胃内容物，量中等；排便10余次/天，为黄色稀水样便，量多。现患儿烦渴，饮水少，体重减轻9%。体格检查：T 40℃，皮肤干燥，前囟、眼窝凹陷，肌张力高。最可能的诊断是（　　）

A. 中度低渗性脱水　　B. 重度低渗性脱水

C. 重度高渗性脱水　　D. 中度高渗性脱水

E. 中度等渗性脱水

考题分析：答案D。难度系数0.5，中等。本题所考查疾病为腹泻病，所考知识点为脱水的分类。患儿皮肤干燥，前囟、眼窝凹陷，体重减轻9%，提示中度脱水；烦渴，饮水少，肌张力高考虑高渗性。认知层次：理解。

14. 患儿，男，8个月。因“持续发热、咳嗽伴喘憋8天，加重2天”入院，发热以高热为主，最高达40.5℃，伴抽搐2次，为全身大发作，伴嗜睡。入院后完善X线胸片如图1-5所示：右下肺呈大片状阴影。入院后2小时开始昏迷，经抢救无效死亡，尸体检查示肺实质严重炎症改变，该患儿考虑的诊断是（　　）

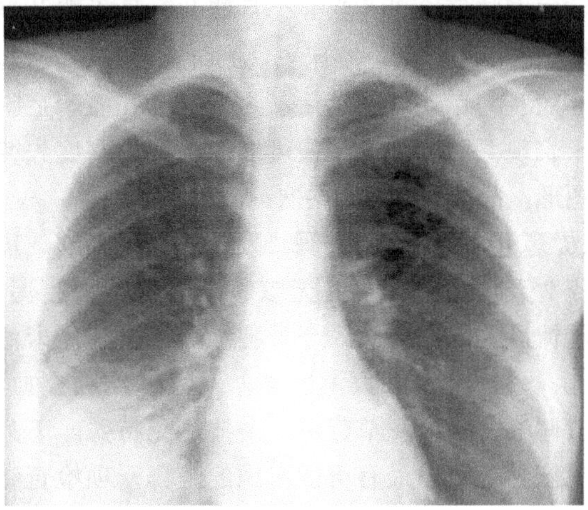

图1-5　X线胸片

A. 金黄色葡萄球菌性肺炎

B. 支原体肺炎

C. 肺炎链球菌肺炎

D. 腺病毒性肺炎

E. 呼吸道合胞病毒肺炎

考题分析：答案D。难度系数0.5，中等。本题所考疾病为腺病毒性肺炎，所考知识点为该疾病的诊断，根据患儿发病季节为冬季，临床特点为起病急骤，高热持续时间长，中毒症状重，合并有多器官功能障碍，X线特点是大小不等的片状阴影或融合成大病灶，故诊断腺病毒肺炎。腺病毒是我国儿童患病率和病死率最高的病毒性肺炎。认知层次：理解。

15. 患儿，女，8个月。因“间断抽搐1个月”就诊。发作表现为突然点头一下伴双上肢外展呈拥抱状，成串出现，每日发作3~4串，每串10下至26下不等。出生后6个月会翻身，目前尚不会坐，不会“咿呀”发音。围生期无特殊。家族史阴性。体格检查无明显阳性体征。患儿脑电图最可能的表现为（　　）

A. 高度失律图形

B. 脑电图正常

C. 脑电图低电压

D. 脑电图中央颞区棘波

E. 脑电图节律性慢波

考题分析：答案 A。难度系数 0.7，容易。本题所考疾病为婴儿痉挛症，所考知识点为该病的脑电图特征。患儿为 8 个月婴儿，处于婴儿痉挛症的高发年龄，临床表现为特征性痉挛发作，伴随智力运动发育落后，为典型婴儿痉挛症临床表现。所以脑电图最可能的表现为高度失律图形，故选 A。认知层次：应用。

16. 患儿，女，2 岁。因“发热 5 天，眼红、皮疹 2 天”就诊。患儿无咳嗽，无呕吐、腹泻，无惊厥。体格检查：全身猩红热样皮疹，卡疤红，颈部触及肿大淋巴结，双眼球结膜充血，口唇红、皲裂，草莓舌，余体检无特殊。下列免疫学检查中最有可能出现的是哪一项检查结果（　　）

A. IgG 偏低

B. 抗链球菌溶血素 O（抗 O）抗体增高

C. 补体 C3 下降

D. IL-6 增高

E. IgA 下降

考题分析：答案 D。难度系数 0.5，中等。本题所考疾病为川崎病，所考知识点为该疾病的诊断和免疫学检查特点，患儿发热 5 天、皮疹、球结膜充血、淋巴结肿大、唇充血皲裂、草莓舌，符合川崎病诊断标准，川崎病免疫学检查可有 IgG、IgM、IgA、IgE 和循环免疫复合物升高，IL-6 明显增高，总补体和 C3 正常或增高，故 D 正确。B 为链球菌感染依据，故不选。认知层次：应用、记忆。

17. 患儿，女，7 个月。患儿因“发热、呕吐伴腹泻 3 天”入院。粪便为水样便，每天 7~8 次，体格检查：T 38.5℃，轻度脱水貌，咽部充血，心肺正常，肠鸣音亢进。粪便镜检脂肪球（++）。最可能的诊断为（　　）

A. 上呼吸道感染　　B. 生理性腹泻

C. 饮食性腹泻　　D. 病毒性腹泻

E. 侵袭性细菌所致肠炎

考题分析：答案 D。难度系数 0.6，较易。本题所考查疾病为腹泻病，所考知识点为腹泻病的病因。冬季的婴幼儿腹泻 80% 有病毒感染引起，病毒性腹泻多发生在 6~24 个月的婴幼儿，起病急，常伴发热和上呼吸道感染，多数无明显感染中毒症状。排便次数及水分多，呈黄色水样或蛋花样便，无腥臭味。粪便显微镜检查偶有少量白细胞。认知层次：理解。

18. 患儿，男，14 个月，诊断川崎病，给予静脉注射免疫球蛋白（intravenous immunoglobulin, IVIg）冲击治疗后体温下降，但患儿夜间突然出现哭吵、烦躁不安，无呕吐，无抽搐，查心电图提示广泛 ST 段抬高和低电压，此时最可能出现以下哪项并发症（　　）

A. 心包炎　　B. 心力衰竭

C. 冠状动脉瘤　　D. 心肌梗死

E. 脑膜炎

考题分析：答案 A。难度系数 0.4，较难。本题所考疾病为川崎病，所考知识点为川崎病患儿出现心包炎时的心电图表现。川崎病出现心包炎时心电图示广泛 ST 段抬高和低电压；出现心肌梗死时心电图示 ST 段明显抬高、T 波倒置和异常 Q 波。认知层次：应用。

19. 患儿，女孩，3 岁。因“抽搐发作 30 分钟”急诊就诊。体格检查：患儿双眼上视，头后仰，四肢节律性抖动，呼之不应。既往确诊为癫痫，口服德巴金药物治疗中，已 3 个月无发作，家长因担心药物副作用自行停药 3 天。患儿目前首选的药物治疗为（　　）

A. 肌内注射地西泮

B. 肌内注射苯巴比妥

C. 静脉注射地西泮

D. 口服德巴金

E. 口服水合氯醛

考题分析：答案 C。难度系数 0.5，中等。本题所考疾病为癫痫发作持续状态，所考知识点为癫痫发作持续状态的急救处理。癫痫发作持续状态的止惊治疗首选可以快速起效的安定类药物静脉注射，所以排除 A、B 和 D、E 选项，选择 C。认知层次：记忆。

20. 患儿，男，3 岁。因“咳嗽、气促 2 天”入院。询问既往史发现患儿出生 6 个月后曾多次因肺炎住院治疗。患儿系 G2P2，第一胎男孩在 2 岁时因重症肺炎死亡。体格检查：R 48 次 / 分，体重 10kg。无特殊面容，生长发育落后，轻度三凹征，两肺闻及较多中小湿啰音，心脏未闻及杂音，余体检无特殊。血常规：白细胞计数 12.0×10^9/L，中性粒细胞计数 6.9×10^9/L，淋巴细胞计数 4.5×10^9/L。该患儿下列实验室检查中最有可能的是哪一项检查结果（ ）

A. IgG 5g/L

B. 抗链球菌溶血素 O（anti-streptolysin O, ASO）抗体 75U/ml

C. 淋巴细胞亚群分类 $CD19^+$ 细胞百分比为 0.5%

D. 淋巴细胞亚群分类 $CD3^+$ 细胞百分比为 10%

E. 总 Ig 6.5g/L

考题分析：答案 C。难度系数 0.5，中等。本题所考疾病为 X 连锁无丙种球蛋白血症，所考知识点为该疾病的诊断，该患儿有反复感染（多次肺炎），严重感染（多次住院），体检有生长发育落后、营养不良（体重轻），考虑存在免疫缺陷病，患儿发病时间在生后 6 个月以后，有一哥哥因重症肺炎死亡，故诊断考虑为 X 连锁无丙种球蛋白血症，该患儿实验室检查应有 B 细胞缺乏，故 C 正确。A、B、E 为正常水平，D 为 T 细胞缺陷，可排除。认知层次：理解。

21. 患儿，男，6 个月。因“腹泻、呕吐 2 天，精神萎靡半天”急诊就诊。伴有奶量明显减少，尿量少，无咳嗽、流涕、惊厥。体格检查：T 37.1℃，R 50 次 / 分，P 180 次 / 分，BP 62/30mmHg，血氧饱和度（SpO_2）94%。嗜睡，疼痛刺激后有反应，皮肤弹性差，前囟凹陷，未见三凹征，两肺呼吸音清，心律齐，心音有力，无杂音，腹软，肝肋下 1cm，质软，肠鸣音 8 次 / 分，毛细血管再充盈时间（capillary refill time, CRT）5s，外周动脉搏动细弱。血常规 +CRP：白细胞计数 5.1×10^9/L，中性粒细胞百分比 45%，血红蛋白（hemoglobin, Hb）110g/L，血小板（PLT）计数 150×10^9/L，C 反应蛋白（C-reactive protein, CRP）5mg/L，粪便常规（–）。根据该患儿的临床表现，符合以下哪项诊断（ ）

A. 呼吸衰竭　　B. 低血容量性休克

C. 心源性休克　　D. 中度脱水

E. 分布性休克

考题分析：答案 B。难度系数 0.7，容易。本题所考疾病为休克，所考知识点为休克的病因分析。患儿有体液丢失和摄入不足的病史（腹泻和呕吐、奶量明显减少），伴严重脱水和组织灌注不足的临床表现（嗜睡、尿少、心率快、低血压、前囟凹陷、皮肤弹性差，CRT 延长、外周动脉搏动细弱），考虑低血容量性休克（失代偿性休克）。无呼吸窘迫表现，所以不考虑呼吸衰竭；患儿心脏听诊正常、肝脏不大，不考虑心源性休克；患儿肠道感染，粪便常规（–）、血常规和 CRP 正常，不考虑感染性休克（感染性休克属于分布性休克）。故选项 B 正确。认知层次：理解。

22. 患儿，女，1 岁。因“发现运动发育落后半年”就诊。患儿出生后 6 个月翻身，现 1 岁刚会坐，不会独站和独走，扶站时足尖着地，双下肢呈剪刀样交叉。可无意识发“mama”音，可逗笑。患儿为 G1P1，因母亲前置胎盘于孕 28 周出生，出生体重 1450g，阿普加（Apgar）评分 1 分钟为 6 分，5 分钟为 8 分，10 分钟为 9 分。家族史（–）。体格检查：头围 44cm，外观无异常，四肢肌力Ⅳ级，肌张力增高，双膝腱反射亢进，双侧病理征阳性。头颅 MRI 提示脑室旁白质软化。曾做血、尿氨基酸和有机酸代谢筛查未见异常。患儿最可能的诊断为（ ）

A. 脑性瘫痪　　B. 孤独症谱系障碍

C. 智力低下　　D. 遗传代谢病

E. 脑发育畸形

考题分析：答案 A。难度系数 0.4，较难。本题所考疾病为脑性瘫痪，所考知识点为该病的诊断。患儿主诉为运动发育落后，非智力发育或交流沟通方面问题，所以答案首先排除 B、C。患儿运动发育逐渐进步，遗传代谢筛查未见异常，不支持遗传代谢病，故排除 D。头颅 MRI 提示脑室旁白质软化，排除 E。结合患儿早产和出生窒息病史，体格检查和头颅 MRI，诊断脑性瘫痪明确，故选择 A。认知层次：应用。

23. 患儿，男，8 个月。患支气管肺炎，用多种抗生素治疗 20 天，体温下降，病情好转。近 2

天再次出现发热、呕吐、腹泻、排便4~6次/日，呈暗绿色水样便，有黏液，腥味，粪便镜检如图1-6所示，可见大量白细胞，脓球及革兰氏阳性球菌，最可能的诊断是（　　）

660119313100 [redacted] 检验科检验报告单

姓　名：[redacted]	患者电话：[redacted]	申请医生：[redacted]	标本类型：粪便
性　别：[redacted]	科室床号：[redacted]	申请时间：[redacted]	标本状态：正常
年　龄：[redacted]	临床诊断：[redacted]	采样时间：	标本条码：6601193[redacted]0
患者ID：[redacted]		收样时间：[redacted]	工作单号：20210531[redacted]9644

检验项目	结果	提示	参考区间	单　位
1.粪便颜色	棕黄色			
2.性状	黏液样			
3.镜检红细胞	0-2		0-2	/HP
4.隐血试验	阳性（+）	↑	阴性	
5.黏液	+	↑	阴性	
6.脂肪球	未见			/HP
7.镜检白细胞	40-60		0-5	/HP

图1-6　粪便常规

A. 真菌性肠炎

B. 病毒性肠炎

C. 金黄色葡萄球菌性肠炎

D. 侵袭性大肠埃希菌性肠炎

E. 细菌性痢疾

考题分析：答案C。难度系数0.6，较易。本题所考查疾病为腹泻病，所考知识点为腹泻病的病因。抗生素相关性腹泻：金黄色葡萄球菌性肠炎：多继发于使用大量抗生素后，病程和症状常与菌群失调的程度有关，有时继发于慢性疾病的基础上，表现为发热、呕吐、腹泻、不同程度的中毒症状、脱水和电解质紊乱。典型粪便为暗绿色，量多带黏液，少数为血便。粪便镜检有大量脓细胞和成簇的革兰氏阳性球菌，培养有葡萄球菌生长，凝固酶阳性。认知层次：理解。

24. 患儿，男，7岁。因“发热伴咳嗽7天，左胸痛1天”入院。院外曾予青霉素治疗3天，效果欠佳。体格检查：T 40℃，P 130次/分，R 32次/分，咽充血，左肺呼吸音减弱，未闻及啰音，心音有力。X线胸片示右肺下部呈云雾状浸润，左肺中部有大片状阴影。该患儿最可能的诊断是（　　）

A. 金黄色葡萄球菌性肺炎

B. 肺炎支原体肺炎　　C. 衣原体肺炎

D. 腺病毒性肺炎　　E. 原发综合征

考题分析：答案B。难度系数0.5，中等。本题所考疾病为肺炎支原体肺炎，所考知识点为该病的影像学特点。肺炎支原体肺炎X线特点：①支气管肺炎；②间质性肺炎；③均匀一致的片状阴影似大叶性肺炎改变；④肺门阴影增浓。上述改变可互相转化，有时一处消散，而另一处又出现新的病变，即所谓游走性浸润；有时呈薄薄的云雾状浸润影。亦可有胸腔积液。体征轻而X线改变明显是肺炎支原体肺炎的又一特点。认知层次：应用。

25. 患儿，男，10岁。因“面色苍白，中上腹痛1天”急诊就诊。无发热、咳嗽、呕吐、黑便。体格检查：T 36.7℃，R 35次/分，P 193次/分，BP 82/60mmHg，SpO_2 94%。精神萎靡，面色苍白，两肺呼吸音清，心音尚有力，心律齐，腹软，中上腹轻压痛，肝脏肋下2cm，四肢凉，外周动脉搏动弱，毛细血管再充盈时间6s，神经系统检查（-）。心电图检查见图1-7。该患儿最可能的诊断为（　　）

A. 消化道出血，低血容量性休克

B. 急性胃肠炎，脓毒性休克

C. 窦性心动过速，呼吸衰竭

D. 室上性心动过速，心源性休克

E. 胃十二指肠溃疡穿孔，应激反应

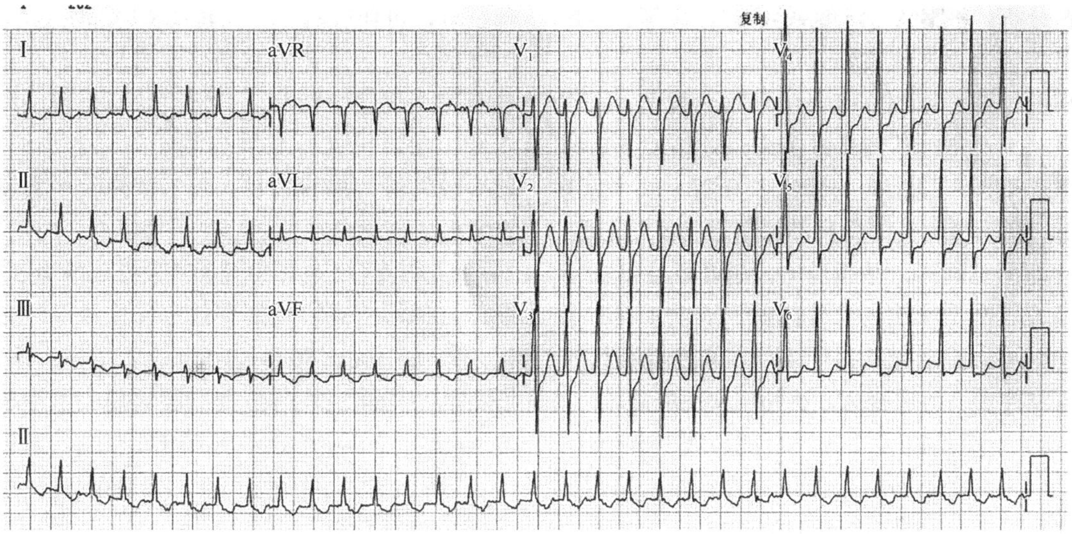

图 1-7 心电图

考题分析：答案 D。难度系数 0.6，较易。本题所考疾病为休克，所考知识点为休克的识别及病因分析。根据患儿表现为心率快、血压低、四肢凉、毛细血管再充盈时间延长，故休克诊断明确；心电图判读提示室上性心动过速。面色苍白、腹痛为组织灌注不足表现，因此考虑心源性休克，病史不支持消化道出血、感染、穿孔。故选项 D 正确。认知层次：理解。

26. 患儿，女，5 岁。因“发现运动发育落后3 年余”就诊。患儿 2 岁独走，不稳，易摔跤，1 岁半开始喊“ba”“ma”，目前可讲儿歌，吐字不清。G1P1，足月顺产。生后第 2 天曾因 ABO 溶血性黄疸于当地住院，胆红素最高达 386mmol/L。家族史（-）。体格检查：头围46cm，无眼球震颤。可见肢体不自主运动，四肢肌力Ⅴ级，肌张力轻度增高，双膝腱反射活跃，双侧病理征阳性，意向性震颤（-）。生后2 岁及 5 岁时头颅磁共振成像（MRI）检查均提示双侧基底节区对称性异常信号，前后对比变化不明显。曾做血、尿氨基酸和有机酸代谢筛查未见异常。患儿最可能的诊断为（　　）

A. 非随意运动型脑性瘫痪

B. 小舞蹈症

C. 小脑共济失调

D. 肌张力不全

E. 遗传代谢病

考题分析：答案 A。难度系数 0.3，难。本题所考疾病为脑性瘫痪，所考知识点为该病的诊断。患儿的临床表现为运动发育落后伴随不自主运动，头颅 MRI 提示基底节区病变，定位诊断首先排除 C。小舞蹈症为后天获得性疾病，患儿自幼隐匿起病，排除 B。患儿临床呈静止性病程，两次头颅 MRI 对比无变化，遗传代谢筛查未见异常，不支持 E。患儿体格检查见不自主运动，而非异常姿势，不支持 D。故选择 A。认知层次：应用。

27. 患儿，女，12 岁。急性起病，因“双下肢无力 2 天”就诊。腰痛伴上楼费力，1 天前发展至不能独立行走伴排尿费力。双上肢活动不受影响，无吞咽困难和饮水呛咳，无意识障碍和抽搐。1 周前有上呼吸道感染史。既往智力运动发育正常。体格检查：神清，双上肢肌力Ⅴ级，双下肢肌力Ⅰ级，肌张力低，双膝跟腱反射未引出，双侧病理征阴性，双乳头连线以下平面痛觉减退。患儿最可能的诊断为（　　）

A. 急性横贯性脊髓炎

B. 吉兰 - 巴雷综合征

C. 脊髓灰质炎

D. 脊髓性肌萎缩症

E. 进行性肌营养不良

考题分析：答案 A。难度系数 0.5，中等。本题所考疾病为急性横贯性脊髓炎，所考知识点为该病的诊断。患儿临床表现为双下肢无力，双上肢肌力正常，伴随排尿障碍，体格检查有感觉障碍平面，提示病变部位在脊髓，故排除 B 和 E。脊髓灰质炎的受累部位在脊髓前角细胞，不伴随感觉障碍，故排除 C。患儿既往智力运动发育正常，本次为急性起病，病前 1 周有前驱感染史，提示为获得性疾病，自身免疫性炎症可能性大，故选择 A。认知层次：应用。

28. 患儿，男，13 岁。因“反酸、嗳气 3 个月”入院。入院后胃镜检查提示食管黏膜未见明显异常。最有助于明确诊断的检查是（　　）

A. 手术活检

B. 碳 -13 尿素呼气试验

C. 24 小时胃食管 pH 监测

D. 腹部 B 超

E. 24 小时心电监测

考题分析：答案 C。难度系数 0.6，较易。本题所考查疾病为胃食管反流，所考知识点为胃食管反流的诊断方法。该患儿有反酸、嗳气，多见于胃食管反流，24 小时胃食管 pH 监测是目前最可靠的诊断方法。认知层次：理解。

29. 患儿，男，4 岁。因“发热 1 周”入院。以高热为主，体温最高达 40.5℃，伴寒战，伴右上腹痛。无胆绞痛史。体格检查：T 39.5℃，P 120 次 / 分，巩膜无黄染，右季肋部隆起，上腹部肌紧张，肝肋下 2cm，质中，有触痛。辅助检查：血常规：白细胞计数 20×10^9/L，核左移。首先应考虑（　　）

A. 急性化脓性胆囊炎

B. 阿米巴性肝脓肿

C. 原发性肝癌

D. 急性细菌性肝脓肿

E. 膈下脓肿

考题分析：答案 D。难度系数 0.5，中等。本题所考查疾病为肝脓肿，所考知识点为肝脓肿的诊断。急性细菌性肝脓肿主要症状是寒战、高热、肝区疼痛和肝大。体温常可高达 39~40℃；肿大的肝有压痛，如脓肿在肝前下缘比较表浅部位时，可伴有右上腹肌紧张和局部明显触痛。巨大的肝脓肿可使右季肋呈现饱满状态，有时甚至可见局限性隆起，局部皮肤可出现凹陷性水肿。阿米巴性肝脓肿继发于阿米巴痢疾后，起病较缓慢，病程较长。膈下脓肿大多数发生在术后或消化道穿孔之后。认知层次：应用。

30. 患儿，女，2 岁。患儿因“发热、咳嗽 5 天”就诊。体格检查：皮肤猩红热样皮疹，呼吸急促，双肺中细湿啰音，HR 152 次 / 分，律齐，肝右肋下 2cm。辅助检查：血常规：白细胞计数 15×10^9/L，中性粒细胞百分比 75%，淋巴细胞百分比 25%。本例最可能的诊断是（　　）

A. 腺病毒性肺炎

B. 金黄色葡萄球菌性肺炎

C. 支原体肺炎

D. 革兰氏阴性杆菌肺炎

E. 毛细支气管肺炎

考题分析：答案 B。难度系数 0.5，中等。本题所考疾病为细菌性肺炎，所考知识点为该疾病的诊断。该患儿的症状及血常规可知此为典型细菌性肺炎表现。革兰氏阴性杆菌肺炎多发病于新生儿期或免疫低下小儿，且不会出现皮肤猩红热样皮疹，而金黄色葡萄球菌性肺炎可有此皮疹，故诊断只可能是金黄色葡萄球菌性肺炎。认知层次：应用。

31. 患儿，男，1 岁。因“发热伴咳嗽 1 周”入院。昨日午后出现持续高热，频繁咳嗽，伴进行性呼吸困难，面色发绀。血常规：白细胞计数 22.1×10^9/L，X 线胸片如图 1-8 所示。该患儿最可能的诊断是（　　）

A. 心力衰竭　　B. 中毒性脑病

C. 休克　　D. 肺脓肿

E. 弥散性血管内凝血

考题分析：答案 D。难度系数 0.5，中等。本题所考疾病为支气管肺炎，所考知识点为支气管肺炎的并发症肺脓肿。肺脓肿是由于化脓性感染造成肺实质的空洞性损害，并形成脓腔。X 线片可见圆形阴影，如与支气管相通则脓腔内有液平面，周围有炎性浸润影。脓肿可单发或多发，治疗后可留有少许纤维素条影。肺脓肿

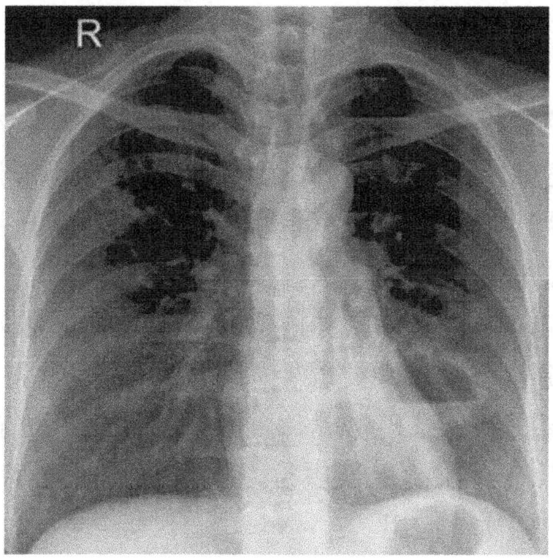

图 1-8 X 线胸片

多见于金黄色葡萄球菌性肺炎、耐药肺炎链球菌肺炎和某些革兰氏阴性杆菌肺炎。认知层次：应用。

32. 患儿，女，4 个月。因“发热 2 天伴精神差半天”于急诊就诊。无咳嗽、无腹泻、无惊厥。体格检查：T 39.8℃，R 40 次 / 分，P 198 次 / 分，BP 72/38mmHg，SpO_2 93%（室内空气）。精神萎靡，反应差，皮肤瘀点瘀斑，前囟微隆，两肺呼吸音清，心音有力，心律齐，腹软，肝脾肋下刚触及，足背动脉搏动弱，四肢冷、两下肢皮肤花纹，毛细血管再充盈时间 5s，神经系统病理征阴性。对该患儿的早期处理，最恰当的措施是（　　）

A. 供氧，给予 0.9%NaCl 20ml/kg 静脉推注，必要时使用血管活性药物，血培养，尽早使用抗生素

B. 供氧，给予血浆 10ml/kg 静脉滴注，去乙酰毛花苷推注，血常规、尿常规检查，使用二代头孢菌素抗感染

C. 气管插管，多巴胺静脉输注，血常规、尿常规、血培养，等待检查报告后选择抗感染药物

D. 面罩供氧，给予 0.9%NaCl 10ml/kg 静脉快速推注，去乙酰毛花苷推注，行腰椎穿刺脑脊液检查、拍摄胸片

E. 口服退热药物，多巴胺静脉输注，呋塞米静脉推注，送检血常规、血培养，等待血培养结果选择抗生素

考题分析：答案 A。难度系数 0.3，难。本题所考疾病为休克，所考知识点为脓毒性休克的早期处理原则。患儿表现为心率快、四肢冷、皮肤花纹、毛细血管再充盈时间延长，故休克诊断明确，结合发热病史，脓毒性休克首先考虑。根据脓毒性休克集束化治疗，早期应给予供氧、液体复苏、血管活性药物应用、血培养、1 小时内使用抗生素，同时严密监测病情变化和治疗反应。去乙酰毛花苷不是抗休克治疗首选药物。选项 A 正确。认知层次：应用。

33. 患儿，男，7 岁。因“急性化脓性阑尾炎穿孔术后 4 天，发热、腹胀 3 天，全身水肿 1 天，无尿 12 小时”由外院转运入儿科重症监护治疗病房（pediatric intensive care unit, PICU），病程中无咳嗽，无呕吐、无腹泻。已给予液体复苏和升压药维持。体格检查：T 39℃，R 30 次 / 分，P 140 次 / 分，BP 90/50mmHg，SpO_2 94%。神志清，精神软，全身水肿，双肺闻及少许湿啰音，心律齐，心音有力，腹部膨隆，腹肌紧张，有移动性浊音，肠鸣音未及，CRT 4s，肢端凉。血常规 +CRP：白细胞计数 18×10^9/L，中性粒细胞百分比 90%，血红蛋白 90g/L，血小板计数 90×10^9/L，CRP 180mg/L。临床考虑存在急性肾损伤（AKI），下列哪一项检查结果对诊断 AKI 和分期有帮助（　　）

A. 动脉乳酸　　B. 血肌酐

C. 动脉血气分析　　D. 血电解质

E. 腹内压＞ 20mmHg（2.66kPa）

考题分析：答案 B。难度系数 0.7，容易。本题所考疾病为急性肾损伤，所考知识点为急性肾损伤的诊断。该患儿急性化脓性阑尾炎穿孔术后，发热、腹胀，体检腹部膨隆，腹肌紧张，有移动性浊音，肠鸣音消失，炎症指标明显增高，考虑继发腹腔感染、脓毒血症；因 CRT 延长、肢端凉、经液体复苏和升压药维持下血压正常，存在脓毒性休克；患儿无尿 12 小时，如果血肌酐（serum creatinine, Scr）明显升高，则考虑存在急性肾损伤（AKI），与脓毒血症、脓毒性休克和腹腔间室综合征

（abdominal compartment syndrome, ACS）等因素（致 AKI 因素）有关。AKI 诊断标准为 1 期：Scr 增加≥ 26.5μmol/L 或增加到基线的 1.5~1.9 倍，尿量＜ 0.5ml/（kg · h），持续 6~12 小时；2 期：Scr 增加到基线的 2.0~2.9 倍，尿量＜ 0.5ml/（kg · h），持续≥ 12 小时；3 期：Scr 增加到基线 3.0 倍或增至＞ 353.6μmol/L，尿量＜ 0.3ml/（kg · h），持续≥ 24 小时或无尿≥ 12 小时。因此，该题正确答案选 B。认知层次：理解。

34. 患儿，女，1 岁。因“发热伴咳嗽 5 天”入院，诊断支气管肺炎。入院后高热持续，精神萎靡，嗜睡。半小时前突然发生惊厥，呼吸不规则。体格检查：烦躁，易激惹，脑膜刺激征阴性。脑脊液检查无异常。该患儿最可能的诊断是（　　）

A. 合并化脓性脑膜炎　B. 高热惊厥
C. 中毒性脑病　D. 脑肿形成
E. 病毒性脑炎

考题分析：答案 C。难度系数 0.7，容易。本题所考疾病为支气管肺炎，所考知识点为重症肺炎的神经系统表现。在确诊肺炎后出现下列症状与体征，可考虑为缺氧中毒性脑病：①烦躁、嗜睡，眼球上蹿、凝视；②球结膜水肿，前囟隆起；③昏睡、昏迷、惊厥；④瞳孔改变：对光反射迟钝或消失；⑤呼吸节律不整，呼吸、心跳解离（有心跳，无呼吸）；⑥有脑膜刺激征，脑脊液检查除压力增高外，其他均正常。在肺炎的基础上，除外热性惊厥、低血糖、低血钙及中枢神经系统感染（脑炎、脑膜炎），如有①②项则提示脑水肿，伴其他一项以上者可确诊。认知层次：应用。

35. 患儿，女，6 岁。因“发热 5 天，右季肋部痛 2 天”入院。高热为主，伴寒战，右季肋部疼痛于深呼吸及咳嗽时加重。体格检查：巩膜轻度黄染，肝肋下 2cm，墨菲（Murphy）征阴性，肝区叩击痛阳性。胸片：右侧膈肌抬高，肋脊角消失。肝脏 B 超：肝右叶可见 6cm × 5cm 低回声区，边界欠清晰，中心有液性暗区。首先考虑的诊断是（　　）

A. 肺炎　B. 肝脓肿
C. 肝结核　D. 结核性胸膜炎
E. 肝癌

考题分析：答案 B。难度系数 0.5，中等。本题所考查疾病为肝脓肿，所考知识点为肝脓肿的诊断。题干显示超声示液性暗区，提示肝肿瘤或脓肿，而突起寒战、高热、右上腹痛，提示炎症，因此支持脓肿，但是阿米巴性肝脓肿发病前曾有腹泻史，然后有发热、肝痛、肝大，粪便找到阿米巴滋养体，超声显像示肝内有边界不很清晰的液性占位，支持细菌性肝脓肿。认知层次：应用。

36. 患儿，女，14 岁。因“中上腹痛伴恶心、呕吐 3 天，精神萎靡半天”急诊就诊。患儿 3 天前出现持续性中上腹痛，有发热，热峰最高 38.6℃，伴呕吐胃内容物，无腹泻。发病前有暴饮暴食史。体格检查：精神萎靡，腹部略膨隆，中上腹压痛，无腹肌紧张，未及包块，肠鸣音 1~2 次 / 分。腹部 CT 显示：胰腺肿胀，边缘模糊，胰腺密度尚均匀，胰周未见明显积液。下列哪一项检查结果最具诊断意义（　　）

A. 血钠 125mmol/L　B. 血钾 2.2mmol/L
C. 血脂肪酶 680U/L　D. 血钙 2.8mmol/L
E. 血糖 7.6mmol/L

考题分析：答案 C。难度系数 0.7，容易。本题所考疾病为急性重症胰腺炎，所考知识点为该疾病的实验室结果判断。该患儿以急性腹痛起病，起病前有暴饮暴食史，体格检查腹部膨隆、中上腹压痛、肠鸣音减弱，腹部影像学变化（CT 显示胰腺肿胀和边缘不清），考虑急性胰腺炎，该患儿最可能的实验室检查为血清淀粉酶和脂肪酶增高，故 C 正确。急性重症胰腺炎可并发多脏器功能障碍或衰竭，但 A、B 为低钠血症、低钾血症，可因呕吐等体液丢失和摄入不足引起，并非急性重症胰腺炎诊断所必需；D 血清钙水平增高，急性重症胰腺炎，可发生低钙血症，而非高钙血症；E 血糖水平不是诊断急性胰腺炎的标准，当发生重症胰腺炎时胰岛被大量破坏，发生坏死，胰岛 B 细胞分泌的胰岛素不足可致高血糖（血糖＞ 11.1mmol/L），该患儿血糖轻度升高未达到重症胰腺炎时的高血糖水平。认知层次：理解。

37. 患儿，男。13岁。因“进行性双下肢无力5天”就诊。既往体健。1周前接种禽流感疫苗。体格检查：神志清，双上肢肌力Ⅴ级，双下肢肌力Ⅲ级，肌张力低，双膝跟腱反射未引出，双侧病理征阴性，脐平面以下痛觉减退。脑脊液白细胞计数 15×10^6/L，以淋巴细胞为主，脑脊液蛋白定量870mg/dL，脑脊液糖及氯化物正常。患儿首选的治疗为（　　）

A. 甲泼尼龙冲击治疗

B. 抗病毒治疗

C. B族维生素营养神经

D. 抗生素治疗

E. 康复训练

考题分析：答案A。难度系数0.5，中等。本题所考疾病为急性横贯性脊髓炎，所考知识点为该病的治疗。患儿临床表现为节段性肢体无力（双下肢无力，双上肢正常），体格检查有感觉障碍平面，提示病变部位在脊髓。患儿病程5天，本次为急性起病，病前有疫苗接种史，脑脊液提示炎性改变，诊断为急性横贯性脊髓炎。该病为自身免疫性炎症，故治疗首选A。认知层次：应用。

38. 患儿，男，2个月。因“蒙被窒息、心肺复苏后2小时”由院外转入PICU。体格检查：T 35℃，R 35次/分（气管插管机械通气），P 160次/分，BP 60/36mmHg，SpO_2 95%。意识不清，双肺呼吸音清，未及啰音，心律齐，心音稍低钝，腹软，肝肋下2cm，质软，脾肋下未及，四肢末梢凉，毛细血管再充盈时间（CRT）4s。入院后给予扩容、去甲肾上腺素和肾上腺素维持血压至74/46mmHg左右，入院后36小时出现水肿、40小时少尿，48小时无尿，给予呋塞米后仍无尿。实验室检查：血钠155mmol/L，血钾6.7mmol/L，血氯105mmol/L，血糖6.2mmol/L，尿素氮（urea nitrogen, BUN）16.8mmol/L，血肌酐144μmol/L。此时给予下列哪项处理最为合适（　　）

A. 加用多巴胺3μg/（kg·min）

B. 血液净化

C. 留置导尿

D. 增加呋塞米剂量

E. 腹部增强CT检查明确无尿原因

考题分析：答案B。难度系数0.7，容易。本题所考疾病为急性肾损伤，所考知识点为该疾病的处理。患儿窒息、心肺复苏后，入院48小时出现无尿、血肌酐明显升高，考虑继发AKI，且出现高钾血症，所以有血液净化指征。此时的AKI考虑与缺血缺氧继发肾损伤相关，不宜行增强CT检查，造影剂可加重肾损伤；小剂量多巴胺并无增加肾血流和肾保护的循证依据；AKI导致的严重电解质紊乱，尤其高钾血症可能致命，此时并不能通过加大利尿起作用，所以选项B是正确的。认知层次：理解。

39. 患儿，男，1岁。因“发热5天，气促1天，无尿6小时”入院。患儿5天前开始发热，热峰39.9℃，伴寒战，1天前气促、尿量减少，6小时前无尿。无咳嗽、无呕吐、无腹泻。既往史：6个月前确诊急性淋巴细胞白血病，3个月前外周中心静脉置管（peripherally inserted central catheter, PICC），1周前有化疗史。体格检查：T 38℃，R 58次/分，P 170次/分，BP 76/50mmHg，SpO_2 94%（面罩供氧5L/min）。神志淡漠，反应差，气促，皮肤散在出血点，可见三凹征，双肺可及细湿啰音，心音尚有力，心律齐，腹平软，肝肋下2cm，质韧，肠鸣音正常，颈软，CRT 4~5s，肢端凉，足背动脉未及。血常规：白细胞计数 0.5×10^9/L，中性粒细胞百分比80%，血红蛋白78g/L，血小板计数 50×10^9/L；CRP 200mg/L，降钙素原（procalcitonin, PCT）50μg/L；血肌酐123μmol/L；X线胸片提示双肺纹理增粗、模糊，心胸比例0.45。主要诊断包括下列各项，但除外（　　）

A. 脓毒症

B. 脓毒性休克（失代偿期）

C. 化疗后骨髓抑制

D. 脓毒症相关急性肾损伤

E. 急性淋巴细胞白血病

考题分析：答案B。难度系数0.5，中等。本题所考疾病为急性肾损伤，所考知识点为识别脓毒症相关性肾损伤。该患儿急性淋巴细胞白血病化疗后骨髓抑制继发感染（发热、寒战，炎症指标明显升高；因有 PICC，无明显感染伴随症状，高度怀疑血源感染所致），考虑脓毒症、脓毒性休克（有休克体征，但未达到低血压标准，属于代偿性休克）。因患儿无尿、血肌酐明显升高，故考虑有脓毒症相关 AKI。选项 B 正确。认知层次：理解。

40. 患儿，男，9 个月。小儿因腹泻伴中度脱水，经补液后脱水纠正，但突然出现呼吸变浅，反应差，腹胀。体格检查：体温正常，HR 148 次 / 分，精神萎靡，面色苍白，心音低钝，腹胀，肠鸣音弱，腱反射消失，最可能的诊断是（　　）

A. 中毒性心肌炎　　B. 中毒性肠麻痹

C. 低钾血症　　D. 高钾血症

E. 重症肌无力

考题分析：答案 C。难度系数 0.6，较易。本题所考查疾病为腹泻病，所考知识点为腹泻病的并发症。由于吐泻，钾由肠道丢失，经补液后脱水纠正，血浆被稀释，钾随尿量的增加而排出，糖原合成时可消耗钾。因此血清钾下降，出现低钾血症。认知层次：理解。

41. 患儿，男，12 岁。因“反酸、胃灼热 5 个月”入院。入院后胃镜检查：反流性食管炎伴溃疡形成。最佳的治疗药物是（　　）

A. 硫糖铝　　B. 枸橼酸铋钾

C. 奥美拉唑　　D. 铝碳酸镁

E. 雷尼替丁

考题分析：答案 C。难度系数 0.7，容易。本题所考查疾病为胃食管反流，所考知识点为胃食管反流的治疗。反流性食管炎主要表现为酸反流增多，常用药物是促胃动力药、抑酸药等。认知层次：理解。

42. 患儿，女，11 个月。因“发热、咳嗽 3 天、气促半天”急诊就诊。患儿奶量完成差，无呕吐、腹泻。母乳喂养，妈妈有“感冒”病史。既往体健。体格检查：T 38 ℃，R 60 次 / 分，P 160 次 / 分，BP 80/50mmHg，SpO_2 85%。神志清，烦躁，气促，未吸氧情况下口唇发绀，可见三凹征，两肺呼吸音粗，可闻及细湿啰音，心律齐，心音有力，腹平软，肝肋下 1.5cm，质软，脾肋下未及，毛细血管再充盈时间（CRT）2s。查血常规、CRP 正常。该患儿病情发展为急性呼吸窘迫综合征，下列最有可能的危险因素为（　　）

A. 脓毒血症　　B. 肺炎

C. 胃内容物吸入　　D. 大量输液

E. 心源性休克

考题分析：答案 B。难度系数 0.7，容易。本题所考疾病为急性呼吸窘迫综合征，所考知识点为该疾病的危险因素。该患儿表现为发热、咳嗽，肺部可闻及细湿啰音，考虑肺炎，患儿有“感冒”接触史，血常规、CRP 正常，考虑病毒感染可能。A 脓毒症依据不足；C 患儿病史中未提供呕吐、呛咳，误吸不考虑；D 病史中未提供补液，故不考虑；E 患儿心率增快，但心音有力，肝脾不大，CRT 正常，考虑与缺氧有关，故心源性休克不考虑。认知层次：理解。

43. 患儿，男，4 岁。因“发热、咳喘 5 天”就诊，既往体健。体格检查：两肺可及哮鸣音和细湿啰音。经头孢呋辛抗感染、雾化治疗后，病情仍加重，近半日气促、呼吸困难，伴有青紫，予高流量氧疗不能缓解，改气管插管、机械通气，压力控制通气（pressure control ventilation, PCV）模式，吸入气氧浓度（FiO_2）60%，设定呼吸频率（respiratory rate, RR）30 次 / 分，吸呼比（I/E ratio）为 1 : 1.5，吸气峰压（peak inspiratory pressure, PIP）25cmH_2O①，呼气末正压（positive end-expiratory pressure, PEEP）10cmH_2O，平均气道压（mean airway pressure, MAP）20cmH_2O，血氧饱和度（SpO_2）94%。胸片提示两肺毛玻璃样阴影，心缘不清，超声心动图提示心内结构、心脏大小和心功能正常，该患儿诊断为（　　）

A. 轻度急性呼吸窘迫综合征

B. 中度急性呼吸窘迫综合征

① 1cmH_2O=0.098kPa

C. 重度急性呼吸窘迫综合征
D. 急性肺损伤
E. Ⅱ型呼吸衰竭

考题分析：答案 C。难度系数 0.3，难。本题所考疾病为急性呼吸窘迫综合征（ARDS），所考知识点为该疾病的诊断。该患儿表现为肺炎，一周内进行性加重，胸片呈现两肺毛玻璃样渗出，心脏超声检查正常（即无心源性肺水肿依据），计算氧饱和度指数（OSI）为 12.8，属于重度 ARDS。在没有动脉血氧分压（PaO_2）检查结果时可应用 OSI 评估 ARDS 严重度，ARDS 轻度 5 ≤ OSI < 7.5，中度 7.5 ≤ OSI < 12.3，重度 OSI ≥ 12.3。OSI=（FiO_2 × 平均气道压 ×100）/ SpO_2。认知层次：应用。

44. 患儿，女，8 个月。因"间断抽搐 1 个月"就诊。抽搐表现为突然点头伴双上肢外展呈拥抱状，成串出现，每日发作 3~4 串，每串 10~26 下不等。生后 4 个月竖头，目前刚会翻身，尚不会坐，不会"咿呀"发音。围生期无特殊。家族史阴性。体格检查：头围 42cm，头发色黄，肤色白，心肺腹（–），神经系统体检未见阳性体征。为明确患儿癫痫病因首选的检查为（　　）

A. 苯丙氨酸浓度测定　B. 脑电图
C. 头颅 MRI　D. 头颅 CT
E. 血清电解质

考题分析：答案 A。难度系数 0.4，较难。本题所考疾病为苯丙酮尿症，所考知识点为该病的诊断。患儿为生后 8 个月婴幼儿，临床表现为婴儿痉挛症，以及自幼智力运动发育落后。病因需要考虑遗传代谢病。结合患儿体格检查有头发色黄，肤色白，故首先考虑苯丙酮尿症。血苯丙氨酸浓度升高是该病的确诊依据，故选择 A。认知层次：应用。

45. 患儿，男，13 岁。因"腹痛、呕吐 1 天"急诊就诊。持续中上腹痛，呕吐胃内容物及胆汁样液体，无发热，无腹泻，无咳嗽。7 个月前确诊急性淋巴细胞白血病，按序化疗。患儿入院前 5 天曾行培门冬酶化疗。体格检查：T 37.1 ℃，R 26 次 / 分，P 120 次 / 分，BP 88/56mmHg，SpO_2 96%（鼻导管吸氧下）。神志清，精神差，皮肤花斑，无三凹征，两肺未及啰音，HR 120 次 / 分，心律齐，心音有力，腹部膨隆，中上腹压痛，腹肌紧张，有移动性浊音，肠鸣音未及，CRT 5s，四肢凉。血常规 +CRP：血细胞计数 2.5×10^9/L，中性粒细胞百分比 60%，血红蛋白 90g/L，血小板计数 110×10^9/L，CRP 8mg/L。血淀粉酶 562U/L，脂肪酶 429U/L，腹部 B 超见胰腺肿胀，胰管扩张，胰腺内部密度不均。此时哪项处理最恰当（　　）

A. 禁食、制酸、抑酶
B. 早期肠内营养支持
C. 外科手术
D. 生理盐水 20ml/kg、15 分钟内输入
E. 抗生素预防治疗

考题分析：答案 D。难度系数 0.6，较易。本题所考疾病为急性重症胰腺炎，所考知识点为该疾病的治疗原则。该患儿起病前有培门冬酶化疗史（该药易致急性胰腺炎），持续中上腹疼痛，腹部膨隆、中上腹压痛、肠鸣音减弱，血淀粉酶、脂肪酶升高、腹部 B 超见胰腺影像学改变，可明确急性胰腺炎（药物相关）的诊断，因出现皮肤花斑、CRT 延长、四肢凉、心率快、低血压等休克表现，所以考虑急性重症胰腺炎。此时首先抗休克治疗、液体复苏，必要时应用血管活性药物；评估和维持脏器功能稳定、抑酸、抑酶、维持水电解质平衡等措施也较为重要。如果持续腹腔间室综合征（腹腔内压力＞20mmHg），伴新发器官功能不全或衰竭，可行外科手术减压，或急性胰腺炎出现局部并发症考虑外科手术。该患儿起病前有明确致病药物应用史，没有感染病史，不应常规抗生素预防治疗。选项 D 正确。认知层次：应用。

46. 患儿，男，3 个月。因"蒙被窒息、心肺复苏后 2 天"就诊。气管插管、机械通气中，SpO_2 有下降趋势 80%~90%。体格检查：两肺呼吸音对称，肺底部少许细湿啰音，HR 180 次 / 分，心音尚有力，心律齐，肝肋下 4cm，质软，脾未及，肠鸣音存在，双下肢紧张性水肿。胸片提示气管插管位置 T_3，双肺弥漫性渗出阴影。如果

考虑该患儿发生急性呼吸窘迫综合征，需完善下列哪些相关病史和检查，但一般不推荐（　　）

A. 出入液量平衡　　B. 超声心动图

C. 肺动脉嵌顿压　　D. 呼吸机参数

E. 胸部影像学检查

考题分析：答案 C。难度系数 0.6，较易。本题所考疾病为急性呼吸窘迫综合征，所考知识点为该疾病的诊断和鉴别诊断。该患儿为窒息、心肺复苏后低氧血症，两肺弥漫性渗出阴影，考虑并发 ARDS，需与其他原因导致的肺水肿鉴别。先利用呼吸机参数计算氧饱和度指数（OSI）或氧合指数（OI），了解肺损伤严重度；评估出入液量进一步排除是否液体超负荷所致；超声心动图排除心源性肺水肿；胸部影像学改变（胸片或 CT）是诊断 ARDS 的必要条件。ARDS 柏林定义和国际儿童 ARDS 专家共识已不推荐行肺动脉楔压（pulmonary artery wedge pressure, PAWP）检查。认知层次：应用。

47. 患儿，男，10 个月。因“咳嗽、气促 2 天”收入院。10 天前行先天性心脏病（室间隔缺损）手术。体格检查：T 37 ℃，R 55 次 / 分，P 155 次 / 分，BP 80/40mmHg，SpO_2 88%。可见三凹征，双肺呼吸音偏低，未闻及啰音，心音有力，未闻及明显杂音。动脉血气 pH 7.36，PaO_2 58mmHg，动脉血二氧化碳分压（$PaCO_2$）46mmHg，碱剩余（BE）-3mmol/L（鼻导管吸氧 2L/min），急查床旁心脏彩超提示心功能正常，X 线胸片如图 1-9 所示。患儿术后呼吸机撤离已 4 天，撤机前 SpO_2 正常，目前合适的处理措施为（　　）

A. 双相气道正压（bi-level positive airway pressure, BiPAP）通气

B. 气管插管、机械通气

C. 普通面罩给氧

D. 头罩给氧

E. 非再呼吸性面罩给氧

考题分析：答案 A。难度系数 0.5，中等。本题所考疾病为急性呼吸窘迫综合征，所考知识点为该疾病的诊断和治疗。该患儿为先天性心脏病术后低氧血症，既往和撤机前 SpO_2 正**常，心脏彩超排除了心源性因素，有咳嗽、肺部呼吸音低，胸片显示两肺弥漫渗出阴影，PaO_2/FiO_2=200（鼻导管吸氧 2L/min，FiO_2 估算为（21+2×4）/100=0.29，PaO_2/F_iO_2=58/0.29），根据氧合水平为轻中度 ARDS，可给予 BiPAP 通气模式，观察氧合的变化，如果氧合不改善，或仍然呼吸费力，则改为有创通气。**认知层次：应用。

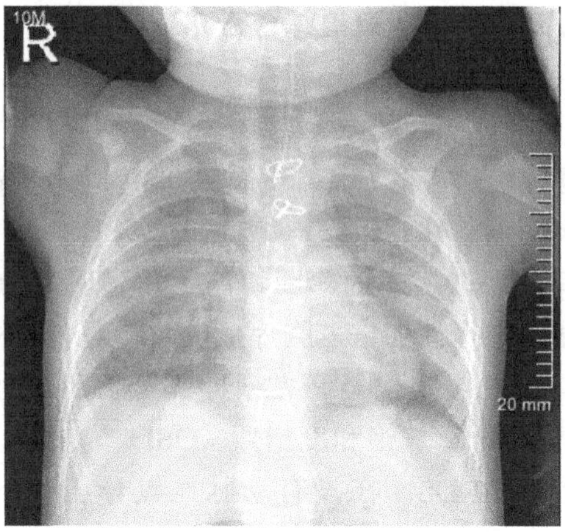

图 1-9　X 线胸片

48. 患儿，女，7 岁。急性起病，因“肢体无力 1 周”就诊。开始为长距离行走易疲劳，逐渐加重并出现双手持物无力伴麻木和疼痛，1 天前发展至不能独立行走伴呼吸费力。大小便正常。既往体健。1 周前有上呼吸道感染史。体格检查：神清，双上肢近端肌力Ⅲ级、远端Ⅱ级，双下肢近端肌力Ⅱ级、远端Ⅰ级，肌张力低，上下肢腱反射均未引出，双侧病理征阴性。脑脊液细胞数正常，脑脊液蛋白 1.2g/L，糖和氯化物正常。患儿最可能的诊断为（　　）

A. 急性横贯性脊髓炎

B. 吉兰 - 巴雷综合征

C. 脊髓灰质炎

D. 脊髓性肌萎缩症

E. 进行性肌营养不良

考题分析：答案 B。难度系数 0.5，中等。本题所考疾病为吉兰 - 巴雷综合征，所考知识点为该病的诊断。患儿临床表现为对称性四肢无力伴随感觉障碍（肢体麻木和疼痛）定位诊断考虑周围神经。脊髓灰质炎和脊髓性肌萎缩症受

累部位为脊髓前角细胞，肌营养不良受累部位为肌肉，均不伴随感觉障碍，故排除C、D、E。横贯性脊髓炎的肢体无力和感觉障碍均呈节段性，患儿体格检查与之不符，排除A。患儿急性起病，有前驱感染史，脑脊液检查提示蛋白细胞分离，吉兰-巴雷综合征诊断明确，故选择B。认知层次：应用。

49. 患儿，男，8岁。因"腹痛伴呕吐2天，气促、精神差1小时"急诊就诊。有发热，体温38.5℃，在外院诊断"急性胃炎"，给予静脉抗生素治疗，腹痛无缓解，查血淀粉酶902U/L，腹部CT结果如图1-10所示。体格检查：T 38.5℃，R 40次/分，P 110次/分，BP 100/70mmHg，SpO_2 95%。神志清，精神萎靡，呼吸急促，无三凹征，双肺未闻及啰音，心音有力，腹部膨隆，中上腹压痛，腹肌略紧张，未触及包块，肠鸣音未闻及，CRT 3s。最合适的诊断是（　）

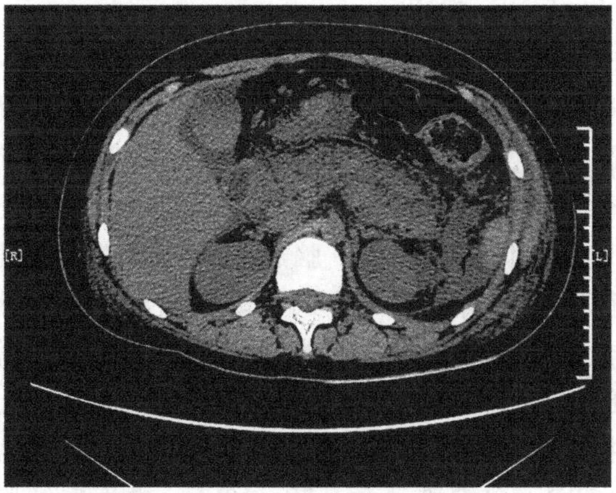

图1-10　腹部CT

A. 急性胃肠炎　　B. 急性胆囊炎
C. 急性胰腺炎　　D. 急性腹膜炎
E. 急性肠穿孔

考题分析：答案C。难度系数0.3，难。本题所考疾病为急性重症胰腺炎，所考知识点为胰腺损伤的影像学表现。描述：胰腺肿胀，正常形态消失，边缘模糊，胰管模糊，周围脂肪间隙模糊，腹腔间隙、网膜囊内见弥漫液体密度影。该患儿以急性腹痛起病，中上腹疼痛，血淀粉酶显著增高，结合胰腺损伤的影像学表现，符合急性胰腺炎诊断。选项C正确。认知层次：应用。

50. 患儿，女，2岁。因"误服鼠药20小时，10小时内惊厥3次"就诊。患儿20小时前误服鼠药（具体不详），10小时前开始出现惊厥，共发作3次，表现为神志不清、两眼凝视、牙关紧闭、口唇发绀、四肢强直抖动，每次持续约2分钟后自行缓解，间歇期神志清，精神好，无呕吐，无皮肤出血点，无鼻出血、牙龈出血。体格检查：T 36.9℃，HR 110次/分，R 31次/分，BP 88/60mmHg。神志清，精神好，全身未见瘀点、瘀斑，两侧瞳孔等大正圆，直径3mm，光反应灵敏。鼻腔、口腔未见出血，两肺呼吸音清，未闻及啰音，心律齐，心音中等，未闻及明显杂音及期前收缩，腹平软，未触及包块，肠鸣音正常，颈软、克尼格征阴性，布鲁津斯基征阴性，病理征阴性。最可能的诊断为（　）

A. 溴敌隆中毒　　B. 溴鼠灵中毒
C. 卡马西平中毒　　D. 毒鼠强中毒
E. 氯氮平中毒

考题分析：答案D。难度系数0.6，较易。本题所考疾病为毒鼠强中毒，所考知识点为该疾病的诊断，该患儿因误服鼠药后出现惊厥，而引起惊厥的鼠药常见为毒鼠强、氟乙酰胺，故D正确。A和B为抗凝血杀鼠剂，引起凝血功能障碍。C和E为精神类药物，不是鼠药。认知层次：理解。

51. 患儿，男，3岁。因"发热1周，步态不稳2天"入院。体格检查：神志清，精神好，双侧额纹对称，双侧瞳孔等大正圆，直径约3mm，对光反应灵敏，四肢肌力、肌张力正常，双侧膝腱反射（++），坐位不稳，左右摇摆，指鼻试验（+），站立时双下肢抖动，直线行走不能，双侧巴宾斯基征（−），脑膜刺激征（−），头颅MRI未见异常。患儿最可能的诊断是（　）

A. 颅内肿瘤
B. 病毒性脑炎
C. 急性小脑性共济失调
D. 急性脊髓炎
E. 代谢性脑病

考题分析：答案C。难度系数0.6，较易。本题所考疾病为急性小脑性共济失调，所考知识点为该疾病的临床特点。该患儿感染后出现步态不稳，体格检查有坐位不稳，左右摇摆，指鼻试验（+），站立时双下肢抖动，直线行走不能的躯干和四肢共济失调表现，而精神好，病毒性脑炎诊断不够准确，腱反射正常引出，脊髓炎可排除，头颅 MRI 无异常，可排除颅内肿瘤，急性起病，代谢性脑病依据不足。正确答案是 C。认知层次：应用。

52. 患儿，男，6 个月。因“咳嗽、喘息 1 天，呼吸困难、面色苍灰 2 小时”入院，曾因“病毒性肺炎、先天性喉喘鸣”住院 2 次。入院诊断“重症肺炎，先天性喉喘鸣”。入院经抗感染、支持治疗 10 天，呼吸困难缓解但咳嗽、喘息缓解不显著，胸部 CT 血管造影如图 1-11 所示。该患儿反复肺炎及治疗反应欠佳，首先需考虑什么原因（　　）

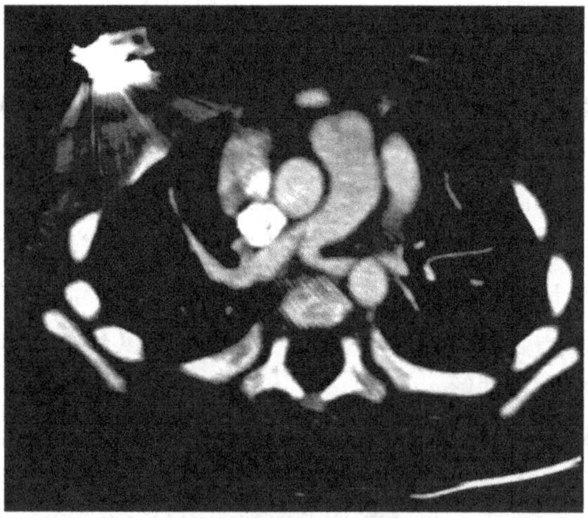

图 1-11　胸部 CT 血管造影

A. 先天性免疫功能缺陷
B. 间质性肺疾病
C. 肺动脉吊带
D. 先天性喉软骨软化
E. 胃食管反流性疾病

考题分析：答案 C。难度系数 0.7，容易。本题所考疾病是先天性肺血管畸形。该患儿年仅 6 月，但反复肺炎已有 3 次，提示存在免疫功能缺陷、先天性气管畸形、先天性肺血管畸形或其他基础疾病，胸部 CT 血管造影提示肺动脉走行异常，左肺动脉半环形跨过主支气管向左穿行于食管前和气管后到达左肺门，造成左肺动脉对支气管的压迫变形，为肺动脉吊带畸形，故选 C，其他几个选项尚无依据，故不选。认知层次：理解。

53. 患儿，女，12 岁。因“乏力 1 周”入院。查肝功能异常，2 岁时发现为乙肝病毒携带者。体格检查：神志清，精神可，腹软，肝肋下 1.5cm，质软边锐，脾肋下未及。肝功能示谷丙转氨酶 120U/L。考虑慢性乙肝急性发作期，需注意哪项乙肝免疫标志物变化（　　）

A. HBsAg　　B. HBeAg
C. HBeAb　　D. 抗 HBc-IgM
E. 抗 HBc-IgG

考题分析：答案 B。难度系数 0.6，较易。本题所考知识点为乙肝免疫标志物的意义。HBeAg 阳性和定量反映 HBV 复制水平及传染性强弱。认知层次：理解。

54. 患儿，女，5 岁。因“发热、头痛、呕吐、精神差 1 周”入院。入院前已在门诊接受“甘露醇”静脉注射治疗。体格检查：神志清，精神稍萎靡，颅神经检查未见异常，四肢肌力Ⅴ级，肌张力正常，脑膜刺激征阴性，病理征阴性。脑电图：背景活动慢波稍增多。脑脊液常规检查：白细胞计数 1195×10^6/L，淋巴细胞百分比 92%，蛋白定量 0.190g/L，氯化物 120.3mmol/L，葡萄糖 3.74mmol/L，血常规 +CRP：白细胞计数 7.78×10^9/L，中性粒细胞百分比 54.3%，淋巴细胞百分比 37.2%，CRP 0.69mg/L。患儿最可能的诊断是（　　）

A. 细菌性脑膜炎　　B. 病毒性脑膜炎
C. 结核性脑膜炎　　D. 隐球菌性脑膜炎
E. 自身免疫性脑炎

考题分析：答案 B。难度系数 0.5，中等。本题所考疾病为病毒性脑膜炎，所考知识点为该疾病的脑脊液特点。该患儿疾病特点是 5 岁的学龄前儿童，急性起病，门诊给予静脉注射甘露醇治疗，体格检查除了精神差，余未见异常，辅助检查血常规、CRP 均正常，脑脊液白细胞计数比较高，但分类以淋巴细胞为主，且葡萄糖、蛋白、氯化物均正常，不符合细菌性脑膜炎、结核性脑膜炎、隐球菌性脑膜炎脑脊液改变特点，且与自身免疫性脑炎临床表现不相符，故正确答案是B。认知层次：应用。

55. 患儿，男，4个月。因“咳嗽、喘息1个月”入院。咳嗽不剧，喘息明显，无发热，无发绀，吃奶尚可。多次门诊就诊，予头孢菌素及支气管舒张剂等治疗，喘息无好转。体格检查：神志清，精神尚可，可见三凹征，呼吸促，双肺可闻及痰鸣音及呼吸双相哮鸣音。胸部增强CT影像如图1-12所示。最可能的诊断为（　　）

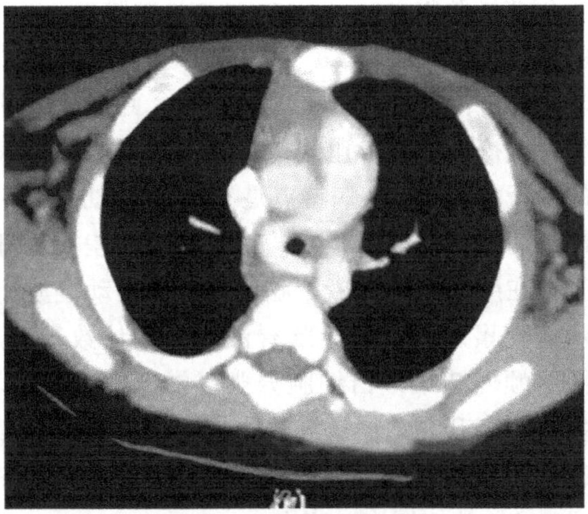

图1-12　胸部增强CT

A. 双主动脉弓　　B. 右位主动脉弓
C. 肺动脉吊带　　D. 支气管软化
E. 弯刀综合征

考题分析：答案C。难度系数0.5，中等。本题所考疾病为肺动脉吊带，所考知识点为该疾病的诊断，患儿以咳嗽、喘息为主要表现，病程长，治疗效果不佳，肺部可闻及双相哮鸣音，胸部增强CT提示肺动脉吊带，答案为C。认知层次：应用。

56. 患儿，男，6岁。因“发热3天，头痛、呕吐1天”入院。体格检查：神志清，精神稍差，脑神经查体阴性，四肢肌力Ⅴ级，肌张力正常，脑膜刺激征阳性，病理征阴性。脑脊液压力280mmH$_2$O，常规及生化检查：无色，微混，白细胞计数800×10^6/L，中性粒细胞百分比13%，淋巴细胞百分比87%，蛋白定量0.59g/L，葡萄糖3.63mmol/L，氯化物121.5mmol/L；急诊血常规+CRP：白细胞计数11.33×10^9/L，中性粒细胞百分比64.4%，淋巴细胞百分比24.9%，CRP 6.23mg/L；脑电图：正常。患儿最需要的治疗措施是（　　）

A. 抗生素治疗　　B. 静脉补液支持治疗
C. 降颅压治疗　　D. 退热治疗
E. 营养支持治疗

考题分析：答案C。难度系数0.7，容易。本题所考疾病为病毒性脑炎，所考知识点为该疾病的诊断与治疗。该患儿疾病特点是6岁的学龄期儿童，急性起病，体格检查除了精神稍差，余无异常，辅助检查血常规、CRP均正常，脑脊液白细胞计数升高，但分类以淋巴细胞为主，蛋白轻度升高，但葡萄糖、氯化物均正常，脑电图正常，得出最可能诊断是病毒性脑炎，而病毒性脑炎的治疗主要是对症与支持治疗，患儿的主要症状头痛、呕吐是颅压高引起的，最需要的治疗是降颅压治疗，故正确答案是C。认知层次：应用。

57. 患儿，女，生后1分钟。因“出生时呼吸不规则伴心率减慢”入院。系G1P1，胎龄41^{+2}周，因“宫内窘迫”急诊剖宫产出生，出生时羊水胎粪Ⅲ度污染，生后HR 80次/分，呼吸不规则，R 20次/分，面色苍白，四肢松弛。对患儿进行初步评估后，首先应做的抢救是（　　）

A. 初步复苏5个步骤：保暖、摆正体位、清理呼吸道、擦干和刺激
B. 复苏囊正压通气
C. 气管插管进行胎粪吸引
D. 胸外心脏按压
E. 给予1∶10 000肾上腺素

考题分析：答案C。难度系数0.5，中等。本题所考疾病为新生儿窒息，所考知识点为新生儿窒息复苏评估和处理。根据《中国新生儿复苏指南（2016北京修订）》新生儿出生后予以常规保暖保持体温、清理气道（必要时）、擦干刺激及评估等初步复苏。对于羊水污染患儿，生后首先评估是否有活力，内容包括呼吸规则或哭声响亮、HR＞100次/分、肌张力。如果有

一项指标为“否”，则判断为无活力。本例患儿生后四肢松弛，肌张力0分，故提示无活力，需立即气管插管进行胎粪吸引。认知层次：应用。

58. 患儿，女，1岁。因“发绀12小时”就诊。患儿12小时前进食面条后逐渐出现面色苍白、口周发绀、精神软，无气促、呼吸费力，无呕吐，无惊厥，无发热，无皮肤出血点，无皮疹。体格检查：T 37.1℃，HR 130次/分，R 34次/分，BP 114/94mmHg。神志清，精神软，面色苍白，全身未见瘀点瘀斑，两侧瞳孔等大正圆，直径3mm，对光反射灵敏，口周发绀，两肺呼吸音清，未闻及啰音，心律齐，心音中等，未闻及明显杂音及期前收缩，腹软，全腹无压痛及反跳痛，未触及包块，肠鸣音正常，神经系统查体阴性。最有效的治疗是（　　）

A. 洗胃　　B. 导泻

C. 输液利尿　　D. 吸氧

E. 亚甲蓝针

考题分析：答案 E。难度系数0.5，中等。本题所考疾病为亚硝酸盐中毒，所考知识点为该疾病的治疗，该患儿因进食面条后逐渐出现面色苍白、口周发绀、精神软，考虑食物中毒。根据患儿有发绀，但无气促、呼吸费力等表现，考虑亚硝酸盐中毒。最有效的治疗应该是解毒剂亚甲蓝的治疗，故E正确。A和B由于病程已12小时，疗效欠佳。C只能是促进已吸收毒物的排泄，不能改善症状。D只能是支持治疗。认知层次：应用。

59. 患儿，男，生后1小时。足月顺产，出生体重3000g，Apgar评分10分。其母亲为HBsAg阳性、HBeAg阳性，需阻断乙型肝炎病毒的母婴传播，应采取的措施为（　　）

A. 12小时内注射乙肝免疫球蛋白

B. 24小时内注射乙肝免疫球蛋白

C. 24小时内注射干扰素

D. 48小时后注射乙肝疫苗

E. 72小时内注射乙肝疫苗

考题分析：答案 A。难度系数0.6，较易。本题所考知识点为HBsAg阳性母亲的新生儿乙肝接种方案。认知层次：理解。

60. 患儿，男，17个月。因“发热4天，呕吐伴精神差2天，惊厥3次”入院。体格检查：T 38.5℃（耳），P 135次/分，R 30次/分，神志清，精神差，脑神经查体阴性，四肢肌张力偏低，膝反射（++），脑膜刺激征阴性，病理征阴性。脑脊液常规检查：白细胞计数 120×10^6/L，中性粒细胞百分比10%，淋巴细胞百分比90%，蛋白定量0.67g/L；葡萄糖3.76mmol/L，氯化物119mmol/L；脑电图：背景活动慢波化。患儿最可能的诊断是（　　）

A. 病毒性脑炎　　B. 自身免疫性脑炎

C. 细菌性脑膜炎　　D. 结核性脑膜炎

E. 隐球菌性脑膜炎

考题分析：答案 C。难度系数0.5，中等。本题所考疾病为病毒性脑炎，所考知识点为该疾病的诊断。该患儿疾病特点是17个月的幼儿，急性起病，发热提示炎症，呕吐、精神差提示可能存在颅高压，惊厥、脑电图背景活动慢波提示病变累及脑实质，脑脊液白细胞计数升高，提示颅内感染，白细胞分类以淋巴细胞为主，蛋白轻度升高，糖、氯化物均正常，提示病毒感染，故最可能诊断是病毒性脑炎。故正确答案是A。认知层次：应用。

61. 患儿，女，1岁2个月。因“反复咳嗽1年余”入院。该患儿为足月顺产儿，生后即因呼吸窘迫住院1周，出院后至今一直有咳嗽，以湿性咳嗽为主。体格检查：呼吸平稳，两肺可闻及少量痰鸣音。胸片提示两肺纹理增多，内脏转位。下列哪项检查阳性最有诊断价值（　　）

A. 胸部CT

B. 汗液检查

C. 鼻部一氧化氮检查

D. 鼻纤毛超微结构检查

E. 痰培养

考题分析：答案 D。难度系数0.7，容易。本题所考疾病为原发性纤毛运动障碍，所考知识点为该疾病的诊断要点。该患儿足月顺产，生后出现呼吸窘迫，以后一直湿性咳嗽，胸片提示内脏转位，故需高度怀疑原发性纤毛运动障碍，该患儿如纤毛超微结构异常或基因检测提示已知致病基因纯合或混合杂合突变即可确诊。其他选项均不能确诊，故选D。认知层次：理解。

62. 患儿，女，3岁。因“脾气暴躁、好动1年”就诊。无腹痛，无头痛，无呕吐，无惊厥。家中经营铜加工厂，患儿经常到工厂玩耍。体格检查：T 36.9 ℃，HR 102次/分，R 28次/分，BP 92/63mmHg。神志清，精神好，面色红润，全身未见瘀点瘀斑，两侧瞳孔等大正圆，直径3mm，对光反射灵敏，牙龈可见紫蓝色带状线，两肺呼吸音清，未闻及啰音，心律齐，心音中等，未闻及明显杂音及期前收缩，腹软，全腹无压痛及反跳痛，未触及包块，肠鸣音正常，神经系统查体阴性。为明确诊断最需要的检查为（　　）

A. 脑电图　　B. 头颅MRI

C. 血生化　　D. 血铅

E. 血常规

考题分析：答案D。难度系数0.5，中等。本题所考疾病为铅中毒，所考知识点为该疾病的诊断。患儿家中经营铜加工厂，患儿经常到工厂玩耍，有接触铅的机会，有脾气暴躁、好动的神经系统表现，查体牙龈紫蓝色带状线为铅线，考虑铅中毒，需要了解血铅水平，故D正确。其他选项都不是特异性的检查。认知层次：理解。

63. 患儿，男，5岁。因“发热、腹泻2天”就诊。粪便呈黏液脓血状，病前有吃未清洗的番茄。体格检查：神志清，精神可，口唇稍干，心肺（–），腹软，肠鸣音活跃。辅助检查：粪便常规：黏液（++），白细胞（+），红细胞（+），诊断为细菌性痢疾。该患儿属于下列哪种类型细菌性痢疾（　　）

A. 轻型　　B. 重型

C. 普通型　　D. 中毒型

E. 慢性迁延型

考题分析：答案C。难度系数0.6，较易。本题所考知识点为细菌性痢疾分型。患儿急性起病，有不洁饮食史，伴发热、腹泻，粪便常规示黏液（++），白细胞（+），红细胞（+），考虑普通型细菌性痢疾。认知层次：理解。

64. 患儿，女，3个月。因“反应低下1个月”入院。其母在孕期检查快速血浆反应素（RPR）试验阳性。体格检查：消瘦貌，鼻前庭皮肤可见湿疹样溃疡，心肺（–），腹软，神经系统检查阴性。辅助检查：血清RPR阳性；脑脊液常规：白细胞计数 33×10^6/L，潘迪（Pándy）试验阳性（1+），淋巴细胞百分比55%，单核细胞百分比30%，蛋白定量1.23g/L，葡萄糖2.51mmol/L，氯化物116.5mmol/L。对于该患儿推荐的治疗方案为（　　）

A. 水剂青霉素，每次5万U/kg，每8小时1次~12小时1次，静脉滴注，共10~14天

B. 水剂青霉素，每次5万U/kg，每4小时1次~6小时1次，静脉滴注，共10~14天

C. 普鲁卡因青霉素，5万U/（kg·d），每天1次，肌内注射，共10~14天

D. 头孢曲松，80~100mg/kg，每天1次，静脉滴注，共10~14天

E. 红霉素20~30mg/（kg·d），静脉滴注，共10~14天

考题分析：答案B。难度系数0.4，较难。本题所考知识点为神经性梅毒治疗方案。患儿母亲血清RPR试验阳性，消瘦貌，皮肤黏膜损害，RPR试验阳性，脑脊液常规异常，故考虑神经性梅毒。认知层次：应用。

65. 患儿，男，6岁，此次因“头痛2天，发热、呕吐1天”就诊。体格检查：T 37.0 ℃（耳），P 100次/分，R 20次/分，BP 116/69mmHg，神志清，精神可，咽充血，扁桃体Ⅱ度肿大，两肺呼吸音清，对称，未闻及干湿啰音，心音有力，心律齐，心前区未及病理性杂音，腹部未见异常，脑膜刺激征阴性，病理征阴性。门诊予“利巴韦林、甘露醇”治疗后病情好转，为明确诊断最重要的检查是（　　）

A. 头颅MRI　　B. 脑电图

C. 腰椎穿刺术　　D. 血常规

E. 腹部B超

考题分析：答案C。难度系数0.7，容易。本题所考疾病为病毒性脑炎，所考知识点为该疾病的辅助检查。题干中有发热，提示存在感染，头痛提示可能存在颅高压，呕吐是颅高压引起还是胃肠道疾病引起，需要做相应辅助检查，

A、B、C、D、E 都需要做，但对明确诊断最重要的检查是腰椎穿刺脑脊液检查。故正确答案是 C。认知层次：应用。

66. 患儿，男，12 岁。因“咳嗽 10 余年，加重 1 周”入院。无明显诱因，可有大量脓痰，经抗感染治疗稍有好转。6 年前曾因“低钾血症”住院治疗，2 年前曾因“支气管扩张”住院。11 个月大时曾因“营养不良”住院治疗，追问病史，既往有汗液结晶，油性便。体格检查：营养较差，呼吸平稳，两肺可闻及少许痰鸣音。复查胸部 CT 提示支气管扩张，入院诊断“支气管扩张伴感染”。该患儿最有可能存在什么基础病（　　）

A. 原发性免疫功能缺陷

B. 囊性纤维化

C. 原发性纤毛运动障碍

D. 先天性肺呼吸道畸形

E. 支气管异物

考题分析：答案 B。难度系数 0.4，较难。本题所考疾病是囊性纤维化，所考查的知识点为该疾病的诊断，该患儿长期咳嗽，既往有汗液结晶、油性便、低钾血症及营养不良等囊性纤维化的临床症状，故需首先考虑囊性纤维化。原发性纤毛运动障碍也表现为生后长期湿性咳嗽，但无汗液结晶、油性便等症状；原发性免疫功能障碍、先天性肺呼吸道畸形及气道异物均可造成反复的下肺部感染，亦不能解释汗液结晶、油性便，胸部 CT 可识别后两者，故 A、D、E 均不首先考虑。认知层次：理解。

67. 患儿，男，2 岁。因“半年内惊厥发作 3 次”就诊。惊厥发作时血糖 1.8mmol/L，B 超示肝大，经肝细胞酶检测发现葡萄糖 -6- 磷酸脱氢酶缺乏症（G6PD）。该疾病描述正确的是（　　）

A. 先天性氨基酸代谢病

B. 先天性铜代谢异常

C. 先天性脂肪酸氧化障碍

D. 先天性线粒体代谢异常

E. 先天性糖原代谢障碍

考题分析：答案 E。难度系数 0.5，中等。本题所考疾病为糖原贮积症，所考知识点为该疾病的病因，该患儿低血糖、惊厥，结合肝大，酶学检查 G6PD，故诊断肝糖原贮积症，E 正确。认知层次：理解。

68. 患儿，男，出生 20 分钟。因“生后无哭声及自主呼吸 20 分钟”入院。系 G1P1，胎龄 29 周，生后无哭声及自主呼吸，HR 80 次 / 分，全身青紫及水肿，四肢松弛。该患儿窒息缺氧后脑损伤的部位常位于（　　）

A. 基底神经节　　B. 脑干

C. 丘脑　　D. 大脑矢状旁区

E. 脑室周围白质

考题分析：答案 E。难度系数 0.7，容易。本题所考疾病为新生儿缺氧缺血性脑病（hypoxie-ischemic encephalopathy, HIE），所考知识点为新生儿缺氧窒息后的选择性脑易损区。足月儿易损区在大脑矢状旁区，早产儿的易损区位于脑室周围的白质区。认知层次：记忆。

69. 患儿，男，3 岁。因“发现生殖器偏大 2 周”入院。1 岁内有呕吐频繁，未特殊治疗。体格检查：神志清，精神可，阴囊皮肤黑，睾丸 2ml，阴毛发育 PH1，阴茎 3.5cm。辅助检查：血钠 128.2mmol/L，血钾 5.15mmol/L，血氯 89mmol/L，17- 羟孕酮 123.43ng/ml；骨龄 7 岁。该患儿最可能的诊断是（　　）

A. 肾上腺皮质增生症

B. 甲状腺功能减退症

C. 克氏综合征

D. 中枢性性早熟

E. 垂体柄阻断综合征

考题分析：答案 A。难度系数 0.6，较易。本题所考疾病为先天性肾上腺皮质增生症，所考知识点为该疾病的临床表现，该患儿有生殖器增大的男性化表现，骨龄提前，伴反复呕吐，低钠血症，为失盐型表现，故诊断首先考虑先天性肾上腺皮质增生症，A 正确。认知层次：理解。

70. 患儿，男，9 岁。因“运动后咳嗽、气短半天”就诊。咳嗽较剧烈，气短以运动及说话时为主，但说话成句，能平卧。既往有多次喘息病史，有“螨虫”过敏史。体格检查：R 30 次/分，面色稍苍白。可见轻度吸气性三凹征，两肺听

诊可闻及广泛哮鸣音。为迅速缓解其症状，首选下列哪项措施（　　）

A. 静脉滴注抗生素

B. 吸入速效 β_2 受体激动剂

C. 全身性应用糖皮质激素

D. 口服短效茶碱

E. 抗胆碱能药物

考题分析：答案 B。难度系数 0.7，容易。本题所考疾病为支气管哮喘，所考知识点为哮喘急性发作期的治疗。该患儿男，9 岁，既往多次喘息病史，有过敏史。此次运动后出现咳嗽、气短，两肺听诊可闻及广泛哮鸣音，根据题干考虑该患儿为支气管哮喘急性发作（中度）。支气管哮喘急性发作的一线治疗药物是吸入速效 β_2 受体激动剂，故选 B；全身性应用糖皮质激素为重度发作的一线用药，该患儿为中度发作故不选。抗胆碱能药物是儿童哮喘急性发作联合治疗的组成部分，但不是首选药物；茶碱不推荐一线使用；同时哮喘发作不推荐使用抗生素。认知层次：理解。

71. 患儿，女，42 天。因“发热 2 天”入院。血常规：白细胞计数 16.91×10^9/L，中性粒细胞百分比 38.8%，淋巴细胞百分比 51.2%，头孢曲松钠治疗 2 天后行腰椎穿刺术。脑脊液常规：白细胞计数 168×10^6/L，中性粒细胞百分比 8%，淋巴细胞百分比 86%，蛋白定量 1.50g/L，葡萄糖 2.17mmol/L，氯化物 120mmol/L。患儿最可能的诊断为（　　）

A. 病毒性脑炎　　B. 病毒性脑膜炎

C. 结核性脑膜炎　　D. 细菌性脑膜炎

E. 隐球菌性脑膜炎

考题分析：答案 D。难度系数 0.5，中等。本题所考疾病为细菌性脑膜炎，所考知识点为该疾病的诊断。42 天的小婴儿，血常规示白细胞明显升高，头孢曲松钠治疗 2 天后进行脑脊液检查，结果异常，蛋白明显升高、葡萄糖低，提示细菌感染，急性起病，不支持结核和隐球菌感染，故正确答案是 D。（有效抗生素治疗后腰椎穿刺术检查，细菌性脑膜炎的脑脊液白细胞数可能升高不明显，分类可以以淋巴细胞为主）。认知层次：应用。

72. 患儿，男，5 岁。因“肛门瘙痒 5 天”就诊。自述夜间肛门瘙痒，睡眠不安。体格检查：肛门口可见白色棉线样虫。患儿最可能诊断为（　　）

A. 蛔虫病　　B. 线虫病

C. 鞭虫病　　D. 蛲虫病

E. 钩虫病

考题分析：答案 D。难度系数 0.6，较易。本题所考知识点为蛲虫诊断。患儿有肛门瘙痒和睡眠不宁等症状时需考虑蛲虫病，查见成虫或虫卵可确诊。认知层次：理解。

73. 患儿，男，出生后 2 小时。因“生后四肢抽动 2 小时”住院。系 G2P1，胎龄 36 周。因“宫内窘迫”剖宫产出生。Apgar 评分 1 分钟 3 分，5 分钟 7 分。生后不久即出现四肢划船样动作。针对该患儿首选的治疗方案为（　　）

A. 吸氧　　B. 咪达唑仑

C. 甘露醇　　D. 苯巴比妥

E. 头颅 CT 检查

考题分析：答案 D。难度系数 0.5，中等。本题所考疾病为新生儿缺血缺氧性脑病（HIE），所考知识点为 HIE 的治疗。HIE 急性期主要针对窒息缺氧所致多器官功能损害，维持机体内环境稳定，控制各种神经症状，重点是三对症、三支持。其中三对症中控制惊厥，首选苯巴比妥，负荷量为 20mg/kg，维持剂量为 5mg/（kg · d）。认知层次：应用。

74. 患儿，女，4 岁。因“多饮、多尿半个月余”入院。夜尿每晚 2 次 ~3 次，体重下降约 2kg，无发热，无尿频、尿痛，近期有外阴皮肤瘙痒。体格检查：神志清，精神可，皮肤弹性可，口唇稍干燥，外阴部皮肤红，心肺（–），腹平软。尿常规：白细胞 3/μl，尿糖（3+），尿比重 1.04。该患儿最可能的诊断是（　　）

A. 中枢性尿崩症　　B. 肾性尿崩症

C. 尿路感染　　D. 糖尿病

E. 精神性烦渴

考题分析：答案 D。难度系数 0.6，较易。本题所考疾病为糖尿病，所考知识点为该疾病的临床表现，该患儿有多饮、多尿、体重减轻症状，体检轻度脱水体征，伴外阴霉菌感染，故诊断首先考虑糖尿病，故 D 正确。认知层次：理解。

75. 患儿，男，4 岁。考虑“流行性乙型脑炎”入院。现体温反复，高热 40℃，反复惊厥，迅速发生深昏迷，瞳孔不对称，呈叹息样呼吸，该患儿属于流行性乙型脑炎哪一型（　　）

A. 轻型　　B. 普通型

C. 重型　　D. 危重型

E. 非分型

考题分析：答案 D。难度系数 0.5，中等。本题所考知识点为流行性乙型脑炎的病情分型。患儿高热，反复惊厥，有呼吸衰竭和脑疝征象，故考虑危重症。认知层次：应用。

76. 患儿，男，17 个月。因“反复发热、呕吐 11 天”入院。2 个月前，于外院行“蛛网膜囊肿切除术”。脑脊液常规：白细胞计数 32450×10^6/L，中性粒细胞百分比 87%，淋巴细胞百分比 13%，葡萄糖＜1.1mmol/L，氯化物 103mmol/L，蛋白定量＞3g/L。头颅 CT 如图 1-13 所示。患儿诊断（　　）

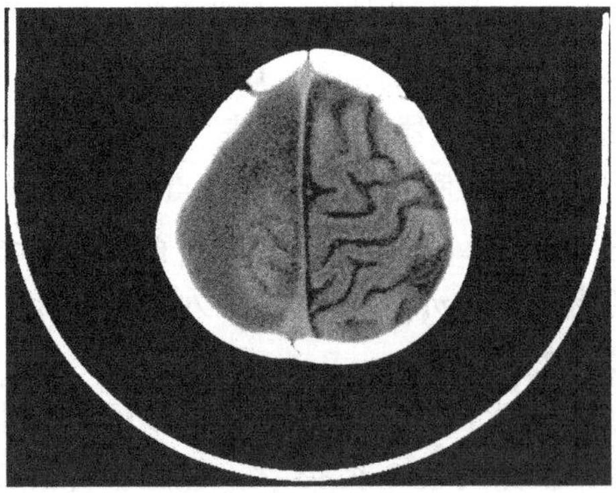

图 1-13　头颅 CT

A. 细菌性脑膜炎

B. 结核性脑膜炎

C. 细菌性脑膜炎并脑积水

D. 结核性脑膜炎并脑积水

E. 细菌性脑膜炎并硬膜下积液

考题分析：答案 E。难度系数 0.5，中等。本题所考疾病为细菌性脑膜炎，所考知识点为该疾病的诊断和并发症诊断。17 个月是细菌性脑膜炎的好发年龄，且有过开颅手术，存在细菌感染风险，结合典型的细菌性脑膜炎脑脊液改变特点，诊断细菌性脑膜炎不难，阅片未见脑积水，头颅 CT 片所示为右侧大量硬膜下积液。故正确答案是 E。认知层次：应用。

77. 患儿，女，8 岁。因“反复咳喘 1 年”就诊。既往有湿疹史，父亲有哮喘史。体格检查：两肺闻及少许哮鸣音。支气管舒张试验阳性，过敏原皮肤刺激试验提示屋尘螨 / 粉尘螨强阳性，患儿诊断为哮喘，下面哪项处理欠妥（　　）

A. 环境控制，避免接触过敏原

B. 长期糖皮质激素吸入治疗

C. 酌情给特异性免疫治疗

D. 长期吸入速效 β_2 受体激动剂

E. 患者教育

考题分析：答案 D。难度系数 0.7，容易。本题所考疾病为支气管哮喘，所考知识点为哮喘慢性持续期的治疗。哮喘的管理包括环境控制、患者教育、患者的自我管理及药物治疗，速效 β_2 受体激动剂用于哮喘急性发作的治疗，不单独用于长期治疗，故选 D。认知层次：理解。

78. 患儿，男，12 天。因“少吃、少哭、少动 2 天”入院。足月顺产。体格检查：T 38.6℃，反应差，两肺听诊无干湿啰音，脐轮红，脐部可见脓性分泌物，肝脾肋下可及。该患儿最可能的诊断为（　　）

A. 新生儿寒冷损伤综合征

B. 新生儿肺炎

C. 脐炎

D. 新生儿低血糖

E. 新生儿败血症

考题分析：答案 E。难度系数 0.5，中等。本题所考疾病为新生儿败血症，所考知识点为新生儿败血症的临床表现及诊断。败血症的全身表现包括体温改变（可有发热或体温不升）、少哭、少吃、少动、面色欠佳、四肢凉、体重不增或增长缓慢。本题患儿有脐部感染灶，临床有发热、少吃、少哭、少动、反应差等全身感染中毒症状，故临床首先考虑败血症。认知层次：应用。

79. 患儿，男，12 岁。因“体重进行性增长 5 年余，皮肤色素沉着 1 年”入院。无多饮、多尿，胃纳佳。体格检查：BP 135/90mmHg，身高165cm，体重78kg，神志清，精神可，皮肤弹性可，颈部、腋下皮肤色素沉着，心肺（–），腹型肥胖，无压痛。实验室检查：口服葡萄糖耐量试验（oral glucose tolerance test, OGTT）试验空腹血糖6.5mmol/L，120分钟血糖7.6mmol/L。该患儿最可能的诊断是（　　）

A. 健康儿童　　B. 1型糖尿病

C. 2型糖尿病　　D. 空腹血糖受损

E. 糖耐量受损

考题分析：答案D。难度系数0.5，中等。本题所考疾病为糖尿病，所考知识点为该疾病的诊断，该患儿空腹及餐后血糖结果，提示空腹血糖受损，故D正确。OGTT试验120分钟血糖＜7.8mmol/L，排除E。OGTT试验结果均未达到糖尿病诊断，排除B、C。认知层次：理解。

80. 患儿，女，3个月。因“发热2天、惊厥1次”入院。脑脊液常规：白细胞计数1450×10^6/L，蛋白定量1.6g/L，葡萄糖1.3mmol/L，脑脊液培养为革兰氏阳性球菌，对青霉素敏感。青霉素静脉滴注3天后体温降至正常，前囟平。第6天体温再次升高，前囟再次变饱满，无其他神经系统阳性体征。复查脑脊液：白细胞计数60×10^6/L，蛋白定量0.56g/L，葡萄糖3.1mmol/L。患儿最可能的情况是（　　）

A. 并发脑积水

B. 并发硬脑膜下积液

C. 化脓性脑膜炎病变进展

D. 并发脑脓肿

E. 并发脑室管膜炎

考题分析：答案B。难度系数0.7，容易。本题所考疾病为细菌性脑膜炎，所考知识点为该疾病的并发症。细菌性脑膜炎最常见的并发症是硬膜下积液，它的特点是有效抗生素治疗48~72小时后体温降而复升，前囟饱满等；症状轻的无其他神经系统表现和体征，只有影像学检查异常。故正确答案是B。认知层次：应用。

81. 患儿，男，3岁。因“发热5天、皮疹2天”入院。10天前右手外伤史。体格检查：T 38.5℃，R 35次/分，P 130次/分，BP 88/50mmHg，神志清，精神软，右手背皮肤有约2cm伤口，有少许脓性分泌物，躯干部见猩红热样皮疹，心肺无异常，肝肋下3cm，质中边锐，无触痛。临床考虑败血症。最可能的致病菌为（　　）

A. 金黄色葡萄球菌

B. 大肠埃希菌

C. 厌氧菌

D. 表皮葡萄球菌

E. β型A组溶血性链球菌

考题分析：答案A。难度系数0.5，中等。本题所考知识点为败血症常见的致病菌。患儿有手外伤病史，出现发热及猩红热样皮疹，肝大，临床最常见为金黄色葡萄球菌引起败血症。认知层次：应用。

82. 患儿，女，生后3天。因“拒奶1天”入院。系G1P1，胎龄40^{+1}周，产钳助产出生，羊水Ⅱ度污染，母亲有胎膜早破48小时。生后第2天出现发绀、拒奶、体温不升、呼吸稍促。急诊血常规：白细胞计数23×10^9/L，中性粒细胞百分比80%，血红蛋白170g/L，血小板计数70×10^9/L；血型O型，血清总胆红素201μmol/L。最可能的诊断为（　　）

A. 新生儿败血症

B. 新生儿溶血病

C. 新生儿肺炎

D. 新生儿颅内出血

E. 新生儿缺氧缺血性脑病

考题分析：答案A。难度系数0.5，中等。本题所考疾病为新生儿败血症，所考知识点为新生儿败血症的诊断及鉴别诊断。根据患儿有胎膜早破、羊水污染的高危因素，结合有发绀、拒奶、体温不升、黄疸高及血常规提示血小板减低，故诊断首先考虑新生儿败血症。患儿黄疸有升高，但血型O型，目前新生儿溶血病可能性不大。患儿血常规示血红蛋白正常，无神经系统异常体征，目前颅内出血及缺氧缺血性脑病无依据。认知层次：应用。

83. 患儿，男，生后1天。因“发热、皮肤黄染半天”入院。患儿系G1P2，胎龄36^{+3}周，双胎之小。出生时母亲有低热，羊水有腥臭味，否认胎盘、脐带异常。体格检查：体温 37.8℃，精神一般，皮肤中度黄染，呼吸 50 次 / 分，两肺呼吸音粗，未闻及明显干湿啰音，心脏听诊未见异常，腹稍胀，肝肋下 1.0cm，脾肋下未及，原始反射可引出。血常规：白细胞计数 31×10^9/L，中性粒细胞百分比 85%，血红蛋白 145g/L，血小板计数 210×10^9/L。入院后进一步检查应首先考虑（　　）

A. 胸片　　B. 脑脊液检查
C. 肝脏 B 超　　D. 血培养
E. 血清胆红素测定

考题分析：答案 D。难度系数 0.6，较易。本题所考疾病为新生儿败血症，所考知识点为新生儿败血症的辅助检查。本例患儿母亲产时有低热，羊水有腥臭味，患儿生后体温有升高，皮肤黄染明显，血常规提示白细胞异常升高，故首先考虑新生儿败血症，故在使用抗生素前，血培养为最首先要进行的检查。认知层次：理解。

84. 患儿，女，11 岁。因“多饮、多尿、消瘦 20 余天”入院。父亲有糖尿病及肾囊肿。体格检查：神志清，精神可，皮肤弹性可，无黑棘皮病，心肺（-），腹平软。实验室检查：随机血糖 15.8mmol/L，血酮体（-），谷丙转氨酶[①] 98U/L，血清镁 0.45mmol/L（下降）。B 超示：多囊肾。该患儿最可能的诊断是（　　）

A. 1 型糖尿病　　B. 2 型糖尿病
C. 混合型糖尿病　　D. 特殊类型糖尿病
E. 暂时性糖尿病

考题分析：答案 D。难度系数 0.3，难。本题所考疾病为糖尿病，所考知识点为该疾病的诊断，该患儿血糖＞11.1mmol/L，诊断糖尿病成立，因父亲有类似病史，患儿非酮症酸中毒起病，结合肝损害、低镁血症、多囊肾，需高度怀疑青少年发病的成人型糖尿病（maturity-onset diabetes in young, MODY）5 型，故 D 正确。认知层次：理解。

85. 患儿，女，10 岁。因“心悸、多汗半年余”就诊。平素易饥饿，近半年体重下降，约 3kg，时常烦躁易怒，学习成绩下降，体格检查：双眼球稍突出，炯炯有神，甲状腺Ⅱ度肿大，HR 142 次 / 分，辅助检查：总 3，5，3′-三碘甲腺原氨酸（T_3）＞ 8.00ng/ml，总甲状腺素（T_4）27.10μg/dl，游离 T_3 ＞ 20.00pg/ml，游离 T_4 8.32ng/dl，促甲状腺素（thyroid stimulating hormone, TSH）0.010μIU/ml。该患儿最可能的诊断为（　　）

A. 心律失常　　B. 结核感染
C. 焦虑症　　D. Graves 病
E. 桥本病

考题分析：答案 D。难度系数 0.5，中等。本题所考疾病为甲状腺功能亢进症，所考知识点为该疾病的诊断，该患儿有多汗、体重减轻等高代谢症状，伴有易怒、心率增快，甲状腺肿大表现，结合甲状腺功能提示 T_3、T_4 明显升高，促甲状腺激素下降，故存在甲状腺功能亢进症，患儿为青春期女性，伴有突眼，故首先考虑格雷夫斯（Graves）病，D 正确。桥本病即桥本甲状腺炎，病初可有甲状腺功能一过性升高，但一般无突眼，甲状腺功能改变一般较轻，故 E 可能性不大。认知层次：应用。

86. 患儿，男，10 个月。因“发热 3 天”入院。体格检查：神志清，精神差，前囟稍紧张，咽充血，脑膜刺激征阴性，双侧巴宾斯基征（±）。血常规 +CRP：白细胞计数 13.2×10^9/L，中性粒细胞百分比 63%，淋巴细胞百分比 32.8%，CRP ＞ 180mg/L。头颅 MRI：两侧额顶部脑膜增厚伴蛛网膜下腔信号改变，如图 1-14 所示。为明确诊断，下一步最急需做的检查是（　　）

A. 血培养　　B. 痰培养
C. 脑脊液检查　　D. 出凝血检查
E. 血 TORCH 筛查

考题分析：答案 C。难度系数 0.5，中等。本题所考疾病为细菌性脑膜炎，所考知识点为该疾病的辅助检查。发热性疾病，提供一张异常的头颅 MRI 图像，其实已经提示是颅内病变，故最急需的，对诊断最有帮助的检查是脑脊液检

①又称丙氨酸转氨酶（alanine aminotransferase，ALT）

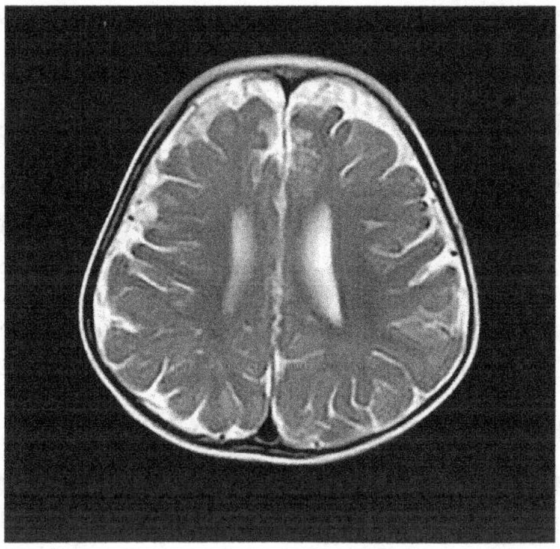

图 1-14 头颅 MRI

查。故正确答案是 C。认知层次：应用。

87. 患儿，男，7 岁。因“发热、咳嗽 5 天”就诊，热型不规则，体温可达39.5℃，咳嗽较剧烈。既往体健。体格检查：呼吸平稳，右中下肺叩诊浊音、呼吸音减低，两肺未闻及明显啰音。卡疤（+）。B 超检查提示右侧胸腔积液。胸腔积液常规：黄色稀薄，比重 1.018，白细胞计数 560×10^6/L，中性粒细胞百分比 60%。外周血常规正常，结核菌素纯蛋白衍生物（PPD）（−）。其最可能的诊断为（　　）

A. 结核性胸膜炎

B. 支原体肺炎合并胸腔积液

C. 恶性肿瘤合并胸腔积液

D. 化脓性胸膜炎

E. 结缔组织病合并胸腔积液

考题分析：答案 B。难度系数 0.6，较易。本题所考疾病为胸腔积液，所考知识点为胸腔积液病因的鉴别诊断。患儿学龄期儿童，起病较急，有发热、咳嗽、呼吸音降低，符合支原体肺炎临床特征。根据胸腔积液常规外观黄色及细胞数，考虑为渗出性，结合病史，考虑为支原体肺炎合并胸腔积液；该患儿病史尚短，PPD 阴性，故不支持结核感染。患儿胸腔积液非脓性，外周血常规正常，故不考虑 D。该患儿年龄小、病史短，既往体健，C/E 不首先考虑。认知层次：应用。

88. 患儿，男，2 岁。因“发热 10 天”入院。体格检查：神志清，精神软，躯干部可见多处瘀斑，穿刺部分有渗血。辅助检查：血常规示血小板计数 41×10^9/L；凝血功能示凝血酶原时间 26s，活化部分凝血活酶时间 65s，血浆纤维蛋白原 1.58g/L；血培养示革兰氏阴性菌。该患儿最有可能的诊断（　　）

A. 败血症合并继发性血小板减少症

B. 败血症合并弥散性血管内凝血

C. 败血症合并感染性休克

D. 败血症合并维生素 K 依赖性因子缺乏症

E. 败血症合并药物不良反应

考题分析：答案 B。难度系数 0.5，中等。本题所考知识点为败血症并发症。患儿反复发热，伴有血培养阳性，考虑败血症，另患儿躯干可见瘀斑，穿刺处有渗血，血小板低下，凝血功能异常，合并 DIC。认知层次：理解。

89. 患儿，男，6 岁。因“发热、腹痛、腹泻 2 天”就诊。排便 4~5 次 / 天，稀糊样便，有黏液，伴里急后重，体格检查：神志清，精神可，皮肤弹性正常，口唇稍干，腹软，肠鸣音活跃。辅助检查：粪便常规示白细胞（++），红细胞（red blood cell, RBC）（+）；粪便培养：志贺菌。目前患儿最恰当的药物治疗是（　　）

A. 复方磺胺甲噁唑

B. 红霉素

C. 氨苄青霉素

D. 头孢曲松

E. 左氧氟沙星

考题分析：答案 D。难度系数 0.6，较易。本题所考知识点为细菌性痢疾病原治疗常用抗生素。认知层次：理解。

90. 患儿，女，13 岁。因“双眼睑下垂 3 个月，晨轻暮重，2 个月前出现视物重影”就诊。体格检查：双眼睑下垂，遮挡角膜 3~9 点，双眼内斜，眼球外展受限，左侧为著，其余神经系统未见异常。疲劳试验（+）。最可能的诊断是（　　）

A. 甲状腺相关眼病　　B. 重症肌无力

C. 视神经炎　　D. 动眼神经麻痹

E. 代谢性肌病

考题分析：答案 B。难度系数 0.7，容易。本题所考疾病为重症肌无力，所考知识点为该疾病的诊断。眼睑下垂，眼球运动障碍，表现为晨轻暮重，疲劳试验（+），是重症肌无力（眼肌型）的特点。故正确答案是B。认知层次：应用。

91. 患儿，男，6 天。因“呕吐、腹胀 1 天，血便半天”入院。患儿系 G1P1，胎龄 38^{+5} 周，出生体重 2.8kg，脐带绕颈 2 圈，Apgar 评分 5-9-10 分。1 天前出现呕吐数次，为胃内容物伴少许黄色样液，伴腹胀，半天前解黏液血便 1 次，量不多。体格检查：T 37.8℃，R 50 次 / 分，HR 160 次 / 分。反应一般，腹胀明显，腹壁静脉显露，腹壁张力稍高，触诊时患儿有哭吵，肠鸣音减弱。该患儿考虑最可能的诊断为（　　）

A. 先天性巨结肠伴感染

B. 中毒性肠麻痹

C. 新生儿败血症

D. 新生儿肺炎

E. 新生儿坏死性小肠结肠炎

考题分析：答案 E。难度系数 0.7，容易。本题所考疾病为新生儿坏死性小肠结肠炎，所考知识点为新生儿坏死性小肠结肠炎的诊断。本例患儿为 6 天足月儿，脐带绕颈及 Apgar 评分，提示存在围生期窒息缺氧可能，起初表现为呕吐、腹胀，提示存在喂养不耐受，随后出现血便，查体有发热，腹胀明显，腹部有触痛，肠鸣音减弱，故考虑新生儿坏死性小肠结肠炎可能性大。认知层次：理解。

92. 患儿，男，12 岁。因“头痛 15 天，呕吐 5 天”就诊。头痛呈进行性加重，运动时加剧，伴视物模糊，呕吐频繁，非喷射性，与进食无关。体格检查：T 36.6℃，神志清，精神一般，对答切题，两侧瞳孔等大正圆，直径约 3.0mm，对光反射灵敏，肺心腹阴性，四肢肌力Ⅴ级，肌张力正常，膝腱反射（++），脑膜刺激征（−），双侧病理征（−）。该患儿最可能诊断是（　　）

A. 颅内感染　　B. 颅内占位

C. 血管性头痛　　D. 偏头痛

E. 情绪障碍

考题分析：答案 B。难度系数 0.5，中等。本题所考疾病为颅内占位，所考知识点为该疾病的诊断。有头痛、呕吐提示颅高压；15 天病史，为亚急性病程；无发热，提示非感染性疾病；头痛进行性加重，故血管性头痛、偏头痛、情绪障碍可能性不大。故正确答案是 B。认知层次：应用。

93. 患儿，男，13 岁。因“胸闷、胸痛 2 个月”就诊，X 线胸片检查如图 1-15 所示。最可能的诊断为（　　）

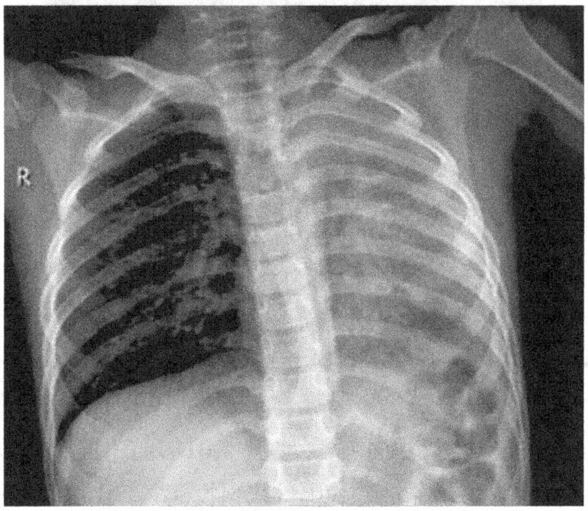

图 1-15　X 线胸片

A. 心力衰竭并左侧胸腔积液

B. 先天性心脏病，室间隔缺损

C. 纵隔占位

D. 先天性心脏病，动脉导管未闭

E. 左侧大量胸腔积液

考题分析：答案 E。难度系数 0.5，中等。本题所考疾病为胸腔积液，所考知识点为胸腔积液的诊断及 X 线片的阅片。该患儿病史 2 个月，有胸腔积液的症状即胸闷、胸痛，胸片提示左侧胸腔可见大片致密均匀阴影，所以可以肯定的是有左侧大量胸腔积液。至于有没有心脏方面的问题，题干并没有提供信息，所以 A、B、D 依据不足。该患儿 13 岁，有胸痛，前纵隔占位的可能较小，所以选 E。认知层次：理解。

94. 患儿，男，3 岁。因“发热 5 天，惊厥 5 次，昏迷 4 小时”入院。体格检查：T 40℃，R 37 次 / 分，P 130 次 / 分，BP 88/52mmHg，昏迷状，心肺（−），脑膜刺激征（+）。辅助检查：血常规示白细胞

计数 $15.0\times10^9/L$，中性粒细胞百分比 82%；脑脊液常规示外观清亮，白细胞计数 $160\times10^6/L$，中性粒细胞百分比 80%，蛋白定量 760mg/L，葡萄糖和氯化物正常。为明确诊断，下一步需做哪项检查（　　）

A. 血培养

B. 血涂片找疟原虫

C. 肛拭子或盐水灌肠送粪便常规及培养

D. 乙脑特异性 IgM 抗体

E. 脑脊液培养

考题分析：答案 D。难度系数 0.5，中等。本题所考知识点为流行性乙型脑炎（乙脑）的诊断。根据临床表现，初步考虑流行性乙型脑炎，明确诊断需病原学诊断。几乎所有患者病后 1 周时血清或脑脊液中都可检测到乙脑特异性 IgM 抗体。认知层次：应用。

95. 患儿，男，5 岁。因“发现生长迟缓 2 年余”就诊。近 1 年身高增长 4cm，胃纳可。既往有“佝偻病”，长期口服维生素 D。体格检查：无特殊面容，身高：105.7cm（$-2s$ 以下），胸骨前突，手指短粗。骨龄：4.5 岁。X 线片：脊柱各椎体生理曲度及序列正常，椎体扁小，椎体前缘呈鸟嘴样改变，邻近椎间隙增宽，椎体及附件骨质未见明显破坏。该患儿最可能的诊断为（　　）

A. 维生素 D 缺乏性佝偻病

B. 生长激素缺乏症

C. 成骨不全

D. 糖原贮积病

E. 黏多糖病

考题分析：答案 E。难度系数 0.4，较难。本题所考疾病为溶酶体贮积症，所考知识点为该疾病的临床表现，该患儿有身材矮小，胸骨改变，X 线椎体扁小，椎体前缘呈鸟嘴样改变，为黏多糖贮积症典型表现，故 E 正确。患儿虽有鸡胸，但补充维生素 D 无效，排除 A；生长激素缺乏可表现为矮小，但无骨骼改变，排除 B；糖原贮积病可表现为生长迟缓，多伴肝大、低血糖、惊厥等，骨骼无明显影响，排除 D。认知层次：理解。

96. 患儿，男，7 天。因“新生儿筛查异常 1 天”就诊。胃纳可，无腹胀、便秘，足底血 TSH 27μIU/ml。系 34 周早产儿，出生体重 2.3kg。该患儿最恰当的处理是（　　）

A. 无须处理　　B. 复查甲状腺功能

C. 复查足底血筛查　　D. 优甲乐治疗

E. 住院检查

考题分析：答案 B。难度系数 0.7，容易。本题所考疾病为先天性甲状腺功能减退症，所考知识点为该疾病的临床表现，该患儿系早产儿，新生儿筛查示 TSH 偏高，但无纳差、腹胀等表现，因此需复查甲状腺功能明确，故 B 正确。患儿 TSH 升高，需明确是否存在甲状腺功能减退症，故 A 排除，足底筛查无法明确诊断，排除 C，患儿无明显症状，诊断依据尚不充分，排除 D、E。认知层次：理解。

97. 患儿，女，10 天。因“新生儿筛查异常 3 天”就诊。胃纳可，无腹胀、便秘，足底血筛查 TSH 9.3μIU/ml。该患儿病史中哪一项对诊断最有帮助（　　）

A. 先兆早产

B. 脐带绕颈

C. Apgar 评分 9 分

D. 母亲存在妊娠期糖尿病

E. 母亲患有慢性淋巴细胞性甲状腺炎

考题分析：答案 E。难度系数 0.6，较易。本题所考疾病为先天性甲状腺功能减退症，所考知识点为该疾病的病因，该患儿新生儿筛查示 TSH 偏高，母亲患桥本甲状腺炎，妊娠期甲状腺抗体可通过胎盘影响胎儿甲状腺功能，故 E 正确。其他选项对新生儿甲状腺功能无明确影响，故排除。认知层次：理解。

98. 患儿，女，10 岁。因“胸痛、胸闷 1 天”就诊。患儿 1 天前突然出现左侧胸痛，程度不剧，呼吸时疼痛明显，间断发生，持续 1.5 小时后症状缓解，伴胸闷，偶有头晕，无眩晕，无黑矇，无心悸，无大汗淋漓，无咳嗽，无喘息、气促、呼吸困难，无发热，无腹痛、腹泻。体格检查：神志清，精神软，两肺阴性，心律齐，心音稍低钝，其他体检无殊。下列最有助于诊断是哪

一项检查（　　）

A. 急诊心肌酶谱 + 胸片

B. 急诊心肌酶谱 + 心电图

C. 胸片 + 心电图

D. 胸片 + 心脏彩超

E. 动态心电图 + 心脏彩超

考题分析：答案 B。难度系数 0.6，较易。本题所考疾病为病毒性心肌炎，所考知识点为该疾病的诊断，对病毒性心肌炎的诊断需要进行急诊心肌酶谱，包括肌钙蛋白、心电图、胸片及心脏彩超等检查，但目前最先需要及最有助于诊断的是急诊心肌酶谱及心电图，故正确答案是 B。认知层次：理解。

99. 患儿，女，14 天。因"腹胀、血便 1 天"入院。患儿出生后在当地医院住院，今出现腹胀，胃内见奶汁潴留及黄绿色液，伴解血便 1 次，含黏液血丝，在经鼻持续气道正压通气（NCPAP）下，出现频发呼吸暂停，SpO_2 下降至 70%~80%，伴心率下降至 90 次 / 分，有发绀，予刺激后血氧饱和度和心率缓慢回升至正常。出生胎龄 28^{+3} 周，出生体重 1.34kg，生后 Apgar 评分 7-9-9 分，已全奶喂养。体格检查：T 37.6℃（肛），神志清，反应一般，全身可见花斑纹，肤色欠红润，NCPAP 下，呼吸稍促，两肺听诊呼吸音粗，未闻及明显干湿啰音，心音响，律齐，腹部膨隆，质稍韧，肢端温，四肢活动少，肌张力符合胎龄。查腹部立位平片如图 1-16 所示，目前诊断考虑（　　）

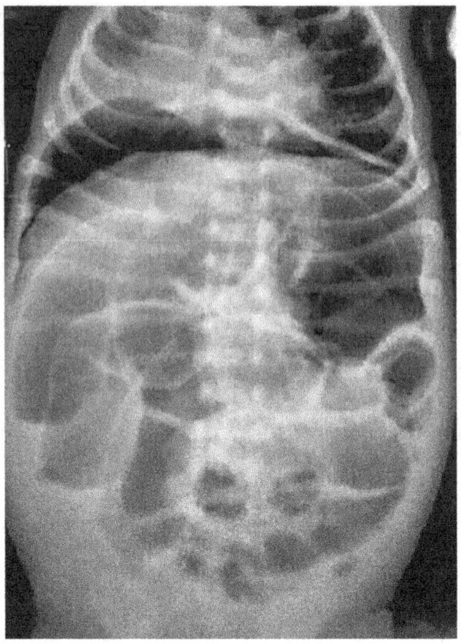

图 1-16　腹部立位平片

A. 新生儿肺炎

B. 新生儿败血症

C. 先天性巨结肠并发肠穿孔

D. 新生儿坏死性小肠结肠炎并发肠穿孔

E. 中毒性肠麻痹

考题分析：答案 D。难度系数 0.5，中等。本题所考疾病为新生儿坏死性小肠结肠炎，所考知识点为新生儿坏死性小肠结肠炎的辅助检查和临床特点。本例，患儿系早产儿，已全奶喂养，生后 2 周出现胃内潴留、腹胀及解黏液血便等喂养不耐受症状，以及呼吸暂停、体温波动等全身症状，结合腹部立位片提示膈下游离气体表现，故诊断首先考虑新生儿坏死性小肠结肠炎、肠穿孔。认知层次：应用。

100. 患儿，男，8 岁。因"发热、咳嗽 3 天，胸部不适、精神软 1 天"就诊。患儿 1 天前出现发热，伴咳嗽，不剧，1 天前出现胸部不适，以心前区明显，伴精神软，乏力，无气促、发绀，无腹痛、腹泻。体格检查：BP 102/68mmHg，神志清，精神软，两肺阴性，HR 88 次 / 分，心律不齐，偶可闻及早搏，心音中等，其他体检无特殊。入院后查血肌钙蛋白 I 1.68ng/ml，心电图提示窦性心律，偶发室性早搏。正确的治疗是（　　）

A. 洋地黄制剂，如小剂量地高辛口服

B. 维生素 C 及 1，6 二磷酸果糖营养心肌

C. 大剂量甲泼尼龙针治疗

D. 利多卡因

E. 利尿剂，如呋塞米针

考题分析：答案 B。难度系数 0.6，较易。本题所考疾病为病毒性心肌炎，所考知识点为该疾病的治疗。病毒性心肌炎治疗主要为卧床休息，营养心肌治疗，如有心力衰竭时可用小剂量地高辛；利尿剂可在充血性心力衰竭、心脏和肝脏有增大时使用；如有心律失常，室性心动过速用利多卡因；对于重症，有急性心功能不全、阿斯综合征或严重心律失常，可合理使用激素。

故正确答案是B。认知层次：理解。

101. 患儿，男，5岁。因“车祸后胸痛、呼吸困难2小时”入院。胸片检查提示：左侧第6肋骨折，左侧胸腔积液。该患儿拟行胸腔闭式引流，正确的部位是（　　）

A. 左锁骨中线第2肋间

B. 左腋后线第10肋间

C. 左腋中线第7肋间

D. 左腋前线第7肋间

E. 左腋前线第6肋间

考题分析：答案C。难度系数0.7，容易。本题所考疾病为胸腔积液，所考知识点为胸腔积液穿刺点的选择。积液较多时一般常取肩胛线或腋后线第7~8肋间，也可选腋中线第6~7肋间或腋前线第5肋间为穿刺点。故选C。认知层次：应用。

102. 患儿，女，2天。因“生后发现梅毒血清学异常1天”。母亲孕期发现梅毒，有青霉素过敏史，孕早期查梅毒螺旋体血凝试验（TPHA）阳性，RPR（1∶32），予头孢曲松治疗2个疗程，产前复查RPR（1∶8）。患儿生后查TPHA阳性，RPR（1∶4）。对该患儿的治疗方案首选（　　）

A. 完善四肢长骨摄片检查，除外梅毒骨损害

B. 腰椎穿刺脑脊液检查，除外神经梅毒

C. 给予苄星青霉素针5万U/（kg·次），分两侧臀部肌内注射，预防治疗

D. 给予青霉素针每次5万U/kg，q12h，静脉滴注，7天后改q8h，共10~14天

E. 母亲产前已正规治疗，故生后无需青霉素针，应在生后3个月、6个月、9个月、12个月时复查RPR滴度

考题分析：答案C。难度系数0.5，中等。本题所考疾病为先天性梅毒感染，所考知识点为先天性梅毒感染的治疗。本例患儿母亲孕早期有梅毒感染史，并已规范化治疗，患儿生后RPR滴度小于母亲RPR滴度的4倍，故目前无先天性梅毒感染的依据，故诊断考虑梅毒母亲婴儿，给予苄星青霉素针5万U/（kg·次），分两侧臀部肌内注射，预防治疗即可，并予出生后2个月、4个月、6个月、9个月、12个月进行随访，直至滴度持续下降或阴性。认知层次：应用。

103. 患儿，男，13岁。因“咳嗽1周，胸痛、呕吐、尿少半天”就诊。患儿1周前出现咳嗽，干咳为主，无发热。半天前突然出现胸痛，伴胸闷、心悸，有头晕，伴恶心，呕吐3次，为白黏痰液及胃内容物，尿量减少，偶诉腹痛，不剧，有活动受限，无腹泻。体格检查：HR 128次/分，R 20次/分，BP 90/59mmHg，神志清，精神软，咽稍充血，两肺呼吸音粗，未闻及明显干湿啰音，心律齐，心音低钝，心前区未闻及明显杂音，腹平软，肝肋下3cm，脾肋下未及。入院后查超声心动图示左室舒张内径58mm，左室收缩内径50mm，左房35mm，左室收缩功能：射血分数（EF）29%，提示左心增大，左室收缩功能降低。肌钙蛋白I 0.082ng/ml，N末端脑钠肽前体（NT-proBNP）21 500pg/ml。目前诊断考虑（　　）

A. 病毒性心肌炎　　B. 扩张型心肌病

C. 限制型心肌病　　D. 心肌致密化不全

E. 肥厚型心肌病

考题分析：答案B。难度系数0.5，中等。本题所考疾病为扩张型心肌病，所考知识点为该疾病的诊断。病毒性心肌炎心肌损伤标志物如肌钙蛋白会增高。限制型心肌病表现为心室充盈受限，心室舒张容量减少，心房增大，心室腔缩小。心肌致密化不全解剖学特征是心室腔内可探及很多突出的肌小梁，小梁间可见大小不等陷窝。肥厚型心肌病可见心室肥厚。而扩张型心肌病是以心脏增大、心脏收缩功能降低为主要表现。本题中超声心动图提示左房、左室增大，左室收缩功能降低，脑钠肽明显升高，临床存在尿少、肝脏增大等心功能不全表现，而肌钙蛋白无明显升高，故诊断为扩张型心肌病。正确答案是B。认知层次：理解。

104. 患儿，男，11个月。因“面色苍白4个月”就诊。单纯母乳喂养，未添加辅食。体格检查：皮肤黏膜苍白，肝肋下2cm，脾肋下1cm，血常规：白细胞计数11.2×10^9/L，红细胞计数3.85×10^{12}/L，血红蛋白83g/L，平均红细胞体积（mean corpuscular volume, MCV）

71.6fl，平均红细胞血红蛋白含量（mean corpusular hemoglobin, MCH）21.5pg，平均红细胞血红蛋白浓度（mean corpuscular hemoglobin concentration, MCHC）30%，血小板计数 131×10^9/L。下一步首选的检查是（　　）

A. 骨髓涂片

B. 外周血涂片

C. 网织红细胞（reticulocyte，Ret）

D. 血红蛋白分析

E. 铁代谢检查

考题分析：答案 E。难度系数 0.7，容易。本题所考疾病为营养性缺铁性贫血，所考知识点为该疾病的实验室检查。患儿面色苍白 4 个月，体格检查：皮肤黏膜苍白，结合血常规提示小细胞低色素性贫血，该患儿单纯母乳喂养，未添加辅食，存在铁缺乏的病因，故首先考虑营养性缺铁性贫血。需进一步查铁代谢。认知层次：理解。

105. 患儿，男，7 个月。35 周早产，混合喂养，未加辅食。因“近 1 个月反复腹泻，面色苍白，食欲差”就诊。血常规示血红蛋白 68g/L，红细胞计数 2.60×10^{12}/L，怀疑为缺铁性贫血。最有早期诊断价值的检查是（　　）

A. 血清铁测定

B. MCV、MCH、MCHC 测定

C. 总铁结合力

D. 网织红细胞计数

E. 血清铁蛋白测定

考题分析：答案 E。难度系数 0.5，中等。本题所考疾病为营养性缺铁性贫血，所考知识点为该疾病的实验室检查，患儿 7 个月大，未添加辅食，血常规示血红蛋白 68g/L，怀疑缺铁性贫血。缺铁性贫血机体最先减少的是储存铁，而铁蛋白是其最敏感的指标，因此，最有早期诊断价值的检查是血清铁蛋白测定。认知层次：理解。

106. 患儿，男，8 个月。因“少吃、气促 1 个月”来院门诊。患儿近 1 个月来吃奶减少，伴气促，体重增加不理想，无发热，无咳嗽，无发绀，多次在当地医院诊断“消化不良”，药物治疗无好转。体格检查：呼吸促，两肺未闻及啰音，HR 165 次 / 分，律齐，未闻及杂音，腹软；辅助检查：心电图提示左心室肥大。胸片提示心影增大。最可能的诊断是（　　）

A. 室间隔缺损

B. 病毒性心肌炎

C. 限制型心肌病

D. 心内膜弹力纤维增生症

E. 动脉导管未闭

考题分析：答案 D。难度系数 0.5，中等。本题所考疾病为心肌病，所考知识点为心内膜弹力纤维增生症的诊断。对于 1 岁以下婴儿表现为气促，体重增加不理想，心率快等慢性心功能不全表现，心脏听诊未闻及杂音，胸片提示心影增大，心电图提示左心室肥大，诊断首先考虑心内膜弹力纤维增生症。故正确答案是 B。认知层次：理解。

107. 患儿，男，5 岁。因“发热 5 天，行走困难半天”就诊。体格检查：神志清，精神好，全身皮肤未见皮疹及出血点，4 字征阴性，髋关节无压痛，腓肠肌轻压痛，四肢肌力 V 级、肌张力正常，膝反射（++），双侧巴宾斯基征（–），共济失调检查（–）。急诊血生化：谷草转氨酶 102U/L，肌酸激酶 533U/L，乳酸脱氢酶（lactate dehydrogenase, LDH）345U/L，最可能的诊断是（　　）

A. 急性良性肌炎　　B. 急性小脑炎

C. 急性脊髓炎　　D. 滑膜炎

E. 关节炎

考题分析：答案 A。难度系数 0.7，容易。本题所考疾病为急性良性肌炎，所考知识点为该疾病的诊断。急性起病，发热 5 天后出现行走困难，腓肠肌压痛，肌酶升高，为急性良性肌炎的临床特点。故正确答案是 A。认知层次：应用。

108. 患儿，男，30 分钟。因“生后低血糖半小时”就诊。母亲妊娠期糖尿病史，孕期血糖控制欠佳。患儿生后半小时在产房监测足底血糖 1.6mmol/L，无大汗淋漓，无发绀，需立即采取的措施为（　　）

A. 立即予配方奶喂养

B. 5% 葡萄糖静脉滴注维持
C. 5% 葡萄糖 4ml 缓慢静脉注射
D. 10% 葡萄糖 8ml 缓慢静脉注射
E. 10% 葡萄糖静脉滴注维持

考题分析：答案 D。难度系数 0.5，中等。本题所考疾病为新生儿低血糖，所考知识点为新生儿低血糖的治疗。新生儿低血糖初筛血糖＜1.7mmol/L，需立即予 10% 葡萄糖溶液 2ml/kg 静脉缓慢推注，随后以糖速 4~6mg/（kg · min）静脉滴注维持。认知层次：应用。

109. 患儿，男，1 日。生后 15 小时，因“皮肤黄染 5 小时”就诊。生后 10 小时出现皮肤黄染，经皮黄疸仪：12/13mg/dl（前额 / 前胸）。患儿系胎龄 35 周早产顺产出生，否认产伤、窒息史，纯母乳喂养，母亲血型 O 型，Rh 阳性，父亲血型 A 型，Rh 阳性。给予完善相关实验室检查，以下结果最可能的是（　　）
A. 血红蛋白 130g/L，网织红细胞百分比 4%，库姆斯（Coombs）试验阳性
B. 血红蛋白 110g/L，网织红细胞百分比 9%，Coombs 试验阳性
C. 血红蛋白 150g/L，网织红细胞百分比 2%，Coombs 试验阳性
D. 血红蛋白 140g/L，网织红细胞百分比 2%，Coombs 试验阳性
E. 血红蛋白 160g/L，网织红细胞百分比 8%，Coombs 试验阳性

考题分析：答案 B。难度系数 0.5，中等。本题所考疾病为新生儿母子血型不合溶血症，所考知识点为新生儿母子血型不合溶血症的实验室检查结果判读。本题患儿生后 24 小时内出现黄疸迅速升高，母亲血型 O 型，父亲血型 AB 型，故考虑新生儿母子血型不合溶血症可能性大，当发生溶血时红细胞和血红蛋白减少，早期新生儿贫血，血红蛋白＜145g/L，网织红细胞百分比增高＞6%，故选 B。认知层次：应用。

110. 患儿，男，3 个月。因“发热 1 天”就诊。体格检查：T 38.2℃，前囟平，心肺阴性，腹平软，尿道口充血。实验室检查：尿白细胞计数 22/HP，尿红细胞数（1+）/HP，尿蛋白定性（+）。该患儿最可能的诊断为（　　）
A. 急性上呼吸道感染　　B. 泌尿系结石
C. 急性肾小球肾炎　　D. 肾病综合征伴感染
E. 急性尿路感染

考题分析：答案 E。难度系数 0.7，容易。本题所考疾病为泌尿系统感染，所考知识点为泌尿系统感染的诊断。该患儿年龄小，以发热为表现，尿道口充血，尿常规见较多白细胞尿，支持泌尿系统感染，患儿无水肿，尿蛋白量少，不支持急性肾炎及肾病综合征，题干中未提供影像学结石资料，泌尿系结石无依据，故选 E。认知层次：理解。

111. 患儿，男，5 个月。因“发热 2 天，伴排尿哭吵”就诊。体格检查：T 38.2℃，心肺阴性，包皮难以上翻，实验室检查：尿白细胞计数 48/HP。该患儿最可能感染的细菌是（　　）
A. 变形杆菌　　B. 肺炎克雷伯菌
C. 粪肠球菌　　D. 大肠埃希菌
E. 铜绿假单胞菌

考题分析：答案 D。难度系数 0.7，容易。本题所考疾病为泌尿系统感染，所考知识点为泌尿系统感染的病原。患儿年龄小，有发热，尿白细胞显著升高，临床诊断急性上尿路感染。儿童泌尿系统感染最常见的细菌为大肠埃希菌，故选 D。认知层次：记忆。

112. 患儿，男，10 岁。因“发热半个月余”就诊。患儿半个月余前出现发热，体温波动于 38.0~39.5℃，高热时伴寒战，无惊厥，无咳嗽，无气促、发绀。患儿生后即发现心脏杂音。体格检查：面色稍苍白，四肢皮肤可见散在瘀斑，心律齐，胸骨左缘第 3~4 肋间可闻及Ⅲ级收缩期杂音，腹软，肝肋下 2.0cm，脾肋下 2.0cm。最可能的诊断是（　　）
A. 扩张型心肌病　　B. 病毒性心肌炎
C. 风湿性心脏病　　D. 感染性心内膜炎
E. 肺动脉瓣狭窄

考题分析：答案 D。难度系数 0.5，中等。本题所考疾病为感染性心内膜炎，所考知识点为感染性心内膜炎的诊断。患儿生后即发现心脏杂音，首先考虑先天性心脏病。患儿无发绀，胸

骨左缘第3~4肋间可闻及Ⅲ级收缩期杂音，首先考虑室间隔缺损。感染性心内膜炎存在易感因素，先天性心脏病最多。该患儿有先天性心脏病基础疾病，出现发热、寒战、肝脾增大、面色苍白、瘀斑，最可能的诊断是感染性心内膜炎。故正确答案是D。认知层次：理解。

113. 患儿，女，6岁。因"反复发热10余天"就诊。患儿生后发现心脏杂音，无发绀。体格检查：面色稍苍白，四肢皮肤可见散在瘀斑，HR 130次/分，心律齐，心音中等，胸骨左缘第3~4肋间可闻及Ⅲ级收缩期杂音，腹软，肝肋下3.0cm，脾肋下2.0cm。辅助检查：急诊血常规+CRP：CRP 85mg/L，白细胞计数 21.56×10^9/L，中性粒细胞百分比79%，血红蛋白95g/L，血小板计数 86×10^9/L。超声心动图可见赘生物。患儿诊断疾病的主要指标是（　　）

A. 反复发热病史

B. C反应蛋白升高

C. 皮肤瘀斑

D. 合并贫血及血小板下降

E. 超声心动图可见赘生物

考题分析：答案E。难度系数0.5，中等。本题所考疾病为感染性心内膜炎，所考知识点为感染性心内膜炎的辅助检查。感染性心内膜炎诊断的主要指标是血培养阳性和超声心动图可见赘生物。故正确答案是E。认知层次：理解。

114. 患儿，男，3岁。幼儿园体检发现肝功能异常就诊。体格检查：神志清，精神好，肺心阴性，腹软，肝脾肋下未及，四肢肌力Ⅴ级，肌张力正常，病理征阴性。血生化检查：谷丙转氨酶316U/L，谷草转氨酶229U/L，肌酸激酶12 369U/L，乳酸脱氢酶1049U/L。腹部B超检查：肝胆脾胰双肾未见异常。该患儿最需要警惕的疾病是（　　）

A. 肝炎　　B. 肝肿瘤

C. 良性肌炎　　D. 进行性肌营养不良

E. 代谢性肌病

考题分析：答案D。难度系数0.5，中等。本题所考疾病为进行性肌营养不良，所考知识点为该疾病的诊断。没有临床症状，体检发现肌酶升高，3岁的男孩，目前体格检查无异常体征、腹部B超无异常，最可能的疾病是进行性肌营养不良。故正确答案是D。认知层次：应用。

115. 患儿，女，13岁。因"双下肢无力3天，排尿困难1天"入院。体格检查：神志清，精神好，脑神经查体（-），双下肢肌力Ⅲ级，膝反射亢进，两侧 T_6 水平以下感觉减弱，颈抵抗（-），克尼格征（-），布鲁津斯基征（-）。脑脊液常规：白细胞计数 36×10^6/L，中性粒细胞百分比8%，淋巴细胞百分比92%，葡萄糖2.29mmol/L，氯化物123mmol/L，蛋白定量0.73g/L；头颅+脊髓MRI：T_9~T_{12} 水平脊髓水肿，T_4 及 $T_{6\sim7}$ 平面脊髓轻度脱髓鞘改变。脑内多发炎性脱髓鞘病变。该患儿诊断首先考虑（　　）

A. 吉兰-巴雷综合征

B. 急性播散性脑脊髓炎

C. 急性脊髓炎

D. 多发性硬化

E. 淋巴瘤

考题分析：答案B。难度系数0.5，中等。本题所考疾病为急性播散性脑脊髓炎，所考知识点为该疾病的诊断。首次发病，肢体无力，体格检查运动感觉神经受累，脑脊液细胞数轻微升高，蛋白略升高，脊髓、头颅MRI提示脱髓鞘改变，最可能的诊断是急性播散性脑脊髓炎。故正确答案是B。认知层次：应用。

116. 患儿，男，2天。因"发现皮肤黄染1天"入院。患儿胎龄40周顺产出生，出生体重2250g。母亲血型A型Rh阳性，父亲血型O型Rh阳性。入院后予完善相关检查，血清总胆红素289μmol/L，血红蛋白220g/L，血细胞比容（HCT）0.70。最恰当的诊断为（　　）

A. 新生儿黄疸

B. 新生儿贫血

C. 新生儿高胆红素血症、红细胞增多症

D. 生理性黄疸

E. 病理性黄疸

考题分析：答案C。难度系数0.5，中等。本题所考疾病为新生儿红细胞增多症，所考知识点为红细胞增多症的诊断。本例患儿系小于胎龄儿，生后2天血清总胆红素289μmol/L，符合新生儿高胆红素血症诊断，另血红蛋白220g/L，血细胞比容0.70，可诊断新生儿红细胞增多症。因此选C。认知层次：应用。

117. 患儿，男，4小时。因“生后呼吸暂停伴面色苍白4小时”入院。患儿胎龄35周早产，出生体重2250g，娩出过程顺利，生后4小时出现频繁呼吸暂停，面色苍白，出冷汗，生后4小时内吸母乳5ml，吸吮差，胎便已解，小便未解。体格检查：反应一般，前囟平，心肺听诊无殊。最可能的原因是（　　）

A. 肺炎　　B. 低体温

C. 低血糖　　D. 颅内出血

E. 早产儿呼吸暂停

考题分析：答案C。难度系数0.6，较易。本题所考疾病为早产儿常见并发症，所考知识点为早产儿低血糖的临床表现，该患儿系35周早产，出生后进食奶量少，存在呼吸暂停、面色苍白、出冷汗等低血糖表现，低血糖可能性最大，故C正确。患儿无气促、呻吟、发绀等呼吸系统表现，亦无围产感染高危因素，体检呼吸系统无特殊，故肺炎可除外。患儿近足月，无感染高危因素，低体温可能性不大。患儿顺产出生，无难产及产伤史，胎龄35周，故颅内出血可能性不大。患儿系35周早产，且生后出现呼吸暂停时间早，故原发性早产儿呼吸暂停不考虑。认知层次：理解。

118. 患儿，女，4个月。因“发热2天”就诊。B超示双肾积水，控制感染后行逆行膀胱造影，结果如图1-17所示。下列各项诊断中，最符合的是（　　）

A. 双侧膀胱输尿管反流Ⅰ级

B. 双侧膀胱输尿管反流Ⅱ级

C. 双侧膀胱输尿管反流Ⅲ级

D. 双侧膀胱输尿管反流Ⅳ级

E. 双侧膀胱输尿管反流Ⅴ级

考题分析：答案E。难度系数0.5，中等。本题所考疾病为泌尿系统感染，所考知识点为泌尿系统感染的影像学检查。膀胱输尿管反流是导致儿童泌尿系统感染的重要诱因。排尿性膀胱尿道造影是诊断膀胱输尿管反流的金标准，共分五级，分别为：Ⅰ级反流仅达下段输尿管；Ⅱ级反流至肾盂、肾盏但无扩张；Ⅲ级输尿管轻或中度扩张或迂曲，肾盂轻或中度扩张；Ⅳ级肾盂肾盏中度扩张和（或）输尿管中度扩张迂曲，肾盏维持乳头形态；Ⅴ级肾盂肾盏严重扩张，多数肾盏失去乳头形态，输尿管明显迂曲，故本题选E。认知层次：记忆。

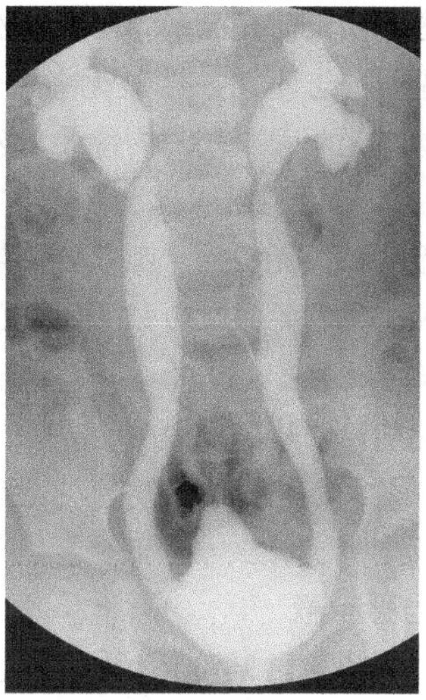

图1-17　逆行膀胱造影

119. 患儿，女，6个月。因“发热1天”就诊。体格检查：T 39.4℃，P 133次/分，前囟平，心肺阴性。尿培养检出奇异变形杆菌。下列各项与该患儿发病最可能相关的是（　　）

A. 肾积水　　B. 马蹄肾

C. 膀胱输尿管反流　　D. 多囊肾

E. 习惯性便秘

考题分析：答案C。难度系数0.5，中等。本题所考疾病为泌尿系统感染，所考知识点为泌尿系统感染的病因。该患儿年龄小，体温高，临床诊断急性上尿路感染。膀胱输尿管反流是临床最常见的泌尿系统畸形，也是造成患儿反复泌尿系统感染的重要因素，结合尿培养提示非大肠埃希菌感染，临床需高度怀疑，故选C。认知层次：理解。

120. 患儿，女，13岁。因“7天前晕厥1次”来院门诊。患儿7天前在家中站立时突然出现晕厥1次，表现为神志不清，四肢无力，倒在地上，无四肢抽动，无两眼凝视，约持续1分钟后自行苏醒；患儿诉晕厥前两眼黑矇，听力逐渐丧失，无发热，无咳嗽，无头痛、呕吐。体格检查：面色红润，两肺阴性，HR 80次/分，心律齐，心音中等，未闻及杂音，颈软，神经系统体检阴性。患儿最可能的诊断疾病的是（　　）

A. 癫痫　　B. 房室传导阻滞

C. 颅内感染　　D. 低血糖

E. 血管迷走性晕厥

考题分析：答案E。难度系数0.5，中等。本题所考疾病为晕厥，所考知识点为晕厥的诊断。晕厥病因复杂，其中神经介导晕厥是最常见的原因，而血管迷走性晕厥是最常见的类型，多见于青少年。患儿发病前站立诱因，晕厥前有两眼黑矇征兆，听力下降，有神志不清、四肢无力表现，持续1分钟缓解，首先考虑血管迷走性晕厥。患儿无四肢抽搐、两眼凝视等表现，癫痫依据不足；患儿听诊心率正常，无心律不齐，房室传导阻滞引起晕厥依据不足；患儿无多汗，无面色苍白等表现，低血糖依据不足。故正确答案是E。认知层次：理解。

121. 患儿，男，12岁。因“晕厥1次”就诊。患儿今上午在课间休息时在学校走廊突然出现晕厥1次，表现为神志不清，黑矇，四肢无力，无口吐泡沫，无四肢抽搐，无大小便失禁，约持续30s，自行苏醒。无发热，无咳嗽，无头痛、呕吐。对于患儿诊断疾病的最主要检查是（　　）

A. 脑电图　　B. 动态心电图

C. 超声心动图　　D. 直立倾斜试验

E. 头颅磁共振成像（MRI）

考题分析：答案D。难度系数0.5，中等。本题所考疾病为晕厥，所考知识点为晕厥的辅助检查。根据病史特点分析，男性，青少年，课间在学校走廊出现晕厥，无四肢抽搐表现，持续时间30s，诊断首先考虑血管迷走性晕厥。对于晕厥患者，脑电图、动态心电图、超声心动图、头颅MRI都需检查，但确诊血管迷走性晕厥需进行直立倾斜试验。故正确答案是D。认知层次：理解。

122. 患儿，男，3个月。因“右侧肢体活动减少半天，惊厥1次”就诊。体格检查：神志清，精神一般，右上肢肌力Ⅱ级，右下肢肌力Ⅲ级，右侧肢体肌张力减低，左侧肢体肌力Ⅴ级、肌张力正常，颈软，布鲁津斯基征（−），克尼格征（−），右侧巴宾斯基征（+），左侧巴宾斯基征（−）。头颅CT如图1-18所示，最可能的诊断是（　　）

A. 癫痫

B. 细菌性脑膜炎、脑脓肿

C. 脑血管畸形并出血

D. 颅内钙化

E. 细菌性脑膜炎、硬膜下积液

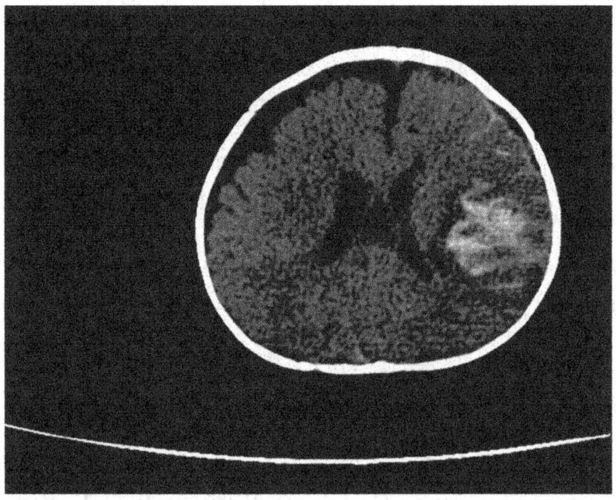

图1-18　头颅CT

考题分析：答案C。难度系数0.5，中等。本题所考疾病为脑血管病，所考知识点为该疾病的诊断。头颅CT高密度改变常见的病因是出血和钙化，急性起病，无发热，3个月的小婴儿，CT示高密度改变伴占位效应，最大的可能是血管畸形并出血。故正确答案是B。认知层次：应用。

123. 患儿，男，6岁。1岁时体检发现肌酸激酶12 000U/L，4岁时发现上楼梯困难需扶扶手，现在走平路呈摇摆步态，容易跌倒，下蹲后起立困难。体格检查：小腿腓肠肌肥大。该患儿最可能的诊断是（　　）

A. 脊髓性肌萎缩症

B. 迪谢内（Duchenne）肌营养不良

C. 贝克（Becker）肌营养不良
D. 先天性肌营养不良
E. 重症肌无力

考题分析：答案 B。难度系数 0.5，中等。本题所考疾病为进行性肌营养不良，所考知识点为该疾病的分类。根据题干信息：男孩，早期起病，进行性加重，4 岁时上楼梯困难，6 岁时走路容易跌倒，故最可能是进行性肌营养不良的 Duchenne 肌营养不良。Becker 肌营养不良临床症状较轻，病情进展较慢，一般 12 岁后仍能行走。故正确答案是 B。认知层次：应用。

124. 患儿，男，15 天。因“呕吐伴腹胀半天”入院。患儿半天前出现呕吐，为奶汁和黄绿色样液，伴腹胀，解少许暗红色血便 1 次，无发热。患儿胎龄 32 周，出生体重 1600g，出生后即在当地医院住院治疗。体格检查：反应一般，肤色苍灰，有花纹，腹膨隆明显，稍紧张，触之有呻吟，肠鸣音减弱。以下哪项检查对明确诊断最有价值（　　）

A. 粪便常规　　B. 血常规 +CRP
C. 血培养　　D. 腹部立位片
E. 腹部 B 超

考题分析：答案 D。难度系数 0.6，较易。本题所考疾病为早产儿常见并发症，所考知识点为坏死性小肠结肠炎（necrotizing enterocolitis, NEC）的临床表现和诊断，该患儿系 32 周早产，生后 2 周出现喂养不耐受、腹胀、血便，体检肤色苍灰、腹胀、肠鸣音减弱，为 NEC 的典型表现。腹部立位片为诊断 NEC 的确诊依据，特异表现如肠壁积气、门脉积气等，故最有参考价值。血常规 +CRP 对病情严重程度及感染有一定的价值。血培养主要针对有无败血症。粪便常规仅提示有无肠道感染或血便。腹部 B 超对病情判断亦有一定参考价值。认知层次：理解。

125. 患儿，男，2 天。因“胎龄 30 周早产”入院。患儿胎龄 30 周早产，出生体重 1300g，顺产出生，生后无窒息抢救史，体格检查无特殊。生后第二天头颅 B 超发现颅内出血，下列何种出血类型可能性大（　　）

A. 硬膜下出血
B. 蛛网膜下腔出血
C. 脑实质出血
D. 脑室周围 - 脑室内出血
E. 小脑幕下出血

考题分析：答案 D。难度系数 0.6，较易。本题所考疾病为颅内出血，所考知识点为早产儿颅内出血的类型。早产是颅内出血常见的原因，特别是胎龄 32 周以下的早产儿。早产儿特有的脑室管膜下胚胎生发层基质的解剖学结构是早产儿容易发生脑室内出血的主要原因。患儿系早产顺产出生，无难产及产伤史，故硬膜下出血、蛛网膜下腔出血、脑实质及小脑幕下出血均可能性不大。认知层次：理解。

126. 患儿，男，4 个月。因“夜哭、喜摇头 1 个月余”就诊。患儿母乳喂养，奶量正常，无发热、无惊厥、无咳嗽、无流涕、无腹泻。给予体格检查，下列最有可能出现的是哪一项体检结果（　　）

A. 方颅　　B. O 形腿
C.“乒乓颅”　　D. 鸡胸
E. 肋骨外翻

考题分析：答案 C。难度系数 0.5，中等。本题所考疾病为营养性维生素 D 缺乏性佝偻病，所考知识点为该疾病的临床表现，该患儿母乳喂养（母乳维生素 D 含量少），存在长时间的神经兴奋性增高表现（夜哭、喜摇头），考虑存在营养性维生素 D 缺乏，该病活动期不同的骨骼畸形有不同的好发年龄，结合患儿 4 月龄，可存在颅骨软化，俗称“乒乓颅”，C 正确。E 肋骨外翻不是佝偻病的体征。认知层次：理解。

127. 患儿，女，5 个月。因“一天内惊厥 5 次”就诊。患儿每次惊厥发作持续数十秒，未发作时吃奶、活动正常，无发热、无咳嗽、无流涕，患儿为母乳喂养，奶量可，因粪便欠成形而未常规服用维生素 D，出生后 3 个月会抬头，出生后 4 个月会翻身，生长发育同正常同龄儿。最可能的诊断是（　　）

A. 低血糖
B. 维生素 D 缺乏性手足搐搦症
C. 婴儿痉挛症

D. 脑炎 / 脑膜炎
E. 原发性甲状旁腺功能减退

考题分析：答案 B。难度系数 0.6，较易。本题所考疾病为营养性维生素 D 缺乏性手足搐搦症，所考知识点为该疾病的鉴别诊断，该患儿母乳喂养（母乳维生素 D 含量少），粪便欠成形（吸收差），未常规补充维生素 D，考虑存在营养性维生素 D 缺乏，该患儿为 6 个月以内小婴儿，一天内无热惊厥多次，发作间期表现正常，故首先考虑营养性维生素 D 缺乏性手足搐搦症，吃奶正常，低血糖可能性小，无智力发育异常，婴儿痉挛症可能性小，无发热，脑炎 / 脑膜炎可能性不大，一天内发作数次，原发性甲状旁腺功能减退可能性小（为间歇性，数天或数周发作一次）。认知层次：理解。

128. 患儿，女，9 个月。因“发热 2 天”入院。无皮疹，无咳嗽，粪便溏，日解稀糊便 3 次，无脓血，量少。体格检查：T 38.9℃，前囟平，心肺阴性，腹软。尿白细胞计数 15/HP，粪便白细胞计数 0~1/HP。下列哪项最可能符合该患儿的感染来源（　　）

A. 食入性感染　　B. 血源性感染
C. 接触性感染　　D. 吸入性感染
E. 上行性感染

考题分析：答案 E。难度系数 0.4，较难。本题所考疾病为泌尿系统感染，所考知识点为泌尿系统感染的途径。该患儿年龄小，发热伴尿白细胞阳性，首先考虑急性上尿路感染。患儿稀糊便量少，无脓血，粪便常规阴性，考虑为症状性。上行性感染是泌尿道感染最主要的感染途径，故选 E。认知层次：应用。

129. 患儿，男，7 岁。因“尿红伴水肿 3 天”就诊。伴尿量减少，无尿频、尿急、尿痛，无头痛。2 周前有扁桃体炎史。体格检查：BP 138/89mmHg，双眼睑、双下肢轻度水肿，双侧扁桃体Ⅱ度肿大，未见脓点，心肺阴性，双肾区叩击痛阴性，实验室检查：尿常规示白细胞计数 20/HP，红细胞计数 2053/μl，尿蛋白定性呈阳性。该患儿最可能的诊断为（　　）

A. 泌尿系统感染　　B. 泌尿系结石
C. 肾炎性肾病综合征　　D. 急性肾小球肾炎
E. IgA 肾病

考题分析：答案 D。难度系数 0.7，容易。本题所考疾病为急性肾小球肾炎，所考知识点为急性肾小球肾炎的诊断。该患儿 2 周前有扁桃体炎的前驱感染史，起病急，临床有血尿、水肿、高血压，尿蛋白量少，符合急性链球菌感染后肾小球肾炎表现，故选 D。泌尿系统感染和泌尿系结石均通常无水肿，患儿尿蛋白量少，不支持肾病综合征，故不选 A、B、C。IgA 肾病无前驱感染，通常不伴明显高血压，故不为首选。认知层次：理解。

130. 患儿，男，9 个月。因“面色苍白 2 个月，烦躁不安 1 周”就诊。单纯母乳喂养。体格检查：肝肋下 2cm，脾肋下未及。血常规：红细胞计数 2.8×10^{12}/L，血红蛋白 81g/L，白细胞计数及血小板计数正常。骨髓象见图 1-19。考虑诊断为（　　）

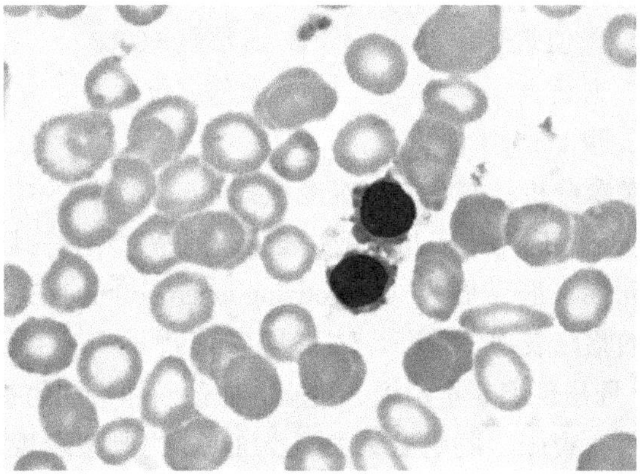

图 1-19　骨髓象

A. 再生障碍性贫血　　B. 营养性缺铁性贫血
C. 巨幼细胞贫血　　D. 失血性贫血
E. 地中海贫血

考题分析：答案 B。难度系数 0.6，较易。本题所考疾病为营养性缺铁性贫血，所考知识点为该疾病的骨髓象。患儿 9 个月，单纯母乳喂养。血常规示红细胞计数 2.8×10^{12}/L，血红蛋白 81g/L，中度贫血成立。该骨髓象表现各期红细胞均较小，胞质少，胞质成熟程度落后于胞核。认知层次：记忆。

131. 患儿，男，8 岁。偏食挑食，喜咬指甲、咬衣角，入学后上课难以集中注意力听课，学习成绩差。体格检查：口唇欠红润，面色稍苍白，肝脾淋巴结无肿大。血常规：血红蛋白 95g/L，红细胞计数 4×10^{12}/L，MCV 80fl，MCH 27pg，MCHC 30%，网织红细胞百分比 1%，白细胞计数和血小板计数正常。最可能的诊断是（ ）

A. 巨幼细胞贫血 B. 营养性缺铁性贫血
C. 铅中毒 D. 慢性病贫血
E. 地中海贫血

考题分析：答案 B。难度系数 0.7，容易。本题所考疾病为营养性缺铁性贫血，所考知识点为该疾病的诊断。患儿 8 岁，偏食挑食，喜咬指甲、咬衣角，注意力不集中，为缺铁导致的非血液系统症状。血常规示红细胞计数 4×10^{12}/L，血红蛋白 95g/L，存在轻度贫血，该血常规细胞形态提示小细胞低色素性，首先考虑营养性缺铁性贫血。认知层次：记忆。

132. 患儿，男，12 岁。因“头痛 3 天”就诊。患儿 3 天前出现头痛，不剧，阵发性，无呕吐，无发热，无咳嗽，无腹痛、腹泻；体格检查：BP 150/95mmHg，神志清，精神好，面色红润，两肺阴性，HR 82 次 / 分，心律齐，未闻及杂音，腹软。患儿诊断高血压，最常见的继发性疾病是（ ）

A. 肾实质或肾动脉病变 B. 主动脉缩窄
C. 嗜铬细胞瘤 D. 颅内感染
E. 颅内占位

考题分析：答案 A。难度系数 0.5，中等。本题所考疾病为高血压，所考知识点为高血压的病因。儿童继发性高血压大多数由肾实质或肾动脉病变引起。其他原因包括主动脉缩窄、肾上腺病、嗜铬细胞瘤、颅内压增高等。故正确答案是 A。认知层次：理解。

133. 患儿，男，6 岁。因“咳嗽 1 周，体检发现心律不齐 3 天”来院门诊。体格检查：神志清，精神好，面色红润，两肺阴性，心律不齐，未闻及杂音，腹软。入院后查心电图如图 1-20 所示，提示（ ）

A. 窦性心律不齐
B. 房性期前收缩
C. 交界性期前收缩
D. 高位室性期前收缩
E. Ⅱ度一型房室传导阻滞

考题分析：答案 C。难度系数 0.5，中等。本题所考疾病为心律失常，所考知识点为心律失常的心电图特征。图中可见提前出现 QRS 波，形态及时限同正常窦性心律；提前出现 QRS 前有

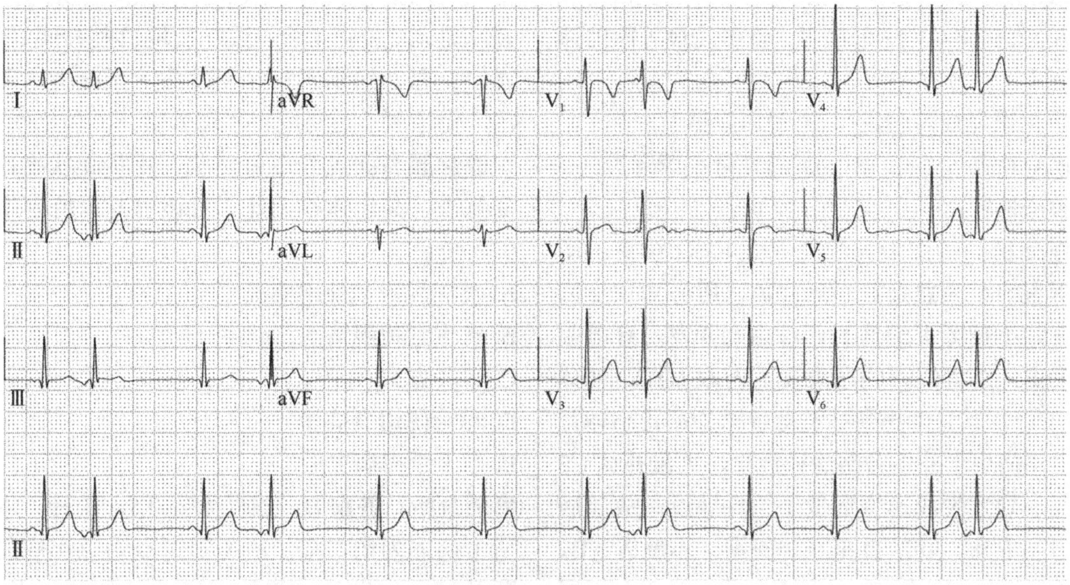

图 1-20 心电图

逆行 P 波，P—R 间期＜ 0.1s，代偿间歇不完全。故正确答案是 C。认知层次：理解。

134. 患儿，女，9 岁。因“双眼睑水肿 6 天”就诊。体格检查：BP 131/79mmHg，神志清，双眼睑轻度水肿，心肺阴性。实验室检查：尿常规示白细胞计数 1.98/HP，红细胞计数 106/HP，尿隐血试验阳性（3+），尿蛋白定性弱阳性。该患儿的肾脏病理改变最可能是（　　）

A. 微小病变

B. 系膜增生性肾炎

C. 膜增生性肾小球肾炎

D. 毛细血管内增生性肾小球肾炎

E. 局灶节段性肾小球硬化

考题分析：答案 D。难度系数 0.5，中等难度。本题所考疾病为急性肾小球肾炎，所考知识点为急性肾小球肾炎的肾脏病理改变。该患儿 9 岁，临床表现为水肿、血尿，血压偏高，临床诊断首先考虑急性链球菌感染后肾小球肾炎，该病的肾病理改变为毛细血管内增生性肾小球肾炎，故选 D。认知层次：理解。

135. 患儿，男，8 岁。因“尿红 1 天”就诊。尿色呈浓茶色，全程性，无血凝块，体格检查：BP 120/88mmHg，眼睑无水肿，双侧扁桃体 II 度肿大，心肺阴性。实验室检查：尿白细胞计数 225/HP，尿红细胞计数 395/HP。尿蛋白定性（+）；血补体 C3 19.5mg/dl。该患儿最可能的诊断是（　　）

A. 急性出血性膀胱炎　　B. 泌尿系结石

C. IgA 肾病　　D. 急性肾小球肾炎

E. 狼疮性肾炎

考题分析：答案 D。难度系数 0.6，较易。本题所考疾病为急性肾小球肾炎，所考知识点为急性肾小球肾炎的诊断。该患儿 9 岁，有前驱感染史，病程短，临床表现为肉眼血尿，补体 C3 下降，首先考虑急性链球菌感染后肾小球肾炎，该病由于补体旁路途径活化，大量补体 C3 消耗，导致生成速度远低于消耗速度，故起病后明显下降，所以 D 是正确答案。本题 A、B、C 通常不伴有补体 C3 的显著下降，且患儿无尿路刺激征，无腰、腹痛等，故可能性小。狼疮性肾炎可伴低补体血症，但该患儿无多系统受累表现，题干未提示 ANA 阳性，故不为首选。认知层次：理解。

136. 患儿，男，1 岁。因“发现误服药物 2 小时”就诊。患儿目前暂无不适表现，2 小时前家长发现一板维生素 AD（10 粒一板）被挖开，里面药物已不见，周围遗留 AD 外壳 9 个，查药物说明书规格为每粒含 1500IU 维生素 A+500IU 维生素 D，体格检查无明显异常。急诊医师应采取何种合适的措施（　　）

A. 观察　　B. 洗胃

C. 催吐　　D. 利尿

E. 喝大量牛奶

考题分析：答案 A。难度系数 0.5，中等。本题所考疾病为维生素 A、D 中毒，所考知识点为维生素 A、D 的中毒剂量。该患儿误服药物病史明确，根据药物说明书，患儿一次性口服维生素 A 为 1500 ×（9~10）=13 500~15 000IU，摄入维生素 D 为 500 ×（9~10）=4500~5000IU，根据儿童维生素 A 一次摄入量超过 30 万 IU 可引起中毒；维生素 D 摄入（2~5）万 IU/d 或 2000IU/（kg · d），连续数周或数月；敏感者：摄入维生素 D 4000IU/d，连续 1~3 个月可引起中毒，该患儿摄入量距离维生素 A/D 中毒量差距较大，故予观察，无需治疗。认知层次：应用。

137. 患儿，女，4 天。因“发现口腔白膜 3 天”就诊。患儿奶量正常，无发热，无咳嗽，无腹泻，无惊厥。足月顺产，母乳喂养。体格检查：口腔黏膜表面见乳白色点状、片状膜状物，不易拭去，其他体检无殊。对该患儿需特别询问的病史是（　　）

A. 类固醇激素使用情况

B. 抗生素使用情况

C. 喂养方式

D. 母亲阴道炎病史

E. 家人手癣病史

考题分析：答案 D。难度系数 0.5，中等。本题所考疾病为鹅口疮，所考知识点为该疾病的诊断及病因。患儿口腔黏膜表面见乳白色点状、片状膜状物，不易拭去，无发热，为典型鹅口疮表现。该患儿系新生儿，出生后即发现鹅口疮，结合为阴道分娩，首先考虑母亲产道白色念珠菌感染所致，故D正确。生后即起病，无长期类固醇激素及抗生素使用史，A、B不考虑。鹅口疮的发生与喂养方式无关，污染的乳头和奶具都可导致感染，C不选。家人手癣如为白念珠菌感染会导致患儿发病，但该患儿生后即起病，首先考虑产时感染，故不选E。认知层次：应用。

138. 患儿，女，1岁。因“发热、流涎、拒食1天”就诊。体格检查：上下唇、齿龈、颊黏膜、舌面可见多个疱疹，周围有红晕，部分破溃，表面无污秽，手足无皮疹，其他体检无殊。辅助检查：CRP 6mg/L，白细胞计数 8.4×10^9/L，中性粒细胞百分比35.6%，淋巴细胞百分比60.4%。该患儿最可能的诊断是（　　）

A. 疱疹性咽峡炎　　B. 疱疹性口炎

C. 鹅口疮　　D. 手足口病

E. 细菌感染性口炎

考题分析：答案B。难度系数0.6，较易。本题所考疾病为口腔炎，所考知识点为该疾病的诊断及鉴别诊断。患儿口腔病变表现为疱疹，表面无污秽，血白细胞、CRP正常，考虑病毒感染，故E可除外。患儿齿龈、颊黏膜可见疱疹，而疱疹性咽峡炎一般不累及该部位，故选B不选A。鹅口疮表现为口腔黏膜表面见乳白色点状、片状膜状物，一般无发热，与患儿症状不符。手足未见皮疹，手足口病不考虑。认知层次：应用。

139. 患儿，男，2天。因“呕吐、腹胀1天余”入院。入院后给予禁食，静脉营养支持，入科6小时测足底血糖10mmol/L，以下处理措施正确的是（　　）

A. 使用胰岛素，尽快降低血糖至正常范围

B. 使用利尿剂，监测血糖

C. 氢化可的松静脉滴注，监测血糖

D. 二氮嗪静脉滴注，监测血糖

E. 降低葡萄糖输注速度，监测血糖

考题分析：答案E。难度系数0.5，中等。本题所考疾病为新生儿高血糖，所考知识点为该疾病的治疗，新生儿高血糖处理宜缓慢降低血糖，血糖波动过大反而会引起颅内出血，一般血糖＞14mmol/L才考虑使用胰岛素，A错误。高血糖本身会引起高渗性利尿不能使用利尿剂，B错误。氢化可的松、二氮嗪用于升高血糖，答案C、D错误。该患儿高血糖最有可能的原因为静脉营养葡萄糖输注过快，因此首先应通过降低葡萄糖输注速度，监测血糖，因此选E。认知层次：应用。

140. 患儿，男，26天。因“皮肤黄染20余天”入院。生后配方奶喂养。体格检查：体重2200g，身长46.5cm，头围32.5cm，神志清，反应一般，哭声低，全身皮肤中度黄染，肝肋下4.0cm，剑突下3.5cm，质中，脾肋下未触及。四肢肌张力正常，原始反射可引出。实验室检查：人巨细胞病毒（HCMV）-IgM阳性，HCMV-IgG阳性；血肝功能谷丙转氨酶180U/L，谷草转氨酶208U/L，总胆红素203μmol/L，结合胆红素113μmol/L。该患儿应选用以下哪种药物治疗（　　）

A. 阿昔洛韦　　B. 磺胺嘧啶

C. 红霉素　　D. 单磷酸阿糖腺苷

E. 更昔洛韦

考题分析：答案E。难度系数0.7，容易。本题所考疾病为先天性巨细胞病毒感染，所考知识点为该疾病的治疗。该患儿考虑先天性巨细胞病毒感染，患儿存在宫内生长受限、黄疸、肝大、肝功能损害，治疗选择更昔洛韦。认知层次：应用。

141. 患儿，女，10个月。因“面色苍白2个月，近1周出现嗜睡、反应迟钝、头部震颤”就诊。血常规示血红蛋白75g/L，MCV 102fl，MCH 34pg，MCHC 35%。以下检查最有助于帮助诊断的是（　　）

A. 血清铁　　B. 血清叶酸

C. 血清维生素 B_{12}　　D. 外周血细胞形态

E. 异常血红蛋白筛查

考题分析：答案C。难度系数0.5，中等。本题所考知识点为营养性巨幼细胞性贫血的神经精神症状。患儿1岁，血常规示血红蛋白75g/L，

存在中度贫血，大细胞性，患儿贫血伴神经症状，考虑营养性巨幼细胞性贫血可能性大，且考虑维生素 B_{12} 缺乏。维生素 B_{12} 能促使脂肪代谢产生的甲基丙二酸转变成琥珀酸而参与三羧酸循环，此作用与神经髓鞘中脂蛋白形成有关，因而能保持中枢和外周髓鞘神经纤维的功能完整性；当其缺乏时，可导致中枢和外周神经髓鞘受损，因而出现神经精神症状。认知层次：应用。

142. 患儿，女，5岁，皮肤出血点3天，体格检查：双下肢散在皮肤出血点，不高出皮面，压之不退，心肺（–），肝脾肋下未及。血常规：白细胞计数 8×10^9/L，血红蛋白100g/L，血小板计数 25×10^9/L。下列叙述可能性不大的是（　　）

A. 血小板寿命明显缩短，甚至只有数小时

B. 血小板相关免疫球蛋白G（platelet-associated immuno- globulin G, PAIgG）增高为主

C. 当血小板计数＜ 50×10^9/L 可见自发性出血，当血小板计数＜ 20×10^9/L 时出血明显

D. 骨髓象可见巨核细胞增多或正常

E. 出凝血时间延长

考题分析：答案 E。难度系数 0.6，较易。本题所考疾病为血小板减少性紫癜，所考知识点为该疾病的发病机制、临床表现及实验室检查。结合患儿症状、体征及血常规结果，考虑血小板减少性紫癜。该病血小板的寿命缩短，导致血小板减少；患者血清中血小板相关免疫球蛋白G（PAIgG）含量多增高；出血轻重与血小板数多少有关，当血小板计数＜ 50×10^9/L 可见自发性出血，当血小板计数＜ 20×10^9/L 时出血明显；骨髓象巨核细胞增多或正常，伴成熟障碍；血小板减少性紫癜不影响凝血功能，不会造成出凝血时间的延长。认知层次：应用。

143. 患儿，男孩，10 岁。因“腹痛、呕吐半天”拟“急性胃炎”入院。患儿持续性腹痛，有时剧，无发热，无腹泻。发病前有暴饮暴食史。既往体健。体格检查：皮肤无黄染，中上腹压痛，无反跳痛，余体检无殊。该患儿最需鉴别的诊断是（　　）

A. 消化性溃疡　　B. 急性阑尾炎

C. 急性胰腺炎　　D. 肠套叠

E. 急性胆囊炎

考题分析：答案 C。难度系数 0.6，较易。本题所考疾病为急性胃炎，所考知识点为该疾病的鉴别诊断。患儿急性起病，持续性腹痛，有时剧，体检中上腹压痛，结合发病前有暴饮暴食史，首先需除外急性胰腺炎。患儿急性起病，既往无慢性腹痛病史，消化性溃疡不首先考虑。无右下腹痛，麦氏点无压痛，急性阑尾炎不首先考虑，但需观察有无转移性右下腹痛情况。患儿为年长儿，既往体健，腹痛非阵发性，表现为中上腹痛，肠套叠不首先考虑。无发热，无黄疸，墨菲（Murphy）征阴性，急性胆囊炎不考虑。认知层次：应用。

144. 患儿，女，9 岁。因“反复上腹疼痛 1 个月，加重 1 周，伴恶心”就诊。体格检查：腹平软，中上腹压痛，肠鸣音正常，余体检无殊。辅助检查：胃镜结果示胃黏膜广泛充血水肿，微小结节形成，散在点状糜烂灶；胃黏膜组织病理示黏膜上皮变性，固有膜淋巴细胞、浆细胞浸润。该患儿最可能的诊断是（　　）

A. 慢性非萎缩性胃炎、幽门螺杆菌感染

B. 萎缩性胃炎

C. 胃黏膜相关淋巴组织淋巴瘤

D. 嗜酸细胞性胃肠炎

E. 急性胃炎、幽门螺杆菌感染

考题分析：答案 A。难度系数 0.5，中等。本题所考疾病为慢性胃炎，所考知识点为该疾病的诊断。患儿上腹痛伴恶心，胃镜检查示胃黏膜广泛充血水肿伴糜烂，病理提示黏膜上皮变性，固有膜淋巴细胞、浆细胞浸润，提示慢性炎症改变，胃黏膜微小结节形成，提示幽门螺杆菌感染可能，故选 A。胃黏膜病理未提示中性粒细胞浸润，不支持急性炎症改变，故 E 不选。病理未提示胃黏膜固有腺体萎缩，肠化，不支持萎缩性胃炎。胃黏膜病理未见到嗜酸性粒细胞浸润，不支持嗜酸细胞性胃肠炎。结合病理结果，淋巴瘤无依据。认知层次：应用。

145. 患儿，男，20 分钟。因“胎龄 33 周早产”住院，出生体重 1376g，其体重位于同胎龄同性别标准体重的第 3 百分位，下列诊断正确的

是（　　）

A. 早产儿、小于胎龄儿、低出生体重儿

B. 早产儿、适于胎龄儿、低出生体重儿

C. 早产儿、适于胎龄儿、极低出生体重儿

D. 早产儿、小于胎龄儿、极低出生体重儿

E. 早产儿、小于胎龄儿、超低出生体重儿

考题分析：答案 D。难度系数 0.6，较易。本题所考知识点为小于胎龄儿、极低出生体重儿的诊断标准。小于胎龄儿指新生儿出生体重小于同胎龄儿平均出生体重第 10 百分位。极低出生体重儿指出生体重小于 1500g，故该患儿属于小于胎龄儿、极低出生体重儿。认知层次：记忆。

146. 患儿，女，15 分钟。因“胎龄 32 周早产”入院。体格检查：出生体重 1.7kg，身长 44cm，皮肤红嫩毳毛多，头毛细软，若同胎龄儿平均出生体重的第 10 百分位为 1375g，第 90 百分位为 2320g，下列诊断正确的是（　　）

A. 足月儿、正常出生体重儿、小于胎龄儿

B. 早产儿、低出生体重儿、适于胎龄儿

C. 早产儿、低出生体重儿、小于胎龄儿

D. 早产儿、极低出生体重儿、适于胎龄儿

E. 足月儿、正常出生体重儿、适于胎龄儿

考题分析：答案 B。难度系数 0.7，容易。本题所考知识点为新生儿的分类方法。低出生体重儿指出生体重小于 2500g 新生儿，其中出生体重小于 1500g 称为极低出生体重儿，出生体重小于 1000g 称为超低出生体重儿，故该患儿属于低出生体重儿。出生体重位于同胎龄儿体重的第 10 百分位与第 90 百分位之间，故诊断适于胎龄儿。认知层次：记忆。

147. 患儿，女，11 岁。因“水肿、少尿 4 天，头晕 2 天”入院。体格检查：BP 145/92mmHg，颜面部及双下肢中度水肿，双侧扁桃体Ⅰ度肿大，未见脓点，两肺呼吸音正常，HR 112 次 / 分，心音中，律齐，无杂音，腹软，肝脾肋下未及。实验室检查：尿蛋白定性（2+），尿红细胞计数 3+/HP。针对该患儿目前的病情，下列药物中首选（　　）

A. 甘露醇　　B. 硝普钠

C. 硫酸镁　　D. 普萘洛尔

E. 硝苯地平

考题分析：答案 E。难度系数 0.5，中等。本题所考疾病为急性肾小球肾炎，所考知识点为急性肾小球肾炎的治疗。该患儿 11 岁，病程短，临床表现为水肿、血尿、高血压及蛋白尿，临床首先考虑急性链球菌感染后肾小球肾炎。该患儿血压高，有头晕，应迅速降压，患儿目前无高血压脑病、循环充血表现，暂无须使用硝普钠，故首选硝苯地平片降压，所以 E 是正确答案。认知层次：应用。

148. 患儿，男，4 岁。因“水肿 1 周”入院。伴泡沫尿。体格检查：BP 91/55mmHg，眼睑及双下肢轻度水肿，心肺阴性，实验室检查：尿蛋白定性（4+）。下列哪项有助于明确该患儿的诊断（　　）

A. 24 小时尿蛋白定量≥ 10mg/（kg · d）

B. 24 小时尿蛋白定量≥ 20mg/（kg · d）

C. 24 小时尿蛋白定量≥ 30mg/（kg · d）

D. 24 小时尿蛋白定量≥ 40mg/（kg · d）

E. 24 小时尿蛋白定量≥ 50mg/（kg · d）

考题分析：答案 E。难度系数 0.7，容易。本题所考疾病为原发性肾病综合征，所考知识点为原发性肾病综合征的诊断。该患儿 4 岁，临床表现为水肿及大量蛋白尿，临床首先考虑肾病综合征，大量蛋白尿指 24 小时尿蛋白定量≥ 50mg/（kg · d），是诊断肾病综合征的必备条件，故 E 是正确答案。认知层次：记忆。

149. 患儿，女，11 岁。因“上腹部疼痛 1 个月”就诊。腹痛以饥饿时明显，有夜间痛，伴反酸。体格检查：贫血貌，腹平软，上腹轻压痛，无反跳痛，余体检无殊。该患儿最可能的诊断是（　　）

A. 胃溃疡　　B. 十二指肠球部溃疡

C. 慢性胰腺炎　　D. 慢性胃炎

E. 消化道恶性肿瘤

考题分析：答案 B。难度系数 0.6，较易。本题所考疾病为消化性溃疡，所考知识点为该疾病的临床表现。患儿表现为上腹部饥饿痛、夜间痛，伴反酸，首先考虑消化性溃疡，结合为学龄期儿童，以原发性十二指肠溃疡多见，故选

B。同时消化性溃疡常合并缺铁性贫血，原因为幽门螺杆菌感染导致铁代谢紊乱，以及溃疡致消化道少量慢性出血所致，符合患儿症状表现。慢性胰腺炎可表现为慢性上腹痛，但儿童少见，一般无饥饿痛、夜间痛、反酸表现。慢性胃炎表现为进食后腹痛，无饥饿痛、夜间痛表现，与患儿症状不符。儿童消化道肿瘤少见，不首先考虑。认知层次：理解。

150. 患儿，男，2 岁。因“1 天内便血 3 次”入院。解暗红色血便，量多，伴面色苍白，无呕吐、呕血，无腹痛，无发热。既往体健。体格检查：神志清，精神软，贫血貌，腹平软，无压痛及反跳痛，余体检无殊。该患儿最可能的诊断是（　　）

A. 消化性溃疡伴出血　B. 肠套叠

C. 梅克尔憩室　D. 食管胃底静脉曲张

E. 结肠息肉

考题分析：答案 C。难度系数 0.5，中等。本题所考疾病为消化性出血，所考知识点为消化道出血鉴别诊断。患儿解暗红色血便，量多，无呕血、黑便，出血定位于小肠，结合年龄，首先考虑消化道畸形，以梅克尔憩室可能性最大。既往体健，无呕血、黑便，消化性溃疡、肝硬化食管胃底静脉曲张致上消化道出血可排除。肠套叠致肠坏死可出现果酱样粪便，但多伴有呕吐、腹痛表现，与患儿症状不符。结肠息肉表现为鲜红色血便，且一般量不多，与患儿症状不符。认知层次：应用。

151. 患儿，男，7 小时。因“惊厥 6 小时”住院，患儿胎龄 37 周，其母有妊娠期糖尿病，出生体重 4000g，出生 Apgar 评分 8-9-10 分，生后纯母乳喂养，生后 6 小时左右突然出现大汗淋漓，四肢强直抽动，伴口周发绀，持续 5 分钟未缓解，后予水合氯醛灌肠后惊厥停止。该患儿惊厥原因可能性最大的是（　　）

A. 新生儿缺氧缺血性脑病

B. 新生儿低钙血症

C. 新生儿低血糖

D. 新生儿高血糖

E. 新生儿颅内出血

考题分析：答案 C。难度系数 0.6，较易。本题所考疾病为新生儿惊厥，所考知识点为该疾病的鉴别诊断。该患儿母亲有妊娠期糖尿病，出生体重大，生后纯母乳喂养，新生儿低血糖可能性最大。患儿无生后窒息病史，新生儿缺氧缺血性脑病无依据。新生儿低钙可表现惊厥，但一般发病时间不会那么早，且题干信息无低钙依据，故不正确。题干信息高血糖无依据，且高血糖不表现惊厥，排除 D。患儿足月儿，无窒息抢救史，新生儿颅内出血无依据，故 E 不考虑。认知层次：应用。

152. 患儿，女，23 天。因“1 天内惊厥 3 次”入院。患儿配方奶喂养，吃奶可，无发热，无咳嗽，无腹泻。体格检查：体重 4.5kg，神志清，反应可，前囟平，神经系统检查无异常。患儿父亲幼时有惊厥史。为明确诊断，以下哪项检查最有意义（　　）

A. 腰椎穿刺　B. 视频脑电图

C. 头颅 MRI　D. 血常规

E. 血电解质

考题分析：答案 B。难度系数 0.6，较易。本题所考疾病为新生儿惊厥，所考知识点为该疾病的辅助检查。该患儿因惊厥入院，一般情况可，结合患儿父亲幼时有惊厥病史，惊厥原因首先考虑癫痫，视频脑电图对诊断最有意义。认知层次：应用。

153. 患儿，男，7 岁。因“胸闷 5 天”来院门诊。患儿 5 天前出现胸闷，阵发性，每次持续数分钟缓解，无头痛，无呕吐，无发热，无咳嗽，无腹痛、腹泻；来医院查心电图如图 1-21 所示，提示（　　）

A. 房性期前收缩

B. 不完全右束支传导阻滞

C. Ⅰ度房室传导阻滞

D. Ⅱ度Ⅱ型房室传导阻滞

E. Ⅲ度房室传导阻滞

考题分析：答案 C。难度系数 0.5，中等。本题所考疾病为心律失常，所考知识点为心律失常的心电图特征。图 1-21 上心电图特征是房室间 1∶1 传导，但 P—R 间期为 0.252s，延长超过正常范围，提示一度房室传导阻滞心电图特征。故正确答案是 C。认知层次：理解。

154. 患儿，男，15 岁。因“胸痛 6 天”就诊。患儿 6 天前出现胸痛，以左侧心前区明显，针刺样痛，阵发性，无呕吐，无发热，无咳嗽，无腹痛、腹泻。入院后查心电图如图 1-22 所示，诊断考虑（ ）

A. 窦性心律不齐 B. 心房颤动

C. 房性期前收缩 D. 心房扑动

E. 室性期前收缩

考题分析：答案 B。难度系数 0.3，难。本题所考疾病为心律失常，所考知识点为心律失常的心电图判读。图 1-22 心电图特征是 P 消失，代之以大小不等、形状不同，间隔不均匀的颤动波（f 波）。其频率为 400~700 次 / 分。在Ⅱ、Ⅲ、aVF 导联明显；心室率决定不匀，符合心房颤动心电图特征。故正确答案是 B。认知层次：理解。

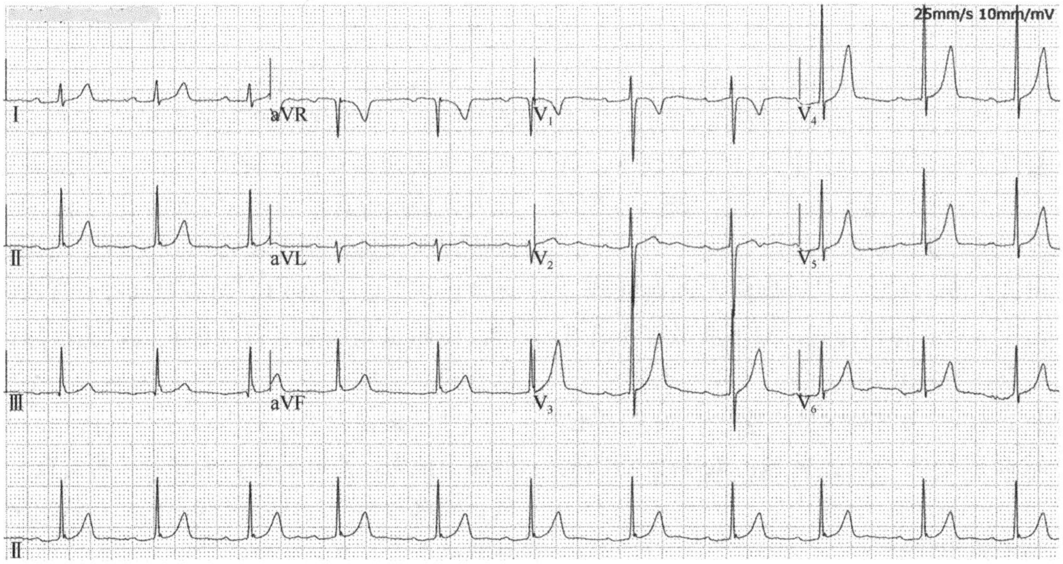

图 1-21 心电图

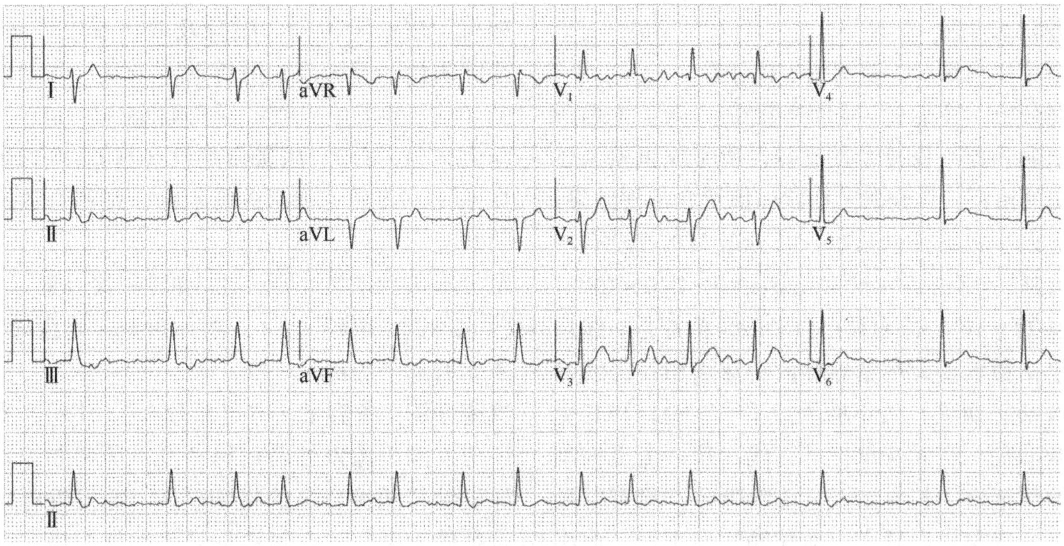

图 1-22 心电图

155. 患儿，男，1岁。因“鼻出血3天”就诊。体格检查：神志清，精神欠佳，前囟饱满，全身较多皮肤出血点，不高出皮面，压之不退，咽后壁少许新鲜血液。血常规：白细胞计数 8×10^9/L，血红蛋白90g/L，血小板计数 5×10^9/L。患儿需收住入院的原因是（　　）

A. 鼻出血　　B. 贫血
C. 皮肤出血点　　D. 呕血
E. 警惕颅内出血

考题分析：答案E。难度系数0.5，中等。本题所考疾病为血小板减少性紫癜，所考知识点为该疾病的严重表现。患儿1岁，鼻出血伴皮肤出血点，血常规示血小板计数 5×10^9/L，考虑血小板减少性紫癜，血小板数量严重低下，可能发生颅内出血，故需收住入院，紧急处置以提升血小板。认知层次：应用。

156. 患儿，女，5岁。因“体检发现血常规异常2天”入院。体格检查：双下肢散在少许皮肤出血点，不高出皮面，压之不退，心肺（-），肝脾肋下未及。血常规示血小板计数 30×10^9/L。初步诊断血小板减少性紫癜，处理正确的是（　　）

A. 口服激素治疗
B. 静脉激素治疗
C. 大剂量静脉丙种球蛋白治疗
D. 输注血小板
E. 观察出血情况，监测血小板计数

考题分析：答案E。难度系数0.3，难。本题所考疾病为血小板减少性紫癜，所考知识点为该疾病的治疗。结合患儿症状体征及血常规结果，考虑血小板减少性紫癜。新诊断ITP若没有严重出血，可不治疗，严密观察；PLT＜ 10×10^9/L，或＜ 20×10^9/L伴明显出血者应予治疗。一线药物包括激素、大剂量静脉丙种球蛋白；二线治疗包括脾切除、血小板生成素（TPO）及其受体激动剂、利妥昔单抗；三线治疗：免疫抑制剂如环孢素、长春新碱、硫唑嘌呤；只有在颅内出血或急性内脏大出血才输注血小板。血小板计数＞ 30×10^9/L的持续或慢性病例，无明显出血，可观察随访。认知层次：应用。

157. 患儿，男，11岁。因“全身水肿5天”就诊。体格检查：血压128/78mmHg，双眼睑、双下肢中度凹陷性水肿，心肺阴性，腹膨隆，无压痛、反跳痛，肝脾肋下未及，移动性浊音阳性，肾区无叩击痛，实验室检查：尿常规示白细胞计数3/μl，红细胞计数0~1/HP，尿蛋白定性3+；血白蛋白19.3g/L，尿素2.69mmol/L，肌酐49μmol/L，乙肝表面抗体阳性。该患儿诊断首先考虑（　　）

A. 急性肾小球肾炎　　B. 过敏性紫癜性肾炎
C. 单纯性肾病　　D. 肾炎性肾病
E. 乙肝病毒相关性肾炎

考题分析：答案C。难度系数0.4，较难。本题所考疾病为原发性肾病综合征，所考知识点为原发性肾病综合征的临床分型。患儿11岁，临床表现为水肿，辅助检查提示大量蛋白尿、人血清白蛋白低于25g/L，符合肾病综合征诊断标准，同时患儿血压及肾功能正常，无血尿，排除肾炎性肾病；患儿无皮肤紫癜病史，不支持过敏性紫癜性肾炎；乙肝表面抗体阳性，无乙肝感染依据，乙肝病毒相关性肾炎可能性不大。故正确选项为C。认知层次：记忆。认知层次：理解。

158. 患儿，男，6岁。因“全身水肿、少尿1周”就诊。体格检查：BP 109/62mmHg，神志清，精神可，皮肤无黄染，眼睑及双下肢中度水肿，心肺阴性，腹膨隆，肝脾肋下未及，移动性浊音（+）。实验室检查：尿白细胞计数3/HP，尿隐血试验（3+），尿蛋白定性（4+）；血白蛋白18.1g/L。下列各项水肿特点中，最符合该患儿的是（　　）

A. 水肿非凹陷性　　B. 胸腔积液少见
C. 水肿起于眼睑　　D. 水肿起于足踝部
E. 水肿起于腹部

考题分析：答案C。难度系数0.5，中等。本题所考疾病为原发性肾病综合征，所考知识点为原发性肾病综合征的临床表现。原发性肾病综合征的水肿与大量蛋白尿导致的低白蛋白血症相关，为全身性，起于眼睑，下垂处明显，逐渐加重，波及全身，呈凹陷性，故正确选项为C。

认知层次：理解。

159. 患儿，男，12 岁。因“反复腹痛、腹泻 2 个月，发热 1 天”入院。患儿日解黄色稀糊便 3~4 次，有时含黏液血丝，多次在当地医院予抗生素、益生菌治疗，病情好转又反复。体格检查：体重 25.5kg，腹软，中下腹压痛，无反跳痛，余体检无殊。辅助检查：结肠镜提示从直肠开始至回盲部黏膜连续性、弥漫性充血、水肿，多发糜烂及浅溃疡灶，局部有小息肉形成，血管纹理模糊、紊乱；组织病理提示结肠黏膜慢性炎症伴中度活动，大量嗜酸性粒细胞、浆细胞浸润，见隐窝扭曲及隐窝脓肿。该患儿最可能的诊断是（　　）

A. 克罗恩病　　B. 溃疡性结肠炎
C. 肠淋巴瘤　　D. 肠结核
E. 嗜酸细胞性胃肠炎

考题分析：答案 B。难度系数 0.3，难。本题所考疾病为溃疡性结肠炎，所考知识点为该疾病的临床表现、结肠镜及病理特征。患儿腹痛、腹泻，表现为黏液血便，结肠镜提示全结肠连续性、弥漫性黏膜炎症，溃疡表浅，组织病理学提示隐窝结构改变及炎性浸润，符合溃疡性结肠炎表现，故选 B。克罗恩病临床症状与溃疡性结肠炎相似，但结肠镜及病理表现不同，其结肠镜典型表现为节段性、非对称性、跳跃性分布病灶，可见阿弗他溃疡、裂隙样溃疡、纵行溃疡、铺路石样肠黏膜等，非连续性、弥漫性炎症改变，其组织病理学可见非干酪样肉芽肿。故与该患儿不符。结合组织病理结果，肠淋巴瘤无依据。肠结核与炎症性肠病有相似的临床表现，但肠镜下表现多为环形溃疡，组织病理见干酪样肉芽肿。患儿肠黏膜组织病理见大量嗜酸性粒细胞，需警惕嗜酸细胞性胃肠炎黏膜型可能，但同时可见大量浆细胞浸润，见隐窝扭曲及隐窝脓肿，不符合嗜酸细胞性胃肠炎病理表现，结合患儿腹泻发作时予抗生素、益生菌治疗症状可控制，临床上亦不符合。认知层次：应用。

160. 患儿，男，14 岁。因“反复上腹痛 2 年”就诊。伴反复腹泻、纳差，体重下降 5kg。体格检查：体重 38kg，腹软，上腹部压痛，无反跳痛，余体检无殊。辅助检查：腹部 CT 如图 1-23 所示，该患儿最可能的诊断是（　　）

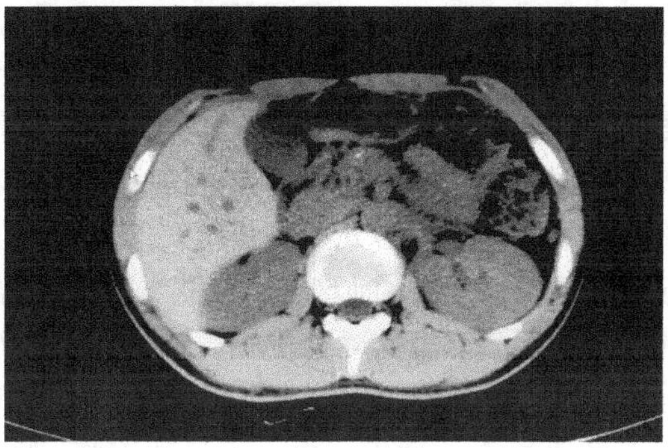

图 1-23　腹部 CT

A. 慢性胆囊炎　　B. 慢性肝炎
C. 胃癌　　D. 慢性胰腺炎
E. 慢性胃炎

考题分析：答案 D。难度系数 0.3，难。本题所考疾病为慢性胰腺炎，所考知识点为该疾病的临床特征及影像学表现。患儿表现为慢性上腹痛伴反复腹泻、体重下降，符合慢性胰腺炎临床特征，结合腹部 CT 提示胰腺体积略萎缩，胰管轻度扩张，胰头部可见斑点状钙化灶，符合慢性胰腺炎 CT 表现。其他选项有部分临床表现与该患儿相符，但影像学不支持，故不选。认知层次：应用。

161. 患儿，女，1 个月。因“哭吵 5 小时，神志不清、发绀 1 小时”就诊。患儿于 5 小时前在长途汽车上因包被过多出现哭吵不安，家属未予重视，1 小时前出现神志不清，面色发绀，伴气促，无惊厥，无呕吐，无咳嗽。体格检查：T 40.1℃，R 46 次 / 分，P 211 次 / 分，BP 66/30mmHg，SpO_2 82%。神志不清，反应差，呼吸促，前囟凹，可见三凹征，两肺呼吸音粗，未闻及干湿啰音，心律齐，心音低钝，未及杂音，四肢肌张力低，肢端凉，皮肤干燥，毛细血管再充盈时间 5s。辅助检查：血常规示白细胞计数 6.7×10^9/L，血红蛋白 124g/L，血小板计数 50×10^9/L；肌钙蛋白 I 39.88ng/ml；血钙 1.72mmol/L；凝血功能：凝血酶原时间（PT）22.90s，活化部分凝血活酶时间（APTT）96.70s，

纤维蛋白原 0.8g/L，D- 二聚体 8.17μg/ml。下列最有可能的诊断是（　　）

A. 病毒性心肌炎　　B. 佝偻病

C. 颅内感染　　D. DIC

E. 重症肺炎

考题分析：答案 D。难度系数 0.5，中等。本题所考疾病为弥散性血管内凝血，所考知识点为该疾病的诊断。该患儿存在长时间的捂热，体温升高，脱水征象（前囟凹、皮肤干燥），结合辅助检查提示多器官功能受损，故诊断捂热综合征、多器官功能障碍综合征（MODS）。患儿存在导致 DIC 的诱因，血小板计数下降，PT、APTT 延长，D- 二聚体升高，纤维蛋白原下降，考虑存在 DIC，故 D 正确。其他选项的诊断无依据，故排除。认知层次：理解。

162. 患儿，男，5 岁。因"腹痛伴发热 5 天"就诊。体格检查：T 39.3℃，R 32 次 / 分，P 132 次 / 分，BP 72/45mmHg。神志清，精神软，急性面容，呼吸稍促，双肺未闻及啰音，心音稍低，未及杂音，腹胀，右下腹压痛，反跳痛，腹肌紧张，肠鸣音活跃，毛细血管再充盈时间 5s。辅助检查：血常规+CRP示白细胞计数 14.6×10^9/L，血红蛋白 124g/L，血小板计数 73×10^9/L，CRP180mg/L；谷丙转氨酶 62U/L，血氨 30μmol/L；凝血功能：PT 22.3s，APTT 79s，纤维蛋白原 0.63g/L，D- 二聚体 6.25μg/ml；腹部 B 超：腹部胀气，右下腹肠腔扩张伴积液，右下腹肠壁稍增厚。患儿最可能的诊断是（　　）

A. 血友病

B. 晚发性维生素 K 缺乏症

C. 肝衰竭

D. 药物中毒

E. 弥散性血管内凝血

考题分析：答案 E。难度系数 0.5，中等。本题所考疾病为弥散性血管内凝血，所考知识点为该疾病的诊断。该患儿有发热，CRP、白细胞升高，血压下降，结合查体右下腹压痛、反跳痛阳性，肢端循环差，腹部 B 超示异常，考虑阑尾炎、脓毒症、脓毒性休克。患儿凝血功能示 PT、APTT 及纤维蛋白原异常，D- 二聚体升高，血小板下降，首先考虑脓毒症诱发 DIC。PT 延长、血小板下降可以排除血友病、晚发性维生素 K 缺乏及药物中毒，选项 A、B、D 错误；谷丙转氨酶稍高，血氨正常，不支持肝衰竭，选项 C 错误。故 E 正确。认知层次：理解。

163. 患儿，男，50 天。因"生后呼吸费力 1 个月余"入院。患儿胎龄 29 周，出生体重 1100g，生后不久即出现呼吸费力，曾收住当地医院予猪肺磷脂注射液、机械通气、NCPAP 后呼吸费力有好转，目前空氧混合头罩吸氧下（氧浓度 25%）呼吸尚平稳，经皮氧饱和度维持在 92%~95%，以下诊断正确的是（　　）

A. 支气管肺发育不良（轻度）

B. 支气管肺发育不良（中度）

C. 支气管肺发育不良（重度）

D. 支气管肺发育不良（极重度）

E. 支气管肺发育不良（轻微）

考题分析：答案 B。难度系数 0.6，较易。本题所考疾病为新生儿支气管肺发育不良，所考知识点为该疾病的分度。胎龄小于 32 周，纠正胎龄 36 周未吸氧为轻度，吸入氧浓度小于 30% 为中度，吸入氧浓度大于 30% 或需 CPAP、机械通气为重度。认知层次：记忆。

164. 患儿，男，2 天。因"发热、呻吟不安 1 天"入院。1 天前出现发热，体温最高达 39℃，伴呻吟不安，少吃。患儿胎龄 39 周，顺产出生，母亲产时有发热。体格检查：T 37.5℃，全身皮肤苍白，肢端凉。入院诊断：新生儿败血症、新生儿感染性休克（早期），以下哪项指标不应出现（　　）

A. 前臂毛细血管再充盈时间 4s

B. 心音低钝，HR 180 次 / 分

C. 精神萎靡

D. 股动脉搏动减弱，甚至摸不到

E. BP 42/20mmHg

考题分析：答案 E。难度系数 0.5，中等。本题所考疾病为新生儿休克，所考知识点为该疾病的早期筛查指标。新生儿休克早期表现常不典型，精神萎靡、皮肤苍白、肢端发凉、心率增快、毛细血管充盈时间延长是新生儿休克的早期筛查

指标，而血压下降则是晚期休克的表现，答案 E 不应出现在早期休克阶段。认知层次：理解。

165. 患儿，女，11 岁。因“头晕 2 天”就诊。患儿 2 天前出现头晕，无黑矇，无视物旋转，无发热，无咳嗽，无腹痛、腹泻。入院后查心电图如图 1-24 所示，提示（ ）

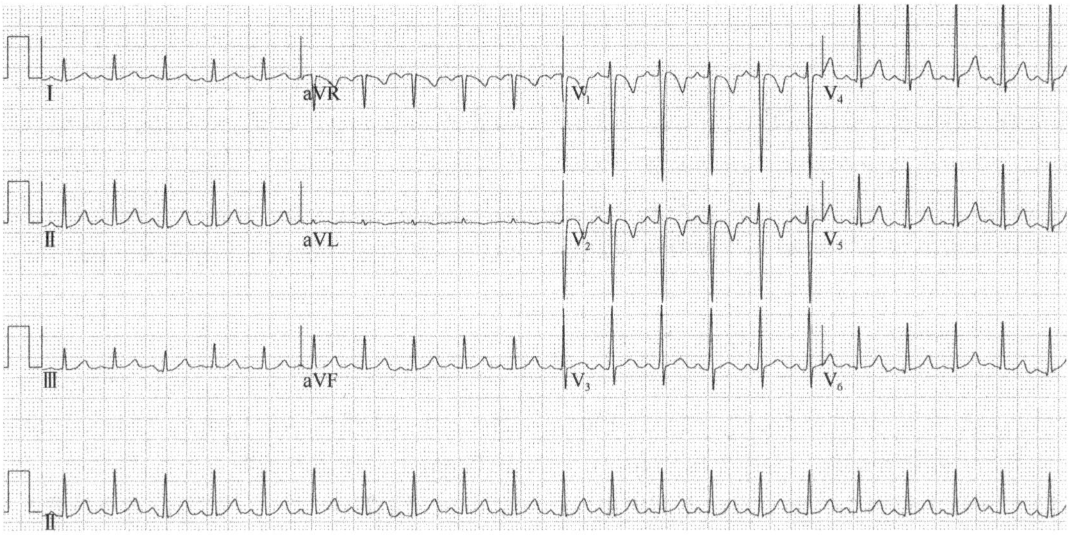

图 1-24 心电图

A. 窦性心动过速 B. 房性心动过速
C. 室上性心动过速 D. 交界性心动过速
E. 室性心动过速

考题分析：答案 A。难度系数 0.5，中等。本题所考疾病为心律失常，所考知识点为心律失常的心电图判读。上图心电图的特征是 P 波及 QRS 波、T 波均符合正常窦性心律特点，R—R 间期是 0.46s，HR 130 次 / 分，提示窦性心动过速。故正确答案是 A。认知层次：理解。

166. 患儿，女，10 岁。因“反复发热 20 天，膝关节肿痛 10 天”就诊。患儿 20 天前出现发热，体温波动于 38.0℃左右，伴膝关节肿痛，乏力。入院后查心电图可见 P—R 间期逐渐延长，直至一个 QRS 波脱落，R—R 间期逐渐缩短，该心电图最可能的诊断是（ ）

A. 房性期前收缩未下传
B. 窦性心律不齐
C. 二度Ⅰ型房室传导阻滞
D. 二度Ⅱ型房室传导阻滞
E. 三度房室传导阻滞

考题分析：答案 C。难度系数 0.5，中等。本题所考疾病为心律失常，所考知识点为心律失常的心电图特征。二度Ⅰ型房室传导阻滞心电图特征是 P—R 间期逐渐延长直至 QRS 波脱落，R—R 间期逐渐缩短直至一个 P 波不能下传，上述病例心电图描述符合二度Ⅰ型房室传导阻滞，故正确答案是 C。认知层次：理解。

167. 患儿，女，12 岁。因“月经量增多 10 余天”就诊。体格检查：轻度贫血貌，皮肤少许散在出血点，心肺（-），肝脾肋下未及。血常规示白细胞计数 10×10^9/L，血红蛋白 102g/L，血小板计数 25×10^9/L。骨髓常规如图 1-25 所示。患儿可能的诊断是（ ）

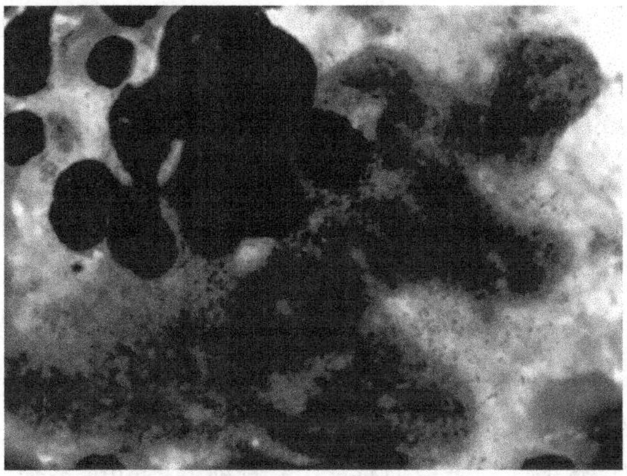

图 1-25 骨髓常规

A. 缺铁性贫血
B. 再生障碍性贫血
C. 免疫性血小板减少性紫癜
D. 系统性红斑狼疮（systemic lupus erythematosus, SLE）
E. 急性白血病

考题分析：答案 C。难度系数 0.3，难。本题所考疾病为血小板减少性紫癜，所考知识点为该疾病的诊断。结合患儿症状、体征及血常规结果，考虑血小板减少性紫癜。骨髓象可见红系粒系无明显异常，可见变性巨核细胞，巨大血小板、畸形血小板，正常血小板减少。认知层次：应用。

168. 患儿，男，9 岁。因“皮肤出血点 1 天”就诊。2 周前发热，伴肌肉酸痛，治疗 1 周痊愈。1 天前双下肢出现散在针尖样出血点，不高出皮面，压之不退，血常规示白细胞计数 8.6×10^9/L，血红蛋白 130g/L，血小板计数 15×10^9/L。最可能的诊断是（　　）

A. 急性白血病
B. 类白血病反应
C. 过敏性紫癜
D. 再生障碍性贫血
E. 免疫性血小板减少性紫癜

考题分析：答案 E。难度系数 0.7，容易。本题所考疾病为血小板减少性紫癜，所考知识点为该疾病的治疗。患儿有皮肤出血点，血常规血小板计数 15×10^9/L，诊断血小板减少性紫癜成立。结合 2 周前有发热伴肌肉酸痛病史，存在前驱病毒感染，首先考虑免疫性血小板减少性紫癜。认知层次：应用。

169. 患儿，男，2 岁。因“眼睑水肿 10 余天”就诊。体格检查：眼睑轻度水肿，心肺阴性，移动性浊音阳性。实验室检查：尿蛋白定性（3+），尿红细胞计数 3/HP，血白蛋白 23g/L。下列哪项有助于明确该患儿疾病的临床分型（　　）

A. 显著高凝状态　　B. 尿红细胞 3/HP
C. 显著低白蛋白血症　　D. 肾前性肾功能不全
E. 血补体 C3 下降

考题分析：答案 E。难度系数 0.5，中等。本题所考疾病为原发性肾病综合征，所考知识点为原发性肾病综合征的临床分型。原发性肾病综合征临床上可分为单纯型与肾炎型，如果存在高血压、血尿、补体 C3 下降及非肾病综合征肾前性容量不足所致的肾功能不全为肾炎型，故正确选项为 E，其余各项均为肾病综合征的诊断标准。认知层次：理解。

170. 患儿，女，14 岁。因“尿检异常 1 个月”就诊。多次查尿常规示白细胞尿、蛋白尿、糖尿，无发热。体格检查：BP 114/75mmHg，眼睑无水肿，心肺阴性，实验室检查：尿白细胞（+），尿红细胞计数 3/HP，尿蛋白定性（+），尿糖（2+），24 小时尿蛋白定量 0.64g，尿 β_2-MG 20 000μg/L。该患儿诊断首先考虑（　　）

A. 急性肾盂肾炎　　B. 急性肾小球肾炎
C. 间质性肾炎　　D. 紫癜性肾炎
E. 狼疮性肾炎

考题分析：答案 C。难度系数 0.6，容易。本题所考疾病为间质性肾炎，所考知识点为间质性肾炎的诊断。该患儿 14 岁，表现为肾小管损害：白细胞尿、糖尿、肾小管性蛋白尿（尿 β_2-MG 20 000μg/L），无尿路刺激症状，无发热，不能以急性肾盂肾炎解释，故正确选项为 C。急性肾小球肾炎、紫癜性肾炎、狼疮性肾炎均以肾小球性蛋白尿为主，与本题不符。认知层次：理解。

171. 患儿，男，8 个月。因“发热 2 天，少吃少动 4 小时”入院。体格检查：T 39.0 ℃，R 45 次/分，P 162 次/分，BP 62/45mmHg。嗜睡，面色苍灰，前囟平软，全身皮肤无皮疹，瞳孔等大正圆，直径 3.0mm，对光反应存在，两肺未及啰音，心律齐，心音有力，腹股沟穿刺部位出血不止，有血肿，四肢肌张力偏低。辅助检查：血常规 +CRP 示白细胞计数 18.2×10^9/L，血红蛋白 116g/L，血小板计数 87×10^9/L，CRP 88mg/L；谷丙转氨酶 102U/L；头颅 CT：未见异常。为明确出血原因，需要完善的检查项目不包括（　　）

A. PT、APTT
B. 纤溶酶原激活物抑制物

C. D-二聚体
D. 纤维蛋白降解产物（FDP）
E. 骨髓穿刺

考题分析：答案 E。难度系数 0.7，容易。本题所考疾病为弥散性血管内凝血，所考知识点为该疾病的诊断。该患儿在感染基础上，存在休克，穿刺部分出血不止，考虑 DIC，结合 DIC 诊断标准最需完善的是凝血功能，如 PT、APTT、纤维蛋白原、D-二聚体等是否正常以及与原发性纤溶亢进进行鉴别，完善纤溶酶原激活物抑制物等。但不是常规进行骨髓穿刺检查，故选 E。认知层次：理解。

172. 患儿，男，10 个月。因“呕吐 2 天，发热伴反应差 4 小时”入院。急诊行肠坏死切除术后转入 PICU。体格检查：T 38.5 ℃，R 48 次 / 分，P 165 次 / 分，BP 82/45mmHg。神志清，反应欠佳，前囟平软，两肺未及啰音，心律齐，心音有力，腹隆，尚软，肢端凉，毛细血管再充盈时间 4s。辅助检查：血常规 +CRP 示白细胞计数 22.6×10^9/L，血红蛋白 104g/L，血小板计数 85×10^9/L，CRP104mg/L；凝血功能：PT 24.8s，APTT 65s，纤维蛋白原 0.93g/L，D-二聚体 5.21μg/ml；谷丙转氨酶 86U/L。引起患儿凝血功能异常的原因是（　　）

A. 白血病　　B. 肿瘤
C. 自身免疫性疾病　　D. 脓毒症
E. 血友病

考题分析：答案 D。难度系数 0.5，中等。本题所考疾病为弥散性血管内凝血，所考知识点为该疾病的病因。该患儿肠坏死后继发脓毒症，可引起凝血功能异常，导致 DIC，故选项 D 正确。其他白血病、肿瘤及自身免疫性疾病都可以引起 DIC，但本题未提供相关诊断依据；患儿 PT、APTT 均异常，血友病排除。认知层次：理解。

173. 患儿，女，25 天。因“面色苍白、拒奶 1 天”入院。体格检查：T 37.3℃，HR 250 次 / 分，BP 45/22mmHg，神志清，反应欠佳，面色苍白，呼吸浅促，心音偏弱，未及杂音，肢端凉，前臂毛细血管再充盈时间 5s。患儿出生时有室上性心动过速病史。该患儿休克最可能的原因（　　）

A. 低血容量性休克　　B. 心源性休克
C. 感染性休克　　D. 失血性休克
E. 分布性休克

考题分析：答案 B。难度系数 0.6，较易。本题所考疾病为新生儿休克，所考知识点为该疾病的病因。患儿体温正常，入科心率 250 次 / 分，结合既往病史首先考虑室上性心动过速发作致心力衰竭，因此休克原因考虑心源性休克。感染性、失血性及低血容量性休克无依据。认知层次：应用。

174. 患儿，女，14 天。因“少吃伴阵发性发绀、少尿 1 天”入院。查体：T 36.7℃，R 80 次 / 分，P 288 次 / 分，BP 67/48mmHg，面色苍白，两肺（–），心律齐，心音低，未闻及杂音，肝肋下 3.5cm，肢端凉。该患儿最有可能的诊断为（　　）

A. 阵发性室性心动过速
B. 阵发性室上性心动过速伴心力衰竭
C. 先天性心脏病
D. 新生儿重症肺炎
E. 新生儿窦性心动过速

考题分析：答案 B。难度系数 0.5，中等。本题所考疾病为新生儿心律失常，所考知识点为该疾病的并发症，该患儿心率明显增快且律齐，考虑阵发性室上性心动过速，发作时间 1 天，出现少尿、心音低，考虑继发心力衰竭，两肺（–），排除 D；心脏未及杂音，排除 C；心率超过 220 次 / 分，排除 E。认知层次：应用。

175. 患儿，男，11 岁。因“多食、消瘦、心悸 1 个月”就诊。患儿 1 个月前出现多食，消瘦，伴脾气急躁，有心悸、头晕，无发热，无咳嗽，无呕吐。入院后查心电图提示 P 波符合正常窦性心律特点，P—P 间期 0.45s，P、QRS、T 波按顺序出现。该患儿药物治疗可选择是（　　）

A. 普罗帕酮　　B. 地高辛
C. 胺碘酮　　D. 普萘洛尔
E. 利多卡因

考题分析：答案 D。难度系数 0.5，中等。本题所考疾病为心律失常，所考知识点为心律失常的药物治疗。从病史特点，患儿有多食、消瘦、脾气急躁，心率增快，需考虑甲状腺功能亢进可能。心电图描述，根据 P—P 间期 0.45s，心室率 133 次 / 分，结合心电图 P 波符合正常窦性心律特点，P、QRS、T 波按顺序出现，考虑窦性心动过速，甲状腺功能亢进的窦性心动过速选择 β 受体阻滞剂，可选择普萘洛尔。故正确答案是 D。认知层次：理解。

176. 患儿，男，12 岁。因“胸闷 2 天”来院门诊。患儿 2 天前出现胸闷，阵发性，不剧，可自行缓解，无胸痛，无呕吐，无发热，无咳嗽，无腹痛、腹泻。入院后查心电图可见 P 波符合正常窦性心律特点，P 波与 QRS 波按顺序出现，P—P 间期 1.25s，P—R 间期 0.17s，该心电图描述最可能的诊断是（　　）

A. 正常窦性心律

B. 窦性心动过缓

C. 一度房室传导阻滞

D. 二度Ⅰ型房室传导阻滞

E. 二度Ⅱ型房室传导阻滞

考题分析：答案 B。难度系数 0.6，较易。本题所考疾病为心律失常，所考知识点为心律失常的心电图诊断。根据心电图描述 P—P 间期 1.25s，推算心室率 48 次 / 分，心电图可见 P 波符合正常窦性心律特点，P 波与 QRS 波按顺序出现，P—R 间期 0.17s，P—R 间期正常，QRS 波无脱落，故 C、D、E 错误，正确答案是 B。认知层次：理解。

177. 患儿，男，2 岁。因“皮肤出血点 2 天”就诊。体格检查：全身可见较多针尖样出血点，不高出皮面，压之不退，血常规示白细胞计数 8×10^9/L，血红蛋白 125g/L，血小板计数 20×10^9/L，初步考虑血小板减少性紫癜，患儿的处理错误的是（　　）

A. 糖皮质激素治疗

B. 必要时输注大剂量丙种球蛋白

C. 暂不输注血小板

D. 脾切除

E. 以上都不是

考题分析：答案 D。难度系数 0.5，中等。本题所考疾病为血小板减少性紫癜，所考知识点为该疾病的治疗。患儿考虑血小板减少性紫癜，血小板计数 20×10^9/L，皮肤较多针尖样出血点，新诊断的 ITP，一线药物包括激素、大剂量静脉丙种球蛋白；因患儿血液循环中含有大量抗血小板抗体，输入血小板很快被破坏，故通常不主张输血小板；只有在发生颅内出血或急性内脏大出血危及生命时才输注血小板；脾切除适用于病程超过 1 年，血小板计数持续 $< 50 \times 10^9$/L（尤其是 $< 20 \times 10^9$/L），有较严重的出血症状，内科治疗效果不好者，手术宜在 6 岁以后进行。认知层次：应用。

178. 患儿，男，2 岁。因“发现右眼突 1 个月”就诊。体格检查：背部皮肤可见稀疏黄色丘疹，右眼眼球突出，眼睑下垂，心肺（–），腹软，肝脾肋下未及。门诊头颅 MRI 示眶骨骨质破坏，诊断首先考虑（　　）

A. 甲状腺功能亢进

B. 眼眶肿瘤

C. 系统性红斑狼疮

D. 朗格汉斯组织细胞增生症

E. 颅脑肿瘤

考题分析：答案 D。难度系数 0.5，中等。本题所考疾病为朗格汉斯组织细胞增生症，所考知识点为该疾病的诊断。患儿表现为皮疹，眼球突出，影像学检查示眶骨骨质破坏，首先考虑朗格汉斯组织细胞增生症，还需进一步病理诊断，该患儿可行皮肤活体组织检查或眶骨手术组织行病理活检，发现朗格汉斯组织细胞浸润，免疫组化提示 S100 和 CD207 阳性，即可明确。认知层次：应用。

179. 患儿，男，6 岁。因“发热 8 天”就诊。体温波动于 38~39℃。体格检查：精神软，贫血貌，无明显皮疹，颈部数颗淋巴结黄豆大小，心肺（–），肝肋下 3cm，脾肋下 2cm，质软，边锐，神经系统查体（–）。血常规 +CRP 示白细胞计数 3.3×10^9/L，血红蛋白 81g/L，血小板计数 65×10^9/L，中性粒细胞百分比 22%，淋巴细胞百分比 60%，

CRP 28mg/L；血浆纤维蛋白原 0.12g/L。首先考虑（ ）

A. 血友病

B. 急性白血病

C. 再生障碍性贫血

D. 恶性淋巴瘤

E. 噬血细胞综合征

考题分析：答案 E。难度系数 0.5，中等。本题所考疾病为噬血细胞综合征，所考知识点为该疾病的诊断。患儿表现为发热，肝脾淋巴结肿大，血常规示三系下降，血浆纤维蛋白原下降，故需警惕噬血细胞综合征，需进一步查铁蛋白、血脂、sCD25、骨髓穿刺等协助诊断。认知层次：应用。

180. 患儿，女，8 个月。因“体重增长缓慢 1 个月余”来院门诊。患儿母乳喂养，开始添加“米粉、稀饭、烂面”等辅食，一天一次，量少。体格检查：皮下脂肪菲薄，体重 6.2kg（均值 7.9kg，–1*s* 为 7.0kg，–2*s* 为 6.3kg，–3*s* 为 5.6kg）。下列说法中正确的是（ ）

A. 诊断为轻度营养不良，能量补充从 60kcal/（kg·d）开始

B. 诊断为轻度营养不良，蛋白质补充从 3g/（kg·d）开始

C. 诊断为中度营养不良，能量补充从 70kcal/（kg·d）开始

D.诊断为重度营养不良，能量补充从 50kcal/（kg·d）开始

E.诊断为中度营养不良，蛋白质补充从 2g/（kg·d）开始

考题分析：答案 C。难度系数 0.6，容易。本题所考知识点为营养不良诊断分度及营养治疗。根据该婴儿体重及给予的参考范围，其体重处于均值减 2*s*~3*s*，属于中度营养不良，需要注意没有轻度营养不良这一标准。中度营养不良的营养治疗，热量从 60~80kcal/（kg·d）开始，蛋白质从 3g/（kg·d）开始。故 C 正确。认知层次：记忆。

181. 患儿，男，14 个月。因“体重不增半年余”就诊。患儿胃纳差，配方奶量 200ml/ 天，睡眠不安，排便 3 天一次，干结，小便量少。体格检查：面色苍白，皮下脂肪菲薄，身长 70.2cm，体重 7.0kg（均值 10.1kg，78cm，–1*s* 为 9.0kg，75.6cm，–2*s* 为 8.1kg，73.1cm，–3*s* 为 7.2kg，70.6cm）。下列说法中正确的是（ ）

A. 该患儿诊断为中度生长迟缓

B. 该患儿诊断为中度体重低下

C. 该患儿诊断为重度营养不良

D. 该患儿补充能量应该从 70kcal/（kg·d）开始

E. 该患儿补充蛋白质应该从 3g/（kg·d）开始

考题分析：答案 C。难度系数 0.6，容易。本题所考知识点为营养不良诊断分度及营养治疗。根据该婴儿体重及给予的参考范围，其身长、体重均处于 $\bar{x}$–3*s* 以下，属于重度营养不良。重度营养不良的营养治疗，热量从 40~60kcal/（kg·d）开始，蛋白质从 1.5~2g/（kg·d）开始。故 C 正确。认知层次：记忆。

182. 患儿，女，13 岁。因“反复水肿 1 个月余，加重伴尿红 3 天”入院。无口腔溃疡，无皮疹，无发热。体格检查：BP 136/95mmHg，双眼睑、双下肢轻度水肿，呈对称凹陷性，心肺阴性，移动性浊音（–）。实验室检查：尿蛋白定性（3+），尿红细胞（2+），尿糖阴性；血白蛋白 21.6g/L，总胆固醇 15.44mmol/L；抗核抗体（ANA）阴性，补体 C3 151mg/dl，抗链球菌溶血素 O（ASO）抗体 52U/ml。该患儿以下诊断可能性最大的是（ ）

A. 紫癜性肾炎

B. 急性链球菌感染后肾小球肾炎

C. 间质性肾炎

D. IgA 肾病

E. 狼疮性肾炎

考题分析：答案 D。难度系数 0.5，中等。本题所考疾病为 IgA 肾病，所考知识点为 IgA 肾病的诊断。患儿反复水肿，辅助检查存在大量蛋白尿、显著低白蛋白血症，存在肾病综合征表现。根据题干，该患儿无皮肤紫癜，紫癜性肾炎无依据。病程偏长，ASO 抗体及补体 C3 正常，可排除急性链球菌感染后肾小球肾炎。该患儿水肿伴大量蛋白尿，间质性肾炎可能性不

大。患儿无多系统损害表现，ANA 阴性，补体 C3 无下降，狼疮性肾炎依据不足，结合患儿存在较多血尿，首先考虑 IgA 肾病，故 D 为正确答案。认知层次：理解。

183. 患儿，女，11 岁。因“尿红 3 天”就诊。尿中无血凝块，无尿频、尿痛，无少尿。体格检查：BP 93/65mmHg，无水肿，心肺（–）。实验室检查：尿白细胞计数 3.68/HP，尿红细胞计数 2410/HP，尿蛋白定性（3+）；补体 C3 121mg/dl，ASO 抗体 87U/ml，血肌酐 49μmol/L。以下肾病理改变中，该患儿最可能的是（　　）

A. 新月体肾小球肾炎

B. 微小病变

C. 膜性肾病

D. 毛细血管内增生性肾小球肾炎

E. 系膜增生性肾小球肾炎

考题分析：答案 E。难度系数 0.4，较难。本题所考疾病为系膜增生性肾小球肾炎，所考知识点为肾小球疾病的鉴别诊断。该患儿以肉眼血尿就诊，尿常规示大量蛋白尿及红细胞尿，不符合微小病变及膜性肾病表现，可排除 B 和 C。题干中患儿无进行性少尿，血肌酐正常，不符合新月体性肾小球肾炎表现，不选 A。毛细血管内增生性肾小球肾炎为急性链球菌感染后肾小球肾炎的典型病理表现，该患儿 ASO 抗体、补体 C3 均正常，依据不足。故最可能的病理改变应为系膜增生性肾小球肾炎，E 为正确答案。认知层次：理解。

184. 患儿，男，10 岁。因“发热、咳嗽 6 天，胸痛伴面色苍白 1 天”急诊就诊。体格检查：T 37.4℃，R 31 次 / 分，P 158 次 / 分，BP 82/51mmHg。神志清，精神软，面色、口唇苍白，颈静脉无充盈，两肺呼吸音清，未闻及干湿啰音，心音低，各瓣膜听诊区未及杂音，腹平软，肝脾肋下未及，肢端凉，毛细血管再充盈时间 4s。辅助检查：心电图提示室性心动过速；肌钙蛋白 I 17ng/ml，以下哪项检查结果最具诊断意义（　　）

A. 胸片　　B. 血病毒抗体

C. 脑钠肽　　D. 血气分析

E. 心脏 B 超

考题分析：答案 E。难度系数 0.5，中等。本题所考疾病为暴发性心肌炎，所考知识点为该疾病的诊断。该患儿急性起病，发热、咳嗽、胸痛，体检呼吸频率增快，但肺部体征不明显；患儿表现为失代偿性休克：心率快、肢端凉、CRT 延长、血压降低；心音低、心电图示室性心动过速，肌钙蛋白明显升高，所以高度可疑诊断急性重症心肌炎（暴发性），需尽快心脏 B 超了解心脏功能，故 E 正确。胸片可协助了解心脏大小、肺部渗出情况（如肺水肿等），但并不能根据胸片所见诊断急性重症心肌炎。血病毒抗体是病原学诊断次要指标。脑钠肽是评估心功能的生物标志物，不能用作诊断暴发性心肌炎。血气分析仅用作评估呼吸功能与酸碱平衡。认知层次：理解。

185. 患儿，男，8 岁。因“胸闷、胸痛 7 小时余”入院。患儿运动后出现胸痛，呈持续性，伴胸闷，视物模糊数分钟，面色青紫，乏力，无抽搐，无昏迷。2 周前曾有上呼吸道感染病史。体格检查：T 36.7℃，R 33 次 / 分，P 117 次 / 分，BP 72/47mmHg。神志清，精神软，面色苍白，两肺呼吸音清，未及干湿啰音，心音低，心律齐，各瓣膜听诊区未及杂音，腹平软，肢端凉，毛细血管再充盈时间 5s。辅助检查：肌钙蛋白 I 68.9ng/ml；心电图示频发室性早搏；心脏 B 超示：左室弥漫性室壁运动减弱，EF 35%。患儿最可能的诊断是（　　）

A. 心肌梗死　　B. 心肌病

C. 暴发性心肌炎　　D. 脓毒性休克

E. 气胸

考题分析：答案 C。难度系数 0.7，容易。本题所考疾病为暴发性心肌炎，所考知识点为该疾病的诊断。该患儿急性起病，胸闷、胸痛，体检发现存在失代偿性休克：心率快、肢端凉、CRT 延长、血压降低，同时肌钙蛋白明显升高、频发室性期前收缩、心脏 B 超示 EF 明显降低，因此首先考虑暴发性心肌炎，故 C 正确。本题未提供心肌梗死、心肌病相关诊断依据，选项 A、B 错误；患儿 2 周前曾有呼吸道感染病史，近期无感染表现，脓毒性休克依据不足，选项

D 排除。患儿两肺呼吸音清，不支持气胸诊断，选项 E 不正确。认知层次：理解。

186. 患儿，男，10 个月。因“奶量少 4 个月余”就诊。患儿母乳喂养至出生后 6 个月，出生后 6 个月开始添加配方奶，接受性差，每天奶量 300~400ml，辅食添加困难，能接受少许米糊、稀饭、南瓜，睡眠不安，排便 4~5 天一次，小便量少。体格检查：面色苍白，精神稍软，身长 66cm，体重 6.5kg（均值 9.2kg，73.3cm，$-1s$ 为 8.2kg，71.0cm，$-2s$ 为 7.4kg，68.7cm，$-3s$ 为 6.6kg，66.4cm）。关于该患儿的治疗，下列说法中正确的是（ ）

A. 该患儿补充能量应该从 80kcal/（kg · d）开始

B. 该患儿补充能量应该从 70kcal/（kg · d）开始

C. 该患儿补充蛋白质应该从 2g/（kg · d）开始

D. 该患儿补充蛋白质应该从 3g/（kg · d）开始

E. 该患儿补充蛋脂肪应该从 2g/（kg · d）开始

考题分析：答案 C。难度系数 0.6，较易。本题所考知识点为营养不良诊断分度及营养治疗。根据该婴儿体重及给予的参考范围，其身长、体重均处于 $\bar{x}-3s$ 以下，属于重度营养不良。重度营养不良的营养治疗，热量从 40~60kcal/（kg · d）开始，蛋白质从 1.5~2g/（kg · d）开始，脂肪从 1g/（kg · d）开始。故 C 正确。认知层次：记忆。

187. 患儿，男，5 岁。因“容易脱发 1 个月余”就诊。胃纳差，有挑食偏食，不喜肉类，粪便干结，活动量大，睡眠不安，夜醒频繁，查血清锌为 50μg/dl，该患儿最可能的病因以及干预措施正确的是（ ）

A. 可能是吸收障碍导致缺锌，首先改善便秘

B. 可能是摄入不足导致缺锌，首先改善营养，增加肝、鱼、瘦肉、牡蛎等富锌食物摄入

C. 可能是活动量过大、需要量增加所致，首先减少活动量，多休息

D. 可能是吸收障碍导致缺锌，首先多休息，改善睡眠，缓解便秘

E. 可能是摄入不足导致缺锌，首先补充元素锌 2mg/（kg · d）

考题分析：答案 B。难度系数 0.6，较易。本题所考知识点为锌缺乏的病因以及治疗措施。该患儿胃纳差，有挑食偏食，不喜肉类，首先考虑摄入不足所致，应增加富锌食物摄入，如肝、鱼、瘦肉、禽蛋、牡蛎、奶制品及坚果等，补充元素锌 0.5~1mg/（kg · d），持续 2~3 个月。故 B 正确。认知层次：记忆。

188. 患儿，男，31 天。因“眼底检查异常 2 天”入院。患儿胎龄 31^{+4} 周出生后即在当地医院住院治疗，2 天前查眼底筛查示右眼早产儿视网膜病变（ROP）Ⅱ区 2 期。下一步最佳处理方案（ ）

A. 激光治疗

B. 抗血管内皮生长因子（VEGF）药物治疗

C. 巩膜环扎术

D. 玻璃体切除手术

E. 每周随访 1 次

考题分析：答案 E。难度系数 0.6，较易。本题所考疾病为早产儿视网膜病变，所考知识点为该疾病的治疗，该患儿系早产、极低出生体重儿，有氧疗史，生后满 28 天查眼底筛查示右眼早产儿视网膜病变Ⅱ区 2 期，根据《中国早产儿视网膜病变筛查指南（2014）》筛查间隔期，①Ⅰ区无 ROP，1 期或 2 期 ROP 每周检查 1 次；②Ⅰ区退行 ROP，可以 1~2 周检查 1 次；③Ⅱ区 2 期或 3 期病变，可以每周检查 1 次；④Ⅱ区 1 期病变，可以 1~2 周检查 1 次；⑤Ⅱ区 1 期或无 ROP，或Ⅲ区 1 期、2 期，可以 2~3 周随诊。如达到Ⅲ期阈值前病变或Ⅵ / Ⅴ期病变，需积极进行抗 VEGF 药物、激光等治疗。目前最佳处理方案为 E。认知层次：应用。

189. 患儿，男，24 分钟。因“生后呼吸费力 24 分钟”入院。患儿系胎龄 27^{+1} 周，出生体重 1070g，顺产出生，Apgar 评分 1-5-10 分钟为 7-8-9 分，羊水清，胎盘正常。入院后予无创正压通气（non invasive positive ventilation, NIPV）呼吸支持［参数：吸气压峰值（peak inspiratory pressure, PIP）16cmH_2O，PEEP 5cmH_2O，RR 50 次 / 分，吸气时间（inspiratory time, TI）0.4s，FiO_2 35%］，下列哪一项检查结果是最佳管理目标（ ）

A. SpO_2 波动于 91%~94%，动脉血氧分压

60mmHg，动脉血二氧化碳分压 45mmHg

B. SpO_2 波动于 92%~98%，动脉血氧分压 85mmHg，动脉血二氧化碳分压 35mmHg

C. SpO_2 波动于 95%~98%，动脉血氧分压 85mmHg，动脉血二氧化碳分压 40mmHg

D. SpO_2 波动于 85%~88%，动脉血氧分压 35mmHg，动脉血二氧化碳分压 65mmHg

E. SpO_2 波动于 91%~94%，动脉血氧分压 55mmHg，动脉血二氧化碳分压 70mmHg

考题分析：答案 A。难度系数：0.6，较易。本题所考的知识点为极低出生体重儿的呼吸管理，该患儿系早产、极低出生体重儿，SpO_2 目标值为 91%~95%，以减少早产儿视网膜病变、支气管肺发育不良的发生；动脉血氧分压目标值为 50~70mmHg，动脉血二氧化碳分压目标值为 38~50mmHg。认知层次：理解。

190. 患儿，男，3 岁。因“体检发现心脏杂音 2 年”就诊。患儿入院行室间隔缺损封堵术，术后第 3 天心电图出现 QRS 增宽，大于 0.1s，V1 导联上为 rSR′ 或 rR′ 波，I 和 V_6 有宽 S 波。上述心电图提示（　　）

A. 室性心动过速

B. 完全性右束支传导阻滞

C. 完全性左束支传导阻滞

D. 预激综合征

E. 室性逸搏心律

考题分析：答案 B。难度系数 0.6，较易。本题所考疾病为心律失常，所考知识点为心律失常的心电图分析。根据患儿有先天性心脏病介入手术病史，心电图描述 QRS 增宽，V_1 导联上为 rSR′ 或 rR′ 波，符合完全性右束支传导阻滞特点。故正确答案是 B。认知层次：理解。

191. 患儿，男，8 个月。因“气促 1 周”就诊。患儿 1 周前出现气促，伴声音嘶哑，无发热，无咳嗽，体格检查：心律齐，胸骨左缘第 3~4 肋间可闻及Ⅳ级粗糙收缩期杂音，可触及震颤。入院后心电图描述示心电轴左偏，R_{V5} 3.2mV，S_{V1} 2.0mV, $R_{V6} > R_{V5}$。该心电图最可能提示（　　）

A. 左心房增大　　B. 右心房增大

C. 左心室肥大　　D. 右心室肥大

E. 双室肥大

考题分析：答案 C。难度系数 0.3，难。本题所考疾病为心脏增大，所考知识点为心脏增大的心电图分析。主要考查心腔大小的心电图表现，从题干看出电轴左偏，$R_{V5} > 3.0mV$，S_{V1} 2.0mV，$R_{V6} > R_{V5}$，$R_{V5}+S_{V1}$：3 岁以下 > 4.5mV，符合左心室肥大心电图特点。故正确答案是 C。认知层次：理解。

192. 患儿，女，11 岁。因“镜下血尿 1 个月余”就诊。无尿红，其母有血尿史但肾功能正常。体格检查：BP 118/75mmHg，无水肿，心肺阴性，实验室检查：尿白细胞计数 3/HP，红细胞计数 2+/HP，尿蛋白弱阳性。尿红细胞形态示环形红细胞百分比 28%，出芽红细胞百分比 16%；血肌酐 41μmol/L。该患儿诊断首先考虑（　　）

A. IgA 肾病

B. 左肾静脉压迫综合征

C. 急性肾小球肾炎

D. 薄基底膜病

E. 奥尔波特（Alport）综合征

考题分析：答案 D。难度系数 0.5，中等。本题所考疾病为血尿，所考知识点为血尿的鉴别诊断。该患儿尿红细胞形态示肾小球肾血尿，首先可以排除表现为非小球性血尿的左肾静脉压迫综合征。患儿无水肿、少尿，无尿红，题干未提供 ASO 抗体、补体的相关信息，急性肾小球肾炎依据不足。该患儿则以镜下血尿为表现，结合存在血尿家族史，肾功能正常，首先考虑良性家族性血尿，即薄基底膜病，故选 D，而不首先考虑 IgA 肾病，认知层次：理解。

193. 患儿，男，9 岁。因“尿红 2 天”入院。体格检查：BP 109/73mmHg，无水肿，心肺阴性，实验室检查：尿红细胞计数（4+）/HP，隐血试验（3+），尿蛋白定性（+），针对该患儿的下列说法正确的是（　　）

A. 尿液 pH 5.8 时该患儿的尿色可呈洗肉水样

B. 患儿如服用大量维生素 C 会导致尿隐血假阳性

C. 如该患儿尿液异形红细胞比例 > 30% 提示血

尿源于肾小球

D. 如患儿存在高钙尿症可引起肾小球性血尿

E. 如患儿尿红细胞 MCV < 72fl 且呈小细胞分布提示血尿源于非肾小球

考题分析：答案 C。难度系数 0.6，较易。本题所考疾病为血尿，所考知识点为血尿的鉴别诊断。尿沉渣红细胞形态发现异形红细胞比例> 30% 是诊断儿童肾小球性血尿的主要依据，尿红细胞 MCV < 72fl 且呈小细胞分布时也可提示肾小球性血尿，故 E 不准确，C 为正确答案。肉眼血尿的颜色与尿液的酸碱度相关，中性或弱碱性尿液呈鲜红或洗肉水样，酸性尿呈浓茶样或烟灰水样，故 A 不正确。服用大量维生素 C 可导致隐血假阴性，故 B 不正确。特发性高钙尿症导致的是非肾小球性血尿，故 D 不正确。认知层次：记忆。

194. 患儿，男，7 个月。因“皮肤黄染 7 个月，半天内呕血 2 次”入院。体格检查：T 36.0℃，R 30 次 / 分，P 130 次 / 分，BP 76/53mmHg。昏迷状，面色苍灰，皮肤、巩膜重度黄染，两肺呼吸音粗，未闻及啰音，心音有力，心律齐，腹膨隆明显，腹壁静脉无曲张，腹尚软，移动性浊音阴性，CRT 5 秒。既往诊断胆汁淤积性肝炎，先天性胆管闭锁可能。辅助检查：血常规 +CRP 示白细胞计数 $5.6\times10^9/L$，血红蛋白 84g/L，血小板计数 $155\times10^9/L$，CRP 14mg/L；谷丙转氨酶：2146U/L，总胆红素 151.0μmol/L，总胆汁酸 156.3μmol/L，空腹血糖 2.02mmol/L，甲胎蛋白 4200ng/ml，血氨 86μmol/L；凝血功能：PT 22.80s，APTT 68.60s，纤维蛋白原 1.25g/L，D- 二聚体 0.81μg/ml。患儿最可能的诊断是（　　）

A. 肝豆状核变性　　B. 肝衰竭

C. 药物性肝炎　　D. DIC

E. 肝脏肿瘤

考题分析：答案 B。难度系数 0.5，中等。本题所考疾病为肝衰竭，所考知识点为该疾病的诊断。该患儿存在胆汁淤积性肝炎的基础病，结合出凝血功能异常，血糖降低，血氨升高，伴意识改变，提示进展为肝衰竭，故 B 正确。肝豆状核变性、药物性肝炎、肝脏肿瘤题干未提供相关信息，A、C、E 选项错误。患儿 PT、APTT 延长，纤维蛋白原下降，系肝脏凝血因子合成减少所致，而血小板正常，D- 二聚体含量不高，与 DIC 凝血、纤溶系统异常不同，因此排除 D。认知层次：理解。

195. 患儿，男，5 岁。因“头痛 6 小时，神志不清 2 小时”入院。体格检查：昏迷，面色口唇发绀，双侧瞳孔 5mm，对光反射消失，呼吸不规则，心音低钝，心律齐，未及杂音，腹软，四肢肌张力降低。辅助检查：头颅 CT 第四脑室占位，梗阻性脑积水。患儿最可能的诊断是（　　）

A. 脑出血　　B. 颅内感染

C. 脑疝　　D. 肺炎

E. 脑挫裂伤

考题分析：答案 C。难度系数 0.7，容易。本题所考疾病为脑疝，所考知识点为该疾病的诊断。该患儿出现自主呼吸不规则，双侧瞳孔固定，结合头颅 CT，考虑颅内占位引起脑积水，导致脑疝形成。故 C 正确。头颅 CT 不支持脑出血、脑挫裂伤，A、E 选项错误。患儿为急性发病，题干中未提供感染依据，选项 B、D 依据不足。认知层次：理解。

196. 患儿，女，2 岁，因“食欲不振 2 个月余”就诊。平素挑食偏食，不喜肉、蛋类，反复口腔溃疡，身材矮小，拟诊为“锌缺乏症”，关于该患儿的血清锌水平和干预措施，下列说法正确的是（　　）

A. 血清锌 70μg/dl，补充元素锌 0.5~1mg/（kg·d），持续 2~3 个月

B. 血清锌 60μg/dl，补充元素锌 1~2mg/（kg·d），持续 1 个月

C. 血清锌 60μg/dl，补充元素锌 0.5~1mg/（kg·d），持续 2~3 个月

D. 血清锌 55μg/dl，补充元素锌 1~2mg/（kg·d），持续 1 个月

E. 血清锌 70μg/dl，补充元素锌 1~2mg/（kg·d），持续 1 个月

考题分析：答案 C。难度系数 0.6，容易。本题所考知识点为锌缺乏症的诊断标准和治疗原则。

锌缺乏症的诊断标准为血清锌＜ 65μg/dl，锌剂补充原则为元素锌 0.5~1mg/（kg · d），持续 2~3 个月。故 C 正确。认知层次：记忆。

197. 患儿，女，7 岁，小学一年级。因“注意力不集中一年”就诊。近一年来上课注意力不集中，容易走神，常常发呆，小动作多，常常不能按时完成家庭作业，话不多，不影响其他同学，与同学相处融洽，学习成绩波动大，语文、数学成绩波动于 60~90 分。该患儿最可能的诊断是（　　）

A. 智力低下　　B. 失神发作

C. 抽动症　　D. 注意缺陷多动障碍

E. 正常儿童

考题分析：答案 D。难度系数 0.7，容易。本题所考知识点为注意缺陷多动障碍的临床表现。4 岁以上注意缺陷多动障碍儿童主要表现为注意力不集中和（或）多动、冲动，常伴学习困难，智能正常或接近正常。认知层次：应用。

198. 患儿，男，3 天。因“少吃、少动 1 天”入院。患儿 1 天前出现少吃、少动，无发热，无呕吐、腹泻，无气促、发绀，无惊厥。体格检查：嗜睡，反应差，头颅未及肿块，前囟平软，两瞳孔等大正圆，2.0mm，对光反射迟钝，心肺（–），腹软，四肢肌张力低，原始反射未引出。辅助检查：血氨＞ 500μmol/L，血乳酸 1.400mmol/L；血气分析：pH（校正）7.283，二氧化碳分压（校正）22.500mmHg，氧分压（校正）87.100mmHg，细胞外液缓冲碱 -16.3mmol/L，血钠 144.2mmol/L，血钾 3.93mmol/L，血钙 0.796mmol/L，血氯 114.2mmol/L；血串联质谱分析：丙酰肉碱 16.92（参考值 0.4~5.0）。该患儿最有可能的诊断为（　　）

A. 氨基酸代谢障碍　　B. 有机酸代谢障碍

C. 脂肪酸代谢障碍　　D. 线粒体病

E. 尿素循环障碍

考题分析：答案 B。难度系数 0.5，中等。本题所考疾病为有机酸代谢病，所考知识点为该疾病的鉴别诊断。该患儿起病早，出现喂养困难、意识障碍、肌张力低下、代谢性酸中毒、高氨血症、乳酸正常，血串联质谱分析提示丙酰肉碱升高，故首先考虑有机酸代谢障碍。认知层次：应用。

199. 患儿，男，3 天。因“发现双大腿硬肿 1 天”入院。1 天前洗澡时发现双大腿硬肿，伴吸吮无力，哭声低微。体格检查：T 34℃，反应欠佳，皮肤轻度黄染，前囟平，心肺（–），肝肋下 1.0cm，双大腿硬肿。下列最有可能的诊断是（　　）

A. 新生儿败血症

B. 新生儿寒冷损伤综合征

C. 新生儿溶血病

D. 新生儿颅内出血

E. 新生儿胆红素脑病

考题分析：答案 B。难度系数 0.7，容易。本题所考疾病为新生儿寒冷损伤综合征，所考知识点为该疾病的诊断。该患儿系早产儿（体温调节功能差，体表面积相对大，皮肤较薄，血管丰富，易于散热，而棕色脂肪的量又少），出现吸吮无力，哭声低微，体检体温 34℃，反应欠佳，双大腿硬肿，故诊断为新生儿寒冷损伤综合征，故 B 正确。患儿皮肤仅轻度黄染，故 C、E 排除；生后 3 天，前囟平，颅内出血可能性不大；新生儿败血症临床表现可以不典型，但该患儿无感染指标，结合查体低体温，双大腿硬肿，故不首先考虑。认知层次：理解。

200. 患儿，女，13 岁。因“发热 4 天”入院。热高时头痛，热退后头痛消失，有胸闷、气促，双膝关节疼痛，无肿胀，无皮疹。体格检查：T 39.5℃，R 40 次 / 分，HR 120 次 / 分，精神稍软，咽充血，呼吸促，无发绀，两肺呼吸音粗，未闻及啰音，心律齐，心音稍低钝，未闻及杂音，双膝关节轻压痛，无肿胀，余关节无肿痛。红细胞沉降率（erythrocyte sedimentation rate, ESR）80mm/h，ASO 抗体 1200U/L，患者需要进行的进一步确诊试验最佳选择是（　　）

A. 双膝关节超声　　B. 超声心动图

C. 脑电图　　D. 心电图

E. 补体 C3、C4

考题分析：答案 B。难度系数 0.5，中等。本题所考疾病为风湿热，所考知识点为该疾病的诊断。根据发热、红细胞沉降率升高，有链球菌感染证据，首先需考虑风湿热诊断。根据琼斯（Jones）标准，该患儿目前尚缺乏主要指标，故进一步的确诊试验需提供主要指标的诊断依据。患儿有双膝关节疼痛，但无红、肿等关节炎表现，而且非多发性关节炎，非游走性关节炎，故双膝关节超声不是最佳选择。心电图可表现为P—R间期缩短，但为次要指标。脑电图、补体均非确诊试验，故选择超声心动图，答案是B。认知层次：理解。

201. 患儿，男，8岁，小学二年级。因“好动、话多1年余”就诊。平素动个不停，上课注意力不集中，话多，别人说话时爱插嘴，小动作多，易被周围事情吸引，常与同学吵架，脾气暴躁，常常不能按时完成家庭作业，学习成绩欠佳，语文、数学成绩70分左右。为明确诊断，最适合该儿童的智力检查量表是（ ）

A. 格塞尔（Gesell）发育量表

B. 贝利发育量表

C. 瑞文智力测试

D. 韦克斯勒儿童智力量表

E. 图片词汇测试

考题分析：答案D。难度系数0.7，容易。本题所考知识点为各类发育测试适应证的选择。A、B适用于婴幼儿或学龄前期儿童；C、E为发育筛查量表，而非诊断类量表。故D正确。认知层次：应用。

202. 患儿，女，3岁。因“语言表达能力差2年”就诊。现只会叫简单家庭称谓，不爱理人，眼神交流差，常一个人在家玩布娃娃，一个人可以玩二三个小时，在幼儿园不合群，不听老师指挥，常自己在角落玩，听力检查正常。该患儿最可能的诊断是（ ）

A. 语言发育迟缓 B. 孤独症谱系障碍

C. 智力低下 D. 抑郁症

E. 精神分裂症

考题分析：答案B。难度系数0.6，较易。本题所考知识点为孤独症谱系障碍的临床表现。社会交往与交流障碍、狭隘兴趣和刻板行为及感知觉异常是孤独症谱系障碍的两个主要症状群，同时患儿在智力、情绪等方面有相应的特征表现。认知层次：应用。

203. 患儿，男，4岁。因“心悸、面色苍白2天，尿少半天”就诊。患儿2天前出现心悸，伴面色苍白，未就诊；半天前出现尿少，精神软。体格检查：BP 94/56mmHg，精神软，面色苍白，两肺阴性，心律齐，未闻及杂音，腹软，肝肋下3.0cm。患儿入院后查心电图提示P—P间期0.3s，P波与T波重叠，QRS波形态同窦性。患儿下列治疗最合适的是（ ）

A. 物理方法兴奋迷走神经

B. 静脉注射普罗帕酮

C. 静脉注射维拉帕米

D. 静脉注射利多卡因

E. 缓慢静脉推注胺碘酮

考题分析：答案E。难度系数0.4，中等。本题所考疾病为心律失常，所考知识点为心律失常的治疗。根据题干描述心电图特点，P—P间期0.3s，提示心率200次/分，P波与T波重叠，QRS波形态同窦性，考虑可能为室上性心动过速，病史中有尿少，精神软，面色苍白，肝脏增大，考虑存在心功能不全，室上性心动过速伴心功能不全最合适的药物为胺碘酮；患儿存在心功能不全，不适合进行物理刺激；B、C不适用于心功能不全。利多卡因一般用于室性心动过速。故正确答案是E。认知层次：应用。

204. 患者，女性，30岁。因“孕期6个月余，发现胎儿超声异常2天”就诊。患者孕期6个月余，2天前胎儿超声发现室间隔缺损约6mm。患者来儿童心血管科门诊就诊，咨询胎儿下一步治疗方案，并决定是否继续妊娠。下列说法最合理的是（ ）

A. 医师告诉患者胎儿存在先天性心脏病，建议终止妊娠

B. 医师建议患者继续妊娠，无须担忧

C. 医师告诉患者胎儿存在先天性心脏病可能，但室间隔缺损有自愈可能，也可以手术治疗，是可以治疗的疾病，建议继续妊娠

D. 胎儿超声不一定正确，患者已怀孕6个月，建议继续妊娠

E. 先天性心脏病手术费用大，建议结束妊娠

考题分析：答案 C。难度系数 0.5，中等。本题所考内容为医学人文，所考知识点为胎儿先天性心脏病的咨询。患者妊娠 6 个月余，胎儿超声发现室间隔缺损约 6mm，患者担心，医师应向患者解释先天性心脏病的利弊，告知室间隔缺损有自愈可能，即使没有自愈，可以微创封堵治疗或者开胸手术治疗，是可以治愈的疾病，可以继续妊娠。故正确答案是 C。认知层次：应用。

205. 患儿，女，8 个月。因“发热 1 天”入院，体温 39.4℃。1 个月前曾因泌尿系统感染在当地医院住院。体格检查：T 38.5℃，前囟平，心肺阴性。实验室检查：尿白细胞计数 25/HP。该患儿的下列哪项检查结果对改善预后最有价值（　　）

A. B 超提示左肾轻度积水

B. 泌尿系磁共振提示左侧重复肾

C. 静态发射型计算机断层成像（ECT）示左肾上下极轻度放射性分布稀疏

D. 排泄性膀胱尿路造影提示膀胱输尿管反流

E. B 超示膀胱壁增厚、毛糙

考题分析：答案 D。难度系数 0.6，较易。本题所考疾病为膀胱输尿管反流，所考知识点为膀胱输尿管反流的预后。膀胱输尿管反流是儿童常见的泌尿系统畸形，是引起患儿反复发生泌尿系统感染、导致反流性肾病、肾功能损害的重要因素，一旦早期确诊，通过采用二次排尿、药物预防及抗反流手术可有效改善患儿预后，故选 D。认知层次：理解。

206. 患儿，男性，6 个月。因“腹泻 5 天，面色苍白伴少尿 3 天”入院。体格检查：BP 88/53mmHg，中度贫血貌，巩膜轻度黄染，心肺阴性，腹软，肝肋下 2.5cm，质中，边稍钝，脾肋下未及。实验室检查：血常规示白细胞计数 4.4×10^9/L，血红蛋白 61g/L，血小板计数 78×10^9/L，外周血涂片破碎红细胞百分比约 10%；血尿素氮 26mmol/L，血肌酐 190μmol/L。下列各项论述，最符合该患儿病情特点的是（　　）

A. 多数见于学龄期儿童，少数见于婴幼儿

B. 绝大多数与产生螺旋毒素的细菌有关

C. 前驱感染多为呼吸道感染

D. 发病时均有血小板减少

E. 为血管内皮损伤引发的血管外溶血

考题分析：答案 B。难度系数 0.4，较难。本题所考疾病为溶血尿毒综合征，所考知识点为溶血尿毒综合征的流行病学和发病机制。该患儿腹泻后发病，表现为贫血，外周血涂片见较多破碎红细胞，提示微血管病性溶血性贫血，血小板减少及肾功能不全，支持溶血尿毒综合征诊断。腹泻后溶血尿毒综合征占全部病例的 90% 左右，又称典型溶血尿毒综合征，与产生螺旋毒素的细菌（如致病性大肠杆菌 O157:H7）有关，故 B 为正确答案。溶血尿毒综合征不仅见于学龄儿童，也好发于婴幼儿。本病前驱感染多为胃肠炎，少数为呼吸道感染，90% 患儿有血小板减少；其发病机制为血管内皮损伤引发的血管内溶血，故其他选项均不正确。认知层次：理解。

207. 患儿，男，9 岁。因“突发神志不清 2 小时”入院。既往体健。体格检查：深昏迷状态，面色苍白，双侧瞳孔对称，直径约 5.0mm，对光反射消失，呼吸不规则，两肺呼吸音粗，未闻及干湿啰音，心音低钝，心律齐，腹软，肝脾肋下未及，四肢肌力 0 级，双侧病理征未引出。辅助检查：头颅 CT 示小脑蚓部出血并破溃入脑室，蛛网膜下腔出血。以下最可能的诊断是（　　）

A. 枕骨大孔疝　　B. 药物中毒

C. 癫痫　　D. 中枢感染

E. 瑞氏综合征

考题分析：答案 A。难度系数 0.7，容易。本题所考疾病为脑疝，所考知识点为该疾病的诊断。该患儿神志不清、自主呼吸不规则，双侧瞳孔固定、对光反射消失，头颅 CT 提示颅内出血及出血部位，虽然没有显示枕骨大孔疝，但结合临床表现最有可能为枕骨大孔疝，故 A 正确。无药物中毒史、既往和本次无惊厥史，故选项 B、C 不考虑。患儿急性发病，无发热及感染依据，头颅 CT 不符合感染病变，选项 D 不考虑。患儿无感染及服用水杨酸类等病史，无肝衰竭

依据，瑞氏综合征诊断不成立，选项E错误。认知层次：理解。

208. 患儿，男，12岁。因“神志不清3小时”入院。患儿无发热，无呕吐，无抽搐。体格检查：神志不清，面色苍白，双侧瞳孔等大正圆，直径约5mm，对光反射消失，颈动脉搏动未触及，自主呼吸消失，未闻及心音，四肢无自主活动。以下诊断正确的是（　　）

A. 呼吸衰竭　　B. 心包积液

C. 肌无力　　D. 心跳呼吸骤停

E. 休克

考题分析：答案D。难度系数0.7，容易。本题所考疾病为心跳呼吸骤停，所考知识点为该疾病的诊断。该患儿自主呼吸消失，双侧瞳孔散大固定，颈动脉搏动消失，未闻及心音，诊断心跳呼吸骤停。故D正确。认知层次：理解。

209. 患儿，男，2岁6个月。因“自言自语、不爱理人半年余”就诊。现只会叫“爸爸”“妈妈”，其他不会说，经常自言自语，重复说些别人听不懂的音节，不爱理人，叫名不应答，眼神交流差，喜欢尖叫，喜欢把玩具排列成一排，听力检查正常，Gesell发育评估提示发育商低下。为明确诊断，下列检查中最有诊断价值的是（　　）

A. 自闭症诊断观察量表

B. 婴儿初中生社会生活能力适应量表

C. 年龄发育进程问卷

D. S-S语言发育测评

E. 改良婴幼儿孤独症量表

考题分析：答案A。难度系数0.6，较易。本题所考知识点为孤独症谱系障碍的评估工具。认知层次：应用。

210. 患儿，男，2岁10个月。因“说话晚1年”来院就诊。平时喜欢与父母、小伙伴玩耍，性格不孤僻，2岁才会喊“爸爸”“妈妈”，现在词汇量少，不会说短句，有时需配以手势才能表达，有时因讲不清自己想说的话，急得面红耳赤，甚至发脾气。经医院检查，听力正常。该患儿最可能的诊断是（　　）

A. 孤独症谱系障碍　　B. 智力低下

C. 语言发育迟缓　　D. 抽动症

E. 焦虑障碍

考题分析：答案C。难度系数0.6，较易。本题所考知识点为语言发育迟缓的诊断与鉴别诊断。语言发育迟缓应与先天性聋哑、精神发育迟滞、孤独症谱系障碍等疾病相鉴别。认知层次：应用。

211. 患儿，女，6岁。因“左膝关节肿痛2年余”入院。跛行，无发热、皮疹，曾在外院予“异烟肼、利福平”二联抗结核治疗6个月无效，1年前已停药。爷爷有肺结核病史，现已治愈。体格检查：左膝关节肿痛明显，表面不红，皮温升高，伸直受限，余关节无肿痛。辅助检查：PPD 10mm×15mm，ESR 40mm/h；CRP 20mg/L，白细胞计数11.0×10^9/L，中性粒细胞百分比75%，淋巴细胞百分比24%，血红蛋白85g/L，血小板计数354×10^9/L；关节积液未找到抗酸杆菌，左膝关节MRI如图1-26、图1-27所示。该患者最可能的诊断是（　　）

A. 结核性关节炎

B. 白血病关节浸润

C. 少关节型幼年特发性关节炎

D. 化脓性关节炎

E. 胫骨粗隆骨软骨病

考题分析：答案C。难度系数0.5，中等。本题所考疾病为少关节型幼年特发性关节炎，所考知识点为该疾病的鉴别诊断。患儿虽有结核接触

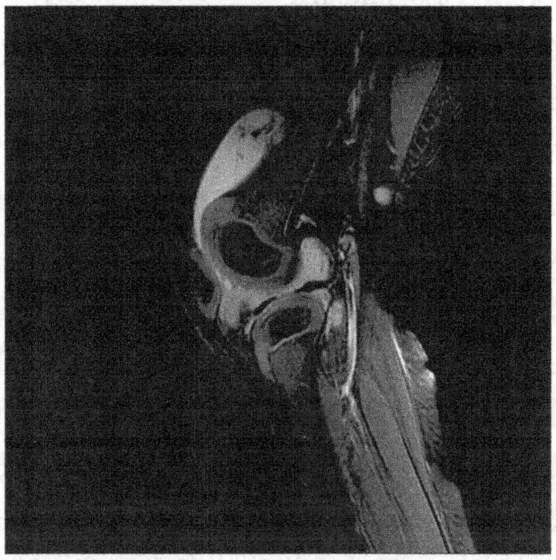

图1-26　左膝关节MRI

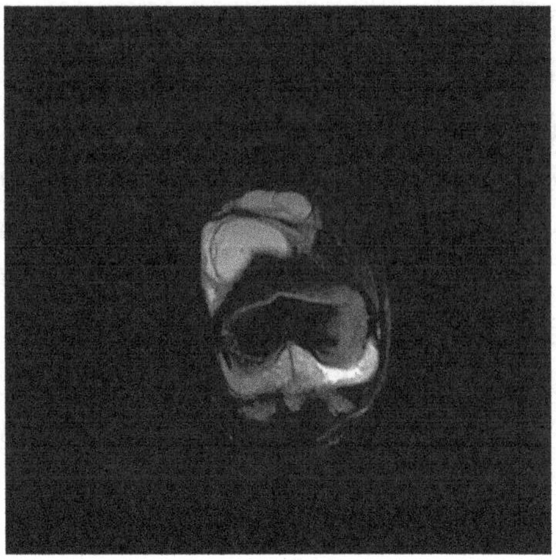

图 1-27　左膝关节 MRI

史，但无结核中毒症状，病史长，但关节 MRI 未出现骨关节结核的虫蚀样改变，抗结核治疗无效，故 A 可能性不大。根据长达数年的慢性病史，关节 MRI 未发现骨髓信号异常，B、D 均可排除。胫骨粗隆骨软骨病的关节压痛点以及 MRI 异常均发生在胫骨结节，E 不符合。幼年特发性关节炎的关节 MRI 主要表现为滑膜增厚、关节腔积液，T_2 加权像为高信号，故 C 为正确答案。认知层次：应用。

212. 患儿，男，1 岁。因“气促、尿少 1 周”就诊。患儿 1 周前出现气促，伴尿少，无发热，咳嗽，无呕吐、腹泻。患儿生后查超声心动图提示完全性房室间隔缺损，染色体检查提示唐氏综合征。现复查超声心动图提示完全性房室间隔缺损，肺动脉高压（重度）。医师对患儿家属最合适的建议是（　　）

A. 患儿为唐氏综合征，长大后会有智力发育落后，建议家属放弃治疗

B. 患儿为唐氏综合征，先天性心脏病手术费用大，不建议治疗先天性心脏病

C. 患儿为唐氏综合征，长大后有智力发育落后可能，而患儿心脏彩超提示先天性心脏病，肺动脉高压重度，需早期手术治疗，建议患儿家属根据自身家庭经济情况决定治疗方案

D. 患儿虽为唐氏综合征，但先天性心脏病是可以治疗的，而且已肺动脉高压重度，建议手术治疗

E. 患儿为唐氏综合征，长大后可能存在智力发育落后，生活不能自理，目前可以先保守治疗，再决定是否手术治疗

考题分析：答案 C。难度系数 0.4，较难。本题所考内容为医学人文，所考知识点为先天愚型与先天性心脏病的手术利弊。唐氏综合征存在智力发育落后的可能性，而先天性心脏病虽可以治疗，但手术费用高，该患儿已存在肺动脉高压重度，需尽早手术治疗，否则可能进展为艾森门格综合征，失去手术机会；所以需将手术及患儿后期生活质量的利弊告知家属，让患儿家属根据自身家庭情况决定是否手术治疗。故正确答案是 C。认知层次：应用。

213. 患儿，女，10 岁。因“腹痛、呕吐 1 周，水肿、少尿 1 天”就诊。入院后查超声心动图提示左室明显增大，左室收缩功能降低，EF 22%，考虑扩张型心肌病可能。下列医师与患儿家属沟通最合适的是（　　）

A. 扩张型心肌病预后不佳，建议患儿家属放弃治疗

B. 过分夸大病情，使患儿家属丧失治疗疾病的信心

C. 对患儿病情轻描淡写，给患儿家属疾病预后良好的期望值

D. 在跟患儿家属讲述病情时用各种专业词汇解释病情

E. 实事求是告知患儿家属病情，扩张型心肌病有 1/3 死亡，1/3 遗留心功能不全后遗症，另有 1/3 有好转可能，而且部分扩张型心肌病可以通过心脏移植治疗疾病，但心脏移植费用大，还有移植后的后续用药费用，患儿家属要根据家庭情况选择适合治疗方案

考题分析：答案 E。难度系数 0.6，较易。本题所考内容为医学人文，所考知识点为医患沟通。医师在与患儿家属沟通病情的过程中，既不能过分简单、程序化，也不能过分夸大病情，使患儿家属丧失信心，也不能将疾病轻描淡写，给家属美好的希望，而且语言尽量要通俗易懂让患儿家属了解病情，要实事求是分析病情，让患儿家属做出正确选择。故正确答案是 E。

认知层次：应用。

214. 患儿，男，8 岁。因“反复发作性全身无力 5 年，加重 1 天”入院。体格检查：BP 92/42mmHg，心肺阴性，腹软，肠鸣音减弱，四肢肌力Ⅲ级，感觉无异常。实验室检查：血钾 2.72mmol/L，血钠 137mmol/L，血氯 113mmol/L，血钙 1.31mmol/L；静脉血气分析：pH 7.28，二氧化碳分压 27.7mmHg，碳酸氢根 12.4mmol/L，碱剩余 -12.5mmol/L，血尿素氮 4.50mmol/L，血肌酐 42μmol/L。该患儿诊断首选（　　）

A. 慢性肾小球肾炎　　B. 肾小管酸中毒

C. 巴特综合征　　D. 周期性低钾血症

E. 遗传性肾炎

考题分析：答案 B。难度系数 0.5，中等。本题所考疾病为肾小管酸中毒，所考知识点为该疾病的诊断。该患儿反复乏力，查体肠鸣音减弱，四肢肌力下降，血气分析示 AG 正常的代谢酸中毒，血钾显著下降，符合肾小管酸中毒表现，故首选 B。患儿无慢性肾脏病史，无肾脏病家族史，肾功能正常，不考虑慢性肾小球肾炎及遗传性肾炎。患儿为酸中毒，不符合以低钾及代谢性碱中毒为表现的巴特综合征。周期性低钾血症难以解释患儿的酸中毒，故不选。认知层次：理解。

215. 患儿，女，7 岁。因“反复四肢乏力 6 个月”就诊。体格检查：体重 16.5kg，身高 113cm，消瘦貌，心肺阴性，腹软，双下肢 X 形腿。实验室检查：血气分析示 pH 7.28，碳酸氢根 13.8mmol/L，血钾 2.3mmol/L，血氯 112mmol/L，血钠 131mmol/L，血钙 2.08mmol/L；心电图示窦性心律不齐，T 波改变；B 超示双肾多发钙化。该患儿最可能存在（　　）

A. 甲状旁腺功能减退

B. 小管腔液 - 管周间 Na^+ 梯度维持障碍

C. 尿钙排泄减少

D. 远端肾小管泌 H^+ 减少

E. 近端肾小管重吸收 HCO_3^- 减少

考题分析：答案 D。难度系数 0.5，中等。本题所考疾病为肾小管酸中毒（远端型，Ⅰ型），所考知识点为肾小管酸中毒Ⅰ型的临床特点。该患儿发育落后，存在骨骼畸形，血气分析示阴离子隙（AG）正常的高氯性代谢性酸中毒，血钾显著下降，B 超示双肾多发钙化，符合Ⅰ型肾小管酸中毒表现，本病主要为远端肾小管泌 H^+ 减少所致，故 D 为正确答案。选项 E 为Ⅱ型（近端）肾小管性酸中毒的发病机制。Ⅰ型肾小管酸中毒同时存在尿钙增加，继发甲状旁腺功能亢进，小管腔液 – 管周间 H^+ 梯度维持障碍，故均不选。认知层次：理解。

216. 患儿，男，2 岁。因“溺水后神志不清 1 小时”入院。体格检查：T 35.0℃，R 12 次 / 分，P 30 次 / 分，BP 46/33mmHg。神志不清，面色口唇发绀，双侧瞳孔等大正圆，直径约 5mm，对光反射消失，抽泣样呼吸，两肺呼吸音粗，闻及中大湿啰音，心音微弱，心律不齐，肢端冰冷，CRT ＞ 3s。以下处理措施正确的是（　　）

A. 电除颤　　B. 吸氧

C. 止痉　　D. 补液

E. 心肺复苏

考题分析：答案 E。难度系数 0.5，中等。本题所考疾病为心肺衰竭，所考知识点为该疾病的治疗。该患儿出现心率小于 60 次 / 分，不能维持循环灌注，呼吸不规则，诊断心肺衰竭。针对心肺衰竭应立即进行心肺复苏。故 E 正确。认知层次：应用。

217. 患儿，男，1 岁。因“神志不清伴呼吸不规则 1 小时”入院。体格检查：R 10 次 / 分，P 102 次 / 分，BP 86/53mmHg，SpO_2 80%。神志不清，口唇发绀，双侧瞳孔等大正圆，直径约 3mm，对光反射迟钝，呼吸欠规则，呈抽泣样，心音稍低钝，心律齐，四肢活动少。以下紧急处理措施正确的是（　　）

A. 胸外按压　　B. 复苏囊加压给氧

C. 心肺复苏　　D. 吸氧

E. 电除颤

考题分析：答案 B。难度系数 0.3，难。本题所考疾病为呼吸衰竭，所考知识点为该疾病的治疗。该患儿出现呼吸不规则，口唇发绀，指脉氧饱和度下降，因心率及血压尚正常范围，故仅呼吸衰竭，需立即实施有效通气支持。故B正确。认知层次：应用。

218. 患儿，女，7岁，小学一年级，学习成绩差，数学70分左右，语文成绩60分左右，记忆力差，学过的字常常忘记，上课注意力不集中，容易走神。《韦克斯勒儿童智力量表》（第4版）总智商（IQ）75分。该患儿IQ处于什么水平（　　）

A. 中上　　B. 中等

C. 中下　　D. 临界

E. 非常落后

考题分析：答案D。难度系数0.6，较易。本题所考知识点为韦克斯勒儿童智力量表第Ⅳ版IQ分数区间，≤69属于非常落后，70~79属于临界水平，80~89属于中下水平，90~109属于中等水平，110~119属于中上水平，120~129属于优秀，≥130非常优秀。认知层次：应用。

219. 患儿，女，6岁。足月顺产，出生体重2580g，50cm，身材比例匀称，无特殊面容，身高105cm（均值116.6cm，$-1s$为112cm，$-2s$为107.6cm，$-3s$为103.2cm），骨龄相当于4岁，生长速度每年4~5cm，智力正常。父亲身高165cm，母亲身高155cm。该患儿最可能的诊断是（　　）

A. 家族性矮身材　　B. 宫内发育迟缓

C. 生长激素缺乏症　　D. 甲状腺功能低下

E. 特纳（Turner）综合征

考题分析：答案C。难度系数0.7，容易。本题所考知识点为生长激素缺乏症的临床表现、诊断及鉴别诊断。该患儿6岁，身高105cm，低于同性别、同年龄、同种族儿童$-2s$，矮小症可以明确。患儿足月出生，出生体重正常，可以排除宫内发育迟缓，故B错误。父亲身高＞160cm，母亲身高＞150cm，家族性矮小排除，故A错误。患儿无特殊面容，身材匀称，智力正常，甲状腺功能低下依据不足，故D错误。患儿无特殊面容，Turner综合征依据不足，故E错误。患儿身材匀称，智力正常，生长速度＜5cm/年，骨龄落后生理年龄2年，故生长激素缺乏症可能性最大，选C。认知层次：应用。

220. 患儿，男，11岁。足月顺产，出生体重3250g，50cm，身材比例匀称，无特殊面容，身高130cm（均值145.3cm，$-1s$为138.7cm，$-2s$为132.1cm，$-3s$为125.7cm），双睾丸容积3ml，阴毛发育PH1。骨龄相当于10.5岁，生长速度每年5cm，学习成绩优秀。父亲身高163cm，母亲身高149cm。生长激素（growth hormone, GH）激发试验GH峰值11μg/L，导致该患儿矮小最可能的原因是（　　）

A. 宫内发育迟缓

B. 家族性矮身材

C. 甲状腺功能低下

D. 生长激素缺乏症

E. 体质性青春期发育延迟

考题分析：答案B。难度系数0.7，容易。本题属知识点理解型题，本题所考知识点为矮小症的鉴别诊断。该患儿11岁，身高130cm，低于同性别、同年龄、同种族儿童$-2s$，矮小症可以明确。患儿足月出生，出生体重正常，可以排除宫内发育迟缓，故A错误。患儿无特殊面容，身材匀称，智力正常，甲状腺功能低下依据不足，故C错误。患儿生长速度5cm/年，骨龄正常，GH峰值＞10μg/L，生长激素缺乏症无依据，故D错误。患儿目前无青春发育体征，父母无青春发育延迟病史，体质性青春期发育延迟依据不足，故E错误。父亲身高＞160cm，母亲身高＜150cm，故首先考虑家族性矮身材，选B。认知层次：应用。

221. 患儿，男，10岁。因“关节肿痛3个月余”入院。累及左膝、左踝，右髋关节，活动受限，跛行，无发热、皮疹，其父亲患强直性脊柱炎。体格检查：左膝、左踝关节肿痛明显，活动受限，双侧4字试验阳性。实验室检查：ESR 70mm/h，CRP 56mg/L，人类白细胞抗原B27（HLA-B27）阳性；骶髂关节MRI提示炎性改变。诊断“与附着点炎症相关关节炎”，予布洛芬胶囊联合甲氨蝶呤治疗12周后，关节肿痛仍未缓解，夜间痛醒，复查ESR 90mm/h。该患者下一步最恰当的治疗方案是（　　）

A. 联合肿瘤坏死因子α拮抗剂

B. 停布洛芬胶囊，改用塞来昔布胶囊

C. 联合来氟米特片

D. 联合羟氯喹片

E. 联合塞来昔布胶囊

考题分析：答案 A。难度系数 0.5，中等。本题所考疾病为与附着点炎症相关关节炎，所考知识点为该疾病的治疗，该患儿经非甾体类抗炎药联合慢作用抗风湿药传统治疗 12 周后，疾病仍处于活动状态，有骶髂关节（中轴关节）受累，故首先联合生物制剂，选项 A 正确。认知层次：理解。

222. 患儿，男，1 岁。因"咳嗽、气促 3 天"就诊。患儿 3 天前出现咳嗽，较剧，伴气促，无发热，无发绀，体格检查：呼吸费力，三凹征（+），两肺可闻及中小湿啰音，心律齐，心音中等，胸骨左缘第 3~4 肋间可闻及Ⅲ级粗糙收缩期杂音，P_2 亢进。辅助检查：超声心动图提示先天性心脏病：室间隔缺损（膜周型 11mm），肺动脉高压（重度）。患儿因病情重，收住病房，患儿室间隔缺损大，肺动脉高压重度，建议肺炎病情治疗好转后尽早手术治疗，但患儿家属觉得孩子还小，决定暂不手术治疗。最合适的医患沟通是（　　）

A. 患儿家属已决定不手术了，医务人员不再提出自己的意见和建议，放弃关于先天性心脏病的沟通

B. 治疗过程中听取并满足患儿家属一切要求

C. 住院期间医师要结合自己的专业知识，要将患儿如果不尽早手术，延误病情的后果告诉家属，让患儿家属做出正确的选择

D. 用专业术语解释先天性心脏病的血流动力学改变

E. 住院期间反复讲解病情，一定要患儿家属同意手术治疗，使患儿家属失去自主选择权

考题分析：答案 C。难度系数 0.5，中等。本题所考内容为医学人文，所考知识点为医患沟通的伦理。在医患沟通上要尊重患儿及家属的自主选择权；不能无理由满足患儿家属一切要求，要根据病情选择满足适当的要求；医师要在自己的专业指导下使患儿家属做出有利于患儿的最佳选择，但不能用太专业术语交流。故正确答案是 C。认知层次：应用。

223. 患儿，女，9 岁。因"发现心脏杂音 1 个月"就诊。患儿 1 个月前体检发现心脏杂音，无发热，无少尿、水肿，在本院门诊查超声心动图提示动脉导管未闭，为进行动脉导管未闭封堵术收住入院。患儿未成年人，患儿父母在国外，近期不方便回国，由患儿姑姑住院陪护，要求手术治疗。下列医患沟通正确的是（　　）

A. 患儿父母不在身边，由姑姑签字同意手术

B. 患儿父母不在身边，医师拒绝手术治疗

C. 患儿父母不在身边，由患儿及姑姑签字同意手术

D. 患儿父母不在身边，医师建议患儿父母签署授权同意姑姑签字手术

E. 取消手术

考题分析：答案 D。难度系数 0.4，较难。本题所考内容为医学人文，所考知识点为手术知情同意书的签字。如手术患儿是未成年人，手术知情同意书可由父母、爷爷、奶奶等签署。如果特殊情况下，父母及爷爷奶奶无法签署知情同意书，则要签署授权同意书给亲戚，才可由姑姑等签署手术知情同意书。故正确答案是 D。认知层次：应用。

224. 患儿，女，1 岁。因"呕吐 5 天，腹泻 1 天"入院。体格检查：神志清，精神可，营养发育差，无脱水貌，心肺阴性，腹部膨隆，肝脾肋下未及，四肢肌张力正常，实验室检查：静脉血气分析示 pH 7.60，碳酸氢根 30.8mmol/L，碱剩余 9.1mmol/L，血钾 2.8mmol/L，血钠 128mmol/L，血氯 84mmol/L。该患儿最主要的治疗措施是（　　）

A. 补充氯化钾　　B. 补充氯化钠

C. 应用甲氧氯普胺针　　D. 口服安体舒通片

E. 静脉补液支持

考题分析：答案 A。难度系数 0.5，中等。本题所考疾病为巴特（Bartter）综合征，所考知识点为 Bartter 综合征的治疗。该患儿呕吐、腹泻入院，存在胃肠炎，但无脱水貌，病情较轻，突出表现营养发育较差，腹部膨隆，辅助检查提示低钾性碱中毒，首先考虑 Bartter 综合征，

补充氯化钾为本病最主要的治疗方法，故 A 为正确答案。患儿无脱水，暂无须静脉补液，故不选 E。认知层次：理解。

225. 患儿，男，2 个月 25 天。因“水肿 1 周”就诊，伴少尿，无尿红。体格检查：BP 83/60mmHg，眼睑及双下肢中度凹陷性水肿，心肺阴性，腹膨隆，肝肋下 2.5cm，移动性浊音阳性，尿蛋白定性（4+），尿红细胞计数 2~3/HP，血浆白蛋白 19g/L，血胆固醇 6.2mmol/L，最可能的诊断是（　　）

A. 急性肾炎　　B. 单纯型肾病
C. 肾炎型肾病　　D. 先天性肾病
E. 血管神经性水肿

考题分析：答案 D。难度系数 0.5，中等。本题所考疾病为先天性肾病综合征，所考知识点为先天性肾病综合征的诊断。该患儿有水肿、少尿，辅助检查提示大量蛋白尿、低白蛋白血症，故肾病综合征诊断成立。结合患儿年龄小于 3 个月，符合先天性肾病综合征诊断。认知层次：记忆。

226. 患儿，男，3 个月。因“反复呼吸费力 11 天，发绀 1 小时”入院。体格检查：神志不清，全身皮肤青紫，双侧瞳孔直径 5mm，等大正圆，对光反射消失，无自主呼吸，未闻及心音，疼痛刺激无反应，肢端凉。以下诊断正确的是（　　）

A. 气胸　　B. ARDS
C. 低血糖　　D. 贫血
E. 心跳呼吸骤停

考题分析：答案 E。难度系数 0.7，容易。本题所考疾病为心跳呼吸骤停，所考知识点为该疾病的诊断。该患儿无自主呼吸，未闻及心音，首先考虑心跳呼吸骤停，故 E 正确。气胸、ARDS、低血糖、严重贫血均可引起心肺骤停，但题干未提供相关信息，选项 A、B、C、D 不正确。认知层次：应用。

227. 患儿，女，2 个月。因“发热、咳嗽 3 天，气促伴发绀 1 小时”入院。体格检查：R 60 次 / 分，P 182 次 / 分，BP 80/53mmHg，SpO_2 85%。神志清，反应差，鼻翼扇动，口唇发绀，可见三凹征，两肺呼吸音粗，闻及广泛哮鸣音及少许细小湿啰音，心音有力，心律齐，肢端暖。辅助检查：血气分析（吸入室内空气）示 pH 7.32，$PaCO_2$ 63.0mmHg，PaO_2 54.4mmHg，BE −3.5mmol/L。考虑诊断为（　　）

A. 重症肺炎、Ⅰ型呼吸衰竭
B. 支气管炎、Ⅰ型呼吸衰竭
C. 支气管炎、Ⅱ型呼吸衰竭
D. 重症肺炎、Ⅱ型呼吸衰竭
E. 肺炎、Ⅱ型呼吸衰竭

考题分析：答案 D。难度系数 0.5，中等。本题所考疾病为呼吸衰竭，所考知识点为该疾病的诊断。该患发热、咳嗽，呼吸急促，有鼻翼扇动、三凹征，双肺闻及干湿啰音，诊断重症肺炎；结合血气分析结果，吸入室内空气条件下，$PaO_2 < 60$mmHg，且 $PaCO_2 > 50$mmHg，Ⅱ型呼吸衰竭成立。故 D 正确。认知层次：应用。

228. 患儿，女，2 岁。因“生长迟缓 2 年”就诊。足月剖宫产，出生体重 3000g，50cm。10 个月会坐稳，19 个月会独走，平素不喜活动，食欲差，排便 5~7 天一次，干结。体格检查：头围 50cm，前囟 1.0cm × 1.0cm，皮肤粗糙，出牙 4 颗，反应迟钝，心肺阴性，脐疝。为明确诊断，该患儿首先应做的检查是（　　）

A. 染色体检查
B. 神经心理测验
C. 生长激素激发试验
D. 甲状腺功能测定
E. 血清钙、磷及 25（OH）D 检测

考题分析：答案 D。难度系数 0.7，容易。本题所考知识点为甲状腺功能低下的诊断。该患儿出生史正常，生长迟缓，发育迟缓，不喜动，食欲差，便秘，头大，前囟闭合延迟，出牙迟，反应迟钝，脐疝，首先考虑甲状腺功能低下，因此首先应做的检查是甲状腺功能测定，故选 D。认知层次：理解。

229. 患儿，男，6 岁。因“发热、咳嗽伴皮肤出血点 3 天”就诊。体格检查：四肢散在出血点和瘀斑，颈部数个淋巴结肿大，双肺有细湿啰音，腹部，肝肋下 3.5cm，脾肋下 4cm。血常规：血红蛋白 70g/L，网织红细胞百分比 0.3%，白细

胞计数 3.4×10^9/L，原幼细胞百分比 50%，血小板计数 29×10^9/L。X 线胸片如图 1-28 所示。该患儿最可能的诊断是（　　）

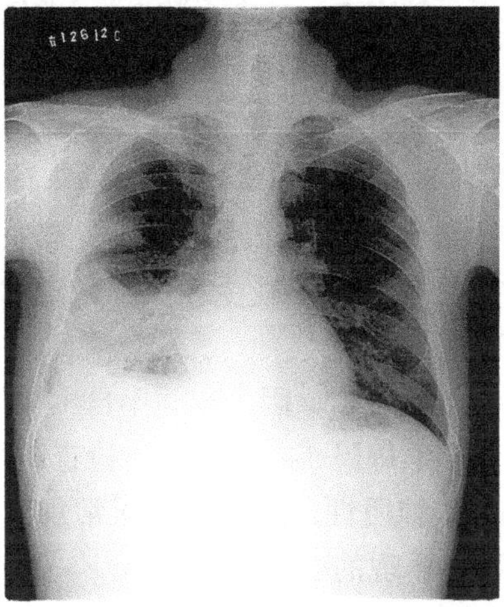

图 1-28　X 线胸片

A. 肺部感染
B. 脓毒血症
C. 再生障碍性贫血
D. 免疫性血小板减少性紫癜
E. 急性白血病

考题分析：答案 E。难度系数 0.6，较易。本题所考疾病为急性白血病，所考知识点为该疾病的诊断，患儿感染、贫血、出血，体格检查发现有出血倾向，淋巴结大，肝脾大，血常规提示贫血、血小板减少、可见原始细胞；胸片提示白血病肺部浸润可能性大，最可能的诊断考虑急性白血病。认知层次：理解。

230. 患儿，男，3 岁。确诊急性淋巴细胞白血病，化疗第二天突然出现恶心、呕吐及肌肉疼痛，并出现晕厥一次。心电图如图 1-29 所示。该患儿最可能出现的并发症是（　　）

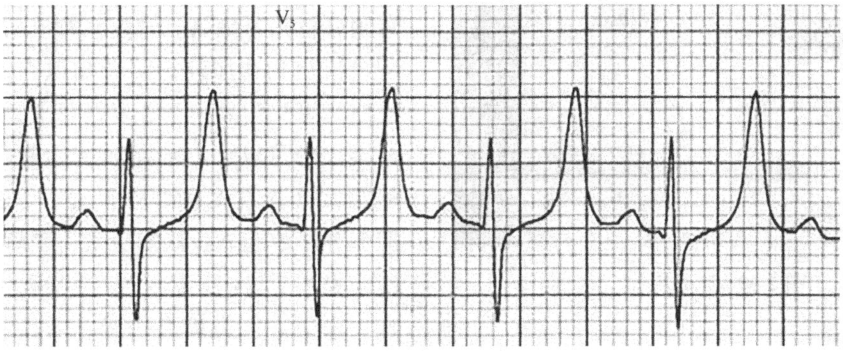

图 1-29　心电图

A. 颅内出血　　B. 肿瘤溶解综合征
C. 颅内感染　　D. DIC
E. 药物过敏

考题分析：答案 B。难度系数 0.6，较易。本题所考疾病为急性白血病的并发症，所考知识点为急性肿瘤溶解综合征的诊断，急性肿瘤溶解综合征是肿瘤或白血病治疗过程中紧急的并发症，是由于肿瘤细胞大量溶解、细胞内容物快速释放入血引起的代谢紊乱综合征。主要表现为高尿酸血症、高钾血症、高磷血症、低钙血症、顽固性代谢性酸中毒和急性肾功能不全（acute renal insufficiency）等。患儿心电图提示高钾血症可能性大，因此最可能的诊断考虑肿瘤溶解综合征。认知层次：理解。

231. 患儿，女，3 小时。患儿系 G1P1，足月自然分娩，出生体重 3200g，羊水有腥臭味，母亲产时体温 38. 3℃，生后 Apgar 评分 10 分（1 分钟）。因“生后气促 1 小时”入院。患儿 1 小时前出现气促，伴口吐泡沫、呻吟不安。体格检查：R 65 次 / 分，三凹征明显。该患儿最可能的诊断是（　　）

A. 新生儿胎粪吸入综合征
B. 新生儿肺出血
C. 新生儿肺炎
D. 新生儿湿肺
E. 新生儿呼吸窘迫综合征

考题分析：答案 C。难度系数 0.6，较易。本题所考疾病为新生儿肺炎，所考知识点为新生儿肺炎的诊断。该患儿母乳羊水有腥臭味，产前发热，诊断母亲有绒毛膜羊膜炎，母孕期绒毛膜羊膜炎污染羊水，患儿生后感染发生率高达 50%~80% 以上，且患儿生后出现肺部症状，诊断新生儿肺炎。认知层次：理解。

232. 患儿，男，8 天，足月儿，出生无异常。患儿因“发热、口吐泡沫 2 天”就诊。吃奶时有呛奶。其哥哥 1 周前诊断肺炎。体格检查：呼吸 60 次 / 分，鼻翼扇动，口周青紫，双肺呼吸音粗，心脏腹部无明显异常。X 线胸片检查如图 1-30 所示，该最可能的诊断是（　　）

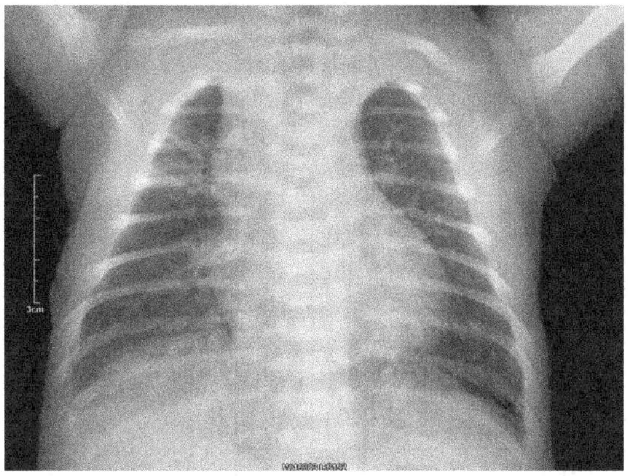

图 1-30　X 线胸片

A. 新生儿肺炎
B. 新生儿气胸
C. 新生儿呼吸窘迫综合征
D. 新生儿膈疝
E. 新生儿败血症

考题分析：答案 A。难度系数 0.5，中等。本题所考疾病为新生儿肺炎，所考知识点为新生儿肺炎胸片的判读。该患儿接触呼吸道感染患者后出现发热、吐沫，胸片表现为两肺广泛点状浸润影，诊断新生儿肺炎。认知层次：理解。

233. 患儿，女，7 岁。因“夜间遗尿 7 年”就诊。遗尿每周 2~3 次。体格检查：心肺阴性，腹软，骶尾部无异常。实验室检查：尿常规阴性，晨尿渗透压 450.00mOsm/kg，该患儿很可能存在哪种激素的夜间分泌异常（　　）

A. 糖皮质激素　　B. 盐皮质激素
C. 性激素　　D. 甲状腺激素
E. 垂体加压素

考题分析：答案 E。难度系数 0.5，中等。本题所考疾病为遗尿症，所考知识点为遗尿症的发病机制。该患儿年龄大于 5 岁，每周遗尿超过 2 次，持续时间大于 3 个月，故临床诊断遗尿症成立。结合患儿晨尿渗透压低，首先考虑与垂体加压素夜间分泌减少相关，故选 E。认知层次：理解。

234. 患儿，男，6 岁。因“夜间不自主排尿 2 年”就诊。该现象每周 5~6 次，体格检查：神志清，精神好，心肺阴性，腹平软。尿常规阴性，该患儿最可能出现的心理问题是（　　）

A. 社交不良　　B. 多动症
C. 强迫症　　D. 学习障碍
E. 幻觉

考题分析：答案 A。难度系数 0.6，较易。本题所考疾病为遗尿症，所考知识点为遗尿症的并发症。患儿年龄大于 5 岁，每周遗尿大于 2 次，持续 3 个月以上，故遗尿症诊断成立。遗尿症患儿常会伴发多种心理问题，包括社交不良、抑郁等，故选 A。认知层次：理解。

235. 患儿，男，4 岁。因“车祸后呼吸费力 1 小时”入院。体格检查：神志清，烦躁不安，口唇发绀，呼吸急促，可见三凹征，右侧胸廓饱满，呼吸运动度减弱，叩诊呈鼓音，两肺呼吸音不对称，右肺呼吸音降低，未闻及干湿啰音，心音有力，律齐，肢端凉，CRT 3s。辅助检查：血气分析（吸入室内空气）示 pH 7.36，$PaCO_2$ 33.0mmHg，PaO_2 57.2mmHg，BE–2.5mmol/L。目前主要诊断为（　　）

A. 支气管肺炎并 I 型呼吸衰竭
B. 气胸并 I 型呼吸衰竭
C. ARDS
D. 重症肺炎并 II 型呼吸衰竭
E. 肺炎、胸腔积液

考题分析：答案 B。难度系数 0.3，难。本题所考疾病为呼吸衰竭，所考知识点为该疾病的诊断。该患儿车祸后出现发绀、呼吸急促，查体右侧胸廓饱满，胸部叩诊呈鼓音，右肺呼吸音降低，诊断气胸；结合血气分析结果吸入室内空气条件下，PaO_2 ＜60mmHg，$PaCO_2$ 降低，Ⅰ型呼吸衰竭诊断成立，故B正确。患儿急性发病，未提供呼吸道感染病史，支气管肺炎、重症肺炎不成立，选项A、D、E不正确。患儿车祸外伤可导致肺挫伤，后续可能发展为ARDS，但入院即刻主要诊断为气胸、呼吸衰竭，故选项C暂不考虑。认知层次：应用。

236. 患儿，女，4个月。因“咳嗽、气促2天，加重伴发热半天”入院。体格检查：R 62次/分，P 182次/分，BP 84/53mmHg，SpO_2 88%。嗜睡，反应差，面色口唇发绀，点头样呼吸，鼻翼扇动，可见三凹征，两肺呼吸音粗，闻及细湿啰音及哮鸣音，心音有力，心律齐，腹软，肝肋下1cm，肢端温。经面罩氧疗无效，予气管插管、机械通气（FiO_2 50%）30分钟后，查血气分析示：pH 7.36，$PaCO_2$ 44.2mmHg，PaO_2 96mmHg，BE –0.5mmol/L。目前最主要的诊断为（　　）

A. 婴儿哮喘　　B. 呼吸衰竭
C. 高碳酸血症　　D. 支气管肺炎
E. 心力衰竭

考题分析：答案B。难度系数0.5，中等。本题所考疾病为呼吸衰竭，所考知识点为该疾病的诊断。患儿（婴儿）发热、咳嗽、气促、肺部细湿啰音及哮鸣音，伴呼吸窘迫（点头样呼吸、鼻翼扇动、三凹征）和缺氧（面色口唇发绀、SpO_2 88%）表现，因此临床考虑重症肺炎合并呼吸衰竭，选项A不合适。另外，在吸氧条件下，判断呼吸衰竭，需要计算氧合指数，即 PaO_2/FiO_2，本病例氧合指数为192mmHg＜300mmHg，所以呼吸衰竭（Ⅰ型）诊断成立，故B正确。因 $PaCO_2$ 正常，选项C不正确。支气管肺炎的诊断并没有反映该患儿重症的特点，故选项D不合适。患儿虽心率增快（与缺氧有关），但心音有力、肢端温、肝脏无增大，心力衰竭依据不足，选项E不正确。认知层次：应用。

237. 患儿，女性，3岁。因“发热、咳嗽、腹胀、面色苍白4个月”就诊。体格检查：面色苍白，四肢散在出血点和瘀斑，颈部数个淋巴结肿大，双肺有干和细湿啰音，腹部稍膨隆，肝肋下3.5cm，脾肋下4cm。血常规：白细胞计数 28×10^9/L，血红蛋白62g/L，血小板计数 35×10^9/L。为了尽快明确诊断，首先最应该进行的检查是（　　）

A. 骨髓细胞学检查　　B. 淋巴结活检
C. 凝血全套　　D. 血培养
E. 骨髓活检

考题分析：答案A。难度系数0.6，较易。本题所考疾病为急性白血病，所考知识点为该疾病的诊断。患儿感染、贫血、出血，体格检查发现有出血倾向，淋巴结大，肝脾大，诊断考虑急性白血病，应立即完善骨髓细胞学检查。认知层次：理解。

238. 患儿，女性，5岁。因“发热、全身皮肤出血点1周”来院。体格检查：四肢皮肤散在出血点，浅表淋巴结无肿大，胸骨压痛，腹软，肝肋下3.5cm，脾肋下4cm。血常规：白细胞计数 50×10^9/L，血红蛋白52g/L，血小板计数 55×10^9/L。该患儿最可能的诊断是（　　）

A. 过敏性紫癜
B. 免疫性血小板减少性紫癜
C. 急性白血病
D. 再生障碍性贫血
E. 淋巴瘤

考题分析：答案C。难度系数0.6，较易。本题所考疾病为急性白血病，所考知识点为该疾病的诊断。患儿感染、贫血、出血，体格检查发现有出血倾向，肝脾大，血常规提示三系减少，诊断考虑急性白血病可能性大。认知层次：理解。

239. 患儿，男，20天。足月顺产，出生史正常，母乳喂养。因“咳嗽4天，加重1天”入院。体格检查：T 36.8℃，R 60次/分，两肺呼吸音粗，可闻及较多痰鸣音。辅助检查：血常规提示白细胞计数 5.5×10^9/L，淋巴细胞百分比43.8%，入院后查X线胸片表现为散在小斑片影和两肺过度膨胀和条索影，该患儿可能的诊断为（　　）

A. 病毒性肺炎　　B. 支原体肺炎
C. 细菌性肺炎　　D. 衣原体肺炎
E. 真菌性肺炎

考题分析：答案 A。难度系数 0.5，中等，本题所考疾病为新生儿肺炎，所考知识点为新生儿肺炎病原学的诊断。患儿咳嗽，肺部有啰音，诊断新生儿肺炎明确，血常规白细胞不高，淋巴细胞为主，病毒性肺炎可能性大，细菌性肺炎与病毒性肺炎胸片上不易区别，两肺弥漫性模糊影，阴影密度深浅不一，以细菌性感染较多见；两肺门旁及内带肺野间质索条影，可伴散在的肺部浸润及明显肺气肿以及纵隔疝，以病毒性肺炎较多见，故诊断病毒性肺炎。认知层次：理解。

240. 患儿，男，足月，3 天。测血清胆红素 286μmol/L，以非结合胆红素为主，反应可，食奶好，粪便转黄。首选的治疗方法是（　　）

A. 不需治疗　　B. 输白蛋白
C. 血浆置换　　D. 蓝光光疗
E. 补充碳酸氢钠

考题分析：答案 D。难度系数 0.7，容易。本题所考疾病为新生儿高胆红素血症，所考知识点为新生儿高胆红素血症的治疗。光疗是新生儿高胆红素血症的简单、方便、有效的治疗方法，为首选的治疗方法。有低蛋白血症或黄疸过高或进展过快，可输白蛋白或换血治疗，有酸中毒可补充碳酸氢钠。认知层次：记忆。

241. 患儿，女，2 天。因"生后 16 小时出现黄疸，并渐加重"就诊。查血清非结合胆红素为 302μmol/L，体格检查：反应稍差，全身皮肤中重度黄染，前囟平软，肺部心脏未见异常，腹软，肝脏肋下 1.5cm，四肢肌张力正常。为明确诊断，首选哪项检查（　　）

A. 肝功能检查
B. 血常规、网织红细胞
C. 母子血型检查
D. 红细胞 G-6-PD 活性测定
E. 血清甲胎蛋白含量测定

考题分析：答案 C。难度系数 0.6，较易。本题所考疾病为新生儿高胆红素血症，所考知识点为新生儿高胆红素血症的病因诊断。足月新生儿，生后 24 小时内出现黄染，且逐渐加重，首先考虑新生儿溶血病，故首先完善母子血型检查。认知层次：理解。

242. 患儿，女，6 岁。因"反复皮肤紫癜 20 天，伴双侧踝关节肿痛"就诊。体格检查：双下肢及臀部可见较多皮肤紫癜，呈鲜红色及暗红色，心肺（−），腹软，无压痛、反跳痛，实验室检查：尿常规正常。诊断首先考虑（　　）

A. 过敏性紫癜　　B. 急性荨麻疹
C. 系统性红斑狼疮　　D. 血小板减少性紫癜
E. 维生素 C 缺乏

考题分析：答案 A。难度系数 0.7，容易。本题所考疾病为过敏性紫癜，所考知识点为过敏性紫癜的诊断。过敏性紫癜诊断以主要分布在下肢的皮肤紫癜为必要条件，伴以下 4 项中任何一项即可诊断：①急性弥漫性腹痛；②关节肿痛；③肾脏受累；④任何部位活检示 IgA 沉积。故本题正确答案选 A。该患儿表现为双下肢及臀部皮肤紫癜，首先排除急性荨麻疹。血小板减少性紫癜往往全身分布，大小一致，与本例不符。患儿年幼，系统性红斑狼疮可能性较小。维生素 C 缺乏称为抗坏血酸，出血多位于长骨骨膜下、皮肤及黏膜，常伴齿龈肿胀、出血，与本例不符。认知层次：记忆。

243. 患儿，女，10 岁。因"反复皮肤紫癜半个月，伴膝关节肿痛"入院。体格检查：双下肢可见皮肤紫癜，高出皮面，心肺（−），腹软，无压痛。实验室检查：血小板计数 268×10^9/L。该患儿的远期预后主要与以下哪个因素有关（　　）

A. 颅内出血　　B. 消化道出血
C. 肺出血　　D. 肾脏病变
E. 关节炎

考题分析：答案 D。难度系数 0.6，较易。本题所考疾病为过敏性紫癜，所考知识点为过敏性紫癜的预后。过敏性紫癜除了皮肤损害外，在临床上主要累及关节、消化道及肾脏，其中远期预后则取决于肾脏受累情况，故选项 D 为正确答案。认知层次：理解。

244. 患儿，女，6 岁。因“发热、头痛、呕吐 5 天，神志不清 1 天”入院。患儿烦躁不安，胡言乱语，无咳嗽、气促。体格检查：R 15 次 / 分，P 102 次 / 分，BP 96/63mmHg，SpO_2 90%。神志不清，口唇微绀，呼吸不规则，两肺呼吸音粗，未闻及干湿啰音，心音有力，心律齐，四肢肌张力偏低，颈强直，克尼格征（+），布鲁津斯基征（+），巴宾斯基征（−）。患儿呼吸衰竭最可能的原因是（　　）

A. 颅内感染　　B. 肺炎

C. 气胸　　D. 胸腔积液

E. 颅内出血

考题分析：答案 A。难度系数 0.7，容易。本题所考疾病为呼吸衰竭，所考知识点为该疾病的病因。患儿以发热、头痛、呕吐为主诉，查体脑膜刺激征阳性，考虑颅内感染，结合患儿神志不清，呼吸节律不规则，呼吸衰竭原因考虑为中枢性。肺炎、气胸、胸腔积液及颅内出血无依据。故 A 正确。认知层次：应用。

245. 患儿，男性，3 岁，确诊急性淋巴细胞白血病，行门冬酰胺酶化疗过程中，进食油腻食物后突然出现腹痛，无呕吐及腹泻。该患儿最可能出现的并发症是（　　）

A. 肠梗阻　　B. 胰腺炎

C. 消化道出血　　D. DIC

E. 急性肠胃炎

考题分析：答案 B。难度系数 0.6，较易。本题所考疾病为急性白血病治疗门冬酰胺酶的副作用胰腺炎。认知层次：理解。

246. 患儿，男性，3 岁，确诊急性淋巴细胞白血病，行 VDLD 方案化疗，使用门冬酰胺酶后突然出现呼吸困难，随后出现晕厥。该患儿需要马上进行的治疗是（　　）

A. 布地奈德吸入治疗

B. 静脉用地西泮

C. 静脉用地塞米松

D. 生理盐水扩容

E. 肌内注射肾上腺素

考题分析：答案 E。难度系数 0.5，中等。本题所考疾病为急性白血病治疗门冬酰胺酶的副作用过敏的表现及处理，治疗首先肾上腺素。认知层次：理解。

247. 患儿，男，1 岁。因“发热 2 天，咳嗽、声音嘶哑半天”就诊。患儿体温高亢，最高 40℃，呈犬吠样咳嗽，声嘶，活动后有呼吸困难。体格检查：呼吸平稳，未见三凹征，双肺呼吸音清。最可能的诊断是（　　）

A. 急性喉炎　　B. 支气管哮喘

C. 先天性喉喘鸣　　D. 喉异物

E. 急性支气管炎

考题分析：答案 A。难度系数 0.7，容易。本题所考疾病为急性喉炎，所考知识点为急性喉炎的诊断。该患儿表现为发热、犬吠样咳嗽、声嘶和活动后呼吸困难，故诊断为急性喉炎，答案 C。急性支气管炎临床表现为发热、咳嗽，无气促，肺部可闻及不固定的散在的干啰音和粗中湿啰音，E 不支持。支气管哮喘为反复发作的咳嗽、喘息、气促或胸闷，肺部闻及哮鸣音，个人和家族有过敏性疾病史，B 排除。患儿急性起病，有发热，无异物呛咳史，D 不支持。认知层次：应用。

248. 患儿，男，8 个月。因“咳嗽、气促半个月”入院。咳嗽不剧，干咳，吃奶时气促更明显，无发绀，无发热，胃纳欠佳。家属自觉该患儿 4 月龄开始即有吃奶后呼吸费力，未予重视。体格检查：R 48 次/分，神志清，精神稍软，呼吸促，双肺未闻及干湿啰音。胸部高分辨率 CT（high resolution CT，HRCT）提示两下肺铺路石样征象。目前首先考虑的疾病是（　　）

A. 闭塞性细支气管炎

B. 过敏性肺泡炎

C. 肺泡蛋白沉积症

D. 特发性肺含铁血黄素沉着症

E. 朗格汉斯组织细胞增生症

考题分析：答案 C。难度系数 0.4，较难。本题所考疾病为肺泡蛋白沉积症，所考知识点为该疾病的诊断。患儿以咳嗽、气促为主要表现，时间长，肺部体征不明显，为间质性肺部的典型症状。胸部 HRCT 肺铺路石样征象是肺泡蛋白沉积症的典型影像表现，故答案 C。闭塞性细支气管炎的影像典型表现为马赛克征象；过敏性肺泡炎为小叶中心性边界模糊的微小结节；特发性肺含铁血黄素沉着症为弥漫性磨玻璃密度和实变阴影；朗格汉斯组织细胞增生症为双肺结节阴影伴有囊泡形成，故A、B、D、E不支持。认知层次：应用。

249. 患儿，男，12岁，因“发现生殖器增大半年”就诊。体检：睾丸长3.5cm，阴茎开始增长，阴毛变深、变粗，见于耻骨联合上，该患儿处于性发育过程［坦纳（Tanner）分期］中哪一阶段（　　）

A. Tanner 1期　　B. Tanner 2期

C. Tanner 3期　　D. Tanner 4期

E. Tanner 5期

考题分析：答案C。 难度系数0.7，容易。本题所考疾病为性早熟，所考知识点为性早熟的临床表现，男性Tanner分期。认知层次：记忆。

250. 患儿，女，8岁4个月。因“发现乳房增大1年余”就诊，近期身高增长加速，体格检查：身高139cm，体重35kg，乳房B3，pH2，骨龄示10.5岁，哪一项辅助检查结果可能符合该患儿（　　）

A. TSH 42μIU/ml

B. 促肾上腺皮质激素（adrenocorticotropic hormone, ACTH）150pg/ml

C. 黄体生成素（luteinizing hormone, LH）基础值＜0.1U/L

D. 促性腺激素释放激素（gonadotropin-releasing hormone, GnRH）激发试验LH峰值7.7U/L

E. GnRH激发试验LH峰值/卵泡刺激素（follicle-stimulating hormone, FSH）峰值0.2

考题分析：答案D。 难度系数0.5，中等。本题所考疾病为性早熟，所考知识点为性早熟的诊断。患儿，女，8岁前出现第二性征发育，身高增长加速，骨龄提前2岁，考虑中枢性性早熟。GnRH激发试验LH峰值＞5U/L，LH峰值/FSH峰值＞0.6，支持中枢性性早熟，故D正确。认知层次：理解。

第三节　A_3/A_4 型题

1. 患儿，男，2岁，于夏季突然发病。因“高热4小时”就诊。T 39.5℃，惊厥3次，无呕吐、腹泻，血压降低。脑脊液中白细胞计数 8×10^6/L，蛋白定性（−），葡萄糖3.0mmol/L。外周血白细胞 21.0×10^9/L，中性粒细胞百分比80%。病前有可疑不洁饮食史。

（1）该患儿最可能的诊断是（　　）

A. 流行性脑脊髓膜炎　　B. 中毒性菌痢

C. 流行性乙型脑炎　　D. 结核性脑膜炎

E. 高热惊厥

考题分析：答案B。 难度系数0.7，容易。本题所考疾病为中毒性细菌性痢疾（中毒性菌痢）。中毒性菌痢好发于夏秋季，起病急骤，中毒症状明显而肠道症状较轻，甚至早期可无消化道症状，主要表现为起病不久很快发生反复惊厥、嗜睡、昏迷，休克和呼吸衰竭。夏季是流行性乙型脑炎的发病季节，因此往往需要与中毒性菌痢鉴别，但其起病略缓，进入极期后才出现明显的神经系统表现，而且很少出现休克。流行性脑脊髓膜炎发病季节主要在冬、春季。结核性脑膜炎起病较缓慢。这些中枢性感染疾病脑脊液均有异常改变。认知层次：记忆。

（2）对诊断患儿疾病最有帮助的检查是（　　）

A. 血常规　　B. 尿常规

C. 血细菌培养　　D. 粪常规及培养

E. 脑脊液检查

考题分析：答案D。 难度系数0.6，较易。此题考的是诊断中毒型菌痢的辅助检查。认知层次：理解。中毒性菌痢的实验室检查有：①粪便常规：病初可正常，以后出现脓血黏液便，镜检有成堆脓细胞、红细胞和吞噬细胞。②粪便培养：可分离出志贺菌属痢疾杆菌。③外周血常规：白细胞计数可增高至（10~20）$\times10^9$/L，以中性粒细胞为主。该病例可考虑为中毒型菌痢、高热惊厥或流行性乙型脑炎，要鉴别诊断需要做粪常规及培养，分离出志贺菌属痢疾杆菌和大量脓细胞都有助于中毒型菌痢的诊断。备选答案分析：其他检查方法对于鉴别诊断不太有意义。认知层次：应用。

（3）下列哪项不是急性细菌性痢疾中毒型的临床特征（　　）

A. 急起高热，反复惊厥

B. 迅速发生休克与呼吸衰竭

C. 多见于 2~7 岁儿童

D. 起病时肠道症状可不明显

E. 常有脑膜刺激征

考题分析：答案 E。难度系数 0.6，较易。本题所考疾病为中毒性细菌性痢疾临床特点。认知层次：记忆。

（4）痢疾杆菌进入人体后是否发病跟以下哪些因素有关（　　）

A. 细菌数量　　B. 致病力

C. 胃酸作用　　D. 肠道分泌型 IgA

E. 结肠黏膜完整性

考题分析：答案 A、B、C、D。难度系数 0.3，难。本题所考疾病为痢疾杆菌致病作用的决定因素。痢疾杆菌主要通过其侵袭力和内毒素致病，部分菌株还可以产生外毒素、肠毒素、细胞毒素和神经毒素。痢疾杆菌很少穿透肠黏膜入血。只是在严重营养不良的儿童和免疫功能严重低下的成员中才引起菌血症。故除了 E 以外其他都相关。认知层次：应用。

2. 患儿，男，1 岁。因“呕吐、腹泻 2 天”入院。排便 7~8 次 / 日，蛋花汤样，略带腥臭；呕吐 2~3 次 / 日，伴有口干，尿少。患儿人工喂养，家长卫生习惯差，乳具较少消毒。既往无腹泻史。体格检查：T 38℃，精神差，哭时泪少，前囟眼窝凹陷，唇干，心肺无特殊，腹软。

（1）根据下列结果，如图 1-31 所示，该患儿最可能的诊断为（　　）

A. 婴幼儿腹泻（由饮食因素所致），中度脱水

B. 肠炎（由致病性大肠埃希菌引起），中度脱水

C. 肠炎（由致病性大肠埃希菌引起），重度脱水

D. 肠炎（由肠道病毒引起），中度脱水

E. 肠炎（由肠道病毒引起），重度脱水

660119313100 检验科检验报告单

姓　名：	患者电话：13876427618	申请医生	标本类型：粪便
性　别：男	科室床号：儿	申请时间：2021-05-31 12:54	标本状态：正常
年　龄：1岁	临床诊断：小	采样时间：	标本条码：660119313100
患者ID：21053116011		收样时间：2021-05-31 13:04	工作单号：20210531G0099644

检验项目	结果	提示	参考区间	单　位
1.粪便颜色	棕黄色			
2.性状	黏液样			
3.镜检红细胞	0-2		0-2	/HP
4.隐血试验	阳性（+）	↑	阴性	
5.黏液	+	↑	阴性	
6.脂肪球	未见			/HP
7.镜检白细胞	40-60		0-5	/HP

图 1-31　粪便常规

考题分析：答案 B。难度系数 0.5，中等。本题考查疾病为腹泻病，所考知识点为感染性肠炎及脱水分度，因“呕吐、腹泻 2 天”入院，粪便常规镜检白细胞计数 40~60/HP，红细胞计数 0~2/HP，故考虑细菌性肠炎；患儿尿少，哭时泪少，前囟眼窝凹陷，唇干，考虑中度脱水。认知层次：应用。

（2）最初 24 小时补液总量为（　　）

A. 每天 100~120ml/kg

B. 每天 100~150ml/kg

C. 每天 160~180ml/kg

D. 每天 120~150ml/kg

E. 每天 150~180ml/kg

考题分析：答案 D。难度系数 0.5，中等。本题考查疾病为腹泻病，所考知识点为腹泻脱水补液量，轻度脱水每天 90~120ml/kg，中度脱水每天

120~150ml/kg，重度脱水每天 150~180ml/kg。认知层次：应用。

（3）如第 2 天脱水纠正，排便减少至 4~5 次 / 天，无呕吐、腹胀，尿量正常，食欲差。此时的补液原则为（　　）

A. 停静脉滴注，改用口服补液盐

B. 补生理需要量和继续丢失量

C. 补继续丢失量

D. 补生理需要量

E. 调整饮食，去乳糖喂养

考题分析：答案 B。难度系数 0.7，容易。本题所考知识点为腹泻病的补液原则。认知层次：应用。

3. 患儿，男，5 个月。因“呼吸急促 2 小时”入院。体格检查：肝脏肿大，肺部无细湿啰音，X 线示心脏左心室增大明显，左心缘搏动减弱，诊断为心内膜弹力纤维增生症。

（1）该患儿合并以下哪项（　　）

A. 心源性休克

B. 充血性心力衰竭

C. 严重的心律失常

D. 脑栓塞

E. 常合并支气管肺炎

考题分析：答案 B。难度系数 0.5，中等。本题所考查疾病为心力衰竭，所考知识点为心力衰竭的诊断。临床诊断的依据：①呼吸困难；②肝大，而不能以横膈下移等原因解释；③辅助检查：X 线示心脏左心室增大明显，左心缘搏动减弱，故诊断充血性心力衰竭。认知层次：应用。

（2）对心内膜弹力纤维增生症，主要应用洋地黄控制，需长期服用，直到（　　）

A. 症状消失，X 线和心电图检查恢复正常

B. 症状消失，心电图检查恢复正常后 1~3 个月

C. 症状消失，X 线和心电图检查正常后 3~6 个月

D. 症状消失，X 线和心电图检查正常后 7~12 个月

E. 症状消失，X 线和心电图检查正常后 1~2 年

考题分析：答案 E。难度系数 0.5，中等。本题所考查疾病为心内膜弹力纤维增生症发生心力衰竭时的治疗，所考知识点为心力衰竭的治疗。正性肌力药物，如洋地黄可用于控制心力衰竭，一般反应较好，使用时间最少要 2 年左右。认知层次：应用。

4. 患儿，女，6 岁。因“发热伴咳嗽 2 周”入院。呈刺激性剧咳，院外曾予头孢唑林钠静脉滴注 7 天，效果欠佳。伴咽部不适，全身乏力。体格检查：T 39.8℃，精神尚可，咽充血，呼吸平稳，双肺未闻及明显干湿啰音；X 线双肺下部呈星云状浸润影，血清冷凝集试验 1∶64。

（1）该患儿诊断最可能为（　　）

A. 金黄色葡萄球菌肺炎

B. 病毒性肺炎

C. 大叶性肺炎

D. 肺炎支原体肺炎

E. 支气管肺炎

考题分析：答案 D。难度系数 0.5，中等。本题所考疾病为肺炎支原体肺炎，所考知识点侧重该病的临床表现。肺炎支原体肺炎临床表现为全身不适、乏力。2~3 天后出现发热，体温常达 39℃左右，持续 1~3 周，可伴有咽痛和肌肉酸痛。肺部体征多不明显，甚至全无，少数可闻及干、湿啰音，但多很快消失。故体征与剧咳及发热等临床症状不一致，为本病特点之一。认知层次：应用。

（2）治疗该患儿，应首选哪种抗生素（　　）

A. 抗病毒治疗　　B. 第三代头孢菌素

C. 大环内酯类　　D. 青霉素类

E. 糖肽类

考题分析：答案 C。难度系数 0.7，容易。本题所考疾病为肺炎支原体肺炎，所考知识点为该病的治疗。肺炎支原体肺炎首选大环内酯类抗生素。目前临床上以阿奇霉素为首选药物。认知层次：记忆。

5. 患儿，男，9 个月。因“发热伴咳嗽 6 天”入院。院外曾予青霉素治疗 3 天，效果欠佳，近 2 日来喘憋明显，今晨出现抽搐。查体：T 39℃，R 55 次 / 分，P 150 次 / 分。四肢抽动，前囟饱满，双肺可闻及中细水泡音，肝肋下 1.5cm。血常

规示白细胞计数 4.2×10^9/L；腰椎穿刺示颅压增高，脑脊液常规正常。

（1）该患儿优先给予的治疗是（　　）

A. 镇静止惊

B. 静脉缓慢滴注葡萄糖酸钙

C. 强心利尿

D. 更换抗生素

E. 口服对乙酰氨基酚

考题分析：答案 A。难度系数 0.5，中等。本题所考疾病为肺炎，所考知识点为该病并发症的治疗。重症肺炎合并惊厥发作等神经系统表现时，首选镇静止惊。认知层次：应用。

（2）根据临床表现，该患儿最可能的诊断是（　　）

A. 肺炎链球菌肺炎

B. 金黄色葡萄球菌性肺炎

C. 腺病毒性肺炎

D. 呼吸道合胞病毒肺炎

E. 肺炎支原体肺炎

考题分析：答案 C。难度系数 0.5，中等。本题所考疾病为腺病毒性肺炎，所考知识点为该病的临床表现。腺病毒性肺炎多见于 6 个月 ~2 岁儿童。临床特点为起病急骤、高热持续时间长，中毒症状重，易合并心肌炎和多器官功能障碍。症状表现为：①发热；②中毒症状重；③呼吸道症状明显；④可出现腹泻、呕吐和消化道出血；⑤因脑水肿而致嗜睡、昏迷或惊厥发作等。A 选项肺炎链球菌肺炎临床起病急骤，可有寒战、高热，呼吸急促等症状；B 选项金黄色葡萄球菌性肺炎起病急，病情严重，进展快全身中毒症状明显；D 呼吸道合胞病毒肺炎多见于 1 岁以内婴幼儿；E 肺炎支原体肺炎病初有全身不适、乏力、头痛，伴高热，可伴咽痛和肌肉疼痛。认知层次：应用。

6. 患儿，女，10 岁，因“腹泻 1 天”就诊。排便次数 8 次，初为水样便，后为米泔样，每次量多，无明显里急后重感，伴发热，以中热为主，呕吐 4 次。体格检查：T 38.0℃，中度脱水貌，肺部未见异常。粪便镜检：白细胞计数 5~10 个 /HP，悬滴法暗视野见快速运动的弧菌。

（1）最大可能的诊断是（　　）

A. 细菌性食物中毒　　B. 轮状病毒性肠炎

C. 霍乱　　D. 细菌性痢疾

E. 阿米巴痢疾

考题分析：答案 C。难度系数 0.5，中等。本题所考疾病为霍乱，所考知识点为该疾病的诊断，该患儿腹泻，次数较多，初为水样便，后为米泔样，伴发热、呕吐，粪便镜检：白细胞计数 5~10 个 /HP，悬滴法暗视野见快速运动的弧菌，故考虑诊断霍乱。认知层次：应用。

（2）患儿血气分析为 pH 降低，其血生化检查可能为（　　）

A. 钾低、钠高、氯化物低，尿素氮及肌酐增高

B. 钾高、钠高、氯化物高，尿素氮及肌酐增高

C. 钾低、钠低、氯化物低，尿素氮及肌酐增高

D. 钾高、钠低、氯化物低，尿素氮及肌酐增高

E. 钾低、钠高、氯化物高，尿素氮及肌酐增高

考题分析：答案 C。难度系数 0.5，中等。本题所考疾病为霍乱，所考知识点为该疾病的实验室改变，霍乱弧菌的毒素共调菌毛在致病性方面具体作用是由于腹泻产生脱水与电解质紊乱后人血液浓缩致循环衰竭，并且引起肌肉痉挛及低钠、低钾、低钙、代谢性酸中毒，最终引起肾衰竭，故血生化检查可能为钾低、钠低、氯化物低，尿素氮及肌酐增高，故 C 正确。认知层次：应用。

（3）该患儿最重要的治疗方法是（　　）

A. 纠正酸中毒

B. 纠正水、电解质及酸碱平衡紊乱

C. 强心

D. 腹膜透析

E. 隔离

考题分析：答案 B。难度系数 0.5，中等。本题所考疾病为霍乱，所考知识点为该疾病的治疗，最重要的治疗方法是纠正水、电解质及酸碱平衡紊乱，故 B 正确。认知层次：应用。

（4）该患儿应隔离至（　　）

A. 症状消失后 3 天

B. 症状消失，粪便常规正常

C. 粪便性状正常

D. 隔日粪便常规正常 3 次
E. 症状消失，且隔日粪便培养连续 3 次阴性

考题分析：答案 E。难度系数 0.7，容易。本题所考疾病为霍乱，所考知识点为该疾病的隔离，应隔离至症状消失，且隔日粪便培养连续 3 次阴性，故 E 正确。认知层次：应用。

7. 患儿，男，2 个月。因“气促 2 天”入院。伴轻咳嗽，无发热。患儿有先天性心脏病病史。体格检查：R 65 次 / 分，无发绀，双肺可闻及细湿啰音，HR 170 次 / 分，心音低钝，胸骨左缘第 2~3 肋间可闻及Ⅳ / Ⅵ级收缩期杂音，伴有震颤，肝脏肋下 4cm，剑突下 4cm。X 线胸片示心胸比率 0.60，左心室增大，肺纹理增多，叶间胸膜明显。

（1）最可能诊断是（　　）
A. 室间隔缺损合并肺炎
B. 房间隔缺损合并肺炎
C. 室间隔缺损合并心力衰竭
D. 房间隔缺损合并心力衰竭
E. 以上都不是

考题分析：答案 D。难度系数 0.5，中等。本题所考疾病为心力衰竭，所考知识点为心力衰竭的诊断。小儿时期心力衰竭以 1 岁内发病率最高，其中以先天性心脏病引起者最多见。婴幼儿心力衰竭的临床表现有一定的特点。常见症状为呼吸快速、表浅、频率可达 50~100 次 / 分，喂养困难，体重增长缓慢，烦躁多汗，哭声低弱，肺部可闻及干啰音或哮鸣音。水肿首先见于颜面部、眼睑等部位，严重时鼻唇三角区呈现青紫。认知层次：应用。

（2）应如何治疗（　　）
A. 立即手术治疗　　B. 给予抗生素治疗
C. 给予密切观察　　D. 给予地高辛治疗
E. 以上都不是

考题分析：答案 D。难度系数 0.6，较易。本题所考查疾病为心力衰竭时的治疗，所考知识点为心力衰竭治疗原则。正性肌力药物，如洋地黄可用于控制心力衰竭，一般反应较好。小儿时期常用的洋地黄制剂为地高辛，可口服和静脉注射，作用时间较快，排泄亦较迅速，因此剂量容易调节，药物中毒时处理也比较容易。认知层次：应用。

（3）该患儿在治疗中突然出现气促加重、呼吸困难，发绀，面色苍白，心率增快达 180 次 / 分，两肺闻及细湿音和哮鸣音。最可能的诊断为（　　）
A. 合并毛细支气管炎　　B. 痰液引起窒息
C. 哮喘发作　　D. 急性肺水肿
E. 缺氧发作

考题分析：答案 D。难度系数 0.5，中等。本题所考查疾病为心力衰竭，所考知识点为心力衰竭的病理生理。心力衰竭时由于心室收缩期排血量减少，心室内残余血量增多。舒张期充盈压力增高，可同时出现组织缺氧以及心房和静脉淤血。突然出现气促加重、呼吸困难，发绀，面色苍白，心率增快达 180 次 / 分，两肺闻及细湿音和哮鸣音：均提示为急性肺水肿表现。认知层次：应用。

8. 患儿，男，7 个月。因“发热、咳嗽 3 天，加重伴气促 1 天”入院。精神不振，食欲减退。体格检查：T 37.9℃，R 48 次 / 分。咽部充血，双肺可闻及细湿啰音，HR 140 次 / 分，肝脏肋下 1. 0cm。血常规：白细胞计数 6.2×10^9/L，淋巴细胞百分比 72%；X 线胸片示两肺可见小点片状阴影。

（1）临床诊断考虑为（　　）
A. 呼吸道合胞病毒肺炎
B. 婴幼儿哮喘
C. 腺病毒性肺炎
D. 支原体肺炎
E. 金黄色葡萄球菌性肺炎

考题分析：答案 A。难度系数 0.5，中等。本题所考疾病为病毒性肺炎，呼吸道病毒性肺炎可能性较大，所考知识点为该病的临床表现及影像学特点。呼吸道合胞病毒（RSV）肺炎简称合胞病毒肺炎，是最常见的病毒性肺炎。本病多见于婴幼儿，尤多见于 1 岁以内儿童。临床上一般表现中低等度发热，全身情况较好，与呼吸道症状不相平行。中、重症者有较明显的呼吸困难（喘憋）、口唇发绀、鼻翼扇动及三凹

征。肺部听诊多有中、细湿啰音和哮鸣音。胸片检查表现为两肺可见小点片状、斑片状阴影，部分患儿有不同程度的肺气肿。外周血白细胞总数大多正常。认知层次：应用。

（2）按可能的病原体选择药物（　　）

A. 青霉素　　B. 利巴韦林

C. 红霉素　　D. 头孢曲松钠

E. 阿莫西林

考题分析：答案 B。难度系数 0.5，中等。本题所考疾病为病毒性肺炎，所考知识点为该病的治疗用药。抗病毒治疗：目前有肯定疗效的抗病毒药物很少，加之副作用大，使得抗病毒治疗受到很大制约。利巴韦林（病毒唑）：对 RSV 有体外活性，但吸入利巴韦林治疗 RSV 所致社区获得性肺炎（CAP）的有效性仍存在争议，考虑到药物疗效与安全性问题，不常规推荐用于 RSV 肺炎治疗，部分中药制剂有一定抗病毒疗效，其他选项均为抗生素，故选 B。认知层次：应用。

（3）按病理分类，本病属于（　　）

A. 间质性肺炎　　B. 大叶性肺炎

C. 支气管肺炎　　D. 小叶性肺炎

E. 吸入性肺炎

考题分析：答案 A。难度系数 0.5，中等。本题所考疾病为病毒性肺炎，所考知识点为该病的影像学特点。RSV 肺炎，一般认为其发病机制是 RSV 对肺的直接侵害，引起间质性炎症，而非变态反应所致，与 RSV 毛细支气管炎不同。胸片检查表现为两肺可见小点片状、斑片状阴影，部分患儿有不同程度的肺气肿。认知层次：理解。

9. 患儿，男，6 个月。因“发热、腹泻 2 天”于 10 月份入院，起病后每天排蛋花汤样粪便 10 余次，量中等。体温最高 38.2℃，偶有轻咳，入院前 1 天来尿少，近 10 小时无尿。体格检查：皮肤弹性差，肢端凉，前囟凹陷。粪便镜检偶见白细胞；血白细胞计数 8.8×10^9/L，血钠 138mmol/L。

（1）患儿腹泻的病原体最可能是（　　）

A. 鼠伤寒沙门菌　　B. 产毒性大肠杆菌

C. 轮状病毒　　D. 侵袭性大肠杆菌

E. 痢疾杆菌

考题分析：答案 C。难度系数 0.6，较易。本题所考知识点为小儿腹泻的病原菌。轮状病毒肠炎是婴儿腹泻最常见的病原体。排便次数及水分多，呈黄色水样或蛋花样便带少量黏液，无腥臭味，常并发脱水、酸中毒及电解质紊乱。认知层次：理解。

（2）根据脱水程度，首选液疗方案是（　　）

A. 血浆 60ml/kg，静脉输注

B. 口服补液盐

C. 1/3 张液 80ml/kg，12 小时静脉滴注

D. 2∶1 等张含钠液 20ml/kg，扩充血容量

E. 1/2 张液 125ml/kg，12 小时静脉滴注

考题分析：答案 D。难度系数 0.5，中等。本题所考知识点为小儿腹泻的补液原则，根据题干考虑该患儿为重度等渗性脱水，第一阶段先用 2∶1 等张含钠液或生理盐水 20ml/kg 扩容，故选 D。认知层次：理解。

10. 患儿，男，6 岁。因“发热 10 天”入院。以高热为主，伴精神萎靡、食欲缺乏、腹胀，粪便稀糊状，2 次 / 日，经当地治疗，效果欠佳。体格检查：T 39.6℃，神清，表情淡漠，胸背皮肤有散在性 5 个玫瑰色斑丘疹，压之褪色。腹软、稍胀，肝肋下 3.5cm，脾肋下 2.0cm。

（1）最可能的诊断是（　　）

A. 败血症　　B. 炎症性肠病

C. 伤寒　　D. 结核病

E. 传染性单核细胞增多症

考题分析：答案 C。难度系数 0.5，中等。本题所考疾病为伤寒，所考知识点为该疾病的诊断。该患儿持续高热 1 周以上，食欲减退、腹胀，查体肝、脾大，皮肤有散在玫瑰疹，故考虑诊断伤寒。认知层次：应用。

（2）如需确诊，需做的实验室检查是（　　）

A. 血培养及肥达试验　　B. PPD

C. 胸片　　D. 纤维结肠镜

E. 嗜异性凝集试验

考题分析：答案 A。难度系数 0.5，中等。本题所考疾病为伤寒，所考知识点为该疾病的实验

室改变，肥达试验阳性，血培养出伤寒沙门菌可确诊，故A正确。认知层次：应用。

（3）可能的血常规表现是（　　）

A. 白细胞计数增高，以中性粒细胞为主
B. 白细胞计数增高，以淋巴细胞为主，异常淋巴细胞＞10%
C. 白细胞计数正常，分类无异常
D. 白细胞计数偏低，嗜酸性粒细胞减少或消失
E. 白细胞计数正常或偏低，以淋巴细胞为主

考题分析：答案D。难度系数0.5，中等。本题所考疾病为伤寒，所考知识点为该疾病的实验室改变。伤寒患者的外周血常规表现为白细胞低、嗜酸性粒细胞减少或消失，故D正确。认知层次：应用。

11. 患儿，女，9岁。因“高热、流涕伴肌肉酸痛4天”入院。病前有流行性感冒患者接触史。体格检查：双肺呼吸音粗，未闻及明显细干湿啰音。起病后口服抗生素治疗3天，未见好转。

（1）最可能的诊断是（　　）

A. 上呼吸道感染　　B. 支气管肺炎
C. 急性咽炎　　D. 流行性感冒
E. 良性肌炎

考题分析：答案D。难度系数0.5，中等。本题所考疾病为流行性感冒（流感），所考知识点为该疾病的诊断。该患儿高热、流涕伴肌肉酸痛，病前有流感患者接触史，起病后口服抗生素无效，故考虑诊断流行性感冒。认知层次：应用。

（2）最有诊断价值的辅助检查是（　　）

A. 血常规
B. 甲/乙型流感病毒检测
C. 血培养
D. 胸片
E. 胸部CT

考题分析：答案B。难度系数0.7，容易。本题所考疾病为流行性感冒，所考知识点为该疾病的实验室改变。甲/乙型流感病毒检测阳性确诊流行性感冒，故B正确。认知层次：应用。

（3）首选的药物治疗是（　　）

A. 口服利巴韦林　　B. 口服减毒活疫苗
C. 口服灭活疫苗　　D. 口服奥司他韦
E. 口服板蓝根

考题分析：答案D。难度系数0.7，容易。本题所考疾病为流行性感冒，所考知识点为该疾病的药物治疗，流行性感冒是由流感病毒引起的疾病，需予奥司他韦抗病毒治疗，故D正确。认知层次：应用。

12. 患儿，女，6个月。因“咳嗽3周，加重6天”入院。病初为轻咳，伴低热、流涕，2周前热退，流涕减轻，但咳嗽逐渐加重，近6天来出现阵发性剧烈咳嗽，咳时连续数十声，咳嗽结束后有鸡鸣样回声。

（1）最可能的诊断是（　　）

A. 支气管异物　　B. 支气管肺炎
C. 反复呼吸道感染　　D. 百日咳
E. 肺结核

考题分析：答案D。难度系数0.5，中等。本题所考疾病为百日咳，所考知识点为该疾病的诊断，该患儿阵发性剧烈咳嗽，咳时连续数十声，咳嗽结束后有鸡鸣样回声，根据典型痉咳，故考虑诊断百日咳。认知层次：应用。

（2）该患儿外周血常规可能表现为（　　）

A. 白细胞计数正常，中性粒细胞和淋巴细胞分类正常
B. 白细胞计数偏低，淋巴细胞分类增高
C. 白细胞计数增高，嗜酸性粒细胞分类增高
D. 白细胞计数增高，中性粒细胞分类增高
E. 白细胞计数增高，淋巴细胞分类增高

考题分析：答案E。难度系数0.5，中等。本题所考疾病为百日咳，所考知识点为该疾病的实验室改变。百日咳患者外周血常规表现为白细胞升高，淋巴细胞分类增高，故E正确。认知层次：应用。

（3）首选的抗感染药物是（　　）

A. 红霉素　　B. 氯霉素
C. 阿莫西林　　D. 头孢菌素
E. 复方磺胺甲噁唑

考题分析：答案A。难度系数0.7，容易。本题所考疾病为百日咳，所考知识点为该疾病的抗感染治疗。百日咳是由百日咳杆菌引起的小儿急性呼吸道传染病，首选红霉素抗感染治疗，

故 A 正确。认知层次：应用。

13. 患儿，男，10 个月。因“呕吐、腹泻 2 天”就诊。患儿腹泻 7~8 次 / 天，水样便，口渴，尿量稍减少。病初伴发热、咳嗽，呕吐 2~3 次 / 天。体格检查：T 37.3℃，前囟、双眼眶稍凹陷，皮肤弹性尚好，四肢温暖。粪便镜检：少量脂肪球。

（1）该患儿最可能的诊断是（　　）

A. 空肠弯曲菌肠炎，重度脱水

B. 致病性大肠埃希菌肠炎，轻度脱水

C. 病毒性肠炎，轻度脱水

D. 金黄色葡萄球菌肠炎

E. 病毒性肠炎，重度脱水

考题分析：答案 C。难度系数 0.6，较易。本题所考知识点为小儿腹泻的常见类型的临床特点。病毒性肠炎是婴儿腹泻最常见的类型。粪便次数及水分多，呈黄色水样或蛋花样便带少量黏液，无腥臭味。常并发脱水、酸中毒及电解质紊乱。轻度脱水表现为血压、皮肤弹性、皮肤灌注、前囟正常，黏膜湿润，有眼泪，尿量正常。认知层次：记忆。

（2）最佳治疗方案为（　　）

A. 大量静脉用抗生素　　B. 静脉滴注葡萄糖

C. 口服大量抗生素　　D. 只需给助消化药

E. 口服补液及蒙脱石散

考题分析：答案 E。难度系数 0.6，较易。本题所考知识点为小儿腹泻的治疗原则。急性腹泻的治疗原则：调整饮食，预防和纠正脱水，合理用药，预防并发症。①纠正水、电解质紊乱及酸碱平衡：口服补液盐（ORS）是世界卫生组织推荐用以治疗急性腹泻合并脱水的一种溶液。ORS 一般适用于轻度或中度脱水无严重呕吐者。②药物治疗：肠道微生态疗法、肠黏膜保护剂（如蒙脱石散）。认知层次：应用。

（3）经治疗 3 天后，患儿出现腹胀、呕吐，未排便，根据腹部立位平片，如图 1-32 所示，目前考虑为（　　）

A. 肠梗阻　　B. 肠积气

C. 肠穿孔　　D. 腹膜炎

E. 低钾血症

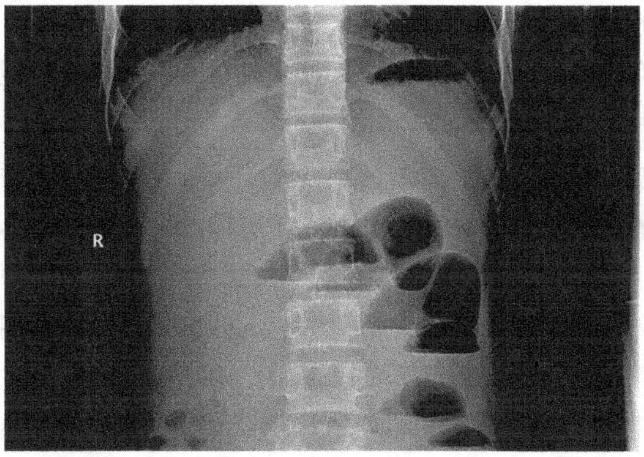

图 1-32　腹部立位平片

考题分析：答案 A。难度系数 0.6，较易。本题所考疾病为肠梗阻，所考知识点为肠梗阻腹平片检查，可显示肠腔内积气，立位或侧卧位拍片，可见肠胀气肠袢及数量不等的气液平面，根据肠梗阻严重程度不同，小儿肠梗阻腹部平片的诊断敏感性为 59%~93%。认知层次：应用。

14. 患儿，男，5 岁 4 个月。因“高热伴咳嗽 6 天”入院。予阿奇霉素治疗无效。体格检查：T 40℃，R 50 次 / 分，HR 140 次 / 分，口唇微绀，轻度三凹征，双肺满布中细湿啰音，右下肺叩诊稍浊，呼吸音减低，腹稍胀，肝肋下 2cm。X 线胸片如图 1-33 所示。

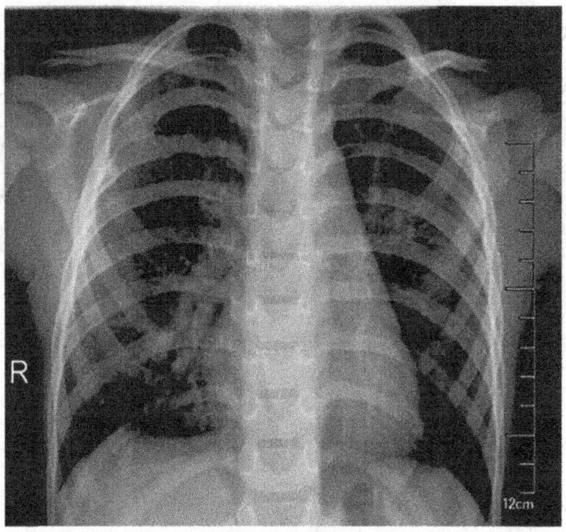

图 1-33　X 线胸片

（1）该患儿最可能的诊断是（　　）

A. 呼吸道合胞病毒肺炎

B. 金黄色葡萄球菌性肺炎

C. 肺炎支原体肺炎

D. 肺炎链球菌肺炎

E. 腺病毒性肺炎

考题分析：答案 B。难度系数 0.5，中等。本题所考疾病为肺炎，所考知识点为金黄色葡萄球菌的临床特点及影像学改变。金黄色葡萄球菌性肺炎临床特点为起病急、病情严重、进展快，全身中毒症状明显。发热多呈弛张热型，但早产儿和体弱儿有时可无发热或仅有低热。患者面色苍白、烦躁不安、咳嗽、呻吟、呼吸浅快和发绀，重症者可发生休克。消化系统症状有呕吐、腹泻和腹胀。胸片可有小片状影，甚至数小时内可出现小脓肿、肺大疱或胸腔积液。认知层次：应用。

（2）患儿入院半天后，突然出现烦躁、喘憋、青紫。查体：P 190 次 / 分，R 65 次 / 分，心音低钝，双肺啰音增多，肝肋下 3.5cm。应立即给予的治疗是（　　）

A. 加大氧流量　　B. 支气管解痉剂

C. 快速洋地黄制剂　　D. 雾化吸入

E. 胸腔穿刺

考题分析：答案 C。难度系数 0.5，中等。本题所考疾病为肺炎，所考知识点为该病的并发症与并发症治疗。肺炎合并心力衰竭时可有以下表现：①安静状态下呼吸突然加快＞ 60 次 / 分；②安静状态下心率突然增快＞ 180 次 / 分；③突然极度烦躁不安，明显发绀，面色苍白或发灰，指（趾）甲微血管再充盈时间延长。肺炎合并心力衰竭的治疗：吸氧、镇静、利尿、强心；应用强心药：可使用地高辛或毛花苷丙静脉注射。认知层次：应用。

（3）下列治疗措施哪项是错误的（　　）

A. 静脉滴注红霉素

B. 每日限制液体量

C. 24 小时内均匀滴注

D. 呋塞米利尿治疗

E. 静脉滴注酚妥拉明

考题分析：答案 A。难度系数 0.5，中等。本题所考疾病为肺炎，所考知识点为金黄色葡萄球菌性肺炎抗感染治疗。金黄色葡萄球菌性肺炎，甲氧西林敏感者首选苯唑西林钠或氯唑西林，耐药者选用万古霉素或联用利福平。认知层次：应用。

（4）患儿病愈出院，应向家长交代下列哪项事项（　　）

A. 加强体格锻炼，预防呼吸道感染

B. 继续用抗生素 2 个月

C. 外科手术治疗

D. 注射丙种球蛋白

E. 注射成人全血

考题分析：答案 A。难度系数 0.7，容易。本题所考疾病为肺炎，所考知识点为该病的预防。肺炎的预防包括：增强体质，减少被动吸烟，室内通风，积极防治营养不良、贫血及佝偻病等。认知层次：应用。

15. 患儿，男，11 个月。因“腹泻、呕吐 2 天”就诊。患儿排便每天 10 余次，为黄色稀水样便，呕吐数次，进食时较严重，尿少。体格检查：R 42 次 / 分，HR 138 次 / 分。皮肤干燥，弹性较差。前区凹陷，心音稍低钝。血钠 138mmol/L，血钾 3.8mmol/L，二氧化碳结合力（carbondioxide combining power, CO_2CP）11.6mmol/L。

（1）该患儿脱水程度及性质应为（　　）

A. 轻度等渗性脱水　　B. 中度低渗性脱水

C. 重度等渗性脱水　　D. 轻度低渗性脱水

E. 中度等渗性脱水

考题分析：答案 E。难度系数 0.5，中等。本题所考知识点为小儿腹泻的并发症。小儿腹泻常有脱水、电解质紊乱等并发症。①脱水的程度：常以丢失液体量占体重的百分比表示，体重的下降常是体液和电解质的丢失而非身体实质部分的减少。一般根据前囟、眼窝的凹陷与否、皮肤弹性、循环情况和尿量等临床表现综合分析判断。根据该患儿尿少，皮肤黏膜干燥，皮肤弹性较差等，可判断为中度脱水。②脱水的性质：常反映了水和电解质的相对丢失量，临床常根据血清钠及血浆渗透压水平对其进行评估。等渗性脱水时血清钠在 130~150mmol/L。故该患儿为等渗性脱水。认知层次：应用。

（2）患儿在维持补液阶段出现精神萎靡，腹胀，肠鸣音减弱，四肢无力。此时应考虑的诊断是（　　）

A. 低血糖　　B. 低血钙
C. 低血钾　　D. 低血镁
E. 低血磷

考题分析：答案 C。难度系数 0.7，容易。本题考查疾病为腹泻病，所考知识点为腹泻的并发症。补液后易出现低钾原因：①补液——血液稀释；②酸中毒被纠正——钾从细胞外移向细胞内随尿量增加——钾被排出体外；③输入大量葡萄糖——合成糖原需钾参与；④腹泻——继续丢失。认知层次：应用。

（3）如患儿在第 2 天补液过程中惊厥 2 次，每次持续 3~5 分钟，缓解抽搐后神志清楚。根据患儿惊厥原因采用哪项检查（　　）

A. 脑脊液　　B. 测血糖
C. 做脑电图　　D. 测血钙、镁
E. 查血常规

考题分析：答案 D。难度系数 0.7，容易。本题考查疾病为腹泻病，所考知识点为腹泻病的辅助检查。补液过程中如出现惊厥、手足抽搐可考虑为低钙血症，在补钙后手足抽搐不见好转反而加重时要考虑低镁血症，可测定血镁浓度。认知层次：应用。

16. 患儿，女，5 岁。因“发热半天，抽搐 1 次”就诊。发作表现为全面强直阵挛发作，持续约 2 分钟自行缓解，抽搐时体温 37.6℃。既往曾有 4 次热性惊厥史。智力运动发育正常。患儿父亲及姑姑曾有幼年热性惊厥史。体格检查：咽充血，余未见异常。血常规示白细胞总数正常，以淋巴细胞为主。

（1）患儿目前最可能的诊断为（　　）

A. 热性惊厥 复杂型
B. 热性惊厥 单纯型
C. 癫痫
D. 中枢神经系统感染
E. 感染中毒性脑病

考题分析：答案 A。难度系数 0.7，容易。本题所考疾病为热性惊厥，所考知识点为该病的诊断。患儿为学龄前儿童，处于热性惊厥的好发年龄，临床表现为发热伴惊厥，既往有热性惊厥史和热性惊厥家族史，临床诊断热性惊厥可能性最大，因惊厥时体温为低热，故诊断为复杂型热性惊厥，选择 A。患儿临床无其他伴随症状，查体无神经系统阳性体征，血常规未见异常，不支持中枢神经系统感染和感染中毒性脑病，排除 D、E。认知层次：应用。

（2）患儿出院 2 个月后再次出现抽搐发作，表现同前，持续约 3 分钟，自行缓解，抽搐后疲乏入睡，醒后精神如常。抽搐时体温 36.8℃。体检未见异常体征。患儿最可能的诊断为（　　）

A. 热性惊厥　复杂型
B. 热性惊厥　单纯型
C. 癫痫
D. 中枢神经系统感染
E. 感染中毒性脑病

考题分析：答案 C。难度系数 0.5，中等。本题所考知识点为热性惊厥与癫痫的关系。患儿之前已诊断为热性惊厥复杂型，排除 B、D、E。患儿本次为无热惊厥，故诊断首先考虑为癫痫。热性惊厥患儿发生癫痫的比例高于普通人群。少部分热性惊厥患儿可以发展为癫痫。认知层次：应用。

（3）为明确诊断，患儿首选的检查为（　　）

A. 视频脑电图
B. 脑脊液检查
C. 血尿氨基酸有机酸筛查
D. 全血生化
E. 基因检测

考题分析：答案 A。难度系数 0.7，容易。本题所考疾病为癫痫，所考知识点为脑电图在癫痫诊断中的作用。癫痫发作的本质是神经元异常活动的临床表现。脑电图监测发现神经元异常放电是辅助诊断癫痫的最重要方法，故选择 A。认知层次：理解。

17. 患儿，男，3 岁。因“发热 3 天，皮疹 1 天”就诊。无咳嗽，无尿频、尿急、尿痛，无呕吐、腹泻，无惊厥。体格检查：全身见猩红热样皮疹，卡疤红，手足有硬肿，颈部触及约 2.0cm × 1.2cm 淋巴结，双眼结膜稍充血，口唇红、干，有草莓舌，心肺听诊无殊，肝脾肋下未及。

（1）该患儿最可能的诊断为（　　）

A. 传染性单核细胞增多症

B. 猩红热

C. 皮肤黏膜淋巴结综合征

D. 结核感染

E. 风湿热

考题分析：答案 C。难度系数 0.7，容易。本题所考疾病为川崎病，所考知识点为该疾病的诊断。该患儿有发热、皮疹、卡疤红，手足硬肿、淋巴结肿大、结膜充血、口唇干红、草莓舌，故应首先考虑川崎病。认知层次：应用。

（2）下列哪一项辅助检查结果最可能符合该患儿（　　）

A. 红细胞沉降率 85mm/h

B. ASO 抗体 300U/ml

C. CRP 5mg/L

D. 血培养阳性

E. 血常规提示白细胞计数 15×10^9/L，中性粒细胞百分比 20.1%，淋巴细胞百分比 75.3%，异型淋巴细胞百分比 12%

考题分析：答案 A。难度系数 0.6，较易。本题所考疾病为川崎病，所考知识点为该疾病的辅助检查。川崎病患儿红细胞沉降率、C 反应蛋白偏高，链球菌、葡萄球菌等感染均未证实为川崎病病因，出现异型淋巴细胞为传染性单核细胞增多症，故 A 正确，B、C、D、E 可排除。认知层次：理解。

（3）入院后除完善检查外，对该患儿如何选择最佳治疗（　　）

A. 对症处理，等待发热病程到 5 天

B. 抗生素治疗

C. 小剂量阿司匹林 3~5mg/（kg · d）口服治疗

D. IVIg（2g/kg）静脉注射冲击治疗 + 阿司匹林 30~50mg/（kg · d），分次口服

E. 单用阿司匹林 30~50mg/（kg · d），分次口服治疗

考题分析：答案 D。难度系数 0.5，中等。本题所考疾病为川崎病，所考知识点为川崎病急性期治疗。首选 IVIg（2g/kg）静脉注射冲击治疗 + 阿司匹林 30~50mg/（kg · d），分 2~3 次口服。另外目前川崎病定义不再强调发热 5 天以上，IVIg 治疗仅建议：宜在发病早期（10 天以内），故 A 不是最佳处理。患儿诊断川崎病，不需抗生素治疗，故 B 排除。最佳治疗应为 D。认知层次：应用。

18. 患儿，男，3 岁。在食用外卖烧烤生蚝后出现频繁呕吐、腹泻 2 天，排便 10~15 次 / 天，呈水样便，无腥臭味，偶有低热，尿量极少。体格检查：精神差，皮肤弹性差，可见花纹，眼窝明显凹陷，四肢厥冷，粪便镜检白细胞偶见，血钠 135mmol/L。

（1）对患儿进行液体治疗，首批静脉输液应给予（　　）

A. 2 : 1 等张含钠液 20ml/kg

B. 2 : 1 等张含钠液 80~120ml/kg

C. 1/2 张含钠液 80~120ml/kg

D. 2/3 张含钠液 50~80ml/kg

E. 1/2 张含钠液 50~100ml/kg

考题分析：答案 A。难度系数 0.6，较易。本题所考疾病为沙门菌感染，所考知识点为该病导致脱水的补液原则（液体疗法）。认知层次：理解。该患儿有休克症状，扩容是该病例液体治疗的关键，第一步不成功，那补液方案全盘皆输。2 : 1 溶液是经典扩容液，10~20ml/kg 是标准量，20ml/（kg · h）是速度、0.5~1 小时扩容成功是生命关。认知层次：应用。

（2）该患儿除上述治疗外，下列哪项处理正确（　　）

A. 立即给予止泻药

B. 立即口服 ORS

C. 给予大剂量青霉素

D. 暂禁食 4~6 小时

E. 立即给予足量的营养，防止发生营养不良

考题分析：答案 D。难度系数 0.6，较易。本题所考疾病为沙门菌感染，所考知识点为该病的补液原则（液体疗法）。认知层次：理解。该患儿有休克症状，频繁呕吐，不易经口补液。认知层次：应用。

（3）如果患儿在输液后出现乏力、腹胀、肠鸣音减弱，双膝腱反射消失、心音低钝，则首先

应该考虑的诊断是（　　）

A. 低钾血症　　B. 低氯血症

C. 低镁血症　　D. 低磷血症

E. 低钙血症

考题分析：答案 A。难度系数 0.6，较易。本题所考疾病为沙门菌感染导致脱水、电解质紊乱，最常见为低钾血症。认知层次：理解。

（4）如果患儿在输液后出现惊厥，则首先应做的检查是（　　）

A. 脑脊液　　B. 血气分析

C. 测血钙、镁　　D. 测血糖

E. 脑电图

考题分析：答案 C。难度系数 0.6，较易。本题所考疾病为沙门菌感染导致脱水、电解质紊乱，补液后出现惊厥最常见原因为低钙血症、低镁血症。认知层次：理解。

19. 患儿，女，5 岁。因“抽搐发作 30 分钟”急诊就诊。体格检查：神志不清，头后仰，双眼上视，咬牙，吐沫，双手握拳，四肢僵硬，节律性抽动。

（1）以下措施中错误的为（　　）

A. 开放静脉

B. 让患儿平卧，头转向一侧

C. 清理呼吸道分泌物

D. 吸氧

E. 用力摇晃拍打患儿促其苏醒

考题分析：答案 E。难度系数 0.7，容易。本题所考知识点为惊厥性癫痫发作的急救处理。患儿临床表现为全面强直阵挛发作，就诊时发作仍在进行中，急救处理首先应摆好体位，保持呼吸道通畅，避免误吸，患儿已发作 30 分钟，需要在给予吸氧的同时尽快开放静脉，给予药物止惊，故 A、B、C、D 均正确。用力拍打摇晃患儿无益于癫痫发作控制，还可能造成分泌物误吸引起继发伤害，故 E 错误。认知层次：应用。

（2）患儿静脉穿刺失败，抽搐发作仍在持续，首选的治疗为（　　）

A. 肌内注射地西泮　　B. 口服苯巴比妥

C. 肌内注射咪达唑仑　　D. 口服德巴金

E. 口服水合氯醛

考题分析：答案 C。难度系数 0.5，中等。本题所考知识点为惊厥性癫痫发作持续状态的药物治疗。惊厥性癫痫发作持续状态的药物治疗应首选起效快的安定类药物静脉注射，B、D、E 选项中药物为非安定类，用药途径为口服，故首先排除。A、C 均为安定类药物，但 A 为脂溶性药物，肌内注射后药物吸收慢，C 为水溶性药物，肌内注射后药物吸收快，故选择 C。认知层次：应用。

（3）经积极止惊处理，患儿抽搐发作终止。经询问病史，患儿既往体健，本次抽搐发作为首次发作，病前 1 周有上呼吸道感染史，近期进食欠佳。建议患者住院观察并进一步检查明确病因，以下鉴别诊断中可能性最小的是（　　）

A. 癫痫　　B. 自身免疫性脑炎

C. 颅内占位　　D. 低血糖惊厥

E. 血管迷走性晕厥

考题分析：答案 E。难度系数 0.5，中等。本题所考知识点为惊厥的病因诊断。A、B、C、D 均为惊厥常见病因，均有可能。血管迷走性晕厥是由于一过性脑缺血所引起的临床意识障碍，发作时肢体通常是瘫软的，没有咬牙、吐沫，无肢体僵硬和节律性抽动。本患儿临床表现与之不符，该诊断的可能性最小，故选择 E。认知层次：应用。

20. 患儿，男，2 岁 10 个月。因“发热 4 天，膝关节痛 1 天”入院。患儿曾有一过性皮疹，无咳嗽，无腹痛、腹泻和黑便。体格检查：全身未见皮疹，卡疤周围红，手足无硬肿，两侧颈部触及肿大淋巴结，双眼结膜无充血，口唇充血皲裂，草莓舌，心肺腹查体无殊。实验室检查：血常规 +CRP 示白细胞计数 19.2×10^9/L，中性粒细胞百分比 81.3%，淋巴细胞百分比 13.4%，CRP 51mg/L；ESR 46mm/h。

（1）该患儿最可能的诊断为（　　）

A. 风湿性关节炎

B. 幼年特发性关节炎

C. 过敏性紫癜

D. 不完全性川崎病

E. 系统性红斑狼疮（SLE）

考题分析：答案 D。难度系数 0.4，偏难。本题所考疾病为川崎病，所考知识点为该疾病的诊断。该患儿有发热、膝关节痛，可与其他风湿免疫性疾病共有，但患儿曾有一过性皮疹、卡疤红，颈部淋巴结肿大、口唇充血皲裂，草莓舌，实验室检查白细胞高、以中性粒细胞为主，CRP 高、ESR 高，虽无结膜充血、手足硬肿表现，但结合年龄、性别，最可能诊断是不完全性川崎病。认知层次：应用。

（2）为明确诊断，做以下哪项辅助检查最重要（　　）

A. 胸正位片　　B. 心电图

C. 动态心电图　　D. 多层螺旋 CT

E. 心脏彩超

考题分析：答案 E。难度系数 0.6，较易。本题所考疾病为川崎病，所考知识点为该疾病的辅助检查。川崎病查心电图、胸片都有可能有改变，但最重要的辅助检查是心脏彩超，尤其是该患儿考虑不完全川崎病时，心脏超声可以发现心包积液、冠状动脉异常等，有助于诊断。多层螺旋 CT 在检测冠状动脉狭窄、血栓形成、血管钙化方面优于心脏彩超，但一般在心脏彩超发现异常后再进行该项检查，故 E 正确。认知层次：应用。

（3）该患儿使用 IVIg（2g/kg）静脉注射治疗 + 阿司匹林 30mg/（kg · d）治疗后体温下降，但 3 天后又出现了发热，T 38.8℃，伴有口唇红、草莓舌，并有皮疹，此时最可能的原因是（　　）

A. 院内感染

B. 药物过敏

C. IVIg 无反应型川崎病

D. 阿司匹林剂量不够

E. 心包炎

考题分析：答案 C。难度系数 0.5，中等。本题所考疾病为 IVIg 非敏感型川崎病（也称无反应型川崎病），所考知识点为 IVIg 非敏感型川崎病的诊断，川崎病患儿接受 IVIg（2g/kg）静脉注射治疗，36~48 小时后体温仍高于 38℃，或者给药后 2~7 天再次发热，并符合至少一项川崎病表现，可考虑 IVIg 非敏感型川崎病。该患儿接受一剂 2g/kg 的 IVIg 治疗后 3 天再次发热，并有皮疹、草莓舌等川崎病相关表现，因此可以诊断 C。认知层次：应用。

（4）接下来应首选哪项治疗方案（　　）

A. 加大阿司匹林剂量

B. 再次使用 IVIg（2g/kg）治疗

C. 糖皮质激素治疗

D. 加用抗生素治疗

E. 使用他汀类药物治疗

考题分析：答案 B。难度系数 0.5，中等。本题所考疾病为 IVIg 非敏感型川崎病（也称无反应型川崎病），所考知识点为 IVIg 非敏感型川崎病的治疗，可再次使用足量 IVIg（2g/kg）治疗，糖皮质激素可以在 IVIg 使用基础上应用，但并不首选单用，因此 B 正确。认知层次：应用。

（5）患儿使用两次 IVIg（2g/kg）后热退，心脏超声提示左侧冠状动脉直径 2.1mm，右侧冠状动脉 1.9mm，接下来应如何使用阿司匹林（　　）

A. 继续阿司匹林 30mg/（kg · d）治疗，2 周后直接减量至 3~5mg/（kg · d）维持治疗 4 周

B. 热退后 3 天阿司匹林逐渐减量，约 2 周减量至 3~5mg/（kg · d）维持治疗 6~8 周可停用

C. 继续阿司匹林 30mg/（kg · d）治疗，1 周后逐渐减量，约 3 周减量至 3~5mg/（kg · d）维持治疗 8 周

D. 立即阿司匹林减量至 3~5mg/（kg · d），维持治疗 4 周

E. 热退后 3 天阿司匹林逐渐减量，约 2 周减量至 3~5mg/（kg · d）维持治疗 6~8 个月

考题分析：答案 B。难度系数 0.5，中等。本题所考疾病为川崎病，所考知识点为川崎病无冠状动脉病变患儿使用阿司匹林的方法，正确使用是：热退后 3 天逐渐减量，2 周左右减至 3~5mg/（kg · d）维持治疗 6~8 周。认知层次：应用。

21. 患儿，男，2 岁 10 个月。因“发热、咳嗽 3 天，气喘 1 天”入院。无腹泻，无尿频、尿急、尿痛。患儿生后几乎每 1~2 个月患 1 次肺炎。体格检

查：R 50 次 / 分，HR 142 次 / 分，营养状况不佳，面部、躯干、四肢有较多皮疹及色素沉着，手臂和下肢皮肤有多处瘀斑。实验室检查：血常规示白细胞计数 8×10^9/L，中性粒细胞计数 5.5×10^9/L，淋巴细胞计数 2.8×10^9/L，血红蛋白 105g/L，血小板计数 11×10^9/L。免疫球蛋白检查：IgG 5.2g/L，IgA 0.6g/L，IgM 0.05g/L。

（1）该患儿最可能的诊断为（　　）

A. 联合免疫缺陷病

B. X 连锁无丙种球蛋白血症

C. 慢性肉芽肿病

D. X 连锁高免疫球蛋白 M 血症

E. 威 - 奥（Wiskott-Aldrich）综合征

考题分析：答案 E。难度系数 0.6，较易。本题所考疾病为湿疹、血小板减少伴免疫缺陷病，所考知识点为该疾病的诊断。该患儿有皮疹（湿疹）、血小板减少（瘀斑）、免疫缺陷（反复肺炎、IgM 低），符合湿疹、血小板减少伴免疫缺陷病（Wiskott-Aldrich 综合征）表现。认知层次：应用。

（2）为进一步明确诊断，需做下列哪一项检查（　　）

A. 染色体检查　　B. *WAS* 基因检测

C. 淋巴细胞亚群　　D. 免疫球蛋白

E. *BTK* 基因检测

考题分析：答案 B。难度系数 0.5，中等。本题所考疾病为湿疹、血小板减少伴免疫缺陷病，所考知识点为该疾病的病因。该病的病因是 *WAS* 基因突变。认知层次：应用。

（3）该患儿入院后皮肤瘀斑增多，出现鼻出血、解暗红色糊状粪便，应首选哪项治疗（　　）

A. 大剂量激素　　B. 丙种球蛋白

C. 激素 + 丙种球蛋白　　D. 输注血小板

E. 输注凝血酶原复合物

考题分析：答案 D。难度系数 0.4，较难。本题所考疾病为湿疹、血小板减少伴免疫缺陷病，所考知识点为该病出现急性出血的处理。A、B、C 是免疫性血小板减少的治疗，E 是凝血功能障碍的治疗，该病血小板减少非免疫性因素引起，出血也非凝血功能障碍引起，因此选 D。认知层次：应用。

22. 患儿，男，12 岁。因“2 天前突然发病，发热伴鼻塞、流涕 2 天”入院。体温最高 39.8℃，无惊厥，精神疲倦，全身酸痛、乏力，胃纳差，无呕吐、腹泻，无惊厥。查外周血白细胞计数 11.5×10^9/L，中性粒细胞百分比 55%。

（1）以下哪项资料最有助于患儿的诊断（　　）

A. 发病季节

B. 家庭成员有类似症状

C. 呼吸道症状轻微而全身中毒症状重

D. 病毒分离

E. 血凝抑制试验

考题分析：答案 D。难度系数 0.6，较易。本题所考疾病为流行性感冒（流感），流感患儿一般全身症状重，上呼吸道卡他症状较轻或不明显，如能分离出病毒可确诊。认知层次：应用。

（2）该患儿最可能的诊断是（　　）

A. 麻疹　　B. 流行性感冒

C. 流行性乙型脑炎　　D. 流行性脑脊髓膜炎

E. 支气管炎

考题分析：答案 B。难度系数 0.6，较易。本题所考疾病为流行性感冒诊断。认知层次：应用。

（3）该患儿以下防治措施中，哪项是错误的（　　）

A. 对流感患者进行隔离及治疗

B. 流感流行前接种流感疫苗

C. 流感流行前，不应对所有易感人群使用金刚烷胺进行药物预防

D. 减少公众集会活动

E. 抗病毒药物在患病一周内应用都可以获得较好的效果

考题分析：答案 E。难度系数 0.5，中等。本题所考疾病为流行性感冒预防治疗。抗病毒药物在患病 48 小时内应用效果最好。及早的病毒治疗可减少并发症、降低病死率、缩短住院时间；发病时间超过 48 小时的重症患者依然可从抗病毒治疗中获益。故答案为 E，而 C 项，容易因粗心看漏“不应”二字，导致误选。认知层次：应用。

（4）以下关于流感的描述错误的是（　　）

A. 甲型流感病毒容易引起世界性流感大流行

B. 流感病毒抗原转变 HA 和（或）NA 变异幅度大
C. 流感病毒血凝素可以凝集人和动物的红细胞
D. 从咽漱液中分离流感病毒常接种于鸡胚和 Hela 细胞
E. 抗原漂移指的是甲型流感病毒的亚型抗原的小变异

考题分析：答案 D。难度系数 0.3，难。本题所考疾病为流行性感冒病毒生物学特性。甲型流感病毒容易引起世界性流感大流行；流感病毒抗原转变 HA 和（或）NA 变异幅度大；流感病毒血凝素可以凝集人和动物的红细胞；从咽漱液中分离流感病毒常接种于豚鼠，而不是鸡胚和 Hela 细胞；抗原漂移指的是甲型流感病毒的亚型抗原的小变异，故答案为 D。认知层次：记忆。

23. 患者，男，11 岁。因“发热 1 周，右上腹疼痛 3 天”入院。近一周出现发热、畏寒，乏力，伴有腹泻。3 天前出现右上腹疼痛。入院后超声检查肝脏多发低密度影。

（1）该患儿最可能的疾病诊断是（　　）

A. 胆囊炎　　B. 原发性肝癌
C. 肝脓肿　　D. 肝血管瘤
E. 肝总胆结石

考题分析：答案 C。难度系数 0.5，中等。本题考查疾病为肝脓肿，所考知识点为肝脓肿的诊断。解析：肝脓肿主要症状是寒战、高热、肝区疼痛和肝大。体温常可高达 39~40℃，肿大的肝有压痛，如脓肿在肝前下缘比较表浅部位时，可伴有右上腹肌紧张和局部明显触痛。认知层次：应用。

（2）为进一步确诊，应作哪项检查（　　）

A. MRI　　B. CT
C. 血液检查　　D. B 超定位肝脏穿刺
E. 经皮肝胆管穿刺造影

考题分析：答案 D。难度系数 0.5，中等。本题考查疾病为肝脓肿，所考知识点为肝脓肿的辅助检查。解析：B 型超声检查其阳性诊断率可达 96%，为确定肝脓肿穿刺点或手术引流进路提供方便，可作为首选的检查方法。穿刺脓液除做细菌涂片检查和培养外，应作抗生素敏感试验，以便选择有效抗菌药物。认知层次：应用。

（3）目前最重要的治疗（　　）

A. 静脉注射抗生素
B. 观察病情
C. 引流管护理
D. 高热量、高蛋白、高维生素饮食
E. 疼痛护理

考题分析：答案 A。难度系数 0.5，中等。本题所考疾病为肝脓肿，所考知识点为该疾病的治疗，以药物治疗为主，外科引流只限于局部性孤立张力性脓肿。认知层次：应用。

24. 患儿，男，9 个月。因“呕吐 1 个月”入院。呕吐物为胃内容物和黄色胆汁样物，多在进食后 1 小时出现。体格检查：体重 8.05kg，腹部查体未见异常。查尿常规、粪便常规均正常。

（1）为明确诊断首选的检查为（　　）

A. 腹部 CT　　B. 上消化道钡餐造影
C. 胃镜　　D. 胸片
E. 心电图

考题分析：答案 B。难度系数 0.5，中等。本题考查疾病为胃食管反流，所考知识点为胃食管反流的辅助检查。解析：食管钡餐造影可对食管的形态、运动状况、钡剂的反流和食管与连接部的组织结构做出判断，并能观察到是否存在食管裂孔疝等先天性疾病，以及严重病例的食管黏膜炎症的溃疡、狭窄等改变。认知层次：应用。

（2）最有可能的诊断为（　　）

A. 消化道溃疡　　B. 肠梗阻
C. 胃扭转　　D. 先天性幽门梗阻
E. 胃食管反流

考题分析：答案 E。本题所考查疾病为胃食管反流。胃食管反流主要表现为呕吐，呕吐多数发生在进食后，有时在夜间或空腹时，严重者呈喷射状。呕吐物为胃内容物，有时含少量胆汁，也有表现为溢奶、吐泡沫。年长儿以反胃、反酸、嗳气等症状多见，可诉胸骨后灼烧感，吞咽时疼痛，部分婴幼儿表现为喂奶困难、烦躁、拒食。食管炎严重者可发生糜烂或溃疡，出现呕血或黑便症状。严重的反流性食管炎可发生缺铁性贫血、营养不良和生长发育落后。认知层次：应用。

25. 患儿，男，8岁。因“进行性双下肢无力3天”就诊。既往体健。1周前接种流感疫苗。体格检查：神清，脑神经（–），双上肢肌力Ⅴ级，双下肢肌力Ⅲ级，肌张力低，双膝跟腱反射未引出，双侧病理征阴性，肚脐以下平面痛觉减退。

（1）为明确病变部位首选的检查是（　　）

A. 颈段脊髓MRI　　B. 胸段脊髓MRI

C. 腰部脊髓MRI　　D. 针极肌电图

E. 周围神经传导测定

考题分析：答案B。难度系数0.5，中等。本题所考疾病为急性横贯性脊髓炎，所考知识点为脊髓病变的定位诊断。患儿临床表现为节段性肢体无力，双下肢无力，双上肢肌力正常，伴随感觉障碍平面，病变定位脊髓。肚脐平面对应的脊髓节段为T_{10}，为明确病变部位首选的检查应该是胸段脊髓MRI，故选择B。认知层次：应用。

（2）患儿脑脊液检查提示白细胞计数20×10^6/L，以淋巴细胞为主，脑脊液蛋白定量870mg/dL，脑脊液糖及氯化物正常。头颅磁共振成像（MRI）（–），脊髓MRI提示T 8~10异常信号。视觉诱发电位检查未见异常。患儿最可能的诊断是（　　）

A. 急性横贯性脊髓炎

B. 视神经脊髓炎

C. 急性播散性脑脊髓炎

D. 多发性硬化

E. 吉兰-巴雷综合征

考题分析：答案A。难度系数0.5，中等。本题所考疾病为急性横贯性脊髓炎，所考知识点为急性横贯性脊髓炎的定性诊断。患儿临床症状和体征定位于胸段脊髓，脊髓MRI检查也证实脊髓胸段病变，排除E。脑脊液细胞数和蛋白轻度升高，提示炎症性改变。临床无视力下降，排除B。头颅MRI未见异常，排除C、D。故选择A。认知层次：应用。

（3）为尽快恢复患儿的运动能力，首先的治疗方案为（　　）

A. 甲泼尼龙冲击治疗

B. 抗病毒治疗

C. B族维生素营养神经

D. 抗生素治疗

E. 积极康复训练

考题分析：答案A。难度系数0.5，中等。患儿诊断为急性横贯性脊髓炎，该病为自身免疫性炎症，非病毒、细菌的直接感染，故排除D、B，选择A。认知层次：应用。

26. 患儿，男，1岁半。因“咳嗽2周，院外治疗仍不缓解”就诊。以阵发性的痉咳为主，日轻夜重，剧咳时伴有深吸气样的鸡鸣声，每次发作至咳痰后才得暂时缓解。

（1）该患儿最可能的诊断（　　）

A. 毛细支气管炎　　B. 哮喘

C. 重症肺炎　　D. 百日咳

E. 原发性肺结核

考题分析：答案D。难度系数0.6，较易。本题所考疾病为百日咳，所考知识点为该疾病的临床特征。百日咳是一种具有传染性的急性呼吸道疾病。主要是由百日咳杆菌感染引起，感染者是唯一的传染源。患者主要表现为阵发性痉挛性咳嗽，且伴有“鸡鸣”样吸气性吼声。该病病程长，可能会并发肺炎、神经系统疾病等，出现相应症状。患者在感染百日咳杆菌后，会有2~21天（一般为7~14天）的潜伏期，然后出现典型百日咳症状，病程可分为3个阶段：卡他期、痉咳期和恢复期。痉咳特点为成串的、接连不断的痉挛性咳嗽后，伴一次深长吸气。由于大量空气急促通过狭窄的声门，会发出一种类似“鸡鸣”样吸气性吼声。随后又发生一次痉咳，反复多次，直至咳出大量黏稠痰液，同时伴有呕吐。夜间咳嗽更严重，且咳嗽的频率及严重程度会逐渐增加。认知层次：应用。

（2）该疾病最易发病的年龄是（　　），并且病程较长，可持续（　　）

A. 5岁以内、2~3个月

B. 3岁以内、1个月

C. 1岁以内、2个月

D. 7 岁以内、2 周

E. 2 岁以内、1 周

考题分析：答案 A。难度系数 0.4，较难。本题所考疾病为百日咳。百日咳最易发病的年龄是 5 岁以内；患者在感染百日咳杆菌后，会有 2~21 天（一般为 7~14 天）的潜伏期，然后出现典型百日咳症状，病程可分为 3 个阶段：卡他期、痉咳期和恢复期。一般病程持续数周，亦可长达 2~3 个月以上。此题易错选 C。认知层次：记忆、应用。

（3）该患儿以下防治措施中，哪项是错误的（　　）

A. 通常需要隔离至有效抗生素治疗 5 天后

B. 如果没有抗生素治疗，需隔离至发病后 21 天

C. 给予镇静剂能减少患儿因恐惧、忧虑、烦躁而诱发的痉咳，同时保证睡眠

D. 百日咳的抗菌治疗可首选红霉素

E. 在急性期除应用抗生素治疗外，中医治疗可改善症状，不能缩短病程

考题分析：答案 E。难度系数 0.4，较难。本题所考疾病为百日咳治疗。百日咳患儿需按呼吸道传染病对患者进行隔离，通常隔离至有效抗生素治疗 5 天后，如果没有抗生素治疗，需隔离至发病后 21 天。必要时给予镇静剂能减少患儿因恐惧、忧虑、烦躁而诱发的痉咳，同时保证睡眠。百日咳的抗菌治疗首选大环内酯类抗生素，如红霉素、阿奇霉素或克拉霉素等。除在急性期需要应用抗生素治疗外，中医治疗可改善症状，缩短病程。故答案选 E。此题易错选 C。认知层次：应用。

27. 患儿，男，8 岁。因“急性阑尾炎”入院。入院后拒绝手术，予以抗感染治疗后，出现寒战、高热、右上腹痛。体格检查：急性病容，巩膜黄染，右上腹压痛，肝大，肝区叩击痛明显。实验室检查：白细胞计数 20×10^9/L，中性粒细胞百分比 90%。B 型超声波检查提示肝占位病变。

（1）该患儿最可能的诊断为（　　）

A. 原发性肝癌　　B. 肝囊肿

C. 阿米巴性肝脓肿　　D. 细菌性肝脓肿

E. 继发性肝癌

考题分析：答案 D。难度系数 0.5，中等。本题所考查疾病为肝脓肿。小儿肝脓肿多由金黄色葡萄球菌或大肠杆菌所引起。感染途径可有三条：一为血源性；二为逆行感染，多以胆管为主；三亦可经门静脉或肠淋巴系统。蛔虫成虫可经胆管入肝，幼虫经门静脉入肝，入肝后均可继发细菌感染形成肝脓肿。有时肝脓肿为各种败血症或脓毒血症的一部分。新生儿时期细菌可自脐静脉入肝。认知层次：记忆。

（2）总结该患儿的主要临床症状为（　　）

A. 恶心、呕吐

B. 出现黄疸

C. 局部皮肤凹陷性水肿

D. 寒战、高热、肝大伴疼痛

E. 可见右膈升高、运动受限

考题分析：答案 D。难度系数 0.5，中等。本题所考查疾病为肝脓肿，所考知识点为该疾病的临床表现。任何原因引起的肝脓肿都有弛张性高热，发热前有寒战。早期肝增大者上腹有胀痛与压痛，季肋及肝区叩击痛更为明显。同时有长期的厌食，多有呕吐、腹泻、迅速消瘦等症状。蛔虫引起的细菌感染和多发肝脓肿，往往有持续性不规则高热，可经数月不退。如脓肿偏于后侧或居肝实质深部，可以全无局部症状，难于确诊。阿米巴所致的巨大肝脓肿，肝前区表现隆起，常有阿米巴痢疾史，粪便检查可助诊断。认知层次：理解。

（3）目前最重要的治疗（　　）

A. 静脉注射抗生素

B. 观察病情

C. 引流管护理

D. 高热量、高蛋白、高维生素饮食

E. 疼痛护理

考题分析：答案 A。难度系数 0.7，容易。本题所考疾病为肝脓肿，所考知识点为该疾病的治疗，以药物治疗为主，外科引流只限于局部性孤立张力性脓肿。认知层次：应用。

28. 患儿，女，6 岁。因“肢体无力 1 周”就诊。开始为行走时肢体乏力伴酸痛，逐渐加重并出

现双手持物无力，无吞咽困难和饮水呛咳，大小便正常。既往体健。1 周前有流感疫苗接种史。体格检查：神清，双上肢近端肌力Ⅳ级、远端Ⅲ级，双下肢近端肌力Ⅲ级、远端Ⅱ级，肌张力低，四肢腱反射均未引出，双侧病理征阴性。

（1）为明确病变部位，首选的检查为（　　）

A. 肌电图　　B. 腰椎穿刺

C. 头颅 MRI　　D. 腰骶段脊髓 MRI

E. 胸段脊髓 MRI

考题分析：答案 A。难度系数 0.5，中等。本题所考疾病为吉兰 - 巴雷综合征，所考知识点为周围神经病变的定位诊断。题干是问有助于明确病变部位的检查，而脑脊液检查多用于辅助定性诊断，故首先排除 B。患儿临床表现为四肢对称性无力，远端重于近端。体格检查腱反射未引出，病理征阴性，提示下运动神经元病变，不支持头颅或脊髓上运动单位病变，排除 C、D、E。选择 A 肌电图检查进一步明确具体病变部位。认知层次：应用。

（2）患儿脑脊液白细胞计数 3×10^6/L，均为淋巴细胞，脑脊液蛋白 1.1g/L，脑脊液糖及氯化物正常。患儿最可能的诊断是（　　）

A. 急性横贯性脊髓炎

B. 吉兰 - 巴雷综合征

C. 脊髓灰质炎

D. 脊髓性肌萎缩症

E. 重症肌无力

考题分析：答案 B。难度系数 0.7，容易。本题所考知识点为吉兰 - 巴雷综合征的定性诊断。患儿临床症状和体征定位下运动神经元病变。脑脊液蛋白细胞分离现象是吉兰 - 巴雷综合征的特征性改变，故选择 B。认知层次：应用。

（3）患儿首选的治疗方案为（　　）

A. 甲泼尼龙冲击治疗

B. 抗病毒治疗

C. 大剂量丙种球蛋白静脉注射

D. 抗生素治疗

E. 积极康复训练

考题分析：答案 C。难度系数 0.7，容易。本题所考知识点为吉兰 - 巴雷综合征的治疗。患儿临床症状和体征及脑脊液检查均支持吉兰 - 巴雷综合征的诊断。该病为自身免疫性炎症，首选治疗方案为大剂量丙种球蛋白静脉注射。故选择 C。认知层次：应用。

29. 患儿，女，2 个月。因“进食后易呕吐 1 个月余，加重伴神软 1 天”入院。患儿 1 个月余前无明显诱因下出现呕吐，呕吐多发生在进食后半小时内，每次呕吐 10~30ml，无胆汁、无血性物或咖啡渣物，非喷射性。1 天前出现呕吐加重，每餐进食后即呕吐，伴精神差。排便每天 2~3 次，无黏液脓血，小便量减少。体格检查：体重 4.20kg，精神、反应差，哭声微弱，无皮疹及出血点，前囟稍凹陷，头颅无血肿，腹软不胀，未见肠型和肠蠕动波，未扪及包块，肝肋下 1cm，质软，脾未触及，四肢肌张力正常。

（1）入院后应进行哪些检查，除了（　　）

A. 三大常规　　B. 血气分析

C. 腹部 CT　　D. 上消化道钡餐

E. 上消化道内镜检查

考题分析：答案 C。难度系数 0.5，中等。本题所考查疾病为胃食管反流，所考知识点为胃食管反流的辅助检查。胃食管的辅助检查有：食管钡餐造影、食管 pH 动态监测、食管动力功能检查、内镜检查及黏膜活检、食管胆汁反流动态监测、胃食管放射性核素闪烁扫描。认知层次：应用。

（2）入院后查血常规：白细胞、中性粒细胞及分类正常，血红蛋白 81g/L；粪便常规未见红细胞、白细胞；上消化道钡餐示进入胃内的钡剂反流至食管中段，未见管腔狭窄或扩张，未见下端鸟嘴样改变，胃和十二指肠未见异常；食管内镜检查及黏膜组织检查：内镜下黏膜点状或条状发红，未见糜烂、溃疡。食管胃黏膜嗜酸细胞计数 5~10 个 /HP。结合辅助检查，目前诊断考虑为（　　）

A. 消化道溃疡　　B. 胃食管反流

C. 肥厚性幽门狭窄　　D. 胃扭转

E. 肠梗阻

考题分析：答案 B。难度系数 0.7，容易。本题所考查疾病为胃食管反流。实验室检查结果分析：血常规：血红蛋白 81g/L，考虑为中度贫血，结合体重 4.20kg，与呕吐和长期摄入不足有关。上消化道钡餐显示进入胃内的钡剂反流至食管中段，未见管腔狭窄或扩张，未见下端鸟嘴样改变，考虑胃食管反流。食管、胃黏膜病理嗜酸细胞计数小于 5~10 个 /HP，排除嗜酸细胞性胃食管炎。胃和十二指肠未见异常影，排除肥厚性幽门狭窄。认知层次：应用。

（3）目前该患儿如何治疗，除外（　　）

A. 外科手术治疗　　B. 纠正脱水

C. 营养支持　　D. 抬高床头 30°

E. 胃肠促动药

考题分析：答案 A。难度系数 0.5，中等。本题所考疾病为胃食管反流，所考知识点为胃食管反流的治疗。及时采用体位、药物等治疗方法后，大多数患儿症状能明显改善和痊愈。具有以下 5 征可考虑外科手术：①内科治疗 6~8 周无效，有严重并发症（消化道出血、营养不良、生长发育迟缓）；②严重食管炎伴溃疡、狭窄、巴雷特（Barrett）食管等；③有严重的呼吸道并发症，如呼吸道梗阻反复发作，吸入性肺炎或窒息、伴支气管肺发育不良者；④合并严重神经系统疾病。故排除 A。认知层次：应用。

30. 患儿，男，8 岁。因“腹痛 8 小时”入院。腹痛以脐周为主。体格检查：腹胀明显，脐周有压痛，反跳痛不明显，肠鸣音减弱。血生化提示血淀粉酶 1220U/L，腹部 CT 提示胰头、胰体肿胀，部分密度降低，胰周脂肪间隙模糊。予禁食、胃肠减压、抗感染、生长抑素、奥美拉唑抑酸，患儿腹痛好转。入院后第 3 天出现发热、气促，肺部可闻及细湿啰音，SpO_2 进行性下降，予无创通气（FiO_2 60%、CPAP 7cmH$_2$O）仍不能缓解低氧血症（SpO_2 80%），予气管插管、机械通气。

（1）胸片如图 1-34 所示，最合适的诊断是（　　）

A. 大叶性肺炎

B. 胸腔积液

C. 心源性肺水肿

D. 急性呼吸窘迫综合征

E. 闭塞性毛细支气管炎

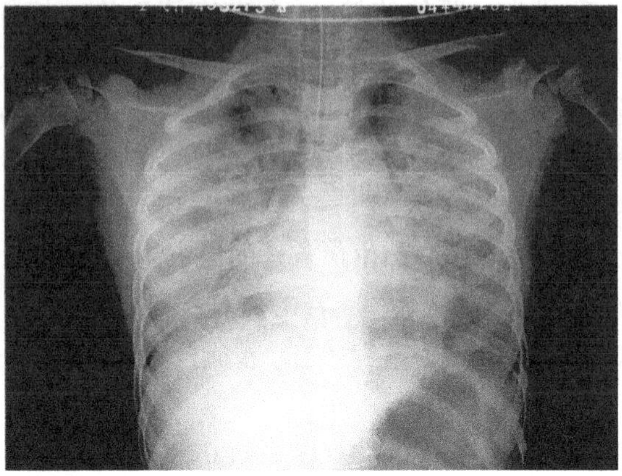

图 1-34　胸片

考题分析：答案 D。难度系数 0.7，容易。本题所考疾病为急性呼吸窘迫综合征，所考知识点为该疾病的影像学诊断。该胸片表现为两肺弥漫性渗出阴影，有支气管充气征，心缘模糊，考虑急性呼吸窘迫综合征。认知层次：应用。

（2）此时呼吸机参数设定潮气量的原则为（　　）

A. 肺顺应性差时潮气量 5~8ml/kg

B. 肺顺应性差时潮气量 3~6ml/kg

C. 推荐成人潮气量 4~6ml/kg

D. 肺顺应性较好时潮气量 6~8ml/kg

E. 肺顺应性较好时潮气量 8~10ml/kg

考题分析：答案 B。难度系数 0.6，较易。本题所考疾病为儿童急性呼吸窘迫综合征，所考知识点为该疾病的机械通气策略。需熟悉《2015 年国际小儿急性呼吸窘迫综合征专家共识》。呼吸系统顺应性较好的患儿潮气量 5~8ml/kg，呼吸系统顺应性较差时潮气量 3~6ml/kg。认知层次：记忆和应用。

（3）此时呼吸机参数设定平台压或气道峰压的原则为（　　）

A. 没有监测跨肺压的情况下，平台压限制在 35cmH$_2$O 以下

B. 当患者胸壁顺应性降低时，允许平台压力增高至 29~32cmH$_2$O

C. 当患者胸壁顺应性正常时，允许平台压力增高至 29~32cmH$_2$O

D. 儿科常用驱动压代替平台压

E. 肥胖患者建议平台压限制在 28cmH_2O 以下

考题分析：答案 B。难度系数 0.6，较易。本题所考疾病为急性呼吸窘迫综合征，所考知识点为该疾病的机械通气策略。需熟悉《2015 年国际小儿急性呼吸窘迫综合征专家共识》。胸壁顺应性正常的患儿平台压限制为 28cmH_2O，胸壁顺应性降低的患儿，平台压力可提高至 29~32cmH_2O。肥胖患者往往胸壁顺应性降低，允许平台压增高至 29~32cmH_2O。认知层次：记忆和应用。

31. 患儿，女，6 岁。因“发热、中上腹痛伴恶心、呕吐 2 天，气促半天，少尿 10 小时”入院。患儿持续高热，体温最高 39.5℃，呕吐胆汁样液体，尿少［尿量约＜ 0.5ml/（kg · h)］。体格检查：T 38℃，R 39 次 / 分，P 180 次 / 分，BP 72/35mmHg，SpO_2 94%。精神萎靡，呼吸急促，无三凹征，两肺未闻及啰音，腹部膨隆，中上腹压痛，腹肌紧张，有移动性浊音，肠鸣音未及，四肢凉，CRT 5s。实验室检查：血淀粉酶 780U/L，脂肪酶 850U/L，血糖 18.5mmol/L，血肌酐 186μmol/L；尿常规：尿糖（+)、酮体（-)。X 线胸片：两肺纹理增多，心影大小正常。腹部 CT：胰腺肿胀，正常形态消失，密度混杂减低，边缘模糊，周围脂肪间隙模糊，腹腔内见弥漫液体密度影。

（1）该患儿最可能的诊断为（　　）

A. 急性胆囊炎

B. 糖尿病性酮症酸中毒

C. 急性重症胰腺炎

D. 重症肺炎

E. 急性肠道感染合并脓毒性休克

考题分析：答案 C。难度系数 0.5，中等。本题所考疾病为急性重症胰腺炎，所考知识点为该疾病的诊断。急性重症胰腺炎具备急性胰腺炎的临床表现和生化改变，同时合并持续性一个或多个器官功能障碍。该患儿有急性腹痛、中上腹压痛，实验室检查血淀粉酶、脂肪酶升高，胰腺影像学改变，首先考虑急性胰腺炎，因合并休克（心率增快、低血压），呼吸窘迫，肾损伤（尿少≥ 10 小时、血肌酐升高），考虑为急性重症胰腺炎。A 胆囊炎未提供胆囊体检和影像学资料；B 该患儿血糖升高但无尿酮体，故糖尿病性酮症酸中毒无诊断依据，考虑与原发病引起高血糖相关；D 虽有气促，但未提供肺部感染病史，查体无肺部湿啰音，影像学无肺部渗出的证据，故重症肺炎不考虑；E 患儿虽有发热、恶心、呕吐、腹痛、腹胀等消化道感染征象，且并发低血压休克，但生化和影像学改变与该病不符合，因此不考虑急性肠道感染合并脓毒性休克（即肠源性脓毒症和脓毒性休克）。选项 C 正确。认知层次：应用。

（2）该患儿首先需要的治疗措施（　　）

A. 抗生素治疗

B. 外科手术

C. 利尿剂治疗

D. 胰岛素治疗

E. 液体复苏和血管活性药物

考题分析：答案 E。难度系数 0.6，较易。本题所考疾病为急性重症胰腺炎，所考知识点为该疾病的治疗。急性重症胰腺炎具备急性胰腺炎的临床表现和生化改变，同时合并持续性一个或多个器官功能障碍。该患儿存在低血压、心率增快、四肢凉和 CRT 延长，已发生休克，故首先需要进行液体复苏，并给予血管活性药物维持循环；在启动休克复苏后给予对症支持治疗和合理的抗生素应用；如腹胀进行性加重，出现腹腔间室综合征、胰腺周围积脓等表现，可行外科手术。选项 E 正确。认知层次：应用。

（3）经上述治疗后，HR 120 次 / 分，BP 100/60mmHg，CRT 3s，6 小时排尿 50ml，血肌酐 233μmol/L，该患儿进一步需要治疗的措施（　　）

A. 气管插管机械通气

B. 连续肾脏替代治疗（continuous renal replacement therapy，CRRT）

C. 腹膜透析

D. 腹腔穿刺引流

E. 磁共振胰胆管成像（magnetic resonance cholangiopancreatography, MRCP）

考题分析：答案 B。难度系数 0.4，较难。本题所考疾病为急性重症胰腺炎，所考知识点为该疾病合并器官功能障碍的治疗。该患儿虽有气促，但无三凹征，$SpO_2$94%，考虑为呼吸窘迫，可先行无创通气支持。胰腺炎腹水多为渗漏，且当前病史中未提示腹腔内压明显增高，故暂不需行腹腔穿刺引流。当急性胰腺炎合并急性肾损伤（AKI）或尿量≤0.5ml/（kg·h）持续6小时以上、严重水电解质紊乱、早期伴2个或2个以上器官功能障碍，经常规处理效果不明显，可给予连续肾脏替代治疗（CRRT）。该患儿经抗休克治疗后心率下降、血压恢复正常，但仍少尿（尿量≤0.5ml/（kg·h）），同时血肌酐升高至233μmol/L，持续AKI，有CRRT指征。患儿急性胰腺炎伴腹水，腹腔脏器已损伤不适用腹膜透析。此时行MRCP对治疗不能提供帮助。选项B正确。认知层次：应用。

32. 患儿，男，1岁6个月。因“运动发育落后1年”就诊。患儿出生后6个月翻身，1岁会坐，现1岁6个月不会独走，扶站时足尖着地，双下肢呈剪刀样交叉。无抽搐，目前会喊妈妈，可理解简单指令。G1P1，孕34周出生，出生体重1800g，生后曾因“早产儿，颅内出血”于新生儿科住院半个月。家族史（–）。体格检查：头围44cm，外观无异常，四肢肌力Ⅳ级，肌张力增高，双膝腱反射亢进，双侧病理征阳性。头颅磁共振成像（MRI）提示脑室旁白质软化。曾做血、尿氨基酸和有机酸代谢筛查未见异常。

（1）患儿最可能的诊断为（　　）

A. 脑性瘫痪　　B. 全面性发育迟缓

C. 染色体病　　D. 遗传代谢病

E. 脑发育畸形

考题分析：答案A。难度系数0.4，较难。本题所考疾病为脑性瘫痪，所考知识点为该病的诊断。患儿主诉为运动发育落后，病史提供“可理解简单指令”提示交流沟通方面没有问题，排除B全面性发育迟缓。患儿运动发育逐渐进步，遗传代谢筛查未见异常，不支持遗传代谢病，排除D。头颅磁共振成像（MRI）提示脑室旁白质软化，未见脑发育畸形，排除E。患儿体格检查未发现提示染色体病的常见体征，如外观和掌纹异常，多发畸形等。结合患儿早产和新生儿期颅内出血病史，体格检查和头颅磁共振成像（MRI），诊断首先考虑围生期脑损伤导致的脑性瘫痪。故选择A。认知层次：应用。

（2）支持诊断的依据不包括（　　）

A. 患儿运动逐渐进步，为静止性病程

B. 有明确的围生期脑损伤病史

C. 体格检查提示上运动神经元损伤

D. 头颅磁共振成像（MRI）提示脑室旁白质软化

E. 患儿为男性

考题分析：答案E。难度系数0.5，中等。本题所考知识点为脑性瘫痪的诊断。脑性瘫痪是指一组以运动障碍和姿势异常为突出表现的临床综合征，是由一些静止性病因引起的发育期脑损伤所致，临床表现为静止性病程，围生期脑损伤是最常见病因。因此A、B、C、D均支持脑性瘫痪的诊断。男女均可发生脑性瘫痪，故诊断依据不包括E。认知层次：理解。

（3）患儿后续的病情发展过程中最不可能出现的是（　　）

A. 癫痫发作　　B. 学习困难

C. 注意力不集中　　D. 智力运动发育倒退

E. 运动能力逐渐进步

考题分析：答案D。难度系数0.5，中等。本题所考知识点为脑性瘫痪的预后。脑性瘫痪的患儿以运动障碍和姿势异常为主要表现，容易合并癫痫发作，学习困难和注意力不集中。因为脑性瘫痪的病程为静止性，所以多数患儿的运动能力会逐渐进步，故选择D，智力运动倒退在脑性瘫痪的病程中是最不可能出现的事件。认知层次：应用。

33. 患儿，男，13岁。因“视力下降5天”就诊。开始为视物模糊，进行性加重至仅有光感。无其他伴随症状。既往体健。1周前有上呼吸道感染病史。家族史（–）。体格检查：神志清，双眼球各方向运动充分，有光感，双瞳孔直径5mm，对光反应迟钝，余（–）。眼底检查提示视盘边界模糊。视觉诱发电位提示：双眼波形未引出。头颅和全脊柱MRI（–）。

（1）患儿最可能的诊断是（　　）

A. 急性视神经炎
B. 视神经脊髓炎
C. 急性播散性脑脊髓炎
D. 多发性硬化
E. 视神经脊髓炎谱系障碍

考题分析：答案 A。难度系数 0.5，中等。本题所考疾病为急性视神经炎，所考知识点为该病的诊断。患儿主诉为视力下降，体格检查和辅助检查均提示视神经受累，没有其他伴随症状和神经系统阳性体征。头颅和脊髓 MRI 均正常，故排除 B、C、D、E，选择 A。认知层次：应用。

（2）患儿首选的治疗方案是（　　）
A. 甲泼尼龙冲击治疗
B. 红霉素眼膏
C. 多种维生素营养神经
D. 阿昔洛韦眼药水滴眼
E. 氯霉素眼药水滴眼

考题分析：答案 A。难度系数 0.5，中等。本题所考知识点为急性视神经炎的治疗。依据患儿临床表现、体格检查及辅助检查定位于视神经。急性起病，前驱呼吸道感染史提示为自身免疫性炎症。急性视神经炎的首选治疗是大剂量糖皮质激素冲击治疗，尽快恢复视力，故选择 A。认知层次：应用。

（3）经积极治疗后，患儿视力恢复正常。3 个月后出现肢体无力，无头痛、嗜睡、视物模糊、大小便障碍等。肢体无力逐渐加重，在病程 2 周时再次就诊。查头颅磁共振成像（MRI）提示侧脑室周边多发边界清楚的椭圆形病灶，长轴垂直于侧脑室。脊髓 MRI（-）。脑脊液细胞计数正常，蛋白定量 675mg/dL，寡克隆区带（+）。血清水通道蛋白 4 抗体（AQP4-IgG）阴性。患儿最可能的诊断（　　）
A. 急性视神经炎
B. 视神经脊髓炎
C. 急性播散性脑脊髓炎
D. 多发性硬化
E. 视神经脊髓炎谱系障碍

考题分析：答案 D。难度系数 0.3，难。本题所考疾病为多发性硬化，所考知识点为多发性硬化的诊断。多发性硬化属于中枢神经系统脱髓鞘性疾病，以时间多发（反复发生）和空间多发（多个病灶）为临床特征。患儿既往诊断急性视神经炎，本次未出现视神经受累症状，故排除 A、B。急性播散性脑脊髓炎多为单相病程，临床有脑病症状，头颅磁共振成像（MRI）有特征性表现，本患儿与之不符，故排除 C。患儿本次临床仅表现为肢体无力，且脊髓 MRI 未见异常，AQP4-IgG 阴性，不符合视神经脊髓炎谱系障碍的诊断标准，排除 E。患儿头颅磁共振成像（MRI）显示为多发性硬化的典型改变，故选择 D。认知层次：应用。

（4）用于减少该病复发的药物不包括（　　）
A. 糖皮质激素　　B. 干扰素 β-1b
C. 干扰素 β-1a　　D. 醋酸格拉替雷
E. 特立氟胺

考题分析：答案 A。难度系数 0.3，难。本题所考疾病为多发性硬化，所考知识点为多发性硬化的治疗。多发性硬化的治疗包括急性发病期治疗和疾病修正治疗。急性发病期主要是大剂量糖皮质激素短期应用尽快缓解症状，疾病修正治疗主要是应用疾病修正药物预防或减轻多发性硬化的复发。B、C、D、E 均为多发性硬化的疾病修正药物，可以预防或减轻多发性硬化的复发，故排除。目前认为糖皮质激素不能预防多发性硬化的复发，主张短期应用。故选择 A。认知层次：应用。

34. 患儿，女，5 岁。因“发热 5 天，精神差、尿少 1 天”入院。患儿 5 天前开始发热，热峰 39.5℃，伴寒战，1 天前精神差，尿量减少。无咳嗽、无呕吐、无腹泻。确诊急性淋巴细胞白血病 1 年余，2 周前有化疗病史。体格检查：T 39℃，R 58 次 / 分，P 150 次 / 分，BP 85/55mmHg, SpO_2 70%~80%（面罩供氧 6L/min）。神志淡漠，反应差，皮肤散在出血点，气促，可见轻度三凹征，两肺呼吸音低，未及啰音，心音有力，心律齐，腹平软，肝肋下 4cm，质韧，脾肋下 1cm，质韧，肠鸣音正常，颈软，双侧病理征阴性，CRT 4~5s，肢端凉。入院后予气管插管、机械通气、扩容、抗感染，急查床旁胸片提示双肺磨玻璃样改变。血常规 +CRP：白细胞计数 $0.9 \times 10^9/L$，中性粒细胞百分比 60%，血红蛋白 78g/L，血小板计数 $10 \times 10^9/L$，CRP 120mg/L。

（1）该患儿最可能的诊断为（　　）

A. 重症肺炎，急性呼吸窘迫综合征

B. 脓毒性休克，急性呼吸窘迫综合征

C. 暴发性心肌炎，心源性休克

D. 重症脑炎，神经源性休克

E. 肺出血

考题分析：答案 B。难度系数 0.6，较易。本题所考疾病为急性呼吸窘迫综合征，所考知识点为该疾病的诊断。该患儿急性淋巴细胞白血病，化疗后骨髓抑制，存在中性粒细胞缺乏、发热，临床表现为代偿性休克，根据血常规、CRP，需考虑脓毒性休克，呼吸功能存在急性低氧性呼吸衰竭，结合胸片高度怀疑急性呼吸窘迫综合征，患儿无明显呼吸道症状，无咳嗽、咯血等，不考虑肺炎导致的 ARDS，也无肺出血依据。认知层次：应用。

（2）该患儿适宜的液体管理原则为（　　）

A. 积极扩容

B. 维持轻度液体负平衡

C. 维持轻度液体正平衡

D. 在血流动力学监测下，允许较低循环血容量维持有效器官 / 组织灌注

E. 早期宜输注胶体液，不宜输注晶体液

考题分析：答案 D。难度系数 0.3，难。本题所考疾病为急性呼吸窘迫综合征，所考知识点为该疾病的治疗。急性呼吸窘迫综合征的液体管理原则是维持器官有效灌注的限液治疗。该患儿同时存在脓毒性休克，需在血流动力学监测下适当扩容。血流动力学如能维持有效循环，可维持轻度液体负平衡。认知层次：应用。

（3）该患儿病情进展，胸片复查提示“白肺”，呼吸机参数逐渐上调，压力控制通气（PCV）模式，FiO_2 80%，RR 30 次 / 分，I∶E=1∶1.5，PIP 30cmH_2O，PEEP 15cmH_2O，MAP 20cm H_2O，SpO_2 90%。动脉血气分析：pH 7.2，PaO_2 60mmHg，$PaCO_2$ 56mmHg，BE -4mmol/L，血乳酸 2.5mmol/L，该患儿下一步可选用的治疗不包括（　　）

A. 体外膜氧合（ECMO）　B. 吸入一氧化氮

C. 高频振荡通气　　　　D. 俯卧位通气

E. 左心室辅助装置

考题分析：答案 E。难度系数 0.4，较难。本题所考疾病为急性呼吸窘迫综合征，所考知识点为该疾病的治疗。急性呼吸窘迫综合征的挽救性治疗包括体外膜肺、吸入一氧化氮、高频振荡通气、肺复张、俯卧位通气等。左心室辅助装置是左心衰竭的挽救性治疗。认知层次：应用。

35. 患儿，男，5 岁。因“腹痛、呕吐 2 天，气促半天”就诊。为持续中上腹痛，呕吐胃内容物，半天前出现呼吸急促。无发热，无腹泻，无咳嗽。1 个月余前确诊急性淋巴细胞白血病，按序化疗。发病前 4 天行培门冬酶化疗。体格检查：T 36.8℃，R 60 次 / 分，P 160 次 / 分，BP 88/56mmHg，SpO_2 85%。意识模糊，烦躁，气促，可见三凹征，两肺未闻及啰音，心律齐，心音稍低钝，腹部膨隆，腹肌紧张，中上腹压痛，未及包块，肠鸣音未及。血常规 +CRP：白细胞计数 $0.8 \times 10^9/L$，中性粒细胞百分比 70%，血红蛋白 78g/L，血小板计数 $80 \times 10^9/L$，CRP 70mg/L，降钙素原（PCT）0.4μg/L；血淀粉酶 562U/L，血脂肪酶 429U/L；X 线胸片示两肺弥漫性磨玻璃样改变，可见支气管充气征；腹部 CT 示胰腺肿胀，正常形态消失，胰腺实质不均匀，边缘模糊，腹腔间隙、网膜囊内见弥漫液体密度影；呼吸道病原学检查阴性。

（1）以下哪项诊断不考虑（　　）

A. 急性重症胰腺炎

B. 重症肺炎

C. 急性呼吸窘迫综合征

D. 急性淋巴细胞白血病

E. 化疗后骨髓抑制

考题分析：答案 B。难度系数 0.6，较易。本题所考疾病为急性重症胰腺炎，所考知识点为该疾病的诊断。该患儿起病前有培门冬酶化疗史，持续中上腹疼痛，腹部膨隆、腹肌紧张、肠鸣音消失，血淀粉酶和脂肪酶升高、胰腺影像学改变，考虑诊断为急性胰腺炎（药物相关）；因

并发气促、低氧血症、胸片两肺磨玻璃样改变，可见支气管充气征，考虑继发ARDS，与胰腺炎诱发全身炎症反应相关，急性胰腺炎出现脏器功能障碍即为重症胰腺炎。急性淋巴细胞白血病化疗后骨髓抑制从外周血常规检查可获知。患儿发病以来无发热等感染病史，无呼吸道临床表现，呼吸道病原学阴性，不考虑肺炎导致的肺部影像学变化。认知层次：理解。

（2）下一步最需要的治疗措施是（　　）

A. 禁食、制酸、抑酶

B. 气管插管机械通气

C. 静脉营养支持

D. 去甲肾上腺素 0.1μg/（kg·min）

E. 0.9%NaCl 200ml 扩容

考题分析：答案 B。难度系数 0.6，较易。本题所考疾病为急性重症胰腺炎，所考知识点为该疾病的治疗。患儿急性重症胰腺炎并发ARDS，因缺氧严重需要尽快机械通气改善缺氧，因此选项B正确。是否扩容和血管活性药物还需要进一步评估心肺功能；患儿肺部状况不宜盲目液体复苏，以便加重肺损伤。认知层次：应用。

（3）经治疗病情稳定后，有关急性重症胰腺炎的营养支持治疗，下列哪项描述正确（　　）

A. 24~48 小时内肠内营养支持

B. 早期肠内营养可能增加胰腺和胰腺外感染的并发症

C. 鼻空肠管肠内营养优于鼻胃管的效果和安全性

D. 肠内营养选择低脂牛奶

E. 静脉营养支持至腹痛消失、血淀粉酶和脂肪酶正常

考题分析：答案 A。难度系数 0.5，中等。本题所考疾病为急性重症胰腺炎，所考知识点为该疾病营养治疗策略。急性重症胰腺炎营养支持治疗原则：尽早肠内营养（首选），推荐 24~48 小时内；鼻胃管和鼻空肠管两种途径在效果和安全性上相当；肠内营养可降低胰腺和胰腺外感染并发症、MODS、外科干预率和病死率；肠内营养的能量初始可 20~25kcal/（kg·d），逐渐过渡到 30~35kcal/（kg·d），可先采用短肽类制剂，再过渡到整蛋白类制剂。肠内营养开始时机，以消化道是否耐受为准，而不是以腹痛、血淀粉酶和脂肪酶为依据。故该题选 A。认知层次：应用。

36. 患儿，女，12 岁。因“运动障碍 2 年”就诊。隐匿起病，开始表现为行走时易跌倒，逐渐加重并出现姿势异常，伴吐字不清。新生儿期有病理性黄疸，具体不详。既往智力运动发育正常。家族史（-）。体格检查：神志清，头与躯干前倾，双肘和腕关节屈曲，四肢肌力正常，肌张力增高，腱反射活跃，双侧病理征阳性。头颅MRI 示双侧基底节区对称性异常信号。血生化检查提示谷丙转氨酶 70U/L，谷草转氨酶 85U/L，铜蓝蛋白 0.1g/L（正常值 0.21~0.52g/L）。

（1）患儿最可能的诊断为（　　）

A. 肝豆状核变性

B. 门克斯（Menkes）病

C. 甲基丙二酸血症

D. 胆红素脑病后遗症期

E. 脑性瘫痪

考题分析：答案 A。难度系数 0.4，较难。本题所考疾病为肝豆状核变性，所考知识点为该病的诊断。患儿临床表现为进行性加重的运动障碍，首先排除静止性病因 D、E。患儿血清铜蓝蛋白降低，头颅 MRI 示双侧基底节区对称性异常信号，肝功能异常，均支持肝豆状核变性的诊断，故选择 A。认知层次：应用。

（2）为明确诊断，建议患者完善以下检查，不包括（　　）

A. 裂隙灯下检查角膜有无角膜色素环（K-F 环）

B. *ATP7A* 基因检测

C. *ATP7B* 基因检测

D. 24 小时尿铜测定

E. 血清铜测定

考题分析：答案 B。难度系数 0.6，较易。本题所考疾病为肝豆状核变性，所考知识点为该病常用的辅助检查。肝豆状核变性是由 *ATP7B* 基因变异导致体内铜排泄障碍所导致的，与 *ATP7A* 基因无关，故选择 B。认知层次：记忆。

（3）以下治疗措施不妥的是（　　）

A. 低铜饮食　　　　B. 青霉胺口服

C. 硫酸锌口服　　　　D. 左旋多巴口服

E. 氟哌啶醇口服

考题分析：答案 E。难度系数 0.3，难。本题所考疾病为肝豆状核变性，所考知识点为该病的治疗。肝豆状核变性的治疗包括减少铜的摄入（低铜饮食和锌盐口服）、促进铜的排出（青霉胺口服）以及对症治疗。患儿临床体格检查提示肌张力不全，氟哌啶醇可能加重肌张力不全症状，不适合应用，故选择 E。认知层次：应用。

37. 患儿，男，16 个月。因“发热、腹泻 2 天，腹胀 1 天，面色苍白、气促 2 小时”入院。体格检查：T 38 ℃，R 69 次 / 分，P 180 次 / 分，BP 55/34mmHg，SpO_2 88%。神萎，面色苍白，双下肢皮肤花斑，呼吸急促，可见三凹征，两肺未及啰音，心律齐，心音有力，腹部膨隆，腹肌紧张，肠鸣音未及，CRT 5s，肢端凉，足背动脉搏动未及。实验室检查：血常规 +CRP 示白细胞计数 20×10^9/L，中性粒细胞百分比 80%，血红蛋白 100g/L，血小板计数 80×10^9/L，CRP 200mg/L。经过积极液体复苏、机械通气后患儿血压上升至 88/59mmHg，SpO_2 96%。但尿量＜ 0.5ml/（kg · h），持续 6 小时，且给予利尿治疗无效。

（1）下列哪一项检查结果对脏器功能受损判断有帮助（　　）

A. PaO_2/FiO_2 303mmHg

B. 总胆红素 20.2μmol/L

C. 心肌肌钙蛋白Ⅰ（cardiac troponin Ⅰ，CTnI）0.04μg/L

D. 血肌酐 188μmol/L

E. 国际标准化比值（international normalized ratio, INR）1.05

考题分析：答案 D。难度系数 0.7，容易。本题所考疾病为急性肾损伤，所考知识点为该疾病的诊断。该患儿以肠道感染起病，继发性腹膜炎可能，并发生脓毒血症和脓毒性休克，经过液体复苏血压恢复正常后仍然尿少（尿量＜ 0.5ml/（kg · h）），利尿治疗无效，故考虑发生脓毒血症相关急性肾损伤（AKI），尿量和血肌酐是诊断 AKI 的必要依据和以此严重度分类标准。脓毒性休克可诱导全身组织器官功能受损（如心、肺、肝、肾、凝血等功能受损的生物标志物分别是 cTnI、PaO_2/FiO_2、总胆红素、血肌酐、INR 等），从上述指标中得知血肌酐异常升高，其他指标正常。因此，选项 D 正确。认知层次：理解。

（2）该患儿需要的进一步治疗措施（　　）

A. 呋塞米静脉推注

B. 腹部手术

C. 血管活性药物

D. 连续性肾脏替代治疗（CRRT）

E. 腹膜透析

考题分析：答案 D。难度系数 0.7，容易。本题所考疾病为急性肾损伤，所考知识点为该疾病的治疗。儿童急性肾损伤经利尿剂治疗无效，持续少尿、无尿或合并严重水电解质代谢紊乱、液体超载＞ 10%，有肾脏替代治疗指征。该患儿原发肠道感染，出现腹部膨隆、腹肌紧张、肠鸣音消失，考虑继发腹膜炎和腹腔间室综合征，无法进行腹膜透析，故选择 CRRT 进行肾替代治疗。选项 D 正确。认知层次：应用。

（3）该患儿 AKI 的治疗原则包括下列各项，但除外（　　）

A. 血管活性药物维持合适的血压

B. 在组织灌注足够的前提下，适当液体负平衡

C. 避免组织缺氧

D. 利尿剂治疗无效、血肌酐持续升高，尽早行 CRRT

E. 尽早明确感染原后应用抗生素治疗

考题分析：答案 E。难度系数 0.7，容易。本题所考疾病为急性肾损伤，所考知识点为该疾病的治疗。急性肾损伤治疗原则是维持血流动力学稳定（维持液体平衡、血管活性药物维持合适的血压）以保证肾组织合适的血流灌注和灌注压、维持电解质平衡、避免缺氧加重继发肾损伤，经过上述治疗无效，仍然少尿或无尿、血肌酐进行性升高，需要血液净化干预处理。脓毒性休克患儿要尽早经验性抗生素应用（1 小时内），明确病原后可调整治疗方案。选项 E 正确。认知层次：应用。

38. 患儿，女，3 岁。因“咳嗽 1 周，呼吸困难

半天”收入院。诊断重症肺炎、呼吸衰竭，已予气管插管、机械通气治疗，突然出现心率增快、口唇发绀。体格检查：T 37.8℃，R 40 次 / 分，P 160 次 / 分，BP 83/50mmHg，SpO_2 82%（吸氧浓度 100%）。烦躁不安，右侧胸廓隆起，右侧胸部叩诊鼓音，右侧呼吸音降低，左侧呼吸音粗，可闻及中湿啰音，心音有力，心律齐，腹软，肝脾肋下未及，四肢湿冷，足背动脉搏动减弱，毛细血管再充盈时间 5s，神经系统病理征阴性。

（1）引起患儿病情变化的最可能原因是（　　）

A. 机械通气　　B. 感染加重

C. 心力衰竭　　D. 容量不足

E. 张力性气胸

考题分析：答案 E。难度系数 0.5，中等。本题所考疾病为休克，所考知识点为梗阻性休克的原因。张力性气胸是梗阻性休克的常见原因之一，也是机械通气中病情突然恶化的原因之一；该患儿肺部体征：右侧胸廓隆起、右侧胸部叩诊鼓音、右侧呼吸音降低，提示右侧气胸，因导致循环障碍（心率增快、四肢湿冷，足背动脉搏动减弱，毛细血管再充盈时间延长），故考虑张力性气胸所致。选项 E 正确。认知层次：应用。

（2）对该患儿此时循环状态的描述，哪项是最恰当的（　　）

A. 失代偿性休克　　B. 梗阻性休克

C. 脓毒性休克　　D. 低血容量性休克

E. 心源性休克

考题分析：答案 B。难度系数 0.5，中等。本题所考疾病为休克，所考知识点为梗阻性休克的识别。患儿在机械通气状态，病情突发恶化，并出现心率增快、四肢湿冷，外周动脉搏动减弱，毛细血管再充盈时间延长等休克表现，血压属于该年龄段正常范围，所以为代偿性休克；结合患儿肺部体征，考虑右侧气胸，此为机械通气中病情突然恶化的原因之一，可导致梗阻性休克。选项 B 正确。认知层次：应用。

（3）对该患儿的紧急处理，最恰当的是（　　）

A. 更换抗生素，加强抗感染治疗

B. 调整呼吸机参数，再观察病情变化

C. 右锁骨中线第 2、3 肋间胸腔穿刺

D. 加用多巴胺静脉输注

E. 给予 0.9%NaCl 20ml/kg 快速扩容

考题分析：答案 C。难度系数 0.5，中等。本题所考知识点为张力性气胸的急诊处理。患儿因张力性气胸导致梗阻性休克，病情迅速恶化，最快速处理方案是胸腔穿刺排气，以改善呼吸、循环状态。给予容量复苏或血管活性药物应用不能根本改变缺氧和循环的恶化。选项 C 正确。认知层次：应用。

39. 患儿，女，8 岁。因“肢体麻木无力 1 周”就诊。1 周前诉手脚发麻、酸痛，伴行走时肢体乏力，逐渐加重至不能独立行走，伴双手持物无力。无吞咽困难和饮水呛咳，大小便正常。1 周前有急性胃肠炎病史。出生时有轻度窒息史。智力运动发育基本同正常同龄儿童。体格检查：神志清，四肢近端肌力Ⅲ级、远端Ⅱ级，肌张力低，上下肢腱反射均未引出，双侧病理征阴性。肌电图提示周围神经传导速度显著减慢。脑脊液检查提示白细胞计数正常，蛋白定量 1.1g/L。

（1）患儿最可能的诊断是（　　）

A. 急性横贯性脊髓炎

B. 吉兰 - 巴雷综合征

C. 脊髓灰质炎

D. 肉毒杆菌中毒

E. 重症肌无力

考题分析：答案 B。难度系数 0.7，容易。本题所考疾病为吉兰 - 巴雷综合征，所考知识点为该病的临床表现和辅助检查特点。患儿临床症状和体征、肌电图提示周围神经病变，脑脊液蛋白细胞分离为吉兰 - 巴雷综合征的特征性改变。故选择 B。认知层次：应用。

（2）患儿的诊断依据不包括（　　）

A. 前驱消化道感染史

B. 出生时轻度窒息史

C. 下运动神经元体征

D. 脑脊液提示蛋白细胞分离

E. 肌电图提示周围神经损伤

考题分析：答案 B。难度系数 0.7，容易。本题

所考疾病为吉兰 - 巴雷综合征，所考知识点为该病的诊断。该病为自身免疫性炎症，与是否存在出生窒息史无关。故选择 B。认知层次：应用。

（3）患儿经大剂量静脉丙种球蛋白注射治疗后，肢体麻木消失，运动恢复正常。间隔 2 个月后，患儿在一次上呼吸道感染后再次出现肢体无力伴疼痛，体格检查：神清，四肢近端肌力Ⅲ级、远端Ⅱ级，肌张力低，上下肢腱反射均未引出，双侧病理征阴性。患儿最可能的诊断是（　　）

A. 视神经脊髓炎谱系疾病

B. 吉兰 - 巴雷综合征

C. 慢性炎症性脱髓鞘性多发性神经根神经病

D. 多发性硬化

E. 遗传性感觉运动周围神经病

考题分析：答案 C。难度系数 0.5，中等。本题所考疾病为慢性炎症性脱髓鞘性多发性神经根神经病，所考知识点为该病的诊断。患儿临床症状和体征提示下运动神经元体征，排除 A、D。临床表现为缓解复发病程，病程超过 2 个月，排除 E（该病为逐渐进展病程）和 B（该病多为单相病程），故选择 C。认知层次：应用。

（4）患儿的治疗首选（　　）

A. 糖皮质激素　　B. 硫唑嘌呤

C. 环孢霉素 A　　D. 甲氨蝶呤

E. 环磷酰胺

考题分析：答案 A。难度系数 0.5，中等。本题所考疾病为慢性炎症性脱髓鞘性多发性神经根神经病，所考知识点为该病的治疗。目前，糖皮质激素被认为是该病的首选治疗方案，治疗困难病例，才考虑应用二线免疫抑制剂。故选择 A。认知层次：理解。

40. 患儿，男，3 个月。因“咳嗽伴低热 4 天”就诊。予静脉输液治疗，输液中突然出现面色苍白、呼吸急促。体格检查：T 37.5℃，R 60 次 / 分，P 185 次 / 分，BP 62/40mmHg，SpO_2 85%（室内空气）。神志不清，反应差，面色苍白，无皮疹，前囟平软；两肺底闻及细湿啰音；心音低钝，可闻及奔马律，未闻及杂音；腹软，肝肋下 4cm，质中；四肢冷，外周动脉搏动减弱，毛细血管再充盈时间 5s；神经系统病理征阴性。心电图示：窦性心动过速。X 线胸片见图 1-35。

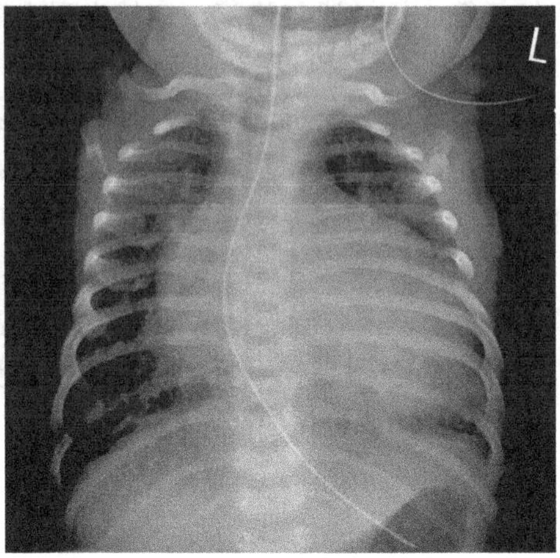

图 1-35　X 线胸片

（1）对该患儿循环恶化的初步诊断，哪项是正确的（　　）

A. 心力衰竭，心源性休克

B. 中枢感染，神经源性休克

C. 输液反应，过敏性休克

D. 重症肺炎，脓毒性休克

E. 心脏压塞，梗阻性休克

考题分析：答案 A。难度系数 0.4，较难。本题所考疾病为休克，所考知识点为心源性休克。患儿在输液过程中突发病情恶化，出现血压下降和灌注不足表现（四肢冷、外周动脉搏动减弱、毛细血管再充盈时间延长），休克诊断明确；因心率快、心音低钝、可闻及奔马律，两肺底细湿啰音，肝脏增大，胸片提示心影明显增大，均支持心力衰竭、心源性休克。胸片有肺部渗出，感染因素以及液体输注可导致前负荷增加，使病情恶化。中枢感染及心脏压塞暂无依据，而过敏性、脓毒性休克早期，心脏体征和影像学表现与之不符。故选项 A 正确。认知层次：应用。

（2）为快速明确该患儿循环恶化的病因，哪项检查最恰当（　　）

A. 动脉血气分析　　B. 外周血细胞计数

C. 心脏超声检查　　D. 痰、血培养

E. 心肌酶谱检查

考题分析：答案 C。难度系数 0.4，较难。本题所考疾病为休克，所考知识点为心源性休克的病因诊断。心脏超声检查可以通过对心脏结构、大小、收缩舒张功能、容量状态的可视化评估，快速明确循环衰竭病因和心源性休克的诊断，以指导早期血流动力学治疗。血气分析可以评价代谢和组织灌注状态，心肌酶谱可以了解心肌损伤情况，无法评价心脏结构、功能及与容量的匹配情况。故选项 C 正确。认知层次：应用。

（3）针对该患儿病情，以下哪项治疗措施是正确的（　　）

A. 面罩吸氧，0.9%NaCl 20ml/kg 快速扩容

B. 鼻导管吸氧，地塞米松静脉推注和皮下注射肾上腺素

C. 机械通气，甘露醇应用

D. 正压通气供氧，利尿和正性肌力药物应用

E. 供氧，容量复苏，调整抗生素应用

考题分析：答案 D。难度系数 0.4，较难。本题所考疾病为休克，所考知识点为心源性休克的处理。根据上述分析患儿存在心力衰竭、心源性休克，需要降低心脏前负荷、后负荷及增加心脏收缩力，以增加心排量，改善组织灌注，因此选择正压通气、供氧、利尿和强心治疗。选项 D 正确。认知层次：应用。

41. 患儿，男，18 个月。因“发热、呕吐 3 天，精神差 2 天，惊厥 4 次”入院。T 38.8℃，P 175 次 / 分，R 48 次 / 分，BP 93/63mmHg，SpO_2 98%。昏迷状（GCS 3 分），两瞳孔等大正圆，直径约 2mm，对光反射迟钝，全身未见皮疹及出血点，咽充血，双侧扁桃体 I 度肿大，未见疱疹，呼吸稍促，两肺呼吸音清，心音有力，心律齐，未闻及病理性杂音，腹部查体未见异常，四肢肌张力减低，脑膜刺激征阴性，病理征阴性。

（1）患儿最可能的诊断是（　　）

A. 颅内感染　　B. 代谢性脑病

C. 颅内占位　　D. 颅内出血

E. 中毒性脑病

考题分析：答案 A。难度系数 0.5，中等。本题所考疾病为颅内感染，所考知识点为该疾病的诊断。患者急性起病，发热，精神差，伴有惊厥，提示病变部位在颅内，感染性疾病首先考虑，颅内感染可能性最大。故正确答案是 A。认知层次：应用。

（2）为明确诊断首选检查是（　　）

A. 头颅 MRI　　B. 凝血功能

C. 视频脑电图　　D. 腰椎穿刺术

E. 遗传代谢性疾病筛查

考题分析：答案 D。难度系数 0.7，容易。本题所考疾病为颅内感染，所考知识点为该疾病的辅助检查。为明确是否为颅内感染，以及明确病原，首选的检查是腰椎穿刺术。故正确答案是 D。认知层次：应用。

（3）入院后无惊厥再次发生，脑电图：背景高波幅慢波，未见痫样放电，头颅 MRI 未见异常，有关惊厥说法正确的是（　　）

A. 诊断癫痫，暂不需要口服抗癫痫药物

B. 诊断癫痫，需长期口服抗癫痫药物

C. 诊断为热性惊厥

D. 为脑炎所致的症状性发作，不需要口服抗癫痫药物

E. 为脑炎所致的症状性发作，需长期口服抗癫痫药物

考题分析：答案 D。难度系数 0.3，难。本题所考疾病为惊厥，所考知识点为该疾病的治疗。惊厥是脑炎的症状，随病情控制，无惊厥再发，视频脑电图、头颅 MRI 检查均提示再发惊厥风险比较小，所以不需要口服抗癫痫药物。故正确答案是 D。认知层次：应用。

（4）脑脊液结果：白细胞计数 $50 \times 10^6/L$，中性粒细胞百分比 40%，淋巴细胞百分比 60%，蛋白质定量 0.67g/L，葡萄糖 3.36mmol/L，氯化物 120mmol/L；血常规 +CRP：白细胞计数 $5.9 \times 10^9/L$，中性粒细胞百分比 65.90%，CRP 18mg/L。最佳治疗方案是（　　）

A. 甘露醇 + 地塞米松 + 抗病毒药物

B. 甘露醇 + 地塞米松 + 抗细菌药物

C. 甘露醇 + 地塞米松 + 抗结核药物

D. 甘露醇 + 地塞米松 + 抗真菌药物

E. 甘露醇 + 地塞米松 + 静脉丙种球蛋白

考题分析：答案 A。难度系数 0.5，中等。本题

所考疾病为病毒性脑炎，所考知识点为该疾病的诊断与治疗。脑脊液检查结果白细胞数轻度升高，分类以淋巴细胞为主，蛋白轻度升高，葡萄糖、氯化物正常，诊断为病毒性脑炎。故正确答案是 A。认知层次：应用。

42. 患儿，男，出生后 20 分钟。因“生后反应差 20 分钟”入院。患儿胎龄 39 周，第二产程延长，胎心率下降，产钳助产出生，羊水Ⅱ度污染，脐带绕颈 1 圈，患儿生后哭声低，体格检查：HR 125 次 / 分，R 35 次 / 分，心律齐，四肢青紫、活动可。

（1）请问该患儿生后立即采取的操作步骤是（　　）

A. 保暖、清理呼吸道、摆正体位、刺激、开始正压通气

B. 保暖、清理呼吸道、擦干、摆正体位、开始正压通气

C. 保暖、摆正体位、清理呼吸道、擦干和刺激

D. 摆正体位、保暖、擦干、清理呼吸道和刺激

E. 立即气管插管、连接胎粪吸引管进行吸引

考题分析：答案 C。难度系数 0.7，容易。本题所考疾病为新生儿窒息，所考知识点为新生儿生后初步复苏。初步复苏包括 5 个步骤，置于预热好的开放式辐射抢救台保暖、迅速摆正体位、先口后鼻清理呼吸道、擦干身体和刺激呼吸。若患儿有胎粪污染，需评估是否有活力，内容包括呼吸规则或哭声响亮、HR ＞ 100 次 / 分、肌张力好。如经评估有活力按上述 5 个步骤进行初步复苏；若无活力，需立即气管插管连接胎粪吸引管吸引胎粪。认知层次：记忆。

（2）若患儿初步复苏 30 秒后，HR 为 90 次 / 分，呼吸不规则且慢，立即予复苏囊加压给氧，以下做法正确的是（　　）

A. 压力 20~25cmH_2O；频率 40~60 次 / 分；氧浓度 21%

B. 压力 20~25mmHg；频率 40~60 次 / 分；氧浓度 30%

C. 压力 20~25CmH_2O；频率 30~40 次 / 分；氧浓度 40%

D. 压力 20~25mmHg；频率 30~40 次 / 分；氧浓度 100%

E. 压力 15~20cmH_2O；频率 40~60 次 / 分；氧浓度 21%

考题分析：答案 A。本题所考疾病为新生儿窒息，所考知识点为新生儿窒息复苏时复苏囊正压通气方法。正压通气时压力需要 20~25cmH_2O，少数病情严重者需要 30~40cmH_2O，2~3 次后维持在 20cmH_2O；通气频率为 40~60 次 / 分（胸外按压时为 30 次 / 分），足月儿开始时用空气进行复苏，早产儿开始给 21%~40% 浓度的氧（用空氧混合仪根据血氧饱和度调整给氧浓度，使氧饱和度达到目标值），胸外按压时给氧浓度要提高到 100%。认知层次：应用。

（3）患儿经复苏囊面罩加压给氧 30s 后，心率为 90 次 / 分，经皮氧饱和度为 70%，自主呼吸弱且不规则，此时应对患儿采取何种措施（　　）

A. 气管插管　　B. 胸外按压

C. 清理呼吸道　　D. 矫正通气步骤

E. 提高吸入氧浓度

考题分析：答案 D。难度系数 0.5，中等。本题所考疾病为新生儿窒息，所考知识点为新生儿窒息复苏处理。矫正通气步骤包括检查面罩和面部之间是否密闭，再次通畅气道（可调整头位为鼻吸气位，清除分泌物，使新生儿的口张开）及增加气道压力。矫正通气后如心率＜ 100 次 / 分，应气管插管正压通气并开始胸外按压。本例患儿复苏囊面罩加压通气 30s 后，评估心率＜ 100 次 / 分，氧饱和度为 70%，考虑复苏囊正压通气达不到有效通气，需进行矫正通气步骤。认知层次：应用。

43. 患儿，男，生后 15 分钟。因“生后呼吸费力 15 分钟”入院。患儿胎龄 30^{+1} 周，出生体重 1680g，母亲产时有大出血 1000ml，羊水血性，体格检查：自主呼吸浅表且不规则，面色苍白，生后 HR 95 次 / 分，四肢松弛，刺激后仅皱眉。

（1）该患儿生后立即快速评估的指标包括哪些（　　）

A. 是否足月、心率是否正常、肤色是否红润、是否有哭声或呼吸

B. 是否足月、羊水是否清、心率是否正常、是

否有哭声或呼吸

C. 是否足月、羊水是否清、是否有哭声或呼吸、肤色是否红润

D. 是否足月、羊水是否清、肌张力是否好、是否有哭声或呼吸

E. 是否足月、心率是否正常、肌张力是否好、肤色是否红润

考题分析：答案 D。难度系数 0.7，容易。本题所考疾病为新生儿窒息，所考知识点为新生儿窒息复苏过程中生后立即快速评估的 4 项指标，包括是否足月、羊水是否清、是否有哭声或呼吸、肌张力是否好。如果有一项为否，则需立即开始复苏。认知层次：记忆。

（2）该患儿生后 1 分钟 Apgar 评分为（　　）

A. 1 分　　B. 3 分

C. 4 分　　D. 5 分

E. 7 分

考题分析：答案 B。难度系数 0.5，中等。本题所考疾病为新生儿窒息，所考知识点为 Apgar 评分。Apgar 评分内容包括呼吸、心率、肤色、肌张力及对刺激的反应，本例患者呼吸、心率及对刺激的反应各扣 1 分，肤色及肌张力为 0 分，故为 3 分。认知层次：应用。

（3）对该患儿目前诊断，以下说法正确的是（　　）

A. 适于胎龄早产儿、低出生体重儿、新生儿窒息（轻度）

B. 适于胎龄早产儿、极低出生体重儿、新生儿窒息（重度）

C. 适于胎龄早产儿、低出生体重儿、新生儿窒息（中度）

D. 适于胎龄早产儿、低出生体重儿、新生儿窒息（重度）

E. 适于胎龄早产儿、极低出生体重儿、新生儿窒息（中度）

考题分析：答案 D。难度系数 0.7，容易。本题所考疾病为新生儿窒息，所考知识点为新生儿窒息的分度。根据生后 1 分钟 Apgar 评分：0~3 分为重度窒息，4~7 分轻度窒息，8~10 分为正常。认知层次：记忆。

44. 患儿，女，18 个月龄。因“发现胸骨凸起 2 个月”来院门诊。患儿无发热、无惊厥、无咳嗽、流涕、无腹泻，平时胃纳正常，有常规补充预防量维生素 D。体格检查：枕秃明显，可见鸡胸，两肺呼吸音清，心律齐，心前区未及杂音，腹软无包块，轻度“X”形腿。实验室检查示：25（OH）D 25ng/ml，甲状旁腺激素 23.3pg/ml，血钾 3.7mmol/L，血氯 108mmol/L。

（1）最可能的诊断是（　　）

A. 营养性维生素 D 缺乏性佝偻病

B. 维生素 D 依赖性佝偻病

C. 远端肾小管性酸中毒

D. 肾性佝偻病

E. 家族性低磷血症

考题分析：答案 E。难度系数 0.5，中等。本题所考疾病为佝偻病，所考知识点为该疾病的鉴别诊断，该患儿有佝偻病体征，25（OH）D 正常，A 排除；甲状旁腺激素正常，B、D 排除；血钾、血氯正常，C 排除；常规补充维生素 D 仍出现佝偻病体征，E 最有可能。认知层次：应用。

（2）对于该患儿，再补做下列哪一项简单检查即可诊断（　　）

A. 超声骨强度　　B. 血清钙

C. 血清磷　　D. 肾功能

E. 甲状腺功能

考题分析：答案 C。难度系数 0.5，中等。本题所考疾病为家族性低磷血症，所考知识点为该疾病的诊断，根据上一题，考虑家族性低磷血症，患儿血磷会明显降低，因此 C 正确。认知层次：应用。

（3）对于该患儿，下列哪一种说法正确（　　）

A. 肯定是母亲遗传给患儿的

B. 肯定是父亲遗传给患儿的

C. 需要长期大剂量维生素 D 治疗

D. 需要口服磷酸盐维持血磷

E. 一般不会发生严重的骨骼畸形

考题分析：答案 D。难度系数 0.6，较易。本题所考疾病为家族性低磷血症，所考知识点为该疾病的病因及治疗、预后，家族性低磷血症多为性连锁遗传，少数为常染色体显性或隐性遗传，也有散发病例，一般男性患者可将此病遗

传给女孩，女性患者可将此病遗传给男孩和女孩，故该患儿父系、母系来源均有可能，A、B错误；单纯大剂量维生素D治疗无效且易中毒，C错误；该病患儿容易进行性骨骼畸形、骨折，E错误；治疗方面需要长期口服磷酸盐维持血磷0.97mmol/l以上，因此D正确。认知层次：理解。

45. 患儿，男，3个月龄。因“咳嗽2天，惊厥1次”就诊。患儿咳嗽不剧，伴有少许流涕，惊厥，表现为双眼上蹿，四肢抽动，持续10余秒缓解，无发热，无呕吐，无腹泻。母乳喂养，奶量摄入正常，已会抬头，发育同正常同龄儿。体格检查：T 36.8℃，体重6.2kg，神志清，咽充血，两肺呼吸音清，心律齐，心前区未及杂音，脑膜刺激征阴性。实验室检查：血常规+CRP示白细胞计数6.5×10^9/L，CRP＜8mg/l；血钙1.60mmol/L。

（1）最可能的诊断是（　　）

A. 营养性维生素D缺乏性手足搐搦症

B. 中毒性脑病

C. 脑炎

D. 婴儿痉挛症

E. 低血糖

考题分析：答案A。难度系数0.6，较易。本题所考疾病为营养性维生素D缺乏性手足搐搦症，所考知识点为该疾病的诊断。该患儿母乳喂养（母乳维生素D含量少），无热惊厥，体格检查神经系统体征为阴性，血钙低于1.75mmol/L，故首先考虑维生素D缺乏性手足搐搦症。认知层次：理解。

(2) 哪一项辅助检查结果最可能符合该患儿（　　）

A. 血碱性磷酸酶（alkaline phosphatase, ALP）正常

B. 脑电图异常放电

C. 血糖偏低

D. 25（OH）D 9ng/ml

E. 甲状旁腺激素升高

考题分析：答案D。难度系数0.5，中等。本题所考疾病为营养性维生素D缺乏性手足搐搦症，所考知识点为该疾病的实验室改变，维生素D缺乏性手足搐搦症与维生素D缺乏性佝偻病一样，同样存在低25(OH)D、高碱性磷酸酶，故D正确，A排除；脑电图示异常放电考虑癫痫，B目前可能性不大；患儿奶量摄入正常，低血糖可能性不大，维生素D缺乏性佝偻病患儿甲状旁腺激素升高，但维生素D缺乏性手足搐搦症是甲状旁腺不能代偿性分泌增加引起，故E排除。认知层次：应用。

（3）如果该患儿在候诊时再次出现惊厥，接诊医师应如何处理（　　）

A. 先水合氯醛灌肠止惊，再予吸氧，然后补充维生素D，最后口服补钙

B. 先水合氯醛灌肠止惊，再予吸氧，然后静脉补钙，最后补充维生素D

C. 先予吸氧，再水合氯醛灌肠止惊，然后静脉补钙，最后补充维生素D

D. 先予吸氧，再水合氯醛灌肠止惊，然后口服补钙，最后补充维生素D

E. 先予吸氧，再水合氯醛灌肠止惊，然后补充维生素D，最后静脉补钙

考题分析：答案C。难度系数0.3，难。本题所考疾病为维生素D缺乏性手足搐搦症，所考知识点为该疾病发作时的急救处理，首要的措施是保持气道开放、防止喉痉挛导致窒息危及患儿生命，因此需要保证氧气吸入，A、B排除；此后需要迅速控制惊厥，由于是低钙引起惊厥，因此接下去需要补钙，最后才是对因治疗补充维生素D，排除E；同样由于是低钙惊厥，需要迅速提高血钙浓度，因此需要静脉而不是口服补钙，D排除。认知层次：应用。

（4）患儿治愈出院后，医务人员该如何指导家长预防该病再发（　　）

A. 每日补充维生素D 600IU

B. 每日补充维生素D 400IU

C. 每日正午晒3小时太阳

D. 母亲每日补充维生素D 600IU

E. 肌内注射维生素D30万IU一次

考题分析：答案B。难度系数0.7，容易。本题所考疾病为维生素D缺乏，所考知识点为该疾病预防措施。3月龄母乳喂养小儿，体重正常，不存在生长过速，故每日预防量维生素D为

400IU，B 正确；600IU/ 天为 1 岁以上儿童推荐摄入量，A 排除；一般推荐每日户外活动 1~2 小时，C 超时且正午时分阳光强烈容易晒伤，母乳中维生素 D 含量少，母亲补充维生素 D 对该患儿影响不大，D 排除；患儿无腹泻，治疗该病目前不推荐大剂量肌内注射维生素 D，更何况预防，E 不考虑。认知层次：记忆。

46. 患儿，男，4 小时。因“生后反应差 4 小时”由外院转入。患儿胎龄 37^{+5} 周，出生体重 3.8kg，出生时有羊水混浊，Apgar 评分 1-5-10 分钟分别为 2-5-7 分，出生时无自主呼吸，全身发绀，HR 60 次 / 分，肌张力弱，在产房内立即予“气管插管、胸外心脏按压”等治疗后，患儿肤色转红，心率恢复正常，但仍无自主呼吸，反应差、肌张力弱，持续复苏皮囊加压给氧下，由当地医院转入我科。

（1）结合病史，该患儿目前诊断主要是（　　）

A. 新生儿窒息

B. 宫内感染性肺炎

C. 新生儿颅内出血

D. 新生儿缺氧缺血性脑病（HIE）

E. 新生儿胎粪吸入性肺炎

考题分析：答案 D。难度系数 0.5，中等。本题所考疾病为新生儿缺氧缺血性脑病，所考知识点为新生儿缺氧缺血性脑病的诊断。患儿生后重度窒息复苏史，主要表现为反应差、肌张力弱、中枢性呼吸衰竭，故诊断 HIE。认知层次：应用。

（2）以下哪项治疗对于改善预后帮助最大（　　）

A. 维持血压、血糖稳定

B. 甘露醇减轻颅内压

C. 亚低温治疗

D. 苯巴比妥止惊

E. 纠正酸中毒，维持内环境稳定

考题分析：答案 C。难度系数 0.5，中等。本题所考疾病为新生儿缺氧缺血性脑病，所考知识点为新生儿缺氧缺血性脑病的治疗。亚低温治疗是目前唯一公认能改变中重度 HIE 预后的治疗手段，最好在生后 6 小时之内进行。认知层次：应用。

（3）患儿入院后次日出现昏迷伴阵发性抽搐，3 天后抽搐止，仍昏迷，不能停止机械通气治疗，请判断其预后（　　）

A. 重度 HIE，预后差

B. 若头颅影像学检查正常或损失较轻，则预后良好

C. 若 2 周内神志未恢复，则预后差

D. 若 2 周内可以撤机，则预后尚可

E. 若动态脑电图持续异常超过 1 周，预后差

考题分析：答案 E。难度系数 0.3，难。本题所考疾病为新生儿缺氧缺血性脑病，所考知识点为新生儿缺氧缺血性脑病的病程及预后。本例 HIE 出现中枢性呼吸衰竭、昏迷、顽固性惊厥等脑干症状，提示为中重度 HIE，最早于 7 天结合临床表现、脑电图等结果，判断预后。认知层次：应用。

47. 患儿，男，1 天。因“发现血常规异常半天”入院。患儿胎龄 35 周，有胎膜早破 3 天。生后 6 小时查血常规 +CRP 提示白细胞计数 3.4×10^9/L，中性粒细胞计数 0.9×10^9/L，血小板计数 100×10^9/L，CRP 100mg/L。

（1）该患儿目前高度怀疑的诊断为（　　）

A. 宫内感染，白血病

B. 宫内感染，败血症

C. 产时感染，败血症

D. 产后感染，败血症

E. 围生期感染，白血病

考题分析：答案 B。难度系数 0.5，中等。本题所考疾病为新生儿败血症，所考知识点为新生儿败血症的诊断。患儿有胎膜早破 3 天，需警惕宫内感染。此外新生儿败血症的非特异性指标包括：①白细胞计数减少（＜ 5×10^9/L），或白细胞计数增多（小于等于 3 天者白细胞计数＞ 30×10^9/L；大于 3 天者白细胞计数＞ 20×10^9/L）；②细胞分类：小于等于 3 天者杆状核细胞数 / 中性粒细胞数≥ 0.16，大于 3 天者杆状核细胞数 / 中性粒细胞数≥ 0.12；③ C 反应蛋白增高；④血浆降钙素原增高。本题患儿血常规提示白细胞偏低，血 CRP 升高，故诊断败血症成立。认知层次：应用。

（2）患儿入院后需进一步完善的最重要的检查为（　　）

A. 血浆降钙素原　　B. 白细胞介素 6
C. 凝血功能　　D. 血培养
E. 脑脊液检查

考题分析：答案 D。难度系数 0.7，容易。本题所考疾病为新生儿败血症，所考知识点为新生儿败血症的诊断。新生儿常见败血症的诊断金标准为血培养。认知层次：记忆。

（3）入院后第 2 天，血培养口头报警为革兰氏阳性球菌，以下哪种细菌感染可能性最大（　　）

A. 大肠埃希菌　　B. 肺炎克雷伯菌
C. 表皮葡萄球菌　　D. 铜绿假单胞菌
E. B 族溶血性链球菌

考题分析：答案 E。难度系数 0.5，中等。本题所考疾病为新生儿败血症，所考知识点为新生儿败血症的病原菌种类。本题患儿为35周早产，母亲有胎膜早破病史，故宫内感染可能性大，结合我国目前国情及血培养提示革兰氏阳性球菌感染报警，故 B 族溶血性链球菌可能性最大。认知层次：应用。

48. 患儿，男，18天。因“不规则发热3天”入院。患儿系足月顺产，母亲否认感染史。体格检查：T 38.1℃。精神萎靡，嗜睡，皮肤黄染，颜面部、耳后可及较多脓疱疹，肝脾大。入院实验室检查：谷丙转氨酶 22U/L，总胆红素 219μmol/L；患儿血型 O 型，其母血型 B 型；血常规：白细胞计数 21×10^9/L，中性粒细胞百分比 68%。

（1）该患儿目前诊断首先考虑（　　）

A. 新生儿生理性黄疸
B. 新生儿 ABO 溶血症
C. 新生儿肝炎
D. 新生儿败血症
E. 新生儿胆红素脑病

考题分析：答案 D。难度系数 0.6，较易。本题所考疾病为新生儿败血症，所考知识点为新生儿败血症的诊断。本例患儿有感染中毒症状（发热、精神萎靡、嗜睡），伴黄疸加重，结合查体皮肤有脓疱疹，血常规提示白细胞升高，中性粒细胞为主，故诊断新生儿败血症成立。根据患儿日龄18天，谷丙转氨酶正常，总胆红素 219μmol/L，患儿血型 O 型，其母血型 B 型，故新生儿生理性黄疸、ABO 溶血、肝炎依据不足。患儿系足月顺产，总胆红素 219μmol/L，虽有精神萎靡、嗜睡症状，但新生儿胆红素脑病主要见于血清总胆红素（TSB）＞20mg/dl（342μmol/L）或（和）上升速度＞0.5mg/dl（8.5μmol/L）、胎龄＞35周新生儿，故目前依据不足。认知层次：理解。

（2）患儿入院后 20 小时，体温反复，最高为 38.8℃（肛），突然出现双眼凝视，四肢强直抖动，持续数秒后自行缓解。查体：反应差，嗜睡，前囟稍饱满，张力高。目前考虑的可能情况为（　　）

A. 新生儿颅内出血
B. 新生儿高热惊厥
C. 新生儿癫痫
D. 新生儿化脓性脑膜炎
E. 新生儿胆红素脑病

考题分析：答案 D。难度系数 0.5，中等。本题所考疾病为新生儿败血症，所考知识点为新生儿败血症的并发症。一般新生儿败血症中 25% 会并发化脓性脑膜炎。根据上一题干，患儿诊断为败血症，伴体温反复、惊厥，查体反应差、嗜睡、前囟饱满，故首选考虑存在并发化脓性脑膜炎可能。认知层次：应用。

（3）该患儿需立即完善的最重要的检查为（　　）

A. 脑脊液　　B. 头颅 CT
C. 头颅超声　　D. 头颅 MRI
E. 脑电图

考题分析：答案 A。难度系数 0.7，容易。本题所考疾病为新生儿化脓性脑膜炎，所考知识点为新生儿化脓性脑膜炎的辅助检查。临床上对任何怀疑有脑膜炎的患者，需立即做腰椎穿刺脑脊液检查协诊。认知层次：理解。

49. 患儿，女，28 天。因“呕吐半天”入院。患儿半天前出现呕吐 1 次，为半消化奶汁及黄绿色样液，伴有呼吸暂停 2 次，无发热，无惊厥，粪便今未解。患儿出生胎龄 27+3 周，出生体重 910g，生后 Apgar 评分 1-5-10 分钟评分分别是 6-9-9 分。当地医院心脏彩超检查提示动脉导管未闭（PDA）3.0mm，混合喂养，奶量30ml q3h完成可，目前体重1300g。体格检查：肤色欠红润，全身可见花斑纹，腹稍胀，肠鸣音弱，灌肠后解暗棕色便1次。急诊粪便常规回报示隐血试验阳性。

（1）该患儿目前需高度怀疑（　　）

A. 胃食管反流　　B. 牛奶蛋白过敏

C. 乳糖不耐受　　D. 急性胃炎

E. 新生儿坏死性小肠结肠炎

考题分析：答案E。难度系数0.5，中等。本题所考疾病为新生儿坏死性小肠结肠炎，所考知识点为新生儿坏死性小肠结肠炎的临床特点。新生儿坏死性小肠结肠炎临床表现的典型胃肠道症状为腹胀、呕吐、血便。足月儿发病日龄为生后1周内，早产儿主要在生后2~3周发病，极低出生体重儿可延迟至2个月。认知层次：应用。

（2）为明确诊断，以下哪项床边检查需立即进行（　　）

A. X线胸片检查　　B. 腹部立位片

C. 头颅B超　　D. 超声心动图检查

E. 血气分析

考题分析：答案B。难度系数0.6，较易。本题所考疾病为新生儿坏死性小肠结肠炎，所考知识点为新生儿坏死性小肠结肠炎的辅助检查。本例患儿存在呕吐、腹胀等胃肠道症状，故腹部立位检查对明确诊断有重要意义。认知层次：理解。

（3）结合病史，该患儿发生此种情况的高危因素为（　　）

A. 早产　　B. 生后窒息史

C. 动脉导管未闭　　D. 人工喂养

E. 以上均是

考题分析：答案E。难度系数0.7，容易。本题所考疾病为新生儿坏死性小肠结肠炎，所考知识点为新生儿坏死性小肠结肠炎的高危因素，包括早产、围生期缺氧窒息、感染、摄入配方奶的渗透压过高或某些渗透压较高的药物如吲哚美辛等，以及PDA开放使肠道血流减少容易出现缺血缺氧状态，从而引起肠黏膜损伤。认知层次：理解。

50. 患儿，男，8岁。因“体重快速增长1年半”入院。患儿1年半以前因“新冠”疫情居家时间长，进食次数较既往增多，每日需进食夜宵，喜甜食及油炸薯条、鸡腿、饮料等食物，因需要保持社交距离，户外活动时间明显偏少，喜长时间看电视。近1年半体重快速增长，约增加8kg。体格检查：身高131.2cm，体重34.3kg，皮下脂肪厚。

（1）如果根据中国8岁男生的体重指数（BMI）*P*85、*P*90、*P*95值分别为17.7、18.5和20.4，那么，根据诊断标准，该患儿为（　　）

A. 肥胖　　B. 超重

C. 正常体型　　D. 生长迟缓

E. 消瘦

考题分析：答案B。难度系数0.6，较易。本题所考疾病为儿童肥胖症，所考知识点为该疾病的诊断标准。学龄儿童，一般每年增加体重2kg，该患儿体重快速增加病史（年均约5.3kg），有容易导致肥胖的多种高危因素（进食不节制、活动少、喜欢增肥食物等），再根据患儿BMI值 $=34.3/1.312^2=19.9$，对照标准，居于参考人群的*P*85~*P*95，属于超重，B正确，A、C、E排除，根据学龄儿童身高计算公式，8岁正常儿童身高应约为 $8\times6+80=128$cm，故该患儿不属于生长迟缓。认知层次：理解。

（2）次日上级医师查房追问病史，发现孩子的父亲极为肥胖，而母亲正常，则该患儿1岁弟弟今后发生肥胖的概率大概为多少（　　）

A. 无法估计　　B. 70%~80%

C. 50%~60%　　D. 40%~50%

E. 10%~14%

考题分析：答案D。难度系数0.7，容易，本题所考疾病为儿童肥胖症，所考知识点为儿童肥胖的遗传因素，双亲之一肥胖，后代肥胖的概率为40%~50%，D正确。B为双亲均肥胖的后代肥胖概率，E为双亲正常的后代肥胖概率。认知层次：记忆。

（3）患儿辅助检查结果回报：肝脏超声示肝内回声增强、肝脏后方回声衰减，脂代谢指标正常，糖代谢指标正常，甲状腺激素及皮质醇水平正常，肾功能正常，谷丙转氨酶 55U/L（参考范围：9~50U/L），谷草转氨酶 56U/L（参考范围：15~40U/L）。根据这些结果，目前该患儿最需要考虑什么（　　）

A. 单纯性肥胖

B. 代谢综合征

C. 普拉德 - 威利（Prader-Willi）综合征

D. 弗勒赫利（Frohlich）综合征

E. 非酒精性脂肪肝炎

考题分析：答案 E。难度系数 0.6，较易，本题所考疾病为儿童肥胖症，所考知识点为儿童肥胖的并发症及鉴别诊断。该肥胖患儿存在超声脂肪肝表现，合并肝功能异常，故 E 正确、A 排除；代谢相关指标正常，B 暂不考虑；身高正常，C、D 可能性不大。认知层次：记忆。

51. 患儿，男，40 小时。因“皮肤黄染进行性加重 1 天余”住院。纯母乳喂养，生后 12 小时开始出现皮肤黄染，逐渐加重。母亲血型 O 型 Rh 阳性，父亲血型 B 型 Rh 阳性。

（1）患儿入院时日龄 40 小时，测红皮胆红素：21/22mg/dl（前额 / 腹股沟），血常规提示血红蛋白 120g/L，网织红细胞百分比 8%，此时下列检查最重要的是（　　）

A. 母婴血型鉴定

B. 肝功能

C. TORCH

D. 直接抗人球蛋白试验或抗体释放试验

E. 游离抗体试验

考题分析：答案 D。难度系数 0.5，中等。本题所考疾病为新生儿母子血型不合溶血症，所考知识点为新生儿母子血型不合溶血症的实验室检查。本例患儿生后 12 小时出现黄疸，并逐渐加重，入院测红皮胆红素异常升高，血常规提示血红蛋白 120g/L 存在轻度贫血，网织红细胞百分比 8%，支持新生儿溶血病诊断，故血清直接抗人球蛋白试验或抗体释放试验是金标准检查，因此选 D。认知层次：应用。

（2）患儿完善相关检查后，化验结果回报血清总胆红素 380μmol/L，间接胆红素 348μmol/L，此时下列治疗中最重要的是（　　）

A. 白蛋白治疗

B. 输注静脉丙种球蛋白

C. 换血疗法

D. 光疗

E. 碳酸氢钠纠酸

考题分析：答案 C。难度系数 0.5，中等。本题所考疾病为新生儿母子血型不合溶血症，所考知识点为新生儿母子血型不合溶血症的换血治疗指征。患儿为足月，出生有窒息史，日龄 40 小时时血清胆红素 380μmol/L，按照 35 周以上新生儿的胆红素换血标准曲线，超过 323μmol/L，需立即换血治疗。认知层次：应用。

（3）患儿住院期间突然出现双眼凝视，双手握拳，双臂伸直内旋，双脚紧绷，持续数秒后好转，予完善头颅 MRI 后如图 1-36 所示，目前首先考虑为（　　）

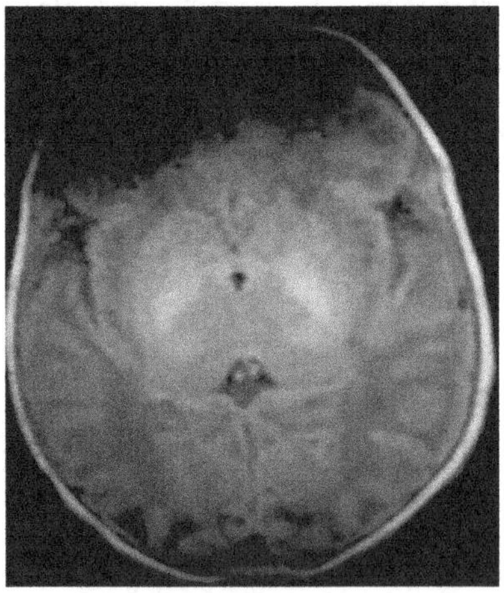

图 1-36　头颅 MRI

A. 新生儿缺氧缺血性脑病

B. 新生儿颅内出血

C. 新生儿化脓性脑膜炎

D. 新生儿低钙血症

E. 新生儿胆红素脑病

考题分析：答案 E。难度系数 0.5，中等。本题所考疾病为新生儿母子血型不合溶血症，所考知识点为胆红素脑病的诊断。患儿血清胆红素异常升高，入院后出现双眼凝视，双手握拳，双臂伸直内旋，双脚紧绷等神经系统异常表现，头颅MRI提示双侧苍白球对称性T_1高信号改变，故首先考虑存在胆红素脑病。认知层次：应用。

52. 患儿，女，9岁。因"发热4天，胡言乱语、行为异常3天"入院。体格检查：意识模糊，易激惹，脑膜刺激征阴性，右侧巴氏征阳性。

（1）最可能的诊断是（　　）

A. 自身免疫性脑炎　　B. 化脓性脑膜炎

C. 结核性脑膜炎　　D. 病毒性脑炎

E. 隐球菌性脑膜炎

考题分析：答案D。难度系数0.5，中等。本题所考疾病为病毒性脑炎，所考知识点为该疾病的诊断。根据题干，9岁学龄期儿童，急性起病，有感染史，有胡言乱语、行为异常提示脑实质损害，结合体格检查：右侧巴氏征阳性的局灶性体征，病毒性脑炎可能性最大。故正确答案是D。认知层次：应用。

（2）为明确诊断以下哪项检查不需要（　　）

A. 脑脊液检查

B. 自身免疫性脑炎抗体检查

C. 头颅MRI

D. 脑电图

E. 血培养

考题分析：答案E。难度系数0.7，容易。本题所考疾病为病毒性脑炎，所考知识点为该疾病的实验室检查。为了明确诊断，需要脑脊液检查明确病原菌；脑脊液自身免疫性脑炎相关抗体检查明确有无自身免疫性脑炎；头颅MRI了解颅内病变情况；脑电图了解脑细胞功能情况。血培养对确诊诊断意义不大。故正确答案是E。认知层次：应用。

（3）脑脊液常规：白细胞计数100×10^6/L，淋巴细胞为主，蛋白定量0.8g/L，葡萄糖＞2.5mmol/L，氯化物121mmol/L，脑脊液自身免疫性脑炎相关抗体均阴性。头颅磁共振成像(MRI)：T_2加权像示左侧颞叶斑片状高信号改变，脑电图异常，背景慢波增多。考虑何种病原感染的可能性最大（　　）

A. 肠道病毒　　B. 单纯疱疹病毒

C. 呼吸道病毒　　D. 肺炎链球菌

E. 结核杆菌

考题分析：答案B。难度系数0.5，中等。本题所考疾病为病毒性脑炎，所考知识点为该疾病的病原菌。单纯疱疹病毒感染见于各个年龄段，临床以精神症状突出，常引起颞叶为主的脑部病变，脑脊液通常白细胞升高，蛋白轻中度增高。肠道病毒和呼吸道病毒是儿童病毒性脑炎最常见的病毒，一般以颅高压表现为主，临床症状一般较轻。故正确答案是B。认知层次：应用。

（4）以下哪项检查最能快速明确病原（　　）

A. 脑脊液培养

B. 脑脊液抗体

C. 脑脊液聚合酶链反应（PCR）

D. 脑脊液蛋白电泳

E. 脑脊液IgG指数

考题分析：答案C。难度系数0.5，中等。本题所考疾病为病毒性脑炎，所考知识点为该疾病的实验室检查。为了明确病原菌；脑脊液培养可以，但病毒培养周期较长，一般需要2周时间，脑脊液特异性抗体检测需与恢复期血清对照，抗体滴度高于急性期4倍才有诊断价值，而脑脊液PCR则更为快捷。故正确答案是C。认知层次：应用。

53. 患儿，男，2天。因"半天内惊厥3次"入院。患儿半天前出现四肢抽动，每次持续数秒钟后自行缓解，共发作3次，无发热，母乳喂养，吃奶可，无呕吐。胎龄40周，出生体重4100g，产钳助产阴道分娩，出生Apgar评分1分钟5分，5分钟评分8分，有胎膜早破10小时。体格检查：神志清，反应可，皮肤轻度黄染，肤色尚红润，前囟稍膨隆，稍紧张，顶枕部可见产瘤，双侧瞳孔对称，对光反射存在，呼吸平稳，四肢活动可，肌张力稍高，原始反射可引出。实验室检查：末梢血糖3.0mmol/L，经皮胆红素9mg/dl；CRP 5mg/L。血氨、血气分析及电解质无特殊。

（1）该患儿惊厥最可能的原因为（　　）

A. 新生儿癫痫

B. 新生儿颅内出血

C. 新生儿缺氧缺血性脑病

D. 遗传代谢性疾病

E. 新生儿颅内感染

考题分析：答案 B。难度系数 0.4，较难。本题所考疾病为新生儿颅内出血，所考知识点为该疾病的临床表现特点，该患儿系巨大儿，有产钳助产史，出生时有轻度窒息史，生后第二天出现反复惊厥，体检前囟稍膨隆，肌张力稍高，有产瘤，故首先考虑 B 新生儿颅内出血。患儿无慢性宫内缺氧病史，出生无重度窒息，故 C 新生儿缺氧缺血性脑病可除外。患儿胎膜早破时间短，无发热等感染表现，颅内感染无依据，故 E 可排除。患儿吃奶可，辅助检查无低血糖、高血氨、高乳酸、代谢性酸中毒等表现，D 遗传代谢性疾病可能性不大。其他如新生儿癫痫，患儿无家族史，且需除外其他病因，有待临床观察及脑电图等进一步除外，故 A 可排除。认知层次：应用。

（2）首选哪一项辅助检查可明确诊断（　　）

A. 头颅 B 超

B. 头颅磁共振或头颅 CT

C. 视频脑电图

D. 腰椎穿刺脑脊液检查

E. 血尿代谢病筛查

考题分析：答案 B。难度系数 0.5，中等。本题所考疾病为新生儿颅内出血，所考知识点为该疾病的辅助检查。足月儿产伤性颅内出血以硬膜下出血及蛛网膜下腔出血多见，头颅 B 超对脑室周围 - 脑室出血较为敏感，而头颅 MRI 对各种类型颅内出血均较为敏感，故除外 A，首选 B。头颅 CT 因辐射较大，多用于危重症患儿。视频脑电图可明确有无痫样放电，可指导惊厥治疗及预后评估，不能明确有无颅内出血，故 C 可除外。腰椎穿刺脑脊液检查主要用于诊断颅内感染，故 D 可除外。患儿遗传代谢病无依据，故 E 可排除。认知层次：应用。

（3）该患儿下一步处理，除外下列哪一项（　　）

A. 止惊　　B. 止血

C. 亚低温　　D. 降颅压

E. 保持安静，避免刺激性操作

考题分析：答案 C。难度系数 0.4，较难。本题所考疾病为新生儿颅内出血，所考知识点为该病的处理，首要的措施是保持安静，避免刺激性操作；止血对因治疗；控制惊厥；患儿前囟稍紧张，考虑存在颅高压，可降颅压治疗；亚低温主要用于新生儿缺氧缺血性脑病早期治疗，故 C 错误。认知层次：应用。

54. 患儿，男，3 个月。因“纳差、精神软 2 天，发现低血糖 3 小时”入院。当地诊所查血糖示异常 2.1mmol/L，进食后复测血糖 5.8mmol/L。出生第 1 天曾出现“低血糖”，当地医院输液后好转。体格检查：T 36.7℃，P 130 次/分，体重 5.8kg，神志清，精神稍软，呼吸平稳，心肺（–），腹软，肝肋下 8cm，质中边钝。辅助检查：谷丙转氨酶 94U/L，谷草转氨酶 159U/L，血尿酸 815μmol/L，血乳酸 8.90mmol/L，胰岛素＜ 2.00μIU/ml；尿酮体阳性。

（1）该患儿最可能的诊断为（　　）

A. 营养不良

B. 甲状腺功能减退症

C. 糖原贮积病

D. 先天性高胰岛素血症

E. 特发性酮症性低血糖

考题分析：答案 C。难度系数 0.5，中等。本题所考疾病为糖原贮积症，所考知识点为该疾病的诊断，该患儿低血糖症状，结合肝大、肝功能损害，伴有乳酸、尿酸偏高，故肝糖原贮积症可能性大，C 正确。患儿体重正常，故排除 A。患儿无特殊面容、低体温、心率减慢，且甲状腺功能减退症无肝脏异常表现，排除 B。患儿胰岛素无升高，伴酮尿，故排除 D。特发性酮症性低血糖好发年龄不符，且不伴有肝脏累及表现，排除 E。认知层次：应用。

（2）患儿所患该病的遗传方式为（　　）

A. 常染色体显性遗传

B. 常染色体隐性遗传

C. X 连锁显性遗传

D. X 连锁隐性遗传

E. 线粒体遗传

考题分析：答案 B。难度系数 0.6，较易。本题所考疾病为糖原贮积症，所考知识点为该疾病的遗传方式，该患儿低血糖症状，既往类似发作，结合肝大、肝功能损害，伴有乳酸、尿酸偏高，故肝糖原贮积症可能性大，该病为常染色体隐性遗传，B 正确。认知层次：理解。

（3）该患儿最恰当的治疗方案为（　　）

A. 特殊奶粉喂养

B. 限制蛋白质摄入

C. 丙戊酸钠

D. 少量多次高碳水化合物饮食

E. 长期鼻饲喂养

考题分析：答案 D。难度系数 0.6，较易。本题所考疾病为糖原贮积症，所考知识点为该疾病的治疗，该患儿诊断为肝糖原贮积症，少量多次高碳水化合物饮食是治疗重要手段，D 正确。本患儿非氨基酸代谢异常，无须限制蛋白质及特殊奶粉，排除 A、B。患儿惊厥系低血糖发作，无须抗癫痫治疗，排除 C。糖原累积病患儿可自行进食，无须鼻饲，排除 E。认知层次：应用。

55. 患儿，女，10 天。因“呕吐 2 天”入院。胃纳差，尿量减少。体格检查：R 55 次 / 分，P 149 次 / 分，BP 60/35mmHg。神志清，反应差，前囟平，皮肤黏膜稍干，弹性不佳，双肺呼吸音粗，未及啰音，心音中，律齐，外阴皮肤黑，阴蒂肥大，长 1.5cm。辅助检查：血钠 125.3mmol/L，血钾 6.8mmol/L，17- 羟孕酮 522.6ng/ml。

（1）该患儿最可能的诊断是（　　）

A. 3β- 类固醇脱氢酶缺乏症

B. 11β- 羟化酶缺乏症

C. 17α- 羟化酶缺陷缺乏症

D. 21- 羟化酶缺乏症

E. P_{450} 氧化还原酶缺陷

考题分析：答案 D。难度系数 0.6，较易。本题所考疾病为先天性肾上腺皮质增生症，所考知识点为该疾病的临床表现，该患儿有呕吐、脱水表现，生殖器男性化，伴低钠血症、高钾血症，存在失盐型及男性化，故首先考虑 21- 羟化酶缺乏症引起的先天性肾上腺皮质增生症，D 正确。认知层次：理解。

（2）该患儿下一步处理最合理的是（　　）

A. 仅补液治疗纠正电解质紊乱

B. 口服糖皮质激素

C. 静脉注射糖皮质激素

D. 补液 + 口服盐皮质激素

E. 补液 + 静脉糖皮质激素

考题分析：答案 E。难度系数 0.4，较难。本题所考疾病为先天性肾上腺皮质增生症，所考知识点为该疾病的治疗。该患儿有呕吐、脱水表现，休克早期表现，故首先考虑失盐型的先天性肾上腺皮质增生症，需补液纠正电解质紊乱同时静脉滴注氢化可的松，故 E 正确，若低钠及脱水不易纠正，可再加用口服氟氢可的松。脱水纠正后，糖皮质激素可改口服，长期维持。认知层次：理解。

56. 患儿，男，62 天。因“发热半天，惊厥 2 次”入院，查体：T 37.7℃，P 160 次 / 分，R 48 次 / 分，体重 7kg，BP 106/45mmHg。神志清，精神稍差，前囟略饱满，咽充血，肺心（–），腹平软，脐部可见一可回纳性包块，大小约 1.5cm × 1.5cm，四肢肌力Ⅴ级、肌张力正常，颈抵抗（–），克尼格征（–），布鲁津斯基征（–），两侧巴宾斯基征（+）。

（1）患儿最可能诊断是（　　）

A. 细菌性脑膜炎　　B. 热性惊厥

C. 中毒性脑病　　D. 遗传代谢性疾病

E. 癫痫

考题分析：答案 A。难度系数 0.5，中等。本题所考疾病为细菌性脑膜炎，所考知识点为该疾病的诊断。62 天的小婴儿，急性起病，有发热、惊厥，体格检查精神稍差，前囟饱满，缺乏颅外病变的阳性体征，故 B、C 可排除；首次惊厥，癫痫不考虑；遗传代谢性疾病缺乏依据，细菌性脑膜炎可能性最大。故正确答案是 A。认知层次：应用。

（2）为明确诊断最急需做的检查是（　　）

A. 视频脑电图　　B. 脑脊液检查

C. 血氨、乳酸　　D. 血尿代谢筛查

E. 头颅 MRI

考题分析：答案 B。难度系数 0.7，容易。本题所考疾病为细菌性脑膜炎，所考知识点为该疾病的辅助检查。为明确诊断最急需做的检查是脑脊液的检查，因为细菌性脑膜炎的治疗不能耽误，其他检查需要做，但不急。故正确答案是 B。认知层次：应用。

（3）脑脊液结果：白细胞计数 5120×10^6/L，中性粒细胞百分比 90%，淋巴细胞百分比 7%，蛋白定量 4.48g/L，葡萄糖 1.91mmol/L，氯化物 113.8mmol/L。脑脊液细菌培养：大肠埃希菌。最佳治疗方案是（　　）

A. 美罗培南＋甘露醇＋地塞米松

B. 万古霉素＋甘露醇＋地塞米松

C. 氯霉素＋甘露醇＋地塞米松

D. 利福平＋甘露醇＋地塞米松针

E. 美罗培南＋头孢三嗪＋甘露醇＋地塞米松

考题分析：答案 A。难度系数 0.5，中等。本题所考疾病为细菌性脑膜炎，所考知识点为该疾病的治疗。大肠埃希菌是革兰氏阴性菌，美罗培南、头孢三嗪都可以选择，但一般不主张联用。氯霉素可以选择，但因副作用大，不作为首选方案，故正确答案是 A。认知层次：应用。

（4）上述方案治疗后体温正常，无惊厥再发，视频脑电图未见异常放电，头颅 MRI 检查无明显异常，对惊厥的处理正确的是（　　）

A. 诊断癫痫，暂不需要口服抗癫痫药物

B. 诊断癫痫，需长期口服抗癫痫药物

C. 为细菌性脑膜炎所致的症状性发作，不需要口服抗癫痫药物

D. 为细菌性脑膜炎所致的症状性发作，需长期口服抗癫痫药物

E. 诊断为热性惊厥，不需要口服抗癫痫药物

考题分析：答案 C。难度系数 0.3，难。本题所考疾病为惊厥，所考知识点为该疾病的治疗。该患儿的惊厥是本次细菌性脑膜炎的症状，随病情控制，无惊厥再发，视频脑电图、头颅 MRI 检查均提示再发惊厥风险较小，所以不需要口服抗癫痫药物，故正确答案是 C。认知层次：应用。

57. 患儿，女，19 天。因“皮肤黄染半个月余”入院。胎龄 39^{+5} 周，足月顺产出生，出生体重 2200g，纯母乳喂养，母孕期体健。体格检查：体重 2120g，身长 47cm，头围 32.5cm，神志清，反应一般，哭声低，颜面、躯干、四肢皮肤中度黄染，无皮疹及出血点，肝肋下 3.5cm，剑突下 3.0cm，质中。脾肋下 1.0cm。四肢肌张力正常，原始反射可引出。实验室检查：血红蛋白 90g/L，血小板计数 70×10^9/L；总胆红素 256μmol/L，结合胆红素 148.4μmol/L，非结合胆红素 107.6μmol/L，总胆汁酸 85.3μmol/L。母亲血型：A 型，Rh（+）。新生儿足底血筛查：未见异常。

（1）该患儿最可能的诊断为（　　）

A. 先天性巨细胞病毒感染

B. 先天性甲状腺功能减退症

C. 新生儿溶血病

D. 母乳性黄疸

E. 蚕豆病

考题分析：答案 A。难度系数 0.4，较难。本题所考疾病为先天性巨细胞病毒感染，所考知识点为该疾病的诊断。根据患儿病史，为足月小样儿，身长、头围均低于正常值，存在宫内生长受限，有黄疸，肝脾大，血常规提示贫血、血小板下降，结合胆红素及胆汁酸升高，首先考虑先天性巨细胞病毒感染。结合患儿母亲孕期体健，新生儿足底血筛查未见异常，故 B 选项先天性甲状腺功能减退症目前依据不足；患儿纯母乳喂养，但胆红素升高以结合胆红素升高为主，且胆汁酸升高，新生儿足底血筛查未见异常，母亲血型 A 型，Rh（+），故 C、D、E 选项依据不足。认知层次：应用。

（2）为明确诊断，该患儿入院后最需完善的辅助检查是（　　）

A. 溶血三项

B. 血甲状腺功能五项

C. 血气分析

D. 血 HCMV 抗体、血尿 HCMV-DNA

E. 头颅 MRI

考题分析：答案 D。难度系数 0.4，较难。本题所考疾病为先天性巨细胞病毒感染，所考知识点为该疾病的辅助检查。新生儿生后 2 周内血清中检出 IgM 抗体或新生儿生后 2~3 周内病毒学检查阳性是先天性巨细胞病毒感染的依据，

故选择D。认知层次：应用。

（3）患儿化验回报HCMV-IgM阳性，HCMV-IgG阳性，尿HCMV-DNA 1.6×10^7 拷贝/ml，则需进一步完善（　　）

A. 血谷丙转氨酶、谷草转氨酶、心肌酶谱

B. 眼底检查

C. 脑干听觉诱发电位

D. 头颅MRI

E. 以上均是

考题分析：答案E。难度系数0.4，较难。本题所考疾病为先天性巨细胞病毒感染，所考知识点为该疾病的临床特点及辅助检查。先天性巨细胞病毒感染可表现为宫内生长受限、黄疸、血小板减少、肝脾大、小头、早产、视网膜脉络膜炎、感音性耳聋、心肌炎等多系统受累。认知层次：应用。

（4）辅助检查回报：血肝功能谷丙转氨酶177U/l，谷草转氨酶202U/l，心肌酶谱正常范围；眼底检查未见异常；脑干听觉诱发电位双耳通不过；头颅MRI示脑室周围钙化，针对该患儿处理正确的是（　　）

A. 随访观察

B. 更昔洛韦每日10mg/kg，分2次，静脉滴注

C. 更昔洛韦每日12mg/kg，分2次，静脉滴注

D. 阿奇霉素针每日10mg/kg，静脉滴注

E. 光疗退黄

考题分析：答案C。难度系数0.4，较难。本题所考疾病为先天性巨细胞病毒感染，所考知识点为该疾病的治疗。该患儿有中枢神经系统累及，且存在肝功能损害，听力损害系更昔洛韦应用指征，先天性巨细胞病毒感染更昔洛韦剂量为每日12mg/kg，分2次，静脉滴注。认知层次：应用。

58. 患儿，男，2天。因“生后惊厥1天”入院。患儿生后12小时左右出现惊厥，表现为四肢划船样动作。该患儿胎龄40周，羊水Ⅲ度污染，剖宫产出生，出生Apgar评分1-5-10分钟分别为2-5-9分。体格检查：体重3.4kg，反应差，前囟稍饱满，双侧瞳孔等大正圆，直径2.5mm，肌张力增高，原始反射未引出。

（1）该患儿惊厥原因可能性最大的是（　　）

A. 新生儿化脓性脑膜炎

B. 低血糖脑病

C. 新生儿缺氧缺血性脑病

D. 低钙血症

E. 新生儿颅内出血

考题分析：答案C。难度系数0.6，较易。本题所考疾病为新生儿惊厥，所考知识点为该疾病的鉴别诊断。该患儿出生有重度窒息史，羊水Ⅲ度污染，生后24小时内出现惊厥，体格检查：反应差，前囟稍饱满，肌张力增高，原始反射未引出，惊厥原因首先考虑新生儿缺氧缺血性脑病。低血糖脑病、低钙血症无依据。患儿系足月儿，剖宫产出生，颅内出血依据不足。认知层次：应用。

（2）该患儿损伤主要部位是（　　）

A. 基底神经节　　B. 脑干

C. 丘脑　　D. 小脑

E. 大脑皮质

考题分析：答案E。难度系数0.4，较难。本题所考疾病为新生儿缺氧缺血性脑病，所考知识点为该疾病的临床表现。在发生HIE时，足月儿的易损区在大脑皮质的矢状旁区，症状常在24小时内出现，其中50%~70%可发生惊厥。认知层次：应用。

（3）针对该患儿，以下哪项治疗措施不正确（　　）

A. 呋塞米降颅压

B. 维持血糖在正常高限

C. 限制液体量

D. 呼吸、循环支持，维持血压在正常范围

E. 亚低温治疗

考题分析：答案E。难度系数0.5，中等。本题所考疾病为新生儿缺氧缺血性脑病，所考知识点为该疾病的治疗。新生儿缺氧缺血性脑病治疗原则为“三”对症即控制惊厥、治疗脑水肿、消除脑干症状，“三”支持即呼吸支持、循环支持（维持血压在正常范围）、维持血糖，亚低温治疗。亚低温治疗时间窗应于生后6小时内最迟不能超过12小时，越早疗效越好。该患儿入

我院时日龄已 2 天，超过治疗时间窗，因此 E 不正确。认知层次：应用。

（4）若该患儿入我科后仍出现四肢频繁抽动，首选哪种药物（　　）

A. 地西泮针　　B. 苯巴比妥针

C. 水合氯醛　　D. 咪达唑仑针

E. 芬太尼针

考题分析：答案 B。难度系数 0.6，较易。本题所考疾病为新生儿缺氧缺血性脑病，所考知识点为该疾病的治疗。新生儿缺氧缺血性脑病控制惊厥首选苯巴比妥，负荷量 20mg/kg，于 15~30 分钟内静脉滴入，若不能控制惊厥，1 小时后可加 10mg/kg，12~24 小时后给维持量，每日 3~5mg/kg。认知层次：应用。

59. 患儿，男，92 天。因“发热 3 天，咳嗽半天”入院。予头孢曲松钠输液治疗 1 天，仍发热。体格检查：T 38.5℃，神志清，精神差，前囟略紧张，唇略干，咽充血，颈部未及肿大淋巴结，两肺呼吸音清，未闻及干湿啰音，心脏（−），腹软，肝肋下 1cm，脾肋下未及，脑膜刺激征阴性，病理征阴性。脑脊液检查：白细胞计数 140×10^6/L，中性粒细胞百分比 38%，淋巴细胞百分比 62%，蛋白定量 1.04g/L，葡萄糖 0.4mmol/L，氯化物 109mmol/L。

（1）最可能的诊断是（　　）

A. 病毒性脑炎

B. 细菌性脑膜炎

C. 结核性脑膜炎

D. 川崎病无菌性脑膜炎

E. 中毒性脑病

考题分析：答案 B。难度系数 0.3，难。本题所考疾病为细菌性脑膜炎，所考知识点为该疾病的诊断与鉴别诊断。92 天的小婴儿，急性起病，发热 3 天，体格检查精神差，前囟紧张，使用头孢曲松钠输液治疗后脑脊液检查白细胞数升高，蛋白明显升高，葡萄糖明显降低，细菌性脑膜炎首选考虑；患儿起病太急，结核性脑膜炎不支持；发热 3 天，无淋巴结肿大，无皮疹，无球结膜充血及杨梅舌，无手足末端硬肿等，川崎病的依据尚不充分，故川崎病无菌性脑膜炎可排除；只有咳嗽，无肺部阳性体征，无其他系统严重感染征象，故中毒性脑病可排除。故正确答案是 B。认知层次：应用。

（2）下一步该采取的措施（　　）

A. 继续头孢曲松钠治疗

B. 头孢曲松钠 + 地塞米松 + 甘露醇治疗

C. 异烟肼 + 利福平 + 吡嗪酰胺 + 地塞米松 + 甘露醇治疗

D. 停头孢曲松钠，予甘露醇针治疗

E. 停头孢曲松钠，予甘露醇 + 地塞米松治疗

考题分析：答案 B。难度系数 0.5，中等。本题所考疾病为细菌性脑膜炎，所考知识点为该疾病的治疗。首选考虑细菌性脑膜炎，故应继续有效抗生素治疗，并加用甘露醇降颅压，地塞米松减轻炎性反应等治疗措施。应边治疗边继续寻找病因。故正确答案是 B。认知层次：应用。

（3）为明确病因，最需要的检查是（　　）

A. PPD　　B. 胸部 CT

C. 头颅 MRI　　D. 脑脊液 PCR

E. 心脏彩超冠状动脉检查

考题分析：答案 D。难度系数 0.7，容易。本题所考疾病为细菌性脑膜炎，所考知识点为该疾病的辅助检查。确诊病原体最佳检查是脑脊液 PCR，PPD、胸部 CT 为了了解有无结核感染，头颅 MRI 帮助了解颅内情况，心脏彩超冠状动脉检查明确有无冠状动脉扩张。故正确答案是 D。认知层次：应用。

60. 患儿，男，8 岁。因“左乳突根治术后 1 周，发热 3 天”入院。体格检查：T 39.7℃，精神差，咽充血，左侧乳突术后状态，局部敷料干燥，两肺呼吸音清，未及干湿啰音，心腹部未见异常，脑膜刺激征阴性，病理征阴性。

（1）患儿最需要警惕的疾病是（　　）

A. 左乳突根治术后

B. 左乳突根治术后、细菌性脑膜炎

C. 左乳突根治术后、急性上呼吸道感染

D. 左乳突根治术后、败血症

E. 左乳突根治术后继发感染

考题分析：答案 B。难度系数 0.5，中等。本题所考疾病为细菌性脑膜炎，所考知识点为该疾

病的感染途径。该题的诊断关键是对细菌性脑膜炎感染途径的掌握，以及对细菌性脑膜炎的警惕。故正确答案是 B。认知层次：应用。

（2）为明确诊断最关键的检查是（　　）

A. 血常规、CRP　　B. 血培养

C. 脑脊液常规 + 培养　　D. 头颅 MRI

E. 左乳突 CT

考题分析：答案 C。难度系数 0.7，容易。本题所考疾病为细菌性脑膜炎，所考知识点为该疾病的辅助检查。为明确是否为细菌性脑膜炎，最关键的检查是脑脊液常规及培养。故正确答案是 C。认知层次：应用。

（3）血常规 +CRP：白细胞计数 28.89×10^9/L，中性粒细胞百分比 96.4%，淋巴细胞百分比 1.6%，CRP 195.39mg/L；脑脊液常规：白细胞计数 5040×10^6/L，中性粒细胞百分比 88%，淋巴细胞百分比 12%，葡萄糖＜ 1.11mmol/L，氯化物 109mmol/L，蛋白定量＞ 3g/L。该患儿的治疗最合理的是（　　）

A. 万古霉素 + 地塞米松 + 甘露醇

B. 头孢曲松 + 地塞米松 + 甘露醇

C. 甲硝唑 + 地塞米松 + 甘露醇

D. 氯霉素 + 地塞米松 + 甘露醇

E. 异烟肼 + 地塞米松 + 甘露醇

考题分析：答案 A。难度系数 0.5，中等。本题所考疾病为细菌性脑膜炎，所考知识点为该疾病的治疗。此患儿细菌性脑膜炎感染途径是外科手术后解剖因素，最常见的病原菌是革兰氏阳性菌，如金黄色葡萄球菌等，首选的抗菌药物为万古霉素。故正确答案是 A。认知层次：应用。

61. 患儿，男，8 岁。因“多饮、多尿 1 周”入院。近期体重无明显变化。母亲有妊娠期糖尿病，现空腹血糖 5~7mmol/L，未治疗。外祖母及舅舅有空腹血糖升高。体格检查：BMI 15.6kg/m^2，皮肤弹性可，无黑棘皮病，心肺（–）。实验室检查：OGTT 试验空腹血糖 6.5mmol/L，120 分钟血糖 7.2mmol/L。

（1）该患儿最可能的诊断为（　　）

A. 健康儿童　　B. 空腹血糖受损

C. 糖耐量受损　　D. 1 型糖尿病

E. 2 型糖尿病

考题分析：答案 B。难度系数 0.5，中等。本题所考疾病为糖尿病，所考知识点为该疾病的诊断，该患儿空腹及餐后血糖结果，提示空腹血糖受损，故 B 正确。OGTT 试验 120 分钟血糖＜ 7.8mmol/L，排除 C。OGTT 试验结果均未达到糖尿病诊断排除 D、E。认知层次：理解。

（2）对该患儿诊断最有意义的检查是（　　）

A. ACTH、皮质醇　　B. 甲状腺功能

C. 垂体 MRI　　D. 糖尿病相关抗体

E. GCK 基因

考题分析：答案 E。难度系数 0.4，较难。本题所考疾病为特殊类型糖尿病，所考知识点为该疾病的诊断，该患儿空腹血糖受损，结合三代家族史，故首先考虑 GCK 基因突变引起的 MODY2 型，E 正确。认知层次：理解。

62. 患儿，女，14 岁。因“确诊糖尿病 2 年余，呕吐 2 天”入院。体格检查：P 125 次 / 分，R26 次 / 分，BP 85/50mmHg。神志清，精神萎靡，深大呼吸，皮肤弹性差，口唇干，肢端凉，双肺呼吸音粗，未及明显啰音，心（–），腹软，无压痛，未及包块。实验室检查：血气分析示酸碱度 7.109，标准碳酸氢根 4.6mmol/L，碱剩余 –20.3mmol/L，血糖 20.20mmol/L，血钠 137.7mmol/L，血钾 2.9mmol/L，血氯 106mmol/L，渗透压 290mOsm/kg。

（1）该患儿最合理的诊断为（　　）

A. 急性胃肠炎　　B. 糖尿病酮症

C. 糖尿病酮症酸中毒　　D. 高血糖高渗状态

E. 1 型糖尿病、颅内感染

考题分析：答案 C。难度系数 0.6，较易。本题所考疾病为糖尿病，所考知识点为该疾病的诊断，该患儿有糖尿病基础，出现呕吐症状，随机血糖升高，伴有深大呼吸，血气分析提示代谢性酸中毒，故 C 正确，排除 B、D。患儿无发热，无腹痛、腹泻，无头痛，呕吐首先考虑糖尿病酮症酸中毒（diabetic ketoacidosis, DKA）有关，排除 A、E。患儿渗透压提示正常范围，排除 D。认知层次：应用。

（2）患儿需立即进行的处理是（　　）
A. 静脉小剂量胰岛素
B. 胰岛素泵持续输注
C. 生理盐水扩容
D. 碳酸氢钠纠酸
E. 抗生素注射

考题分析：答案 C。难度系数 0.5，中等。本题所考疾病为糖尿病，所考知识点为该疾病的治疗，该患儿存在糖尿病酮症酸中毒，伴有中度脱水，休克早期，故首先应进行扩容，改善循环，故 C 正确。患儿 DKA 合并低钾血症，立即应用胰岛素可能加重低钾血症，故应补液复查后再使用，排除 A、B。DKA 不宜常规使用碳酸氢钠，排除 D。患儿无明显感染症状，排除 E。认知层次：应用。

（3）可能诱发该患儿病情说法不正确的是（　　）
A. 饮食过量　B. 胰岛素剂量不足
C. 胰岛素注射过多　D. 合并感染
E. 过度疲劳或应激

考题分析：答案 C。难度系数 0.7，容易。本题所考疾病为糖尿病，所考知识点为酮症酸中毒的诱因。饮食过量、胰岛素剂量不足、合并感染、过度疲劳或应激都是 DKA 的诱因。认知层次：理解。

63. 患儿，女，78 天。因“出生后呼吸费力 2 个月余”入院。患儿胎龄 25^{+3} 周，出生体重 900g。体格检查：气管插管、机械通气下胸廓抬动可，两肺呼吸音粗，未闻及干湿啰音，心(−)，余无殊。

（1）该患儿最恰当的诊断（　　）
A. 支气管肺发育不良（轻度）、超早早产儿、超低出生体重儿
B. 支气管肺发育不良（中度）、超早早产儿、极低出生体重儿
C. 支气管肺发育不良（重度）、超早早产儿、超低出生体重儿
D. 支气管肺发育不良（重度）、超早早产儿、极低出生体重儿
E. 支气管肺发育不良（极重度）、超早早产儿、超低出生体重儿

考题分析：答案 C。难度系数 0.6，较易。本题所考疾病为新生儿支气管肺发育不良，所考知识点为该疾病的分度。胎龄小于 32 周，纠正胎龄 36 周未吸氧为轻度，吸入氧浓度小于 30% 为中度，吸入氧浓度大于 30% 或需 CPAP、机械通气为重度，该患儿纠正胎龄 36^{+4} 周仍需机械通气，故属于重度。患儿出生体重 900g 属于超低出生体重儿。认知层次：应用。

（2）针对该患儿治疗措施错误的是（　　）
A. 限制液体
B. 营养支持，可选择高热卡奶如 101 配方奶
C. 糖皮质激素
D. 高浓度氧呼吸支持，经皮氧饱和度维持在 95% 以上
E. 控制感染

考题分析：答案 D。难度系数 0.5，中等。本题所考疾病为新生儿支气管肺发育不良，所考知识点为该疾病的治疗。高浓度氧在体内产生大量高活性超氧、过氧化氢及自由基等毒性产物，可致肺水肿、炎症、纤维蛋白沉积，造成肺损伤，且高浓度氧可致早产儿视网膜病变，因此 D 错误。认知层次：应用。

（3）以下哪项胸片表现最符合该患儿（　　）
A. 双肺野透亮度下降
B. 磨玻璃样改变，可见支气管充气征
C. 双肺斑片状渗出影
D. 双肺野蜂窝状透亮区，伴通气过度
E. 白肺

考题分析：答案 D。难度系数 0.5，中等。本题所考疾病为新生儿支气管肺发育不良，所考知识点为该疾病的胸片表现。A、B、E 为新生儿呼吸窘迫综合征的各级表现，C 为肺部感染的胸片表现。经典支气管肺发育不良胸片表现为肺充气过度、肺不张、囊泡形成及间质气肿影。认知层次：应用。

64. 患儿，男，7 个月。因“纳差、腹胀 4 个月余”入院。生后皮肤黄染持续 2 个月，体格检查：T 36℃，神志清，表情淡漠，皮肤粗糙，眼距增宽，鼻梁低，舌外伸，HR 95 次 / 分，未及病理性杂音，腹软，膨隆，肝脾未及肿大。

（1）该患儿最可能的诊断是（　　）

A. 唐氏综合征

B. 先天性甲状腺功能减退症

C. Turner 综合征

D. 黏多糖病

E. 先天性巨结肠

考题分析：答案 B。难度系数 0.6，较易。本题所考疾病为先天性甲状腺功能减退症，所考知识点为该疾病的临床表现，该患儿有黄疸时间延长，纳差、腹胀表现，查体有特殊面容、皮肤特征，低体温、心率偏慢，故 B 正确。唐氏综合征可有特殊面容，但无黄疸时间延长，无皮肤粗糙及低代谢表现，排除 A。Turner 综合征见于女孩，为先天性卵巢发育不全，故排除 C。黏多糖病特殊面容不同，伴有肝大及骨骼改变，故排除 D。先天性巨结肠有腹胀、便秘，但无特殊面容及低代谢表现，排除 E。认知层次：理解。

（2）下一步检查最应采取的检查是（　　）

A. 染色体检查　　B. 肝肾功能、血糖

C. 腹部立位片　　D. 甲状腺功能

E. 血尿代谢筛查

考题分析：答案 D。难度系数 0.6，较易。本题所考疾病为先天性甲状腺功能减退症，所考知识点为该疾病的诊断，该患儿有黄疸时间延长，纳差、腹胀表现，查体有特殊面容、皮肤特征，低体温、心率偏慢，首先考虑先天性甲状腺功能减退症，需甲状腺功能检测确诊，D 正确。认知层次：理解。

（3）最恰当的治疗方案是（　　）

A. 随访观察

B. 特殊奶粉

C. 手术治疗

D. 左甲状腺素钠片替代治疗

E. 生长激素替代治疗

考题分析：答案 D。难度系数 0.6，较易。本题所考疾病为先天性甲状腺功能减退症，所考知识点为该疾病的治疗，该患儿诊断先天性甲状腺功能减退症，需优甲乐终身替代治疗，D 正确。认知层次：理解。

65. 患儿，女，8 岁。因“头痛伴发热 2 天，惊厥 1 次”入院。体格检查：T 38.4℃，神志清，精神差，四肢肌力Ⅴ级、肌张力正常，颈抵抗（+），克尼格征（−），布鲁津斯基征（−），两侧巴宾斯基征（−）。

（1）患儿最可能的诊断是（　　）

A. 病毒性脑炎　　B. 细菌性脑膜炎

C. 结核性脑膜炎　　D. 隐球菌性脑膜炎

E. 颅内占位

考题分析：答案 A。难度系数 0.7，容易。本题所考疾病为颅内感染，所考知识点为该疾病的诊断。8 岁学龄期儿童，急性起病，有发热、头痛、惊厥，定位在颅内，感染性疾病，病原体首先考虑病毒。故正确答案是 A。认知层次：应用。

（2）为明确诊断首先需做的检查是（　　）

A. 视频脑电图　　B. 脑脊液检查

C. 头颅 MRI　　D. 血尿代谢筛查

E. PPD

考题分析：答案 B。难度系数 0.7，容易。本题所考疾病为颅内感染，所考知识点为该疾病的辅助检查。为明确是否颅内感染，首先需要做的检查是脑脊液检查。故正确答案是 B。认知层次：应用。

（3）脑脊液常规：白细胞计数 84×10^6/L，中性粒细胞百分比 4%，淋巴细胞百分比 96%，蛋白定量 0.16g/L，葡萄糖 3.37mmol/L，氯化物 121.5mmol/L。血常规 +CRP：白细胞计数 5.89×10^9/L，中性粒细胞百分比 65.1%，淋巴细胞百分比 24.7%，CRP 2.08mg/L。临床诊断病毒性脑炎，予利巴韦林、甘露醇等治疗 1 周，患儿头痛减轻，但仍反复发热，体格检查：神志清，精神好，浅表淋巴结未及肿大，肺心（−），腹软，肝脾肋下未及，颈抵抗（+），病理征阴性。下一步需要首先做的检查是（　　）

A. 骨髓穿刺术　　B. 自身抗体系列

C. 血培养　　D. 头颅 MRI

E. 腹部 B 超

考题分析：答案 D。难度系数 0.5，中等。本题所考疾病为颅内感染，所考知识点为该疾病的辅助检查。脑脊液异常，病变定位在颅内，体格检查无异常，发热 1 周，需进一步明确发热原

因，各选项中只有D是可以直接显示颅内病变情况的。故正确答案是D。认知层次：应用。

（4）头颅磁共振平扫如图1-37所示，头颅磁共振增强如图1-38所示，该患儿诊断（　　）

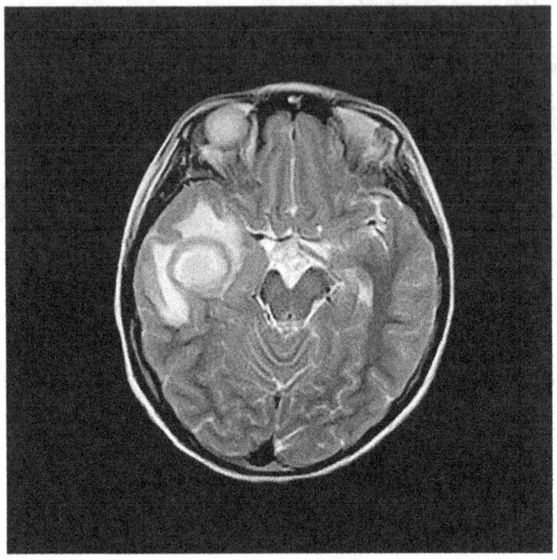

图1-37　头颅磁共振平扫

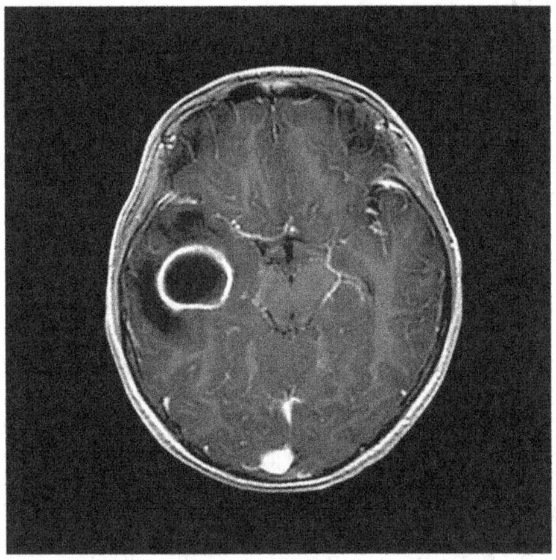

图1-38　头颅磁共振增强

A. 脑肿瘤　　B. 脑脓肿

C. 颅内出血　　D. 中枢神经脱髓鞘

E. 脑结核球

考题分析：答案B。难度系数0.5，中等。本题所考疾病为颅内占位，所考知识点为该疾病的影像学特点。如图所示：病灶边界清，环内均匀T_2高信号，病灶周围有水肿带，增强扫描示病灶边缘明显强化，各选项中只有脑脓肿具有这样的影像学改变。故正确答案是B。认知层次：应用。

66. 患儿，女，出生后30分钟。因“生后肤色苍白半小时”入院。患儿胎龄30周，半小时前因“母亲胎盘早剥、大出血”在产科急诊剖宫产出生，生后心率70次/分，无反应，全身苍白，无呼吸，立即予“气管插管、胸外按压、肾上腺素”等治疗后，患儿心率回升不明显，立即予生理盐水扩容后心率逐渐回升至120次/分，自主呼吸渐恢复，但肤色仍苍白，现为求进一步诊治收住我科。入科体格检查：体重1.5kg，BP 39/19mmHg，神志清，反应一般，肤色苍白，心肺（–），四肢肌张力稍低。

（1）该患儿经“气管插管、胸外按压、肾上腺素”等治疗后，患儿心率回升不明显最可能的原因（　　）

A. 失血性休克

B. 先天性宫内感染

C. 新生儿颅内出血

D. 新生儿胎粪吸入性肺炎

E. 新生儿呼吸窘迫综合征

考题分析：答案A。难度系数0.5，中等。本题所考疾病为新生儿失血性休克，所考知识点为该疾病的诊断。该患儿母亲胎盘早剥、大出血，母亲存在急性失血，患儿系早产儿，常规复苏效果不理想，需考虑低血容量性休克，且经扩容后心率回升，支持该诊断。认知层次：应用。

（2）患儿入科后首选完善的辅助检查为（　　）

A. 胸片

B. 血培养

C. 血肝肾心功能电解质

D. 血气分析

E. 头颅MRI

考题分析：答案D。难度系数0.6，较易。本题所考疾病为新生儿失血性休克，所考知识点为该疾病的辅助检查。患儿存在窒息及失血性休克，急需完善血气分析了解内环境情况，指导治疗。认知层次：应用。

（3）若该患儿入科后动脉血气分析提示pH 7.10，PCO_2 60mmHg，PO_2 55mmHg，HCO_3^- 10mmHg，BE -15.5mmHg，血酸乳6.0mmol/L，Hb 85g/L，血细胞压积（hematocrit, HCT）0.3，中心静脉压（central venous pressure, CVP）

4mmHg，以下处理措施错误的是（　　）

A. 呼吸机辅助通气

B. 输注悬浮红细胞纠正贫血

C. 1.4% 碳酸氢钠 20ml 纠酸

D. 限制液体，呋塞米利尿减轻脑水肿

E. 生理盐水 10ml/kg 半小时入扩容

考题分析：答案 D。难度系数 0.5，中等。本题所考疾病为新生儿失血性休克，所考知识点为该疾病的治疗。该患儿入科血压低，中心静脉压低（新生儿正常值 6~8mmHg），且存在急性失血的依据，考虑低血容量性休克，应扩容、输悬浮红细胞补充血容量，呋塞米利尿使血容量进一步减少，加重休克，D 错误。认知层次：应用。

67. 患儿，男，25 天。因"呛奶后面色苍白 2 小时"急诊入院。患儿 2 小时前呛奶后出现面色苍白，口唇发绀，呼之不应，无发热，无惊厥，无咳嗽，急送至当地医院，发现无呼吸、心跳，立即予"心肺复苏、肾上腺素气管内滴入"，持续约 20 分钟后心率回升至 120 次 / 分，肤色较前红润，但呼吸仍微弱，由救护车送至我院。体格检查：昏迷状态，自主呼吸弱，双侧瞳孔等大正圆，对光反射迟钝，鼻腔、口腔可见较多鲜血，胃管内抽出鲜血，心音低钝，肌张力减低。

（1）该患儿入科首选完善的辅助检查（　　）

A. 胸片　　B. 血气分析

C. 出凝血时间　　D. 血常规

E. 血肌钙蛋白

考题分析：答案 B。难度系数 0.5，中等。患儿心肺复苏后最需完善血气分析了解内环境指导治疗。认知层次：应用。

（2）若该患儿入院后查动脉血气分析提示 pH 6.7，PCO_2 71mmHg，PO_2 100mmHg，HCO_3^- 8mmHg，BE -25mmHg，血乳酸＞ 15mmol/L，血钠 135mmol/L，血钾 6.0mmol/L，血钙 0.75mmol/L，对该血气分析结果解读正确的是（　　）

A. 呼吸性酸中毒合并代谢性酸中毒、高钾血症

B. 呼吸性酸中毒合并代谢性碱中毒、高钾血症、低钙血症

C. 呼吸性碱中毒合并代谢性酸中毒、低钙血症

D. 呼吸性碱中毒合并代谢性碱中毒、高钾血症、低钙血症

E. 呼吸性酸中毒合并代谢性酸中毒、高钾血症、低钙血症

考题分析：答案 E。难度系数 0.5，中等。该患儿 pH 下降，提示酸中毒，二氧化碳分压高，HCO_3^- 下降，BE -25mmHg，提升呼吸性酸中毒合并代谢性酸中毒，血钾＞ 5.5mmol/L，故高钾血症可诊断，血钙＜ 0.9mmol/L，故低钙血症可诊断。认知层次：应用。

（3）入院后实验室检查回报：谷丙转氨酶 220U/L，谷草转氨酶 205U/L，BUN 30mmol/L，血肌酐 150μmol/L，LDH 10060U/L，CK-MB 8500U/L；APTT 120s，PT 35s，纤维蛋白原 0.5g/L，D 二聚体 15μg/ml；白细胞计数 25×10^9/L，血小板计数 45×10^9/L。该患儿目前诊断（　　）

A. 新生儿窒息、新生儿缺氧缺血性脑病、多器官功能衰竭、弥散性血管内凝血

B. 新生儿窒息、新生儿缺氧缺血性脑病、多器官功能衰竭

C. 新生儿窒息、新生儿缺氧缺血性脑病、弥散性血管内凝血

D. 新生儿窒息、弥散性血管内凝血

E. 新生儿窒息、多器官功能衰竭

考题分析：答案 A。难度系数 0.4，较难。患儿有明确窒息复苏病史，故新生儿窒息可诊断。患儿入科查体昏迷状态，双侧瞳孔等大正圆，对光反射迟钝，故新生儿缺氧缺血性脑病可诊断。根据实验室检查结果肝、肾、心功能异常、血小板下降、凝血功能异常，故多器官功能衰竭可诊断。患儿有出血，结合 APTT、PT 延长，D 二聚体明显升高，纤维蛋白原、血小板明显下降，故弥散性血管内凝血诊断成立。认知层次：应用。

（4）针对该患儿以下处理措施错误的是（　　）

A. 气管插管、呼吸机辅助通气

B. 输注血浆

C. 亚低温治疗

D. 碳酸氢钠针纠正酸中毒

E. 奥西康针制酸

考题分析：答案 C。难度系数 0.4，较难。患儿存在弥散性血管内凝血，临床有自发出血倾向，血小板 < 50×10^9/L，故不适合亚低温治疗。认知层次：应用。

68. 患儿，女，3 岁。出生后诊断先天性甲状腺功能减退症，长期服用优甲乐每天 1 片，本次复查甲状腺功能 T_4 18μg/dL，TSH 0.05μIU/ml。

（1）不符合该患儿临床表现是（　　）

A. 怕热、多汗　　B. 脾气急躁

C. 易饥饿　　D. 腹胀、便秘

E. 排便次数增多

考题分析：答案 D。难度系数 0.5，中等。本题所考疾病为先天性甲状腺功能减退症，所考知识点为该疾病的治疗随访，该患儿诊断先天性甲状腺功能减退症，优甲乐替代治疗，如药物剂量过多，可出现医源性甲状腺功能亢进，表现为易怒、多汗、怕热、胃纳增多，体重减轻、腹泻等，故选择 D。认知层次：理解。

（2）该患儿下一步诊疗方案正确的是（　　）

A. 立即停药

B. 药物维持原剂量观察

C. 减少药物剂量

D. 增加药物剂量

E. 加用他巴唑

考题分析：答案 C。难度系数 0.5，中等。本题所考疾病为先天性甲状腺功能减退症，所考知识点为该疾病的治疗随访，该患儿诊断先天性甲状腺功能减退症，优甲乐替代治疗，如药物剂量过多，可出现医源性甲状腺功能亢进，宜减量观察，故选择 C。患儿诊断先天性甲状腺功能减退症，多数需终身替代治疗，不宜停药，排除 A。患儿已出现甲状腺功能亢进表现，不宜原量或加量，排除 B、D。患儿考虑药量过多引起的甲亢，无须抗甲状腺药物治疗，排除 E。认知层次：理解。

69. 患儿，男，11 岁。因“多饮、多尿半年，加重 1 个月余”入院。日饮水量 > 5L，夜间有饮水，夜尿 3~4 次。辅助检查：尿常规：白细胞计数 3/μl，尿比重波动于 1.003，血钠 148mmol/L。

（1）该患儿最可能的诊断是（　　）

A. 糖尿病　　B. 精神性烦渴

C. 尿崩症　　D. 尿路感染

E. 肾小管酸中毒

考题分析：答案 C。难度系数 0.6，较易。本题所考疾病为尿崩症，所考知识点为尿崩症的诊断。患儿有多饮、多尿，尿比重低，存在高钠血症，首先考虑尿崩症，故 C 正确。认知层次：理解。

（2）下列哪一项检查对该患儿的诊断最有意义（　　）

A. 肾功能　　B. 血气分析

C. 糖耐量试验　　D. 禁水加压试验

E. 尿代谢性疾病筛查

考题分析：答案 D。难度系数 0.5，中等。本题所考疾病为尿崩症，所考知识点为尿崩症的诊断。患儿考虑尿崩症，禁水加压试验为诊断重要方法，故 D 正确。认知层次：理解。

70. 患儿，女，6 岁。因“发热 14 天，精神差，嗜睡 4 天，惊厥 2 次”入院。体格检查：T 38.2℃，P 99 次 / 分，R 22 次 / 分，BP 122/90mmHg，体重 20kg。嗜睡状态，四肢肌张力增高，布鲁津斯基征（-），双侧巴宾斯基征（+），膝反射（++）。脑脊液常规、生化检查：白细胞计数 20×10^6/L，淋巴细胞百分比 56%，中性粒细胞百分比 2%，蛋白定量 0.26g/L，葡萄糖 3.10mmol/L，氯化物 124.4mmol/L，头颅 MRI 示 T_2 加权像左侧脑室旁斑片状高信号。

（1）患儿最可能的诊断是（　　）

A. 病毒性脑炎

B. 自身免疫性脑炎

C. 急性播散性脑脊髓炎

D. 结核性脑膜炎

E. 多发性硬化

考题分析：答案 C。难度系数 0.3，难。本题所考疾病为急性播散性脑脊髓炎，所考知识点为该疾病的诊断。首次发病，14 天前出现发热，提示有前驱感染，精神差、嗜睡，提示有脑病表现，脑脊液细胞数轻微升高，生化指标正常，头颅 MRI 示脑室旁异常信号，最可能的诊断是急性播散性脑脊髓炎。故正确答案是 C。认知层次：应用。

（2）入院后送检中枢神经系统脱髓鞘疾病相关抗体，血清抗髓鞘少突胶质细胞糖蛋白（MOG）抗体 IgG 1∶100，为全面了解病情，下一步最不需要做的检查是（　　）

A. 脊髓 MRI

B. 脑脊液 PCR

C. 眼底检查、视觉诱发电位、视神经 MRI

D. IgG 指数 + 寡克隆区带

E. 肌电图

考题分析：答案 B。难度系数 0.5，中等。本题所考疾病为急性播散性脑脊髓炎，所考知识点为该疾病的临床特点及辅助检查。急性播散性脑脊髓炎，MOG 抗体阳性，需了解脱髓鞘病变有无累及眼底视神经、脊髓、周围神经，故需脊髓 MRI、眼底检查、视觉诱发电位、视神经 MRI、肌电图检查。脑脊液 PCR 最不需要。故正确答案是 B。认知层次：应用。

（3）该患儿需采取的最佳治疗措施的是（　　）

A. 阿昔洛韦

B. 甘露醇

C. 阿昔洛韦 + 甘露醇

D. 大剂量甲泼尼龙冲击

E. 静脉丙种球蛋白 + 大剂量甲泼尼龙

考题分析：答案 E。难度系数 0.5，中等。本题所考疾病为急性播散性脑脊髓炎，所考知识点为该疾病的治疗。急性播散性脑脊髓炎，MOG 抗体阳性，目前指南推荐的治疗方案是静脉丙种球蛋白 + 大剂量甲泼尼龙。故正确答案是 E。认知层次：应用。

71. 患儿，男，6 岁。因“走路不稳 1 年”入院。走路摇摆，上楼费力，蹲下后起立困难。体格检查：神志清，精神好，面容正常，毛发分布正常，双侧腓肠肌肥大，坚硬，膝反射减弱，高尔（Gower）征（+），病理征阴性。CK 16 000U/L。

（1）此患儿的诊断最可能是（　　）

A. 慢性炎性脱髓鞘性多发性神经病（chronic inflammatory demyelinating polyneuropathy, CIDP）

B. Duchenne 进行性肌营养不良

C. 线粒体肌病

D. 多发性肌炎

E. 脊髓性肌萎缩症

考题分析：答案 B。难度系数 0.7，容易。本题所考疾病为 Duchenne 进行性肌营养不良，所考知识点为该疾病的诊断。该病的特点是：男孩发病，5 岁左右开始临床症状进行性加重，腓肠肌假性肥大，Gower 征阳性。故正确答案是 B。认知层次：应用。

（2）确诊的依据是（　　）

A. 血尿代谢筛查　　B. 血清肌酶

C. 基因检查　　D. 肌肉活检

E. 肌电图

考题分析：答案 C。难度系数 0.7，容易。本题所考疾病为 Duchenne 进行性肌营养不良，所考知识点为该疾病的辅助检查。确诊需要基因检查，故正确答案是 C。认知层次：应用。

（3）此疾病的遗传方式是（　　）

A. X 连锁隐性遗传　　B. X 连锁显性遗传

C. 常染色体隐性遗传　　D. 常染色体显性遗传

E. 无遗传规律

考题分析：答案 A。难度系数 0.7，容易。本题所考疾病为 Duchenne 进行性肌营养不良，所考知识点为该疾病的遗传方式。正确答案是 A。认知层次：应用。

72. 患儿，女，2 岁。因“生长发育落后 2 年”就诊。现不会走路，不会叫“baba”“mama”。体格检查：身高 76cm，体重 11kg。神志清，眼距增宽，鼻梁塌陷，低位耳，张口伸舌，双侧通贯掌，双肺（–），心音中，心前区可及 2/6 级收缩期杂音，腹软，神经系统查体（–）。

（1）该患儿最可能的诊断为（　　）

A. 先天性甲状腺功能减退症

B. 唐氏综合征

C. 糖原贮积病

D. 佝偻病

E. 生长激素缺乏症

考题分析：答案 B。难度系数 0.7，容易。本题所考疾病为唐氏综合征，所考知识点为该疾病的诊断。患儿有生长迟缓，智力发育落后，结合特殊面容、皮纹，伴有先天性心脏病，首先考虑唐氏综合征。先天性甲状腺功能减退症所致特殊面容不同，无通贯掌，排除A。糖原贮积病、佝偻病、生长激素缺乏症无特殊面容，故排除。认知层次：应用。

（2）哪一项辅助检查结果可能符合该患儿（　　）

A. T_4下降，TSH升高

B. 染色体核型47，XY，+21

C. 腹部B超提示肝大

D. 血钙下降，血磷升高

E. 生长激素＜5ng/ml

考题分析：答案B。难度系数0.7，容易。本题所考疾病为唐氏综合征，所考知识点为该疾病的实验室诊断，唐氏综合征典型表现为21号染色体呈三倍体，故B正确。认知层次：记忆。

73. 患儿，女，14岁。因"生长迟缓10年"就诊。既往B超提示主动脉缩窄，成绩中等。体格检查：身高135cm，体重30kg，颈蹼，后发际低，乳房发育B1，乳距增宽，外阴幼稚，阴毛发育PH1。

（1）该患儿最可能的诊断为（　　）

A. 特发性矮小

B. 唐氏综合征

C. 努南综合征

D. Turner综合征

E. 先天性甲状腺功能减退症

考题分析：答案D。难度系数0.5，中等。本题所考疾病为Turner综合征，所考知识点为该疾病的诊断，患儿有身材矮小，体检提示颈蹼，后发际低，乳距增宽，无第二性征发育，伴有主动脉缩窄，首先考虑Turner综合征。考虑认知层次：应用。

（2）为明确诊断，应做的检查是（　　）

A. 生长激素激发试验　　B. 头颅MRI

C. 甲状腺功能　　D. 染色体核型分析

E. 基因检测

考题分析：答案D。难度系数0.7，容易。本题所考疾病为Turner综合征，所考知识点为该疾病的实验室诊断，Turner综合征依赖染色体核型分析，典型核型为45，X，故D正确。认知层次：理解。

（3）该患儿新生儿期可能出现的临床表现为（　　）

A. 特殊面容　　B. 多指畸形

C. 低血糖　　D. 手/足背水肿

E. 阴蒂肥大

考题分析：答案D。难度系数0.4，较难。本题所考疾病为Turner综合征，所考知识点为该疾病临床表现，除了身材矮小，体检提示颈蹼，后发际低，乳距增宽，原发性闭经，主动脉缩窄，新生儿期可有手/足背水肿，为其特征性表现，D正确。认知层次：记忆。

74. 患儿，女，9个月。因"发热、咳嗽、声音嘶哑2天"就诊。咳嗽呈犬吠样。体格检查：一般情况可，可见三凹征，呼吸平稳，闻及喉鸣音，双肺呼吸音清。

（1）最可能的诊断是（　　）

A. 喉痉挛　　B. 急性喉炎

C. 先天性喉喘鸣　　D. 喉异物

E. 支气管炎

考题分析：答案B。难度系数0.6，较易。本题所考疾病为急性喉炎，所考知识点为急性喉炎的诊断。"犬吠样咳嗽及喉鸣音、声嘶、吸气性呼吸困难"为典型急性喉炎表现，答案B。喉痉挛主要表现为突发的呼吸困难及吸气性喉鸣，A排除。先天性喉喘鸣主要为吸气性喉鸣，大多数患儿生后无症状，多在生后7~14天开始出现症状，轻者喘鸣为间歇性，当受惊或哭闹时症状明显，安静或入睡后症状缓解或消失，排除C。喉部异物主要也表现为吸气性呼吸困难，无发热症状，有异物吸入史，排除D。支气管炎主要为咳嗽、大年龄儿童有咳痰，肺部听诊可闻及干和中湿啰音，排除E。认知层次：应用。

（2）患儿易出现呼吸困难的原因与哪项无关（　　）

A. 喉腔较窄

B. 软骨柔软

C. 声门相对狭窄

D. 血管和淋巴管还未发育

E. 黏膜柔嫩

考题分析：答案 D。难度系数 0.6，较易。本题所考疾病为急性喉炎，所考知识点为急性喉炎的发病机制。患儿喉腔较窄，声门裂隙相对狭窄，软骨柔软，黏膜柔嫩而富有血管及淋巴组织，炎症时易引起局部水肿，易导致声音嘶哑和呼吸困难。答案 D。认知层次：记忆。

（3）如果患儿安静时出现喉鸣和呼吸困难，应进行哪项处理（　　）

A. 带药回家观察

B. 立刻做气管切开

C. 立刻气管插管

D. 在医生观察下治疗，做好气管切开准备

E. 立刻抗过敏治疗

考题分析：答案 D。难度系数 0.5，中等。本题所考疾病为急性喉炎，所考知识点为急性喉炎的治疗。患儿安静时出现喘鸣和呼吸困难，属于喉梗阻Ⅱ度，按诊治规范，首先应在医生观察下治疗，做好气管切开准备，若治疗无效病情恶化再立即行气管切开。答案 D。认知层次：应用。

75. 患儿，女，12 天。因“咳嗽 3 天，加重伴呼吸费力半天”入院。胎龄 35 周，早产。患儿 3 天前出现咳嗽，阵发性，初不剧，伴喉部痰鸣，今晨咳嗽加剧，咳剧时有口周发绀，伴口吐泡沫。体格检查：T 36.2℃，R 65 次 / 分，P 190~200 次 / 分，BP 52/32mmHg。神志清，反应欠佳，三凹征（+），前囟平软，口周发绀，两肺可闻及中小湿啰音，心律齐，心音中等，可闻及Ⅲ级杂音，腹软，肝肋下 3cm，四肢活动可。B 超提示室间隔缺损 7mm，EF 67%。床旁心电图提示窦性心动过速。

（1）该患儿最可能的诊断为（　　）

A. 新生儿急性呼吸窘迫综合征

B. 新生儿宫内感染性肺炎

C. 新生儿肺炎合并心力衰竭

D. 新生儿心肌炎合并心力衰竭

E. 新生儿肺炎合并持续性肺动脉高压

考题分析：答案 C。难度系数 0.5，中等。本题所考疾病为新生儿心力衰竭，所考知识点为该疾病的诊断。该患儿存在咳嗽，进行性加重，两肺可闻及中小湿啰音，故新生儿肺炎诊断明确，结合心脏彩超提示室间隔缺损范围大，心电图提示窦性心动过速，心率明显增快，血压偏低，心音中等，肝肋下增大，故考虑先天性心脏病导致心力衰竭，故 C 正确。结合患儿出生胎龄 35 周，但日龄 12 天，伴咳嗽及呼吸费力，故新生儿急性呼吸窘迫综合征不考虑，故 A 选项错误。结合患儿日龄已 12 天，宫内感染性肺炎可能性不大，B 选项不考虑。至于 D、E 选项，结合患儿心律齐，心音中等，床旁心电图提示窦性心动过速，心脏彩超未提示心脏房室腔及肺动脉压力变化，故目前依据不足。认知层次：应用。

（2）哪一项辅助检查结果可能符合该患儿（　　）

A. 肌钙蛋白 I 0.35ng/ml，脑钠肽 30pg/ml

B. 肌钙蛋白 I 0.01ng/ml，脑钠肽 30pg/ml

C. 肌钙蛋白 I 0.01ng/ml，脑钠肽 5000pg/ml

D. 肌钙蛋白 I 0.45ng/ml，脑钠肽 5000pg/ml

E. 肌钙蛋白 I 0.35ng/ml，脑钠肽 9000pg/ml

考题分析：答案 C。难度系数 0.4，较难。本题所考疾病为新生儿心力衰竭，所考知识点为该疾病的实验室改变，该患儿因先天性心脏病缺损范围大、分流量大导致心力衰竭，会出现脑钠肽明显升高，心电图未提示心律失常及心肌损害征象，故肌钙蛋白 I 正常，故 C 正确。认知层次：应用。

（3）该患儿需要马上采取哪些治疗措施（　　）

A. 镇静、吸氧、限液、利尿、多巴胺

B. 镇静、吸氧、限液、利尿、洋地黄、多巴胺

C. 镇静、吸氧、限液、利尿、胺碘酮

D. 镇静、限液、利尿、洋地黄、胺碘酮

E. 镇静、吸氧、限液、多巴胺、胺碘酮

考题分析：答案 B。难度系数 0.5，中等。本题所考疾病为新生儿心力衰竭，所考知识点为该疾病的治疗。患儿心率明显增快，血压偏低，室间隔缺损范围大，分流量大，首要减轻心脏负荷，维持正常氧合，强心、利尿、维持正常血压，故选 B。A 选项未使用洋地黄强心，故排除。无心律失常，无指征使用胺碘酮，排除 C、D、E。认知层次：应用。

76. 患儿，女，25天。因“腹泻、呕吐3天，少尿1天”入院。3天前出现腹泻，为黄绿色稀水便，每天5~6次，伴呕吐，非喷射性，量多，口服蒙脱石散、布拉氏酵母菌后腹泻、呕吐稍好转。1天前尿量明显减少，眼眶凹陷。体格检查：呼吸60次/分，血压70/40mmHg，反应欠佳，皮肤黏膜干燥，双眼眶凹陷，口唇干，肺（–），心率180次/分，律齐，心音低钝，腹软，肝肋下3.0cm，脾肋下1.0cm，双下肢无水肿，四肢活动少。血尿素氮30mmol/L，血肌酐200μmol/L。

（1）该患儿最有可能少尿的原因是（　　）

A. 肾前性急性肾衰竭　B. 肾性急性肾衰竭
C. 肾后性急性肾衰竭　D. 肾静脉血栓
E. 急性肾炎

考题分析：答案A。难度系数0.6，较易。本题所考疾病为新生儿急性肾衰竭，所考知识点为该疾病的三种类型：肾前性、肾性、肾后性。该患儿病史有呕吐、腹泻、少尿、皮肤黏膜干燥、眼眶凹陷，结合血尿素氮和肌酐检查，考虑肾前性急性肾衰竭。认知层次：理解。

（2）完善检查提示该患儿存在电解质紊乱，其中最不可能的是（　　）

A. 血钾7mmol/L　B. 血钠125mmol/L
C. 血钠150mmol/L　D. 血磷3mmol/L
E. 血钙0.8mmol/L

考题分析：答案C。难度系数0.5，中等。本题所考疾病为新生儿急性肾衰竭，所考知识点为该疾病的常见并发症电解质紊乱的判读。该患儿可能存在高钾血症，少尿时钾排出减少；低钠血症为血液稀释或钠再吸收减少所致，还有高磷血症、低钙血症、高镁血症等。故C最不可能。认知层次：应用。

（3）急性肾衰竭无尿期可造成该患儿死亡，其中最可能的原因是（　　）

A. 酸中毒　B. 高钾血症
C. 高镁血症　D. 低钠血症
E. 高钠血症

考题分析：答案B。难度系数0.5，中等。本题所考疾病为新生儿急性肾衰竭，所考知识点为该疾病的电解质紊乱高钾血症的危急干预，高钾血症可能会导致心律失常，心搏骤停，故选项B正确。认知层次：应用。

77. 患儿，男，2岁。因“发热、咳嗽2天，咳嗽加重1天”就诊。咳嗽呈犬吠样，伴声音嘶哑。体格检查：T 37.8℃，R 75次/分，急性病容，呼吸急促，烦躁不安，唇周略绀，可见三凹征，两肺呼吸音粗，未闻及湿啰音，HR 150次/分。

（1）该患儿最可能的诊断是（　　）

A. 毛细支气管炎　B. 急性喉炎
C. 喉痉挛　D. 喉异物
E. 支气管炎

考题分析：答案B。难度系数0.6，较易。本题所考疾病为急性喉炎，所考知识点为急性喉炎的诊断。该患儿2岁，起病急，病程短，以发热、咳嗽、声嘶为主要表现，体检可见三凹征，符合急性喉炎诊断，答案B。毛细支气管炎多见于1~6月婴儿，以喘憋、三凹征和气促为临床特点，双肺可闻及呼气相哮鸣音，排除A。婴儿手足搐搦症多见于6个月以下小婴儿，主要由于维生素D缺乏、甲状旁腺代偿功能不足或其他多种因素的影响，致血中游离钙降低，使神经兴奋性增高，引起局部或全身肌肉抽搐。喉痉挛是婴儿手足搐搦症的一种表现，由于喉部肌肉痉挛而呼吸困难，C排除。喉异物主要也为吸气性呼吸困难，无发热症状，有异物吸入史，排除D。支气管炎主要为咳嗽、咳痰伴喘息，无气促，肺部听诊可闻及干、湿啰音，排除E。认知层次：应用。

（2）目前该患儿喉梗阻程度为（　　）

A. 喉梗阻Ⅰ度　B. 喉梗阻Ⅱ度
C. 喉梗阻Ⅲ度　D. 喉梗阻Ⅳ度
E. 喉梗阻Ⅴ度

考题分析：答案C。难度系数0.4，较难。本题所考疾病为急性喉炎，所考知识点为喉梗阻的分度。Ⅲ度喉梗阻表现为安静时出现喉喘鸣和吸气性呼吸困难，患儿因缺氧而出现烦躁不安、口唇及指（趾）发绀、双眼圆睁、惊恐万状、头面部出汗，肺部呼吸音明显降低，心率快，心音低钝。故答案选C。认知层次：应用。

（3）与该疾病的鉴别诊断，不包括哪一项（　　）

A. 先天性喉喘鸣　　B. 咽部脓肿

C. 咽部异物　　D. 急性会厌炎

E. 毛细支气管炎

考题分析：答案 E。难度系数 0.4，较难。本题所考疾病为急性喉炎，所考知识点为急性喉炎的鉴别诊断。急性喉炎表现为吸气性呼吸困难，是胸廓外气道的梗阻，因此需与喉梗阻性疾病相鉴别，如白喉、急性会厌炎、喉痉挛、喉或气管异物、喉先天性畸形等。毛细支气管炎表现为呼气性呼吸困难，是下呼吸道梗阻引起。答案 E。认知层次：应用。

78. 患儿，男，12 岁。因“咳嗽、流涕 1 周，胸痛 2 天”入院。患儿 1 周前出现咳嗽，不剧，伴流涕、鼻塞，无发热，无呕吐、腹痛，无腹泻。体格检查：神志清，精神软，面色欠红润，两肺阴性，心律不齐，心音稍低钝，未闻及杂音，神经系统检查无异常。实验室检查：肌钙蛋白 I 4.15ng/ml，超声心动图提示左室稍增大。

（1）该患儿心电图如图 1-39 所示，提示（　　）

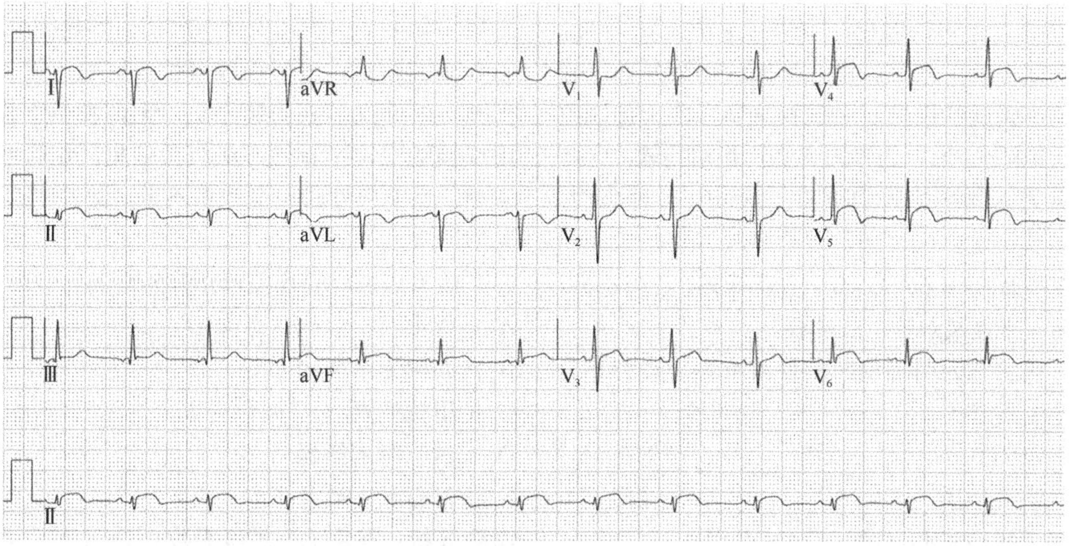

图 1-39　心电图

A. 窦性心律，ST 段改变

B. 预激综合征

C. Ⅰ度房室传导阻滞

D. 完全性左束支传导阻滞

E. 左心室肥大

考题分析：答案 A。难度系数 0.5，中等。本题所考疾病为病毒性心肌炎，所考知识点为该疾病的辅助检查。上图心电图的特征是肢体导联及 V_4~V_6 导联 ST 段抬高，符合病毒性心肌炎的心电图表现。QRS 波未增宽，无预激波，不支持预激综合征。P—R 间期 0.12s，不存在Ⅰ度房室传导阻滞。V_5 R 波 +V_1 S 波为 1.51s，不存在左室肥大。故正确答案为 A。认知层次：应用。

（2）该患儿应诊断（　　）

A. 先天性心脏病　　B. 风湿性心脏病

C. 病毒性心肌炎　　D. 中毒性心肌炎

E. 扩张型心肌病

考题分析：答案 C。难度系数 0.5，中等。本题所考疾病为病毒性心肌炎，所考知识点为该疾病的诊断，该患儿呼吸道感染后出现胸痛症状，肌钙蛋白升高，心电图提示 ST 段改变，超声心动图提示心脏增大，诊断考虑病毒性心肌炎；从心脏彩超报告及体检可排除先天性心脏病及扩张型心肌病；患儿无关节肿痛、发热等表现，结合心脏彩超，可排除风湿性心脏病。患儿无伤寒、细菌性痢疾等感染史，无药物或毒物服用或接触史，中毒性心肌炎无依据。故答案选C。认知层次：应用。

（3）该患儿最常见的病原体是（　　）

A. 流感病毒　　B. 单纯疱疹病毒

C. EB 病毒　　D. 细小病毒

E. 柯萨奇病毒

考题分析：答案 E。难度系数 0.5，中等。本题所考疾病为病毒性心肌炎，所考知识点为该疾病的病原学。病毒性心肌炎以柯萨奇 B 病毒所致者最常见，故正确答案为E。认知层次：应用。

79. 患儿，女，10 岁。因“发热、头晕 2 天，呕吐、精神软 1 天”入院。患儿 2 天前出现发热，伴头晕，无视物模糊，无视物旋转，昨天出现呕吐，7~8 次 / 天，为胃内容物，伴精神软，无呼吸费力。体格检查：BP 86/50mmHg。神志清，精神软，面色欠红润，双肺呼吸音粗，未闻及干湿啰音，HR 66 次 / 分，心音低钝，心律不齐，心前区未闻及杂音，肢端温。

（1）该患儿为明确诊断，目前首先需进行下一步什么检查（　　）

A. 胸部 CT

B. 动态心电图

C. 肌钙蛋白 + 心电图、超声心动图

D. 心肌活检

E. 心脏 MRI

考题分析：答案 C。难度系数 0.5，中等。本题所考疾病为病毒性心肌炎，所考知识点为该疾病的实验室检查，该患儿为明确病毒性心肌炎检查，首先需进行肌钙蛋白检查，看是否存在肌钙蛋白升高；需进行心电图检查以了解是否存在 ST—T 改变，期前收缩，传导阻滞等异常心电图改变；超声心动图了解有无心脏增大，EF 值下降等；其他检查如胸部 CT、动态心电图、心脏 MRI 检查也需进行，但可等病情稳定后再进行选择性检查；心肌活检为有创性，目前不需进行。认知层次：应用。

（2）该患儿入院后查肌钙蛋白 I 8.12ng/ml，超声心动图：左室增大，EF 47%，则目前诊断考虑（　　）

A. 中毒性心肌炎　　B. 重症心肌炎

C. 扩张型心肌病　　D. 风湿性心脏病

E. 急性心包炎

考题分析：答案 B。难度系数 0.5，中等。本题所考疾病为病毒性心肌炎，所考知识点为该疾病的诊断，该患儿呼吸道感染后出现头晕、呕吐、精神软等症状，体格检查，血压偏低，心音低钝，肌钙蛋白明显升高，心脏彩超提示心脏增大，左室收缩力降低，存在心功能不全，诊断考虑重症心肌炎；患儿有 EF 值降低，但急性起病，肌钙蛋白明显升高，目前扩张型心肌病依据不足；患儿无关节肿痛、发热等表现，结合心脏彩超，可排除风湿性心脏病。患儿无伤寒、细菌性痢疾等感染史，无药物或毒物服用或接触史，中毒性心肌炎无依据。结合心脏彩超，目前急性心包炎依据不足，故答案选 B。认知层次：应用。

（3）该患儿目前治疗描述正确的是（　　）

A. 急性期至少卧床休息 4 周

B. 抗心律失常药物

C. 使用抗生素

D. 安装临时起搏器

E. 营养心肌、激素

考题分析：答案 E。难度系数 0.5，中等。本题所考疾病为病毒性心肌炎，所考知识点为该疾病的治疗。病毒性心肌炎卧床休息可减轻心脏负担，急性期至少卧床休息 8 周，有严重心功能不全者，需严格卧床休息至心功能恢复。病毒性心肌炎存在心律失常时才使用抗心律失常药物。病毒性心肌炎一般不需要抗生素治疗。病毒性心肌炎在药物治疗无效，仍有严重心律失常，如三度房室传导阻滞等，需要安装临时起搏器。患儿目前治疗主要营养心肌、肾上腺皮质激素及多巴胺等支持血压等治疗，故答案选择 E。认知层次：应用。

80. 患儿，男，3 岁。因“反复口腔出血 6 天”就诊。无呕血，无黑便，无皮肤瘀点、瘀斑，无尿红。否认既往类似病史，否认类似家族史。

体格检查：T 36.6℃，HR 100 次 / 分，R 28 次 / 分，BP 90/62mmHg。神志清，精神好，全身未见瘀点、瘀斑，鼻腔可见血痂，口腔未见出血，两肺呼吸音清，未闻及啰音，心律齐，心音中等，未闻及明显杂音及早搏，腹平软，未触及包块，肠鸣音正常，神经系统阴性。辅助检查：血常规+CRP 示白细胞计数 10×10^9/L，中性粒细胞百分比 30%，淋巴细胞百分比 50%，血红蛋白 118g/L，血小板计数 225×10^9/L，CRP 6mg/L；凝血功能检查示 PT ＞ 120s，APTT ＞ 180s，TT 14.5s，纤维蛋白原 3.27g/L，D 二聚体 0.26μg/ml；凝血因子测定：凝血因子Ⅸ 1%、Ⅹ 3%、Ⅱ 2%、Ⅶ 3%。

（1）对明确病因最有意义的检查是（　　）

A. 头颅 CT　　B. 血肝肾功能电解质

C. 血气分析　　D. 毒物检测

E. 腹部 B 超

考题分析：答案 D。难度系数 0.7，容易。本题所考疾病为抗凝血杀鼠剂中毒，所考知识点为该疾病的诊断。患儿反复口腔出血 6 天，无其余出血表现，辅助检查提示凝血功能异常，凝血因子提示维生素 K 依赖性凝血因子Ⅱ、Ⅶ、Ⅸ及Ⅹ活性下降，需考虑抗凝血杀鼠剂中毒，故 D 正确。选项 A、B、C、E 对明确病因没有帮助。认知层次：理解。

（2）最可能的诊断是（　　）

A. 血友病

B. 弥散性血管内凝血

C. 凝血因子相关基因异常

D. 溴敌隆中毒

E. 毒鼠强中毒

考题分析：答案 D。难度系数 0.7，容易。本题所考疾病为抗凝血杀鼠剂中毒，所考知识点为该疾病的诊断。患儿反复口腔出血 6 天，无其余出血表现，辅助检查提示凝血功能异常，凝血因子提示维生素 K 依赖性凝血因子Ⅱ、Ⅶ、Ⅸ及Ⅹ活性下降，需考虑抗凝血杀鼠剂中毒，故 D 正确。A 血友病只出现单种凝血因子如Ⅷ或Ⅸ下降，不会出现Ⅱ、Ⅶ、Ⅸ、Ⅹ活性全下降。B 弥散性血管内凝血发生在感染等其他疾病基础上，与该患儿不符合。否认既往类似病史，否认类似家族史，故 C 凝血因子相关基因异常可能性不大。E 毒鼠强中毒表现为反复惊厥，不出现凝血功能异常。认知层次：理解。

（3）下面治疗首选的是（　　）

A. 肌内注射二巯基丙磺酸钠

B. 静脉滴注维生素 K_1

C. 输注新鲜冷冻血浆

D. 输注凝血酶原复合物

E. 输注凝血因子

考题分析：答案 B。难度系数 0.7，容易。本题所考疾病为抗凝血杀鼠剂中毒，所考知识点为该疾病的治疗。抗凝血杀鼠剂中毒主要引起维生素 K 依赖性凝血因子Ⅱ、Ⅶ、Ⅸ、Ⅹ活性下降，通过补充维生素 K 一般能改善患儿凝血功能，故 B 正确。只有在出血严重的情况下才需输注新鲜冷冻血浆、凝血酶原复合物等，故 C、D、E 不能作为首选治疗措施。A 肌内注射二巯基丙磺酸钠为毒鼠强中毒的治疗措施。认知层次：应用。

81. 患儿，女，2 岁。因“昏睡 2 小时”入院。患儿于 2 小时前出现昏睡，乏力，进食少，能唤醒，能喝水，无呛咳，无呕吐、腹泻，无气促、发绀，无面色苍白、大汗淋漓、四肢冰凉，无惊厥，无发热，无四肢活动障碍，无大小便失禁，无外伤史。即来院急诊就诊，拟“精神软、思睡待查”收住入院。体格检查：T 36.5℃，HR 110 次 / 分，R 28 次 / 分，BP 88/55mmHg。昏睡，能唤醒，认得爸爸妈妈，但是随即入睡。面色红润，两侧瞳孔 1mm，光反射灵敏。口唇无樱桃红，呼出气无异味。双肺听诊呼吸音稍粗，未闻及干湿啰音，心音有力，律齐，未闻及杂音。腹平软，肝脾肋下未触及，未触及包块。颈软，克尼格征（−），布鲁津斯基征（−），膝腱反射（++）。四肢肌张力正常。

（1）对明确病因最有意义的检查是（　　）

A. 血气分析　　B. 脑脊液常规

C. 头颅 CT　　D. 脑电图

E. 毒物检测

考题分析：答案 E。难度系数 0.5，中等。本题所考疾病为镇静催眠药物中毒，所考知识点为该疾病的诊断。患儿急性起病，突发昏睡，乏力，进食少，能唤醒，能喝水，无呛咳，无其余伴随症状，体格检查：昏睡，能唤醒，认得爸爸妈妈，但是随即入睡。瞳孔缩小，无其余异常体征，神经系统阴性，需考虑中毒，以镇静催眠药物中毒首先考虑，需行毒物检测明确，故E正确。A只能了解酸碱平衡状态，不能明确病因。B和D主要用于诊断颅内感染，该患儿无发热、呕吐等病史，神经系统检查阴性，颅内感染可能性不大。C用于诊断颅内占位或出血，患儿病程短，无外伤等病史，可能性不大。认知层次：应用。

（2）该患儿的诊断最可能的是（　　）

A. 颅内感染　　B. 颅内出血

C. 颅内占位　　D. 地西泮中毒

E. 毒鼠强中毒

考题分析：答案D。难度系数0.5，中等。本题所考疾病为镇静催眠药物中毒，所考知识点为该疾病的诊断。患儿急性起病，突发昏睡，乏力，进食少，能唤醒，能喝水，无呛咳，无其余伴随症状，体格检查：昏睡，能唤醒，认得爸爸妈妈，但是随即入睡。瞳孔缩小，神经系统阴性，镇静催眠药物中毒可能性最大，故D正确。患儿无发热，无呕吐等表现，神经系统阴性，A颅内感染可能性不大。患儿病程短，无外伤史，无呕吐，神经系统检查阴性，B颅内出血和C颅内占位可能性不大。毒鼠强中毒一般表现为反复惊厥，故可能性不大。认知层次：应用。

（3）目前首先要进行的治疗是（　　）

A. 输液　　B. 洗胃

C. 吸氧　　D. 给予呋塞米

E. 给予山莨菪碱

考题分析：答案B。难度系数0.5，中等。本题所考疾病为镇静催眠药物中毒，所考知识点为该疾病的治疗。急性中毒的治疗原则是早期洗胃促进毒物排出，该患儿病程2小时，在洗胃有效范围内，故B正确。A和D为后续治疗，促进已吸收毒物的排泄。C患儿无气促、呼吸费力、发绀等缺氧表现，无须吸氧。E不是镇静催眠药物中毒的治疗措施。该认知层次：应用。

82. 患儿，男，2岁。因“咳嗽、流涕4天，发热1天”就诊。初为干咳，逐渐转为湿性咳嗽，可有咳末呕吐，呕吐物中可见白色黏液。体格检查：呼吸平稳，两肺呼吸音粗糙，可闻及散在中等湿啰音。

（1）为明确诊断，首选的检查为（　　）

A. 血常规　　B. 胸片

C. 血气分析　　D. 肺功能

E. 过敏原检查

考题分析：答案B。难度系数0.6，较易。本题所考疾病为支气管炎，所考知识点为支气管炎的诊断依据。该患儿以发热、咳嗽、咳痰为主要表现，肺部可闻及散在中等湿啰音，需要对支气管炎和肺炎进行鉴别，答案B。认知层次：应用。

（2）本病例诊断最可能考虑为（　　）

A. 上呼吸道感染　　B. 急性支气管炎

C. 毛细支气管炎　　D. 支气管肺炎

E. 支气管哮喘

考题分析：答案B。难度系数0.5，中等。本题所考疾病为急性支气管炎，所考知识点为急性支气管炎的诊断。该患儿表现为发热、咳嗽，无气促，肺部可闻及散在中等湿啰音，故诊断为急性支气管炎，答案B。上呼吸道感染临床可表现为发热、咳嗽、流涕，肺部无干湿啰音，A排除。毛细支气管炎多见于1~6个月婴儿，以喘憋、三凹征和气促为临床特点，双肺可闻及呼气相哮鸣音，排除C。支气管肺炎表现为发热、咳嗽、气促和肺部固定的中细湿啰音，C排除。支气管哮喘为反复发作的咳嗽、喘息、气促或胸闷，肺部闻及哮鸣音，个人和家族有过敏性疾病史，E排除。认知层次：应用。

83. 患儿，男，4岁。因“反复咳嗽、气促半年，咯血3次”入院，多为干咳，无长期发热，无发绀。体格检查：神志清，精神可，面色苍白，呼吸急促，双肺呼吸音粗，未闻及干湿啰音。实验室检查：血常规示白细胞计数5.0×10^9/L，血红蛋白82g/L，红细胞计数4.5×10^{12}/L，中性粒细胞百分比60%，淋巴细胞百分比40%；PPD

(+)。

(1) 最可能的诊断是（　　）

A. 肺癌

B. 肺结核

C. 支气管扩张

D. 特发性肺含铁血黄素沉着症

E. 支气管肺炎

考题分析：答案 D。难度系数 0.4，较难。本题所考疾病为特发性肺含铁血黄素沉着症，所考知识点为该疾病的诊断。患儿出现反复咳嗽、气促伴咯血，有面色苍白，呼吸急促，血常规提示贫血，故诊断为特发性肺含铁血黄素沉着症，答案 D。肺癌常见于吸烟成年人，主要表现咳嗽、痰中带血、胸痛等症状，A 不支持。肺结核有低热、乏力、盗汗等结核中毒症状以及咳嗽、咳痰、咯血、胸痛等呼吸道症状，多有结核病接触史，PPD 常为中度或强阳性，排除 B。支气管肺炎为发热、咳嗽、呼吸困难及肺部固定的细湿啰音，排除E。认知层次：应用。

(2) 为明确诊断应该做哪项检查（　　）

A. 纤维支气管镜

B. 痰找含铁血黄素细胞

C. 肺活检

D. 胸部 CT

E. 痰找抗酸杆菌

考题分析：答案 B。难度系数 0.5，中等。本题所考疾病为特发性肺含铁血黄素沉着症，所考知识点为该疾病的实验室检查，痰找含铁血黄素细胞为特发性肺含铁血黄素沉着症的主要诊断依据之一，答案为 B。认知层次：应用。

(3) 若患儿突然发生大咯血，以下处理最恰当的是（　　）

A. 保持半卧位

B. 静脉滴注维生素 K

C. 手术止血

D. 垂体后叶素静脉滴注

E. 镇静

考题分析：答案 D。难度系数 0.4，较难。本题所考知识点为大咯血的治疗，患儿突发大咯血，应速将患儿置头低足高位，使血易于咯出；镇静是一般处理，对止血有帮助作用。此时最恰当的处理是应用止血药物垂体后叶素，药物无效时手术。D 正确。认知层次：应用。

84. 患儿，男，4 岁。因“反复右下肺炎 3 次”入院。体格检查：右肺呼吸音偏低，右下肺可闻及哮鸣音。X 线胸片：气管向右移位，右下肺炎、肺不张。

(1) 该患儿最可能的诊断为（　　）

A. 支气管扩张　　B. 支气管狭窄

C. 支气管结核　　D. 支气管异物

E. 原发性免疫缺陷病

考题分析：答案 D。难度系数 0.6，较易。本题所考疾病为支气管异物，所考知识点为该疾病的诊断。患儿学龄前期儿童，有反复肺炎，结合体检及 X 线胸片提示，故首先考虑支气管异物。认知层次：应用。

(2) 最需要进一步明确下列哪种情况（　　）

A. 既往史

B. 院外治疗经过

C. 发病时有无异物吸入

D. 父母是否有过敏性疾病史

E. 有无过敏史

考题分析：答案 C。难度系数 0.6，较易。根据气道异物的诊断步骤，应首先仔细询问是否有无异物吸入史。认知层次：应用。

(3) 下列哪项检查可确诊支气管异物（　　）

A. 病理检查　　B. X 线胸片检查

C. 磁共振检查　　D. CT 扫描检查

E. 支气管镜检查

考题分析：答案 E。难度系数 0.6，较易。根据气道异物的诊断步骤，应首先仔细询问有无异物吸入史，再进行胸片，观察是否有特征性改变。如发现有异物吸入的胸片特征性表现，就应进行支气管镜检查确诊，并予支气管镜下取出异物。认知层次：应用。

85. 患儿，男，8 个月。因“发热 10 天”入院。患儿 10 天前出现发热，体温 39.0℃左右，伴寒战，无惊厥，无咳嗽，无呕吐、腹泻。患儿 1 个月前因“完全性大动脉转位、室间隔缺损、肺动脉闭锁”在胸外科行肺动脉人工管道置入术。体格检查：面色苍白，颜面及四肢皮肤可见散在瘀斑，两肺未闻及啰音，HR 142 次 / 分，律齐，心音中等，胸骨左缘第 3 肋间可闻及Ⅲ级收缩期杂音，腹软，肝肋下 3.0cm，脾肋下 2.0cm。

（1）患儿最可能的诊断是（　　）

A. 支气管肺炎

B. 过敏性紫癜

C. 感染性心内膜炎

D. 风湿性心脏病

E. 传染性单核细胞增多症

考题分析：答案 C。难度系数 0.5，中等。本题所考疾病为感染性心内膜炎，所考知识点为该疾病的诊断。该患儿有复杂先天性心脏病手术史，术中有人工管道置入；发热、寒战、面色苍白、瘀斑、肝脾增大，结合先天性心脏病手术病史，最可能的诊断是感染性心内膜炎。认知层次：理解。

（2）为明确诊断最需要的辅助检查是（　　）

A. 胸片

B. 血培养

C. 非典型病原体肺炎抗体

D. EB 病毒抗原

E. 肝肾心功能及电解质

考题分析：答案 B。难度系数 0.5，中等。本题所考疾病为感染性心内膜炎，所考知识点为该疾病的辅助检查。持续菌血症是感染性心内膜炎的典型表现。感染性心内膜炎最主要检查是血培养，血培养阳性率达 90% 以上，答案选 B。认知层次：理解。

（3）该患儿目前治疗描述正确的是（　　）

A. 更昔洛韦　　B. 肾上腺糖皮质激素

C. 使用抗生素　　D. 阿司匹林

E. 急诊外科手术

考题分析：答案 C。难度系数 0.5，中等。本题所考疾病为感染性心内膜炎，所考知识点为该疾病的治疗。对于感染性心内膜炎，消除引起感染的病原体是治疗的关键。早期及有效的抗生素治疗可以提高本病治愈率。故答案选择 C。认知层次：理解。

86. 患儿，男，13 岁。因“胸闷、心悸半天”入院。患儿半天前打篮球后突然出现胸闷，伴心悸，无发热，无咳嗽，无呕吐、腹泻。患儿 1 年前有类似“胸闷、心悸”病史，自行缓解，未至医院就诊。体格检查：BP 119/65mmHg，肢端暖。入院后查心电图如图 1-40 所示。

（1）患儿最可能的诊断是（　　）

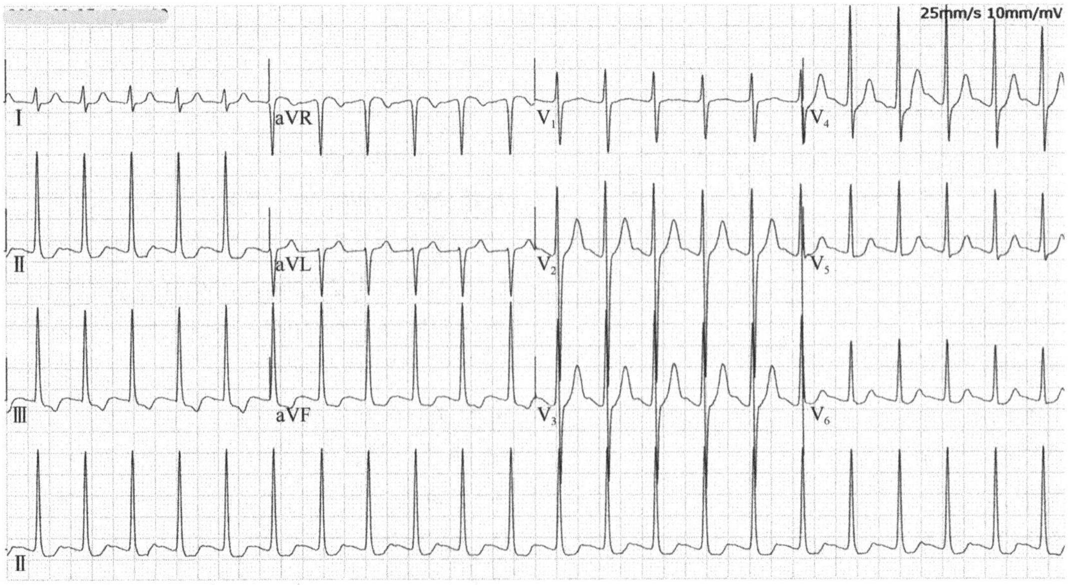

图 1-40　心电图

A. 窦性心动过速　　B. 房性心动过速
C. 室上性心动过速　　D. 室性心动过速
E. 心房颤动

考题分析：答案 C。难度系数 0.5，中等。本题所考疾病为心律失常，所考知识点为该疾病的心电图特征。上图心电图表现为 P 波与前一心动的 T 波重叠，QRS 波形态同窦性，有继发性 ST 段改变，结合室上性心动过速心电图特点，故正确答案是 C。认知层次：理解。

（2）患儿目前首先采取最合适的治疗方法是（　　）

A. 采用物理方法兴奋迷走神经张力
B. 静脉注射洋地黄制剂
C. 静脉注射利多卡因
D. 缓慢静脉滴注乙胺碘肤酮
E. 静脉注射普罗帕酮

考题分析：答案 A。难度系数 0.5，中等。本题所考疾病为心律失常，所考知识点为该疾病的治疗。阵发性室上性心动过速在无器质性心脏病、无心力衰竭、血流动力学稳定情况下，可首先采用物理方法兴奋迷走神经，如压舌板或手指刺激咽部，出现恶心、呕吐，或潜水憋气方法等。如兴奋迷走神经无效，再选用药物复律，答案选 A。认知层次：理解。

（3）该患儿出院后仍有反复发作，有时发作时间长，复律困难，兴奋迷走神经方法无效，药物复律时间延长，接下来首选治疗方法是（　　）

A. 洋地黄制剂口服维持
B. 普罗帕酮片口服维持
C. 射频消融术
D. 门诊随访，继续观察
E. 直流电同步电复律

考题分析：答案 C。难度系数 0.5，中等。本题所考疾病为心律失常，所考知识点为该疾病的治疗。对于室上性心动过速药物治疗无效，发作频繁，可采用射频消融术治疗。故答案选择 C。认知层次：理解。

87. 患儿，男，8 岁 10 个月。因“发现生殖器增大 3 个月余”入院。近 3 个月身高增长约 2.5cm，患儿无特殊药物服用史。体格检查：身高 143cm，乳房发育 B1，睾丸容量 8ml，生殖器发育 G2，阴毛发育 PH2。骨龄 11 岁。

（1）该患儿最可能的诊断为（　　）

A. 正常青春发育
B. 性早熟
C. 先天性肾上腺皮质增生症
D. 变异型青春期
E. 肾上腺功能早现

考题分析：答案 B。难度系数 0.6，较易。本题所考疾病为性早熟，所考知识点为该疾病的诊断，该患儿 9 岁前出现第二性征发育，体格检查有睾丸容积增大，外生殖器发育，故首先考虑性早熟。认知层次：理解。

（2）哪一项辅助检查结果可能符合该患儿（　　）

A. MRI 垂体偏小　　B. 促黄体生成素升高
C. 降钙素升高　　D. 雌二醇升高
E. 促甲状腺激素升高

考题分析：答案 B。难度系数 0.6，较易。本题所考疾病为性早熟，所考知识点为该疾病的实验室检查，中枢性性早熟表现为骨龄超过实际年龄，促黄体生成素升高，故 B 正确；性早熟垂体正常大小，男性性早熟中枢神经系统异常（如肿瘤）发生率较高，A 排除；降钙素与青春发育无明显关联，排除 C；雌二醇为女性激素，排除 D；患儿无原发性甲状腺功能减退症表现，故 E 排除。认知层次：理解。

（3）该患儿应如何处理（　　）

A. 临床观察　　B. 曲普瑞林 1 周 1 次
C. 曲普瑞林 2 周 1 次　　D. 亮丙瑞林 2 周 1 次
E. 亮丙瑞林 4 周 1 次

考题分析：答案 E。难度系数 0.7，容易。本题所考疾病为性早熟，所考知识点为该疾病治疗。目前应用促性腺激素释放激素类似物（GnRHa），缓释剂主要有曲普瑞林或亮丙瑞林，通常每次 3.75mg，每 4 周肌内注射 1 次。故 D 正确。认知层次：理解。

88. 患儿，女，3 岁 7 个月。因“乳房增大 3 个月余，2 天前阴道出血 1 次”就诊。体格检查：背部、臀部见多处牛奶咖啡斑，乳房发育 B2，阴毛发育 PH1。

（1）哪一项临床表现对诊断最有意义（　　）

A. 小于胎龄儿　　B. 乳晕加深

C. 多毛症　　D. 骨纤维发育不良

E. 体重增长加快

考题分析：答案 D。难度系数 0.5，中等。本题所考疾病为性早熟，所考知识点为性早熟的鉴别诊断。麦丘恩 - 奥尔布赖特（McCune-Albright）综合征，常表现为过早阴道出血，可伴有皮肤咖啡色素斑和骨纤维发育不良。认知层次：理解。

（2）为明确诊断，哪一项检查最有意义（　　）

A. 垂体 MRI

B. 甲状腺功能

C. 17 羟孕酮

D. GnRH 激发试验

E. 局部组织 *GNAS* 基因检测

考题分析：答案 E。难度系数 0.4，较难。本题所考疾病为性早熟，所考知识点为性早熟的诊断。McCune-Albright 综合征，病因是体细胞内编码细胞膜上 Gs 蛋白 α 亚基的基因发生点突变，针对局部病变组织进行 *GNAS* 基因的突变检测有诊断意义。认知层次：应用。

（3）该患儿最可能合并哪种电解质紊乱（　　）

A. 低钾血症　　B. 低钠血症

C. 低钙血症　　D. 低磷血症

E. 低镁血症

考题分析：答案 D。难度系数 0.4，较难。本题所考疾病为性早熟，所考知识点为性早熟的临床表现。部分 McCune-Albright 综合征患儿可合并低磷血症，表现为低血磷性佝偻病。认知层次：应用。

89. 患儿，男，4 个月。因“咳嗽 3 天，加重伴气促 1 天”入院。既往体健。体格检查：R 60 次 / 分，神志清，精神可，呼吸促，可见鼻翼扇动和三凹征，双肺可闻及广泛的呼气相哮鸣音。心律齐，心音有力，无杂音，腹部膨胀、软。

（1）该患儿最可能的诊断（　　）

A. 支气管哮喘　　B. 急性支气管炎

C. 毛细支气管炎　　D. 支气管软化

E. 支气管肺炎

考题分析：答案 C。难度系数 0.5，中等。本题所考疾病为毛细支气管炎，所考知识点为该疾病的诊断。该患儿 4 个月，病程短，以咳嗽、气促为主要表现，肺部闻及广泛哮鸣音，既往无喘息史，符合毛细支气管炎诊断，答案为 C。支气管哮喘为反复发作的咳嗽、喘息、气促或胸闷，肺部闻及哮鸣音，个人和家族有过敏性疾病史，A 排除。急性支气管炎临床表现为发热、咳嗽，无气促，肺部可闻及不固定的散在的干啰音和粗中湿啰音，B 不支持。支气管软化可表现为持续喘息或反复肺部感染，D 排除。支气管肺炎表现为发热、咳嗽、气促和肺部固定的细湿啰音，E 排除。认知层次：应用。

（2）下列不应作为常规检查的是（　　）

A. 呼吸道分泌物病毒抗原检测

B. 血常规

C. 呼吸道合胞病毒抗体测定

D. 胸片

E. 血培养

考题分析：答案 E。难度系数 0.5，中等。本题所考疾病为毛细支气管炎，所考知识点为该疾病的实验室检查。毛细支气管炎的病原体主要为呼吸道合胞病毒等感染引起，实验室检查应重点寻找各种病毒感染依据，A、B、C 作为常规检查，E 不应为常规检查。毛细支气管炎可查胸片评估是否出现肺不张等并发症，并与肺炎、支气管异物等进行鉴别，D 可作为常规检查。认知层次：应用。

（3）胸片一般不会出现以下何种表现（　　）

A. 胸腔积液　　B. 肺气肿

C. 小点片状阴影　　D. 双肺纹理增多

E. 肺不张

考题分析：答案 A。难度系数 0.6，较易。本题所考疾病为毛细支气管炎，所考知识点为该疾病的实验室检查。毛细支气管炎胸片可出现肺气肿、小点片状阴影、双肺纹理增多、肺不张等表现，没有合并细菌感染，一般不会出现胸腔积液表现。答案 A。认知层次：应用。

90. 患儿，女，4 个月。因“咳嗽、喘息 2 天”

就诊。体格检查：R 50 次 / 分，营养状况尚可，呼吸促，两肺可闻及痰鸣音及哮鸣音，HR 150 次 / 分，心律齐，无杂音，腹部胀气，肝肋下 2cm，剑突下 1.5cm，质软。

（1）该患儿最可能的诊断是（　　）

A. 支气管哮喘　　B. 急性支气管炎

C. 毛细支气管炎　　D. 支气管异物

E. 支气管肺炎

考题分析：答案 C。难度系数 0.5，中等。本题所考疾病为毛细支气管炎，所考知识点为该疾病的诊断。该患儿 4 个月，病程短，以咳嗽、气促为主要表现，肺部闻及广泛哮鸣音，既往无喘息史，符合毛细支气管炎诊断，答案为 C。支气管哮喘为反复发作的咳嗽、喘息、气促或胸闷，肺部闻及哮鸣音，个人和家族有过敏性疾病史，A 排除。急性支气管炎临床表现为发热、咳嗽，无气促，肺部可闻及不固定的散在的干啰音和粗中湿啰音，B 不支持。支气管异物临床上表现为阵发性咳嗽、喘息、呼吸困难等，症状迁延、反复，肺部听诊两肺呼吸音不对称，可闻及双相哮鸣音，有异物吸入史，D 排除。支气管肺炎表现为发热、咳嗽、气促和肺部固定的细湿啰音，E 排除。认知层次：应用。

（2）入院后为明确病原体诊断，应做什么检查（　　）

A. 痰培养　　B. 血常规

C. 胸片　　D. CRP

E. 鼻咽部分泌物免疫荧光检查

考题分析：答案 E。难度系数 0.5，中等。本题所考疾病为毛细支气管炎，所考知识点为该疾病的病原诊断。毛细支气管炎的病原主要为呼吸道合胞病毒等感染引起，实验室检查应重点寻找各种病毒感染依据，E 正确。认知层次：应用。

（3）目前治疗方案不正确的是（　　）

A. 保持呼吸道通畅　　B. 保证液体摄入量

C. 氧疗　　D. 监测生命体征

E. 抗生素

考题分析：答案 E。难度系数 0.5，中等。本题所考疾病为毛细支气管炎，所考知识点为该疾病的治疗。毛细支气管炎的治疗原则为氧疗、控制喘憋、病原治疗以及保持呼吸道通畅，保证液体摄入量、纠正酸中毒等。因为毛细支气管炎大多为病毒感染引起，没有细菌感染证据时，不能使用抗生素，所以答案为 E。认知层次：应用。

91. 患儿，男，7 岁。入学体格检查发现血清中 HBsAg（+）、HBsAb（−）、HBeAg（+）、HBeAb（−）、HBcAb（+），肝功能正常。目前尚未发现任何症状和体征。

（1）该患儿最可能的诊断是（　　）

A. 急性乙型肝炎

B. 慢性乙型肝炎

C. 重型乙型肝炎

D. 乙型肝炎病毒携带者

E. 慢性乙型肝炎肝硬化

考题分析：答案 D。难度系数 0.6，较易。本题所考知识点为乙肝病毒免疫标志物。认知层次：理解。

（2）追问病史，患儿母亲为乙肝大三阳患者，目前需要采取的措施（　　）

A. 立即接种乙肝疫苗

B. 立即注射乙肝免疫球蛋白

C. 立即使用干扰素

D. 口服拉米夫定

E. 长期门诊随访

考题分析：答案 E。难度系数 0.5，中等。本题所考知识点为慢性乙型病毒性肝炎儿童抗病毒治疗流程。患儿考虑乙型肝炎病毒携带者，肝功能正常，无治疗指征，建议门诊长期随访。认知层次：应用。

92. 患儿，女，5 岁。因“精神食欲差 5 天，恶心伴呕吐 3 天，尿黄 2 天”入院。发病前有在外餐馆就餐。体格检查：神志清，精神软，皮肤、巩膜轻度黄疸，心肺（−），腹部平软，肝肋下 3cm，质软边锐，移动性浊音（−）。

（1）该患儿最可能的诊断是（　　）

A. 急性黄疸型甲型肝炎

B. 急性黄疸型乙型肝炎

C. 急性黄疸型丙型肝炎

D. 急性黄疸型丁型肝炎

E. 急性黄疸型庚型肝炎

考题分析：答案 A。难度系数 0.5，中等。本题所考知识点为各种病毒性肝炎的常见的临床表现。患儿急性起病，在外餐馆就餐，出现恶心、呕吐，有黄疸和肝大，首先考虑急性黄疸型甲型肝炎。认知层次：理解。

（2）该患儿妹妹与患儿有密切接触史，应尽早注射（　　）

A. 甲肝疫苗　　B. 丙种球蛋白

C. 干扰素　　D. 更昔洛韦针

E. 利巴韦林针

考题分析：答案 B。难度系数 0.5，中等。本题所考知识点为甲型病毒性肝炎的预防措施。认知层次：理解。

93. 患儿，女，8 岁 2 个月。因“发现乳房增大 1 年，加重 3 个月”就诊。中成药“大补阴丸”治疗半年，身高增长加速。体格检查：身高 137cm，体重 40kg，乳房发育 B3，皮肤无色素沉着，阴毛发育 PH1。骨龄 9.5 岁，B 超示子宫卵巢发育。

（1）该患儿最可能的诊断是（　　）

A. 正常青春发育　　B. 单纯乳房早发育

C. 单纯阴毛早现　　D. 中枢性性早熟

E. 外周性性早熟

考题分析：答案 D。难度系数 0.7，容易。本题所考疾病为性早熟，所考知识点为中枢性性早熟的诊断，患儿女，8 岁前出现第二性征发育，身高增长加速，伴骨龄提前，首先考虑中枢性性早熟。认知层次：记忆。

（2）为明确诊断，该患儿需进行哪一项刺激试验（　　）

A. 可乐定刺激试验

B. 胰岛素刺激试验

C. HCG 刺激试验

D. 黄体生成素释放激素刺激试验

E. 卵泡生成素释放激素刺激试验

考题分析：答案 D。难度系数 0.7，容易。本题所考疾病为性早熟，所考知识点为中枢性性早熟的诊断依据，GnRH 刺激试验，亦称为黄体生成素释放激素刺激试验。认知层次：记忆。

（3）该患儿治疗不恰当的是（　　）

A. 加强运动

B. 控制体重

C. 地屈孕酮

D. 避免接触外源性雌激素

E. 必要时 GnRHa 治疗

考题分析：答案 C。难度系数 0.5，中等。本题所考疾病为性早熟，所考知识点为中枢性性早熟的治疗。该患儿 8 岁前出现第二性征，骨龄提前，目前身高与骨龄相符。但存在超重，需控制体重、加强运动，避免外源性激素摄入。如有性征发育进展，GnRH 激发试验明确中枢性性早熟，可 GnRHa 治疗。地屈孕酮不用于治疗性早熟，故选择 C。认知层次：理解。

94. 患儿，女，10 岁。因“体检发现心律不齐 1 个月”入院。无发热，无咳嗽，无呕吐、腹泻，无胸闷、胸痛。体格检查：心律不齐，心音中等，未闻及杂音，入院后查心电图如图 1-41 所示。

（1）患儿最可能的诊断是（　　）

A. 房性期前收缩

B. 交界性期前收缩

C. 室性期前收缩

D. 完全性左束支传导阻滞

E. 室性心动过速

考题分析：答案 C。难度系数 0.5，中等。本题所考疾病为心律失常，所考知识点为该心律失常的心电图特征。上图心电图提示提早出现宽大畸形 QRS 波，T 波方向与主波相反，提早出现 QRS 波前无 P 波，代偿间歇完全，符合室性期前收缩心电图特点，故正确答案是 C。认知层次：理解。

（2）目前最合适的治疗措施是（　　）

A. 口服普罗帕酮片

B. 利多卡因

C. 胺碘酮

D. 临床观察及进一步检查

E. 射频消融术

考题分析：答案 D。难度系数 0.5，中等。本题所考疾病为心律失常，所考知识点为该心律失

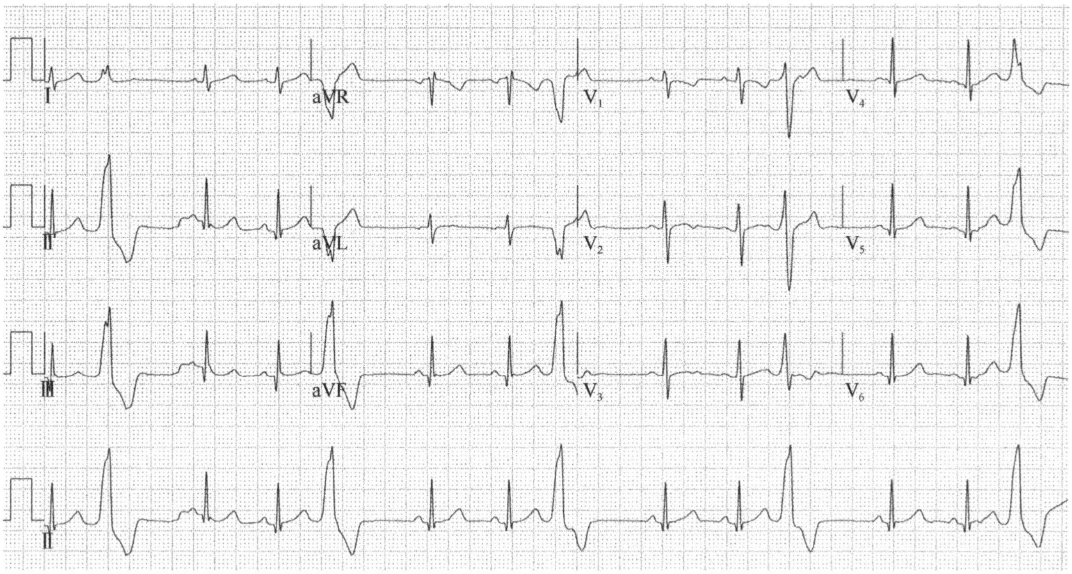

图 1-41　心电图

常的治疗原则。期前收缩的治疗原则是根据期前收缩次数，有无自觉症状，有无器质性心脏病等决定是否予以抗心律失常药物治疗，所以答案选 D，先观察及进一步检查，再决定是否予抗心律失常药物治疗。认知层次：理解。

（3）有助于患儿诊治方案选择的辅助检查首选是（　　）

A. 胸片　　B. 超声心动图

C. 动态心电图　　D. 运动平板试验

E. 心肌损伤的生化指标

考题分析：答案 C。难度系数 0.5，中等。本题所考疾病为心律失常，所考知识点为该疾病的治疗。对于室性期前收缩，如上题所述，治疗原则是根据期前收缩次数，有无自觉症状，有无器质性心脏病等，A、B、D、E 都需检查，但有助于患儿诊治方案，首选动态心电图检查，故答案选择 C。认知层次：理解。

95. 患儿，女，5 岁。因“听诊发现心率慢 1 个月”入院。无发热，无晕厥，无咳嗽，无呕吐、腹泻。体格检查：面色红润，呼吸平稳，两肺未闻及啰音，HR 55 次 / 分，律齐，心音中等，未闻及杂音，腹软。入院后查肌钙蛋白 0.025ng/ml。心电图如图 1-42 所示。

（1）患儿最可能的诊断是（　　）

A. 窦性心律不齐

B. 一度房室传导阻滞

C. 二度Ⅱ型房室传导阻滞

D. 三度房室传导阻滞

E. 房性期前收缩未下传

考题分析：答案 D。难度系数 0.3，难。本题所考疾病为心律失常，所考知识点为该心律失常的心电图特征。该心电图表现为 P 波与 QRS 波无关，心房与心室各自独立活动，心房率快于心室率，符合三度房室传导阻滞心电图特点，故正确答案是 D。认知层次：理解。

（2）患儿入院后上卫生间时突然出现神志不清，四肢软，考虑出现（　　）

A. 继发癫痫　　B. 合并代谢性疾病

C. 阿斯发作　　D. 脑梗死

E. 心源性休克

考题分析：答案 C。难度系数 0.3，难。本题所考疾病为心律失常，所考知识点为该疾病的并发症。三度房室传导阻滞严重者因心排血量减少，可出现乏力、眩晕，最严重出现意识丧失，表现为阿斯发作。故正确答案是 C。认知层次：理解。

（3）该患儿入院后出现多次意识丧失，目前最合适的治疗措施是（　　）

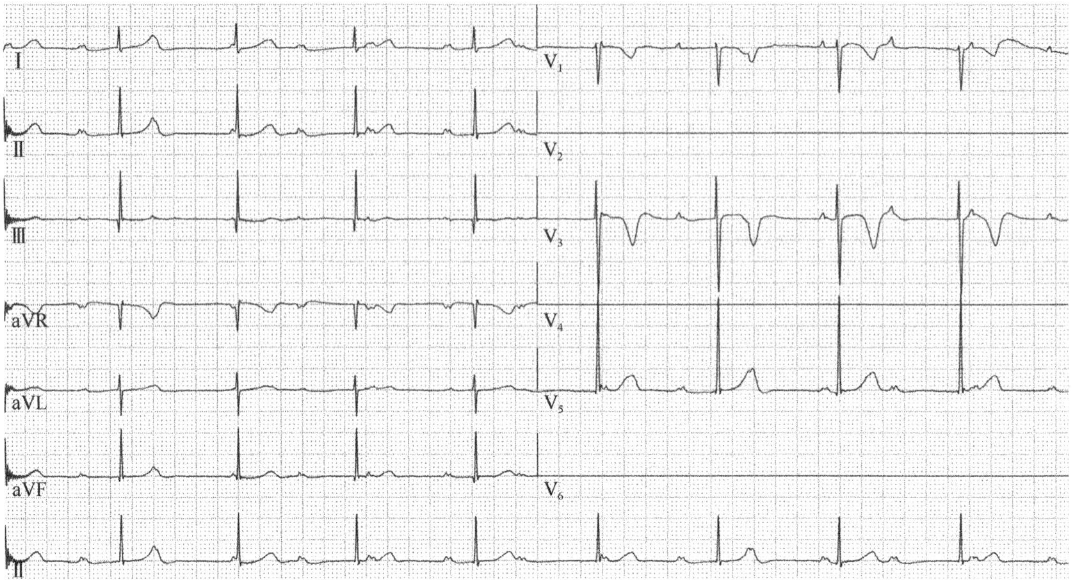

图 1-42　心电图

A. 糖皮质激素　　B. 长期口服阿托品片
C. 抗癫痫药物　　D. 置入永久起搏器
E. 口服呋塞米

考题分析：答案 D。难度系数 0.3，难。本题所考疾病为心律失常，所考知识点为该疾病的治疗。患儿无感染征象，病史不支持病毒性心肌炎诊断，患儿存在反复发生阿斯综合征，有安装永久起搏器指征。故答案选择 D。认知层次：理解。

96. 患儿，女，7 岁。因"发热、腹泻 3 天"入院，日排稀便 7~8 次，粪便有黏液血丝，伴腹痛，脐周为著。体格检查：T 39℃（耳），P 120 次 / 分，R 30 次 / 分。神志清，精神软，皮肤弹性差，口唇干，腹软，肠鸣音活跃。辅助检查：粪便常规：白细胞（3+），红细胞（2+）。

（1）患儿最可能的诊断是（　　）

A. 轮状病毒肠炎
B. 产毒性大肠埃希菌肠炎
C. 乳糖不耐受
D. 真菌性肠炎
E. 细菌性痢疾

考题分析：答案 E。难度系数 0.5，中等。本题所考知识点为常见肠炎的临床表现。患儿急性起病伴腹痛、腹泻、脓血便症状以及粪便常规发现大量白细胞和红细胞，临床可初步判断细菌性痢疾。认知层次：理解。

（2）患儿需要的进一步确诊检查是（　　）

A. 粪便培养　　B. 轮状病毒抗原
C. 粪便还原糖　　D. 血培养
E. 粪便钙卫蛋白

考题分析：答案 A。难度系数 0.6，较易。本题所考知识点为细菌性痢疾确诊依据。认知层次：理解。

（3）患儿治疗后，什么情况下可解除隔离（　　）

A. 血常规正常
B. 粪便常规正常
C. 粪便常规连续 2 次正常
D. 粪便培养阴性
E. 粪便培养连续 2 次阴性

考题分析：答案 E。难度系数 0.6，较易。本题所考知识点为细菌性痢疾解除隔离条件。认知层次：记忆。

97. 患儿，男，2 个月。因"体重不增 1 个月，皮疹 3 天"入院。32 周早产，平素哭声低，常有低热，鼻塞致哺乳困难。其母在孕期检查血清 RPR 阳性。体格检查：消瘦貌，体重 4kg，臀部、手掌及足趾可见皮疹，呈水疱状，疱液中有浑浊，部分破溃已结痂，心肺（–）。辅助检查：

血常规示白细胞计数 12.3×10^9/L，中性粒细胞百分比 59.5%，淋巴细胞百分比 28%，血红蛋白 97g/L，血小板计数 368×10^9/L；血清梅毒螺旋体特异性抗体：阳性；血清快速环状卡片试验 1∶2（阳性）。

（1）此患儿临床诊断为（　　）

A. 早期先天性梅毒　　B. 晚期先天性梅毒

C. 隐性梅毒　　D. 儿童获得性梅毒

E. 重型梅毒

考题分析：答案 A。难度系数 0.5，中等。本题所考知识点为早期先天性梅毒的定义。早期先天性梅毒是指在 2 岁以内出现症状，具有传染性，临床表现类似于获得性二期梅毒。认知层次：理解。

（2）该患儿首选治疗药物为（　　）

A. 红霉素　　B. 青霉素

C. 头孢曲松　　D. 苄星青霉素

E. 阿奇霉素

考题分析：答案 B。难度系数 0.6，较易。本题所考知识点为早期先天性梅毒的治疗。青霉素是治疗梅毒的首选药物。认知层次：记忆。

98. 患儿，女，9 个月。因“辅食添加困难 3 个月余”就诊。患儿生后一直母乳喂养，吸奶次数多，每次 5 分钟左右。出生后 6 个月开始添加米糊、蛋黄等辅食，接受性差，肉泥、鱼泥等动物性食物摄入少，睡眠不安，夜奶频繁，夜啼，大小便正常。体格检查：面色欠红润，精神佳，体重 6.4kg（均值 8.2kg，$-1s$ 为 7.3kg，$-2s$ 为 6.5kg，$-3s$ 为 5.8kg）。

（1）该患儿诊断为（　　）

A. 中度消瘦　　B. 重度消瘦

C. 中度体重低下　　D. 重度体重低下

E. 轻度营养不良

考题分析：答案 C。难度系数 0.6，较易，本题所考知识点为营养不良诊断分度。根据该婴儿体重及给予的参考范围，其体重处于同年龄同性别 $\bar{x}-2s$ 以下，属于中度体重低下。认知层次：应用。

（2）给予该患儿调整饮食，能量从 70kcal/（kg·d），蛋白质从 3g/（kg·d）开始，逐渐增加营养，下列说法中正确的是（　　）

A. 能量可逐渐达到 170kcal/（kg·d）

B. 蛋白质可逐渐达到 5.5g/（kg·d）

C. 如患儿血锌降低，可给予口服 3% 硫酸锌糖浆 3ml/（kg·d）

D. 如患儿血锌降低，可给予口服 1% 硫酸锌糖浆 3ml/（kg·d）

E. 如患儿血锌降低，可给予口服 1% 硫酸锌糖浆 2ml/（kg·d）

考题分析：答案 E。难度系数 0.5，中等。本题所考知识点为营养不良的治疗。中度营养不良的营养治疗，热量从 60~80kcal/（kg·d）开始，蛋白质从 3g/（kg·d）开始，逐渐增加至热量 150kcal/（kg·d），蛋白质 3.5~4.5g/（kg·d），体重接近正常后，再恢复至生理需要量。血锌降低者，可给予口服 1% 硫酸锌糖浆，从 0.5ml/（kg·d）开始逐渐增加至 2ml/（kg·d），补充锌剂可以促进食欲、改善代谢。认知层次：应用。

99. 患儿，男，4 岁。因“反复口腔溃疡 2 个月余”就诊。胃纳差，有挑食、偏食习惯，不喜肉、蛋、奶类，平素常有下肢酸痛，夜间明显。体格检查：身高 93cm（均值 103.3cm，$-1s$ 为 99.1cm，$-2s$ 为 94.9cm，$-3s$ 为 90.7cm），体重 12.8kg（均值 16.3kg，$-1s$ 为 14.4kg，$-2s$ 为 12.7kg，$-3s$ 为 11.2kg）。轻度贫血貌，头发黄，心肺阴性。血常规：血红蛋白 99g/L，血细胞比容 0.37，平均红细胞体积 78fl，平均红细胞血红蛋白量 25pg，平均红细胞血红蛋白浓度 298g/L；血清铁蛋白：10μg/L，血锌：45μg/dl，血钙 2.3mmol/L。

（1）患儿最可能的诊断是（　　）

A. 体重低下，缺铁性贫血，锌缺乏症

B. 消瘦，缺铁性贫血，锌缺乏症

C. 生长迟缓，缺铁性贫血，锌缺乏症

D. 生长迟缓，缺铁性贫血，钙缺乏症

E. 钙缺乏症，缺铁性贫血，锌缺乏症

考题分析：答案 C。难度系数 0.6，较易。本题所考知识点为营养不良、缺铁性贫血及锌缺乏症的诊断标准。认知层次：应用。

（2）针对该患儿锌缺乏的情况，最合适的治疗方案是（　　）

A. 补充元素锌 0.5~1mg/（kg·d），持续 2~3 个月

B. 补充元素锌 1~2mg/（kg·d），持续 1 个月

C. 补充元素锌 0.5~1mg/（kg·d），持续 1 个月

D. 补充元素锌 1~2mg/（kg·d），持续 2~3 个月

E. 补充元素锌 30mg/d，持续 14 天

考题分析：答案 A。难度系数 0.7，容易。本题所考知识点为锌剂补充原则。锌剂补充原则为元素锌 0.5~1mg/（kg·d），持续 2~3 个月。故 A 正确。认知层次：应用。

100. 患儿，女，3 岁。因"发热 3 天，惊厥 1 次"入院。追问病史，近一周来同村儿童有十余人先后同样发病住院。体格检查：T 39.5℃，R 35 次 / 分，P 123 次 / 分，BP 90/50mmHg。神志清，精神软，心肺（-），颈抵抗（+），巴氏征（+）。辅助检查：脑脊液外观清，白细胞计数 100×10^6/L，中性粒细胞百分比 60%，葡萄糖 2.8mmol/L，氯化物 120mmol/L，蛋白定量 700mg/L；外周血白细胞计数 20.0×10^9/L，中性粒细胞百分比 80%。

（1）该患儿最可能的诊断是（　　）

A. 流行性脑脊髓膜炎

B. 中毒型细菌性痢疾

C. 流行性乙型脑炎

D. 化脓性脑膜炎

E. 结核性脑膜炎

考题分析：答案 C。难度系数 0.6，较易。本题所考知识点为流行性乙型脑炎的诊断。患儿有流行病学病史，急性起病，有发热、惊厥和神经病理征阳性，外周血白细胞和中性粒细胞明显增高，脑脊液呈现病毒性脑炎表现，故考虑流行性乙型脑炎。认知层次：理解。

（2）患儿住院 3 天后，仍高热不退，意识不清，双侧瞳孔不等大，此时重要的抢救措施是（　　）

A. 立即使用退热剂

B. 立即使用呼吸兴奋剂

C. 立即使用糖皮质激素

D. 立即使用脱水剂

E. 立即使用镇静剂

考题分析：答案 D。难度系数 0.5，中等。本题所考知识点为流行性乙型脑炎的并发症处理。患儿出现意识不清，双侧瞳孔不等大，需考虑脑疝可能。认知层次：应用。

101. 患儿，女，8 岁。小学二年级，因"注意力不集中 1 年余"来院就诊。平素上课注意力不集中，话多，小动作多，要求排队时候常常不能等待，动个不停，上课时常离开座位，易被周围事情吸引，常与同学吵架，脾气暴躁，常常不能按时完成家庭作业，学习成绩欠佳，语文、数学成绩 60~70 分。

（1）该患儿最可能的诊断是（　　）

A. 抽动症　　B. 癫痫

C. 智力低下　　D. 焦虑障碍

E. 注意缺陷多动障碍

考题分析：答案 E。难度系数 0.7，容易。本题所考知识点为注意缺陷多动障碍的临床表现。4 岁以上注意缺陷多动障碍儿童主要表现为注意力不集中和（或）多动、冲动，常伴学习困难，智能正常或接近正常。认知层次：应用。

（2）为明确诊断，首先应进行的检查是（　　）

A. 智商测定和多动症诊断量表

B. 注意力测试和脑脊液常规

C. 注意力测试和头颅 MRI 检查

D. 智商测定和脑电图检查

E. 智商测定和头颅 MRI 检查

考题分析：答案 A。难度系数 0.7，容易。本题所考知识点为注意缺陷多动障碍的诊断。认知层次：应用。

（3）针对该患儿的治疗，下列说法正确的是（　　）

A. 盐酸托莫西汀是中枢兴奋剂，为一线用药

B. 哌甲酯与托莫西汀作用机制不同，常规联合用药

C. 哌甲酯与可乐定作用机制不同，常规联合用药

D. 哌甲酯为中枢兴奋剂，为一线用药

E. 首选行为治疗，行为治疗无效时考虑药物治疗

考题分析：答案 D。难度系数 0.5，中等。本题所考知识点为注意缺陷多动障碍（ADHD）的

治疗。哌甲酯为中枢兴奋剂，为一线用药，所以D正确，但一般不联合用药，所以B、C错误。盐酸托莫西汀是选择性去甲肾上腺素再摄取抑制剂，为一线用药，所以A错误。6~11岁学龄期ADHD儿童建议首先药物治疗，推荐药物治疗和行为治疗的联合疗法，所以E错误。认知层次：应用。

102. 患儿，女，11岁。因“发热伴右膝关节肿痛10天”入院。患儿10天前出现发热，伴右膝关节肿痛，伴胸闷、乏力，无咳嗽，无气促、发绀，体格检查：心律齐，未闻及杂音。入院后查红细胞沉降率85mm/h；ASO抗体750U/ml；查心电图提示P—R间期0.22s，QRS波形正常，P-QRS-T按顺序出现。

（1）患儿心电图最可能的诊断是（　　）

A. 正常心电图

B. 一度房室传导阻滞

C. 三度房室传导阻滞

D. 房性期前收缩未下传

E. 二度Ⅰ型房室传导阻滞

考题分析：答案B。难度系数0.5，中等。本题所考疾病为心律失常，所考知识点为该心律失常的心电图特点。该题描述心电图表述为P—R间期0.22s，QRS波形正常，P-QRS-T按顺序出现，P—R间期延长，符合一度房室传导阻滞心电图特点。故正确答案为B。认知层次：理解。

（2）目前患儿最可能诊断是（　　）

A. 幼年性特发性关节炎

B. 病毒性心肌炎

C. 风湿热

D. 败血症

E. 房间隔缺损

考题分析：答案C。难度系数0.5，中等。本题所考疾病为心律失常，所考知识点为该疾病的病因。一度房室传导阻滞可见于正常健康儿童，也可见于风湿性心肌炎、病毒性心肌炎。该患儿存在发热、关节肿痛，伴红细胞沉降率、ASO抗体升高，心电图提示异常，故诊断考虑风湿热，答案选C。认知层次：理解。

（3）该患儿目前治疗最重要的是（　　）

A. 更昔洛韦　　B. 肾上腺糖皮质激素

C. 地高辛　　D. 阿司匹林

E. 青霉素

考题分析：答案B。难度系数0.5，中等。本题所考疾病为心律失常，所考知识点为该疾病的病因治疗。对于风湿热的治疗，风湿性心脏病主要早期使用糖皮质激素，要足疗程。故答案选择B。认知层次：理解。

103. 患儿，男，9岁。因“胸闷、心悸5天”入院。患儿5天前出现胸闷，伴心悸，无发热，无惊厥，无咳嗽，无呕吐、腹泻。患儿2周前有“呼吸道感染”史。入院后辅助检查：肌钙蛋白Ⅰ1.12ng/ml，心电图提示QRS波时限增宽，大于0.12s，Ⅰ导联呈R波，V_1导联呈rS波，R—R间期0.5s。

（1）患儿心电图最可能的诊断是（　　）

A. 预激综合征

B. 完全性左束支传导阻滞

C. 完全性右束支传导阻滞

D. 室性心动过速

E. 室上性心动过速伴室内差异性传导

考题分析：答案B。难度系数0.3，难。本题所考疾病为心律失常，所考知识点为该疾病的心电图特征。该患儿心电图表述为QRS波增宽，Ⅰ导联呈R波，V_1导联呈rS波，HR 120次/分，符合完全性左束支传导阻滞表现，故正确答案选B。认知层次：理解。

（2）该患儿目前最可能的诊断是（　　）

A. 风湿性心脏病　　B. 扩张型心肌病

C. 急性心包炎　　D. 病毒性心肌炎

E. 致心律失常型心肌病

考题分析：答案D。难度系数0.3，难。本题所考疾病为心律失常，所考知识点为该疾病的病因诊断。患儿心电图提示异常，结合患儿有发热、胸闷、乏力等症状，肌钙蛋白升高，发病前有急性上呼吸道感染病史，诊断首先考虑病毒性心肌炎。答案选D。认知层次：理解。

104. 患儿，男，7岁。足月顺产，出生体重3250g，50cm，身材比例匀称，无特殊面容，身高＜均值$-2s$，骨龄相当于4~5岁，生长速度每年 3~4cm，智力正常。父亲身高 167cm，母亲身高 157cm。

（1）该患儿最可能的诊断是（　　）

A. 宫内发育迟缓

B. 家族性矮身材

C. 甲状腺功能低下

D. 生长激素缺乏症

E. 体质性青春期发育延迟

考题分析：答案 D。难度系数 0.6，较易。本题所考知识点为生长激素缺乏症的临床表现、诊断及鉴别诊断。该患儿 7 岁，身高低于同性别、同年龄、同种族儿童均值 $-2s$，矮小症可以明确。患儿足月出生，出生体重正常，可以排除宫内发育迟缓，故 A 错误。父亲身高＞ 160cm，母亲身高＞ 150cm，家族性矮小排除，故 B 错误。患儿无特殊面容，身材匀称，智力正常，甲状腺功能低下依据不足，故 C 错误。患儿目前年龄小，父母无青春发育延迟病史，体质性青春期发育延迟依据不足，故 E 错误。患儿身材匀称，智力正常，生长速度＜ 5cm/ 年，骨龄落后生理年龄大于 2 年，故生长激素缺乏症可能性最大，选 D。认知层次：应用。

（2）为明确诊断，进一步应做的检查是（　　）

A. 甲状腺功能测定

B. 染色体核型测定

C. 生长激素激发试验

D. 胰岛素样生长因子测定

E. 类生长激素基础值测定

考题分析：答案 C。难度系数 0.7，容易。本题所考知识点为生长激素缺乏症的诊断。除了临床表现，还需要依靠生长激素水平的测定。由于生长激素呈脉冲式分泌，受睡眠、运动、饮食、应激等影响，单次生长激素水平不能反映生长激素分泌情况，需进行刺激试验。认知层次：应用。

（3）该患儿确诊生长激素缺乏症，最有效的治疗措施是（　　）

A. 口服维生素 D 及钙剂

B. 口服优甲乐

C. 充足睡眠

D. 加强运动

E. 注射重组人生长激素

考题分析：答案 E。难度系数 0.7，容易。本题所考知识点为生长激素缺乏症的治疗。该患儿确诊为生长激素缺乏症，应尽早使用重组人生长激素进行替代治疗，同时需要加强营养、保证充足睡眠以及加强运动等辅助治疗措施。认知层次：应用。

105. 患儿，女，8 岁 。因“反复心悸半年余”入院。患儿近半年经常出现心悸，伴面色苍白，胸部不适，给予深吸气后屏气或潜水反射后，持续半分钟左右，自行缓解。在无心动过速发作时心电图表现为宽 QRS 波（＞ 0.10s），短 P—R 间期，QRS 波前 40ms 粗钝。

（1）患儿最可能的诊断是（　　）

A. 室性心动过速　　B. 窦性心动过速

C. 预激综合征　　D. 病毒性心肌炎

E. 先天性心脏病缺氧发作

考题分析：答案 C。难度系数 0.5，中等。本题所考疾病为心律失常，所考知识点为该疾病的心电图特点。室上性心动过速存在突发突止特点，根据患儿发作时心悸，面色苍白，经物理方法兴奋迷走神经后缓解，符合室上性心动过速特点。预激综合征是室上性心动过速最常见类型，根据上述心电图特点描述，符合预激综合征心电图特征，故正确答案选择 C。认知层次：理解。

（2）该患儿若经物理方法无效，则下一步治疗方案是（　　）

A. 静脉注射利多卡因

B. 使用洋地黄制剂

C. 静脉注射普罗帕酮

D. 静脉缓慢注射胺碘酮

E. 静脉注射维拉帕米

考题分析：答案 C。难度系数 0.5，中等。本题所考疾病为心律失常，所考知识点为该疾病的治疗。普罗帕酮是较强的钠通道阻滞剂，明显减慢旁路传导速度。可安全用于终止房室结顺传型和房室结逆传型房室折返性心动过速。发作时间久伴心功能不全时用胺碘酮；根据患儿年龄，而且洋地黄制剂和维拉帕米可增加冲动前向传导速度，应避免使用。利多卡因一般用于室性心动过速。故正确答案选 C。认知层次：理解。

106. 患儿，男，9 岁。因“反复晕厥 2 年”入院。患儿近 2 年有多次反复晕厥，多在跑步等运动时出现。无发热，无咳嗽，无呕吐、腹泻，拟“晕厥待查”收住院治疗。住院后患儿再次出现类似晕厥，心电监护可见宽大畸形 QRS 波，心室率 150 次 / 分左右，可见心房夺获，室性融合波及室房分离。

（1）患儿最可能的诊断是（　　）

A. 窦性心动过速

B. 室上性心动过速伴室内差异性传导

C. 室上性心动过速伴束支传导阻滞

D. 阵发性室性心动过速

E. 预激综合征合并心房颤动

考题分析：答案 D。难度系数 0.5，中等。本题所考疾病为心律失常，所考知识点为心律失常致晕厥的诊断及鉴别诊断。从患儿心电图描述宽大畸形 QRS 波，心室率增快，有心房夺获，室性融合波，室房分离均符合室性心动过速心电图特点，故正确答案为 D。认知层次：理解。

（2）患儿无晕厥发作时心电图显示窦性心律，Q—T 间期 0.50s，引起患儿晕厥的原因可能是（　　）

A. 癫痫　　B. 血管迷走性晕厥

C. 低钙血症　　D. 低血糖

E. 长 QT 综合征

考题分析：答案 E。难度系数 0.5，中等。本题所考疾病为心律失常，所考知识点为该疾病的诊断。结合患儿缓解期心电图 Q—T 间期延长，结合发作时心电图，考虑正确答案是 E。认知层次：理解。

（3）患儿入院后仍有反复晕厥，Q—T 间期均在 0.50s 左右，给予最合适的药物是（　　）

A. 利多卡因　　B. 胺碘酮

C. 普萘洛尔　　D. 普罗帕酮

E. 钙剂

考题分析：答案 C。难度系数 0.5，中等。本题所考疾病为心律失常，所考知识点为该疾病的治疗。对于长 Q—T 间期的治疗，首选 β 受体阻断剂，首选普萘洛尔，故答案选择 C。认知层次：理解。

107. 患儿，女，6 岁，因“发热、头痛、呕吐 2 天、烦躁不安 1 天”于 11 月入院。体格检查：T 39.7 ℃，R 40 次 / 分，P 125 次 / 分，BP 90/56mmHg。烦躁，面部及躯干间散在瘀点、瘀斑，以臀部多见，颈抵抗（+），克尼格征、巴宾斯基征均阳性。脑脊液常规：外观浑浊，白细胞计数 1800×10^6 / L，中性粒细胞百分比 90%，葡萄糖 1.4mmol/L，氯化物 90mmol/L，蛋白定量 1500mg/L。

（1）该患儿最可能的诊断（　　）

A. 结核性脑膜炎

B. 流行性乙型脑炎

C. 流行性脑脊髓膜炎

D. 隐球菌脑膜炎

E. 病毒性脑炎

考题分析：答案 C。难度系数 0.6，较易。本题所考知识点为流行性脑脊髓膜炎的诊断。冬季发病，突发高热、头痛、呕吐、皮肤、黏膜瘀点、瘀斑及脑膜刺激征阳性等临床表现以及脑脊液呈现化脓性改变。认知层次：理解。

（2）该病的病原学治疗首先下列哪种药物（　　）

A. 磺胺类　　B. 阿奇霉素

C. 氯霉素　　D. 三代头孢菌素

E. 链霉素

考题分析：答案 D。难度系数 0.6，较易。本题所考知识点为流行性脑脊髓膜炎病原学治疗。认知层次：记忆。

108. 患儿，男，10 岁。因“发热 12 天”入院。伴纳差、腹胀、便秘。体格检查：T 39.0℃，P 80 次 / 分，精神萎靡，胸、腹可见淡红色斑丘疹，咽充血，颈部可及多发淋巴结肿大，呈黄豆大小，心音低钝，肝肋下 2cm，剑下 2.5cm。辅助检查：血常规示白细胞计数 3.2×10^9/L，中性粒细胞百分比 42%；肥达试验示 O（菌体）1∶320，H（鞭毛）1∶160。

（1）该患儿最可能的诊断为（　　）

A. 登革热　　B. 流行性脑脊髓膜炎
C. 恙虫病　　D. 伤寒
E. 流行性出血热

考题分析：答案 D。难度系数 0.5，中等。本题所考知识点为伤寒的临床表现。患儿持续发热1周以上，并伴有表情淡漠、相对缓脉、皮疹、肝大及白细胞减少，肥达反应阳性，考虑伤寒。认知层次：理解。

（2）该患儿属于伤寒哪种类型（　　）
A. 轻型伤寒　　B. 暴发型伤寒
C. 逍遥型伤寒　　D. 典型伤寒
E. 迁延型伤寒

考题分析：答案 D。难度系数 0.6，较易。本题所考知识点为伤寒的分型。认知层次：理解。

109. 患儿，女，9岁。因"咳嗽、喘息2天"入院。既往有咳嗽、喘息史2次，有皮肤过敏史。体格检查：稍烦躁不安，前弓位，说单字，SpO_2 90%（吸空气），可见三凹征，两肺布满哮鸣音，HR 132次/分，心音有力。

（1）该患儿最可能的诊断是（　　）
A. 支气管异物
B. 支原体肺炎
C. 肺炎链球菌肺炎
D. 衣原体肺炎
E. 支气管哮喘急性发作

考题分析：答案 E。难度系数 0.6，较易。本题所考疾病为支气管哮喘，所考知识点是支气管哮喘的诊断。患儿此次为第三次发病，起病急、病程短、病情进展迅速，首先考虑支气管哮喘急性发作。选项A，一般有异物呛咳史，通常反复咳嗽喘息、迁延难愈，两肺听诊可有呼吸音不对称。选项B，大年龄儿童常见病原，但一般肺部啰音不明显，不会多次发病。选项C，发生在各年龄儿童，一般肺部可及细湿啰音，不会多次发病，喘息相对少见。选项D，肺炎衣原体可发生在大年龄儿童，同支原体肺炎，沙眼衣原体一般见于顺产儿童，一般发病年龄小于6个月。认知层次：应用。

（2）为明确该患者的诊断，下一步给予下列哪一项检查最有诊断价值（　　）
A. 冷凝集试验　　B. IgE 测定
C. 支气管舒张试验　　D. 胸片
E. 支气管激发试验

考题分析：答案 C。难度系数 0.5，中等。本题所考疾病为支气管哮喘，所考的知识点是哮喘的诊断，支气管哮喘的病理生理特征之一是可逆性气流受限，如支气管舒张试验阳性则符合哮喘的特征，可以诊断为哮喘。该患儿处于急性发作期，通气功能应有明显下降，不应行激发试验，故不选E。该A、B不是哮喘的必备条件，D、E只能协助除外肺部其他疾病。认知层次：应用。

（3）该患儿经雾化吸入短效β_2受体激动剂联合抗胆碱能药物每20分钟一次共3次，以及静脉滴注糖皮质激素1次后咳嗽、喘息及呼吸困难等症状无明显缓解；体格检查：在休息时有重度症状，三凹征明显，两肺仍满布哮鸣音。下一步治疗，下列哪一项暂不需考虑（　　）
A. 继续联合雾化吸入β_2受体激动剂和抗胆碱能药物
B. 静脉硫酸镁
C. 静脉茶碱类药物
D. 氧疗
E. 考虑气管插管机械通气

考题分析：答案 E。难度系数 0.4，较难。本题所考疾病为支气管哮喘，所考的知识点是哮喘持续状态的治疗方案的选择。该患儿经合理应用支气管舒张和全身糖皮质激素治疗后症状无缓解，故考虑为哮喘持续状态。经初始治疗效果不佳，可考虑继续联合雾化吸入及氧疗，同时也考虑给硫酸镁静脉滴注，如效果仍不佳可考虑静脉茶碱。如症状仍无缓解或继续加重，需考虑收住重症监护室及考虑气管插管和机械通气，故在此之前暂不考虑气管插管及机械通气，本题选E。认知层次：应用。

（4）该患儿经过5天的治疗后咳嗽、喘息及肺部啰音缓解。辅助检查提示屋尘螨及粉尘螨 SIgE 显著升高。后续怎么处理为最佳选择（　　）
A. 随访，按需使用短效β_2受体激动剂

B. 给用白三烯受体拮抗剂试验性预防治疗 2~3 个月

C. 给予低剂量吸入激素联合长效 β_2 受体激动剂预防治疗 2~3 个月后复诊

D. 开始给脱敏治疗

E. 中剂量吸入激素试验性预防治疗 2~3 个月

考题分析：答案 C。难度系数 0.5，中等。本题所考疾病为支气管哮喘，所考的知识点是哮喘持续状态治疗方案的选择。该题目是一个应用类题目，考查的是哮喘的长期治疗方案的选择。该患儿本次哮喘发作的严重度可评为重度，在哮喘症状缓解后需考虑给予控制治疗。根据指南的推荐意见，大于 6 岁儿童可先从 2~3 级开始，吸入低剂量糖皮质激素或联合长效 β_2 受体激动剂，试验性治疗 2~3 个月再予以评估；也可给白三烯受体拮抗剂，但不是优选方案，故本题不选；E 中剂量吸入激素是 6 岁以下儿童 3 级治疗的优选方案故不选；D 脱敏不是 2、3 级治疗的一线药物。认知层次：应用。

110. 患儿，男，5 岁。因“咳嗽 7 天，喘息 3 天”入院。平素有反复揉鼻子、夜间打鼾、张口呼吸等症状，既往有多次喘息史，否认食物过敏病史，父母否认哮喘病史。体格检查：T 36.5 ℃，R 40 次 / 分，P 116 次 / 分，BP 112/74mmHg。神志清，精神可，说话成句，呼吸促，可见三凹征，咽稍充血，扁桃体Ⅱ肿大。两肺听诊可闻及广泛哮鸣音及散在的细湿啰音。心腹未见明显异常，卡疤（+）。

（1）该患儿最可能的诊断是（　　）

A. 支气管肺炎

B. 支气管哮喘急性发作

C. 支气管哮喘

D. 病毒性肺炎

E. 支气管异物

考题分析：答案 B。难度系数 0.6，较易。该题所考疾病为支气管哮喘，所考知识点为哮喘的诊断。该患儿既往有多次喘息史，本次入院以咳嗽、喘息为主要症状，两肺可闻及哮鸣音。首先需考虑支气管哮喘急性发作，无发热，故肺炎不首先考虑，故不选 A、D。入院时该患儿有咳嗽、喘息症状，两肺可及大量哮鸣音，处于哮喘急性发作状态，故 C 并不恰当。两肺呼吸音对称、既往有多次哮喘史，不首先考虑支气管异物，不选 E。认知层次：理解。

（2）该患儿经吸入支气管舒张剂及全身激素治疗后咳嗽、喘息迅速缓解，胸片未见肺部感染，故考虑为支气管哮喘急性发作，其发作严重度为（　　）

A. 轻度　　B. 中度

C. 重度　　D. 中 - 重度

E. 危重度

考题分析：答案 A。难度系数 0.5，中等。该题所考疾病为支气管哮喘，所考知识点为哮喘急性发作严重度的分级。该患儿 5 岁，5 岁及以下儿童哮喘急性发作分轻度及重度两级，故 B、D、E 可除外，该患儿无意识改变，无发绀、说话成句，故考虑轻度发作。认知层次：理解。

111. 患儿，女，10 个月。因“发热 4 天，皮疹 2 小时”就诊。患儿 4 天前出现发热，体温波动于 38~39℃（耳），伴轻咳流涕，无呕吐、腹泻，无面色苍白，在当地卫生院予“小儿氨酚黄那敏颗粒、布洛芬混悬液、头孢颗粒”等治疗（具体药名不详），昨晚饭后开始无发热。今晨（2 小时前）患儿躯干出现红色皮疹，即来医院门诊。体格检查：神志清，精神好。咽稍充血，口腔黏膜光滑，无疱疹、溃疡。心肺检查无殊。面部、躯干可见散在红色斑丘疹，疹间皮肤正常。

（1）该患儿诊断（　　）

A. 药物疹　　B. 幼儿急疹

C. 麻疹　　D. 猩红热

E. 单纯疱疹感染

考题分析：答案 B。难度系数 0.7，容易。本题所考疾病为幼儿急疹，所考知识点为该病诊断。幼儿急疹出疹特点是热退疹出，出疹时一般情况好。根据皮疹特点，其余几项皆可排除。认知层次：理解。

（2）该患儿最可能的致病原因是（　　）

A. 药物致变态反应

B. 肠道病毒感染

C. 麻疹病毒感染

D. 草绿色链球菌感染
E. 人疱疹病毒 6/7 型病毒感染

考题分析：答案 E。难度系数 0.7，容易。本题所考疾病为幼儿急疹，所考知识点为该病病原体。幼儿急疹由感染人疱疹病毒 6/7 型病毒所致。认知层次：记忆。

（3）医生该采取的治疗措施正确的是（　　）
A. 予利巴韦林抗病毒
B. 予一、二代头孢菌素抗感染
C. 对症治疗，加强水分和营养供给，不予抗感染治疗
D. 予更昔洛韦抗病毒
E. 予小剂量糖皮质激素消炎

考题分析：答案 C。难度系数 0.6，较易。本题所考疾病为幼儿急疹，所考知识点为该病的治疗。主要是对症处理，一般无须抗病毒治疗。如在发热期确诊人疱疹病毒 6/7 型病毒感染，可根据病情需要予更昔洛韦或膦甲酸钠抗病毒。该患儿就诊时体温已正常，一般情况良好，故只需对症支持治疗即可。认知层次：应用。

112. 患儿，男，6 个月。因“发热 4 天，皮疹 1 天”就诊。患儿 4 天前出现发热，体温波动在 38~38.5℃（耳），伴轻咳流涕、眼红流泪，在家中给予“对乙酰氨基酚滴剂、头孢克洛颗粒、小柴胡颗粒”等处理，热未退。1 天前耳后、面部出现红色皮疹，体温至 39℃，咳嗽加剧，无气促、发绀，来我院门诊。患儿正规接种疫苗。体格检查：T 39℃，P 135 次/分，R 46 次/分，结膜充血，眼部黄白色分泌物，咽充血，颊黏膜粗糙，散在白色小点，面部、颈部、躯干上部可见斑丘疹，部分融合成片，疹间皮肤正常。两肺呼吸音粗，可及痰鸣音及细小湿啰音，心检查无殊。

（1）患儿最可能的诊断是（　　）
A. 风疹　　B. 猩红热
C. 药物疹　　D. 幼儿急疹发热期
E. 麻疹

考题分析：答案 E。难度系数 0.6，较易。本题所考疾病为麻疹，所考知识点为该病的诊断。麻疹诊断可依靠典型的临床表现，如前驱期特征性的麻疹黏膜斑，发热 3~4 天后出疹，出疹时体温更高，出疹顺序从上至下。该患儿发热 3 天后出疹，出疹时体温上升至 39℃，口腔颊黏膜粗糙，见灰白色小点，符合麻疹表现。根据发热与出疹时间顺序，A、D 不符。猩红热皮疹一般为细小密集丘疹，皮肤红，故排除 B。药物疹皮疹无特征性，该患儿服药前即有发热及呼吸道症状，故 C 不符。认知层次：理解。

（2）为明确诊断，进一步检查中最有意义的是（　　）
A. 痰培养
B. 风疹抗体检测
C. 麻疹抗原检测
D. 人类疱疹病毒 6 型（HHV-6）抗原检测
E. EB 病毒抗体检测

考题分析：答案 C。难度系数 0.7，容易。本题所考疾病为麻疹，所考知识点为该病的实验室检查。该患儿临床诊断麻疹，确诊依靠实验室检查，包括麻疹抗原、麻疹特异性 IgM 抗体及多核巨细胞检查等。认知层次：应用。

（3）该患儿需隔离观察多久（　　）
A. 无须隔离
B. 隔离至体温正常，皮疹出至全身
C. 隔离至出疹后 5 天
D. 隔离至出疹后 10 天
E. 隔离至体温正常，皮疹消退

考题分析：答案 D。难度系数 0.6，较易。本题所考疾病为麻疹，所考知识点为该病的预防。麻疹患儿需隔离至出疹后 5 天，如并发肺炎则至出疹后 10 天，该患儿体检肺部可及痰鸣音及细小湿啰音，考虑合并肺炎，故选 D。认知层次：理解。

113. 患儿，男，1 岁。因“发热、流涎 2 天”就诊。体格检查：咽充血，咽部、软腭、舌面见疱疹，周围有红晕，部分破溃覆盖黄色分泌物，余体检无殊。辅助检查：CRP 11mg/L，白细胞计数 9.7×10^9/L，中性粒细胞百分比 36.6%，淋巴细胞百分比 62.4%。

（1）该患儿最可能的诊断为（　　）
A. 鹅口疮　　B. 疱疹性口炎

C. 疱疹性咽峡炎　　D. 细菌感染性口炎
E. 水痘

考题分析：答案 C。难度系数 0.5，中等。本题所考疾病为口腔炎，所考知识点为该疾病的诊断及鉴别诊断。该患儿口腔病变表现为疱疹，血白细胞、CRP 正常，考虑病毒感染，故 D 可排除。结合病变位于咽部、软腭、舌，未累及齿龈、颊黏膜，故诊断疱疹性咽峡炎，不考虑疱疹性口炎。鹅口疮表现为口腔黏膜表面见乳白色点状、片状膜状物，一般无发热，与该患儿表现不符。皮肤未见疱疹，水痘可排除。认知层次：应用。

（2）下列哪一项辅助检查结果可能符合该患儿（　　）
A. 口腔分泌物涂片见革兰氏阳性球菌
B. 口腔分泌物涂片见霉菌菌丝
C. 粪便肠道腺病毒抗原阳性
D. 血清单纯疱疹病毒抗体阳性
E. 粪便柯萨奇病毒抗原阳性

考题分析：答案 E。难度系数 0.5，中等。本题所考疾病为疱疹性咽峡炎，所考知识点为该疾病的病原诊断。疱疹性咽峡炎多为柯萨奇病毒感染所致，埃可病毒、肠道病毒 71 型感染亦可发生，通过对患儿的体液病毒分离、抗原检测及血清抗体检测可协助诊断，故 E 正确。认知层次：应用。

（3）对该患儿正确的治疗措施是（　　）
A. 口服抗生素
B. 静脉滴注抗病毒药物
C. 口服肠道微生态制剂
D. 2% 碳酸氢钠溶液清洁口腔
E. 局部喷洒锡类散

考题分析：答案 E。难度系数 0.5，中等。本题所考疾病为疱疹性咽峡炎，所考知识点为该疾病的治疗。疱疹性咽峡炎为病毒感染所致，主要为对症治疗。保持口腔清洁，多饮水，避免粗糙、刺激性食物，局部喷洒锡类散、西瓜霜或蒙脱石散促进口腔黏膜修复，无须抗病毒治疗。该患儿不考虑继发细菌感染，无须抗生素治疗。口服肠道微生态制剂、2% 碳酸氢钠溶液清洁口腔可用于鹅口疮的治疗。认知层次：应用。

114. 患儿，男，8 个月。因"发现口腔白膜 2 天"就诊。无发热、咳嗽，无皮疹。体格检查：口腔黏膜表面见乳白色点状、片状膜状物，不易拭去，余体检无异常。

（1）该患儿考虑的诊断是（　　）
A. 疱疹性口炎　　B. 鹅口疮
C. 白喉　　D. 贝赫切特综合征
E. 麻疹黏膜斑

考题分析：答案 B。难度系数 0.7，容易。本题所考疾病为鹅口疮，所考知识点为该疾病的临床表现。患儿口腔黏膜表面见乳白色点状、片状膜状物，不易拭去，无发热，为典型鹅口疮表现。认知层次：应用。

（2）患儿下一步应进行的处理是（　　）
A. 用力擦去口腔白膜
B. 局部涂抹制霉菌素溶液
C. 口服阿莫西林
D. 口服制霉菌素片
E. 局部喷洒西瓜霜

考题分析：答案 B。难度系数 0.7，容易。本题所考疾病为鹅口疮，所考知识点为该疾病的治疗。鹅口疮为白念珠菌感染导致的局部口腔黏膜病变，可局部外用抗真菌药物，一般不需要静脉或口服抗真菌药物，也不能用外力擦去。口服阿莫西林用于细菌感染性口炎，局部喷洒西瓜霜用于疱疹性口炎。认知层次：应用。

（3）如该患儿出现发热、咳嗽，应尽量避免使用的药物是（　　）
A. 奥司他韦　　B. 盐酸氨溴索
C. 马来酸氯苯那敏　　D. 地塞米松
E. 布洛芬

考题分析：答案 D。难度系数 0.7，容易。本题所考疾病为鹅口疮，所考知识点为该疾病的预防。长期使用广谱抗生素及类固醇激素等免疫抑制剂，患儿易患此病。故选 D。认知层次：应用。

115. 患儿，男，10 岁。因"间断咳嗽、喘息 1 个月余"入院。咳嗽呈阵发性，不剧，无明显昼夜差异，伴明显喘息，无鼻塞、流涕，无发热。

曾在当地医院诊断为“支气管哮喘急性发作”，给吸氧、布地奈德＋特布他林雾化、甲泼尼龙针等治疗，咳嗽、喘息好转。继续给布地奈德＋特布他林雾化 2 周，仍有咳嗽、喘息，至儿童呼吸专科门诊就诊后给“甲泼尼龙片、氨茶碱片、信必可都保（普米克 / 福莫特罗）”等治疗，咳嗽基本缓解，仍有喘息。体格检查：呼吸平，两肺呼吸音粗，对称，呼气相延长，可闻及呼气相哮鸣音，卡疤（+）。胸部 CT 未见明显异常，肺功能未见异常，支气管舒张试验阴性，总 IgE 1376U/L。

（1）该患儿最有可能的诊断是（　　）

A. 支气管异物　　B. 支气管哮喘

C. 肺结核　　D. 支气管扩张

E. 闭塞性细支气管炎

考题分析：答案 B。难度系数 0.7，容易。本题所考疾病为支气管哮喘，所考知识点为该病的诊断。该患儿咳嗽、喘息 1 个月，由于前期的抗哮喘治疗，支气管舒张试验需考虑假阴性可能，仍需首先考虑支气管哮喘，选 B；患儿抗哮喘治疗后症状有所好转，但哮喘未得到良好的控制，需考虑支气管异物、结核可能，但 CT 结果不支持，故可能不大，同样 CT 未见支气管扩张的征象，故不选 D；该患儿咳嗽、喘息 1 个月，抗哮喘治疗症状有所好转，故不选 E。认知层次：应用。

（2）为明确诊断，下列哪一项检查最具有诊断价值（　　）

A. PPD　　B. 支气管镜检查

C. 呼出气一氧化氮　　D. 痰培养

E. 心脏 B 超

考题分析：答案 B。难度系数 0.5，中等。本题所考疾病为支气管哮喘，所考知识点为支气管哮喘的诊断。该患儿需首先除外哮喘合并迁延性细菌性支气管炎，故支气管镜检查、灌洗液细胞计数培养最具诊断价值。该患儿门诊一直有用全身激素，PPD 结果不可靠，痰培养结果不能作为诊断迁延性细菌性支气管炎的依据；呼出气一氧化氮诊断哮喘的特异性不高，同时不能除外异物、结核等，该患儿两肺哮鸣音为主，无明显其他的心力衰竭症状、体征，故心脏 B 超诊断价值较小。认知层次：应用。

（3）入院后支气管镜检查提示支气管炎症性改变，未见明显气管、支气管结构异常及气道内异物、增生物，两肺支气管内可见少量分泌物，支气管肺泡灌洗液细胞计数中性粒细胞百分比 3%，淋巴细胞百分比 55%，嗜酸性粒细胞百分比 10%，肺泡巨噬细胞百分比 31%。入院给布地奈德＋特布他林雾化及孟鲁司特口服治疗 5 天后咳嗽缓解、喘息明显好转出院，出院后的诊疗计划下列哪一项比较合适（　　）

A. 孟鲁司特咀嚼片口服

B. 低剂量吸入糖皮质激素（ICS）＋长效 β_2 受体激动剂（LABA）

C. 低剂量 ICS+LABA+ 缓释茶碱

D. 中剂量 ICS+LABA

E. 中剂量 ICS+LTRA

考题分析：答案 B。难度系数 0.4，较难。本题所考疾病为支气管哮喘，所考知识点为支气管哮喘长期控制治疗的策略。该患儿入院后支气管镜检查未见明显异常，无迁延性细菌性支气管炎的实验室依据，入院后孟鲁司特口服加吸入 ICS+SABA 后症状及体征好转，故考虑门诊治疗过程可能存在疗程不足及依从不佳的问题，故根据 GINA 及我国儿童支气管哮喘诊断与防治指南的建议，该患儿门诊给 3 级以上的长期治疗效果，故缓解后可从 4 级开始长期治疗，优选方案是中剂量 ICS+LABA，也可考虑低剂量 ICS+LABA+LTRA。认知层次：应用。

116. 患儿，男，2 岁。因“发热、咳嗽 4 天”就诊。4 天前开始出现高热，伴咳嗽，经抗“头孢菌素”治疗 3 天仍反复高热，体温最高可达 40.2℃，同时咳嗽加重伴气促及烦躁。既往体健，体格检查：T 39℃，R 62 次 / 分，HR 172 次 / 分，胸片示两肺圆形密度增高影伴液气胸。

（1）该患儿最可能的诊断是（　　）

A. 支原体肺炎

B. 腺病毒性肺炎

C. 真菌性肺炎

D. 金黄色葡萄球菌性肺炎

E. 呼吸道合胞病毒肺炎

考题分析：答案 D。难度系数 0.5，中等。本题所考疾病为胸腔积液，所考知识点为胸腔积液的病因诊断。该患儿 2 岁，咳嗽及发热为主要表现，高热伴气促及烦躁，胸部 X 线片提示两肺圆形密度增高影、液气胸，首先考虑金黄色葡萄球菌性肺炎。因金黄色葡萄球菌性肺炎常伴脓肿、肺大疱、脓气胸，感染中毒症状明显，体温高亢。支原体肺炎通常见于较大年龄儿童，可引起胸腔积液，但不易出现液气胸。腺病毒性肺炎常见于 2 岁以下儿童，感染中毒貌明显，两肺哮鸣音明显，可出现实变，但胸腔积液相对少见。呼吸道合胞病毒肺炎见于2岁以下儿童，一般患儿情况较好，较少出现胸腔积液。真菌性肺炎见于免疫功能低下、化疗、长期使用激素或者免疫抑制剂的儿童。认知层次：理解。

（2）针对该患儿应首先给予的治疗是（ ）

A. 镇静　　B. 强心

C. 抗生素　　D. 补液

E. 胸腔穿刺引流

考题分析：答案 E。难度系数 0.5，中等。本题所考疾病为胸腔积液，所考知识点为胸腔积液的治疗。患儿已有气促及烦躁，此时应首选穿刺引流，减轻肺部受压，使肺重新复张，同时可送胸腔积液检查，对于后续病原确诊及药敏意义重大。因此选择 E。A、C、D 是接下来需要的措施，但不是首先需要选择的措施，题干未提示患儿有明确心力衰竭的症状及体征，故不选 B。认知层次：应用。

117. 患儿，男，12 岁。因“反复腹痛半年余”就诊。腹痛以进食后明显，中上腹痛为主，伴纳差、恶心，无呕吐、腹泻，无皮疹。患儿平素喜生冷辛辣饮食。父亲有胃溃疡病史。体格检查：腹平软，中上腹压痛，肠鸣音正常，余体检无殊。

（1）该患儿最可能的诊断是（ ）

A. 消化性溃疡　　B. 慢性胃炎

C. 功能性腹痛　　D. 慢性胰腺炎

E. 肠道寄生虫感染

考题分析：答案 B。难度系数 0.6，较易。本题所考疾病为慢性胃炎，所考知识点为该疾病的临床表现。慢性胃炎临床较常见，表现为反复发作上腹部、脐周痛，进食后明显，常伴厌食、恶心、呕吐、腹胀，与患儿症状相符。消化性溃疡表现为饥饿痛，餐后缓解，与患儿症状不相符。功能性腹痛一般腹痛部位不固定，无固定压痛点，而该患儿为固定中上腹痛，不相符。慢性胰腺炎可表现为慢性中上腹痛、纳差、恶心，但儿童少见，不首先考虑。肠道寄生虫感染目前不多见，其疼痛一般与进食无相关，也一般无纳差等表现，与患儿症状不相符。认知层次：应用。

（2）患儿下一步检查最应该采取的是（ ）

A. 腹部 B 超　　B. 腹部 CT

C. 肝功能　　D. 胃镜

E. 尿素呼气试验

考题分析：答案 D。难度系数 0.6，较易。本题所考疾病为慢性胃炎，所考知识点为该疾病的辅助检查。胃镜及胃黏膜组织病理检查是诊断慢性胃炎最有价值、最准确的方法。尿素呼气试验只能判断幽门螺杆菌感染，不能确诊胃部病变情况。认知层次：应用。

（3）下列哪一项辅助检查结果提示该患儿存在幽门螺杆菌现症感染（ ）

A. 胃黏膜幽门螺杆菌培养阳性

B. 胃黏膜组织病理示幽门螺杆菌阳性

C. 快速尿素酶试验阳性

D. 尿素呼气试验阳性

E. 血幽门螺杆菌抗体阳性

考题分析：答案 A。难度系数 0.6，较易。本题所考疾病为幽门螺杆菌感染，所考知识点为该疾病的诊断。胃黏膜幽门螺杆菌培养阳性是诊断幽门螺杆菌现症感染金标准，其他各项检查单一阳性均不能确诊。认知层次：应用。

（4）对该患儿进行规范抗幽门螺杆菌治疗，方案正确的是（ ）

A. 阿莫西林 + 克拉霉素 + 胶体果胶铋 + 奥美拉唑，疗程 10 天

B. 阿莫西林 + 左氧氟沙星 + 胶体果胶铋 + 奥美拉唑，疗程 14 天

C. 阿莫西林 + 克拉霉素 + 甲硝唑 + 奥美拉唑，疗程 14 天
D. 阿莫西林 + 克拉霉素 + 奥美拉唑，疗程 7 天
E. 阿莫西林 + 甲硝唑 + 奥美拉唑，疗程 7 天

考题分析：答案 A。难度系数 0.6，较易。本题所考疾病为幽门螺杆菌感染，所考知识点为该疾病的治疗。该患儿年龄＞6 岁，建议含铋剂四联疗法：铋剂＋质子泵抑制剂 +2 种抗菌药物（左氧氟沙星儿童禁用）。推荐疗程均为 10 天或 14 天。故选 A。认知层次：应用。

118. 患儿，男，1 岁。因“误吞异物 8 小时，呕吐 1 次”就诊。患儿 8 小时前误吞塑料玩具，后出现呕吐 1 次，含少许咖啡样物，无流涎，无腹胀，无便血。体格检查：腹软，未及包块，余体检无殊。

（1）除消化道异物外，该患儿还需考虑的诊断是（　　）
A. 食管胃底黏膜撕裂症
B. 急性胃炎伴出血
C. 消化性溃疡
D. 食管炎
E. 十二指肠炎

考题分析：答案 B。难度系数 0.6，较易。本题所考疾病为急性胃炎，所考知识点为该疾病的病因及临床表现。患儿有明确异物吞入史，出现呕吐，含少许咖啡色血性液，考虑异物导致的急性胃黏膜损害，故选 B。患儿无剧烈呕吐后出现呕血，食管胃底黏膜撕裂症不考虑。患儿误吞异物时间短，呕血量少，继发消化性溃疡可能性小。无流涎，无频繁呕吐，呕血为咖啡色，非鲜红色，异物嵌顿食管导致食管炎伴出血不考虑。认知层次：应用。

（2）该患儿下一步检查最应该采取的是（　　）
A. 腹部 B 超　　B. 腹部 CT
C. 腹部平片　　D. 胃镜
E. 喉镜

考题分析：答案 D。难度系数 0.6，较易。本题所考疾病为急性胃炎，所考知识点为该疾病的诊断。胃镜检查是诊断急性胃炎最有价值、可靠的手段，可直接观察胃黏膜的病变部位及程度，同时可对该患儿行胃镜下异物取出术，故选 D。腹部 B 超、平片及 CT 不能确诊急性胃炎，也不能起到治疗作用。该患儿不考虑食管入口处异物，故不考虑喉镜检查。认知层次：应用。

（3）对该患儿最有效的治疗药物是（　　）
A. H_2 受体拮抗剂　　B. 抗生素
C. 促胃动力药　　D. 质子泵抑制剂
E. 止血药

考题分析：答案 D。难度系数 0.6，较易。本题所考疾病为急性胃炎，所考知识点为该疾病的治疗。对急性胃黏膜损害的药物治疗包括抑酸剂和胃黏膜保护剂。抑酸剂包括 H_2 受体拮抗剂和质子泵抑制剂，以质子泵抑制剂效果佳，故选 D。急性胃炎如考虑存在细菌感染可使用抗生素，该患儿无发热等感染表现，暂不考虑。患儿无频繁呕吐等胃动力障碍表现，不需要促胃动力药。患儿出血量少，一般不需要使用止血药。认知层次：应用。

119. 患儿，男，7 岁。主诉“发热、咳嗽 1 周”，胸片提示右下肺感染伴胸腔积液。血常规未见明显异常，CRP 32mg/L；胸腔积液常规示白细胞计数 360×10^6/L，多核细胞百分比 60%，单核细胞百分比 40%，里瓦尔塔（Rivalta）试验阴性，胸腔积液生化示总蛋白 40g/L，LDH 600U/L，腺苷脱氨酶（adenosine deaminase, ADA）18U/L，葡萄糖 3.0mmol/L。

（1）该疾病最可能的病原菌是（　　）
A. 金黄色葡萄球菌　　B. 肺炎链球菌
C. 腺病毒　　D. 肺炎支原体
E. 呼吸道合胞病毒

考题分析：答案 D。难度系数 0.5，中等。本题所考疾病为胸腔积液，所考知识点为胸腔积液的治疗。该患儿的年龄、临床特点符合支原体肺炎的表现。胸腔积液检查提示白细胞计数 360×10^6/L，LDH 600U/L 提示渗出液，外周血白细胞无明显升高，CRP 轻度升高，故病原菌首先考虑肺炎支原体，A、B 可能不大；呼吸道合胞病毒、腺病毒肺炎多发于 2 岁以内儿童，且喘息或喘憋较著，故 C、E 不首先考虑。认知层次：应用。

（2）该患儿胸腔穿刺过程中突然出现头晕，心悸，面色苍白，烦躁不安，最可能的原因是（　）

A. 复张性肺水肿　B. 气胸
C. 过敏性休克　D. 胸膜反应
E. 血气胸

考题分析：答案 D。难度系数 0.6，较易。该题目为应用类题型，考查的是胸腔穿刺过程中不良反应的原因判断。在胸腔穿刺过程出现这一系列症状，我们首先要考虑胸膜反应，其他 A、B、E 等基本以胸闷、呼吸困难为主。过敏性休克往往与接触过敏原有关，如果无明确的过敏原接触，不能首先考虑过敏性休克。认知层次：理解。

120. 患儿，男，3 岁。因“咳嗽半个月，加重伴发热 6 天”入院。病初咳嗽不剧，6 天前加重，咳剧时面色涨红，夜间为主。伴发热，热型不规则，体温最高可达 40.1℃。曾多次就诊，诊断为“支气管肺炎”，先后接受“头孢曲松、特治星、阿奇霉素等药治疗”，上述症状无明显好转。既往体健。体检：R 46 次 / 分。无发绀，右肺呼吸音偏低，未闻及明显啰音，卡疤(+)。CRP 109.85mg/L，白细胞计数 12.84×10^9/L，中性粒细胞计数 11.338×10^9/L，血红蛋白 119g/L，血小板计数 268×10^9/L。X 线胸片如图 1-43 所示。

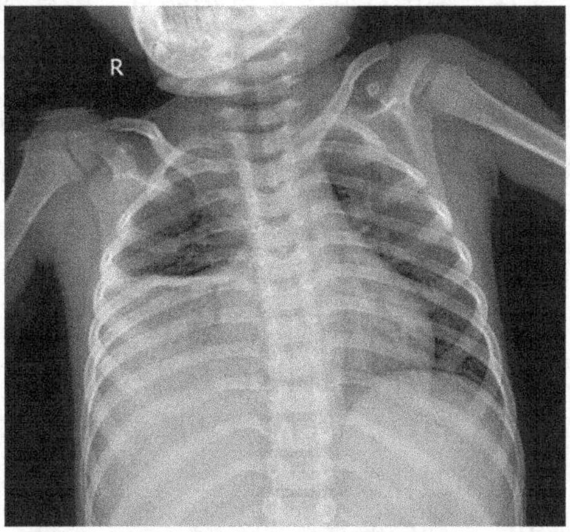

图 1-43　X 线胸片

（1）有关该胸片的描述，下列哪一项最为恰当（　）

A. 右下肺不张伴胸腔积液
B. 右下肺实变
C. 右下肺感染膨胀不全伴胸腔积液
D. 右侧大量胸腔积液
E. 右侧脓胸

考题分析：答案 C。难度系数 0.4，较难。该题目为胸腔积液的判读题，该患儿的胸片表现为右肺下野大片密度增高影，边缘模糊，右膈面升高，右肋膈角变钝，右肺局部受压呈条片状密度增高影，提示右下肺感染膨胀不全伴胸腔积液，故选 C。认知层次：理解。

（2）该患儿最可能的感染病原是什么（　）

A. 金黄色葡萄球菌
B. 肺炎链球菌
C. 肺炎支原体合并细菌感染
D. 结核分枝杆菌
E. 呼吸道合胞病毒

考题分析：答案 C。难度系数 0.5，中等。本题所考疾病为胸腔积液，所考知识点为胸腔积液的病因诊断。该患儿 3 岁，咳嗽、发热，右肺呼吸音低，未闻及啰音，胸片提示，外周血白细胞无明显升高，CRP 明显升高，首先考虑以肺炎支原体感染原发，但 CRP 109.85mg/L，需考虑合并细菌感染；起病较缓，无明显中毒貌，肺部啰音不明显，外周血常规升高不明显，故金黄色葡萄球菌、肺炎链球菌不首先考虑，不选 A、B；呼吸道病毒感染以咳嗽、喘息为主要症状，胸腔积液可能较小，不首先考虑，故不选 E；该患儿病史稍长，需除外结核感染可能，但该年龄组儿童肺结核以原发性肺结核为主，且该患儿卡疤阳性，故不首先考虑。认知层次：应用。

（3）该患儿入院后继续给阿奇霉素，同时给头孢曲松钠抗感染治疗，阿奇霉素疗程 1 周后仍反复高热，复查胸片提示肺部感染范围增大。胸腔积液常规：微混，白细胞计数 1500×10^6/L，红细胞计数 500×10^6/L，里瓦尔塔试验阳性(1+)，中性粒细胞百分比 15%，淋巴细胞百分比 81%，间皮细胞百分比 4%，pH 6.700。结核感染 T 细胞检查阴性，肺炎支原体 DNA 阳性，痰培养阴性。该患儿阿奇霉素加头孢曲松钠治

疗效果不佳首先考虑什么原因（　　）

A. 肺结核伴结核性胸膜炎

B. 难治性肺炎支原体肺炎

C. 阿奇霉素疗程不足

D. 合并真菌感染

E. 肺部恶性肿瘤

考题分析：答案 B。难度系数 0.5，中等。本题所考疾病为支原体肺炎合并胸腔积液，所考知识点为难治性支原体肺炎的诊断。该患儿支原体 DNA 阳性，胸腔积液常规提示白细胞明显增高，以淋巴细胞为主，故考虑肺炎支原体肺炎，CRP 109.85mg/L，考虑合并细菌感染，经阿奇霉素治疗 1 周后症状无明显缓解，胸片见感染进展，故难治性肺炎支原体肺炎诊断成立。该患儿治疗效果不佳、胸腔积液微混、白细胞明显增多，需考虑肺结核及结核性胸膜炎可能，但该患儿无结核接触、结核感染 T 细胞检查阴性，故依据不足。轻症肺炎支原体肺炎阿奇霉素疗程 3 天，重症 5~7 天，该患儿用药 1 周疗程已足。真菌感染一般存在一定的宿主因素，不易发生胸腔积液，该患儿既往体健，起病后未使用激素，故暂不考虑，不选 D。该患儿年龄小、胸腔积液未发现癌细胞，暂不考虑。认知层次：应用。

（4）该患儿下一步治疗首选哪一项（　　）

A. 更换抗生素

B. 使用全身糖皮质激素

C. 使用静脉丙种球蛋白

D. 支气管镜治疗

E. 抗真菌治疗

考题分析：答案 B。难度系数 0.5，中等。本题所考疾病为支原体肺炎合并胸腔积液，所考知识点为难治性支原体肺炎的治疗。考虑难治性肺炎支原体肺炎诊断成立，首选 B；痰培养阴性，不首先考虑更换抗生素，首先考虑使用全身糖皮质激素，静脉丙种球蛋白疗效尚不确切，常用于有肺外并发症的患儿。支气管镜治疗在儿童重症及难治性支原体肺炎中的治疗作用已得到肯定，价值在于局部灌洗介入、通畅气道，对存在肺不张等支气管阻塞征象的难治性支原体肺炎患儿应及时进行软式支气管镜介入性治疗，本例患儿存在右肺膨胀不全，需考虑即使行气管镜介入治疗，但并不推荐作为首选治疗，尤其在无条件气管镜治疗的单位，故不选 D；该患儿无真菌感染依据，故不选 E。认知层次：应用。

121. 患儿，女，7 岁。因“发热 2 天，皮疹 1 天”就诊。患儿 2 天前出现发热，体温波动于 38~38.5℃（耳），无呕吐、腹泻，有咳嗽、流涕，予“布洛芬糖浆、止咳药”等处理，无好转。1 天前出现红色皮疹，起初在面部、耳后，渐波及全身，体温升至 39℃。体格检查：结膜无充血，咽充血，扁桃体 Ⅰ 度肿大，无脓点。面部、四肢、躯干斑丘疹。疹间皮肤正常。耳后、枕部、颈部触及多颗黄豆大淋巴结。两肺呼吸音粗，无啰音，心律齐，心音中。无四肢关节疼痛。

（1）最可能的诊断是（　　）

A. 猩红热　　　　B. 风疹

C. 川崎病　　　　D. 药物疹

E. 麻疹

考题分析：答案 B。难度系数 0.7，容易。本题所考疾病为风疹，所考知识点为该病的诊断。典型获得性风疹依靠皮疹及淋巴结特点可获得临床诊断。风疹出疹较迅速，一般发热 1~2 天即出疹，出疹顺序为从头面部至四肢。枕后、耳后或颈部淋巴结肿大是风疹的另一特征表现。该患儿临床表现皆符合，故选 B。A、D、E 无类似的出疹及淋巴结肿大特点。川崎病可有发热及淋巴结肿大，但皮疹无特征性，一般有结膜充血，流涕、流泪等症状不明显。认知层次：理解。

（2）以下诊治措施正确的是（　　）

A. 对症支持治疗，并口服阿昔洛韦抗病毒

B. 对症支持治疗，并口服清热解毒类中成药

C. 口服阿司匹林缓解症状

D. 使用氯雷他定等抗组胺药物

E. 注意卧床休息，加强营养，并使用小剂量地塞米松减少炎症渗出

考题分析：答案 B。难度系数 0.6，较易。本题

所考疾病为风疹，所考知识点为该病的治疗。本病无特效抗病毒治疗，一般予对症支持治疗即可，如合并严重关节炎时，可予阿司匹林缓解症状，不必使用皮质激素。认知层次：应用。

（3）该患儿建议隔离观察多久（　　）

A. 隔离至出疹后 5 天

B. 隔离至体温正常，皮疹出至全身

C. 隔离至出疹后 10 天

D. 隔离至出疹出至全身

E. 隔离至体温正常，皮疹消退

考题分析：答案 A。难度系数 0.7，容易。本题所考疾病为风疹，所考知识点为该病的预防。本病建议隔离至出疹后 5 天。认知层次：理解。

122. 患儿，男，9 岁。因“发热伴咽痛 1 天”外院就诊，拟“上呼吸道感染”予“小柴胡、克林霉素颗粒”等治疗，仍发热，咽痛无好转。今晨体温上升至 39℃（耳），出现面红、皮肤红疹伴瘙痒来我院急诊。体格检查：精神稍软，面部、躯干皮肤红，散在密集细小红色丘疹，部分皮疹有小脓头，颈部数颗黄豆大淋巴结，活动可，无触痛，环口苍白圈。咽充血，扁桃体Ⅱ度肿大，少许脓点。两肺呼吸音粗，无啰音，心无殊。

（1）该患儿目前诊断（　　）

A. 麻疹

B. 川崎病

C. 风疹

D. 传染性单核细胞增多症

E. 猩红热

考题分析：答案 E。难度系数 0.6，较易。本题所考疾病为猩红热，所考知识点为该病的诊断。一般可通过典型的临床表现得出诊断，包括扁桃体肿大，有黄白色脓性渗出物。舌乳头红肿凸起，即“草莓舌”或“杨梅舌”。颌下及颈部淋巴结肿大伴触痛。特征性的皮疹：出疹迅速，1 天内疹出齐。皮疹分布均匀、密集、针尖大小，为猩红色丘疹，呈鸡皮样，可融合成片，伴痒感。部分皮疹有黄白色脓头且不易破溃。全身皮肤发红，以手按压皮肤时红色可暂时消退数秒，出现苍白的手印，称为“贫血性皮肤划痕”。面部充血潮红而口唇周围皮肤苍白，称“环口苍白圈”。根据该患儿临床表现，不难作出猩红热诊断。根据皮肤及皮疹特点，其余几项可排除。认知层次：理解。

（2）该患儿最佳的治疗方案是（　　）

A. 静脉输注更昔洛韦针

B. 静脉输注青霉素针

C. 口服阿奇霉素混悬液

D. 对症治疗，使用清热解毒类中成药

E. 静脉输注三代头孢类抗生素，如头孢哌酮针等

考题分析：答案 B。难度系数 0.5，中等。本题所考疾病为猩红热，所考知识点为该病的治疗。猩红热为化脓性链球菌感染所致，需采取抗菌治疗，B、C、E 皆可使用，目前化脓性链球菌对青霉素仍高度敏感，且青霉素对预防风湿热、急性肾炎的发生有重要意义，故仍首选。如青霉素过敏，可选用头孢类药物。链球菌对大环内酯类药物耐药性高，一般不宜选用。认知层次：应用。

（3）该患儿正确治疗后需隔离观察多久（　　）

A. 无须隔离观察

B. 隔离至热退及皮疹消退

C. 隔离至出疹后 5 天

D. 隔离至有效抗生素使用后 24 小时

E. 隔离至抗生素使用 5 天

考题分析：答案 D。难度系数 0.6，较易。本题所考疾病为猩红热，所考知识点为该病的预防。猩红热患儿应隔离至有效抗生素治疗至少 24 小时。如儿童机构内有本病流行时，对急性咽峡炎或扁桃体炎患儿应同样按猩红热隔离治疗。密切接触患儿的易感儿童需医学观察 7 天，故选 D。认知层次：应用。

123. 患儿，女，13 岁。因“持续性剧烈腹痛、腹胀 1 小时”就诊，伴频繁呕吐。近 1 个月有腹部烧灼感。其母亲有幽门螺杆菌感染。体格检查：急性面容，腹膨隆，腹肌紧张，全腹压痛伴反跳痛，余体检无殊。

（1）该患儿最可能的诊断是（　　）

A. 胃溃疡伴穿孔

B. 十二指肠球部溃疡伴穿孔

C. 急性坏死性胰腺炎
D. 肠套叠
E. 急性阑尾炎

考题分析：答案 B。难度系数 0.5，中等。本题所考疾病为消化性溃疡，所考知识点为该疾病的临床表现及并发症。患儿既往有腹部烧灼感病史，其母亲有幽门螺杆菌感染，需考虑消化性溃疡。结合为学龄期儿童，以原发性十二指肠球部溃疡最多见。此次突发持续性剧烈腹痛、腹胀，体检发现腹膜刺激征阳性，首先考虑溃疡穿孔，故选 B。急性坏死性胰腺炎临床表现重，需与消化道穿孔鉴别，但结合该患儿既往史，不首先考虑。患儿系年长儿，肠套叠发生相对少见，且肠套叠表现为阵发性非持续性腹痛，除非因肠套叠时间久发生肠坏死穿孔，否则不会出现腹膜刺激征，但结合患儿起病时间短，不考虑。急性阑尾炎可表现为剧烈腹痛，但一般表现为右下腹压痛，如病情进展发生阑尾穿孔会并发弥漫性腹膜炎，与该患儿疾病过程不相符。认知层次：应用。

（2）患儿下一步检查最应该采取的是（　　）
A. 腹部 CT　　B. 腹部 B 超
C. 腹部直立位平片　　D. 胃镜
E. 血淀粉酶

考题分析：答案 C。难度系数 0.5，中等。本题所考疾病为消化性溃疡伴穿孔，所考知识点为该疾病的辅助检查。该患儿考虑消化性溃疡穿孔可能大，腹部直立位平片可观察有无膈下游离气体，对消化道穿孔诊断最迅速、有价值，故选 C。腹部 CT 可诊断消化道穿孔，但考虑到辐射问题，非最佳选择。腹部 B 超不能确诊消化道穿孔。在存在消化道穿孔可能情况下，胃镜检查是禁忌证。血淀粉酶为诊断胰腺炎方法，故不选。认知层次：应用。

（3）下述最有效的治疗措施为（　　）
A. 静脉滴注止吐药物
B. 静脉滴注抗生素
C. 静脉输注抑酸剂
D. 静脉滴注镇痛药物
E. 外科急诊手术

考题分析：答案 E。难度系数 0.5，中等。本题所考疾病为消化性溃疡伴穿孔，所考知识点为该疾病的治疗。消化性溃疡伴急性穿孔，可继发腹膜炎危及生命，外科急诊手术是首选治疗方案，故选 E。其他治疗方案均为内科保守治疗方法，只起到辅助治疗作用。认知层次：应用。

124. 患儿，女，6 岁。因“咳嗽、发热 3 周”入院。患儿 3 周前出现咳嗽，阵发性，不剧，伴右侧胸部疼痛，不剧，无胸闷、心悸，伴发热，体温波动于 39.0℃左右，热高时有畏寒、寒战。曾在当地医院诊断为“重症肺炎”，给阿奇霉素针、头孢曲松钠针及特治星针等治疗 2 周，效果不佳。体格检查：呼吸平，右肺底呼吸音稍低，两肺可及少量痰鸣音，卡疤（+）。血常规 +CRP：CRP 5.3mg/L，白细胞计数 8.0×10^9/L，中性粒细胞百分比 50.5%，血红蛋白 109g/L，血小板计数 379×10^9/L；红细胞沉降率：40mm/h。X 线胸片如图 1-44 所示。

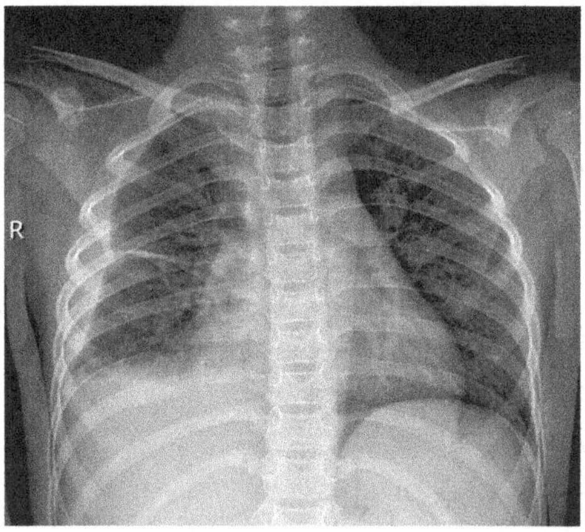

图 1-44　X 线胸片

（1）有关该胸片的描述，下列哪一项最为恰当（　　）
A. 两肺纹理增多，沿肺纹理可见散在的密度增高影
B. 右肺内条片状影、右侧胸膜增厚肋膈角显示不清
C. 两肺纹理增多，右肺片状实变影
D. 右胸膜增厚、右肺膨胀不全
E. 右肺实变影，左肺充气过度

考题分析：答案 B。难度系数 0.5，中等。本题

所考疾病为胸腔积液，考查的知识点是胸片的阅读能力，尤其是胸腔积液的识别能力。患儿的胸片改变主要是右肺的条索状及片状影，同时可见右侧胸膜增厚及胸腔积液造成的肋膈显示不清。认知层次：理解。

（2）胸腔积液常规检查：混浊，白细胞计数1~5/高倍，红细胞定性（3+），里瓦尔塔（Rivalta）试验（2+），pH 6.50，腺苷脱氨酶71.3U/L，乳酸脱氢酶998.0U/L。非典型病原体肺炎抗体阴性。该患儿最可能的诊断是下列哪一项（　　）

A. 肺结核、结核性胸膜炎

B. 支原体肺炎合并胸腔积液

C. 右侧胸腔积液

D. 结核性胸膜炎

E. 腺病毒性肺炎合并胸腔积液

考题分析：答案 A。难度系数0.5，中等。本题所考疾病为胸腔积液，所考知识点为胸腔积液的病因诊断。该患儿的胸腔积液常规检查提示白细胞1~5/HP，里瓦尔塔试验阳性，乳酸脱氢酶明显升高，考虑为渗出性，腺苷脱氨酶71.3U/L，结合红细胞沉降率40mm/h，故考虑结核性胸膜炎，但胸片可见肺部条索状影，故需考虑肺结核，故选A。发热、咳嗽3周，肺炎支原体抗体阴性，阿奇霉素治疗效果不佳，故肺炎支原体感染依据不足。该患儿不仅仅是右侧胸腔积液或结核性胸膜炎，故不选C、D。腺病毒性肺炎发热、中毒貌明显，咳嗽伴明显喘憋，两肺可闻及大量哮鸣音，该患儿的临床特点不符，另外不易出现大量胸腔积液及胸膜增厚及胸腔积液中腺苷脱氨酶的显著升高，故不选E。认知层次：理解。

125. 患儿，男，2岁。因“发热、咳嗽7天，加重伴喘息气促3天”入院。起病急，最高体温40.3℃，伴咳嗽，病初不剧，3天前明显加重，伴喘息气促。曾至外院就诊，给“阿奇霉素针、头孢曲松钠针、甲泼尼龙针及丙种球蛋白针”输液治疗，但效果不佳。体格检查：R 55次/分，SpO_2 90%，面色苍白、口唇微绀，两肺可闻及较多细湿啰音。CRP 77.89mg/L，白细胞计数7.44×10^9/L，中性粒细胞百分比84.7%，淋巴细胞百分比13.7%，中性粒细胞计数6.30×10^9/L；流感病毒抗原检测阴性。

（1）该患儿入院诊断为重症肺炎，最可能的病原体是（　　）

A. 肺炎链球菌　　B. 腺病毒

C. 金黄色葡萄球菌　　D. 结核分枝杆菌

E. 肺炎支原体

考题分析：答案 B。难度系数0.5，中等。本题考查的疾病是肺炎，所考知识点为肺炎的病因诊断。该患儿2岁，高热、咳嗽7天，伴喘息、气促，CRP明显升高，白细胞计数不高，抗菌药治疗效果不佳，细菌感染可能较小，首先需考虑病毒感染，腺病毒可能最大，故选B；2岁不是支原体肺炎高发年龄，不首先考虑。病史尚短，结核不首先考虑。认知层次：应用。

（2）入院后查X线胸片如图1-45所示，该患儿有（　　）

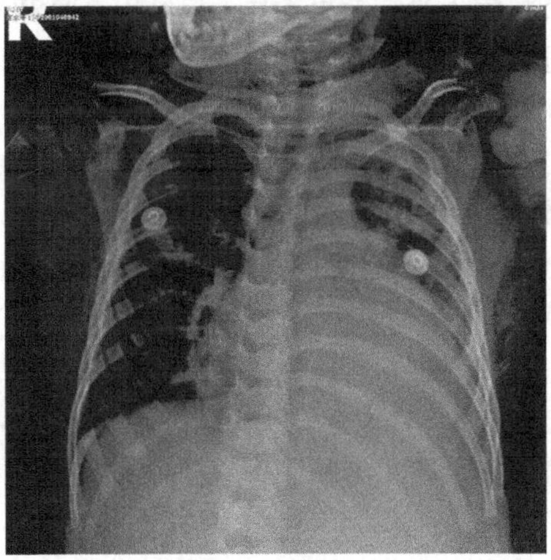

图1-45　X线胸片

A. 两肺感染

B. 左肺感染

C. 右肺感染

D. 两肺感染两侧胸腔积液

E. 两肺感染左侧胸腔积液

考题分析：答案 E。难度系数0.4，较难。本题所考疾病为肺炎合并胸腔积液，所考知识点为肺炎患者胸片的阅读。认知层次：理解。

（3）入院后查腺病毒抗原（+），降钙素原23.84ng/ml，胸部CT提示两肺感染，左下肺实变伴胸腔积液，胸腔积液较前吸收。给甲泼尼龙针 2mg/（kg · d）、舒普深针及静脉用丙种球蛋白针等治疗 3 天，发热缓解，呼吸困难进行性加重，需考虑什么原因（　　）

A. 腺病毒肺炎疗程未到

B. 合并支气管扩张

C. 结核性胸膜炎合并腺病毒肺炎

D. 合并金黄色葡萄球菌感染

E. 合并肺炎支原体感染

考题分析：答案 D。难度系数，0.4，较难。本题所考疾病为肺炎伴胸腔积液，所考知识点为该病的治疗。该患儿腺病毒性肺炎诊断明确，给全身激素及丙种球蛋白针后发热缓解，但呼吸困难加重，需考虑合并细菌感染未得到有效控制。腺病毒性肺炎易合并金黄色葡萄球菌感染，且该患儿入院后舒普深治疗效果不佳，故首先考虑合并金黄色葡萄球菌感染。腺病毒性肺炎抗病毒治疗效果不佳，但给用全身激素及静脉丙种球蛋白针可明显改善发热及呼吸窘迫症状，故不考虑疗程不足的问题。腺病毒性肺炎可遗留支气管扩张的后遗症，但以反复咳嗽、咳脓痰为主要表现，CT 可见扩张的支气管，故不选 B。结核性胸膜炎、合并支原体感染目前无依据。认知层次：应用。

（4）痰培养提示金黄色葡萄球菌阳性，给加用万古霉素针治疗 5 天后呼吸困难、气促缓解，但两肺仍可及少量的哮鸣音及细湿啰音，左下肺为主。复查 X 线胸片如图 1-46 所示。此时，对该患儿病情的评估下列哪一项比较准确（　　）

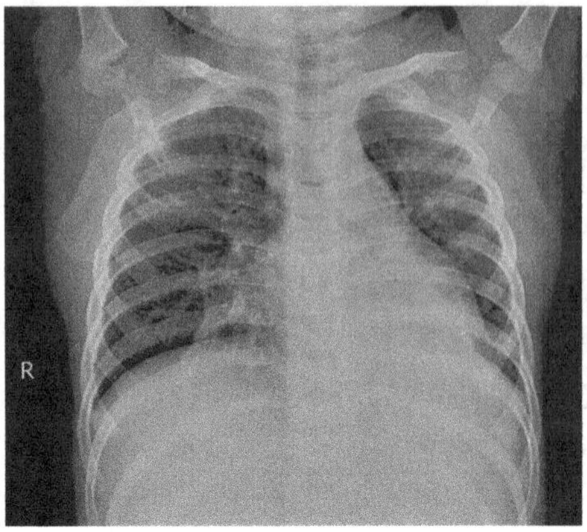

图 1-46　X 线胸片

A. 两肺感染未愈

B. 两肺感染合并胸腔积液

C. 肺部感染基本吸收，仍有左侧胸腔积液

D. 两肺感染已愈、合并支气管扩张

E. 继发闭塞性细支气管炎

考题分析：答案 A。难度系数 0.5，中等。本题所考疾病为肺部感染，所考知识点为胸片的判读。由图可见，该患儿两肺纹理粗乱，可见点片状密度增高影，两肺未见明显胸腔积液征象，故选 A。认知层次：理解。

126. 患儿，男，5 岁。因“发热伴皮疹 1 天”就诊。患儿 1 天前出现发热，T 39℃（耳）左右，同时发现脸部和胸部皮疹，无头痛，服用“布洛芬糖浆、氯雷他定糖浆”等药，症状无好转。患儿既往有肾病综合征 6 个月，正规使用激素治疗。体格检查：精神稍软，无中毒貌。面部、头顶部、胸腹部、上肢散在较多丘疹、疱疹，皮疹无结痂，小部分为脐状凹陷的大疱和出血性疱疹。咽充血，扁桃体 I 度肿大，无脓点，口腔内数颗疱疹，心肺无殊。血常规 +CRP：白细胞计数 3.8×10^9/L，淋巴细胞百分比 87.1%，中性粒细胞百分比 12.2%，血红蛋白 113g/L，血小板计数 95×10^9/L，CRP 9.2mg/L。

（1）目前最可能的诊断是（　　）

A. 脓疱病　　B. 重症水痘

C. 单纯疱疹病毒感染　　D. 手足口病重症

E. 丘疹性荨麻疹

考题分析：答案 B。难度系数 0.5，中等。本题所考疾病为水痘，所考知识点为该病的诊断。水痘可根据典型的皮疹作出临床诊断。皮疹成批出现在躯干、头面部和四肢，可波及眼、鼻及口腔等处，向心性分布，为红色斑疹、丘疹、疱疹，疱疹干燥后结痂，不留瘢痕，皮疹伴有瘙痒。各期皮疹同时存在是水痘的特征性表现。免疫功能低下的水痘患儿，易致重症，皮疹常呈离心性分布，为有脐状凹陷的大疱型或出血性疱疹。该患儿长期口服激素，皮疹较多，不易结痂，小部分为脐状凹陷的大疱和出血性疱疹，血常规提示粒细胞缺乏、血小板减少，故选择 B。脓疱病的皮疹为化脓性疱疹，疱液浑浊，呈淡黄色。丘疹性荨麻疹的皮疹为红色丘疹，伴有痒感。单纯疱疹病毒感染多表现为龈口炎，婴儿也可表现为全身播散性疱疹，但重症者多表现为神经系统严重受累，出血性疱疹少见。手足口病表现为口、手心、足底及臀部丘疹、疱疹，且发际以上皮肤皮疹罕见。故A、C、D、E皆无诊断依据。认知层次：理解。

（2）为尽早对该患儿作出确诊诊断，最佳的选择是（　　）

A. 外周血异型淋巴细胞计数

B. 咽拭子培养

C. 疱液PCR方法查病毒核酸

D. 疱液细菌培养

E. 血TORCH查相关病毒抗体

考题分析：答案C。难度系数0.6，较易。本题所考疾病为水痘，所考知识点为该病的实验室检查。确诊可采用病毒分离、病毒抗原和核酸检测、特异性抗体检测。A无特征性，B、D用于判断是否有细菌性并发症，E用于排除是否有单纯疱疹病毒感染，故都非确诊检查。认知层次：应用。

（3）对该患儿目前采取的最佳治疗措施是（　　）

A. 肌内注射干扰素针

B. 静脉输注二/三代头孢类抗生素

C. 静脉输注IVIg

D. 静脉输注更昔洛韦针

E. 静脉输注利巴韦林针

考题分析：答案C。难度系数0.6，较易。本题所考疾病为水痘，所考知识点为该病的治疗。水痘病毒可采用阿昔洛韦、更昔洛韦或膦甲酸钠治疗，但该患儿存在粒细胞缺乏，故不宜选D，且患儿血小板减少，故目前首选IVIg。E对水痘病毒无效，A无研究证据。患儿无继发细菌感染依据，无须抗菌药预防。认知层次：应用。

127. 患儿，男，7个月。因“发热2天”就诊。患儿2天前出现发热，体温波动在38~38.5℃（耳），伴轻咳流涕、流泪，当地诊所拟“上呼吸道感染”予“小儿氨酚黄那敏颗粒”等治疗无好转。患儿正规接种疫苗。体格检查：全身未见皮疹。结膜充血，有分泌物，口唇红，咽充血，颊黏膜粗糙，散在米粒大小白色小点，两肺呼吸音粗，无啰音。心检查无殊。

（1）对该患儿确诊最有帮助的检查是（　　）

A. 取患儿鼻咽分泌物，瑞氏染色找多核巨细胞

B. 咽拭子培养

C. 血常规+CRP

D. 血TORCH检查相关病原

E. 咽拭子查呼吸道病毒系列

考题分析：答案A。难度系数0.5，中等。本题所考疾病为麻疹，所考知识点为该病的诊断及实验室检查。麻疹在前驱期无皮疹表现，此时早期诊断最重要的体征是麻疹黏膜斑，可早于皮疹1~2天出现，表现即为“颊黏膜粗糙，散在米粒大小白色小点”，故该患儿初步诊断为麻疹，确诊包括病毒分离、麻疹抗原、抗体检测，以及多核巨细胞检查（出疹前2天至出疹后1天取患儿鼻、咽、眼分泌物涂片，瑞氏染色后直接镜检找多核巨细胞）。C无特征性，B、D、E检查可用于鉴别诊断及并发症的排查，都非最佳选择。认知层次：应用。

（2）对该患儿以下说法正确的是（　　）

A. 目前处于传染性最强时期

B. 目前暂无传染性，继续观察病情变化

C. 该患儿最易并发喉炎，要密切关注呼吸情况

D. 需隔离观察至热退后72小时

E. 对该患儿初步诊断最有帮助的是：发热、咽红、结膜充血并有分泌物

考题分析：答案A。难度系数0.5，中等。本题所考疾病为麻疹，所考知识点为该病的临床表现及预防。麻疹在出疹前5天至后4天传染性最强，A正确，B错误。麻疹最常见并发症是肺炎，不是喉炎，C错误。该患儿目前咳嗽不剧，肺部听诊无啰音，无合并肺炎依据，故隔离期为出疹后5天，D错误。对该患儿诊断最有帮助的体征是麻疹黏膜斑，发热、咽红、结膜充血都无特征性，故E错误。认知层次：理解。

（3）该患儿现阶段治疗措施正确的是（　　）

A. 体温＞38.5℃（耳）时使用布洛芬或对乙酰氨基酚退热

B. 使用阿昔洛韦等抗病毒药物
C. 使用西替利嗪抗过敏及小剂量地塞米松消炎
D. 使用青霉素或半合成青霉素类抗生素
E. 对症处理，补充维生素 A

考题分析：答案 E。难度系数 0.6，较易。本题所考疾病为麻疹，所考知识点为该病的治疗。麻疹在疹出齐前不建议积极退热，仅在高热时予小量退热剂降温。阿昔洛韦对麻疹无效。除非重症，不需使用皮质激素。该患儿无合并细菌感染依据，不需使用青霉素等抗菌药预防细菌感染。根据文献统计，补充维生素 A 可减少麻疹并发症和降低麻疹病死率，故选 A。认知层次：应用。

128. 患儿，男，10 岁。因“反复腹痛 2 个月，黑便 2 次”入院。腹痛以中上腹为著，饥饿时明显，伴夜间痛，1 天前出现黑便 2 次，伴面色进行性苍白。体格检查：P 140 次 / 分，BP 105/75mmHg。神志清，精神软，贫血貌，肢端稍凉，口腔、鼻腔未见出血，腹平软，腹壁静脉未见显露，中、上腹压痛，无反跳痛，余体检无殊。血常规：血红蛋白 68g/L，血小板计数 253×10^9/L。

（1）该患儿最可能的诊断是（　　）
A. 消化性溃疡伴出血
B. 食管静脉曲张破裂出血
C. 梅克尔憩室
D. 食管胃底黏膜撕裂症
E. 慢性胃炎伴出血

考题分析：答案 A。难度系数 0.6，较易。本题所考疾病为消化道出血，所考知识点为该疾病的鉴别诊断。患儿黑便伴贫血，消化道出血诊断成立。结合既往反复饥饿痛伴夜间痛，考虑消化性溃疡伴出血。结合既往病史，无肝病，体检腹壁静脉未见显露，肝硬化食管静脉曲张破裂出血不首先考虑。食管胃底黏膜撕裂症一般表现为剧烈呕吐后出现呕血，患儿无呕吐，表现不符。梅克尔憩室为小肠出血，表现为解暗红色血便。慢性胃炎为进食后疼痛，较少出现出血表现，与患儿症状不符。认知层次：应用。

（2）下一步首选的检查是（　　）
A. 上消化道造影　　B. 粪便隐血试验
C. 胃镜　　D. 腹部 B 超
E. 尿素呼气试验

考题分析：答案 C。难度系数 0.6，较易。本题所考疾病为消化道出血，所考知识点为该疾病的诊断方法。胃镜可准确观察溃疡病灶大小、位置、出血严重程度，同时可行组织活检及幽门螺杆菌检查，必要时可行胃镜下止血，故首选。上消化道造影可对消化性溃疡有辅助诊断作用，对出血不能起到诊断作用。该患儿明确存在消化道出血，粪便隐血试验对其无意义。尿素呼气试验只可判断幽门螺杆菌感染情况。认知层次：应用。

（3）首要的治疗措施是（　　）
A. 补液扩容、紧急输血
B. 质子泵抑制剂静脉注射
C. 急诊胃镜下止血
D. 口服凝血酶粉
E. 止血药静脉注射

考题分析：答案 A。难度系数 0.6，较易。本题所考疾病为消化道出血，所考知识点为该疾病的治疗。该患儿心率增快、肢端稍凉，存在休克早期容量不足表现，血红蛋白 68g/L，有输血指征，故补液扩容输血，纠正休克，维持生命体征稳定为首要处理措施。其他处理可采用，但非首选措施。认知层次：应用。

129. 患儿，男，10 岁。因“发热伴左耳下肿痛 2 天，头痛、呕吐 1 天”就诊。体格检查：精神软，颈部未及肿大淋巴结。左侧耳下可触及肿块，以耳垂为中心呈马鞍形，界不清，皮肤无红，有触痛，张嘴时疼痛明显。腹软，剑突下轻压痛，未及包块。颈抵抗，布鲁津斯基征（+），巴宾斯基征（−）。辅助检查：急诊血尿淀粉酶升高，血脂肪酶正常。血常规：白细胞计数 8×10^9/L，中性粒细胞百分比 21.1%，淋巴细胞百分比 76.3%，血红蛋白 123g/L，血小板计数 435×10^9/L，CRP 17.2mg/L。

（1）目前该患儿最可能的诊断（　　）
A. 流行性腮腺炎合并胰腺炎
B. 淋巴结结核

C. 流行性腮腺炎合并脑膜脑炎
D. 化脓性腮腺炎
E. 流行性腮腺炎合并急性胃炎

考题分析：答案 C。难度系数 0.6，较易。本题所考疾病为流行性腮腺炎，所考知识点为该疾病的诊断。根据流行性腮腺炎接触史和典型腮腺炎表现易作出临床诊断，典型腮腺炎表现为腮腺逐渐肿大，以耳垂为中心呈马鞍形，局部感觉过敏、胀痛和轻压痛，通常一侧腮腺先肿大，数日内累及对侧，腮腺管口红肿，但无脓性分泌物。化脓性腮腺炎腮腺部位红肿、压痛明显，挤压后腮腺管口有脓液流出，外周血白细胞总数和中性粒细胞增高，故 D 排除。流行性腮腺炎并发症最常见的是脑膜炎或脑膜脑炎，表现为发热、头痛、呕吐、颈抵抗、脑膜刺激征（+），该患儿以上症状都存在，故选 C。腹部压痛不剧，且血脂肪酶正常，胰腺炎暂无依据，A 不选。合并胃炎少见，E 不首选。根据病情及体检，淋巴结结核无依据。认知层次：理解。

（2）为明确病因，最有价值的检查是（　　）
A. 胸片
B. 腹部 B 超
C. 脑脊液常规
D. 血清特异性抗体检测
E. 咽拭子培养

考题分析：答案 D。难度系数 0.6，较易。本题所考疾病为流行性腮腺炎，所考知识点为该疾病的实验室检查。确诊病原可采取病毒分离或特异性抗体检测，该题选 D。B、C 检查有助于判断有无相关的并发症，对病因无法确诊。A、E 检查无特征性。认知层次：应用。

（3）以下正确的治疗措施是（　　）
A. IVIg 抗病毒及免疫封闭治疗
B. 利巴韦林针抗病毒
C. 小剂量糖皮质激素使用至腮腺肿大消退
D. 保持清淡饮食，忌辛辣、酸性食物，限制入量
E. 暂时禁食

考题分析：答案 B。难度系数 0.5，中等。本题所考疾病为流行性腮腺炎，所考知识点为该疾病的治疗。流行性腮腺炎为自限性疾病，主要为对症支持治疗，早期可使用利巴韦林抗病毒，故选 B。如病情严重，可短期、小剂量使用糖皮质激素，该患儿目前无严重神经系统受累表现，病情尚稳定，C 错误。A 使用无循证医学支持。患儿无明显颅高压症状，不需严格限制入量，D 错误。无并发胰腺炎，目前不需禁食。认知层次：应用。

130. 患儿，女，5 岁。因“发热、皮疹 3 天，呕吐、肢体抖动 1 天”入院。患儿 3 天前出现发热，体温波动在 38.0~39.0℃（耳），伴皮疹，起初在手部，后波及足、臀部，伴流涎、拒食。1 天前出现呕吐数次，为胃内容物，非喷射性，无腹泻，伴有肢体抖动、握物不稳，睡时有惊跳。体格检查：T 39.2℃，P 120 次 / 分，R 34 次 / 分，BP 95/55mmHg。神志清，精神软，手、足、臀部可见散在红色丘疹、疱疹，咽充血，咽峡部可见数颗疱疹、溃疡，心肺检查无殊。颈软，布鲁津斯基征（−），巴宾斯基征（−）。辅助检查：血常规 +CRP 示白细胞计数 13.5×10^9/L，中性粒细胞百分比 23.1%，淋巴细胞百分比 76.2%，CRP 24mg/L；头颅 MRI：未见异常；脑脊液检查：白细胞计数 86×10^6/L，淋巴细胞百分比 94%，葡萄糖＞ 2.28mmol/L，蛋白定量＜ 0.2g/L。

（1）对于该患儿，以下哪项对于病情轻重判断最有意义（　　）
A. 发热 3 天
B. 有肢体抖动、睡时惊跳
C. 生命体征：P 120 次 / 分，R 34 次 / 分，BP 95/55mmHg
D. 咽峡部数颗疱疹、溃疡
E. 血常规：白细胞计数 13.5×10^9/L，中性粒细胞百分比 23.1%，淋巴细胞百分比 76.2%，CRP 24mg/L

考题分析：答案 B。难度系数 0.5，中等。本题所考疾病为手足口病，所考知识点为该疾病的诊断。手足口病有以下表现者，易发展为危重症：①持续高热不退；②精神差、呕吐、易惊、肢体抖动；③心率、呼吸增快；④冷汗多、肢端发凉；⑤高血压；⑥外周血白细胞计数明显

增高；⑦高血糖。该患儿根据皮疹特点，手足口病诊断不难，且伴有肢体抖动、睡时惊跳，故选 B。A、C、E 未达高危指标。D 无判断病情轻重意义。认知层次：理解。

（2）该患儿诊断哪项正确（　　）

A. 手足口病第 3 期

B. 手足口病心肺功能衰竭前期

C. 手足口病重症病例危重型

D. 手足口病并脑炎

E. 手足口病出疹期

考题分析：答案 D。难度系数 0.5，中等。本题所考疾病为手足口病，所考知识点为该疾病的诊断，该患儿有发热、头痛、呕吐、肢体抖动，结合脑脊液常规检查，已至手足口病第 2 期（神经系统受累期），属于重症病例重型，D 正确，C、E 错误。第 3 期即心肺功能衰竭前期，表现为心率、呼吸增快、四肢凉、皮肤花纹及血压升高，故 A、B 错误。认知层次：理解。

（3）该患儿治疗措施错误的是（　　）

A. 利巴韦林抗病毒　B. 甘露醇降颅压

C. 使用地塞米松针　D. 使用 IVIg

E. 对症支持治疗

考题分析：答案 A。难度系数 0.6，较易。本题所考疾病为手足口病，所考知识点为该疾病的治疗。手足口病目前尚无特效的抗病毒治疗，A 错误。该患儿诊断手足口病合并脑炎，可酌情使用糖皮质激素及 IVIg。认知层次：应用。

131. 患儿，女，3 岁。因“发热 3 天，面色苍白半天”就诊。患儿 3 天前出现发热，体温波动在 38.0~39.5℃（耳），伴轻咳流涕，无呕吐，无皮疹，予“阿莫西林颗粒、愈酚甲麻那敏糖浆、氨溴索糖浆”等治疗，无好转。半天前患儿出现面色苍白、出冷汗、四肢发凉，即来我院急诊。患儿班级中近期发现数例疱疹性咽峡炎病例。体格检查：T 38℃，P 156 次 / 分，R 48 次 / 分，BP 115/75mmHg。神志清，精神软，肩胛部皮肤数颗红色丘疹，唇红润，咽充血，扁桃体Ⅱ度肿大，无脓点，口腔内未见疱疹、溃疡。肺呼吸音粗，无啰音，心律齐，无杂音。颈软，布鲁津斯基征（–），巴宾斯基征（–）。

（1）目前该患儿最可能的诊断是（　　）

A. 重症水痘

B. 手足口病心肺功能衰竭前期

C. 支气管炎

D. 暴发性心肌炎

E. 病毒性脑炎

考题分析：答案 B。难度系数 0.5，中等。本题所考疾病为手足口病，所考知识点为该疾病的诊断。根据流行病学资料和典型的口、手、足、臀部皮疹易作出临床诊断，少数重症病例皮疹不典型，该患儿仅肩胛部皮肤数颗丘疹，但其有明确的疱疹性咽峡炎接触史，首先诊断手足口病，患儿有面色苍白、出冷汗、四肢发凉等症状，心率、呼吸增快、血压升高，符合心肺功能衰竭前期诊断标准，故选 B。支气管炎及脑炎可能存在，但非该患儿首选诊断，C、E 错误，根据临床症状及体检，暴发性心肌炎标准尚未达到，D 错误。认知层次：理解。

（2）患儿最可能的致病原是（　　）

A. 水痘 - 带状疱疹病毒　B. 单纯疱疹病毒

C. EV71　D. 肺炎链球菌

E. 鼻病毒

考题分析：答案 C。难度系数 0.5，中等。本题所考疾病为手足口病，所考知识点为该疾病的病原。手足口病病原为肠道病毒，主要类型为柯萨奇病毒 16、5、7、9、10 型以及人肠道病毒 71 型（EV71），重症者往往由 EV71 所致，选 C。认知层次：理解。

（3）判断该患儿病情轻重及进展最有意义的是（　　）

A. 血常规＋ CRP　B. 脑、脊髓 MRI

C. 肝、肾、心功能　D. 肌钙蛋白

E. 头颅 CT

考题分析：答案 B。难度系数 0.5，中等。本题所考疾病为手足口病，所考知识点为该疾病的发病机制。EV71 可广泛损伤中枢神经系统，尤其是脑干、延髓组织，致使交感神经兴奋和儿茶酚胺大量释放，引起各系统，特别是中枢神经系统强烈的炎症和免疫反应，最终导致急性肺水肿、肺出血和左心衰竭。该患儿有神经系统受累症状，目前需尽早查脑、脊髓MRI了解脑干情况，头颅CT对于脑干、延髓病变意义不大，A、C、D皆有助于病情的判断，但非首选。认知层次：应用。

132. 患儿，男，11岁。因“腹痛、呕吐2天”入院。腹痛呈持续性，较剧，上腹部明显，无发热。体格检查：T 37℃，P 126次/分，R 24次/分，BP 110/77mmHg。皮肤、巩膜无黄染，腹稍胀，上腹部压痛明显，无反跳痛，余体检无殊。辅助检查：腹部CT如图1-47所示。

（1）该患儿目前诊断考虑是（　　）

A. 胃穿孔　　B. 急性胆囊炎

C. 急性胰腺炎　　D. 胃扭转

E. 肠穿孔

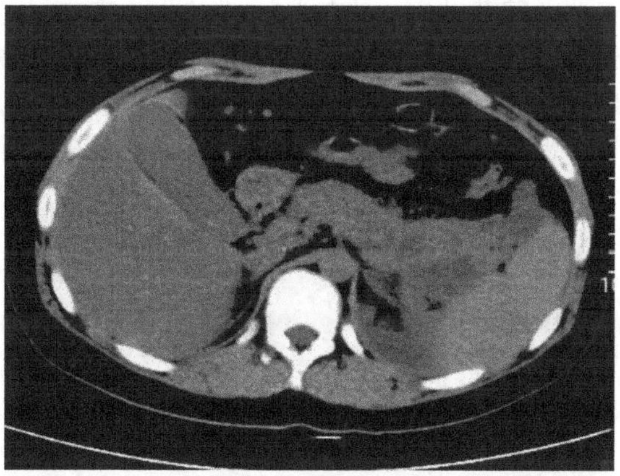

图1-47　腹部CT

考题分析：答案C。难度系数0.4，较难。本题所考疾病为急性胰腺炎，所考知识点为该疾病的诊断。该患儿表现为急性、持续、剧烈的上腹疼痛，查腹部CT示胰腺形态肿胀，密度不均，内见多发片状低密度影，胰周见包裹状、斑片状积液、渗出影，符合急性胰腺炎诊断标准，故选C。其他选项有类似临床表现，但结合腹部CT不支持。认知层次：应用。

（2）入院后应给予的饮食最合适的是（　　）

A. 禁食　　B. 无脂半流

C. 普食　　D. 低盐饮食

E. 高蛋白饮食

考题分析：答案A。难度系数0.7，容易。本题所考疾病为急性胰腺炎，所考知识点为该疾病的治疗。该患儿诊断急性胰腺炎，为避免进食刺激胰酶分泌导致胰腺进一步自身消化，需禁食。认知层次：应用。

（3）下述最有效的治疗措施是（　　）

A. 早期液体复苏

B. 生长抑素静脉滴注

C. 抗生素静脉注射

D. 急诊经内镜逆行胆胰管成像（ERCP）术

E. 质子泵抑制剂静脉注射

考题分析：答案A。难度系数0.4，较难。患儿发热＞38℃，心率增快＞120次/分，胰腺CT提示胰周积液，有局部并发症，故诊断重症胰腺炎。器官功能的维护对重症胰腺炎至关重要，早期充分液体复苏可稳定血流动力学，防止休克，预防多器官组织低灌注损害发生，故首选A。B、C、E治疗需采取，但非最佳首选治疗措施。认知层次：应用。

133. 患儿，女，11岁。因“反复腹痛、腹泻半年”就诊，伴体重下降7kg。体格检查：体重28kg，贫血貌，腹软，右下腹压痛，肛周见一肛瘘。辅助检查：结肠镜示升结肠、横结肠见裂隙样溃疡及铺路石样改变，伴肠腔狭窄。

（1）该患儿最可能的诊断是（　　）

A. 肠结核　　B. 溃疡性结肠炎

C. 肠淋巴瘤　　D. 克罗恩病

E. 肠易激综合征

考题分析：答案D。难度系数0.3，难。本题所考疾病为克罗恩病，所考知识点为该疾病的诊断。该患儿有腹痛、腹泻、体重下降，体检贫血貌，肛周见瘘管，结合结肠镜典型的裂隙样溃疡及铺路石样改变，首先考虑克罗恩病。肠结核可有腹痛、腹泻、消瘦表现，但肛瘘少见，且多表现为环形溃疡。溃疡性结肠炎与克罗恩病有相似症状，但结肠镜表现为连续性、弥漫性表浅溃疡，无裂隙样溃疡及铺路石样改变。肠淋巴瘤一般无肛瘘表现，该患儿内镜下表现也不符。患儿有贫血、体重下降等报警信号，有右下腹固定压痛，结合肠镜结果，提示器质性肠道病变，肠易激综合征不考虑。认知层次：应用。

（2）为进一步明确诊断及评估病情，首选的影像学检查方法是（　　）

A. 肠道超声　　B. 口服钡剂小肠造影

C. 小肠 CT 造影　　D. 小肠磁共振成像

E. 钡灌肠造影

考题分析：答案 D。难度系数 0.3，难。本题所考疾病为克罗恩病，所考知识点为该疾病的病情评估。对克罗恩病患儿需通过影像学检查进一步评估肠道透壁性病变的范围、性质（狭窄或穿透性病变）及严重程度。磁共振小肠成像对肠道透壁性病变的敏感性及特异性高，无辐射，故首选。肠道超声易操作，费用低，但易受肠道气体干扰，且对检查医师的经验要求极高，故不首选。口服钡剂小肠造影敏感性及特异性低，不考虑。CT 小肠成像对肠道透壁性病变的敏感性及特异性高，但考虑到辐射问题，在儿童不首选。钡灌肠造影敏感性及特异性低，且对小肠病变无法判断，不考虑。认知层次：应用。

（3）对该患儿肠黏膜炎症进行无创监测，首选下列哪一项（　　）

A. 粪便常规　　B. 血 CRP

C. 红细胞沉降率　　D. 血常规

E. 粪便钙卫蛋白

考题分析：答案 E。难度系数 0.3，难。本题所考疾病为克罗恩病，所考知识点为该疾病的评估。粪便钙卫蛋白作为反应肠黏膜炎症的生物标志物，与内镜下黏膜愈合情况有较高的一致性，目前认为对评估炎症性肠病黏膜炎症的严重程度及对治疗后疗效的评估有显著意义，故首选。认知层次：应用。

（4）该患儿下一步应采取的治疗方案是（　　）

A. 5- 氨基水杨酸药物

B. 糖皮质激素

C. 巯嘌呤类药物

D. 英夫利昔单克隆抗体

E. 全肠内营养

考题分析：答案 D。难度系数 0.3，难。本题所考疾病为克罗恩病，所考知识点为该疾病的治疗。对该患儿首先需进行诱导缓解治疗。结合其有营养不良、肛瘘、肠腔狭窄等表现，评估为高风险患儿，故首选英夫利昔单克隆抗体诱导缓解治疗。5- 氨基水杨酸、糖皮质激素、全肠内营养可用于中、低风险患儿诱导缓解治疗。巯嘌呤类药物只用于维持缓解治疗，不用于诱导缓解治疗。认知层次：应用。

134. 患儿，女，3 岁。因“发热 7 天”就诊。患儿 7 天前出现发热，体温波动在 39~39.5℃（耳），期间有一过性红色皮疹，有诉脐周及腹部右侧痛，能自行缓解，无呕吐、腹泻，无咳嗽、流涕，院外曾应用“阿奇霉素干混悬剂、阿莫西林颗粒、小儿柴桂退热颗粒”等，仍发热。体检：T 39.2℃，P 130 次 / 分，R 32 次 / 分，BP 85/55mmHg。精神软，眼睑水肿，结膜无充血，颈部多颗淋巴结，最大 1.5cm × 1.5cm 大小，咽充血，口腔情况如图 1-48 所示，心肺无殊，腹软，肝肋下 2cm，脾肋下 2.5cm，神经系统无殊。

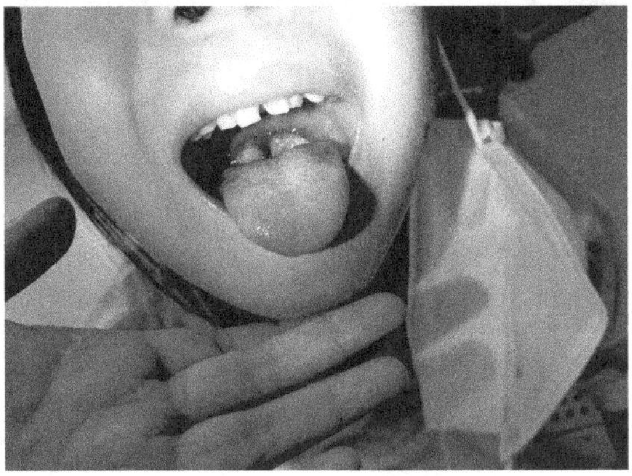

图 1-48　扁桃体情况

（1）以下哪项急诊检查对诊断帮助意义最大（　　）

A. 血常规　　B. 降钙素原

C. 尿常规　　D. 红细胞沉降率

E. 肝功能

考题分析：答案 A。难度系数 0.5，中等。本题所考疾病为传染性单核细胞增多症，所考知识点为该疾病的临床表现及实验室检查。该患儿临床表现有发热、咽扁桃体炎、脾和淋巴结肿大，首先需考虑传染性单核细胞增多症，此时血常规示淋巴细胞计数＞ 5×10^9/L 或异型淋巴细胞百分比≥ 10% 或异型淋巴细胞绝对数大于

1×10^9/L 即可临床诊断，故选 A，其余几项对病情轻重的判断及鉴别诊断有意义，但非首选。认知层次：理解。

（2）以下哪项检查能确诊该患儿所患疾病（　　）

A. 咽拭子培养

B. 颈淋巴结穿刺组织病理及抗酸染色检查

C. PPD 检查

D. 血 EB 病毒抗体检测

E. 腺病毒抗原检测

考题分析：答案 D。难度系数 0.6，较易。本题所考疾病为传染性单核细胞增多症，所考知识点为该疾病的实验室检查，该病由 EB 病毒感染所致，确诊选 D 无异议。在病原学检查时，也可取口咽部脱落上皮、血浆、血清或病变组织检测 EBV-DNA。颈淋巴结穿刺组织病理检查有助于淋巴瘤、结核病等诊断，对 EB 病毒检测意义不大，A、C、E 仅对鉴别诊断有意义。认知层次：应用。

（3）该患儿采取的治疗措施正确的是（　　）

A. 大剂量甲泼尼龙针静脉输注 2~3 天

B. 静脉输注三代头孢类抗生素抗菌

C. 利巴韦林针抗病毒

D. 更昔洛韦针抗病毒

E. α- 干扰素雾化

考题分析：答案 D。难度系数 0.6，较易。本题所考疾病为传染性单核细胞增多症，所考知识点为该疾病的治疗。更昔洛韦可抑制 EB 病毒复制，缩短病程，减轻严重的扁桃体肿胀。C、E 对 EB 病毒感染无效。病情严重者可短期、小剂量使用皮质激素，A 错误。无明显合并细菌感染的依据时，不需使用抗生素，B 错误。认知层次：应用。

135. 患儿，男，3 岁。因“发热 10 小时，瘀斑 1 小时”入院。体格检查：T 39.5℃，P 138 次 / 分，R 40 次 / 分，BP 60/40mmHg。精神萎靡，口唇微绀，心律齐，心音低钝，双肺呼吸音清，无啰音，腹软，肝脾未触及，腹部、臀周及下肢散在瘀斑、瘀点，以臀部为主，四肢凉，皮肤见大理石花纹，颈抵抗（–），布鲁津斯基征（–），巴宾斯基征（–）。

（1）该患儿初步诊断是（　　）

A. 流行性脑脊髓膜炎普通型

B. 流行性脑脊髓膜炎脑膜脑炎型

C. 流行性脑脊髓膜炎休克型

D. 流行性脑脊髓膜炎轻型

E. 流行性脑脊髓膜炎慢性败血症型

考题分析：答案 C。难度系数 0.6，较易。本题所考疾病为流行性脑脊髓膜炎，所考知识点为该疾病的临床表现及诊断。该病临床大多为普通型，主要表现为突发高热、头痛、呕吐、皮肤、黏膜瘀点、瘀斑、脑膜刺激征阳性。严重者分为以感染性休克为主要表现的休克型，以脑膜和脑实质严重损害为主要表现的脑膜脑炎型，以及更为凶险的混合型。该患儿精神萎靡，口唇微绀，心音低钝，四肢凉，皮肤见大理石花纹，血压下降，符合休克型标准，选 C，休克型脑膜刺激征大多缺如。患儿无明显脑实质或脑膜受累症状，B 非首选。轻型病例症状轻微，仅有低热、轻微头痛及咽痛等症状，皮肤、黏膜可有散在细小瘀点，无瘀斑，故 D 错误。慢性败血症型表现为间歇性发热，皮肤瘀点及关节痛，一般情况良好，E 错误。认知层次：理解。

（2）对该患儿确诊最有意义的检查是（　　）

A. 皮肤瘀点涂片镜检　　B. 脑脊液常规检查

C. 血常规＋ CRP　　D. 头颅 MRI 检查

E. 出凝血时间检测

考题分析：答案 A。难度系数 0.6，较易。本题所考疾病为流行性脑脊髓膜炎，所考知识点为该疾病的实验室检查，确诊方法有皮肤瘀点刺出液或脑脊液沉淀涂片镜检、前驱期咽拭子培养、细菌抗原检测及细菌基因检测，故选 A。其余几项对病情轻重及并发症的判断有帮助，但非确诊检查。认知层次：理解。

（3）该患儿抗感染治疗首选以下哪种药物（　　）

A. 阿奇霉素　　B. 头孢曲松

C. 头孢呋辛　　D. 利奈唑胺

E. 氨苄西林

考题分析：答案 B。难度系数 0.6，较易。本题所考疾病为流行性脑脊髓膜炎，所考知识点为该疾病的治疗，可选用青霉素、第三代头孢菌素如头孢噻肟、头孢曲松及氯霉素等，休克型宜首选第三代头孢菌素，故选 B。该患儿用 A、C、E 疗效不佳，D 用于革兰氏阳性菌感染，对脑膜炎双球菌无效。认知层次：应用。

136. 患儿，女，13 岁。因“发热、咳嗽 4 天，腹痛、胸闷 2 天”入院。患儿有胸闷，伴心悸，端坐呼吸，伴气促，面色苍白，咳痰偶见血丝，无水肿。体格检查：T 37.5℃，R 38 次 / 分，P 165 次 / 分，BP 82/55mmHg，SpO_2 84%。神志清，精神软，面色苍白，口唇发绀，呼吸偏促，两肺呼吸音粗，未闻及明显干湿啰音，心音低钝，心律齐，心前区未及明显病理性杂音，腹平软，肢端凉，CRT 4s。辅助检查：血常规 +CRP 示白细胞计数 6.0×10^9/L，血红蛋白 122g/L，血小板计数 135×10^9/L，CRP 4mg/L；肌钙蛋白 I 46.6ng/ml；心脏 B 超：左室弥漫性室壁运动减弱，EF 35%。

（1）该患儿最可能的主要诊断是（　　）

A. 重症肺炎　　B. 先天性心脏病

C. 心肌病　　D. 脓毒症

E. 暴发性心肌炎

考题分析：答案 E。难度系数 0.3，难。本题所考疾病为暴发性心肌炎，所考知识点为该疾病的诊断。该患儿急性起病，表现为胸闷、心悸、气促、端坐呼吸，体检心音低钝、肢端凉、CRT 延长、血压下降，血肌钙蛋白 I 明显升高、心脏 B 超 EF 值明显下降，故符合暴发性心肌炎、急性心力衰竭、心源性休克诊断，咳痰带血可能为肺水肿所致，故选项 E 最符合。认知层次：应用。

（2）以下措施符合该病治疗原则，但除外（　　）

A. 积极补液

B. 血管活性药物

C. 糖皮质激素

D. 休克难以纠正，给予 ECMO 支持

E. 大剂量丙种球蛋白

考题分析：答案 A。难度系数 0.4，较难。本题所考疾病为暴发性心肌炎，所考知识点为该疾病的治疗。患儿病情危重，出现心力衰竭、心源性休克，需要加强液体管理，控制输液速度和液体入出量负平衡；并适当应用血管活性药物。增加心肌收缩力、升高血压，维持组织器官灌注；免疫调节治疗包括糖皮质激素与丙种球蛋白等，可以减轻心脏炎症、改善预后，故选项 A 正确，不宜积极输液。认知层次：应用。

（3）患儿发生严重心律失常时，以下处理措施正确的是（　　）

A. 发生三度房室传导阻滞时植入永久起搏器

B. 发生室性心动过速时快速静脉推注胺碘酮

C. 应用 β 受体阻滞剂

D. 若出现心室颤动可除颤

E. 营养心肌治疗

考题分析：答案 D。难度系数 0.4，较难。本题所考疾病为暴发性心肌炎，所考知识点为该疾病的治疗。暴发性心肌炎患者伴有严重心律失常，引起血流动力学障碍，需快速识别并立即纠正心律失常。发生心室颤动等快速心律失常时，应立即电复律。大多数暴发性心肌炎患者度过急性期后可痊愈，发生严重心动过缓（如三度房室传导阻滞）时，不建议植入永久性起搏器；胺碘酮的使用需兼顾血压，不宜快速静脉推注；不宜使用 β 受体阻断剂等负性肌力的抗心律失常药物；营养心肌不是纠正心律失常的药物。故选项 D 正确。认知层次：应用。

137. 患儿，男，6 个月。因“发热 1 天”就诊。体温 40℃，无其他伴随症状。体格检查：神志清，精神一般，前囟平，心肺阴性，腹软，肝脾肋下未及，尿道口充血，神经系统阴性。实验室检查：尿白细胞计数 390/HP，尿红细胞计数 51/HP，尿蛋白定性（2+）。

（1）该患儿最可能的诊断为（　　）

A. 尿道口炎　　B. 急性膀胱炎

C. 急性肾小球肾炎　　D. 急性肾盂肾炎

E. 肾结核

考题分析：答案 D。难度系数 0.7，容易。本题所考疾病为泌尿系统感染，所考知识点为该疾病的诊断。本题患儿有发热，无呼吸道、消化道等感染依据，辅助检查尿常规示白细胞阳性，外周血白细胞升高，诊断首先考虑急性尿路感染，故 D 为正确选项。患儿有高热，难以单独

用尿道口炎及急性膀胱炎解释，故不选 A 及 B。患儿无水肿，年龄只有 6 个月，不符合急性肾小球肾炎表现，可排除选项 C。题干中未提示患儿有结核接触史及 PPD 检测结果，肾结核依据不足，故不选 E。认知层次：应用。

（2）患儿送检中段尿培养回报如下，下列哪一项结果最有助于确诊该患儿为泌尿系统感染（　　）

A. 导尿标本大肠埃希菌菌落数为 1×10^4CFU/ml

B. 导尿标本肺炎克雷伯菌 1×10^3CFU/ml

C. 中段尿标本粪肠球菌菌落数为 1×10^2CFU/ml

D. 中段尿标本菌落数为 1×10^3CFU/ml

E. 耻骨上膀胱穿刺标本尿培养有 G^- 细菌生长

考题分析：答案 E。难度系数 0.6，较易。本题所考疾病为泌尿系统感染，所考知识点为该疾病的诊断。尿培养结果是诊断泌尿系统感染的金标准，其中通过耻骨上膀胱穿刺获取的尿培养，检出任何数量的革兰氏阴性菌或＞ 10^3 的革兰氏阳性菌，感染的可能性高达 99%，可靠性远超过其他各项，故 E 为正确答案。认知层次：记忆。

（3）针对该患儿的病情，下列处理措施中最恰当的是（　　）

A. 继续观察，等待病情缓解

B. 三代头孢菌素针静脉滴注

C. 补液支持，促进尿液排泄

D. 3% 硼酸液清洁外阴

E. 生理盐水膀胱冲洗

考题分析：答案 B。难度系数 0.7，容易。本题所考疾病为泌尿系统感染，所考知识点为该病的治疗。该患儿诊断急性上尿路感染，病情进展可形成肾瘢痕，导致高血压、肾发育不良等后果。临床上应根据尿培养药敏试验结果选药，若无药敏结果，则选择经验性治疗。针对上尿路感染应选择血浓度高、覆盖泌尿系统感染常见病原菌的药物，故可在送检尿培养后选择三代头孢菌素针治疗，B 选项正确。认知层次：应用。

138. 患儿，女，9 岁。因“左小腿皮肤破溃 2 天，发热伴面色苍白 1 天”入院。体格检查：T 39.0℃，P 160 次 / 分，R 35 次 / 分，BP 72/45mmHg，神志清，精神软，面色苍白，全身浅表淋巴结未触及，咽充血，双肺听诊无异常，心音低钝，律齐，未及杂音，腹软，肝脾肋下未及，左下肢小腿发红肿胀，皮温升高，胫前约 7cm × 7cm 皮肤破溃，肢端凉，CRT 5s。辅助检查：血常规 +CRP 示白细胞计数 24.0×10^9/L，血红蛋白 134g/L，血小板计数 87×10^9/L，CRP 114mg/L；谷丙转氨酶 80U/L，血肌酐 58μmol/L；凝血功能：PT 9.60s，APTT 35.40s，纤维蛋白原 4.8g/L，D- 二聚体 2.52μg/ml。

（1）该患儿最可能的诊断是（　　）

A. 脓毒症、急性肾损伤

B. 脓毒症、脓毒性脑病

C. 脓毒症、弥散性血管内凝血

D. 脓毒症、ARDS

E. 脓毒症、肝衰竭

考题分析：答案 C。难度系数 0.5，中等。本题所考疾病为弥散性血管内凝血，所考知识点为该疾病的诊断。该患儿发生皮肤软组织感染，进展为脓毒症、脓毒性休克。在脓毒症基础上，患儿出现血小板下降，PT 缩短超过 3s，纤维蛋白原＞ 4g/L，D- 二聚体升高，考虑存在弥散性血管内凝血（高凝期），选项 C 正确。患儿血肌酐正常，未提供尿量情况，急性肾损伤诊断依据不足，选项 A 错误；患儿无明显脑功能障碍，不支持脓毒性脑病，选项 B 错误；患儿无呼吸窘迫表现，未达到 ARDS 诊断标准，选项 D 排除；患儿谷丙转氨酶升高不明显，不支持肝衰竭，选项 E 不支持。认知层次：理解。

（2）以下采取的治疗措施正确的是（　　）

A. 抗病毒治疗　　B. 输注红细胞

C. 肝素抗凝　　D. 输注血小板

E. 输注新鲜冷冻血浆

考题分析：答案 C。难度系数 0.5，中等。本题所考疾病为弥散性血管内凝血，所考知识点为该疾病的治疗。病因治疗是治疗 DIC 的基石，患儿存在皮肤软组织感染，CRP、白细胞明显升高，提示细菌感染，应经验性使用覆盖致病细菌谱的抗生素，而不是抗病毒药物，选项 A 错误。患儿不存在贫血，不需输注红细胞，选项

B 错误。患儿存在弥散性血管内凝血（高凝期），在抗感染治疗基础上，不存在活动性出血，可予肝素抗凝治疗，改善凝血功能紊乱，选项 C 正确。患儿是否需要替代治疗，取决于血液成分减少导致出血风险，患儿血小板计数＞ 50×10^9/L，不存在活动性出血，不需要输注血小板，选项 D 错误。患儿不存在 PT、APTT 延长大于 1.5 倍，纤维蛋白原＞1.5g/L，不需要输注新鲜冷冻血浆，选项 E 错误。认知层次：应用。

（3）下述哪一项符合患儿可能出现的临床表现（　　）

A. 早期出现皮肤、黏膜、穿刺部位自发性出血

B. 双下肢出现对称性皮肤紫癜

C. 常见溶血性贫血

D. 可导致多器官功能损害

E. 休克较容易纠正

考题分析：答案 D。难度系数 0.6，较易。本题所考疾病为弥散性血管内凝血，所考知识点为该疾病的临床表现。该疾病临床表现常见出血、休克、栓塞及溶血，可分为高凝期、消耗性低凝期、继发性纤溶亢进期。疾病早期首先是高凝期，不会出现自发性出血，排除 A；患儿发生皮肤紫癜时，呈不对称性，与过敏性紫癜表现不一致，故 B 排除；微血管病性溶血较少发生，排除 C；弥散性血管内凝血引起的休克，顽固不易纠正，故排除 E；弥散性血管内凝血引起的休克和栓塞可导致多器官功能不全，甚至衰竭，故答案选 D。认知层次：理解。

139. 患儿，男，8 岁。因“发热、咳嗽 3 天，乏力 2 天”入院。患儿乏力明显，活动耐量下降，稍气促，无发绀。体格检查：T 37.7℃，R 30 次 / 分，P 107 次 / 分，BP 71/56mmHg，SpO_2 95%。神志清，精神萎靡，面色稍苍白，两肺未闻及干湿啰音，心音低钝，心律不齐，心前区未及明显杂音，腹平软，肢端凉，CRT 4 秒。辅助检查：血常规+CRP 示白细胞计数 3.6×10^9/L，血红蛋白 112g/L，血小板计数 150×10^9/L，CRP 4mg/L；肌钙蛋白 I 34.5ng/ml；心电图：阵发性室性心动过速；心脏 B 超示 EF 42%。

（1）该患儿最可能的诊断是（　　）

A. 急性重症心肌炎

B. 心肌病

C. 重症肺炎伴心功能不全

D. 脓毒症伴室性心动过速

E. 脓毒症伴脓毒性心肌病

考题分析：答案 A。难度系数 0.5，中等。本题所考疾病为急性重症心肌炎（暴发性），所考知识点为该疾病的诊断。该患儿发热、咳嗽、乏力明显，心音低钝、心律不齐、肢端凉、CRT 延长、血压下降，结合肌钙蛋白 I 明显升高、心电图示阵发性室性心动过速，心脏 B 超 EF 值明显下降，诊断急性重症心肌炎（暴发性）、心源性休克，故选项 A 正确。不符合重症肺炎、脓毒症及心肌病的临床特点，其余选项不正确。认知层次：应用。

（2）以下采取的治疗方案正确的是（　　）

A. 液体复苏是关键

B. 若出现心室颤动，采用同步电复律

C. 联合使用抗生素

D. 不宜使用血管活性药物

E. 休克难以纠正宜行 ECMO 治疗

考题分析：答案 E。难度系数 0.5，中等。本题所考疾病为暴发性心肌炎，所考知识点为该疾病的治疗。暴发性心肌炎患者应做好容量管理，减轻心脏前后负荷，如限制液体、利尿等，而不应该过多液体复苏；出现心室颤动需立即行非同步电复律（除颤）治疗；题干信息并未提供重症感染依据，联合使用抗生素不合理；血管活性药物可以改善心功能，纠正血流动力学障碍；当心源性休克保守治疗难以纠正时可行 ECMO 支持治疗，因 ECMO 作为体外生命支持手段，让心脏得到休息，为功能恢复争取时间，故选项 E 正确。认知层次：应用。

（3）患儿休克难以纠正，以下处理正确的是（　　）

A. ECMO 使用时不需要进行抗凝治疗

B. ECMO 治疗模式选择 V-V 模式

C. ECMO 置管选择颈内静脉与股静脉

D. ECMO 治疗模式选择 V-A 模式

E. ECMO 使用前不需征得家属同意

考题分析：答案 D。难度系数 0.4，较难。本题

所考疾病为暴发性心肌炎，所考知识点为该疾病的治疗。使用 ECMO 时需要进行充分抗凝，治疗暴发性心肌炎时应选择 V-A 模式，置管选择颈内静脉与颈动脉，或者股静脉与股动脉。ECMO 属于价格昂贵的治疗手段，且存在发生严重并发症的可能，因此，使用 ECMO 前应严格把握适应证，在充分告知利弊前提下征得家属同意。因此选 D。认知层次：应用。

140. 患儿，女，27 天。因“发热 1 天”就诊。无排尿哭闹，无咳嗽，无腹泻。体格检查：T 38.9℃，P136 次/分。前囟平，心肺阴性，腹平软，肝脾肋下未及，外阴充血，见白色分泌物，神经系统阴性。实验室检查：尿白细胞计数 22/HP，尿红细胞计数 2/HP，中性粒细胞酯酶（2+）。

（1）为明确该患儿的诊断，予送检尿培养，下列各种尿标本采集方法中，最可靠的是（　　）

A. 接尿袋留尿

B. 清洁外阴后留取中段尿

C. 直接插导管采集尿标本

D. 留置导尿管，引流袋接尿

E. 耻骨上膀胱穿刺取尿标本

考题分析：答案 E。难度系数 0.7，容易。本题所考疾病为泌尿系统感染，所考知识点为该病的诊断。尿培养阳性结果是诊断泌尿系统感染的金标准，耻骨上膀胱穿刺标本，只要有细菌生长，无菌落数要求即可确立泌尿系统感染诊断，准确性远高于其他方法，故选 E。认知层次：记忆。

（2）患儿家长同意采用直接插导尿管留尿，现尿培养回报阳性，下列菌落计数结果中，对该患儿有确诊意义的是（　　）

A. 球菌落计数 1.2×10^2CFU/ml

B. 球菌落计数 1.1×10^3CFU/ml

C. 杆菌菌落计数 1.1×10^3CFU/ml

D. 杆菌菌落计数 1×10^4CFU/ml

E. 杆菌菌落计数 10^4~10^5CFU/ml 之间

考题分析：答案 B。难度系数 0.5，中等。本题所考疾病为泌尿系统感染，所考知识点为该病的诊断标准。尿培养阳性结果是诊断泌尿系统感染的金标准，球菌落计数＞10^3CFU/ml，杆菌菌落计数＞10^5CFU/ml 可以诊断泌尿系统感染，故选 B。认知层次：记忆。

（3）下列哪项最符合该患儿的临床表现（　　）

A. 感染多局限在泌尿系统某一特定部位

B. 很少引起败血症

C. 临床表现具有特异性

D. 黄疸消退延迟

E. 局部尿路刺激症状明显

考题分析：答案 D。难度系数 0.5，中等。本题所考疾病为泌尿系统感染，所考知识点为新生儿泌尿系统感染的临床表现。新生儿泌尿系统感染临床表现不典型，定位症状不明显，可以仅表现为发热、黄疸、生长发育延迟等，常伴有败血症，故选 D。认知层次：理解。

141. 患儿，女，3 岁。因“发热 2 天”就诊。体温最高 39.6℃，无惊厥，无排尿哭吵，无咳嗽，无腹泻。体格检查：无明显异常。实验室检查：尿白细胞计数 58/HP，尿红细胞计数 +/HP，尿蛋白定性（2+）；血常规：C 反应蛋白 129.45mg/L，白细胞计数 18×10^9/L，中性粒细胞百分比 75.1%。

（1）该患儿最可能的诊断是（　　）

A. 急性肾小球肾炎　　B. 肾病综合征

C. 急性膀胱炎　　D. 急性肾盂肾炎

E. 川崎病

考题分析：答案 D。难度系数 0.5，中等。本题所考疾病为泌尿系统感染，所考知识点为泌尿系统感染的临床诊断。患儿年龄小，以发热为表现，尿常规示白细胞尿，血白细胞及 CRP 显著升高，提示上尿路感染，不支持急性膀胱炎，故选 D。患儿存在血尿及蛋白尿，临床需警惕急性肾小球肾炎及肾病综合征，但本例患儿年幼，无水肿，伴发热，故依据不足。川崎病可以有高热、白细胞尿，本例患儿发热时间短，无皮疹，无浅表淋巴结肿大、结膜充血及肛周指尖脱皮，依据不足，故不选 E。认知层次：应用。

（2）下列针对该患儿选择抗菌药物的原则中，正确的是（　　）

A. 选择药物不依赖于感染部位

B. 应待尿培养及药物敏感试验结果回报后开始

应用抗生素

C. 为迅速控制感染可短暂使用肾毒性药物

D. 抗感染治疗 2~3 天无效即应更改抗生素

E. 为增加抗菌药物覆盖率，可选用两种抗菌药物合用

考题分析：答案 D。难度系数 0.4，较难。本题所考疾病为泌尿系统感染，所考知识点为泌尿系统感染的抗生素选择。泌尿系统感染应根据感染部位选用不同的药物，对肾盂肾炎就选择血浓度高的药物，对膀胱炎应选择尿浓度高的药物，故不选 A。患儿年龄小，伴高热，病情重，送检尿培养后应立即经验性使用抗生素，故 B 不正确。泌尿系统感染患儿就尽可能避免使用肾毒性药物，必要时选用对肾功能损害小的药物，故 C 错误。泌尿系统感染多采用单一抗生素治疗，如果抗感染治疗 2~3 天无效，则应及时更改抗生素，故不选 E，D 为正确答案。认知层次：应用。

（3）该患儿进一步完善检查，B 超示左肾积水，二巯基丁二酸（DMSA）肾显像提示双肾上下极分布稀疏，排泄性尿路造影提示双侧膀胱输尿管反流Ⅲ级，下列说法中，正确的是（　　）

A. 经合理抗菌治疗，通常患儿于 1~2 周症状消失

B. 存在约 50% 的复发或再感染风险

C. DMSA 肾显像异常提示该患儿已形成肾瘢痕

D. 左肾积水提示患儿存在肾盂输尿管连接处狭窄

E. 膀胱输尿管反流与患儿预后无关

考题分析：答案 B。难度系数 0.4，较难。本题所考疾病为泌尿系统感染，所考知识点为泌尿系统感染的预后。泌尿系统感染经过合理抗生素治疗，多数于数日内症状消失，故 A 错误。泌尿系统感染患儿中有近 50% 的患儿可复发或再感染，再发病例多伴有尿路畸形，其中以膀胱输尿管反流最常见，故 B 正确。肾脏 DMSA 异常提示该患儿为上尿路感染，急性期不能确定是否已形成肾瘢痕，故 C 不正确。左肾积水不一定是肾盂输尿管连接处狭窄，也可能与膀胱输尿管反流相关，故 D 错误。肾瘢痕形成、膀胱输尿管反流均与该患儿预后相关，E 不正确。认知层次：应用。

142. 患儿，男，2 岁。因“皮肤黄染 4 天”入院。患儿 4 天前出现皮肤黄染，无白陶土样粪便，伴嗜睡，无发热。体格检查：T 36.6℃，R 20 次 / 分，P 118 次 / 分，BP 104/69mmHg。嗜睡，精神软，皮肤、巩膜重度黄染，无出血点，无肝掌、蜘蛛痣，心肺听诊无异常，腹软，腹壁静脉无曲张。1 周前曾服用中药 3 天，具体药物成分不详。辅助检查：血常规 +CRP 示白细胞计数 5.3×10^9/L，血红蛋白 126g/L，血小板计数 146×10^9/L，CRP 3mg/L；谷丙转氨酶 2630U/L；凝血功能：PT 39.30s，APTT 50.30s，纤维蛋白原 1.2g/L，D- 二聚体 1.1μg/ml；血氨 99.1μmol/L。

（1）患儿最可能的诊断是（　　）

A. 弥散性血管内凝血　　B. 脓毒症

C. 遗传代谢病　　D. 急性病毒性肝炎

E. 急性肝衰竭

考题分析：答案 E。难度系数 0.5，中等。本题所考疾病为急性肝衰竭，所考知识点为该疾病的诊断。患儿近期曾服用中药，谷丙转氨酶明显异常，结合出凝血功能异常、血氨升高，考虑急性肝衰竭，故选 E。患儿无诱发弥散性血管内凝血的基础病因及相关临床表现，血小板、纤维蛋白原及 D- 二聚体无异常，选项 A 不成立。脓毒症、遗传代谢病及急性病毒性肝炎诊断依据不足，选项 B、C、D 不正确。认知层次：应用。

（2）下一步应该进行的处理为（　　）

A. 补充凝血因子　　B. 抗病毒治疗

C. 手术治疗　　D. 特殊饮食

E. 肝素治疗

考题分析：答案 A。难度系数 0.5，中等。本题所考疾病为急性肝衰竭，所考知识点为该疾病的治疗。引起患儿急性肝衰竭的病因可能为遗传代谢病、胆道发育异常、感染等，在未明确病因前，需要对症处理，补充凝血因子，改善凝血功能，故选 A，选项 B、C、D 不正确。患儿急性肝衰竭导致凝血因子合成减少，引起凝血功能异常，与 DIC 发病机制不同，不能使用肝素治疗，选项 E 错误。认知层次：应用。

（3）患儿治疗过程中出现意识障碍，谵妄状态，可能的原因是（　　）

A. 高氨血症　　B. 颅内感染

C. 癫痫　　D. 肾衰竭

E. 核黄疸

考题分析：答案 A。难度系数 0.4，较难。本题所考疾病为急性肝衰竭，所考知识点为该疾病的并发症。急性肝衰竭引起脑水肿、肝性脑病，血氨升高是其发病机制之一，选项 A 正确。至于颅内感染、癫痫、肾衰竭没有依据，核黄疸是新生儿高胆红素血症并发症，其余选项不正确。认知层次：应用。

143. 患儿，男，4 岁。因“头痛、呕吐 1 天，意识不清 1 小时”入院。体格检查：T 36.8℃，R 24 次 / 分，P 104 次 / 分，BP 86/58mmHg。浅昏迷，双侧瞳孔等大正圆，约 4mm，对光反射迟钝，两肺呼吸音粗，未及干湿啰音，心音有力，律齐，肢体活动减少，病理征（-）。辅助检查：血常规 +CRP 示白细胞计数 4.2×10^9/L，血红蛋白 132g/L，血小板计数 215×10^9/L，CRP 6mg/L；头颅 CT 小脑蚓部占位伴幕上脑积水。

（1）该患儿最可能的诊断为（　　）

A. 颅内感染　　B. 脑卒中

C. 偏头痛　　D. 脑疝

E. 药物中毒

考题分析：答案 D。难度系数 0.5，中等。本题所考疾病为脑疝，所考知识点为该疾病的诊断。该患儿急性发病，意识障碍及瞳孔对光反射改变，头颅 CT 示异常，首先考虑颅内占位、脑积水引起脑疝。无感染依据，颅内感染不支持，选项 A 错误。头颅 CT 未提示脑卒中改变，选项 B 不支持。偏头痛不引起意识及瞳孔改变，选项 C 错误。题干未提供服用药物信息，选项 E 不支持。认知层次：应用。

（2）下一步紧急治疗措施正确的是（　　）

A. 营养神经　　B. 止血

C. 抗感染　　D. 甘露醇降颅压

E. 积极补液

考题分析：答案 D。难度系数 0.5，中等。本题所考疾病为脑疝，所考知识点为该疾病的治疗。患儿处于脑疝代偿期，应积极降颅压，避免病情进一步发展。故选 D。认知层次：应用。

（3）患儿突发呼吸节律不规则，面色口唇发绀，意识障碍程度加重，以下处理正确的是（　　）

A. 完善术前准备，择期手术

B. 鼻导管吸氧

C. 立即行手术治疗

D. 行头颅 CT

E. 完善腰椎穿刺

考题分析：答案 C。难度系数 0.5，中等。本题所考疾病为脑疝，所考知识点为该疾病的治疗。颅内占位引起的脑疝危及生命时，应尽快行手术减压，选项 C 正确。出现中枢性呼吸衰竭时，应气管插管、机械通气；在病因明确情况下，无须再复查头颅 CT；脑疝患者禁止腰椎穿刺，选项 B、D、E 错误。认知层次：应用。

144. 患儿，男，3 岁。因“发热、咳嗽 4 天，气促 2 天，机械通气 1 天”入院。体格检查：镇痛镇静中，右颈内深静脉穿刺部位渗血难止，两肺呼吸音粗，对称，闻及散在痰鸣音及少许干啰音，心音中等，律齐，腹软，肝脾肋下未及，四肢肢端凉，CRT 4s。辅助检查：血常规 +CRP 示白细胞计数 16.0×10^9/L，血红蛋白 122g/L，血小板计数 75×10^9/L，CRP 48mg/L；降钙素原 20.5ng/ml，谷丙转氨酶 77U/L，血肌酐 33μmol/L，肌钙蛋白 I 1.2ng/ml；凝血功能：PT 25.60s，APTT 57.40s，纤维蛋白原 0.8g/L，D- 二聚体 11μg/ml；胸片示两肺感染。

（1）患儿最可能的诊断是（　　）

A. 原发性纤溶亢进

B. 严重肝病

C. 溶血性尿毒症综合征

D. 血友病

E. DIC

考题分析：答案 E。难度系数 0.3，难。本题所考疾病为弥散性血管内凝血，所考知识点为该疾病的诊断。患儿肺部感染重，需要机械通气支持，诊断重症肺炎，加上患儿静脉穿刺部位渗血难止，凝血功能异常，PT、APTT 均延长，血小板降低，纤维蛋白原降低，D- 二聚体明显升高，首先考虑重症感染引起DIC，选项E正确。患儿D-二聚体明显升高，血小板下降，与原发性纤溶亢进不符，选项A错误；患儿肝脏大小无异常，谷丙转氨酶升高不明显，诊断严重肝病不成立，选项B不正确；患儿血红蛋白正常，肾功能正常，溶血性尿毒症综合征依据不足，选项C排除；凝血功能提示PT、APTT均异常，排除血友病，选项D错误。认知层次：应用。

（2）下一步治疗措施正确的是（　　）

A. 输注新鲜冷冻血浆

B. 应用纤溶抑制药物

C. 肝素抗凝

D. 输注血小板

E. 大剂量激素冲击

考题分析：答案A。难度系数0.4，较难。本题所考疾病为弥散性血管内凝血，所考知识点为该疾病的治疗。患儿存在弥散性血管内凝血，PT延长＞1.5倍，伴有活动性出血，可予输注新鲜冷冻血浆纠正凝血功能异常，选项A正确。临床上一般不使用纤溶抑制药物，选项B错误。目前患儿存在活动性出血，不能使用肝素等抗凝治疗，选项C错误。输注血小板指征为未出血的患者血小板计数＜20×10^9/L，或者存在活动性出血且血小板计数＜50×10^9/L的DIC患者，选项D错误。糖皮质激素不作为常规使用，在基础病治疗需要糖皮质激素，感染中毒性休克并DIC且有效抗感染治疗，并发肾上腺功能不全等情况时可以小剂量使用糖皮质激素，选项E错误。认知层次：理解。

（3）患儿在治疗过程中，以下哪一种情况极少发生（　　）

A. 颅内高压

B. 肾衰竭

C. 意识障碍

D. 血压下降，甚至休克

E. 重度溶血

考题分析：答案E。难度系数0.5，中等。本题所考疾病为弥散性血管内凝血，所考知识点为该疾病的临床表现。除了基础疾病的表现外，还可以伴有出血、休克、栓塞及溶血等。患儿已发生自发性出血，血栓可发生于各个器官的微血管，表现为脑血管、肾脏等部位栓塞，出现颅内高压、意识障碍，顽固性休克、肾衰竭等。而溶血较少发生，偶见皮肤、巩膜黄染。因此选E。认知层次：应用。

145. 患儿，男，10岁。因“神志不清1小时余”入院。患儿有严重脑瘫病史，长期卧床。1小时前因喝水呛咳并呕吐后出现神志不清，呼之不应，四肢无力。体格检查：深昏迷，面色、口唇发绀，两侧瞳孔散大，直径5mm，对光反射消失，抽泣样呼吸，心音消失，肢端冰冷。

（1）该患儿可能的诊断为（　　）

A. 窦性心动过缓　　B. 暴发性心肌炎

C. 心肺骤停　　D. 颅内感染

E. 脑疝

考题分析：答案C。难度系数0.5，中等。本题所考疾病为心肺骤停，所考知识点为该疾病的诊断。该患儿急性发病，在呛咳并呕吐后出现神志改变、瞳孔对光反射消失，抽泣样呼吸，心音消失，考虑可能为窒息导致心肺骤停。故选项C正确。认知层次：应用。

（2）下一步紧急治疗措施，最佳答案是（　　）

A. 立即心肺复苏　　B. 吸氧

C. 抗感染　　D. 补液

E. 营养神经

考题分析：答案A。难度系数0.5，中等。本题所考疾病为心肺复苏，所考知识点为该疾病的治疗。患儿心肺骤停应立即实施心肺复苏术，其余治疗不是最佳答案。故选A。认知层次：应用。

（3）患儿心跳恢复，无自主呼吸，予气管插管、机械通气后，以下处理正确的是（　　）

A. 不需要降颅压治疗　　B. 亚低温治疗

C. 积极液体复苏　　D. 进行撤机准备

E. 继续胸外按压

考题分析：答案B。难度系数0.5，中等。本题所考疾病为心肺复苏，所考知识点为该疾病的治疗。心肺复苏成功的关键在于脑复苏成功，亚低温治疗有助于神经功能恢复，故B正确。心搏骤停后，脑缺血再灌注可发生脑水肿，可使用甘露醇等治疗颅高压，限制液体，避免加重脑水肿，选项A、C错误。患儿心跳恢复后，自主呼吸仍未恢复，可以气管插管、机械通气进行呼吸支持，不需要继续胸外按压，也不能进行撤机，选项D、E错误。认知层次：应用。

146. 患儿，女，7岁。因“眼睑水肿1天”就诊。2周前有化脓性扁桃体炎史。体格检查：BP 135/83mmHg。神志清，精神可，双眼睑轻度水肿，双侧扁桃体Ⅱ度肿大，未见脓点，心肺阴性，腹平软，移动性浊音阴性。实验室检查：尿白细胞计数（1+）/HP，尿红细胞计数（3+）/HP，尿蛋白定性（2+）。

（1）为明确该患儿诊断，下列检查首选哪一项（　　）

A. 尿沉渣红细胞形态

B. ASO抗体和补体测定

C. 肾脏B超

D. 中段尿培养

E. 24小时尿蛋白定量和血白蛋白

考题分析：答案B。难度系数0.5，中等。本题所考疾病为急性肾小球肾炎，所考知识点为急性肾小球肾炎的诊断。患儿起病前2周有前驱感染史，临床表现为水肿、血尿、高血压，尿常规提示红细胞尿及蛋白尿，临床诊断首先考虑急性链球菌感染后肾小球肾炎，ASO抗体升高及补体C3下降是诊断的重要条件，因此B是正确选项，其他各项均有辅助及鉴别诊断价值，但均非急性肾小球肾炎的主要诊断依据，故不选。认知层次：应用。

（2）推测引起该患儿发病的细菌最可能是（　　）

A. A组α溶血性链球菌

B. A组β溶血性链球菌

C. B组α溶血性链球菌

D. B组β溶血性链球菌

E. 肺炎链球菌

考题分析：答案B。难度系数0.6，较易。本题所考疾病为急性肾小球肾炎，所考知识点为急性肾小球肾炎的病因。患儿起病前2周有化脓性扁桃体炎的前驱感染史，临床表现为水肿、血尿、高血压，尿常规提示红细胞尿及蛋白尿，临床诊断首先考虑急性链球菌感染后肾小球肾炎，本病最常见的致病菌为A组β溶血性链球菌的致肾炎菌株，故B为正确答案。认知层次：记忆。

（3）针对该患儿的下列各项治疗措施中，正确的是（　　）

A. 卧床休息8周以上

B. 低蛋白饮食4周以上

C. 无盐饮食至尿蛋白消失

D. 使用青霉素10~14天

E. 血压正常后即可正常活动

考题分析：答案D。难度系数0.5，中等。本题所考疾病为急性肾小球肾炎，所考知识点为急性肾小球肾炎的治疗。急性肾小球肾炎急性期需卧床2~3周，故不选A。急性肾炎有氮质血症者应限蛋白摄入，一般情况下不限蛋白摄入。急性肾炎急性期以低盐饮食为好，严重水肿或高血压者予无盐饮食，无“至尿蛋白消失”一说，故C不正确。急性肾炎通常使用青霉素10~14天，以清除残余感染灶，故D正确。患儿血压正常可下床进行轻微活动，尿检完全正常方可恢复体力活动，故E不正确。认知层次：应用。

147. 患儿，男，6个月。因“窒息后神志不清10余分钟”入院。体格检查：深昏迷，面色、口唇苍白，两瞳孔等大正圆，直径5mm，对光反射极迟钝，抽泣样呼吸，心音低钝，肢端冷，CRT 5s。

（1）该患儿可能诊断正确的是（　　）

A. 癫痫　　B. 肺炎

C. 心肺衰竭　　D. 休克

E. 颅内感染

考题分析：答案C。难度系数0.7，容易。本题所考疾病为心肺复苏，所考知识点为该疾病的诊断。该患儿因窒息后出现深昏迷、瞳孔对光反射迟钝、抽泣样呼吸及心音低钝，考虑窒息导致心肺衰竭。患儿病因明确，其余选项可排除。认知层次：应用。

（2）下一步紧急治疗措施是（　　）

A. 立即心肺复苏

B. 鼻导管给氧
C. 营养神经
D. 预防感染
E. 首选异丙肾上腺素静脉注射

考题分析：答案 A。难度系数 0.7，容易。本题所考疾病为心肺复苏，所考知识点为该疾病的治疗。患儿心肺衰竭时，立即启动的抢救措施是心肺复苏，故选 A。对于自主呼吸不规律的患儿，鼻导管给氧不适用，选项 B 错误。营养神经、预防感染不是必须紧急实施的，选项 C、D 不正确。心肺骤停的首选药物为肾上腺素，选项 E 错误。认知层次：应用。

（3）患儿心肺复苏成功后，查血气分析示 pH 7.18，$PaCO_2$ 32.0mmHg，PaO_2 105.4mmHg，BE -16.5mmol/L，血乳酸 15.9mmol/L；血钾 5.65mmol/L；血糖 15.5mmol/L。以下说法正确的是（　　）

A. 医源性高钾血症
B. 继发肾衰竭
C. 需排除遗传代谢性疾病
D. 可能会再次引起心搏骤停
E. 存在糖尿病酮症酸中毒

考题分析：答案 D。难度系数 0.7，容易。本题所考疾病为心肺复苏，所考知识点为该疾病的治疗。心肺复苏成功后应维持内环境稳定，无论是严重酸中毒、高钾血症等均可能再次诱发心搏骤停，选项 D 正确。本病例未提供输注含钾液体信息，选项 A 错误；患儿未明确病因下急性发病，血气分析酸中毒、高乳酸以及高血糖与心肺骤停后组织缺氧、机体应激反应有关，选项 B、C、E 依据不足，故排除。认知层次：应用。

148. 患儿，男，2 岁。因"发热伴咳嗽、气促 2 天，发绀 1 小时"入院。体格检查：T 38.5℃，R 52 次 / 分，P 139 次 / 分，BP 80/45mmHg，SpO_2 89%。神志清，精神软，口唇发绀，可见三凹征，两肺呼吸音粗，闻及散在中等大小湿啰音，心音有力，律齐，肢端凉，CRT 3s。辅助检查：血气分析（吸入室内空气）：pH 7.23，$PaCO_2$ 31.7mmHg，PaO_2 55.8mmHg，BE -14.3mmol/L。入院后面罩 6L/min 给氧下，意识模糊，呼吸费力，氧饱和度维持欠佳。

（1）该患儿可能的诊断正确的为（　　）

A. 支气管炎　　B. ARDS
C. Ⅰ型呼吸衰竭　　D. 高碳酸血症
E. Ⅱ型呼吸衰竭

考题分析：答案 C。难度系数 0.5，中等。本题所考疾病为呼吸衰竭，所考知识点为该疾病的诊断。该患儿在未吸氧下，血气分析示 PaO_2 < 60mmHg，$PaCO_2$ 降低，诊断Ⅰ型呼吸衰竭，选项 C 正确，排除选项 D、E。结合患儿有发热、咳嗽、气促，伴呼吸费力，双肺闻及湿啰音，面罩给氧下低氧血症难以改善，诊断重症肺炎；题干提供信息依据不足，ARDS 诊断不成立。故选项 A、B 不正确。认知层次：应用。

（2）下一步应该采取的紧急治疗措施，正确的是（　　）

A. 积极抗感染
B. 气管插管、机械通气
C. 静脉注射丙种球蛋白
D. 液体复苏
E. 雾化抗炎

考题分析：答案 B。难度系数 0.7，容易。本题所考疾病为呼吸衰竭，所考知识点为该疾病的治疗。患儿普通给氧下低氧血症难以纠正，出现意识障碍，需尽快采取呼吸支持，予气管插管、机械通气改善氧合功能。其余选项不属于紧急呼吸支持内容。故选 B。认知层次：应用。

（3）患儿病情进一步加重，有创机械通气下 SpO_2 94%，压力控制通气（PCV）模式，PIP 25cmH_2O，PEEP 8cmH_2O，RR 30 次 / 分，FiO_2 70%，MAP 15cmH_2O，以下处理正确的是（　　）

A. 选择高于生理潮气量通气
B. 吸气平台压越高越安全
C. PEEP 是改善低氧的重要参数
D. 保持液体正平衡
E. 优先选择肠外营养

考题分析：答案 C。难度系数 0.5，中等。本题所考疾病为 ARDS，所考知识点为该疾病的治疗。根据儿童急性呼吸窘迫综合征诊断标准，有创机械通气下氧饱和度指数 11.2 > 7.5，诊断为 PARDS。PARDS 在机械通气治疗时推荐肺保护性通气策略，控制通气的潮气量等于或低于生理潮气量范围（5~8ml/kg），吸气平台压限制在 28cmH_2O，选项 A、B 错误。PEEP 可以避免肺泡萎陷，减少无效腔通气，是改善低氧的重要参数，选项 C 正确。PARDS 患儿维持足够的血管内容量，避免液体正平衡，减少肺部血管外液体和肺水肿，选项 D 错误。PARDS 患儿优先选择肠内营养，而不是肠外营养，选项 E 错误。认知层次：应用。

149. 患儿，女，10 岁。因“水肿 3 天”入院，伴少尿、头痛。体格检查：BP129/97mmHg。双侧眼睑及双下肢轻度水肿，双侧扁桃体Ⅰ度肿大，未见脓点，心肺阴性，腹平软，肝脾肋下未及。实验室检查：尿常规示红细胞计数 70/HP，尿蛋白定性（1+）；血尿素 2.4mmol/L，血肌酐 40.9μmol/L；补体 C3 23.7mg/dl，补体 C4 17.1mg/dl，ASO 抗体 1210U/ml。

（1）下列病史中，哪项与该患儿的发病最相关（　　）

A. 2 个月前患皮肤感染

B. 3 天前患化脓性扁桃体炎

C. 5 天前患支原体肺炎

D. 12 天前患猩红热

E. 3 周前患咽结合膜热

考题分析：答案 D。难度系数 0.5，中等。本题所考疾病为急性肾小球肾炎，所考知识点为急性肾小球肾炎的病因。本题患儿为学龄期儿童，起病急，存在水肿、血尿、高血压，ASO 抗体显著升高，补体 C3 下降，临床首先考虑急性链球菌感染后肾小球肾炎，该病往往在起病前 1~3 周有前驱感染史，其中 90% 病例有链球菌的前驱感染，以呼吸道及皮肤感染为主，上呼吸道感染多在发病前 1~2 周，皮肤感染为 3~4 周。选项 D“12 天前患猩红热”为正确答案。选项 A 时间过长，选项 B 时间过短，选项 C 和选项 E 均非链球菌感染，故均不是正确选项。认知层次：应用。

（2）推测该患儿的肾脏病理改变最可能是（　　）

A. 微小病变

B. 毛细血管内增生性肾小球肾炎

C. 局灶节段性肾小球硬化

D. 膜性肾病

E. 系膜增生性肾炎

考题分析：答案 B。难度系数 0.7，容易。本题所考疾病为急性肾小球肾炎，所考知识点为急性肾小球肾炎的肾病理改变。本题患儿临床诊断急性链球菌感染后肾小球肾炎，该病的典型肾病理改变为弥漫性毛细血管内皮细胞增生，故选 B。认知层次：记忆。

（3）针对该患儿的病情，下列治疗措施中首选的是（　　）

A. 休息和加强营养

B. 控制感染

C. 降压、利尿

D. 使用激素和免疫抑制剂

E. 采用透析疗法

考题分析：答案 C。难度系数 0.5，中等。本题所考疾病为急性肾小球肾炎，所考知识点为急性肾小球肾炎的治疗。本题患儿诊断急性链球菌感染后肾小球肾炎，目前存在水肿、少尿及高血压，提示容量超负荷，因此首要的治疗是降压、利尿，故选 C。认知层次：应用。

150. 患儿，男，5 岁。因“水肿 1 周，尿红 2 天”入院。尿红呈全程性，无血凝块及血丝，伴尿量减少。体格检查：BP 134/93mmHg。全身皮肤未见皮疹，双侧眼睑及双下肢中度水肿，双侧扁桃体Ⅰ度肿大，未见脓点，心肺阴性，腹平软，肝脾肋下未及，实验室检查：尿白细胞计数（1+）/HP，尿红细胞计数（4+）/HP，尿蛋白定性（2+）；补体 C3 33.2mg/dl，ASO 抗体 560U/ml。泌尿系 B 超示双肾回声弥漫性改变。

（1）该患儿发生水肿的主要机制是（　　）

A. 大量蛋白尿引起的低蛋白血症

B. 肾小球毛细血管腔闭塞

C. 高血压引起心力衰竭

D. 全身毛细血管的通透性增加

E. 醛固酮增多引起的水钠潴留

考题分析：答案 B。难度系数 0.4，较难。本题所考疾病为急性肾小球肾炎，所考知识点为急性肾小球肾炎的发病机制。本题患儿有水肿、肉眼血尿及高血压，血补体C3下降，ASO抗体升高，诊断急性链球菌感染后肾小球肾炎成立。本病发生水肿的病理生理机制主要是补体激活导致肾小球炎症变，肾小球毛细血管内皮细胞肿胀、系膜细胞增生，进而引起毛细血管腔闭塞，肾小球滤过率下降，体循环容量超负荷，故B是正确答案，其余各项均非本病主要的发病机制。认知层次：理解。

（2）该患儿在住院期间突然发生惊厥，下列因素中可能性最大的是（　　）

A. 心源性脑缺血综合征

B. 低钠血症

C. 低钙惊厥

D. 高血压脑病

E. 中毒性脑病

考题分析：答案D。难度系数0.4，较难。本题所考疾病为急性肾小球肾炎，所考知识点为急性肾小球肾炎的重症病例。本题患儿临床诊断急性链球菌感染后肾小球肾炎成立。患儿血压高，存在体循环容量超负荷，在起病早期可以并发高血压脑病，表现为剧烈头痛、呕吐、复视或一过性失明，严重者突然出现惊厥、昏迷，故选D。认知层次：理解。

(3) 针对该患儿病情的下列说法中，正确的是（　　）

A. 低补体血症恢复时间多在病后4~6周

B. 高血压脑病首选硝苯地平含服

C. 严重循环充血首选快速洋地黄制剂

D. 链球菌感染后一般2~3天发生急性肾炎

E. 应用青霉素的目的是保护周边易感人群

考题分析：答案E。难度系数0.5，中等。本题所考疾病为急性肾小球肾炎，所考知识点为急性肾小球肾炎的治疗与转归。本题患儿临床诊断急性链球菌感染后肾小球肾炎成立，该病低补体血症恢复时间多在病后6~8周，故A不正确。高血压脑病病情危急，需在短时间内将血压控制在合理范围，临床上首选硝普钠，故B不正确。严重循环充血时首选硝普钠降压、利尿而不是强心，故不选C。链球菌感染后一般1~3周发生急性肾炎，D选项不准确；急性肾小球肾炎应用青霉素的目的是清除体内感染病灶残存细菌（致肾炎菌株），保护周边人群，故E是正确答案。认知层次：理解。

151. 患儿，女，3岁。因“全身水肿3天”入院，无尿红，尿量减少，口渴喜饮。体格检查：BP 102/60mmHg，双眼睑及双下肢中度水肿，凹陷性，心肺阴性，实验室检查：尿红细胞计数0~2/HP，尿蛋白定性（3+），血生化：白蛋白20.2g/L，尿素氮3.53mmol/L，血肌酐27.0μmol/L。

（1）针对该患儿首选的治疗是（　　）

A. 口服泼尼松片短程疗法

B. 口服泼尼松片中长程疗法

C. 甲泼尼龙针冲击疗法

D. 泼尼松片加环磷酰胺针

E. ACEI制剂口服

考题分析：答案B。难度系数0.5，中等。本题所考疾病为原发性肾病综合征，所考知识点为原发性肾病综合征的治疗。患儿3岁，有水肿，辅助检查示大量蛋白尿，伴低白蛋白血症，无血尿、高血压、肾功能不全，临床诊断首先考虑单纯性肾病。目前首选糖皮质激素的中长程疗法，通常总疗程6~9个月，故B为正确答案，其他选项不正确。认知层次：应用。

（2）该患儿入院第3天出现腹泻，日解水样便3次，量多，无脓血，伴呕吐2次，非喷射性，量中，有纳差、嗜睡，予补液支持，次日晨起餐后突然出现惊厥1次，呼吸不规则，最可能的原因是（　　）

A. 低血糖　　B. 低钠血症

C. 低钙血症　　D. 继发癫痫

E. 颅内感染

考题分析：答案B。难度系数0.4，较难。本题所考疾病为原发性肾病综合征，所考知识点为原发性肾病综合征的并发症。低钠血症是肾病综合征常见的并发症，限盐饮食、过度使用利尿剂以及感染、呕吐、腹泻等因素均为诱因。该患儿肾病综合征限盐饮食，进食少，起病前有呕吐、腹泻，先有嗜睡，后出现惊厥、呼吸不规则，首先需考虑合并低钠血症，故首选B。本例为肾病综合征患儿，无糖尿病及应用降糖药物史，本次餐后起病，题干中未提示低血糖，故不选A。低钙血症可以出现惊厥，但该患儿尚未使用激素，本次起病无手足搐搦表现，可能性较小，故不选C。患儿既往无癫痫史，本例无反复惊厥史，无脑电图资料，癫痫诊断依据不充分。患儿为无热惊厥，起病前无颅内感染史，E选项依据不足。认知层次：应用。

（3）该患儿经足量泼尼松片分次口服后10天，尿量增加，水肿消退，复查尿蛋白阴性，最可能的肾脏病理改变是（　　）

A. 系膜增生性肾小球肾炎

B. 膜增生性肾小球肾炎

C. 微小病变

D. 膜性肾病

E. 局灶节段性肾小球硬化

考题分析：答案C。难度系数0.5，中等。本题所考疾病为原发性肾病综合征，所考知识点为原发性肾病综合征的肾脏病理改变。儿童原发性肾病综合征最常见的肾病理改变为微小病变，约占总数的70%以上，临床上90%的微小病变患儿对激素治疗敏感。本例患儿年龄3岁，临床诊断单纯性肾病综合征，激素治疗敏感，故最可能的肾病理改变是微小病变，C为正确答案。认知层次：记忆。

152. 患儿，男，2岁。因“全身水肿、少尿3天”入院。体格检查：BP 102/61mmHg。眼睑及双下肢中度水肿，凹陷性，双侧扁桃体I度肿大，心肺听诊阴性，腹膨隆，肝脾肋下未及，移动性浊音阳性，实验室检查：尿红细胞计数（1+）/HP，尿蛋白定性（3+）。

（1）该患儿临床诊断首先考虑（　　）

A. 急进性肾炎　　B. 紫癜性肾炎

C. 急性肾炎　　D. 单纯性肾病

E. 肾炎性肾病

考题分析：答案E。难度系数0.5，中等。本题所考疾病为原发性肾病综合征，所考知识点为原发性肾病综合征的临床分型。原发性肾病综合征在临床上可分为单纯性和肾炎性。肾炎性肾病即在肾病综合征“三高一低”的基础上伴有血尿、高血压、补体C3下降或肾功能不全（排除肾病所致肾前性容量不足所致）这四项中的1项或多项，本例患儿年龄小，有水肿、大量蛋白尿，首先考虑肾病综合征，而不是急性肾炎，同时该患儿存在镜下血尿，故E为正确答案。认知层次：记忆。

（2）针对该患儿的下列一般性治疗措施中，正确的是（　　）

A. 严格卧床休息

B. 抗生素预防感染

C. 口渴时适当增加水摄入

D. 每日给予维生素D 400U

E. 优质高蛋白饮食

考题分析：答案D。难度系数0.5，中等。本题所考疾病为原发性肾病综合征，所考知识点为原发性肾病综合征的治疗。原发性肾病综合征除水肿显著或并发感染、严重高血压外，一般不需卧床休息，故A选项错误。肾病综合征患儿不常规预防性使用抗生素，故不选B。肾病综合征患儿存在水钠潴留，应限制水、钠摄入，故C不正确。肾病综合征患儿存在大量蛋白尿，活动期应选择优质低蛋白饮食，故E不正确。患儿长期使用糖皮质激素，易导致骨质疏松，故应用激素过程中每日应给予维生素D 400U及适量钙剂，D为正确答案。认知层次：理解。

（3）该患儿住院第3天，水肿未消退，复查尿蛋白仍（4+），泌尿系超声示双肾回声弥漫性改变，中午时突发腰痛伴尿量减少，最可能的原因为（　　）

A. 自发性腹膜炎　　B. 肾静脉血栓形成

C. 泌尿系结石　　D. 泌尿系统感染

E. 肾挫伤

考题分析：答案B。难度系数0.5，中等。本题所考疾病为原发性肾病综合征，所考知识点为原发性肾病综合征的并发症。肾病综合征未缓解时存在高凝状态，患儿往往合并有低容量，易发生血栓及栓塞并发症，本例患儿突发腰痛伴尿量减少，既往无肾结石史，泌尿系B超未提示结石形成，故首先考虑肾静脉血栓形成，选项B为正确答案。认知层次：应用。

153. 患儿，男，2岁8个月。因“水肿、少尿4天”

入院。体格检查：T36.7℃，P106次/分，R22次/分，BP 92/56mmHg。双眼睑及双下肢中度水肿，凹陷性，心肺阴性，腹平软，肝脾肋下未及，移动性浊音阳性，实验室检查：尿红细胞计数（2+）/HP，尿蛋白定性（4+）；血清白蛋白16g/L，胆固醇7.3mmol/L。

（1）该患儿本次发病最根本的病理生理变化是（　　）

A. 大量蛋白尿　　B. 低蛋白血症

C. 高胆固醇血症　　D. 高度水肿

E. 氮质血症

考题分析：答案A。难度系数0.6，较易。本题所考疾病为原发性肾病综合征，所考知识点为原发性肾病综合征的发病机制。原发性肾病综合征最根本的病理生理改变是肾小球基底膜的机械及电荷屏障受损，导致大量蛋白从尿中丢失，故A为正确答案。其余各项均为大量蛋白尿导致的进一步病理生理改变。认知层次：记忆。

（2）该患儿拟行糖皮质激素口服治疗，下列疗程中首选的是（　　）

A. 3~5个月　　B. 6~9个月

C. 1~1.5年　　D. 1.5~2年

E. 2~2.5年

考题分析：答案B。难度系数0.7，容易。本题所考疾病为原发性肾病综合征，所考知识点为原发性肾病综合征激素的中长程疗法。患儿临床诊断原发性肾病综合征。目前首选糖皮质激素的中长程疗法，通常总疗程6~9个月，故B为正确答案。认知层次：应用。

（3）该患儿用激素正规治疗，肾病能缓解，但此后仍频繁复发，下列治疗措施中首选（　　）

A. 改用免疫抑制剂

B. 激素联合中药

C. 激素联合ACEI制剂

D. 大剂量甲泼尼龙针冲击治疗

E. 激素联合免疫抑制剂

考题分析：答案E。难度系数0.6，较易。本题所考疾病为原发性肾病综合征，所考知识点为难治性原发性肾病综合征的治疗。原发性肾病综合征如激素治疗耐药或频繁复发或激素依赖，可以联合免疫抑制剂治疗，包括环磷酰胺、环孢素、他克莫司、霉酚酸酯等，故E为正确答案。认知层次：记忆。

154. 患儿，男，5岁。因“全身水肿、少尿5天，腹痛1天”入院，无外伤史，体格检查：T 37.8℃，BP 102/62mmHg。无贫血貌，双侧眼睑及双下肢中度水肿，凹陷性，心肺听诊阴性，腹膨隆，全腹有压痛及反跳痛，肝脾肋下未及，移动性浊音阳性。实验室检查：尿蛋白定性（4+），尿红细胞计数0~2/HP；血红蛋白134g/L，血清白蛋白23.8g/L，尿素氮5.73mmol/L，血肌酐28μmol/L。B超双肾皮质回声改变、腹腔大量积液。

（1）该患儿出现腹痛最可能的原因是（　　）

A. 急性胃肠炎　　B. 急性肠梗阻

C. 自发性腹膜炎　　D. 消化道溃疡

E. 迟发性脾破裂

考题分析：答案C。难度系数0.4，较难。本题所考疾病为原发性肾病综合征，所考知识点为原发性肾病综合征的并发症。原发性肾病综合征最常见的并发症为感染，其中伴腹水者可发生原发性腹膜炎。该患儿有水肿、大量蛋白尿及显著低白蛋白血症，临床诊断肾病综合征成立，结合年龄首先考虑原发性。患儿存在大量腹水、腹痛，伴低热，查体腹膜刺激征明显，首先考虑自发性腹膜炎，故C为正确答案。认知层次：应用。

（2）该患儿经抗感染及分次口服泼尼松40mg/天，病情好转，现治疗3周，无腹痛，尿量增加，水肿消退，复查尿蛋白转阴，下一步治疗措施是（　　）

A. 改泼尼松片30mg/天，4周

B. 改泼尼松40mg，隔日顿服

C. 继续泼尼松40mg/天，4周

D. 继续泼尼松40mg/天，2周

E. 继续泼尼松40mg/天，5周

考题分析：答案D。难度系数0.6，较易。本题所考疾病为原发性肾病综合征，所考知识点为原发性肾病综合征的激素中长程疗法。本例患儿临床诊断原发性肾病综合征成立，激素治疗敏感，现尿蛋白阴性，自转阴后需足量激素继续巩固治疗至少2周方始减量，故D为正确答案。认知层次：应用。

（3）该患儿激素治疗2个月，尿蛋白阴性。家长停药。2天后患儿出现腹痛、呕吐，四肢冰凉，测血压71/45mmHg，最可能出现的问题是（　　）

A. 肾上腺皮质功能不全

B. 低钾血症

C. 肾静脉血栓形成

D. 低血容量性休克

E. 低钠血症

考题分析：答案A。难度系数0.5，中等。本题所考疾病为原发性肾病综合征，所考知识点为原发性肾病综合征激素治疗的副作用。本例患儿临床诊断原发性肾病综合征成立，长期激素治疗，骤然停服激素可发生急性肾上腺皮质功能不全，上述症状均为该并发症表现，故A为正确答案。认知层次：应用。

155. 患儿，女，12岁。因“发热、咳嗽2天，加重伴呼吸困难1天”入院。体格检查：嗜睡状，面色、口唇发绀，可见三凹征，两肺呼吸音粗，闻及散在细小湿啰音，心音有力，律齐，未闻及杂音，肢端凉，CRT 3s。辅助检查：血气分析（吸入室内空气）示pH 7.33，$PaCO_2$ 35.4mmHg，PaO_2 55.2mmHg，BE -2.3mmol/L。

（1）该患儿最可能的诊断为（　　）

A. Ⅰ型呼吸衰竭　　B. 支气管异物

C. 支气管炎　　D. Ⅱ型呼吸衰竭

E. ARDS

考题分析：答案A。难度系数0.5，中等。本题所考疾病为呼吸衰竭，所考知识点为该疾病的诊断。该患儿未吸氧情况下，血气分析示PaO_2 < 60mmHg，$PaCO_2$正常，诊断Ⅰ型呼吸衰竭，选项A正确。患儿无异物吸入史，双肺呼吸音对称，支气管异物依据不足，选项B错误。患儿有发热、咳嗽，出现意识改变、发绀、呼吸困难，查体双肺闻及湿啰音，诊断重症肺炎，选项C错误。ARDS题干信息依据不足，选项E不正确。认知层次：应用。

（2）下一步采取的紧急措施正确的是（　　）

A. 积极抗感染

B. 丙种球蛋白提高免疫

C. 甘露醇降颅压

D. 行胸部CT

E. 给予氧疗

考题分析：答案E。难度系数0.5，中等。本题所考疾病为呼吸衰竭，所考知识点为该疾病的治疗。呼吸衰竭的治疗重点在于纠正低氧，抗感染、丙种球蛋白是引起呼吸衰竭原发病的基础治疗，不是改善低氧血症的紧急措施，选项A、B错误。患儿原发病为肺部感染，不是颅内高压引起中枢性呼吸衰竭，不需要紧急进行甘露醇降颅压，选项C错误。行胸部CT可以了解肺部感染情况，但不是必须紧急完成的，选项D错误。患儿发生呼吸衰竭时，应给予氧疗纠正低氧血症，故选E。认知层次：应用。

（3）给予患儿气管插管、机械通气，压力控制通气（PCV）模式，PIP 22cmH_2O，PEEP 6cmH_2O，RR 20次/分，MAP 11cmH_2O，FiO_2 60%，氧饱和度维持85%左右，以下处理措施正确的是（　　）

A. 俯卧位通气

B. 适度的PEEP

C. 肺表面活性物质使用

D. 大剂量激素冲击

E. 吸入NO

考题分析：答案B。难度系数0.5，中等。本题所考疾病为ARDS，所考知识点为该疾病的治疗。根据PARDS诊断标准，患儿氧饱和度指数7.8，轻度ARDS诊断成立。对于PARDS不推荐常规使用俯卧位通气，是严重PARDS的一种选择手段，本案例患儿为轻度ARDS，不推荐俯卧位通气，选项A不正确。在肺保护性通气策略下，适度地升高PEEP可以改善氧合，选项B正确。在ARDS治疗中，糖皮质激素治疗效果不统一，不推荐常规使用，更不推荐大剂量激素冲击，选项C错误。肺表面活性物质在ARDS的治疗效果不明确，目前不作为推荐方案，选项D错误。吸入NO可以作为抢救或体外生命支持的补充手段，不常规使用，选项E不正确。认知层次：应用。

156. 患儿，女，16岁。因“水肿6天、发热1天”就诊。体格检查：T 38.5℃，P 98次/分，BP 110/73mmHg。面部红斑，眼睑、颜面部及下肢轻度水肿，压之凹陷，心肺阴性，腹软，肝脾肋下未及，移动性浊音（–），实验室检查：血常规示白细胞计数 $3.51 \times 10^9/L$，中性粒细胞百分比63.3%，血红蛋白104g/L，血小板计数 $137 \times 10^9/L$；尿常规示尿白细胞计数6.12/HP，尿红细胞计数25.2/HP，尿蛋白定性（2+）；血白蛋白31.1g/L。

（1）该患儿最可能的诊断是（　　）

A. 紫癜性肾炎　B. 狼疮性肾炎
C. 肾炎型肾病综合征　D. 急性肾小球肾炎
E. IgA 肾病

考题分析：答案B。难度系数0.4，较难。本题所考疾病为狼疮性肾炎，所考知识点为狼疮性肾炎的诊断。本例患儿为青春期女性，有发热伴有多系统受累（面部红斑、贫血及白细胞下降、肾脏损害），临床诊断首先考虑狼疮性肾炎，故B为正确答案。患儿无皮肤紫癜，选项A依据不足。患儿血白蛋白31.1g/L，未达到肾病综合征诊断标准，C选项不成立。题干中患儿无前驱感染史，无ASO、补体等相关信息，且发热、皮疹、血常规改变难以用急性肾炎、IgA肾病解释，故D、E依据不足。认知层次：应用。

（2）该患儿下一步最应该首先进行的检查是（　　）

A. 肾穿刺活检　B. ASO和补体C3
C. 外周血红细胞形态　D. ANA系列
E. 皮肤活检

考题分析：答案D。难度系数0.6，较易。本题所考疾病为狼疮性肾炎，所考知识点为狼疮性肾炎的诊断。免疫学指标ANA阳性是诊断系统性红斑狼疮的先决条件，故选项D是正确答案。认知层次：应用。

（3）针对该患儿的下列治疗措施中，正确的是（　　）

A. 糖皮质激素疗程1~2年
B. 病情缓解后，激素应快速减量
C. 加强户外活动，多晒太阳
D. 羟氯喹可以作为基础用药
E. 免疫抑制剂副作用大，应避免使用

考题分析：答案D。难度系数0.5，中等。本题所考疾病为系统性红斑狼疮、狼疮性肾炎，所考知识点为系统性红斑狼疮、狼疮性肾炎的治疗。该疾病为严重自身免疫性疾病，可导致全身多系统受累，故激素需长期使用，缓慢减量，同时往往需联合使用免疫抑制剂如环磷酰胺、霉酚酸酯等。光过敏易导致患儿病情活动，故应避免光照，羟氯喹具有抗炎、阻断T细胞活化等多种作有，目前公认为系统性红斑狼疮治疗的基础用药，故选项D是正确答案。认知层次：应用。

157. 患儿，女，8岁。因“全身水肿、少尿5天”就诊，无尿红。父母体健，无肾脏病家族史。体格检查：全身中度水肿，凹陷性，心肺阴性，腹软，肝脾肋下未及，移动性浊音阳性。实验室检查：尿常规示尿蛋白定性（4+），尿红细胞计数5/HP；血白蛋白24.1g/L；乙肝免疫血清检测示HBsAg、HBeAg及HBcAb阳性。

（1）该患儿最可能的诊断是（　　）

A. 肾炎型肾病综合征
B. 乙肝病毒相关性肾炎
C. IgA 肾病
D. 急性肾小球肾炎
E. Alport 综合征

考题分析：答案B。难度系数0.5，中等。本题所考疾病为乙肝病毒相关性肾炎，所考知识点为乙肝病毒相关性肾炎的诊断。该患儿有肾病综合征表现（水肿、大量蛋白尿、低白蛋白血症），辅助检查示乙肝大三阳，首先考虑乙肝病毒相关性肾炎，待肾活检病理协诊，故选项B是正确答案。认知层次：应用。

（2）为进一步明确该患儿诊断，予行肾活检病理检查，下列肾病理结果回报中最可能的是（　　）

A. 系膜增生性肾炎
B. 局灶节段性肾小球硬化
C. 毛细血管内增生性肾炎

D. 膜性肾病

E. 系膜毛细血管性肾炎

考题分析：答案 D。难度系数 0.5，中等。本题所考疾病为乙肝病毒相关性肾炎，所考知识点为乙肝病毒相关性肾炎的肾病理诊断。乙肝病毒相关性肾炎肾病理改变以膜性肾病最常见，故选项 D 是正确答案。认知层次：应用。

（3）对该患儿的下列治疗措施中，正确的是（　　）

A. 该患儿可以常规使用核苷酸类似物

B. 抗病毒治疗可选用 γ- 干扰素

C. 有 HBV 复制时不应使用细胞毒药物

D. 应抗乙肝病毒联合激素长期治疗

E. 为避免病毒复制不应使用激素

考题分析：答案 C。难度系数 0.5，中等。本题所考疾病为乙肝病毒相关性肾炎，所考知识点为乙肝病毒相关性肾炎的治疗。患儿年龄小，不应常规使用核苷酸类似物，A 选项不正确。用于病毒性肝炎治疗的主要是干扰素 α，B 选项有误。乙肝病毒相关性肾炎病理以膜性肾病改变为主，临床上常有大量蛋白尿，可呈肾病综合征表现，尽管激素有促进乙肝病毒在细胞内复制的潜在风险，目前仍主张对于大量蛋白尿患儿，在抗病毒治疗的同时短程试用激素，以减轻或消除蛋白尿，故 D、E 不正确。有 HBV 复制时不应使用细胞毒药物，以免加重病情，故选 C。认知层次：应用。

158. 患儿，男，13 岁。因“镜下血尿半年余”入院。体格检查：BP 108/73mmHg。无水肿，心肺阴性，腹平软。实验室检查：尿红细胞计数 2+/HP，尿蛋白阴性。

（1）为进一步明确患儿病情，该患儿拟行尿红细胞形态学检查，其目的主要是（　　）

A. 鉴别该患儿血尿是真性还是假性

B. 鉴别该患儿血尿是肾小球性还是非肾小球性

C. 鉴别该患儿血尿来源于膀胱还是尿道

D. 鉴别该患儿血尿来源于肾动脉还是肾静脉

E. 鉴别该患儿血尿来源于上尿路还是下尿路

考题分析：答案 B。难度系数 0.7，容易。本题所考疾病为孤立性血尿，所考知识点为孤立性血尿的鉴别诊断。对于真性血尿的患儿，首先要鉴别肾小球性血尿还是非肾小球性血尿，如果尿红细胞形态学检查发现异形红细胞如出芽、环形、靶形等占比大于 30%，则可判定为肾小球源性血尿，故选 B。认知层次：记忆。

（2）该患儿经过检查，发现 2 次尿红细胞形态检查分别提示异形红细胞占 42% 和 50%，下列哪种疾病引起的血尿首先可以排除（　　）

A. Alport 综合征

B. 薄基底膜肾小球病

C. 单纯性血尿

D. IgA 肾病

E. 左肾静脉压迫综合征

考题分析：答案 E。难度系数 0.5，中等。本题所考疾病为孤立性血尿，所考知识点为孤立性血尿的鉴别诊断。对于非肾小球性血尿通常来源于特发性高钙尿症、左肾静脉压迫综合征、泌尿系统感染、泌尿道结石、损伤等疾病，故 E 为正确答案，其余各项疾病所致血尿均为肾小球源性。认知层次：理解。

（3）进一步的检查显示，该患儿肾功能正常，高频听力下降，眼科筛查无殊，其母有血尿史，其舅舅目前因肾衰竭在腹透治疗中，诊断首先考虑（　　）

A. IgA 肾病

B. 薄基底膜肾小球病

C. 特发性高钙尿症

D. 胡桃夹现象

E. Alport 综合征

考题分析：答案 E。难度系数 0.5，中等。本题所考疾病为孤立性血尿，所考知识点为孤立性血尿的鉴别诊断。患儿为肾小球性血尿，进一步的检查显示有肾衰竭家族史，患儿本人存在高频听力下降，需高度怀疑 Alport 综合征，可通过基因、皮肤活检或肾穿刺活检进一步证实诊断，故正确答案为 E 。认知层次：理解。

159. 患儿，女，9 岁。因“镜下血尿 2 个月余，尿红 1 次”入院。无少尿，无尿频、尿痛，其父母尿检正常。体格检查：BP 98/68mmHg；无水肿，心肺阴性，腹软，肝脾肋下未及。实验室检查：尿红细胞计数 316/HP，尿蛋白定性（+）；尿环形红细胞百分比21%，尿出芽红细胞百分比13%；血尿素氮3.73mmol/L，血肌酐31.5μmol/L；补体C3 113mg/dl，补体C4 24mg/dl，ASO抗体47U/ml；抗核抗体阴性。

（1）在下列诊断中，该患儿最可能的是（　　）

A. 急性肾小球肾炎

B. 左肾静脉压迫综合征

C. 乙肝病毒相关性肾炎

D. IgA 肾病

E. Alport 综合征

考题分析：答案D。难度系数0.5，中等。本题所考疾病为血尿，所考知识点为血尿的鉴别诊断。患儿有肉眼血尿，尿红细胞形态提示肾小球源性血尿，首先排除左肾静脉压迫综合征。患儿ASO抗体、补体均正常，急性肾小球肾炎无依据。患儿无血尿家族史，不支持Alport综合征。乙肝病毒相关性肾炎以蛋白尿为主，可能性不大，故选项D的IgA肾病为正确答案。认知层次：理解。

（2）为进一步明确诊断，应考虑行下列何种检查为宜（　　）

A. 肾功能　　B. 24小时尿蛋白定量

C. 泌尿系B超　　D. 静脉肾盂造影

E. 肾穿刺活检

考题分析：答案E。难度系数0.5，中等。本题所考疾病为血尿，所考知识点为血尿的鉴别诊断。患儿高度怀疑IgA肾病，该诊断为病理诊断，故肾穿刺活检为诊断的必要检查，E为正确答案。认知层次：理解。

（3）患儿肉眼血尿自行消失，经积极动员，家长拒绝行肾活检，现辅助检查回报24小时尿蛋白定量0.43g，肾功能、血电解质均正常，针对患儿的下一步处理首选（　　）

A. 口服泼尼松片

B. 使用小剂量免疫抑制剂

C. 贝那普利口服

D. 服用中草药

E. 暂观察，不予任何药物

考题分析：答案C。难度系数0.5，中等。本题所考疾病为血尿、蛋白尿，所考知识点为血尿、蛋白尿的治疗。尽管未取得肾病理结果，该患儿临床高度怀疑IgA肾病，24小时尿蛋白定量0.43g，存在一定的风险，结合患儿肾功能、血钾正常，可先予ACEI制剂以减少蛋白尿，故C为正确答案。认知层次：理解。

160. 患儿，男，5岁。因“遗尿2年”就诊。表现为每周遗尿3次，白天排尿正常。体格检查：BP 91/63mmHg。实验室检查：尿常规阴性，B超示左肾轻度积水。

（1）依据下列哪项，可以确定该患儿遗尿症的诊断（　　）

A. 平均每月≥2次，夜间不自主排尿，持续3个月以上

B. 平均每月≥4次，夜间不自主排尿，持续3个月以上

C. 平均每周≥2次，夜间不自主排尿，持续3个月以上

D. 平均每周≥4次，夜间不自主排尿，持续3个月以上

E. 平均每周≥2次，夜间不自主排尿，持续1个月以上

考题分析：答案C。难度系数0.5，中等。本题所考疾病为遗尿症，所考知识点为遗尿症的诊断标准。目前认为，年龄≥5岁，平均每周≥2次，夜间不自主排尿，持续3个月以上即可诊断遗尿症，故C为正确答案。认知层次：记忆。

（2）下列各项治疗措施中，该患儿的治疗首先开始哪项措施（　　）

A. 中药治疗　　B. 行为训练

C. 抗胆碱能药物　　D. 去氨加压素

E. 抗抑郁药物

考题分析：答案B。难度系数0.5，中等。本题所考疾病为遗尿症，所考知识点为遗尿症的治疗。目前认为去氨加压素是原发性遗尿症的一线用药，但在治疗前，首先应调整患儿的生活起居，如夜间限水、睡前排尿等，故首选行为训练，B为正确答案。认知层次：应用。

（3）针对该患儿的下列各项观点中，正确的是（　　）

A. 口服去氨加压素是该患儿最重要的治疗药物
B. 该患儿年龄小，遗尿与精神因素关系不大
C. 该患儿存在肾积水，遗尿首先考虑为器质性
D. 该患儿的遗尿是终身性疾病
E. 该患儿遗尿的发生与脊髓功能失调有关

考题分析：答案 A。难度系数 0.5，中等。本题所考疾病为遗尿症，所考知识点为遗尿症的病因与治疗。针对遗尿症的治疗可采用多种综合方法，包括行为训练、遗尿报警器的使用、口服去氨加压素及抗胆碱能药物等，其中口服去氨加压素是该患儿最重要的治疗药物，故 A 正确。遗尿症与精神因素密切相关，绝大多数为功能性，随着年龄的增大自行缓解，故不选 B、C、D。目前已明确遗尿的发生与唤醒中枢发育延迟有关，故 E 为不正确答案。认知层次：理解。

161. 患儿，女，7 岁。因“反复皮肤紫癜 8 天”入院。伴双侧踝关节肿痛，无腹痛，无黑便，无尿红。体格检查：BP 106/76mmHg。双下肢可见鲜红色及暗红色紫癜，大小不等，最大 2.0cm × 2.0cm，高出皮面，对称分布，心肺（–），腹软，无压痛、反跳痛，双踝关节肿胀触痛，活动稍受限。实验室检查：尿红细胞计数 +/HP，尿蛋白定性阴性。

（1）该患儿最可能的诊断是（　　）
A. 特发性血小板减少性紫癜
B. 系统性红斑狼疮
C. 急性肾小球肾炎
D. 过敏性紫癜
E. 单纯性血尿

考题分析：答案 D。难度系数 0.7，容易。本题所考疾病为过敏性紫癜，所考知识点为过敏性紫癜的诊断。患儿为学龄期儿童，表现为双下肢对称分布、高出皮面的皮肤紫癜，伴关节肿痛、血尿，首先考虑过敏性紫癜。而紫癜发生于两下肢，高出皮面，伴关节肿痛，与特发性血小板减少性紫癜的临床表现不符，且该年龄段系统性红斑狼疮发生率低，故不首先考虑。急性肾小球肾炎和单纯性血尿均不能解释患儿皮肤紫癜和关节肿痛，故不选。认知层次：应用。

（2）从临床表现上看，该患儿最具有的特征性的表现是（　　）
A. 起病前 1~3 周常有上呼吸道感染史
B. 突发恶心、腹痛或便血
C. 双下肢对称性、高出皮面的皮肤紫癜
D. 关节肿痛
E. 出现蛋白尿或血尿

考题分析：答案 C。难度系数 0.6，较易。本题所考疾病为过敏性紫癜，所考知识点为过敏性紫癜的临床表现。过敏性紫癜患儿最具临床特征性的表现是皮肤紫癜主要分布在负重部位，高出皮肤，对称分布，是诊断的必备条件，故选 C。认知层次：记忆。

（3）针对该患儿的下列治疗措施中，首选的是（　　）
A. 抗过敏治疗　　B. 糖皮质激素治疗
C. 免疫抑制剂治疗　　D. 对症治疗
E. 病因治疗

考题分析：答案 D。难度系数 0.5，中等。本题所考疾病为过敏性紫癜，所考知识点为过敏性紫癜的治疗。该患儿以皮肤紫癜及双踝关节痛为表现，无腹痛、黑便等消化道受累表现，尿蛋白阴性，尿液改变轻微，无使用激素及免疫抑制剂指征，以非甾体类抗炎药对症治疗为宜，故 B、C 不对，应选 D。大多数过敏性紫癜非过敏所致，病因不清，故 A、E 不正确。认知层次：应用。

162. 患儿，男，12 岁。因“腰背痛、关节肿痛 5 个月余，发热 1 周”入院。5 个月余前出现下腰背痛，伴晨僵，持续半小时后好转，逐渐出现左膝关节、右肘关节肿痛，活动受限，伴双足跟疼痛。近 1 周出现发热，体温 39℃，无畏寒、寒战，无皮疹，无呕吐、腹泻。体格检查：左膝、右肘关节肿痛明显，活动受限，双侧 4 字试验阳性，双足跟腱肿胀，压痛明显。实验室检查：ESR 56mm/h，CRP 37mg/L。血常规示白细胞计数 17.3×10^9/L，中性粒细胞百分比 86%，淋巴细胞百分比 13%，血红蛋白 98g/L，血小板计数 340×10^9/L。

（1）该患儿最可能的诊断为（　　）
A. 结核性关节炎

B. 腰椎间盘突变
C. 全身型幼年特发性关节炎
D. 与附着点炎症相关关节炎
E. 化脓性关节炎

考题分析：答案 D。难度系数 0.5，中等。本题所考疾病为与附着点炎症相关关节炎（enthesitis related arthritis, ERA），所考知识点为该疾病的诊断。该患儿为＞ 6 岁的男性患儿，有腰背痛、外周关节炎、双足跟痛，伴有晨僵，双侧 4 字试验阳性（提示骶髂关节炎症可能），双足跟腱肿痛（提示附着点炎），炎性指标升高，故首先考虑与附着点炎症相关关节炎。认知层次：应用。

（2）下列哪一项辅助检查结果最可能符合该患儿（　　）
A. HLA-B27 阳性
B. 右肘关节磁共振提示虫蚀样改变
C. 眼科筛查提示视野缺损
D. 关节液涂片可见抗酸杆菌
E. 关节液培养可见革兰氏阳性球菌

考题分析：答案 A。难度系数 0.5，中等。本题所考疾病为与附着点炎症相关关节炎（ERA），所考知识点为该疾病的实验室改变，ERA 存在遗传性背景，易出现 HLA-B27 阳性，故 A 正确。ERA 可伴有虹膜睫状体炎，一般不会出现视野缺损，故 C 可能性不大。磁共振虫蚀样改变、关节腔涂片抗酸杆菌均见于结核性关节炎，故 B、D 排除。关节液培养出革兰氏阳性球菌见于化脓性关节炎，故 E 不符合。认知层次：记忆。

（3）该患儿确诊后，下述最有效的治疗措施是（　　）
A. 泼尼松片 2mg/（kg · d）分次口服
B. 泼尼松片 2mg/（kg · d）分次口服联合一种非甾体类抗炎药
C. 双氯酚酸钠片、塞来昔布胶囊、甲氨蝶呤片联合治疗
D. 双氯酚酸钠片、塞来昔布胶囊、甲氨蝶呤片、抗肿瘤坏死因子联合治疗
E. 塞来昔布胶囊、甲氨蝶呤片、抗肿瘤坏死因子联合治疗

考题分析：答案 E。难度 0.4，较难。本题所考疾病为与附着点炎症相关关节炎（ERA），所考知识点为该疾病的治疗方案。ERA 属于关节型幼年型特发性关节炎（juvenile idiopathic arthritis, JIA），在炎症状态明显时可加激素作为桥梁治疗，剂量一般为 0.2~0.3mg/（kg · d），疗程不宜过长，故 A、B 选项均不适合。非甾体类抗炎药不主张联合使用，双氯酚酸钠片、塞来昔布胶囊都属于非甾体类抗炎药，不能联合使用，故 C、D 可排除。该患儿同时有中轴关节、外周关节受累，最有效治疗方案为非甾体类抗炎药、慢作用抗风湿药联合生物制剂治疗，故 E 为正确答案。认知层次：应用。

163. 患儿，女性，5 岁。因“发热 1 周”入院。使用头孢类抗生素治疗无效。血常规：白细胞计数 55×10^9/L，血红蛋白 50g/L，血小板计数 45×10^9/L，原始细胞百分比 70%。

（1）该患儿最可能的诊断是（　　）
A. 脓毒血症
B. 特发性血小板减少性紫癜（idiopathic thrombocytopenic purpura, ITP）
C. 急性白血病
D. 再生障碍性贫血
E. 淋巴瘤

考题分析：答案 C。难度系数 0.6，较易。本题所考疾病为急性白血病的诊断。认知层次：理解。

（2）为明确诊断最重要的检查是（　　）
A. 血培养　　B. 骨髓细胞学检查
C. 血小板抗体　　D. 血清铁测定
E. 淋巴结活检

考题分析：答案 B。难度系数 0.6，较易。本题所考疾病为急性白血病的诊断和检查，检查首选骨髓细胞学检查。认知层次：理解。

（3）下一步治疗方案是（　　）
A. 化疗　　B. 使用抗真菌药物
C. 免疫球蛋白　　D. 补铁
E. 加用万古霉素

考题分析：答案 A。难度系数 0.7，容易。本题所考疾病为急性白血病的治疗。认知层次：理解。

164. 患儿，女性，5 岁。因“发热 10 天，头痛、

呕吐 1 天”入院。体格检查：肝肋下 3.5cm，脾肋下 4cm。脑脊液检查压力增高，可见少量幼稚细胞。血常规：白细胞计数 55×10^9/L，血红蛋白 70g/L，血小板计数 45×10^9/L，原始细胞百分比 70%。

（1）导致该患儿头痛、呕吐最可能的原因是（　　）

A. 颅内感染

B. 中枢神经系统白血病

C. 高热

D. 血管神经性头痛

E. 电解质紊乱

考题分析：答案 B。难度系数 0.4，较难。本题所考疾病为急性白血病及中枢神经系统白血病的诊断。认知层次：理解。

（2）为明确诊断最重要的检查是（　　）

A. 血培养　　B. 骨髓细胞学检查

C. 血小板抗体　　D. 血清铁测定

E. 头部 MRI 检查

考题分析：答案 B。难度系数 0.6，较易。本题所考疾病为中枢神经系统白血病的诊断和检查，检查首选骨髓细胞学检查。认知层次：理解。

（3）应考虑的治疗是（　　）

A. 抗感染　　B. 脾切除术

C. 鞘内注射化疗药物　　D. 输血小板

E. 输红细胞

考题分析：答案 C。难度系数 0.4，较难。本题所考疾病为中枢神经系统白血病的治疗。认知层次：理解。

165. 患儿，男，7 岁。因“腹泻、水样便 4 天，伴解茶红色小便 2 天”就诊。体格检查：重度贫血貌，巩膜黄染，肝肋下 3cm 处扪及，脾肋下 4cm 处扪及，质中，轻压痛。实验室检查：血红蛋白 55g/L，网织红细胞百分比 20.1%，尿胆原阳性，血间接胆红素增高。

（1）此病例最可能的诊断是（　　）

A. 再生障碍性贫血

B. 缺铁性贫血

C. 自身免疫性溶血性贫血

D. 失血性贫血

E. 巨幼细胞性贫血

考题分析：答案 C。难度系数 0.5，中等。本题所考疾病为自身免疫性溶血性贫血，所考知识点为该疾病的诊断。患儿贫血，伴解茶色尿，实验室检查提示网织红细胞升高，非结合胆红素增高，故首先考虑自身免疫性溶血性贫血。认知层次：应用。

（2）此病例首选的治疗是（　　）

A. 糖皮质激素　　B. 免疫抑制剂

C. 切脾治疗　　D. 免疫球蛋白

E. 血浆置换

考题分析：答案 A。难度系数 0.7，容易。本题所考疾病为自身免疫性溶血性贫血，所考知识点为自身免疫性溶血性贫血治疗，首先考虑使用糖皮质激素进行治疗，可根据情况加用免疫抑制剂及免疫球蛋白。认知层次：记忆。

166. 患儿，女，12 岁。因“颜面部皮疹、关节肿痛 1 个月”入院。双手近端指间关节肿痛，伴活动受限，无尿红、泡沫尿，无少尿、水肿。体格检查：颜面部可见红色斑丘疹，部分跨越鼻梁，左手第 2~4 近端指间关节肿痛，右手第 3~5 近端指间关节肿痛，活动受限，两肺呼吸音粗，可闻及吸气相细湿啰音，心阴性，腹平软，无压痛，神经系统阴性。实验室检查：ESR 52mm/h，CRP 30mg/L；血常规：白细胞计数 2.1×10^9/L，中性粒细胞计数 0.8×10^9/L，淋巴细胞计数 1.1×10^9/L，血红蛋白 72g/L，血小板计数 29×10^9/L；尿常规：尿红细胞计数（3+）/HP，尿蛋白定性（3+）。肺部 HRCT 提示胸腔积液、间质性肺炎。

（1）该患儿最可能的诊断为（　　）

A. 荨麻疹性血管炎

B. 系统性红斑狼疮

C. 幼年特发性关节炎

D. 原发性肾病综合征

E. 急性淋巴细胞性白血病

考题分析：答案 B。难度系数 0.5，中等。本题所考疾病为系统性红斑狼疮（SLE），所考知识点为该疾病的诊断。该患儿为青春期女性，有蝶形红斑、关节炎、浆膜炎，血常规提示血三系下降，有血尿、蛋白尿，间质性肺炎，存在多系统受累，故首先考虑系统性红斑狼疮。认知层次：应用。

（2）哪一项辅助检查结果最可能符合该患儿（　　）

A. 关节 MRI 提示滑膜炎、骨质破坏

B. 抗 ds-DNA 阳性

C. 骨髓细胞学形态可见大量幼稚细胞

D. 肾活检病理提示为微小病变

E. 关节液培养可见革兰氏阳性球菌

考题分析：答案 B。难度系数 0.6，较易。本题所考疾病为 SLE，所考知识点为该疾病的实验室改变，SLE 的抗 ds-DNA 阳性，故 B 正确。SLE 的关节炎一般不出现畸形和骨质破坏，关节液培养阴性，故 A、E 可能性不大。微小病变为原发性肾病综合征最常见的病理类型，非狼疮性肾炎的肾病理改变，故 D 排除。狼疮患儿不出现骨髓幼稚细胞，故 C 可排除。认知层次：记忆。

（3）针对该患儿并发肺间质病变，下列可采用的主要评估和随访手段是（　　）

A. 一氧化碳弥散率

B. 纤维支气管镜检查及肺泡灌洗术

C. 胸片

D. 最大通气量

E. 静脉血气分析

考题分析：答案 A。难度系数 0.4，较难。本题所考疾病为 SLE，所考知识点 SLE 合并间质性肺炎的评估、随访手段，包括肺功能、肺部 HRCT。肺功能中主要评估指标包括第一秒时间肺活量（FEV_1）与用力肺活量（FVC）比值、一氧化碳弥散率，故 A 正确，D 排除。而胸片对间质性肺炎的检出率低，故 C 排除。结缔组织疾病相关肺间质病变以治疗原发病为主，在随访过程中，纤维支气管镜和静脉血气分析不是常规评估手段，故 B、E 可排除。认知层次：应用。

167. 患儿，男，5 岁。因“间断发热 3 个月，无痛性淋巴结肿大 2 个月”就诊。体格检查：脾肋下 4cm，活检提示弥漫大细胞型，B 细胞来源。

（1）最可能的诊断是（　　）

A. 霍奇金淋巴瘤

B. 非霍奇金淋巴瘤

C. 慢性淋巴细胞白血病

D. 转移瘤

E. 慢性粒细胞型白血病

考题分析：答案 B。难度系数 0.5，中等。本题所考疾病为非霍奇金淋巴瘤，所考知识点为该疾病的诊断。患儿临床表现为间断发热伴淋巴结大，脾脏增大，活检提示弥漫大细胞 B 型，是非霍奇金淋巴瘤最常见的病理类型。故首先考虑非霍奇金淋巴瘤。认知层次：应用。

（2）该病最常见的首发症状是（　　）

A. 无痛性颈部和锁骨上淋巴结肿大

B. 持续性或者周期性发热

C. 局部或者全身皮肤瘙痒

D. 脾大

E. 贫血

考题分析：答案 A。难度系数 0.5，中等。本题考点为弥漫大 B 细胞非霍奇金淋巴瘤的症状。大多以无痛性颈部和锁骨上淋巴结肿大为首发表现，但是较霍奇金淋巴瘤少见。发热、消瘦、盗汗仅见于少数的患者，多为晚期或者病变弥散者。全身瘙痒少见。故正确答案是无痛性颈部和锁骨上淋巴结肿大。认知层次：应用。

（3）该患者首选的治疗是（　　）

A. 脾切除　　B. 放射治疗

C. 生物制剂联合化疗　　D. 颈部淋巴结切除

E. 免疫抑制治疗

考题分析：答案 C。难度系数 0.6，较易。本题考点是弥漫大 B 淋巴瘤的治疗，通常采用生物治疗联合化疗的方式，可以使用利妥昔单抗加 CHOP 方案进行化疗。认知层次：理解。

168. 足月患儿，男，4 天。因“气促伴口吐泡沫 1 天”来就诊。体格检查：T 37.8℃，呼吸促，偶有不规则，口周发绀，双肺呼吸音粗，可闻少许细湿啰音，心音有力，HR 152 次/分，律齐，无杂音，腹部正常，四肢肌张力正常。

（1）该患儿入院后完善胸片检查，如图 1-49 所示，可知存在（　　）

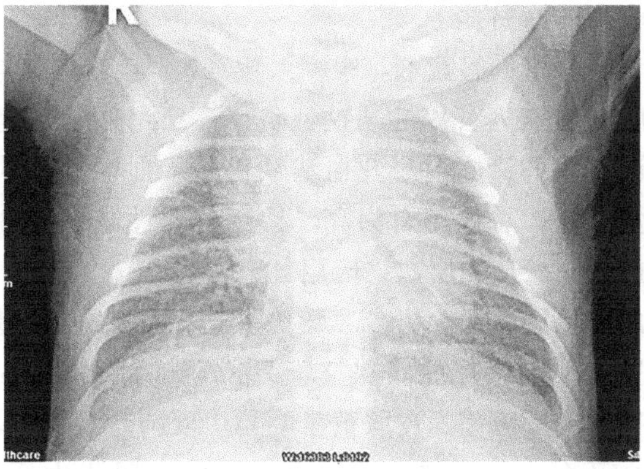

图 1-49 胸片

A. 支气管充气征
B. 叶间积液
C. 两肺广泛点状致密影
D. 气胸
E.“白肺”

考题分析：答案 C。难度系数 0.5，中等。本题所考知识点为胸片的判读。该胸片双肺透亮度好，不支持支气管充气征及白肺；叶间未见线状致密影，不支持叶间积液；肺野外带可见肺纹理，未见气胸线，不支持气胸，可见两肺野广泛点状致密影。认知层次：应用。

（2）该患儿最可能的诊断是（　　）

A. 新生儿气胸　　B. 新生儿肺炎
C. 新生儿膈疝　　D. 新生儿湿肺
E. 新生儿呼吸窘迫综合征

考题分析：答案 B。难度系数 0.6，较易。本题所考的疾病为新生儿肺炎，所考知识点为新生儿肺炎的诊断。该患儿出现低热，气促，口吐泡沫，肺部可闻及啰音，胸片可见两肺野广泛点状致密影，临床表现及胸片支持新生儿肺炎，认知层次：理解。

（3）应立即进行的治疗不包括哪一项（　　）

A. 物理降温　　B. 应用强心剂
C. 吸氧　　D. 血气分析
E. 静脉给予抗生素

考题分析：答案 B。难度系数 0.6，较易。本题所考疾病为新生儿肺炎，所考知识点为新生儿肺炎的治疗。患儿入院时低热，予物理降温；患儿呼吸促，口周发绀，予吸氧，并完善血气分析；诊断新生儿感染性肺炎，予抗生素治疗；患儿心率正常，无心力衰竭表现，不予强心剂。认知层次：应用。

169. 患儿，女，4 小时。胎龄 37 周，无窒息史，母胎膜早破 36 小时，自然分娩，因“生后呻吟 2 小时”入院。体格检查：刺激反应可，全身皮肤红润，R 64 次/分，鼻翼扇动，三凹征阴性，双肺呼吸音粗，可闻及细小湿啰音，心音有力，律齐。

（1）该患儿最可能的诊断是（　　）

A. 新生儿肺炎
B. 新生儿气漏综合征
C. 新生儿肺动脉高压
D. 新生儿湿肺
E. 新生儿呼吸窘迫综合征

考题分析：答案 A。难度系数 0.6，较易。本题所考疾病为新生儿肺炎，所考知识点为新生儿肺炎的鉴别诊断。患儿母亲胎膜早破时间长，生后出现呻吟，肺部可闻及啰音，宫内感染性肺炎可能性大。患儿足月，生后无进行性呼吸困难，不支持新生儿呼吸窘迫综合征；患儿自然分娩，无窒息史，不支持湿肺；患儿无呼吸费力，双肺呼吸音对称，不支持气胸；患儿无青紫，不支持肺功能高压。认知层次：理解。

（2）该患儿治疗应选用的药物（　　）

A. 哌拉西林　　B. 美罗培南
C. 头孢噻肟　　D. 青霉素＋氨苄西林
E. 万古霉素

考题分析：答案 C。难度系数 0.6，较易。本题所考疾病为新生儿肺炎，所考知识点为新生儿肺炎的治疗。对胎膜早破、绒毛膜羊膜炎孕妇所生新生儿多存在细菌感染，一旦出现呼吸增快等症状，可先选用阿莫西林和（或）头孢噻肟、甲硝唑等治疗，故 C 为正确选项。认知层次：应用。

170. 患儿，女，3 岁。因“面色苍白 1 年余”就诊。平素胃口差，不喜肉食，体格检查：面色苍白，眼睑、口唇苍白，心前区Ⅱ级吹风样杂音，肝肋下 3cm，脾肋下 1cm。血常规：红细胞计数 4.5×10^{12}/L，血红蛋白 70g/L，白细胞、血小板均正常，外周血涂片如图 1-50 所示。

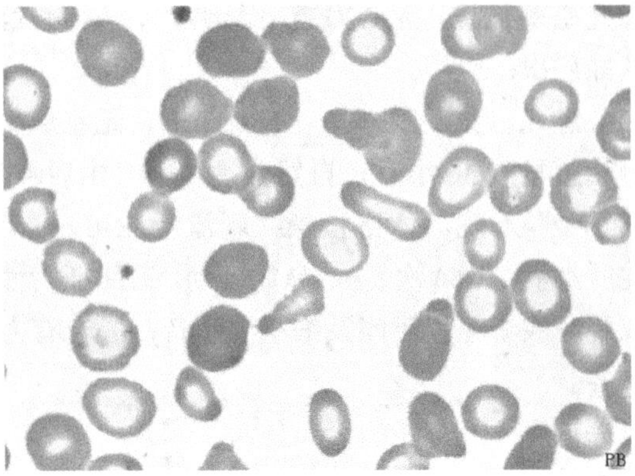

图 1-50 外周血涂片

（1）为明确诊断，以下哪项检查不需要（　　）

A. 网织红细胞计数

B. 血清铁代谢检查

C. 维生素 B_{12}、叶酸测定

D. 异常血红蛋白筛查

E. 地中海贫血基因检测

考题分析：答案 C。难度系数 0.6，较易。本题所考疾病为营养性缺铁性贫血，所考知识点为该疾病的诊断及鉴别诊断。患儿 3 岁，平素胃口差，不喜肉食，存在缺铁的病因，体格检查：面色、眼睑口唇苍白，肝脾肋下可及，提示髓外造血表现，血常规示血红蛋白 70g/L，外周血涂片示红细胞大小不等，以小细胞为主，中空，为小细胞低色素性，首先考虑营养性缺铁性贫血。为明确诊断，需进一步血清铁代谢检查。A 项网织红细胞计数可了解骨髓红系造血情况，D、E 可帮助了解有无合并地中海贫血。C 项维生素 B_{12}、叶酸缺乏引起的贫血为大细胞性贫血，本题不支持，因此不需要检查。认知层次：应用。

（2）患儿血清铁代谢结果如下：血清铁 6.7μg/dl，铁蛋白 10μg/dl，总铁结合力 370μg/dl，异常血红蛋白筛查示成人血红蛋白（HbA）95%，胎儿血红蛋白（HbF）2.5%，次要成人血红蛋白（HbA_2）3%，患儿目前考虑（　　）

A. 营养性巨幼细胞贫血

B. 营养性缺铁性贫血

C. 铅中毒

D. 慢性病贫血

E. 地中海贫血

考题分析：答案 B。难度系数 0.7，容易。本题所考疾病为营养性缺铁性贫血，所考知识点为该疾病的诊断。患儿血清铁代谢示血清铁、铁蛋白低，总铁结合力高，诊断营养性缺铁性贫血成立。认知层次：应用。

171. 足月患儿，男，2 天 12 小时，G2P2，无窒息史。因“皮肤黄染 2 天”入院。体格检查：嗜睡，反应差，皮肤黄染明显，双肺呼吸音清，心音有力，腹软，原始反射正常，肌张力低。辅助检查：血清总胆红素水平为 390μmol/L。

（1）首先采用以下哪项措施（　　）

A. 立即换血

B. 立即静脉输注白蛋白

C. 马上静脉输血

D. 光疗

E. 静脉输注丙种球蛋白

考题分析：答案 A。难度系数 0.6，较易。本题所考疾病为新生儿高胆红素血症，所考知识点为换血治疗。足月新生儿，生后黄疸出现早，进展迅速，生后 2 天 12 小时血清总胆红素达 390μmol/L，且出现胆红素脑病的早期表现，达换血指征，应首先换血治疗。认知层次：应用。

（2）患儿入院后出现发热，且发生抽搐、角弓反张、肌张力高，为胆红素脑病的几期表现（　　）

A. 警告期　　B. 痉挛期

C. 恢复期　　D. 后遗症期

E. 核黄疸期

考题分析：答案 B。难度系数 0.7，容易。本题所考知识点为胆红素脑病的分期。通常将胆红素脑病分为 4 期：警告期、痉挛期、恢复期和后遗症期。警告期：表现为嗜睡、反应低下、吮吸无力、拥抱反射减弱、肌张力减低等，偶有尖叫和呕吐。痉挛期：出现抽搐、角弓反张和发热。轻者仅有双眼凝视，重者出现肌张力增高、呼吸暂停、双手紧握、双臂伸直内旋，可出现角弓反张。恢复期：吃奶及反应好转，抽搐次数减少，角弓反张逐渐消失，肌张力逐渐恢复。后遗症期：手足徐动、眼球运动障碍、听觉障碍、牙釉质发育不良等。认知层次：理解。

172. 患儿，女，9个月。因“面色蜡黄2个月”就诊。患儿母乳喂养，出生6个月开始不规则添加辅食，母亲素食。体格检查：反应迟钝，面色蜡黄，肝肋下3cm，脾肋下2cm。血常规示红细胞计数 3.0×10^{12}/L，血红蛋白78g/L，MCV 96fL，MCH 33pg，MCHC 32%。

（1）以下检查对诊断帮助最大的是（　　）

A. 血生化

B. 血清铁代谢

C. 血清叶酸、维生素 B_{12}

D. 异常血红蛋白筛查

E. 网织红细胞计数

考题分析：答案C。难度系数0.7，容易。本题所考疾病为营养性巨幼细胞性贫血，所考知识点为该疾病的诊断。该患儿9个月，母亲素食，单纯母乳喂养，面色蜡黄，肝肋下2cm，脾肋下2cm。血常规：血红蛋白78g/L，大细胞性，首先考虑营养性巨幼细胞性贫血，需进一步叶酸、维生素 B_{12} 测定有助于协助诊断。认知层次：应用。

（2）患儿实验室检查回报，叶酸血浓度4ng/ml，维生素 B_{12} 血浓度80ng/L，诊断（　　）

A. 营养性缺铁性贫血

B. 叶酸缺乏引起的营养性巨幼细胞性贫血

C. 维生素 B_{12} 缺乏引起的营养性巨幼细胞性贫血

D. 地中海贫血

E. 慢性贫血

考题分析：答案C。难度系数0.6，较易。本题所考疾病为营养性巨幼细胞性贫血，所考知识点为该疾病的诊断。患儿为大细胞性贫血，叶酸血浓度＞3ng/ml，维生素 B_{12} 血浓度＜100ng/L，考虑为维生素 B_{12} 缺乏引起的营养性巨幼细胞性贫血成立。认知层次：应用。

（3）患儿目前诊断营养性巨幼细胞性贫血，其骨髓象以下哪项不符合（　　）

A. 增生明显活跃，以红细胞系增生为主

B. 粒、红系均出现巨幼变，表现为“质老核幼”

C. 红系表现为“核老质幼”

D. 中性粒细胞的胞质空泡形成，核分叶过多

E. 巨核细胞的核有过度分叶现象，巨大血小板

考题分析：答案C。难度系数0.7，容易。本题所考疾病为营养性巨幼细胞性贫血，所考知识点为该疾病的实验室检查。增生明显活跃，以红细胞系增生为主，粒、红系均出现巨幼变，表现为胞体变大、核染色质粗而松、副染色质明显，即“质老核幼”。中性粒细胞的胞质空泡形成，核分叶过多。巨核细胞的核有过度分叶现象，巨大血小板。缺铁性贫血，由于血红蛋白形成不良表现，红系表现为“核老质幼”。认知层次：应用。

173. 患儿，女，5岁。因“鼻出血3天”就诊。体格检查：双下肢散在瘀点、瘀斑，最大1.5cm×1.5cm，不高出皮面，压之不退，全身淋巴结未及肿大，咽后壁少许新鲜血液，心肺（-），肝脾肋下未及。血常规：白细胞计数 8×10^9/L，血红蛋白120g/L，血小板计数 20×10^9/L，网织红细胞百分比1.3%。

（1）患儿首先考虑（　　）

A. 再生障碍性贫血　　B. 血友病

C. 血小板减少性紫癜　　D. 过敏性紫癜

E. 急性白血病

考题分析：答案C。难度系数0.7，容易。本题所考疾病为免疫性血小板减少性紫癜，所考知识点为该疾病的诊断。患儿有鼻出血、查体双下肢可见瘀点瘀斑，血常规示血小板低下，首先考虑血小板减少性紫癜。其他如再生障碍性贫血，可表现为贫血、出血，血常规早期可仅1系或2系细胞减少，但网织红细胞比例减少；血友病表现为凝血功能异常，血小板一般正常；过敏性紫癜一般表现为皮肤紫癜或出现消化道出血，无鼻出血，且血小板一般正常；急性白血病可表现为贫血、出血，查体可有肝脾淋巴结肿大，外周血一般可见幼稚细胞。认知层次：应用。

（2）患儿的治疗首选（　　）

A. 糖皮质激素治疗

B. 脾切除

C. 输注血小板

D. 免疫抑制剂或细胞毒药物如环孢素

E. 促血小板生成素或促血小板生成素激动剂

考题分析：答案 A。难度系数 0.5，中等。本题所考疾病为免疫性血小板减少性紫癜，所考知识点为该疾病的治疗。该患儿血小板计数 20×10^9/L，有明显出血倾向，应予治疗。患儿初发，首选一线药物，如激素、大剂量静脉丙种球蛋白。脾切除、促血小板生成素或促血小板生成素激动剂为二线药物（措施），免疫抑制剂如长春新碱及细胞毒药物如环磷酰胺，是三线治疗药物。另外，只有在颅内出血或急性内脏大出血才输注血小板。认知层次：应用。

（3）上述治疗的作用机制，不正确的是（　　）

A. 增加毛细血管通透性

B. 抑制血小板抗体生成

C. 抑制单核巨噬细胞系统对有抗体吸附的血小板的破坏

D. 增加巨核细胞生成

E. 以上都正确

考题分析：答案 D。难度系数 0.3，难。本题所考疾病为免疫性血小板减少性紫癜，所考知识点为糖皮质激素治疗免疫性血小板减少性紫癜的作用机制，主要通过降低毛细血管通透性、抑制血小板抗体产生、抑制单核巨噬细胞系统破坏有抗体吸附的血小板，最终减少血小板的破坏。认知层次：记忆。

174. 患儿，女，3 岁。反复皮肤瘀点、瘀斑 1 个月。体格检查：全身皮肤瘀点、瘀斑，最大 2cm × 2cm，不高出皮面，压之不退，浅表淋巴结及肝脾无明显肿大。血常规：白细胞计数 8×10^9/L，血红蛋白 112g/L，血小板计数 20×10^9/L，网织红细胞百分比 1.4%。骨髓细胞学检查提示增生活跃，巨核细胞计数 94 个，有成熟障碍现象。

（1）患儿最可能的诊断是（　　）

A. 再生障碍性贫血

B. 血友病甲

C. 免疫性血小板减少性紫癜

D. 急性白血病

E. 骨髓增生异常综合征

考题分析：答案 C。难度系数 0.7，容易。本题所考疾病为免疫性血小板减少性紫癜，所考知识点为该疾病的诊断。患儿反复皮肤瘀点、瘀斑，查体无其他明显阳性体征，血常规示血小板低下，其他两系正常，脾脏不大，骨髓常规示巨核细胞增生活跃，成熟障碍，诊断免疫性血小板减少性紫癜成立。其他选项，再生障碍性贫血也可有类似临床表现，但网织红细胞下降，巨核细胞减少。根据骨髓象，白血病无依据。血友病系凝血因子缺陷，多表现为皮肤关节血肿，血小板正常，结合症状、体征、血常规及骨髓象，不符合。认知层次：应用。

（2）该患儿初次激素治疗的疗程一般不超过（　　）

A. 3 天　　B. 7 天

C. 2 周　　D. 3 周

E. 4 周

考题分析：答案 E。难度系数 0.6，较易。本题所考疾病为免疫性血小板减少性紫癜，所考知识点为该疾病的治疗。免疫性血小板减少性紫癜激素治疗，用药至血小板数回升至接近正常水平即可逐渐减量，疗程一般不超过 4 周。认知层次：记忆。

（3）规范应用泼尼松治疗及大剂量丙种球蛋白无效。下一步治疗选用（　　）

A. 加大泼尼松剂量

B. 脾切除术

C. 免疫抑制剂如长春新碱

D. 细胞毒药物如环磷酰胺

E. 促血小板生成素或促血小板生成素激动剂

考题分析：答案 E。难度系数 0.6，较易。本题所考疾病为免疫性血小板减少性紫癜，所考知识点为该疾病的治疗。免疫性血小板减少性紫癜一线治疗失败，需进入二线治疗，本题属于二线治疗的是 E 选项促血小板生成素或促血小板生成素激动剂。认知层次：应用。

175. 女孩，5 岁。因“反复咳嗽 2 年”就诊。既往有反复呼吸道感染病史。体格检查：体重 13kg，无发绀，胸骨左缘第 3~4 肋间可闻及 2/6 收缩期杂音，肺动脉瓣区第二心音亢进，胸部正位平片示心影增大，心尖向左下移位、肺纹理增粗、肺动脉段突出。

（1）该患儿最可能的诊断为（　　）

A. 室间隔缺损合并肺动脉高压

B. 房间隔缺损合并肺动脉高压

C. 动脉导管未闭合并肺动脉高压

D. 肺动脉瓣狭窄合并肺动脉高压

E. 法洛四联症合并肺动脉高压

考题分析：答案 A。难度系数 0.5，中等。本题所考疾病为室间隔缺损，所考知识点为室间隔缺损的临床表现和常见并发症，中、大型室间隔缺损可以早期合并肺动脉高压，在婴幼儿期即可出现症状，如喂养困难、体重不增、反复呼吸道感染等，合并肺动脉高压时听诊胸骨左缘第 3~4 肋间收缩期杂音响度降低，同时肺动脉瓣区第二心音亢进，胸片示左心增大、肺纹理增粗、肺动脉段突出。房间隔缺损听诊杂音位于胸骨左缘第 2 肋间，儿童时期多无症状，合并肺动脉高压晚。动脉导管未闭杂音特点为胸骨左缘第 2 肋间连续性杂音，肺动脉狭窄和法洛四联症临床反复呼吸道感染者少见，听诊肺动脉瓣区第二心音减低。认知层次：应用。

（2）以下哪项不是该类患儿常见并发症（　　）

A. 反复呼吸道感染　　B. 频繁缺氧发作

C. 感染性心内膜炎　　D. 充血性心力衰竭

E. 主动脉瓣脱垂

考题分析：答案 B。难度系数 0.5，中等。本题所考疾病为室间隔缺损，所考知识点为室间隔缺损的常见并发症。中、大型室间隔缺损除了有反复呼吸道感染、充血性心力衰竭、感染性心内膜炎等并发症外，还可以造成主动脉瓣脱垂，进而出现主动脉瓣反流；室间隔缺损的左向右分流可以导致肺血增多，该类患儿不会出现反复缺氧发作。认知层次：理解。

（3）合并以下哪种情况是该类患儿外科手术修补的禁忌证（　　）

A. 感染性心内膜炎　　B. 重症肺炎

C. 艾森门格综合征　　D. 充血性心力衰竭

E. 主动脉瓣脱垂

考题分析：答案 C。难度系数 0.3，难。本题所考疾病为室间隔缺损，所考知识点为室间隔缺损的手术适应证和禁忌证，以上 5 个备选答案都是中、大型室间隔缺损的严重并发症，除了合并艾森门格综合征是手术修补室间隔缺损的禁忌证以外，其他情况仍可外科手术治疗，都属于治疗适应证，但会一定程度上增加手术的风险。认知层次：应用。

176. 男孩，10 岁。因“体检发现心脏杂音 1 个月”就诊。平素体健，体格检查：生长发育正常，无发绀，HR 75 次 / 分，心音有力，胸骨左缘第 2 肋间可闻及 2/6 收缩期吹风样杂音，肺动脉瓣区第二音固定分裂。

（1）该患儿最可能的诊断为（　　）

A. 室间隔缺损　　B. 房间隔缺损

C. 动脉导管未闭　　D. 肺动脉瓣狭窄

E. 法洛四联症

考题分析：答案 B。难度系数 0.7，容易。本题所考疾病为房间隔缺损，所考知识点为房间隔缺损的临床表现和杂音特点，房间隔缺损儿童期大多无症状，胸骨左缘第 2 肋间 2~3/6 收缩期吹风样杂音伴 P2 固定分裂为房间隔缺损的特征性杂音。室间隔缺损的杂音位于胸骨左缘第 3~4 肋间，响度多为 3 级以上；动脉导管未闭杂音为位于胸骨左缘第 2 肋间的连续性杂音；肺动脉瓣狭窄时杂音响度多为 3 级以上，法洛四联症杂音位于胸骨左缘 2~4 肋间，肺动脉瓣区第二心音通常减弱，临床可见青紫。认知层次：应用。

（2）该患儿杂音产生的原因为（　　）

A. 高速血流自左房通过缺损进入右房

B. 高速血流自左室通过缺损进入右室

C. 通过二尖瓣的血流量增加

D. 通过三尖瓣的血流量增加

E. 通过肺动脉瓣的血流量增加

考题分析：答案 E。难度系数 0.5，中等。本题所考疾病为房间隔缺损，所考知识点为房间隔缺损杂音的产生原因。由于左房和右房之间的压差较小，自左房通过房间隔缺损进入右房的血流速度较慢，因此在房间隔缺损处不产生杂音，房间隔缺损的杂音是由于通过肺动脉瓣的血流增加、造成肺动脉瓣相对狭窄而产生的，同时肺动脉瓣关闭延迟，从而产生不受呼吸影响的肺动脉瓣区第二心音固定分裂；房间隔缺损分流量大时，通过三尖瓣的血流量增加，三尖瓣相对狭窄，有时也可在剑突下闻及舒张期隆隆样杂音。认知层次：理解。

（3）患儿的心脏超声检查为：中央型房间隔缺损，直径 10mm，左向右分流，右房、右室增大，该患儿下一步的治疗原则为（　　）

A. 无须治疗

B. 定期复查随访

C. 予利尿剂口服，复查随访

D. 首选介入治疗

E. 首选开胸手术治疗

考题分析：答案 D。难度系数 0.5，中等。本题所考疾病为房间隔缺损，所考知识点为房间隔缺损的治疗原则，2 岁以上的中央型房间隔缺损，超声测量缺损 5mm 以上，有右心容量负荷增加表现，首选介入治疗；本例为 10 岁患儿，中央型房间隔缺损，左向右分流，右心增大，直径 10mm，中等大小，故首选介入治疗；而对于低龄儿童、巨大缺损、缺损周围没有足够的房隔边缘者，多需开胸外科手术修补。认知层次：应用。

177. 患儿，女，12 岁。因“胸闷、乏力 2 个月”就诊。伴活动耐力下降、活动时易呛咳。患儿生后发现心脏病，经检查诊断为动脉导管未闭，未经治疗，自幼体弱多病，易感冒，消瘦。体格检查：HR 75 次 / 分，心音有力，心前区未及明显杂音，肺动脉瓣区第二心音亢进。心脏超声检查结果：动脉导管未闭，最窄直径 11mm，双向分流，三尖瓣轻度反流，最大反流速度 5m/s，左心室大小及功能正常。

（1）该患儿初步诊断为（　　）

A. 动脉导管未闭合并充血性心力衰竭

B. 动脉导管未闭合并感染性心内膜炎

C. 动脉导管未闭合并重度肺动脉高压

D. 动脉导管未闭合并呼吸道感染

E. 动脉导管未闭合并轻度肺动脉高压

考题分析：答案 C。难度系数 0.5，中等。本题所考疾病为动脉导管未闭，所考知识点为动脉导管未闭的临床表现和并发症。未经治疗的粗大动脉导管未闭可导致重度肺动脉高压，该患儿心脏超声检查显示导管处双向分流及三尖瓣反流速度 5m/s（压差 $\Delta P=4V^2$，由此估算肺动脉收缩压超过 100mmHg）属于合并重度肺动脉高压，这种情况下患儿可有胸闷、心悸、活动耐力下降等表现。认知层次：应用。

（2）为明确诊断、制订治疗方案，进一步应该做的最重要检查为（　　）

A. 动态心电图　　B. 胸部正侧位片

C. 心脏 CT　　D. 心脏 MRI

E. 心导管检查

考题分析：答案 E。难度系数 0.5，中等。本题所考疾病为动脉导管未闭，所考知识点为动脉导管未闭合并肺动脉高压性质的判断。该患儿需要进一步明确肺动脉高压的性质，需要做心导管检查，计算肺阻力，评估肺动脉高压性质，判断是否为梗阻性肺动脉高压，以决定治疗方案。对于重度肺动脉高压的评估，心电图、胸片、心脏 CT 和 MRI 检查不能代替心导管检查。认知层次：应用。

（3）该患儿如果合并艾森门格综合征，以下哪个部位的血氧会出现异常降低（　　）

A. 上腔静脉　　B. 肺动脉

C. 左心室　　D. 升主动脉

E. 股动脉

考题分析：答案 E。难度系数 0.5，中等。本题所考疾病为动脉导管未闭，所考知识点为动脉导管未闭合并艾森门格综合征的临床特点，动脉导管未闭合并艾森门格综合征时，肺动脉压力超过主动脉压，肺动脉血流逆向分流入降主动脉，导致降主动脉以下部位血氧降低，患儿出现差异性发绀，下半身可见青紫，上半身正常。认知层次：理解。

178. 患儿，女，2 岁。因“生后发现心脏杂音 2 年”就诊。平素体健，活动自如，体格检查：生长发育正常，无发绀，HR 80 次 / 分，心律齐，胸骨左缘第 2 肋间闻及响亮的喷射性收缩期杂音，向左颈部传导，肺动脉瓣区第二心音降低。

（1）该患儿最可能的诊断为（　　）

A. 房间隔缺损　　B. 室间隔缺损
C. 动脉导管未闭　　D. 肺动脉瓣狭窄
E. 法洛四联症

考题分析：答案 D。难度系数 0.5，中等。本题所考疾病为肺动脉瓣狭窄，所考知识点为肺动脉瓣狭窄的临床表现和杂音特点。轻中度的肺动脉瓣狭窄婴幼儿期多无症状，生长发育多正常，一般无青紫，听诊胸骨左缘第 2 肋间闻及响亮的喷射性收缩期杂音，向左颈部传导，肺动脉瓣区第二心音降低。动脉导管未闭、室间隔缺损皆为左向右分流型先天性心脏病，且分流量大，多有反复呼吸道感染、生长发育迟缓等表现，房间隔缺损儿童可无症状，听诊杂音响度多在 3 级以下，肺动脉瓣区第二心音固定分裂；法洛四联症为紫绀型先天性心脏病，故该患儿最可能的诊断为肺动脉瓣狭窄。认知层次：应用。

（2）以下哪些辅助检查可能符合该患儿（　　）
A. 心电图双峰 P 波，左室肥大，胸片肺动脉段增宽
B. 心电图 P 波高尖，右室肥大，胸片肺动脉段增宽
C. 心电图双峰 P 波，左室肥大，胸片心腰凹陷
D. 心电图 P 波高尖，左室肥大，胸片心腰凹陷
E. 心电图双峰 P 波，右室肥大，胸片肺动脉段增宽

考题分析：答案 B。难度系数 0.3，难。本题所考疾病为肺动脉瓣狭窄，所考知识点为肺动脉瓣狭窄的辅助检查特点。肺动脉瓣狭窄时右室阻力负荷增大，压力增高，心电图可有右房、右室肥大表现，P 波高尖；肺动脉瓣狭窄时瓣膜口血流速度增快，狭窄后肺动脉扩张为特征性改变，胸片可见肺动脉段增宽。故答案为 B。认知层次：理解。

（3）以下哪项不是未经治疗的该类患儿常见并发症（　　）
A. 反复呼吸道感染　　B. 感染性心内膜炎
C. 右心功能衰竭　　D. 三尖瓣反流
E. 房性心律失常

考题分析：答案 A。难度系数 0.5，中等。本题所考疾病为肺动脉瓣狭窄，所考知识点为肺动脉瓣狭窄的并发症。肺动脉瓣狭窄时右室阻力负荷增大，右室压力增高，如果不及时解除狭窄，可合并三尖瓣反流、腔静脉回流受阻、右心功能衰竭、房性心律失常等，同时，肺动脉瓣口高速血流，易导致肺动脉内膜损伤，合并感染性心内膜炎。由于肺血减少，反复呼吸道感染不是该类患儿的常见并发症。认知层次：理解。

179. 患儿，女，2 岁。因“出生后发现青紫 2 年，半年内晕厥 2 次”就诊。患儿出生后逐渐出现口唇及四肢末端青紫，活动后加剧，近半年出现晕厥 2 次，均于哭吵时发作，伴青紫加重，持续 2~3 分钟后可逐渐恢复，为进一步明确诊断来诊。体格检查：口唇发绀，HR 92 次 / 分，律齐，心音有力，胸骨左缘 2~4 肋间可及粗糙喷射性收缩期杂音，肺动脉瓣区第二心音减弱，杵状指（趾）。

（1）该患儿最可能的诊断为（　　）
A. 房间隔缺损　　B. 室间隔缺损
C. 动脉导管未闭　　D. 肺动脉瓣狭窄
E. 法洛四联症

考题分析：答案 E。难度系数 0.7，容易。本题所考疾病为法洛四联症，所考知识点为法洛四联症的临床表现和并发症。法洛四联症是 1 岁以后最常见的紫绀型先天性心脏病，青紫大多于出生 3 个月后出现，发绀持续半年以上可出现杵状指（趾），缺氧发作时临床表现为晕厥。认知层次：应用。

（2）该患儿发生晕厥的原因最可能是（　　）
A. 慢性缺氧导致脑功能损伤
B. 血液黏稠导致脑部血栓形成
C. 严重心律失常导致阿斯综合征
D. 右室流出道肌肉痉挛导致肺血急剧减少
E. 哭闹导致组织耗氧量增高

考题分析：答案 D。难度系数 0.5，中等。本题所考疾病为法洛四联症，所考知识点为法洛四联症缺氧发作的原因。法洛四联症的主要病理改变为右室流出道狭窄，在某些诱因如吃奶、哭闹、情绪激动、感染等刺激下，右室流出道漏斗部肌肉痉挛，肺动脉前向血流急剧减少，经肺循环的

氧合血减少，导致脑缺氧加重，出现意识障碍。流出道肌肉痉挛缓解后，肺动脉前向血流增多临床症状随之可缓解。认知层次：理解。

（3）该患儿发生晕厥时，以下哪项不是正确的抢救措施（　　）

A. 使患儿取胸膝位

B. 立即吸氧

C. 静脉注射呋塞米

D. 静脉注射去氧肾上腺素

E. 静脉注射艾司洛尔

考题分析：答案 C。难度系数 0.3，难。本题所考疾病为法洛四联症，所考知识点为法洛四联症缺氧发作的治疗。法洛四联症缺氧发作的急救核心为增加肺动脉前向血流，包括取胸膝位、应用去氧肾上腺素增加外周阻力、应用艾司洛尔或者普萘洛尔缓解流出道肌肉痉挛以及吸氧、吗啡镇静等措施，而应用呋塞米会导致血容量下降，加重病情。认知层次：应用。

第四节　C 型题

1. 患儿，男，5 个月。因“发热 2 天伴咳喘 1 天”入院。吃奶时有呛咳，哭吵时唇周轻度发绀。体格检查：T 38.2℃，R 52 次 / 分。精神及面色尚可，气促，呼气相延长，两肺呼吸音对称，可闻及较多哮鸣音及细小水泡音，HR 148 次 / 分，心音强，肝肋下 2.5cm。X 线胸片如图 1-51 所示。

（1）可能的诊断是（　　）

A. 吸入性肺炎

B. 呼吸道合胞病毒肺炎

C. 金黄色葡萄球菌性肺炎

D. 重症肺炎

E. 婴幼儿哮喘

F. 肺水肿

考题分析：答案 B。难度系数 0.5，中等。本题所考疾病为肺炎，所考知识点为病毒性肺炎的临床特点及影像学改变。呼吸道合胞病毒（RSV）肺炎，是最常见的病毒性肺炎。本病多

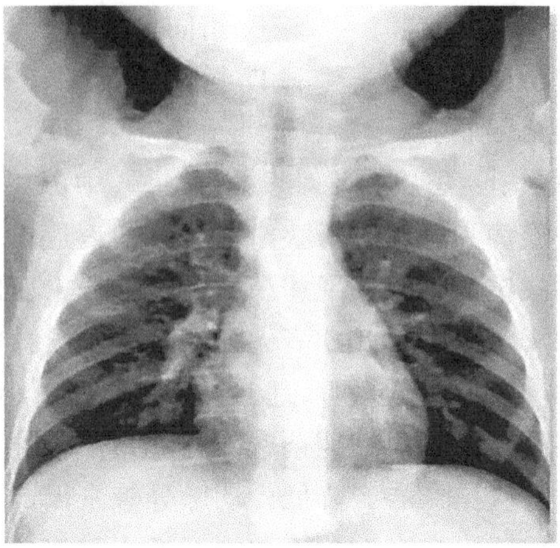

图 1-51　X 线胸片

见于 1 岁以内儿童。临床上轻症患者发热、呼吸困难等症状不重；中、重症者有较明显的呼吸困难（喘憋）、口唇发绀、鼻翼扇动及三凹征，发热可为低、中度热和高热。肺部听诊多有中、细湿啰音。胸片检查表现为两肺可见小点片状、斑片状阴影，部分患儿有不同程度的肺气肿。认知层次：应用。

（2）入院次日体格检查：呼吸急促，口唇发绀，双肺闻及多量中小水泡音，HR 180 次 / 分，心音低钝，肝肋下 3.5cm，最有可能的诊断为（　　）

A. 气胸　　B. 脓胸

C. 肺炎合并心力衰竭　　D. 重症肺炎

E. 呼吸衰竭　　F. 肺水肿

考题分析：答案 C。难度系数 0.5，中等。本题所考疾病为肺炎，所考知识点为该病的并发症与并发症治疗。肺炎合并心力衰竭时可有以下表现：①安静状态下呼吸突然加快＞60 次 / 分；②安静状态下心率突然增快＞180 次 / 分；③突然极度烦躁不安，明显发绀，面色苍白或发灰，指（趾）甲微血管再充盈时间延长。肺炎合并心力衰竭的治疗：吸氧、镇静、利尿、强心。应用强心药：可使用地高辛或毛花苷丙静脉注射。认知层次：应用。

（3）入院第 5 天，患儿出现烦躁不安，气促加重伴口唇发绀，心率增至 180 次 / 分，左侧肺部啰音增多，右侧呼吸音减弱，X 线胸片如图 1-52 所示，应首先考虑下列哪种情况（　　）

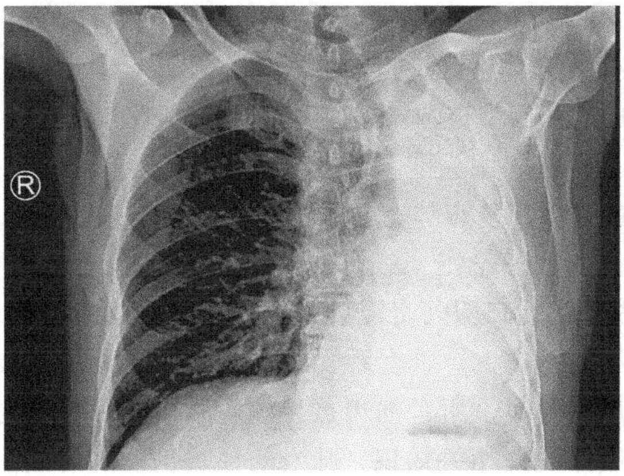

图 1-52 X 线胸片

A. 心力衰竭　　B. 呼吸衰竭
C. 中毒性脑病　　D. 肺不张
E. 呼吸肌疲劳　　F. 胸腔积液

考题分析：答案 D。难度系数 0.5，中等。本题所考疾病为肺炎，所考知识点为该病的并发症的临床表现及肺不张影像学改变。肺不张肺部炎症导致肺内支气管阻塞或压迫，造成肺的膨胀不全及气管不通，即造成肺不张。表现为突然呼吸困难加剧、剧烈咳嗽、烦躁不安、面色发绀。胸部听诊呼吸音减弱或消失。若肺不张面积较大，出现呼吸衰竭，可危及生命，必须积极抢救。X 线检查可见肺的膨胀不全。在病程中患儿出现病情加重，在出现呼吸极度代偿，发绀，心率增快，伴两侧肺部体征不对称时，结合胸片影像学可诊断。认知层次：应用。

（4）患儿入院后治疗中经常选择下列哪些辅助检查（　　）

A. 胸片　　B. 心电图和超声心动图
C. 血常规　　D. 血气分析
E. 肌电图　　F. CRP

考题分析：答案 A、B、C、D、F。难度系数 0.5，中等。本题所考疾病为肺炎，所考知识点为该病的临床思维及决策。根据病例中提示有呼吸加快，存在呼吸困难，患儿考虑为肺炎引起缺氧可能，故需完善胸片、血气分析、血常规、CRP 等检查，可以了解缺氧情况、肺部感染的程度、外周血的表现针对诊断有帮助，同时患儿有心率快、心音强等表现可行心电图和超声心动图进一步检查。认知层次：应用。

2. 患儿，女，8 岁，低热、干咳 7 天。每次 2~3 声，痰不能咳出，有发热，最高体温 37.9℃，热峰 2 次，于当地诊所诊断“上呼吸道感染”，予“头孢呋辛酯、利巴韦林”抗感染治疗 7 天，效果欠佳。体格检查：两肺未闻及干湿啰音，腹软，肝脾稍肿大。当时门诊血常规检查示白细胞计数 6.7×10^9/L，中性粒细胞百分比 45%，淋巴细胞百分比 55%；X 线胸片示两肺纹理增多，双肺间质浸润。

（1）目前最可能的诊断是（　　）

A. 呼吸道合胞病毒肺炎
B. 衣原体肺炎
C. 腺病毒性肺炎
D. 支原体肺炎
E. 金黄色葡萄球菌性肺炎
F. 肺结核

考题分析：答案 D。难度系数 0.7，容易。本题所考疾病为支原体肺炎，所考知识点为该病的临床表现以及影像学特点。该患儿为学龄前女童，最常见的社区获得性肺炎的病原为肺炎支原体及肺炎链球菌。该患儿 8 岁，发热、咳嗽 7 天，无全身中毒症状，血常规示白细胞高，以淋巴细胞为主，X 线胸片示广泛的间质浸润，考虑肺炎诊断成立。学龄前儿童，发热时间长，无全身中毒症状，X 线胸片以间质浸润为主，用头孢类抗生素无效。首先考虑支原体肺炎的可能性大。认知层次：应用。

（2）入院第 2 天，患儿出现咳嗽加重、气促，仍有发热，最高体温 40℃，热峰 3~4 次 / 分，体格检查：T 40℃，R 45 次 / 分，P 150 次 / 分，BP 90/70mmHg。神志清楚，精神反应欠佳，呼吸促，全身浅表淋巴结未触及肿大，轻度鼻翼扇动，口周无发绀。咽充血，双侧扁桃体无肿大。可见三凹征，两肺呼吸音粗，双肺可闻及细湿啰音。心律齐，心音有力，无杂音。腹部软，未触及包块，肝脾肋下未触及。复查血常规：白细胞计数 26.58×10^9/L，中性粒细胞百分比 30.7%，淋巴粒细胞百分比 54.3%，血红蛋白 130g/L，快速 CRP 78.3mg/L。先考虑下列哪种情况（　　）

A. 脓胸　　B. 心肌炎
C. 重型支原体肺炎　　D. 心力衰竭
E. 中毒性脑病　　F. 休克

考题分析：答案 C。难度系数 0.3，难。本题所考疾病为支原体肺炎，所考知识点为重症支原体肺炎（MPP）的诊断标准。符合下列标准中前 3 条中的任意 2 条和（或）后 2 条中任意 1 条作为重症 MPP 的诊断标准：在确诊 MPP 基础上出现：①明显气促或心动过速（小于 1 岁者，R ≥ 50 次 / 分，HR ≥ 150 次 / 分；1~5 岁者，R ≥ 40 次 / 分，HR ≥ 140 次 / 分；5 岁以上者，R ≥ 30 次 / 分，HR ≥ 120 次 / 分），伴或不伴有动脉血压下降（收缩压 ≤ 75mmHg）、三凹征及发绀等；②有效应用大环内酯类药物 1 周以上无效（持续腋温 ≥ 38. 5℃或肺部影像学无好转甚至进展），或者持续发热时间 10 天以上；③胸部影像学表现为大片状致密影，占据一个肺段或肺叶以上范围，可累及单叶或多叶病变；④出现胸腔积液、肺不张、肺坏死 / 肺脓肿等肺内合并症；⑤出现严重低氧血症（PaO_2 < 60mmHg）或合并其他功能严重损害（中枢神经系统感染、心力衰竭、心肌炎、消化道出血、明显电解质 / 酸碱平衡紊乱等）。认知层次：应用。

（3）该病现阶段应该用哪些药物治疗（　　）
A. 阿奇霉素　　B. 甲泼尼龙
C. 头孢噻肟钠　　D. 多西环素
E. 地高辛　　F. 呋塞米

考题分析：答案 A、B、C。难度系数 0.3，难。本题所考知识点为支原体肺炎治疗。支原体肺炎首选大环内酯类抗生素，目前临床上以阿奇霉素为首选药物，剂量 5~10mg/（kg · d），qd，静脉注射，轻症患者也可口服。根据病情确定疗程，可改善临床症状，减少肺部阴影，可缩短病程。此外，红霉素也可使用。8 岁以上儿童可选用盐酸米诺环素或多西环素口服。重症如高热持续不退、合并胸腔积液、肺坏死以及脑膜脑炎的患儿可应用肾上腺糖皮质激素治疗，常用甲泼尼龙 1~2mg/（kg · d），疗程 10~14 天。认知层次：应用。

（4）患儿痊愈后如何交代家长门诊随访（　　）
A. 加强体格锻炼，预防呼吸道感染
B. 1 周后复查肺炎支原体抗体 IgM
C. 继续口服头孢丙烯干混悬剂
D. 2 周后复查肺炎支原体抗体 IgM
E. 增加营养
F. 1 周后口服阿奇霉素 3 天

答案：A、E。难度系数 0.7，容易。本题所考疾病为肺炎，所考知识点为该病的预防及肺炎支原体抗体相关知识。肺炎的预防包括：增强体质，减少被动吸烟，室内通风，积极防治营养不良、贫血及佝偻病等。肺炎支原体抗体分为 IgG 抗体和 IgM 抗体两种，因为肺炎支原体感染的潜伏期为2~3周，当患者出现症状而就诊时，IgM 抗体已达到相当高的水平，因此，IgM 抗体阳性可作为急性期感染的诊断指标。如 IgM 抗体阴性，也不能否定肺炎支原体感染，还需检测 IgG 抗体。IgG 较 IgM 出现晚，需动态观察。正规治疗后的肺炎支原体肺炎抗体短时间内不容易消失，有些持续时间 2~3 个月以后不等，故短时间不用复查。认知层次：应用。

3. 患儿，男，8 个月。因“发热、腹泻 1 天”入院。粪便为稀水样便。体格检查：T 39.5℃，P 136 次 / 分，R 34 次 / 分，体重 8kg。精神萎靡，呼吸稍促，前囟、眼眶凹陷，皮肤弹性欠佳，肢端凉，皮肤未见大理石花纹，唇干，双肺呼吸音清，心律齐，心音有力。腹不胀，肝肋下 1cm，肠鸣音 14 次 / 分。

（1）入院后急需做的检查项目是（　　）
A. 血清钾、钠、氯、钙、镁
B. 血气分析
C. 血常规
D. 血糖
E. 心肌酶谱
F. 肝、肾功能
G. 粪便常规
H. 粪便轮状病毒抗原

考题分析：答案 A、B、G、H。难度系数 0.3，难。本题所考查疾病为腹泻病，所考知识点为该疾病的辅助检查。腹泻病根据临床表现和粪便性状作出临床诊断。首先必须判定有无脱水（程度和性质）、电解质紊乱和酸碱失衡。从临床诊断和治疗考虑，可先根据粪便常规有无白细胞将腹泻分为两组。认知层次：应用。

（2）入院后检查结果报告示：血钾 3.1mmol/L，血钠 142mmol/L，血氯 103mmol/L，血钙 2.7mmol/L，血镁 0.82mmol/L，pH 7.36，$PaCO_2$ 3.57kPa，BE -7mmol/L；粪便常规：白细胞计数 0~1 个 /HP，红细胞计数 0~2 个 /HP，轮状病毒抗原阳性。该患儿的诊断是（　　）

A. 产毒性大肠杆菌肠炎

B. 轮状病毒肠炎

C. 中度等渗性脱水

D. 重度高渗性脱水

E. 低钾血症

F. 代偿性代谢性酸中毒

G. 低钙血症

考题分析：答案 B、C、E、F。难度系数 0.3，难。本题所考疾病为腹泻病，轮状病毒抗原阳性，提示轮状病毒肠炎，B 正确；患儿前囟平及眼眶凹陷，皮肤弹性欠佳，肢端凉，皮肤未见大理石花纹，提示中度脱水。患儿为急性消化道液体丢失引起脱水，且血钠正常，因此为等渗性，C 正确。患儿血钾 3.1mmol/L，为低钾血症，E 正确；患儿 $PaCO_2$ 3.57 kPa（降低），为呼吸性碱中毒，而 pH 正常范围，BE 绝对值降低，说明存在代偿性代谢性酸中毒以纠正，F 正确。血钙新生儿是 1.75~1.88mmol/L，成人是 2.25~2.75mmol/L，因此 G 错误。认知层次：应用。

（3）目前应急诊处理（　　）

A. 静脉输 3∶2∶1 液

B. 输 5% 碳酸氢钠纠酸

C. 静脉补充 10% 葡萄糖酸钙

D. 立即补充 10% 氯化钾

E. 使用抗病毒药物

F. 使用抗生素

考题分析：答案 A。难度系数 0.3，难。本题所考查疾病为腹泻病，患儿前囟平及眼眶凹陷，皮肤弹性欠佳，肢端凉，皮肤未见大理石花纹，提示中度脱水。患儿为急性消化道液体丢失引起脱水，且血钠正常，因此为等渗性；等渗性脱水补 1/2 张钠液，故 A 正确。pH 正常范围内、血清钙故 B、C 不正确。认知层次：应用。

（4）经 1 天补液后患儿脱水已纠正，已解小便 500ml，体温下降，但仍精神萎靡，面色苍白，心率 142 次 / 分，心音低钝。目前应考虑的问题是（　　）

A. 低钙血症　　B. 酸中毒加重

C. 低钾血症　　D. 心肌炎

E. 低血糖　　F. 脑水肿

考题分析：答案 C、D。难度系数 0.3，难。本题所考查疾病为腹泻病，临床上中度脱水、酸中毒的患儿血清钾在正常范围内，缺钾的症状也不明显，当输入不含钾的溶液后，有力血浆被稀释，钾随尿量的增加而排出，使血清钾浓度下降，并出现低钾症状：①神经、肌肉兴奋性降低，腱反射减弱或消失；②心血管：出现心律失常、心肌收缩降低、血压降低，甚至发生心力衰竭；③肾损害：低钾使肾脏浓缩功能下降，出现多尿，重者有碱中毒症状，故 C、D 正确。认知层次：应用。

（5）现需进一步的检查是（　　）

A. 心肌酶谱　　B. ECG

C. 心脏彩超　　D. 血清钾

E. 血糖　　F. 脑脊液检查

考题分析：答案 A、B、C、D。难度系数 0.3，难。本题所考查疾病为腹泻病，现患儿有低钾血症及心肌炎，故 A、B、C、D 正确。认知层次：记忆。

4. 患儿，男，3 岁。因“发热 5 天，颈部包块 3 天”入院。体格检查：T 38.5℃，P 120 次 / 分，R 32 次 / 分。神志清，双侧颈部淋巴结肿大，咽部有白色膜状渗出，心、肺无异常，腹平软，无压痛，肝肋下 3cm，脾肋下 2cm。四肢肌力、肌张力正常，生理反射存在，病理征阴性。

（1）应先进行以下哪些检查（　　）

A. 血常规 +CRP

B. 肝功能

C. EBV 特异性抗体检测

D. EBV-DNA 检测

E. 胸片

考题分析：答案 A、B、C、D。难度系数 0.3，难。本题所考疾病为传染性单核细胞增多症，所考知识点为该疾病的诊断。患儿发热，查体双侧颈部淋巴结肿大，咽部有白色膜状渗出，肝、脾大，根据患儿临床症状，考虑传染性单核细胞增多症可能性大，该病实验室检查可表现为外周血常规改变、肝功能异常，EBV 特异性抗体检测、EBV-DNA 检测对确诊该病有诊断价值，该病的胸片对诊断意义不大，故 A、B、C、D 正确。认知层次：应用。

（2）血常规示：白细胞计数 22.96×10^9/L，淋巴细胞百分比 51%，单核细胞（monocyte, M）百分比 22%，异型淋巴细胞百分比 30%。考虑的诊断为（　　）

A. 无黄疸型肝炎

B. 传染性单核细胞增多症

C. 淋巴瘤

D. 化脓性扁桃体炎

E. 猩红热

考题分析：答案 B。难度系数 0.7，容易。本题所考疾病为传染性单核细胞增多症，所考知识点为该疾病的诊断。外周血常规改变是传染性单核细胞增多症的重要特征，异型淋巴细胞超过 10% 具有诊断意义，故考虑诊断传染性单核细胞增多症，故 B 正确。认知层次：应用。

（3）本病可出现的并发症（　　）

A. 吉兰 - 巴雷综合征

B. 周围神经炎

C. 心包炎

D. 心肌炎

E. EB 病毒相关性噬血细胞综合征

考题分析：答案 A、B、C、D、E。难度系数 0.5，中等。本题所考疾病为传染性单核细胞增多症，所考知识点为该疾病的并发症。该病重症患者可并发神经系统疾病，如吉兰 - 巴雷综合征、脑膜炎或周围神经炎等，在急性期可发生心包炎、心肌炎、EB 病毒相关性噬血细胞综合征。故 A、B、C、D、E 正确。认知层次：应用。

（4）应采取以下哪些治疗措施（　　）

A. 对症治疗

B. 头孢菌素

C. α- 干扰素

D. 静脉注射免疫球蛋白

E. 发生脾破裂时，应立即输血，并行手术治疗

考题分析：答案 A、C、D、E。难度系数 0.5，中等。本题所考疾病为传染性单核细胞增多症，所考知识点为该疾病的治疗。该病临床上无特殊治疗，主要采取对症治疗，α- 干扰素有一定治疗作用，静脉注射免疫球蛋白可使临床症状改善，缩短病程，早期给药效果更好，发生脾破裂时，应立即输血，并行手术治疗，抗菌药物对本病无效，仅在继发细菌感染时应用。故 A、C、D、E 正确。认知层次：应用。

5. 患儿，女，6 岁。因"发热伴咳嗽 4 天，气促 2 小时"入院。患儿 4 天前出现发热，体温高达 40℃，伴咳嗽，未曾就医，家长自行予对乙酰氨基酚口服，效果欠佳。2 小时前出现气促，呻吟不安，口唇发绀。体格检查：T 39.8℃，P 190 次 / 分，R 65 次 / 分。神志清，双肺叩诊浊音，心音低钝，双肺细湿啰音增多，肝肋下 3.5cm。辅助检查：血常规 +CRP 示白细胞计数 22.0×10^9/L，CRP 56mg/L；X 线胸片如图 1-53 所示。

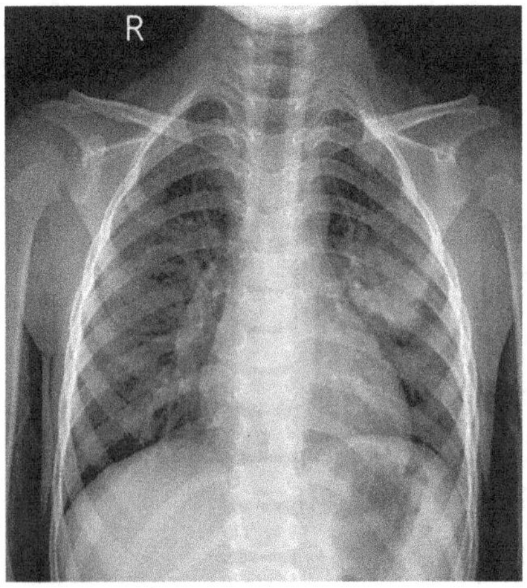

图 1-53　X 线胸片

（1）该患儿目前的初步诊断（　　）

A. 肺炎链球菌肺炎

B. 毛细支气管炎

C. 肺炎支原体肺炎
D. 心力衰竭
E. 中毒性脑病
F. 中毒性肠麻痹
G. 弥散性血管内凝血

考题分析：答案 A、D。难度系数 0.3，难。本题所考疾病为肺炎链球菌肺炎，所考知识点为该疾病的临床表现、重症肺炎的表现、实验室检查。肺炎链球菌肺炎体温可高达 40~41 ℃。呼吸急促达 40~60 次 / 分，呼气呻吟，鼻翼扇动，面色潮红或发绀。胸部体征早期只有轻度叩诊浊音或呼吸音减弱。病程第 2~3 日肺实变后有典型叩诊浊音、语颤增强及管性呼吸音等。消散期可听到湿音。肺炎合并心力衰竭时可有以下表现：①安静状态下呼吸突然加快＞ 60 次 / 分；②安静状态下心率突然增快＞ 180 次 / 分；③突然极度烦躁不安，明显发绀，面色苍白或发灰，指（趾）甲微血管再充盈时间延长，以上 3 项不能用发热、肺炎本身和其他合并症解释；④心音低钝、奔马律，颈静脉怒张；⑤肝脏迅速增大。故 A、D 成立。结合题干患儿无中毒性脑病、中毒性肠麻痹、弥散性血管内凝血等临床表现，故 E、F、G 不成立。认知层次：应用。

（2）其 X 线胸片改变是（　　）
A. 双肺可见较多的大小一致的小结节状影
B. X 线早于肺部体征出现，大小不等的片状阴影或融合成大的病灶
C. 肺部 X 线表现较重，可多种多样
D. X 线肺浸润或多发性肺脓肿
E. 双肺纹理增多紊乱，肺气肿多见
F. X 线大片阴影，密度均匀而致密

考题解析：答案 F。难度系数 0.3，难。本题所考疾病为肺炎链球菌肺炎，所考知识点为该疾病的影像学表现。肺炎链球菌肺炎 X 线检查早期可见肺纹理加深或局限于一个节段的浅薄阴影，以后有大片阴影均匀而致密，占全肺叶或一个节段，经治疗后逐渐消散。认知层次：记忆。

（3）该患儿需马上采取哪些治疗措施（　　）
A. 吸氧　B. 心电监护
C. 退热处理　D. 大环内酯类抗感染
E. 静脉注射呋塞米　F. 静脉注射地高辛
G. 使用血管活性药物

考题分析：答案 A、B、C、E、F、G。难度系数 0.5，中等。本题所考疾病为肺炎链球菌肺炎，所考知识点为该疾病的治疗。肺炎链球菌肺炎治疗原则：①抗生素治疗：青霉素敏感者首选青霉素 G 或阿莫西林；青霉素低度耐药者仍可首选青霉素 G，或用阿莫西林 / 克拉维酸钾或第 1 代或第 2 代头孢菌素，备选头孢曲松或头孢噻肟或万古霉素。青霉素高度耐药或存在危险因素者首选万古霉素或利奈唑胺。故排除 D。②对症治疗：a. 氧疗；b. 气道管理；c. 腹胀的治疗；d. 退热止惊。故 A、B、C 成立。③并发症的治疗：肺炎合并心力衰竭的治疗：a. 利尿：可用呋塞米、依他尼酸，亦可口服呋塞米、依他尼酸或氢氯噻嗪等；b. 强心药：可使用地高辛或毛花苷丙静脉注射。c. 血管活性药物。故 E、F、G 成立。认知层次：应用。

（4）患儿入院后第 2 天突然出现频繁呕吐，为咖啡样物。呼吸困难较前加重，哭闹不安，腹胀明显，肠鸣音减弱。首先应该考虑什么（　　）
A. 消化道出血　B. 急性胃肠炎
C. 中毒性肠麻痹　D. 感染性休克
E. 电解质紊乱　F. 肠套叠

考题分析：答案 C。难度系数 0.5，中等。本题所考疾病为肺炎链球菌大叶性肺炎，所考知识点为该疾病的重症消化系统表现。在确诊肺炎后出现下列症状与体征，需警惕缺氧中毒性肠麻痹：①频繁呕吐；②严重腹胀；③呼吸困难加重；④肠鸣音消失；⑤重症患儿还可呕吐咖啡样物，粪便隐血试验阳性或柏油样便。认知层次：应用。

（5）经治疗后，患儿病愈出院，出院时应向家长交代哪些事项（　　）
A. 加强护理及体格锻炼
B. 预防急性呼吸道感染及呼吸道传染病
C. 预防并发症
D. 预防继发感染

E. 注射丙种球蛋白
F. 减少被动吸烟
G. 积极预防营养不良、贫血及佝偻病等

考题分析：答案 A、B、C、D、F、G。难度系数 0.7，容易。本题所考疾病为支气管肺炎，所考知识点为该疾病的预防。预防肺炎，应着重注意下列措施：①加强护理和体格锻炼：婴儿时期应注意营养，防止佝偻病及营养不良是预防重症肺炎的关键。注意洗手，避免被动吸烟。室内要开窗通风，经常在户外活动，使机体耐寒及对环境温度变化的适应能力增强，就不易发生呼吸道感染及肺炎。②预防急性呼吸道感染及呼吸道传染病：对婴幼儿应尽可能避免接触呼吸道感染的患儿。注意防治容易并发严重肺炎的呼吸道传染病，如百日咳、流行性感冒、腺病毒及麻疹等。尤其对免疫缺陷性疾病或应用免疫抑制剂的患儿更要注意。疫苗接种可以有效降低儿童肺炎的患病率。③预防并发症和继发感染：已患肺炎的婴幼儿免疫力低下，易感染其他疾病，应积极预防可能引起严重预后的并发症，如脓胸、脓气胸等。在病房中应将不同病原的患儿尽量隔离。恢复期及新入院的患儿也应尽量分开。医务人员接触不同患儿时，应注意消毒隔离操作。认知层次：记忆。

6. 患儿，女，3 个月。因“发热 3 天，抽搐 1 次”就诊。发作表现为双眼上视，口唇青紫，四肢僵硬伴抖动，持续约 10 分钟自行缓解，抽搐时体温 39℃。

（1）患儿病史采集需要重点关注的有（　　）
A. 患儿精神状态如烦躁、嗜睡
B. 有无呕吐
C. 其他伴随症状如咳嗽、腹泻
D. 喂养方式
E. 居住环境
F. 既往有无惊厥史

考题分析：答案 A、B、C、D、E、F。难度系数 0.5，中等。本题所考知识点为婴幼儿发热惊厥的病因诊断。患儿为 3 个月婴幼儿，发热惊厥需要首先排除中枢神经系统感染，故需要关注 A、B、C。需要排除电解质紊乱如低钙惊厥，故需要关注 D、E。需要排除癫痫发作，故需要关注 F。认知层次：应用。

（2）患儿入院体格检查：嗜睡状态，前囟膨隆，张力稍高，咽充血，心肺腹（-），颈抵抗明显，双侧病理征阳性。为明确病因，患儿首选的检查为（　　）
A. 脑电图　　B. 胸片
C. 腹部超声　　D. 头颅超声
E. 腰椎穿刺
F. 头颅 CT

考题分析：答案 E。难度系数 0.6，较易。本题所考疾病为中枢神经系统感染，所考知识点为该病的诊断。患儿临床表现为发热惊厥，体格检查示脑膜刺激征和病理征均阳性，诊断首先考虑中枢神经系统感染，故选择 E。认知层次：应用。

（3）患儿血常规+CRP 示白细胞计数 21×10^9/L，中性粒细胞百分比 89%，CRP 120mg/L。脑脊液外观稍浑浊，白细胞计数 240×10^6/L，多核细胞百分比 85%，葡萄糖 0.2mmol/L，蛋白定量 1.2g/L，氯化物正常。患儿最可能的诊断为（　　）
A. 细菌性脑膜炎　　B. 结核性脑膜炎
C. 隐球菌性脑膜炎　　D. 病毒性脑膜炎
E. 支原体脑膜炎

考题分析：答案 A。难度系数 0.5，中等。本题所考疾病为细菌性脑膜炎，所考知识点为细菌性脑膜炎时的脑脊液变化。患儿血常规提示细菌感染，脑脊液细胞显著增多，以多核细胞为主，葡萄糖降低和蛋白升高，符合细菌性脑膜炎典型改变，故选择 A。认知层次：应用。

（4）关于患儿的治疗方案描述正确的有（　　）
A. 病原菌未明时经验性治疗选用万古霉素联合三代头孢菌素
B. 20% 甘露醇降颅压治疗
C. 抗生素治疗同时给予小剂量地塞米松静脉注射
D. 甲泼尼龙冲击治疗抑制炎症反应
E. 如有抽搐发作给予地西泮静脉注射止惊处理
F. 病原菌明确后根据药敏试验结果调整抗生素

应用

G. 为避免药物副作用，抗生素疗程应尽可能短

考题分析：答案 A、B、C、E、F。难度系数 0.3，难。本题所考知识点为细菌性脑膜炎的治疗。细菌性脑膜炎时糖皮质激素的应用主张小剂量地塞米松短期应用，故 D 错误。所有细菌性脑膜炎均需要足疗程抗生素治疗，故 G 错误。认知层次：应用。

（5）患儿脑脊液培养为肺炎链球菌感染，对头孢曲松敏感。调整抗生素治疗为头孢曲松 100mg/（kg·d）静脉注射，患儿体温降至正常，精神反应好转，但 1 周后再次出现发热，体温波动于 38~40℃，伴随呕吐和精神萎靡，惊厥 1 次，表现同前，持续约 3 分钟。患儿病情波动最可能的原因（ ）

A. 抗生素耐药　B. 抗生素剂量不足

C. 合并了急性胃炎　D. 硬膜下积液

E. 脑室管膜炎

考题分析：答案 D、E。难度系数 0.5，中等。本题所考知识点为细菌性脑膜炎的并发症。患儿虽然出现了呕吐，但合并再次惊厥，所以首先排除 C。细菌性脑膜炎病情反复最常见的原因是发生了硬膜下积液或脑室管膜炎的并发症，故选择 D、E。认知层次：应用。

（6）为明确诊断合适的检查有（ ）

A. 头颅 B 超　B. 颅骨透照试验

C. 头颅 CT　D. 头颅 MRI

E. 脑电图　F. 头颅 X 线片

考题分析：答案 A、B、C、D。难度系数 0.4，较难。本题所考知识点为细菌性脑膜炎并发症的诊断。A、B、C、D 均可辅助诊断硬膜下积液或脑室管膜炎，A 仅用于前囟未闭的小婴儿，B 简单易操作，有助于较大量硬膜下积液的诊断。C 或 D 检查可以明确不同年龄和不同程度的硬膜下积液或脑室管膜炎。认知层次：应用。

7. 患儿，女，10 个月。因"间断抽搐 1 个月"就诊。抽搐表现为突然点头伴双上肢外展呈拥抱状，成串出现，每日发作 3~4 串，每串 10~20 下不等。

（1）患儿的病史采集需要重点关注的有（ ）

A. 智力运动发育情况

B. 出生窒息史

C. 生后是否做过新生儿遗传代谢病筛查

D. 院外的治疗及疗效

E. 院外做过的辅助检查及结果

F. 出生时是否足月

G. 家族中有无类似疾病患者

考题分析：答案 A、B、C、D、E、F、G。难度系数 0.5，中等。本题所考疾病为婴儿痉挛症，所考知识点为该病的临床诊断。患儿临床表现为典型痉挛发作，需要关注 A、B、C、D、E、F、G 以辅助癫痫诊断及其病因分析。认知层次：应用。

（2）该患儿体格检查需要重点关注的有（ ）

A. 有无皮肤色素脱失斑或牛奶咖啡斑

B. 有无皮肤和毛发色素变浅

C. 头围大小

D. 有无颈抵抗

E. 双肺有无啰音

F. 外观有无畸形

考题分析：答案 A、B、C、F。难度系数 0.5，中等。本题所考知识点为婴儿痉挛症的病因分析，A、B、C、F 分别有助于婴儿痉挛症常见病因结节性硬化症、苯丙酮尿症、染色体异常的诊断，故选择。患儿病程 1 个月余，无发热、咳嗽、呕吐、意识障碍症状，不考虑急性感染性疾病，故排除 D、E。认知层次：应用。

（3）该患儿为 G1P1，足月顺产，生后 4 个月竖头，现刚会翻身，不会坐。家族史（-）。体格检查：头围 42cm，躯干及肢体见 5 处色素脱失斑，直径 1~2cm 大小。头颅 CT 示双侧脑室边缘数个结节状钙化灶。患儿的疾病诊断最可能的是（ ）

A. 婴儿痉挛症　结节性硬化症

B. 婴儿痉挛症　神经纤维瘤病

C. 婴儿痉挛症　宫内感染

D. 婴儿痉挛症　苯丙酮尿症

E. 婴儿痉挛症　HIE 后遗症

考题分析：答案 A。难度系数 0.5，中等。本题所考疾病为结节性硬化症，所考知识点为该病

的临床诊断。结节性硬化症是婴儿痉挛症的常见病因，皮肤色素脱失斑是该病特征性体征，室管膜下多发钙化灶是该病特征性影像学改变。故选择A。认知层次：应用。

（4）为明确癫痫病因，首选的检查为（　　）

A. 脑电图　　B. 血尿代谢筛查

C. 头颅MRI　　D. 血乳酸测定

E. 腹部超声　　F. 角膜K-F环

G. 基因检测 *TSC1*/*TSC2*

考题分析：答案G。难度系数0.6，较易。本题所考知识点为结节性硬化症的病因。该病为常染色体显性遗传性疾病，*TSC1*和*TSC2*是已明确的两个致病基因，故选择G。认知层次：记忆。

（5）下述关于该患儿的治疗处理正确的有（　　）

A. 定期随访评估，终生监测

B. 患儿需要完善眼底检查

C. 患儿需要完善心脏、肾脏等各脏器检查评估

D. 积极控制癫痫发作

E. 为患儿家庭提供遗传咨询

F. 必要时为患儿父母再生育提供产前诊断

考题分析：答案A、B、C、D、E、F。难度系数0.3，难。本题所考知识点为结节性硬化症的治疗。该病为常染色体显性遗传性疾病，影响多器官系统，需要终身定期随访评估。认知层次：应用。

（6）患儿的癫痫治疗首选的治疗药物为（　　）

A. ACTH　　B. 托吡酯片

C. 氨己烯酸　　D. 生酮饮食

E. 癫痫外科手术治疗　　F. 丙戊酸钠

考题分析：答案C。难度系数0.5，中等。本题所考知识点为结节性硬化症婴儿痉挛发作的治疗。氨己烯酸被认为对结节性硬化症的婴儿痉挛特别有效，故选择C。认知层次：应用。

（7）该药物应用的注意事项有（　　）

A. 定期眼科检查，注意有无视野缺损

B. 用药前和家属沟通，说明药物可能的副作用

C. 如果出现药物过敏反应，需要停用

D. 需要停用其他抗癫痫药物，以免发生药物相互作用

E. 用药期间需要监测药物副作用

F. 需要逐渐增加药物剂量达目标剂量

考题分析：答案A、B、C、E、F。难度系数0.3，难。本题所考知识点为氨己烯酸副作用。此药可能出现不可逆的视野缩小的不良反应，除此之外B、C、E、F也均是需要关注的事项。该药可以与其他抗癫痫药物联合应用，故排除D。认知层次：应用。

8. 患儿，男，3岁。因“低热3周伴咳嗽、纳差、乏力”来院。体检：T 38℃，消瘦，面色苍白，两肺呼吸音粗，查血常规提示中性粒细胞稍高，血培养（–），胸片示肺门淋巴结肿大。为明确诊断需要做PPD试验。

（1）观测PPD试验结果的最佳时间，除了（　　）

A. 20分钟　　B. 12~24小时

C. 24~48小时　　D. 48~72小时

E. 72~84小时

考题分析：答案A、B、C、E。难度系数0.6，较易。此题考的是PPD试验，试验方法：皮内注射0.1ml含5个结核菌素单位的纯蛋白衍生物（PPD），48~72小时观测结果，硬结平均直径不足5mm为阴性，≥5mm为阳性（+）；10~19mm为中度阳性（++），≥20mm为强阳性，局部除硬结外，还有水疱、破溃、淋巴管炎及双圈反应等为极强阳性反应（++++）。故根据题干观测PPD试验结果的时间是48~72小时。认知层次：记忆。

（2）如该患儿做旧结核菌素（OT）试验得1∶2 000，72小时后硬结直径20mm，红晕直径30mm，持续7天后仍留有色素。其最大可能是（　　）

A. 接种卡介苗后反应

B. 活动性结核病

C. 局部注射后感染

D. 免疫力增强记忆反应

E. 其他分枝杆菌交叉感染

考题分析：答案B。难度系数0.6，较易。此题考的是如何区分自然感染和卡介苗接种后反应。自然感染特点：反应较强，对2U或5U PPD试验反应红硬直径≥15mm；局部反应质地较硬、颜色深红、边缘清楚、甚至起疱，硬结消退后

遗有色素沉着和脱屑；一般7~10天才逐渐消退；且阳性反应持续时间较长，短期内无减弱倾向，甚至永久阳性。卡介苗接种后反应：对PPD试验反应红硬直径多在10mm左右；硬结质软、色淡红、边缘不清楚、无起疱或脱屑，也无色素沉着；一般3~5天即可消退；阳性反应随时间推移逐渐减弱。本病例PPD试验结果符合自然感染特点，因此以患活动性肺结核可能性大。认知层次：记忆。

（3）该患儿目前最适宜的处理是（　　）

A. 不需处理

B. 需用异烟肼2个月

C. 需用异烟肼3个月

D. 需用异烟肼＋乙胺丁醇6个月

E. 需用异烟肼＋链霉素6个月

考题分析：答案D。难度系数0.5，中等。此题考的是结核病的治疗。我国是结核病大国，且结核病是可以很好治疗的疾病，故本病是绝对的考点，特别是治疗。1）无症状或症状不多的原发型肺结核。治疗目的：①杀灭病灶中结核菌；②防止血行播散。药物选择以异烟肼（INH）为主配合利福平（RFP）或乙胺丁醇（EMB），一般疗程9到12个月。2）活动性原发型肺结核。宜分阶段治疗，在强化治疗阶段宜用三种杀菌药，即INH、RFP、吡嗪酰胺（PZA）或链霉素（SM），2到3个月后以INH、RFP或EMB巩固维持治疗，INH疗程12~18个月，RFP及EMB疗程为6~12个月。正确答案分析：本题为病例分析题，首先分析患儿目前的疾病阶段表示为活动性感染，所以应该积极治疗，且应含有INH为主配合RFP或EMB，一般疗程9到12个月。故选择D。认知层次：应用。

（4）如该患儿复查胸片呈“双极影”，诊断为原发综合征。以下符合活动性肺结核的指标是（　　）

A. 结核菌素试验硬结直径≥15mm

B. 有发热及其他结核中毒症状

C. 胃液找到抗酸杆菌

D. 胸片示渗出性改变

E. 红细胞沉降率增快，而无其他原因解释

考题分析：答案A、B、D、E。难度系数0.5，中等。活动性肺结核的指标有：临床症状、X线检查、胸部CT检查、支气管镜检查、实验室检查（红细胞沉降率增快，而无其他原因解释）及结核菌素试验。胃液找到抗酸杆菌，抗酸杆菌可能为其他非结核菌，故不符合活动性肺结核的指标。认知层次：记忆。

9. 患儿，男，1岁。因“发热、咳嗽1周，气促3天”入院。体格检查：T 39.0℃，R 60次/分。烦躁，前囟尚平，皮肤猩红热样皮疹，鼻翼扇动。气管略偏右，左肺叩诊浊，左肺呼吸音较低，右肺中小湿啰音，HR 160次/分，律齐，肝肋下3cm，脾未触及；布鲁津斯基征、克尼格征阴性，双侧巴宾斯基征阳性。辅助检查：血白细胞计数12.0×10^9/L，中性粒细胞百分比75%，淋巴细胞百分比25%。入院不久突然出现烦躁不安，在吸氧下仍有发绀，SPO_2 80%。

（1）X线胸片如图1-54所示，考虑并发症是（　　）

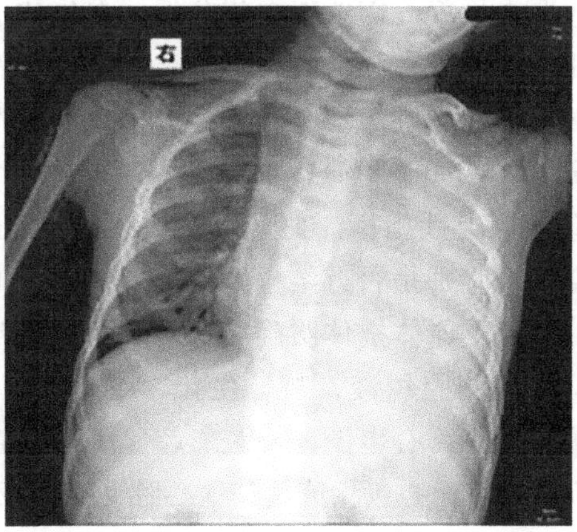

图1-54　X线胸片

A. 败血症　　B. 肝脓肿

C. 胸腔积液　　D. 心力衰竭

E. 化脓性脑膜炎　　F. 中毒性肠麻痹

考题分析：答案C。难度系数0.6，较易。本题所考疾病为胸腔积液，所考知识点为脓胸和脓气胸是金黄色葡萄球菌性肺炎影像学的特点之一，根据患儿病史及体征，C正确。虽有肺部感染及胸腔积液等病史，但急性起病，缺少

血培养检查结果依据，A 不成立；根据肝肋下 3.0cm，提示肝脏增大，临床考虑有心功能不全所致，故 B 不考虑；体格检查：R 60 次 / 分，HR 160 次 / 分，律齐，肝肋下 3cm，HR 小于 180 次 / 分，临床考虑可能出现心功能不全，未达到心力衰竭，题干中无惊厥及腹胀表现，体格检查无囟门紧张、肌张力改变等，暂不考虑 E、F。认知层次：应用。

（2）该患儿入院后需马上采取哪些治疗措施（　　）

A. 吸氧、心电监护

B. PPD 实验

C. B 超定位穿刺部位

D. 行胸腔积液常规、生化、培养等检查

E. 胸腔闭式引流

F. 血气分析及血生化

G. 心电图及心脏彩超检查

考题分析：答案 A、B、C、E、F、G。难度系数 0.5，中等。本题所考疾病为胸腔积液，所考知识点为该疾病处理原则。确定肺部病变的性质和严重程度，需要查血气分析，血生化了解患儿有无呼吸衰竭、酸碱平衡紊乱及水电解质平衡紊乱。为进一步明确感染的病原和病情严重度需要做如下检查：血常规、CRP、红细胞沉降率等炎性指标，血气分析、血生化；PPD 检查帮助鉴别是否有结核感染。痰培养、血培养、肺炎支原体抗体明确病原。彩超定位穿刺部位，行胸腔积液常规、生化、细菌、真菌、结核等培养。心电图、心脏彩超除外心血管系统疾病，有无心包积液及其他心脏受累的表现。认知层次：应用。

（3）胸腔积液细菌培养为金黄色葡萄球菌，对青霉素耐药，红霉素、甲氧西林敏感，住院后青霉素皮试阳性，既往对头孢曲松过敏，该患儿选择的抗生素是（　　）

A. 万古霉素　　B. 苯唑西林

C. 氯唑西林　　D. 青霉素钠

E. 头孢呋锌钠　　F. 利奈唑胺

考题分析：答案 A、F。难度系数 0.6，较易。本题所考疾病为金黄色葡萄球菌性肺炎的抗生素选择治疗，在早期疑为金黄色葡萄球菌性肺炎时即应给以积极治疗控制感染。首选 β 内酰胺类的抗生素如苯唑西林及氯唑西林，备选第 1 代、第 2 代头孢菌素。本患儿胸腔积液细菌为青霉素耐药，但红霉素、甲氧西林敏感的金黄色葡萄球菌。金黄色葡萄球菌为革兰氏阳性球菌，其耐甲氧西林的出现较为广泛，如临床应用 β 内酰胺类的抗生素治疗效果不佳时，一定注意耐甲氧西林金黄色葡萄球菌的感染，需用万古霉素或利奈唑胺治疗。根据细菌培养、耐药的结果选用抗生素，也可根据治疗反应更换抗生素。本患儿住院后青霉素皮试阳性，对头孢曲松过敏，且病情危重，予万古霉素或利奈唑胺，可得出 A、F 为正确答案。认知层次：应用。

（4）停药时机（　　）

A. 体温正常 3 天

B. 体温正常 5 天，疗程 2~3 周

C. 体温正常 7 天，肺部体征消失时可停用抗生素，疗程 4~6 周

D. 体温正常 14 天，肺部体征消失时可停用抗生素，疗程 4~6 周

E. 体温正常 21 天，肺部体征消失时可停用抗生素，疗程 4~6 周

考题分析：答案 C。难度系数 0.7，容易。本题所考疾病为金黄色葡萄球菌性肺炎的抗生素治疗停药时机。认知层次：记忆。

（5）万古霉素的副作用有哪些（　　）

A. 听力减退

B. 耳鸣或耳部饱满感（耳毒性）

C. 血尿

D. 食欲减退

E. 尿量或排尿数显著增多或减少

F. 发生“红人综合征”表现

考题分析：答案 A、B、C、D、E、F。难度系数 0.6，较易。本题所考疾病为万古霉素副作用：①可发生听力减退、耳鸣或耳部饱满感（耳毒性）、血尿、呼吸困难、嗜睡、尿量或排尿数显著增多或减少、食欲减退、恶心或呕吐、异常口渴、软弱（肾毒性）等。治疗期间应定期

检查听力，尿液中蛋白、管型、细胞数及测定尿相对密度等。②快速大剂量注射后，症状有食欲不佳、寒战或发热，会发生“红人综合征”表现。③万古霉素静脉给药可穿过胎盘，因此孕妇应慎用。有肾功能减退史者慎用。④通常不作为第一线药物应用。作为一种二线药物，在常用抗菌药物无效或不能应用时应用。⑤肾功能不全者、老年人、妊娠妇女、新生儿、婴幼儿慎用。认知层次：记忆。

10. 患儿，男，3 岁 2 个月。因“发热、右颈部肿块 3 天，皮疹半天”入院。患儿 3 天前出现发热，体温高达 40.0℃，稽留高热，随后家属即发现患儿颈部有肿块，约鸽蛋大小，触之有疼痛，无局部皮肤发烫、发红。有呕吐 2 次，非喷射性，无咖啡色及黄绿色液体。无咳嗽，无头痛，无关节红肿等。曾于外院就诊，诊断“颈淋巴结炎”，输液治疗 2 天，半天前输液后出现皮疹。发病后稍有烦躁，精神软，食欲差，粪便正常，尿量偏少。入院体格检查：全身猩红热样皮疹，卡疤红，颈部触及约 2.5cm×1.0cm 大小淋巴结，质软光滑，有触痛，无手足硬肿，无眼睑水肿，结膜稍充血，口唇红、轻度草莓舌，咽红，扁桃体Ⅱ°肿大，心肺听诊无殊，肝脾肋下未及。辅助检查：血常规 +CRP 示白细胞计数 23.4×10^9/L，中性粒细胞百分比 88.5%，淋巴细胞百分比 6.9%，血红蛋白 121g/L，血小板计数 364×10^9/L，CRP 59.6mg/L；红细胞沉降率 55mm/h；总胆红素 8.3μmol/L，结合胆红素 3.2μmol/L，谷丙转氨酶 9U/L，谷草转氨酶 30U/L，总蛋白 69.5g/L，血清白蛋白 46.9g/L，血清球蛋白 22.6g/L；电解质：血钾 3.38mmol/L，血钠 137.9mmol/L，血氯 100.4mmol/L，血钙 2.04mmol/L；前降钙素：3.72ng/ml。

（1）此时该患儿诊断（　　）

A. 猩红热

B. 川崎病

C. 传染性单核细胞增多症

D. 淋巴结结核

E. 风湿热

F. 低钾血症

G. 药物疹

考题分析：答案 B、F。难度系数 0.7，容易。本题所考疾病为川崎病，所考知识点为该疾病的诊断。根据患儿发热、淋巴结肿大、皮疹、卡疤红、结膜充血、草莓舌，B 诊断成立；根据血钾报告，F 成立。认知层次：应用。

（2）明确诊断后给予 2g/kg IVIg 输注 + 阿司匹林 40mg/（kg·d）分 3 次口服治疗，第 2 天体温最高 37.4℃，精神好转，第 3 天下午体温上升到 38.1℃，又出现精神软，伴呻吟，自诉腹部不适，肛门排气减少，尿量偏少，无呕吐、腹泻，无头痛，无大汗淋漓。体格检查：神志清、精神软，四肢皮肤偏凉，未发花，R 43 次 / 分，两肺呼吸音清晰，未闻及干湿性啰音，HR 152 次 / 分，律齐，腹隆起，触诊腹部胀气，无明显压痛点，肝脾肋下未及，肠鸣音减弱。毛细血管充盈时间 4s。BP 72/48mmHg。立即复查血常规：白细胞计数 18.1×10^9/L，中性粒细胞百分比 56.8%，淋巴细胞百分比 39.3%，血红蛋白 105g/L，血小板计数 420×10^9/L；急诊肝肾功能：谷丙转氨酶 13U/L，谷草转氨酶 25U/L，血清总蛋白 59.2g/L，血清白蛋白 24.1g/L，血清球蛋白 35.1g/L，血钾 3.2mmol/L，血钠 129.9mmol/L，血氯 104.0mmol/L，血钙 2.01mmol/L，血肌酐 17.4μmol/L；尿素氮 9.23mmol/L；肌钙蛋白 I＜0.1ng/ml。此时该患儿应补充诊断（　　）

A. 心肌炎

B. 巨噬细胞活化综合征（macrophage activation syndrome, MAS）

C. 肺栓塞

D. 川崎病休克综合征

E. 脓毒性休克

F. 不完全性肠梗阻

G. 脑炎

H. 低钠血症

I. 低白蛋白血症

考题分析：答案 D、F、H、I。难度系数 0.3，难。本题所考疾病为川崎病，所考知识点为该疾病出现的川崎病休克综合征（Kawasaki disease shock syndrome, KDSS）的诊断。患儿经 IVIg、阿司匹林治疗仍有发热，并出现血压下降，合并有组织低灌注的临床表现（末梢凉、尿量减少、心动过速、尿量减少、毛细血管充盈时间延长）及低蛋白血症、低钠血症，诊断D、H、I成立；患儿有腹部不适，肛门排气减少、腹部隆、胀，肠鸣音减弱，F成立；另外，A、B、C、E、G无依据。认知层次：判读、应用。

（3）该患儿需马上采取哪些治疗措施（　　）

A. 吸氧　　B. 心电监护

C. 开放静脉通道　　D. 扩容

E. 使用抗生素　　F. 禁食

G. 血管活性药物

考题分析：答案A、B、C、D、F、G。难度系数0.4，较难。本题所考疾病为川崎病，所考知识点为该疾病出现川崎病休克综合征（KDSS）治疗，除了急救处理（A、B、C）外，还需积极抗休克治疗（D、G）。患儿有不完全性肠梗阻，应禁食（F）。该患儿诊断不考虑感染性疾病，故E错误，其余选项均正确。认知层次：应用。

（4）患儿在上述治疗同时需尽快完善哪些检查（　　）

A. 床边腹部平片　　B. 急诊头颅CT

C. 心脏彩超　　D. 细胞因子检测

E. 胃肠镜　　F. 凝血四项

G. D二聚体　　H. 脑钠肽

I. 冠状动脉造影　　J. 心电图

考题分析：答案A、C、D、F、G、H、J。难度系数0.3，难。本题所考疾病为川崎病，所考知识点为该疾病出现川崎病休克综合征（KDSS）急性期处理同时需要观察的指标。KDSS发病机制可能与毛细血管渗漏、心脏功能调节障碍、细胞因子等有关，易发生低蛋白血症、低钠血症、血小板减少、贫血、凝血功能障碍，因此除已复查的血常规、肝肾功能、电解质、肌钙蛋白外，还需监测心功能指标（脑钠肽）、凝血功能、细胞因子，同时需查心脏彩超观察心功能、心电图观察心肌缺血等变化。该患儿无颅内出血依据，故B不需要。KDSS患儿胃肠道损害率高，虽需考虑胃肠道出血可能，但此时该患儿血红蛋白无明显下降，血流动力学也不稳定，故胃肠镜E暂不考虑。冠状动脉造影在心脏超声发现有多发性冠状动脉瘤或心电图有心肌缺血者才做，故I也不选。认知层次：应用。

（5）患儿除上述治疗外，下一步需如何治疗（　　）

A. 单用糖皮质激素

B. IVIg（2g/kg）联合糖皮质激素抗炎

C. 华法林

D. 急诊输注红细胞

E. 见尿补钾

考题分析：答案B、E。难度系数0.5，中等。本题所考疾病为川崎病，所考知识点为IVIg耐药川崎病的治疗和对症处理。KDSS有IVIg耐药的特点，且该患儿使用第一剂IVIg（2g/kg）后仍有发热（38.1℃），因此考虑IVIg耐药，需再次给予IVIg（2g/kg）治疗，在此基础上可联合糖皮质激素抗炎。患儿目前无输血和使用华法林指征，故C、D排除。患儿有低钾，可见尿补钾。认知层次：应用。

（6）经治疗后该患儿病情逐渐好转，复查血小板计数590×10^9/L，复查心脏彩超：左冠状动脉近段内径3.5mm，右冠状动脉近段内径2.4mm。心电图正常。接下去如何指导家长治疗（　　）

A. 可出院门诊随访观察、治疗

B. 热退后阿司匹林直接改成小剂量维持治疗，至病程8周可停用

C. 热退3天后阿司匹林逐渐减量至小剂量口服治疗，直至冠状动脉恢复正常

D. 出院1、3、6、12个月复查心脏彩超、心电图

E. 1年后每年评估1次心脏彩超、心电图，直到5年

F. 需卧床休息至冠状动脉恢复正常

G. 口服阿司匹林药物治疗期间避免冲撞性运动

H. 可加用双嘧达莫

考题分析：答案A、C、D、E、G、H。难度系数0.5，中等。本题所考疾病为川崎病，所考知识点为川崎病伴有冠状动脉扩张的判读和随访。超声显示3mm＜冠状动脉直径＜4mm为冠状动脉扩张，应口服小剂量阿司匹林抗凝至

冠状动脉恢复正常，血小板高，可加用双嘧达莫抗血小板聚集。出院后应定期随访心脏彩超、心电图，口服抗血小板药物患儿应避免冲撞性运动以防出血。认知层次：应用。

11. 患儿，男，4岁。因“发热、咳嗽3天”入院。体温最高38.9℃，无畏寒、寒战，伴有咳嗽、纳差，无呕吐、腹泻，尿量正常。急诊就诊查血常规：白细胞计数 $1.2\times10^9/L$，中性粒细胞百分比70%，血红蛋白75g/L，血小板计数 $70\times10^9/L$；CRP ＞ 160mg/L，PCT 2.8ng/ml；胸片示两肺中内带斑片状渗出影，诊断支气管肺炎，收入院留观，予心电监护，鼻导管吸氧，舒普深抗感染，粒细胞集落刺激因子升白细胞。经治疗2天，患儿仍有发热，并出现气促，SpO_2 下降，最低至75%，更换面罩给氧（6L/min）SpO_2 85%左右，即予收入PICU。患儿1个月前因腹胀当地医院就诊，腹部增强CT提示后腹膜肿瘤，行后腹膜肿瘤切除术，术后病理提示神经母细胞瘤，2周前行神经母细胞瘤高危组方案化疗，化疗顺利。体格检查：T 38.9℃，R 60次/分，P 150次/分，BP 95/58mmHg，SpO_2 84%。神志清，烦躁，精神差，面色苍白，气促，躯干部少许出血点，可见三凹征，两肺呼吸音粗，可闻及密集细湿啰音，心音有力，心律齐，未及杂音，中上腹有长约8cm手术切口，愈合佳，腹平软，肝肋下2cm，质软，脾未及，四肢末梢稍凉，毛细血管再充盈时间（CRT）2秒，神经系统病理征（–）。入院后告病危，完善相关检查，给予气管插管、机械通气，压力控制通气（PCV）模式，FiO_2 60%，PIP 30cmH_2O，PEEP 12cmH_2O，RR 35次/分，MAP 20cmH_2O。机械通气后 SpO_2 94%。

（1）患儿入PICU床旁胸片如图1-55所示，请描述该胸片影像学表现（ ）

A. 两肺广泛渗出影

B.“白肺”

C. 纵隔右移

D. 支气管充气征

E. 右侧大量胸腔积液

F. 心影增大各弧度清晰可见

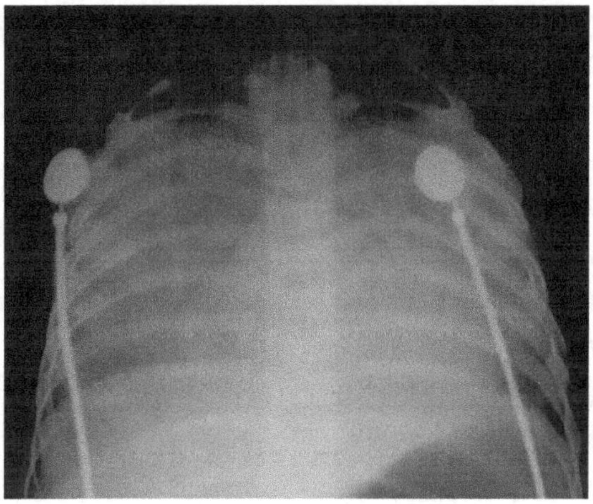

图1-55 胸片

G. 气管插管末端位于 T_2 下缘

H. 右胸可见气液平

考题分析：答案A、B、D。难度系数0.7，容易。本题所考疾病急性呼吸窘迫综合征，所考知识点为该疾病的影像学表现。该胸片胸廓无畸形，气管居中，两肺广泛渗出影，呈现“白肺”，可见支气管充气征，纵隔居中，轮廓无殊，心影边界不清，两膈面光整，肋膈角锐利。气管导管末端偏深，于 T_4 下缘。认知层次：应用。

（2）患儿入PICU查动脉血气（T 37℃，FiO_2 60%）：pH 7.56，PaO_2 70mmHg，$PaCO_2$ 42mmHg，HCO_3^- 35mmol/L，BE 15mmol/L，血钠142mmol/L，血氯95mmol/L，血钾2.5mmol/L，该血气提示（ ）

A. 高碳酸血症　　B. 低氧血症

C. 代谢性酸中毒　　D. 代谢性碱中毒

E. 呼吸性碱中毒　　F. 低钾血症

G. 低氯血症

H. AG正常型代谢性酸中毒

考题分析：答案B、D、F、G。难度系数0.5，中等。本题所考疾病为急性呼吸窘迫综合征，所考知识点为该疾病的血气分析。根据血气分析结果，该患儿 PaO_2/FiO_2 为116（低于300），存在低氧血症；$PaCO_2$ 值正常，无高碳酸血症；pH大于7.45，存在碱中毒，与pH方向一致的为 HCO_3^- 增高，存在代谢性碱中毒，考虑原发因素，$PaCO_2$ 正常，结合 Cl^- 低于正常，K^+ 低于正常，考虑存在低钾低氯性碱中毒。认知层次：应用。

（3）根据病史摘要和上述检查结果，可以明确的诊断是（　　）

A. 脓毒症
B. 重症肺炎
C. 急性呼吸窘迫综合征（重度）
D. 急性呼吸窘迫综合征（中度）
E. 急性呼吸窘迫综合征（轻度）
F. 肺出血
G. 化疗后骨髓抑制
H. 腹膜后恶性肿瘤（神经母细胞瘤）
I. 脓毒性休克
J. Ⅱ型呼吸衰竭

考题分析：答案 A、B、C、G、H。难度系数 0.3，难。本题所考疾病急性呼吸窘迫综合征，所考知识点为该疾病的诊断。①根据题干以发热、咳嗽 3 天急性起病入院，有恶性肿瘤及化疗病史，肺部可及细湿啰音，病初胸片见两肺中内带斑片状渗出影，故肺炎诊断明确。病程中出现 SpO_2 下降，面罩吸氧（6L/min）下，SpO_2 85% 左右，机械通气下（FiO_2 60%）PaO_2/FiO_2 116，存在低氧血症，无高碳酸血症（Ⅰ型呼吸衰竭），故诊断重症肺炎；肺炎过度的炎症反应可导致脓毒血症和 ARDS；②急性呼吸窘迫综合征：患儿有 ARDS 的高危因素（重症肺炎），急性起病，7 天以内出现气促、青紫、吸凹征等呼吸窘迫表现，在面罩吸氧（6L/min）下 SpO_2 85%，胸片显示“白肺”，有创机械通气下 $OI=FiO_2 \times MAP \times 100/PaO_2=17$（$>16$），属于重度 ARDS；③神经母细胞瘤、化疗后骨髓抑制：根据患儿病史（腹胀、腹部增强 CT 提示后腹膜肿瘤），行后腹膜肿瘤切除术，术后病理证实神经母细胞瘤；2 周前行化疗，目前血常规提示三系下降，存在化疗后骨髓抑制。认知层次：应用。

（4）判断该患儿呼吸机参数设置是否合理，需要了解的其他临床信息包括（　　）

A. 身高　　B. 体重
C. 肺活量　　D. 潮气量
E. 气管插管深度　　F. 顺应性
G. 是否胸廓畸形　　H. 体温

考题分析：答案 A、B、D、F、G。难度系数 0.3，难。本题所考疾病为急性呼吸窘迫综合征，所考知识点为该疾病的机械通气治疗策略。儿童 ARDS 采用肺保护性通气策略，小潮气量：儿童肺顺应性差者，潮气量 3~6ml/kg；肺顺应性较好者，潮气量设置接近生理范围 5~8ml/kg；低平台压：儿童平台压限制在 28cmH_2O 以下；当胸壁顺应性降低时，允许稍高的平台压力 29~32cmH_2O。儿童常用 PCV 模式，常用峰压（PIP）代替平台压，因此需要了解患儿的身高、体重、推算理想体重，并监测潮气量是否在上述范围，根据测定潮气量判断 PIP 设置是否合理。患儿有无胸廓畸形、肥胖、腹压增高等影响胸部顺应性的问题存在。认知层次：应用。

（5）患儿镇痛镇静下，PCV 通气，模式参数如前所述，心电监护下：HR 130 次 / 分，R 35~45 次 / 分，SpO_2 不稳定波动于 85%~94%，床旁心脏彩超提示左心射血分数正常，右心增大，存在中度肺动脉高压。以下适宜的干预措施是（　　）

A. 允许性高碳酸血症，控制 $PaCO_2$ 低于 48mmHg
B. 允许性高碳酸血症，控制 $PaCO_2$ 于 60~80mmHg
C. 神经肌肉阻滞剂
D. 俯卧位通气
E. 吸入一氧化氮
F. 优化机械通气方式，无效时选用体外膜肺氧合（ECMO）
G. 增加气道峰压
H. 降低呼吸机频率

考题分析：答案 A、C、D、E、F。难度系数 0.3，难。本题所考疾病为急性呼吸窘迫综合征，所考知识点为 ARDS 的挽救性治疗和右心保护通气策略。根据题干所示，患儿呼吸频率高于设定频率，仍有较活跃的自主呼吸，镇痛镇静无效，需要给予短期肌松剂，保持人机不对抗，达到有效通气；患儿存在右心增大、肺动脉高压，应采用循环保护性通气策略，限制平台压和驱动压，$PaCO_2$ 不宜太高（$PaCO_2 \geq 60mmHg$ 可导致肺循环阻力增加，加重肺高压和右心功能不全）；重度 ARDS 建议俯卧位通气；吸入一氧化氮降低肺动脉压，改善通气血流比例，改善氧合。当优化呼吸机参数设置及上述治疗方式均无效，尽早体外生命支持如 ECMO 治疗挽救生命。认知层次：应用。

12. 患儿，男，6 个月。因“咳嗽、气促 4 天，加重伴发绀半天”入院。患儿4天前接触“感冒”的哥哥后咳嗽，连声咳，有痰声，呼吸促，半天前频繁咳嗽，气促明显，口唇发绀。无发热，无呕吐、腹泻，无惊厥。体格检查：T 37.1℃，R 65 次 / 分，P 160 次 / 分，BP 84/60mmHg，$SpO_2$80%（室内空气），体重 5kg。神志清，烦躁不安，气促，前囟平软，鼻翼扇动，口唇青紫，可见三凹征，两肺呼吸音粗，闻及细湿啰音和哮鸣音，心音有力，心律齐，$L_{3\sim4}$ 可及 3/6 级收缩期杂音，P_2 亢进，腹软，肝肋下 4cm，质软，四肢稍凉，毛细血管再充盈时间 2s，足背动脉搏动有力，双侧巴宾斯基征阴性。血常规 +CRP：白细胞计数 $5.1 \times 10^9/L$，中性粒细胞 38%，淋巴细胞 52%，血红蛋白 101g/L，血小板计数 $310 \times 10^9/L$，CRP 10mg/L。

（1）根据患儿目前情况，需要立即干预的措施有哪些（　　）

A. 开放气道

B. 吸引排痰

C. 高流量供氧

D. 0.9%NaCl 20ml/kg 快速静脉推注

E. 尽快静脉应用抗生素

F. 保持舒适体位

G. 布地奈德雾化吸入

H. 利巴韦林静脉滴注

考题分析：答案 A、B、C、F、G。难度系数 0.5，中等。本题所考疾病为急性呼吸衰竭，所考知识点为该疾病的早期识别与处理。患儿 6 月龄婴儿，急性起病，咳嗽、有痰、两肺闻及细湿啰音和哮鸣音，临床表现显示患儿存在急性呼吸道感染，因伴有呼吸困难（气促、鼻翼扇动、三凹征）、发绀、SpO_2 降低、烦躁不安，说明已存在呼吸衰竭的临床征象，因此急诊处理首先是改善通气和供氧，包括开放气道、吸痰、雾化吸入以及保持舒适体位；根据患儿血常规和 CRP 结果，无细菌感染的依据，抗生素治疗并非必要，利巴韦林对呼吸道病毒感染无循证依据。患儿心率快、闻及心脏杂音、肝脏增大，可能存在先天性心脏病和心功能不全，目前无休克的临床证据，因此扩容治疗不考虑。认知层次：应用。

（2）为明确诊断，应给予哪些必要的检查（　　）

A. 动脉血气分析

B. 心脏超声

C. 头颅 CT

D. 胸片

E. 心电图

F. 呼吸道病原学检查

G. 肝肾功能、电解质、血糖

H. 全外显基因检测

考题分析：答案 A、B、D、E、F、G。难度系数 0.5，中等。本题所考疾病为急性呼吸衰竭，所考知识点为该疾病的诊断。根据患儿症状、体征，考虑患儿急性呼吸道感染导致的呼吸衰竭，且患儿心脏有杂音，虽循环尚稳定，需要进一步检查明确诊断（循证依据），故予以下检查：血气分析明确呼吸衰竭及类型；感染的病原学检查；胸片了解心肺病变的情况；心电图及心脏超声明确先天性心脏病结构类型和心脏功能；血生化检查评估脏器功能和内环境状况。认知层次：应用。

（3）患儿平素人工喂养，喂养困难，吃吃停停，多汗，出生体重 3150g。动脉血气分析结果（高流量氧疗下）：pH 7.29，PaO_2 55mmHg，$PaCO_2$ 65mmHg，HCO_3^- 25mmol/L，血乳酸 1.0mmol/L；X 线胸片如图 1-56 所示，目前诊断为（　　）

A. 重症肺炎　　B. 支气管哮喘

C. Ⅰ型呼吸衰竭　　D. Ⅱ型呼吸衰竭

E. 先天性心脏病　　F. 慢性心功能不全

G. 心源性休克

考题分析：答案 A、D、E、F。难度系数 0.5，中等。本题所考疾病为急性呼吸衰竭，所考知

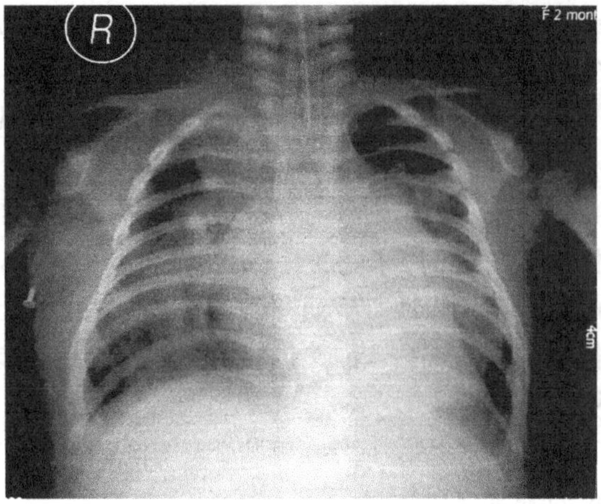

图 1-56　X 线胸片

识点为该疾病的诊断。根据病史及血气分析，患儿存在低氧血症和高碳酸血症，符合Ⅱ型呼吸衰竭的诊断；X 线胸片两肺内、外侧带均有大片状渗出影，结合病史、肺部体征及呼吸衰竭表现，重症肺炎诊断成立；X 线胸片示心影增大，肺动脉段突出，心脏体检闻及杂音，先天性心脏病诊断成立，患儿平素喂养困难、吃吃停停、多汗，体重增加不理想，存在慢性心功能不全。患儿心率快，四肢稍凉，但毛细血管再充盈时间正常，血压正常，乳酸正常，目前不考虑休克。认知层次：应用。

（4）患儿经吸痰、雾化、供氧治疗无好转，予气管插管，机械通气治疗，2 小时后复查动脉血气：pH 7.34，PaO_2 160mmHg，$PaCO_2$ 58mmHg，HCO_3^- 25mmHg，血乳酸 0.8mmol/L，进一步可以采取哪些措施（　　）

A. 吸痰，清理呼吸道

B. 下调呼吸机吸入氧浓度

C. 上调呼吸机吸入氧浓度

D. 镇痛镇静调整

E. 增加呼吸频率

F. 下调呼吸频率

G. 上调吸气峰压

H. 上调呼吸末正压

考题分析：答案 A、B、D、E、G。难度系数 0.3，难。本题所考疾病为急性呼吸衰竭，所考知识点为该疾病的治疗。患儿机械通气后，复查动脉血气，氧分压高，需下调吸入氧浓度，二氧化碳分压仍高，先吸痰、清理呼吸道，镇痛镇静促进人机合拍，适当增加通气量，可上调呼吸机频率和吸气峰压。认知层次：应用。

13. 患儿，女，6 岁。因“发热伴乏力 4 天，腹痛、面色苍白、气促 8 小时”就诊。患儿 4 天前出现发热，体温波动于 37.5~38℃，轻度咽痛，同时感乏力、头晕，就诊附近医院，予以退热和抗感染治疗无好转。8 小时前诉腹痛，中上腹痛为主，持续性，伴恶心，全身乏力加重，面色苍白，轻微活动后呼吸急促，近半天无尿。无流涕和咳嗽，无呕吐和腹泻，无皮疹，无惊厥。体格检查：T 37.2℃，R 35 次 / 分，P 140 次 / 分，BP 80/58mmHg，SpO_2 93%（鼻导管吸氧）。神清，精神萎靡，半卧位，面色、唇色苍白，呼吸急促，轻度鼻翼扇动，咽部充血，双侧扁桃体Ⅱ度肿大，两肺呼吸音粗，未闻及干湿啰音，HR 140 次 / 分，心音低钝，未闻及杂音和奔马律，腹平软，中上腹轻压痛，无固定压痛点，肝脏肋下 1cm，质中，脾脏肋下未及，皮肤湿冷，肢端凉，毛细血管再充盈时间（CRT）4s，足背动脉搏动减弱，神经系统查体（−）。血常规 +CRP：白细胞计数 5.4×10^9/L，中性粒细胞百分比 70%，血红蛋白 125g/L，血小板计数 210×10^9/L，CRP 7mg/L；动脉血气分析：pH 7.30，$PaCO_2$ 35mmHg，PaO_2 91mmHg，HCO_3^- 18mmol/L，血乳酸 3.5mmol/L；心肌酶谱 +NT-proBNP：肌酸激酶 1553U/L，肌酸激酶同工酶 108U/L，谷草转氨酶 242U/L，乳酸脱氢酶 1208U/L，心肌肌钙蛋白 T 8.7μg/L，NT-proBNP 15 000pg/ml；心电图如图 1-57 所示。

（1）该患儿目前的诊断考虑（　　）

A. 脓毒性休克　　B. 心源性休克

C. 低血容量性休克　　D. 急性上呼吸道感染

E. 室性心动过速　　F. 窦性心动过速

G. 急性胃肠炎　　H. 暴发性心肌炎

I. 消化道出血

考题分析：答案 B、D、E、H。难度系数 0.3，难。本题所考疾病为休克，所考知识点为心源性休克的识别与病因诊断（暴发性心肌炎）。患儿 6 岁，急性起病，低热、轻咽痛，查体见咽部充血、

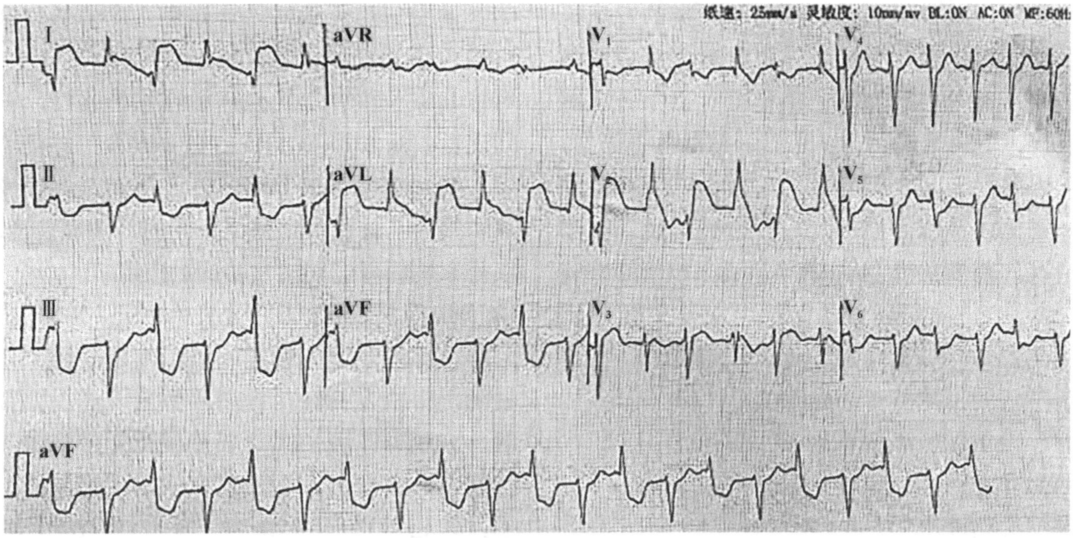

图 1-57 心电图

扁桃体肿大，为急性上呼吸道感染表现（D 成立）。但患儿乏力明显并逐渐加重，入院前 8 小时出现腹痛、面色苍白、气促、无尿等组织灌注不足表现，体检皮肤湿冷，毛细血管再充盈时间延长，外周搏动减弱，血压下降，动脉血气提示乳酸增高，代谢性酸中毒，符合失代偿性休克表现，结合心脏体检心率快、心音低钝、肝脏稍增大，心电图示：双向性室性心动过速，ST 段明显抬高 + 压低，存在严重室性心律失常和心肌缺血缺氧表现（E 成立），符合心源性休克诊断（B 成立），再结合实验室检查，心肌酶谱和 NT-proBNP 明显增高，暴发性心肌炎诊断成立（H 成立）。认知层次：应用。

（2）从鉴别诊断的角度考虑，患儿应进一步完善哪些辅助检查（　　）

A. 血培养　　B. 脑脊液检查

C. 甲状腺功能检查　　D. 心脏超声

E. 心脏磁共振　　F. 胸片

G. 肝肾功能　　H. 抗核抗体

I. 骨髓细胞学检查

考题分析：答案 A、D、E、F、G、H。难度系数 0.3，难。本题所考疾病为休克，所考知识点为心源性休克鉴别诊断。鉴别主要包括脓毒性休克 / 心肌功能抑制、心肌病、先天性心脏病、风湿性心肌炎。心脏超声能在床旁对患儿心脏结构、功能及容量状态予以快速评估，进一步结合心脏磁共振检查，对心肌水肿、炎症、损伤及功能有较全面的评价，对鉴别心肌病、先天性心脏病有很大帮助；胸片观察心脏形态、肺部有无水肿或渗出，佐证心源性休克或寻找感染灶；血培养检查排除脓毒血症；儿童少数心肌炎继发于风湿免疫性疾病，通过抗核抗体进行筛查；肝肾功能检查有利于对脏器功能的评估。认知层次：应用。

（3）根据患儿目前情况，应该立即给予哪些治疗措施（　　）

A. 供氧

B. 正压机械通气

C. 应用正性肌力药物

D. 呋塞米利尿

E. 胺碘酮静脉输注

F. 广谱抗生素应用

G. 镇痛镇静

H. 糖皮质激素和丙种球蛋白输注

I. 营养心肌

考题分析：答案 A、B、C、D、E、G、H、I。难度系数 0.3，难。本题所考疾病为休克，所考知识点为心源性休克的治疗。基于生命支持的综合治疗措施，包括强心、利尿、抗心律失常改善心排血量；供氧、正压通气、镇痛镇静以增加供氧、减少氧耗；并根据心肌炎的发病机制，给予糖皮质激素和静脉丙种球蛋白应用调节免疫；营养心肌治疗；患儿虽有上呼吸道感染表现，但血常规 +CRP 未提示细菌感染依据，因此无须广谱抗生素应用。认知层次：应用。

（4）经上述措施积极治疗后，患儿出现以下哪些情况，需要给予体外膜肺氧合（ECMO）支持（　　）

A. 心脏指数（CI）＜ 2L/（m^2 · min）

B. 乳酸逐渐下降（＜ 2mmol/L）

C. 持续性组织低灌注

D. 持续性低血压

E. 窦性心动过速

F. 反复出现心室颤动

G. Ⅲ度房室传导阻滞

H. 心肺复苏 15 分钟仍不能恢复

考题分析：答案 A、C、D、F、G、H。难度系数 0.3，难。本题所考疾病为休克，所考知识点为心源性休克需要体外生命支持治疗的适应证。暴发性心肌炎出现严重心功能不全、组织低灌注，经积极药物治疗仍无法维持有效循环，排除绝对禁忌证后需及时行体外膜肺氧合支持。乳酸逐渐下降（＜ 2mmol/L）提示循环改善，窦性心动过速不属于严重心律失常，不是绝对指征，余均为体外膜肺（ECMO）氧合支持的适应证。认知层次：应用。

（5）在实施 ECMO 治疗前，需要与家属或监护人谈话、沟通的内容包括以下哪些（　　）

A. 表达医护团队对患儿病情的充分关切

B. 安抚家长焦虑的情绪

C. 充分解释病情的复杂和危重

D. 实施 ECMO 的必要性

E. 实施 ECMO 期间可能的并发症

F. 该病的可能预后

G. 从医学专业角度与家长充分沟通病情

H. 签署知情同意书

考题分析：答案 A、B、C、D、E、F、H。难度系数 0.7，容易。本题所考疾病为休克，所考知识点为对危重症患儿家长的沟通、人文关怀等。首先要用通俗易懂（非医学专业）的话语向家属交代患儿病情，告知患儿病情的复杂和危重，表达医护人员对患儿病情的充分关切，对患儿家长表现出的焦虑情绪进行安抚，要有同理性；对实施 ECMO 的必要性和可能的并发症，要清晰明了地介绍，并要得到家属知情同意和签字；最后告知家属患儿的可能预后情况，取得家属的理解。认知层次：应用。

14. 患儿，男，3 岁。因“发热 1 天，惊厥 2 次”入院。惊厥表现为神志不清，双眼凝视，牙关紧闭，口唇发绀，四肢屈曲强直，约 1 分钟缓解，惊厥时体温 38℃，发作间歇期神志清，精神好。既往体健，生长发育正常，无惊厥家族史。体格检查：T 37.6℃（耳），P 118 次 / 分，R 26 次 / 分，BP 90/47mmHg，体重 24kg。神志清，精神好，两侧瞳孔等大正圆，直径 3mm，对光反射灵敏，咽充血，双肺呼吸音清，未闻及干湿性啰音，心律齐，心音有力，未及杂音，腹部（–），四肢肌力Ⅴ级，肌张力正常，腱反射正常引出，脑膜刺激征阴性，病理征阴性。血常规 +CRP：白细胞计数 6.11×10^9/L，中性粒细胞百分比 48.7%，淋巴细胞百分比 38.9%，CRP 3.39mg/L。

（1）根据上述病史，患儿首先考虑疾病是（　　）

A. 病毒性脑炎　　B. 中毒性脑病

C. 热性惊厥　　D. 癫痫

E. 电解质紊乱

考题分析：答案 C。难度系数 0.5，中等。本题所考疾病为惊厥，所考知识点为该疾病的鉴别诊断。首次发热惊厥，且为发热 24 小时内出现惊厥，惊厥前后一般情况好，既往体健，生长发育正常，无惊厥家族史，神经系统体格检查无异常，故首先考虑的疾病是热性惊厥。故正确答案是 C。认知层次：应用。

（2）入院 1 天后，仍有发热，并再发惊厥 2 次，查体：神志清，精神差，嗜睡，余查体同前，予苯巴比妥静脉注射控制惊厥发作，目前该患儿首先考虑的疾病是（　　）

A. 病毒性脑炎　　B. 中毒性脑病

C. 热性惊厥　　D. 癫痫

E. 电解质紊乱

考题分析：答案 A。难度系数 0.5，中等。本题所考疾病为病毒性脑炎，所考知识点为该疾病的诊断。发热 24 小时后再发惊厥 2 次，仍有发热，且神经系统查体精神差、嗜睡，说明入院后病情继续进展，此时热性惊厥可排除；首次惊厥，癫痫依据不足，不能首先考虑；病史无异常丢失电解质或摄入不足提示，故电解质紊乱不考虑；无其他系统严重感染征象，中毒性脑病可排除。故正确答案是 A。认知层次：应用。

（3）为明确诊断最需采取的措施是（　　）

A. 头颅 CT

B. 腰椎穿刺术

C. 脑电图

D. 头颅 CT 排除占位、出血等疾病后行腰椎穿刺术

E. 急诊电解质

考题分析：答案 D。难度系数 0.7，容易。本题所考疾病为病毒性脑炎，所考知识点为该疾病的辅助检查。为明确是否颅内感染病毒性脑炎，最需要采取的措施是腰椎穿刺脑脊液检查，但为慎重起见腰椎穿刺前必须排除颅内占位、出血等意外可能。故正确答案是 D。认知层次：应用。

（4）头颅 CT 未见异常，脑脊液常规：白细胞计数 0，蛋白定量 1.65g/L，葡萄糖 5.21mmol/L，氯化物 126.8mmol/L，未找到细菌。脑电图：背景慢波活动明显增多。为明确诊断，下一步急需采取的措施不包括（　　）

A. 头颅磁共振成像（MRI）

B. 脑脊液自身免疫性脑炎抗体检查

C. 脑脊液病原 PCR

D. 中枢神经脱髓鞘抗体检查

E. 脊髓 MRI

考题分析：答案 E。难度系数 0.3，难。本题所考疾病为病毒性脑炎，所考知识点为该疾病的诊断与鉴别诊断及辅助检查。根据病史，以及脑电图背景活动慢波增多，首先考虑病毒性脑炎（病毒性脑炎脑脊液白细胞数可以正常），需脑脊液 PCR 明确病原，但以上临床症状、体征（发热、惊厥、精神差、嗜睡）以及脑电图（背景活动慢波增多）均无特异性，也可能是免疫性脑炎或急性播散性脑脊髓炎，故需脑脊液自身免疫性脑炎相关抗体检查了解有无自身免疫性脑炎可能；需中枢神经脱髓鞘疾病相关抗体、神经影像学检查了解有无中枢神经脱髓鞘疾病可能，故尚需头颅磁共振成像（MRI）检查。因患儿目前无脊髓病变症状、体征，故脊髓 MRI 不是急需采取的措施，可以择期检查。故正确答案是 E。认知层次：应用。

（5）患儿仍发热，再发惊厥，表现为双眼上翻，面色发绀，四肢屈曲强直，持续 10 分钟惊厥不止，应采取的措施（　　）

A. 苯巴比妥 100mg 静脉注射

B. 10% 水合氯醛 10ml 灌肠

C. 地西泮 12mg 静脉注射

D. 咪达唑仑 6mg 肌内注射

E. 吸氧、心电监护

考题分析：答案 D。难度系数 0.5，中等。本题所考疾病为惊厥持续状态，所考知识点为该疾病的治疗。惊厥持续 10 分钟不止，首选的措施是地西泮静脉给药，每次最大剂量不超过 10mg 或咪达唑仑肌内注射，首剂 0.2~0.3mg/kg，最大不超过 10mg，故正确答案是 D。认知层次：应用。

（6）患儿病情加重，查体：昏迷状态，四肢肌张力增高，双侧巴宾斯基征（+），转入 PICU，脑脊液 PCR：人类疱疹病毒 6B 型，头颅磁共振成像（MRI）如图 1-58 所示，应采取的治疗方案是（　　）

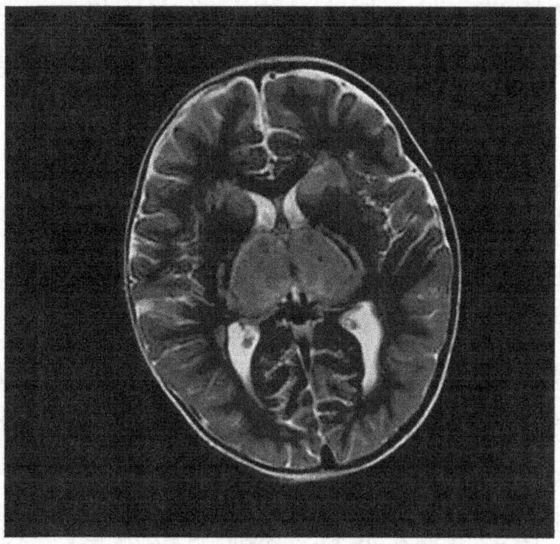

图 1-58　头颅 MRI

A. 利巴韦林＋甘露醇
B. 阿昔洛韦＋甘露醇
C. 利巴韦林＋甘露醇＋地塞米松
D. 阿昔洛韦＋甘露醇＋地塞米松
E. 利巴韦林＋甘露醇＋地塞米松＋静脉注射丙种球蛋白
F. 阿昔洛韦＋甘露醇＋地塞米松＋静脉注射丙种球蛋白

考题分析：答案 F。难度系数 0.5，中等。本题所考疾病为病毒性脑炎，所考知识点为该疾病的治疗。根据病史、脑电图改变、头颅 MRI 双侧丘脑明显肿胀，脑脊液 PCR：人类疱疹病毒 6B 型，为 DNA 病毒，重症病毒性脑炎的治疗，选项中最合理的方案是 F，故正确答案是 F。认知层次：应用。

15. 患儿，男，10 天。因“发热、少吃、少哭、少动 1 天”入院。体格检查：T 39℃，反应差，前囟饱满，张力增高，肢端温，面色略苍白，肺心腹（–），四肢肌张力偏低，双侧巴氏征（+）。

（1）最可能的诊断是（　　）
A. 晚发性维生素 K 缺乏颅内出血
B. 感染性休克
C. 中毒性脑病
D. 代谢性酸中毒
E. 细菌性脑膜炎

考题分析：答案 E。难度系数 0.5，中等。本题所考疾病为细菌性脑膜炎，所考知识点为该疾病的诊断。10 天的新生儿，有发热，提示感染；前囟饱满，张力增高，提示颅内压增高，颅内感染的选项只有 E。故正确答案是 E。认知层次：应用。

（2）为明确诊断最需要做的检查是（　　）
A. 凝血功能检查　　B. D 二聚体检查
C. 血气分析　　D. 脑电图检查
E. 脑脊液检查

考题分析：答案 E。难度系数 0.7，容易。本题所考疾病为细菌性脑膜炎，所考知识点为该疾病的辅助检查。为明确有无细菌性脑膜炎，最需要做的检查是腰椎穿刺脑脊液检查。故正确答案是 E。认知层次：应用。

（3）脑脊液常规：白细胞计数 180×10^6/L，蛋白定量 1.3g/L，葡萄糖 3.99mmol/L，氯 119mmol/L，脑脊液培养：无乳链球菌（+）。合理的治疗方案是（　　）
A. 万古霉素＋甘露醇＋地塞米松
B. 万古霉素＋甘露醇
C. 万古霉素＋美罗培南＋地塞米松
D. 万古霉素＋美罗培南＋甘露醇
E. 万古霉素＋美罗培南＋甘露醇＋地塞米松

考题分析：答案 B。难度系数 0.3，难。本题所考疾病为细菌性脑膜炎，所考知识点为该疾病的治疗。无乳链球菌为革兰氏阳性菌，选择万古霉素合适，另外需甘露醇降颅压，新生儿一般不用糖皮质激素。故正确答案是 B。认知层次：应用。

（4）经抗生素治疗，患儿仍有发热，并出现惊厥，头颅磁共振成像（MRI）检查如图 1-59 所示，需考虑（　　）

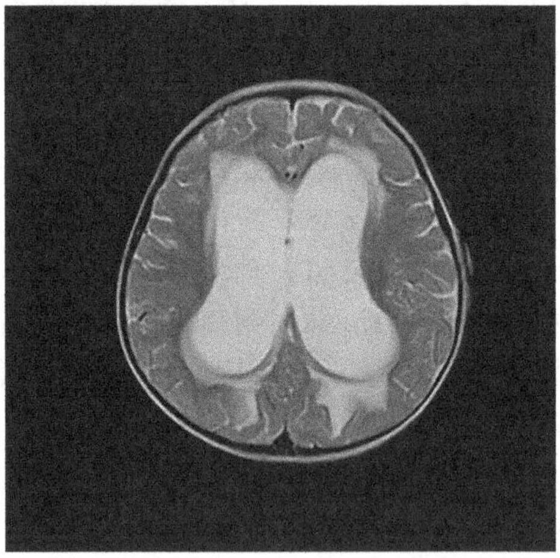

图 1-59　头颅 MRI

A. 并发硬膜下积液
B. 并发脑积水
C. 并发抗利尿激素异常分泌综合征
D. 并发脑脓肿
E. 并发脑室管膜炎

考题分析：答案 B。难度系数 0.7，容易。本题所考疾病为细菌性脑膜炎，所考知识点为该疾病的并发症。头颅 MRI 所示为典型脑积水影像学改变。故正确答案是 B。认知层次：应用。

16. 患儿，男，7个月。因“发热、咳嗽3天，喘息、气促1天”入院。体格检查：T 37.8℃，R 64次/分，面色苍白，烦躁不安，呼吸促，双肺可闻及广泛哮鸣音及少许中小湿啰音，HR 160次/分，肝肋下2cm，质软，边锐。

（1）患儿可能的诊断是（　　）

A. 急性支气管炎　B. 毛细支气管炎

C. 心源性哮喘　D. 支气管肺炎

E. 支气管哮喘　F. 支气管软化

考题分析：答案B、C、D、E。难度系数0.5，中等。本题所考疾病为毛细支气管炎，所考知识点为该疾病的诊断。患儿7个月，病程短，以发热、咳嗽、喘息、气促为主要表现，体检呼吸促，双肺可闻及广泛哮鸣音及少许中小湿啰音，目前可能诊断为毛细支气管炎、喘息性支气管炎、支气管肺炎、支气管哮喘，故答案为B、C、D、E。认知层次：应用。

（2）为进一步明确诊断，还需做哪些检查（　　）

A. X线胸片　B. 胸部CT

C. 血常规　D. PCT

E. 痰找呼吸道病毒抗原　F. 痰培养

G. ESR　H. 支气管镜术

考题分析：答案A、C、D、E、F。难度系数0.4，较难。本题所考疾病为毛细支气管炎，所考知识点为该疾病的诊断依据。依据病史特点，诊断首先考虑毛细支气管炎，需要进一步明确病毒感染病原，查血常规、PCT和痰培养协诊是否合并细菌感染，并查X线胸片与肺炎进行鉴别。认知层次：应用。

（3）患儿既往体健，X线胸片提示两肺纹理粗，两下肺透亮度增高，未见明显实变影，PCT正常，目前最可能的诊断为（　　）

A. 急性支气管炎　B. 毛细支气管炎

C. 喘息性支气管炎　D. 支气管肺炎

E. 支气管哮喘　F. 支气管软化

考题分析：答案B。难度系数0.6，较易。本题所考疾病为毛细支气管炎，所考知识点为该疾病的诊断。患儿7个月，病程短，以发热、咳嗽、喘息、气促为主要表现，体检呼吸促，双肺可闻及广泛哮鸣音及少许中小湿啰音，胸片提示两肺纹理粗，两下肺透亮度增高，未见明显实变影，PCT正常，临床符合毛细支气管炎诊断，故答案为B。认知层次：应用。

（4）若考虑病毒感染，可能的致病病毒为（　　）

A. EV71病毒　B. 腺病毒

C. 副流感病毒　D. 柯萨奇病毒

E. 偏肺病毒　F. 博卡病毒

G. EB病毒　H. 鼻病毒

考题分析：答案B、C、E、F、H。难度系数0.4，较难。本题所考疾病为毛细支气管炎，所考知识点为该疾病的病原。毛细支气管炎最常见病原体为呼吸道合胞病毒，副流感病毒、鼻病毒、偏肺病毒、腺病毒、鼻病毒等也可为其病原。故答案为B、C、E、F、H。认知层次：应用。

（5）治疗措施是（　　）

A. 吸氧

B. 吸痰保持呼吸道通畅

C. 雾化吸入

D. 静脉补液，并加甲泼尼龙针

E. 静脉滴注抗生素抗感染

F. 注射免疫球蛋白

G. 利尿剂

考题分析：答案A、B、C、D。难度系数0.4，较难。本题所考疾病为毛细支气管炎，所考知识点为该疾病的治疗。毛细支气管炎的治疗原则包括检测病情变化、氧疗、对症支持治疗、病原治疗以及保持呼吸道通畅，保证液体摄入量、纠正酸中毒等。因为毛细支气管炎大多为病毒感染引起，没有细菌感染证据时，不能使用抗生素。重症患儿可试用支气管扩张剂如沙丁胺醇雾化吸入。糖皮质激素可用于严重的喘息发作者，故答案为A、B、C、D。认知层次：应用。

17. 患儿，男，10岁。因“尿红1周，鼻腔出血1天余”入院。患儿1周前无明显诱因下突然出现尿红，全程性，洗肉水样，无血凝块及血丝，伴腰痛，阵发性，不剧，无放射性痛，无呕血、黑便，无牙龈出血；无头痛、呕吐，无视物模糊，无四肢活动障碍，无尿痛、尿频、尿急，无尿量减少，无水肿，无咳嗽，无发热。家长未予重视。1天前出现鼻腔出血，量较多。遂来我院就诊，收住入院。既往体健。否认既往类似出血病史。否认服用毒物、药物史，否认外伤史。家族中否认类似疾病史。体格检查：T 37.2℃，P 75次/分，R 20次/分，BP 120/65mmHg，体重50kg。神志清，精神好，贫血貌，无皮疹，无皮肤出血点。鼻腔见血痂，口腔未见出血。咽无充血，两肺呼吸音清，未闻及啰音，心音中等。律齐，未闻及病理性杂音，腹平软，无压痛、反跳痛，肝脾肋下未触及，移动性浊音（-），四肢关节无触痛，尿道口无充血，神经系统查体（-）。关节无肿胀。

（1）对诊断有意义的辅助检查为（　　）

A. 血常规　　B. 血生化
C. 凝血功能　　D. 凝血因子
E. 胸片　　F. 毒物检测
G. 腹部B超　　H. 血气分析

考题分析：答案A、B、C、D、F。难度系数0.6，较易。本题所考疾病为抗凝血杀鼠剂中毒，所考知识点为该疾病的诊断。根据患儿有尿红、鼻腔出血病史，考虑患儿存在出血性疾病，出血性疾病常见原因为血小板异常和凝血功能异常，故A和C正确；引起凝血功能异常的原因可以为肝损害、凝血因子缺乏、中毒等，故B、D、F均正确。E选项只能明确尿液红细胞等情况，G选项腹部B超只能检查有无腹腔出血，H选项只能了解酸碱平衡情况，对病因诊断无帮助。认知层次：理解。

（2）血常规+CRP示白细胞计数12×10^9/L，中性粒细胞百分比50%，淋巴细胞百分比30%，血红蛋白70g/L，血小板计数225×10^9/L，CRP 6mg/L。凝血功能检查示PT ＞180s，APTT ＞180s，TT 14.5s，纤维蛋白原2.35g/L，D二聚体0.36μg/ml。凝血因子测定：凝血因子Ⅸ 3%、Ⅹ 5%、Ⅱ 1%、Ⅶ 7%。该患儿的诊断可能为（　　）

A. 中度贫血　　B. 血友病
C. 凝血功能异常　　D. 凝血因子缺乏
E. 泌尿系统结石　　F. 肾炎
G. 溴敌隆中毒　　H. 毒鼠强中毒

考题分析：答案A、C、D、G。难度系数0.6，较易。本题所考疾病为抗凝血杀鼠剂中毒，所考知识点为该疾病的诊断。根据血红蛋白70g/L，A中度贫血明确；根据凝血功能检查，C凝血功能异常成立；根据凝血因子测定提示凝血因子Ⅸ 3%、Ⅹ 5%、Ⅱ 1%、Ⅶ 7%，D凝血因子缺乏成立；根据患儿为维生素K依赖凝血因子活性下降，需要考虑抗凝血杀鼠剂中毒，故G溴敌隆中毒要考虑。B血友病只出现单种凝血因子如Ⅷ或Ⅸ下降，不会出现Ⅱ、Ⅶ、Ⅸ、Ⅹ活性全下降，故不正确。E泌尿系统结石和F肾炎会有尿红，但不会出现鼻腔出血，不会出现凝血功能异常和凝血因子缺乏，故不正确。H毒鼠强中毒表现反复惊厥，不会出现出血表现及凝血功能异常和凝血因子缺乏，故不正确。认知层次：应用。

（3）该患儿的治疗首选的是（　　）

A. 输红细胞悬液
B. 输新鲜冷冻血浆
C. 输凝血酶原复合物
D. 维生素K_1
E. 吸氧
F. 酚磺乙胺针
G. 血凝酶针
H. 多糖铁复合物胶囊口服

考题分析：答案D、E。难度系数0.6，较易。本题所考疾病为抗凝血杀鼠剂中毒，所考知识点为该疾病的治疗。抗凝血杀鼠剂中毒主要引起维生素K依赖性凝血因子Ⅱ、Ⅶ、Ⅸ、Ⅹ活性下降，通过补充维生素K一般能改善患儿凝血功能，改善出血表现，故D正确；患儿有贫血，携氧能力下降，可予吸氧支持治疗，故E正确；只有在严重出血的情况下才需输注新鲜冷冻血浆、凝血酶原复合物等，故B、C不能作为首选治疗措施。A为重度或极重度贫血的治疗措施，故不正确；F、G对于凝血功能异常的出血无效；H为治疗缺铁性贫血药物，对于失血性贫血无效。认知层次：应用。

（4）治疗过程中，患儿突然出现惊厥一次，表现为神志不清、两眼凝视、牙关紧闭、口周发绀、四肢强直，持续约 2 分钟，予水合氯醛灌肠镇静后缓解，缓解后患儿处于药眠状态，两侧瞳孔等大正圆，直径 1mm，光反射存在，两肺呼吸音清，未闻及啰音，心音中等。律齐，未及病理性杂音，腹平软，颈软、克尼格征阴性，布鲁津斯基阴性，病理征阴性，肌张力偏高。应立即进行哪些检查（ ）

A. 尿常规 B. 血生化
C. 胸片 D. 血常规
E. 凝血功能 F. 头颅 CT
G. 脑电图 H. 腹部 B 超

考题分析：答案 D、E、F。难度系数 0.6，较易。本题所考疾病为抗凝血杀鼠剂中毒，所考知识点为并发症的诊断。患儿存在凝血功能异常，突然出现惊厥，需要考虑颅内出血，需立即行头颅 CT 检查，故 F 正确；患儿治疗过程中出现颅内出血，要考虑凝血功能异常加重，需复查凝血功能，故 E 正确；颅内出血可引起血红蛋白进行性下降，需复查血常规，故 D 正确。其余选项对并发症诊断和治疗无特殊意义。认知层次：应用。

（5）辅助检查：头颅 CT 提示少量颅内出血，凝血功能较前明显延长，血红蛋白 58g/L，该患儿需立即进行的治疗措施（ ）

A. 心电监护
B. 静脉滴注甘露醇
C. 苯巴比妥钠
D. 静脉滴注新鲜冷冻血浆
E. 静脉滴注红细胞悬液
F. 颅内出血清除术
G. 神经外科会诊
H. 病重通知

考题分析：答案 A、B、C、D、E、G、H。难度系数 0.6，较易。本题所考疾病为抗凝血杀鼠剂中毒，所考知识点为并发症的治疗。患儿存在颅内出血，病情危重，需心电监护监测生命体征，并予病重通知、告知家长病情，故 A、H 正确。患儿有颅内出血、惊厥，考虑颅内压增高，需甘露醇降颅压；惊止后肌张力仍高，需苯巴比妥钠镇静预防惊厥；还需请神经外科会诊协助诊治，故 B、C、G 正确。患儿凝血功能较前明显延长，存在严重出血，故需新鲜冷冻血浆改善凝血功能，D 正确。血红蛋白 58g/L，有输血指征，故 E 正确。认知层次：应用。

18. 患儿，男，3 岁。以“发热、皮疹 3 天，呕吐 1 天”入院。体格检查：T 39.2 ℃（耳），P 120 次 / 分，R 32 次 / 分，BP 95/53mmHg，体重 15kg。神志清，精神可，手、足、臀部可见散在红色丘疹、疱疹，咽充血，咽峡部可见疱疹，两肺呼吸音粗，对称，未及啰音，心音中等。律齐，心前区无杂音，腹软，肠鸣音正常，未及包块，肝脾肋下未及，神经系统阴性。辅助检查：血常规 +CRP 示白细胞计数 12.5×10^9/L，中性粒细胞百分比 76%，CRP 15mg/L。

（1）该患儿最可能诊断为（ ）

A. 风疹 B. 疱疹性咽峡部
C. 猩红热 D. 手足口病
E. 麻疹 F. 水痘
G. 幼儿急疹

考题分析：答案 D。难度系数 0.7，容易。本题所考知识点为手足口病临床表现。患儿有发热，手、足、臀部可见皮疹，咽峡部可见疱疹，故临床诊断手足口病。认知层次：记忆。

（2）患儿下一步应进行哪些处理（ ）

A. 注意隔离
B. 口腔和皮肤护理
C. 多饮水
D. 抗菌药物治疗
E. 糖皮质激素治疗
F. 发热时使用退热药
G. 进食困难者补液支持

考题分析：答案 A、B、C、F、G。难度系数 0.5，中等。本题所考知识点为普通型手足口病治疗。普通型手足口病主要以对症治疗为主。认知层次：理解。

（3）患儿入院后体温反复，出现精神软，肢体抖动，四肢凉，P 130 次 / 分，R 40 次 / 分，BP 120/75mmHg。患儿接下来应进行哪些检查（ ）

A. 胸片 B. 血糖

C. 脑脊液检查
D. 头颅磁共振成像（MRI）
E. 血肝肾心功能
F. 脑电图
G. 心电图

考题分析：答案 A、B、C、D、E、F、G。难度系数 0.4，较难。本题所考知识点为手足口病危重症的实验室检查。患儿体温反复，伴肢体抖动，血压偏高，需警惕手足口病危重症，故需做相关检查。认知层次：应用。

（4）辅助检查回报：脑脊液检查：白细胞计数 86×10^6/L，淋巴细胞百分比 94%，葡萄糖＞2.28mmol/L，蛋白定量＜0.2g/L；头颅 MRI：脑桥、延髓可见斑点；脑电图：弥漫性慢波；血生化：肝肾心功能、血糖、肌钙蛋白正常；胸片：未见异常；心电图：窦性心动过速。患儿目前处于手足口病第几期（　　）

A. 第 1 期　　B. 第 2 期
C. 第 3 期　　D. 第 4 期
E. 第 5 期

考题分析：答案 C。难度系数 0.5，中等。本题所考知识点为手足口病分期。根据患儿发热、肢体抖动，四肢凉，呼吸增快、血压升高，辅助检查提示神经系统受累，心肺功能正常，考虑心肺功能衰竭前期（第 3 期）。认知层次：理解。

（5）患儿目前情况，需要哪些治疗（　　）

A. 甘露醇　　B. 糖皮质激素
C. 静脉注射丙种球蛋白　　D. 机械通气
E. 米力农　　F. 多巴胺
G. 多巴酚丁胺

考题分析：答案 A、B、C、E。难度系数 0.3，难。本题所考知识点为手足口病危重症治疗。患儿目前处于心肺功能衰竭前期，头颅 MRI 提示异常，可考虑使用甘露醇、糖皮质激素、静脉注射丙种球蛋白，另第 3 期血流动力学常为高动力高阻力，以扩血管药物为主，常用米力农。需要认知层次：应用。

19. 患儿，女，8 岁。因“发热、咳嗽 1 周”入院。体温反复，最高 39.5℃，病初咳嗽不剧，渐加重，偶呈百日咳样咳嗽。体格检查：一般情况可，呼吸平稳，双肺未闻及明显干湿啰音。实验室检查：血白细胞计数正常，ESR 25mm/h，PPD 试验（−）。胸片：右肺下叶大片实变影。

（1）为明确诊断应检查（　　）

A. 血支原体抗体 IgM
B. 冷凝集试验
C. 抗链球菌溶血素 O 试验
D. 血清补体 C3
E. 结核抗体
F. 血培养
G. PCT
H. 支原体 DNA 定量

考题分析：答案 A、B、G、H。难度系数 0.4，较难。本题所考疾病为支原体肺炎，所考知识点为该疾病的诊断。患儿 8 岁，以发热、咳嗽为主要表现，双肺体征阴性，WBC 及 PPD 正常，胸片提示大叶性肺炎，首先考虑支原体肺炎，查支原体 DNA 定量、血支原体抗体和冷凝集试验明确。病程 1 周，可查 PCT 排除细菌感染。认知层次：应用。

（2）患儿可能的诊断为（　　）

A. 大叶性肺炎　　B. 小叶性肺炎
C. 腺病毒性肺炎　　D. 支原体肺炎
E. 百日咳　　F. 支气管异物
G. 肺结核

考题分析：答案 A、D。难度系数 0.5，中等。本题所考疾病为支原体肺炎，所考知识点为该疾病的诊断。分析同上。认知层次：应用。

（3）治疗可选用的抗生素为（　　）

A. 青霉素　　B. 头孢噻肟
C. 阿莫西林　　D. 多西环素
E. 阿奇霉素　　F. 喹诺酮类
G. 红霉素

考题分析：答案 D、E、F、G。难度系数 0.4，较难。本题所考疾病为支原体肺炎，所考知识点为该疾病的治疗。根据《儿童肺炎支原体肺炎诊治专家共识（2015 年版）》，普通支原体肺炎采用大环内酯类抗菌药物治疗，如阿奇霉素、红霉素等；对于难治性耐大环内酯类抗菌药物者，如多西环素、米诺环素等四环素类和喹诺酮类抗生素。认知层次：应用。

（4）首选抗生素的应用疗程为（ ）

A. 1 周　　B. 3~5 天

C. 1~2 月　　D. 1~2 周

E. 2~3 周

考题分析：答案 E。难度系数 0.6，较易。本题所考疾病为支原体肺炎，所考知识点为该疾病的治疗。依据支原体肺炎治疗原则，E 正确。认知层次：记忆。

（5）对于该疾病的并发症，正确的是（ ）

A. 史 - 约（Stevens-Johnson）综合征

B. 心肌损害

C. 心内膜炎

D. 自身免疫性溶血性贫血

E. 血小板减少性紫癜

F. 噬血细胞综合征

G. 肺栓塞

H. 吉兰 - 巴雷综合征

I. 胰腺炎

考题分析：答案 A、B、C、D、E、F、G、H、I。难度系数 0.4，较难，本题所考疾病为支原体肺炎，所考知识点为该疾病的治疗。大约 25% 的支原体肺炎有其他系统表现，包括皮肤、黏膜系统、心血管系统、血液系统、神经系统、消化系统等。全部正确。认知层次：记忆。

20. 患儿，女，8 个月。因“发热、咳嗽 3 天，精神萎靡 1 天，呕吐伴尿少 6 小时”入院。既往体健。体格检查：T 39 ℃，R 56 次 / 分，P 185 次 / 分，BP 62/39mmHg，SpO_2 92%，体重 10kg。神志清，反应差，全身皮肤多处紫癜、瘀斑，面色口唇微绀，气促，可见三凹征，两肺闻及散在细湿啰音，心音有力，心律齐，未闻及杂音，腹胀明显，肝右肋下 3cm，质地中等。脾肋下未及，肠鸣音减低，股动脉搏动可触及，足背动脉搏动微弱，肢端冷，毛细血管再充盈时间 5s，颈抵抗，前囟饱满，四肢肌张力降低。外院实验室检查提示：血常规 +CRP 示白细胞计数 25×10^9/L，中性粒细胞百分比 60%，血红蛋白 100g/L，血小板计数 50×10^9/L；凝血功能：PT 22s，APTT 105s，纤维蛋白原 1.5g/L，D- 二聚体升高；血尿素氮 16.8mmol/L，血肌酐 144μmol/L。

（1）该患儿最可能的诊断是（ ）

A. 急性肾小球肾炎

B. 脓毒性休克

C. 重症肺炎

D. 弥散性血管内凝血（DIC）

E. 中枢感染

F. 免疫性血小板减少性紫癜

G. 胃肠功能障碍

H. 急性肾损伤（AKI）

I. 多器官功能障碍综合征（multiple organ dysfunction syndrome, MODS）

考题分析：答案 B、C、D、E、G、H、I。难度系数 0.3，难。本题所考疾病为感染导致弥散性血管内凝血，所考知识点为该疾病的病因及诊断。患儿发热伴咳嗽、气促，两肺可及湿啰音，可见三凹征，因此符合肺炎临床诊断；其次因神萎、颈抗、前囟饱满、四肢肌张力降低等，所以需要考虑中枢感染；患儿在感染基础上出现心率增快、足背动脉搏动微弱、肢端冷、毛细血管再充盈时间延长，血压降低，因此符合脓毒症、脓毒性休克失代偿期诊断；患儿皮肤瘀点、瘀斑，实验室检查提示 DIC 指标异常（PT、APTT 延长、D 二聚体升高），考虑感染导致凝血功能异常；少尿、肌酐明显升高，考虑脓毒症诱导的 AKI；腹胀、肠鸣音降低，为脓毒症导致胃肠功能障碍；综上患儿存在严重感染引起的 MODS（循环障碍、DIC、AKI、胃肠功能障碍等）。患儿少尿，但无血尿、水肿、高血压等急性肾小球肾炎特点，因此，不考虑急性肾小球肾炎的诊断；因同时存在肺炎、脓毒性休克、DIC 等表现，故与单纯免疫性原发性血小板减少性紫癜症不符。认知层次：应用。

（2）为明确诊断应紧急检查的项目包括（ ）

A. 血 CRP 和降钙素原（PCT）

B. 胸部 CT

C. 肝、胆、脾、肾、胰、腺等腹部 B 超

D. PT、APTT、D- 二聚体、FIB（DIC 全套）

E. 脑脊液检查

F. 动脉血气、乳酸
G. 血电解质、血糖检查
H. 血培养
I. 痰培养

考题分析：答案 A、D、E、F、G、H、I。难度系数 0.4，较难。本题所考疾病为感染导致弥散性血管内凝血，所考知识点为该疾病实验室检查。考虑患儿存在上述几种疾病可能性大，故需作相应检查以明确。如诊断脓毒性休克，需要在诊断后的 1 小时内给予经验抗感染治疗，且在抗感染治疗前要获取病原学标本（如血、脑脊液、痰液等）。动脉血气、乳酸、电解质、血糖、DIC 等指标需要尽快获取以明确疾病的严重性和内环境的状态，以便及时对症治疗。胸部 CT 和腹部 B 超可在疾病稳定后再行检查。认知层次：应用。

（3）急诊应尽快做的处理包括（　　）
A. 高流量氧疗
B. 开通静脉
C. 生理盐水 200ml 静脉推注
D. 胃肠减压
E. 静脉应用广谱抗生素
F. 输注浓缩红细胞 1U
G. 血管活性药物应用
H. 静脉注射去乙酰毛花苷
I. 静脉营养

考题分析：答案 A、B、C、D、E、G。难度系数 0.5，中等。本题所考疾病为感染导致弥散性血管内凝血，所考知识点为该疾病的治疗。患者存在脓毒性休克和 MODS，故按照脓毒性休克集束化治疗策略，需要高流量氧疗、开通静脉、液体复苏（扩容）、血管活性药物维持血压、早期经验性抗生素应用；胃肠功能障碍明显需要胃肠减压对症治疗，疾病早期暂不需静脉营养支持。如休克难以纠正，血红蛋白低于 100g/L 才考虑输注红细胞；脓毒性休克治疗不宜洋地黄类药物治疗。认知层次：应用。

（4）治疗过程中，在化验抽血后出现局部出血不止，选择的静脉药物是（　　）
A. 酚磺乙胺　　B. 维生素 K_1
C. Ⅷ因子　　D. 肝素
E. 泼尼松　　F. 凝血酶原复合物
G. 新鲜冷冻血浆　　H. 6- 氨基己酸
I. 大剂量丙种球蛋白

考题分析：答案 D、F、G。难度系数 0.3，难。本题所考疾病为感染导致弥散性血管内凝血，所考知识点为该疾病的治疗。患儿处于 DIC 低凝期，除治疗原发疾病外，可给予肝素抗凝和补充凝血因子（新鲜冷冻血浆含有凝血因子）等治疗。认知层次：应用。

21. 患儿，女，10 岁。因“发热、乏力 4 天，胸痛、气促、面色苍白 2 小时”入院。患儿入院前 4 天出现发热，体温波动于 37.3~37.8℃，精神萎软，感乏力和头晕，在附近医院就诊，拟“上呼吸道感染”，予以抗生素静脉滴注治疗，输液中（入院前 2 小时）患儿诉胸闷、左侧胸前区刺痛，同时出现面色苍白，全身乏力加重，呼吸急促，体检发现心律不齐，心电图显示频发室性早搏，部分呈二联律，遂转入我院。2 周前曾有“上感”。既往体健。体格检查：T 37.3℃，R 30 次 / 分，P 122 次 / 分，BP 82/45mmHg，SpO_2 95%。神志清晰，精神差，发育良好，面色苍白，无青紫，无皮疹和出血点，眼睑无水肿，双侧瞳孔等大正圆，对光反射存在。颈软，无颈静脉怒张，呼吸略急促，无鼻翼扇动及三凹征，两肺未闻及干湿啰音。叩诊心界无扩大，心音低钝，心律不齐，无奔马律，无杂音。腹平软，无压痛，肝脾肋下未及，四肢肌力及肌张力正常，四肢末梢凉，CRT 4 秒，桡动脉搏动减弱。神经系统检查无异常。辅助检查：血常规 +CRP 示白细胞计数 6.2×10^9/L，中性粒细胞百分比 70%，淋巴细胞百分比 27%，血红蛋白 127g/L，血小板计数 198×10^9/L，CRP 8mg/L；心肌酶谱：肌酸激酶 1723U/L，肌酸激酶同工酶 111U/L，谷草转氨酶 236U/L，乳酸脱氢酶 1316U/L；肌钙蛋白 I 38.6ng/ml；心电图：窦性心律，P—R 间期 0.21s，频发室性早搏，部分呈二联律，完全性心室内传导阻滞，Ⅰ度房室传导阻滞，ST_{avR}、ST_{avL} 弓背向上抬高 1mm，$ST_{Ⅱ、Ⅲ}$压低 2~4mm，T 波倒置；X 线胸片：两肺血管纹理增粗增多，模糊不清。

（1）该患儿目前的诊断为（ ）

A. 重症肺炎

B. 感染性休克

C. 中毒性心肌炎

D. 暴发性心肌炎

E. 原发性心肌病

F. 先天性心脏病（终末期）

G. 过敏性休克

H. 心源性休克

I. 风湿性心肌炎

考题分析：答案 D、H。难度系数 0.3，难。本题所考疾病为暴发性心肌炎，所考知识点为该疾病的诊断。患儿发病前 2 周有“上感”病史，低热、乏力 4 天，胸闷、胸痛、气促、面色苍白 2 小时，查体心音低钝，心电图频发室性早搏、严重的 ST-T 变化、房室传导阻滞和室内传导阻滞，心肌酶谱显著增高。此外病情进展迅速，短时间内出现心动过速、四肢末梢凉、外周动脉搏动减弱、毛细血管再充盈时间延长、血压下降等休克（失代偿性）表现，因此初步考虑暴发性心肌炎（急性重型心肌炎）、心源性休克的诊断，D、H 正确。虽然在输液后出现症状加重、并逐渐出现休克体征，同时发现显著的心律失常和心电图、心肌酶异常，但不能以“过敏性休克”解释病情变化，G 错误。患儿发热、气促，但无呼吸道症状和呼吸窘迫表现，无低氧血症，炎症指标无明显异常，胸片两肺模糊，可能为肺水肿所致，不考虑重症肺炎、脓毒性休克（感染性休克）、中毒性心肌炎，A、B、C 错误。患儿既往体健，无先天性心脏病、心肌病病史，无心脏增大的影像学证据，故不诊断。患儿无风湿热表现（除心脏受累表现外，无关节炎、皮疹、皮下小结、舞蹈病的表现），无瓣膜杂音，故不考虑风湿性心肌炎。认知层次：应用。

（2）该患儿需进一步采取哪些检查以明确诊断（ ）

A. 动脉血气、乳酸

B. 呼吸道病原学

C. 血生化

D. 胸部 CT

E. 床旁心脏超声

F. 心脏磁共振

G. 心肌酶谱、肌钙蛋白、脑钠肽

H. 24 小时动态心电图

考题分析：答案 A、C、E、F、G、H。难度系数 0.5，中等。本题所考疾病为暴发性心肌炎，所考知识点为该疾病的诊断。暴发性心肌炎患儿还需完善相关检查，如心脏超声、心肌酶谱、肌钙蛋白、脑钠肽、心脏磁共振等检查；因严重心律失常，可以监测 24 小时动态心电图变化；心源性休克可因心排血量下降导致组织灌注不足、多脏器功能受损，需要检测血气、乳酸、血生化（包括电解质、肝肾、凝血功能）等指标。因不考虑肺炎、脓毒症等诊断，暂时不需要呼吸道病原学检测和胸部 CT。认知层次：应用。

（3）该患儿目前需要采取哪些治疗措施（ ）

A. 动态心脏超声评估心功能

B. 限制液体

C. 有创血压监测

D. 血管活性药物

E. 留置导尿

F. 糖皮质激素

G. 丙种球蛋白

H. 机械通气

考题分析：答案 A、B、C、D、E、F、G。难度系数 0.4，较难。本题所考疾病为暴发性心肌炎，所考知识点为该疾病的治疗。暴发性心肌炎的治疗围绕改善心脏负荷，减轻心肌炎症损害；因出现心源性休克，需要血管活性药物维持血压和组织灌注；留置导尿、有创血压监测和动态心脏超声检查等，评估治疗效果，以上选项 A~G 均正确。目前患儿无呼吸窘迫、无低氧血症，暂时不需要机械通气，可以给予无创氧疗（包括面罩吸氧、高流量鼻导管氧疗）。认知层次：应用。

（4）治疗过程中患儿出现惊厥发作，心电监护示心室率 34 次 / 分，三度房室传导阻滞，以下处理正确的是（ ）

A. 实施电除颤 B. 使用异丙肾上腺素

C. 安装临时起搏器 D. 立即胸外按压

E. 必要时 ECMO　　F. β 受体阻滞剂
G. 液体复苏　　H. 胺碘酮

考题分析：答案 B、C、D、E。难度系数 0.4，较难。本题所考疾病为暴发性心肌炎，所考知识点为该疾病的治疗。暴发性心肌炎可引起严重心律失常，患儿出现三度房室传导阻滞，不属于可除颤心律失常，也不宜液体复苏和使用胺碘酮，选项 A、G、H 错误。患儿为心动过缓，不宜使用 β 受体阻滞剂等负性肌力药物，选项 F 错误。心动过缓者首先考虑植入临时起搏器，无条件者可暂时使用异丙肾上腺素或阿托品提高心率，选项 B、C 正确。患儿心动过缓，伴有组织灌注不足表现时，应立即启动胸外按压，选项 D 正确。若病情进展为心搏骤停，并难以复苏成功，可以 ECMO 支持，选项 E 正确。认知层次：应用。

22. 患儿，女，5 岁。因"发热 10 小时，惊厥 3 次"于7月3日入院。体格检查：T 40.5℃，R 40 次 / 分，P 120 次 / 分，BP 58/36mmHg。神志不清，面色发灰，双瞳孔等大，光反应迟钝，心肺正常，腹软，颈抵抗强阳性，克尼格征阴性，四肢凉，皮肤花纹。

（1）目前最需了解的病史有（　　）

A. 母孕史　　B. 出生史
C. 喂养史　　D. 接触史
E. 预防接种史　　F. 家族遗传史
G. 近期饮食史

考题分析：答案 D、G。难度系数 0.5，中等。本题所考知识点为中毒性细菌性痢疾诊断依据。在发病高峰季节，突起高热伴惊厥、意识改变及循环、呼吸障碍，而胃肠道症状轻微者，应考虑中毒性痢疾，重点询问有无不洁饮食史或细菌性痢疾患者接触史。认知层次：应用。

（2）追问病史，患儿上午曾去动物园进食玉米等，该患儿可能的诊断为（　　）

A. 癫痫　　B. 中暑
C. 中毒性细菌性痢疾　　D. 病毒性脑炎
E. 感染性休克　　F. 热性惊厥
G. 化脓性脑膜炎

考题分析：答案 C、E。难度系数 0.4，较难。本题所考知识点为中毒性细菌性痢疾临床表现。患儿有不洁饮食史，高度警惕中毒性痢疾，除此之外，患儿血压低，考虑存在感染性休克。认知层次：应用。

（3）为明确诊断，目前需尽早完善的检查是（　　）

A. 脑电图
B. 头颅 B 超
C. 血电解质及血气分析
D. 灌肠通便，查粪便常规
E. 血常规
F. 腰椎穿刺脑脊液

考题分析：答案 C、D、E。难度系数 0.4，较难。本题所考知识点为中毒性细菌性痢疾诊断依据。考虑中毒性痢疾，需尽早盐水灌肠或直肠拭子行粪便检查或培养；查血常规、血电解质及血气分析评估病情。认知层次：应用。

（4）辅助检查：粪便常规：白细胞（++），红细胞（+）；血常规：白细胞计数 18×10^9/L，中性粒细胞百分比 80%。临床考虑中毒性细菌性痢疾，现最紧要的治疗是（　　）

A. 抗菌药物治疗　　B. 地西泮镇静
C. 扩充血容量　　D. 甘露醇降颅压
E. 糖皮质激素　　F. 抗凝治疗

考题分析：答案 C。难度系数 0.5，中等。本题所考知识点为中毒性细菌性痢疾的治疗。扩充血容量是降低病死率的关键环节，需迅速建立 2 条静脉或骨髓输液通道。认知层次：应用。

（5）在充分液体扩容后，患儿烦躁不安，反复惊厥，血压维持 80/45mmHg，接下来可能还需要哪些治疗（　　）

A. 抗菌药物治疗　　B. 地西泮镇静
C. 多巴胺升压　　D. 甘露醇降颅压
E. 糖皮质激素　　F. 抗凝治疗
G. 吸氧气维持呼吸

考题分析：答案 A、B、C、D、E、F、G。难度系数 0.4，较难。本题所考知识点为中毒性细菌性痢疾的治疗。中毒性细菌性痢疾需对症治疗、病原治疗、抗休克治疗、防治脑水肿、维持正常呼吸、抗凝等综合治疗。认知层次：应用。

23. 患儿，男，10岁。因“呕吐、乏力3天，晕厥1次”来院门诊。患儿3天前出现呕吐，每日5~6次，为胃内容物，伴乏力，有中下腹部不适，无发热，无腹泻，遂至当地医院就诊，予“头孢呋辛、奥美拉唑、补液”治疗后，呕吐减轻。2天前乏力加重，活动耐量下降。今日上午患儿突然晕厥1次，表现为神志不清，呼之不应，无四肢抽搐，1分钟左右缓解，诉胸闷、胸痛，面色苍白，今转我院住院。体格检查：BP 81/56mmHg，神志清，精神萎靡，面色稍苍白，咽稍充血，双肺呼吸音正常，未闻及干湿啰音，HR 36次/分，心音低钝，心律欠齐，心前区未闻及明显杂音，腹平软，无压痛，肝脾肋下未及，四肢稍凉。辅助检查：肌钙蛋白：34.56ng/ml；心电图如图1-60所示。床边超声心动图提示左室增大，左室收缩功能最低至：EF 36%。

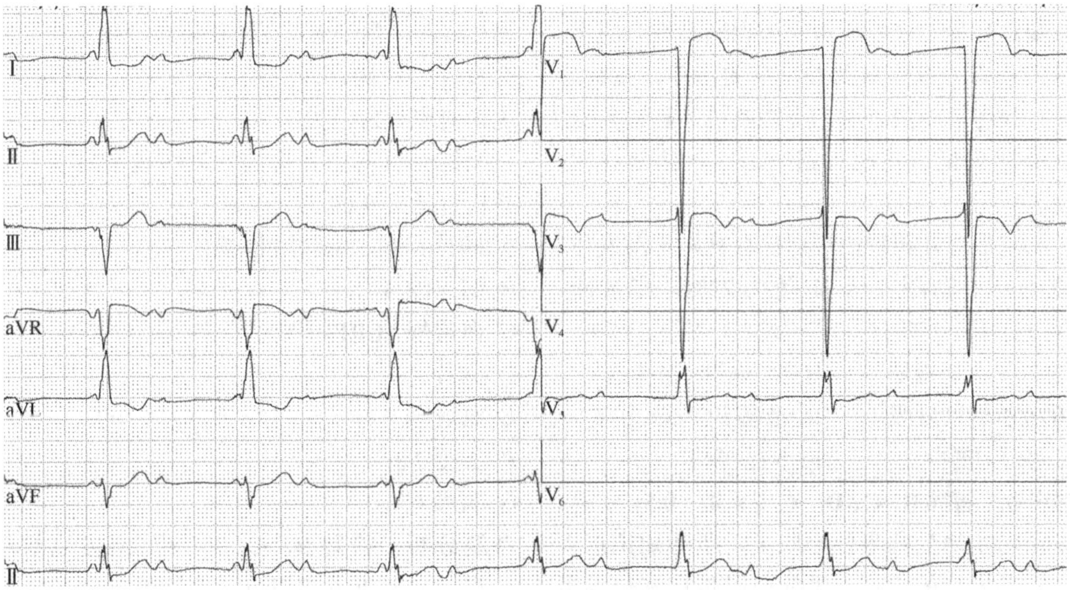

图1-60 心电图

（1）该患儿心电图诊断考虑（ ）

A. 窦性心律

B. 二度Ⅰ型房室传导阻滞

C. 二度Ⅱ型房室传导阻滞

D. 三度房室传导阻滞

E. 室性逸搏心律

F. 完全性右束支传导阻滞

G. 窦性停搏

H. ST-T改变

考题分析：答案D、E、H。难度系数0.4，较难。本题所考疾病为病毒性心肌炎，所考知识点为该疾病的心动图表现。图中可见窦性心律，心房率约100次/分，心室率约45次/分，心房率明显快于心室率，房室分离，伴ST段改变，故诊断。认知层次：应用。

（2）该患儿目前的初步诊断（ ）

A. 病毒性心肌炎　　B. 重症心肌炎

C. 风湿性心脏病　　D. 扩张型心肌病

E. 心力衰竭　　F. 心源性休克

G. 三度房室传导阻滞　　H. 阿斯综合征

I. 感染性休克

考题分析：答案B、E、F、G、H。难度系数0.3，难。本题所考疾病为病毒性心肌炎，所考知识点为该疾病的诊断及并发症。根据患儿急性起病，有呕吐、乏力、胸闷、胸痛等症状，血压降低，精神萎靡，面色稍苍白，心率36次/分，心音低钝，心律欠齐，四肢稍凉，肌钙蛋白：34.56ng/ml，心电图异常，超声心动图提示左室增大，左室收缩功能降低，故考虑存在重症心肌炎合并心力衰竭，心源性休克，故B、E、F

正确；根据心电图表现，患儿有晕厥 1 次，故 G、H 成立；根据题干，不存在重症感染，感染性休克无依据。认知层次：应用。

（3）该患儿需马上采取哪些治疗措施（　　）

A. 吸氧　　B. 心电监护

C. 丙种球蛋白　　D. 抗菌药物抗感染

E. 多巴胺维持血压　　F. 营养心肌

G. 肾上腺糖皮质激素　　H. 洋地黄强心治疗

I. 异丙肾上腺素提高心室率

考题分析：答案 A、B、C、E、F、G、I。难度系数 0.3，难。本题所考疾病为病毒性心肌炎，所考知识点为该疾病及并发症的治疗。重症心肌炎一般考虑细菌感染，不需要抗菌药物治疗；重症心肌炎慎用洋地黄强心治疗。认知层次：应用。

（4）入院后患儿药物治疗后仍有神志不清发作，复查超声心动图提示 EF 值为 22%，指端冷，如何进行下一步治疗（　　）

A. 植入永久起搏器　　B. 植入临时起搏器

C. 呼吸机辅助呼吸　　D. 准备 ECMO 治疗

E. 乙胺碘肤酮　　F. 卡托普利

考题分析：答案 B、C、D。难度系数：0.5，中等。本题所考疾病为病毒性心肌炎，所考知识点为该疾病并发症的治疗。重症心肌炎房室传导阻滞是一过性，不需安装永久起搏器，乙胺碘肤酮用于室上性或室性快速心律失常，卡托普利是血管扩张剂，患儿目前血压偏低，不需使用。可得出 B、C、D 为正确答案。

（5）患儿入院经治疗后心律失常好转，复查肌钙蛋白恢复正常，后续治疗及预后如何（　　）

A. 卧床休息 4 周

B. 卧床休息 8 周

C. 卧床休息至少 8 周，需至心功能恢复，心脏好转，方可轻微活动

D. 预后与患病年龄有关

E. 年长儿多数预后较好

F. 左室心功能显著减低者，最后可能发展为心肌病

考题分析：答案 C、D、E、F。难度系数 0.3，难。本题所考疾病为病毒性心肌炎，所考知识点为病毒性心肌炎预后。该类疾病患儿预后与患病年龄、心肌病变严重程度、治疗及时与否及急性期是否有充分休息有关。病毒性心肌炎卧床休息可减轻心脏负担。急性期至少需要卧床休息 8 周，严重心功能不全者需卧床休息至心功能恢复，故 A、B 答案错误，其他答案正确。认知层次：应用。

24. 患儿，女，5 岁。因“发热、头痛半天，昏迷 2 小时”于 12 月 24 日入院。体格检查：T 39.2℃，R 36 次 / 分，P 130 次 / 分，BP 63/40mmHg。面色青灰，躯干部可见散在瘀点，双下肢可见融合成片的紫癜，两侧瞳孔不对称，右侧瞳孔扩大，对光反射消失。

（1）结合目前患儿病情，为明确诊断，下列哪些检查是必要的（　　）

A. 腰椎穿刺、脑脊液检查

B. 瘀点涂片

C. 血常规 +CRP

D. 胸片

E. 血培养

F. 血气分析

G. 头颅 CT

考题分析：答案 B、C、E、F。难度系数 0.4，较难。本题所考知识点为流行性脑脊髓膜炎诊断依据。冬季发病，突发高热、头痛、皮肤、黏膜瘀点、瘀斑等临床表现，考虑流行性脑脊髓膜炎，但病情危重，存在脑疝可能，腰椎穿刺、胸片、头颅 CT 可暂时不做。认知层次：应用。

（2）入院后，患儿皮肤瘀点进行性增多，血常规：白细胞计数 18.7×10^6/L，中性粒细胞百分比 80%，血红蛋白 92g/L，血小板计数 30×10^9/L。该患儿最可能的诊断（　　）

A. 感染性休克

B. 暴发型流行性脑脊髓膜炎

C. 流行性乙型脑炎

D. 中毒性痢疾

E. 血小板减少性紫癜

F. 弥散性血管内凝血

G. 危重型手足口病

考题分析：答案 A、B、F。难度系数 0.4，较

难。本题所考知识点为暴发型流行性脑脊髓膜炎诊断。患儿病情进展快，考虑暴发型流行性脑脊髓膜炎，伴感染性休克和广泛皮肤黏膜出血。认知层次：应用。

（3）对该患儿首要急救的措施是（　　）

A. 输血

B. 使用升压药

C. 使用止血药

D. 静脉滴注肾上腺皮质激素

E. 扩充血容量，纠正酸中毒

F. 静脉滴注 20% 甘露醇

G. 静脉滴注大剂量抗生素

考题分析：答案 E。难度系数 0.5，中等。本题所考知识点为流行性脑脊髓膜炎治疗。患儿存在感染性休克，首要扩充血容量，纠正酸中毒。认知层次：应用。

（4）现患儿病情稳定，予腰椎穿刺查脑脊液，下列哪项脑脊液检查最符合患儿病情（　　）

A. 白细胞计数 1200×10^6/L，中性粒细胞百分比 86%，葡萄糖 1.4mmol/L，氯化物 90mmol/L，蛋白定量 1.4g/L

B. 白细胞计数 1100×10^6/L，中性粒细胞百分比 42%，葡萄糖 2.3mmol/L，氯化物 110mmol/L，蛋白定量 1.5g/L

C. 白细胞计数 1200×10^6/L，中性粒细胞百分比 56%，葡萄糖 3.7mmol/L，氯化物 125mmol/L，蛋白定量 1.2g/L

D. 白细胞计数 120×10^6/L，中性粒细胞百分比 70%，葡萄糖 2.8mmol/L，氯化物 120mmol/L，蛋白定量 0.8g/L

E. 白细胞计数 580×10^6/L，中性粒细胞百分比 80%，葡萄糖 4.0mmol/L，氯化物 120mmol/L，蛋白定量 0.8g/L

F. 白细胞计数 300×10^6/L，中性粒细胞百分比 46%，葡萄糖 3.2mmol/L，氯化物 128mmol/L，蛋白定量 0.9g/L

考题分析：答案 A。难度系数 0.5，中等。本题所考知识点为流行性脑脊髓膜炎脑脊液改变。典型表现白细胞计数明显增高至 1000×10^6/L 以上，并以多核细胞增高为主，糖及氯化物明显减少，蛋白含量升高。认知层次：理解。

（5）患儿脑脊液培养及瘀点涂片均查出脑膜炎奈瑟菌，确诊流行性脑脊髓膜炎，对于病原治疗，可选用下列哪些抗菌药物（　　）

A. 青霉素　　B. 头孢菌素类

C. 大环内酯类　　D. 氯霉素

E. 磺胺类　　F. 喹诺酮类

G. 氨基糖苷类

考题分析：答案 A、B、D。难度系数 0.3，难。本题所考知识点为流行性脑脊髓膜炎病原学治疗。原则是尽早足量应用敏感并能透过血脑屏障的抗菌药物。大环内酯类、氨基糖苷类，血脑屏障透过率低；喹诺酮类药物存在明显的神经系统不良反应，不使用；磺胺类对脑膜炎奈瑟菌耐药严重，故不使用。认知层次：应用。

25. 患儿，女，12 岁。因“高处坠落后多处疼痛伴呼吸困难 1 小时”入院。既往体健。体格检查：T 36.0℃，P 124 次 / 分，R 42 次 / 分，BP 89/35mmHg，SpO_2 90%。神志清，烦躁不安，面色苍白，双侧瞳孔等大正圆，约 3mm，对光反射灵敏，口唇微绀，呼吸促，可见三凹征，左侧胸廓饱满，两肺呼吸音不对称，左肺呼吸音降低，右肺闻及中等大小湿啰音，心音偏低，心律齐，腹软，无压痛、反跳痛，左下肢开放性骨折，伴出血，活动受限，双上肢及右下肢未见异常，双侧足背动脉搏动可触及，肢端冰凉，CRT 4s。辅助检查：血常规示白细胞计数 9.54×10^9/L，血红蛋白 78g/L，血小板计数 131×10^9/L；血气分析（吸入室内空气）pH 7.207，$PaCO_2$ 42.6mmHg，PaO_2 56.1mmHg，HCO_3^- 17.1mmol/L，BE -9.4mmol/L，血乳酸 9.3mmol/L；胸部 CT 如图 1-61 所示；心电图示窦性心动过速；心脏 B 超：未见异常。

（1）该患儿目前可能的诊断为（　　）

A. 左下肢骨折　　B. 肺挫伤

C. 气胸　　D. 脓毒性休克

E. 心源性休克　　F. 休克（代偿期）

G. 低血容量性休克　　H. 梗阻性休克

I. Ⅰ型呼吸衰竭

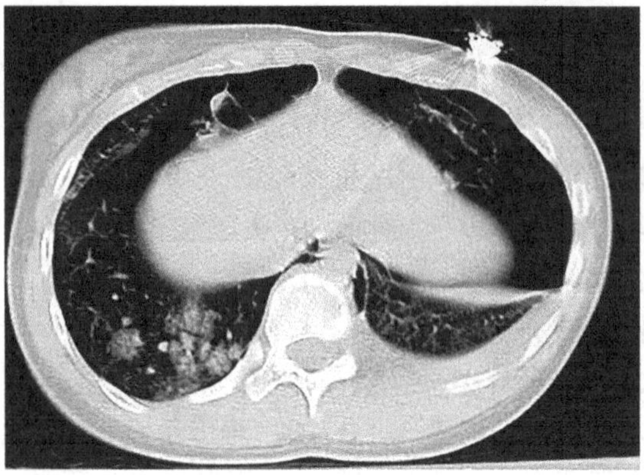

图 1-61 胸部 CT

考题分析：答案 A、B、C、G、H、I。难度系数 0.3，难。本题所考疾病为休克，所考知识点为该疾病的病因及诊断。根据患儿入院时心率快、肢端冰凉、CRT 4s、血压降低，处于休克失代偿期；因高处坠落后发生左下肢开放性骨折，存在活动性出血，血红蛋白下降明显，休克原因首先考虑出血所致低血容量性休克；患儿左侧胸廓饱满，两肺呼吸音不对称，左肺呼吸音降低，右肺闻及中等大小湿啰音，胸部 CT 提示气胸，右肺渗出阴影，因此考虑存在肺挫伤，气胸所致梗阻性休克不能排除；患儿呼吸促、可见三凹征，口唇微绀，SpO_2 90%，血气分析提示 PaO_2 < 60mmHg，$PaCO_2$ 正常，Ⅰ型呼吸衰竭诊断成立。故 A、B、C、G、H、I 选项正确。患儿既往体健，心电图未提示异常，心脏超声检查正常，心源性休克无依据；本次发病无感染史，不考虑脓毒性休克。故选项 D、E 错误。认知层次：应用。

（2）该患儿需采取哪些处理措施（　　）

A. 机械通气　　B. 胸腔闭式引流
C. 液体复苏　　D. 输注悬浮红细胞
E. 左下肢包扎止血　　F. 检测凝血指标
G. 镇痛镇静　　H. 检测动脉血气
I. 检测乳酸

考题分析：答案 A、B、C、D、E、F、G、H、I。难度系数 0.5，中等。本题所考疾病为休克，所考知识点为该疾病的治疗。根据休克的不同病因针对性治疗：失血所致低血容量性休克——局部包扎止血、液体复苏、输注悬浮红细胞，恢复有效血容量；梗阻性休克——胸腔闭式引流，纠正气胸。因肺挫伤、气胸导致Ⅰ型呼吸衰竭，需要机械通气改善低氧血症。疼痛增加氧耗量和血流动力学不稳定，又因机械通气，因此需要加强镇痛镇静。呼吸衰竭和休克治疗是否改善，需要监测动脉血气、乳酸等指标。因创伤可致创伤性凝血病，需要检测凝血指标。以上选项均正确。认知层次：应用。

（3）患儿住院过程中，机械通气 7 天，左下肢骨折复位术后 3 天，出现反复发热，最高 39.5℃，血压降至 86/45mmHg。辅助检查：血常规 +CRP 示白细胞计数 19.54×10^9/L，血红蛋白 128g/L，血小板计数 131×10^9/L，CRP 55mg/L；血乳酸 4mmol/L。此时应完善哪些检查（　　）

A. 血培养　　B. 痰培养
C. 脑脊液培养　　D. PCT
E. 头颅 CT　　F. 药敏检测
G. 胸部 CT　　H. 尿培养
I. 体格检查

考题分析：答案 A、B、D、F、G、H、I。难度系数 0.4，较难。本题所考疾病为休克，所考知识点为该疾病的病因诊断。患儿高处坠落导致左下肢开放性骨折、肺挫伤、气胸等多发伤，经过手术、胸腔闭式引流、长时间机械通气等，具有感染高危因素，患儿出现高热，血压下降，白细胞、CRP、血乳酸升高，首先考虑脓毒症、脓毒性休克。积极寻找感染原是关键，需要详细全身体格检查，查找可能的感染原，并采集血、气道分泌物、尿液（患儿左下肢开放性骨折术后一定留置导尿）行培养和药敏检测，了解感染病原及是否耐药菌感染。因肺挫伤、气胸后胸腔闭式引流、长时间机械通气，需要了解肺部继发感染情况，有必要行胸部 CT 检查。PCT 检查有助于了解炎症反应情况、指导抗感染治疗。患儿无颅脑外伤，无神经系统临床表现，目前颅内感染可能性小，脑脊液培养、头颅 CT 暂不需要。选项 A、B、D、F、G、H、I 正确。认知层次：应用。

（4）下一步的治疗描述正确的是（　　）

A. 经验性抗菌药物治疗

B. 液体复苏首选等渗晶体液
C. 扩容首选羟乙基淀粉
D. 液体复苏后持续低血压首选去甲肾上腺素
E. 液体复苏后持续低血压首选肾上腺素
F. 液体复苏期间密切关注容量反应
G. 发生脓毒性心肌抑制时给予洋地黄强心治疗
H. 使用大剂量糖皮质激素
I. 积极液体复苏，第 1 小时 60ml/kg

考题分析：答案 A、B、D、F。难度系数 0.3，难。本题所考疾病为脓毒性休克，所考知识点为该病治疗。脓毒性休克在获取病原学结果前选择覆盖疑似病原微生物的经验性药物治疗；脓毒性休克液体复苏首选等渗晶体液，在液体复苏前后应动态评估容量状态和容量反应性，不宜所有脓毒性休克患者都积极液体复苏，以避免容量过负荷而加重组织水肿和脏器功能损害；目前液体复苏不推荐使用羟乙基淀粉，因为有引起急性肾损伤的风险；经液体复苏后仍存在低血压和低灌注，需应用血管活性药物提高和维持组织灌注，指南推荐首选去甲肾上腺素，当出现脓毒性心肌抑制时可给予小剂量肾上腺素，而不推荐使用洋地黄作为常规治疗。脓毒症患者无循证依据支持使用大剂量糖皮质激素。选项 A、B、D、F 正确。认知层次：应用。

26. 患儿，女，4 岁。因“发热 2 天”入院，体温 39.2℃，无抽搐，有排尿哭闹，伴腹泻，日解稀糊样排便 3 次，量少，偶有呕吐，无咳嗽，体格检查：T 38.5 ℃，P 125 次 / 分，BP 98/62mmHg。咽无充血，扁桃体无肿大，心肺阴性，腹平软，肝脾肋下未触及，神经系统查体（–）。

（1）明确该患儿诊断及病情，应做下列哪些检查（　　）

A. 血常规 +CRP　　B. 尿常规
C. 尿培养　　D. 尿 NAG
E. 泌尿系 B 超　　F. 胸片
G. 肾静态 ECT　　H. 血培养

考题分析：答案 A、B、C、D、E、G、H。难度系数 0.6，较易。本题所考疾病为泌尿系统感染，所考知识点为泌尿系统感染的诊断。患儿无咳嗽，查体咽无充血，两肺呼吸音清，故 F 错误，其余选项均正确。认知层次：应用。

（2）辅助检查回报：CRP 167.33mg/L，血常规：白细胞计数 $20.92\times10^9/L$，中性粒细胞百分比 80.8%，血红蛋白 107g/L，血小板计数 $329\times10^9/L$。该患儿的尿常规结果如图 1-62 所示，该患儿的诊断考虑（　　）

项　目	结 果	参 考 值	项　目	结 果	参 考 值
颜色	黄色	黄色	中性粒细胞酯酶	阳性(3+)	阴性
浊度	微混	清晰			
白细胞数	164.00	0～11 /μl			
红细胞数	128.00	0～9 /μl			
黏液丝	阴性	阴性 /低倍			
透明管型	阴性	0～1 /低倍			
颗粒管型	阴性	阴性 /低倍			
细胞管型	阴性	阴性 /低倍			
鳞状上皮细胞	4.00	/μl			
尿潜血	阳性(3+)	阴性			
尿胆红素	阴性	阴性			
尿胆原	阴性	阴性			
尿酮体	阳性（2+）	阴性			
尿蛋白定性	阳性(1+)	阴性			
比重	1.015	1.003～1.03			
亚硝酸盐	阴性	阴性			
尿糖	阴性	阴性			
pH	6.0	4.6～8			

图 1-62　尿常规

A. 急性膀胱炎　B. 急性肾盂肾炎
C. 肾炎型肾病综合征　D. 急性肾小球肾炎
E. IgA 肾病　F. 轻度贫血

考题分析：答案 B、F。难度系数 0.5，中等。本题所考疾病为泌尿系统感染，所考知识点为泌尿系统感染的诊断。患儿有发热，外周血白细胞及 CRP 显著升高，尿常规示大量白细胞尿、血尿及少量蛋白尿，结合患儿无水肿，应考虑上尿路感染（即肾盂肾炎），故 B 正确。根据患儿年龄及血红蛋白 107g/L，诊断轻度贫血成立，故 F 正确。认知层次：应用。

（3）患儿入院后体温反复升高，最高 39.5℃，伴明显尿频，尿液混浊，针对该患儿的下列处理措施中，正确的是（　　）

A. 加强会阴部护理　B. 无须卧床休息
C. 布洛芬液口服退热　D. 静脉补液支持
E. 碳酸氢钠片口服　F. 山莨菪碱片口服
G. 嘱患儿多饮水

考题分析：答案 A、C、D、E、F、G。难度系数 0.6，较易。本题所考疾病为泌尿系统感染，所考知识点为泌尿系统感染的一般处理。泌尿系统感染患儿急性期需卧床休息，B 选项不正确。患儿应饮水、补液以增加尿量，同时注意外阴清洁，对高热者应予解热镇痛剂缓解症状；对尿路刺激症状明显者，可用抗胆碱药物治疗或口服碳酸氢钠碱化尿液，以减轻尿路刺激症状，故其余各选项均正确。认知层次：应用。

（4）下列药物中，哪些可用于该患儿当前的治疗（　　）

A. 呋喃妥因片
B. 阿奇霉素注射液
C. 头孢曲松注射液
D. 丁胺卡那注射液
E. 左氧氟沙星注射液
F. 阿莫西林克拉维酸钾注射液
G. 美罗培南注射液

考题分析：答案 C、F、G。难度系数 0.5，中等。本题所考疾病为泌尿系统感染，所考知识点为泌尿系统感染的治疗。患儿为上尿路感染，应选血浓度高及泌尿道排泄及覆盖泌尿系统感染的常见病原菌的抗生素，同时避免肾毒性，故 A、B、D 错误，左氧氟沙星注射液对儿童骨骼发育有不良影响，不宜选用，故 C、F、G 为正确答案。认知层次：应用。

（5）针对该患儿采用的抗生素治疗方案，下列说法正确的是（　　）

A. 优先选择青霉素类或头孢菌素
B. 抗生素疗程 7~10 天
C. 抗生素疗程 10~14 天
D. 优先选择血浓度高的药物
E. 优先选择尿浓度高的药物
F. 经验性用药选用广谱抗生素
G. 经验性用药选用两种抗菌药联用

考题分析：答案 A、C、D、F、G。难度系数 0.5，中等。本题所考疾病为泌尿系统感染，所考知识点为泌尿系统感染的治疗。对发热性上尿路感染，优先选择血浓度高的药物，多选青霉素类或头孢菌素，抗生素疗程 10~14 天，经验性用药一般选用广谱抗生素或两种抗菌药联用，故 A、C、D、F、G 均正确。认知层次：应用。

27. 患儿，男，4 个月。因“发热、咳嗽、喘息 4 天，加重伴气促 1 天”入院。足月顺产，出生至今无疾病史。体格检查：T 37.8℃，R 62 次 / 分，P 182 次 / 分，BP 90/52mmHg，SpO_2 85%。神志清，生长发育良好，反应欠佳，口唇青紫，点头样呼吸，可见三凹征，两肺呼吸音粗，闻及广泛哮鸣音及中小湿啰音，心音有力，心律齐，腹软，肝肋下 3cm，质软，四肢暖，毛细血管再充盈时间 2 秒。辅助检查：血常规 +CRP 示白细胞计数 12.54×10^9/L，淋巴细胞百分比 30%，中性粒细胞百分比 60%，血红蛋白 113g/L，血小板计数 311×10^9/L，CRP 0.48mg/L；谷丙转氨酶 61U/L，肌钙蛋白 I 0.24ng/ml，NT-proBNP 230pg/ml；血气分析（吸入室内空气）：pH 7.32，$PaCO_2$ 44.6mmHg，PaO_2 55.7mmHg，BE -4.2mmol/L，血乳酸 2.3mmol/L；X 线胸片：两肺纹理增多稍模糊，代偿性气肿，心影正常。

（1）该患儿目前可能的诊断为（　　）

A. 支气管炎

B. 闭塞性细支气管炎
C. 社区获得性肺炎（重症）
D. Ⅰ型呼吸衰竭
E. Ⅱ型呼吸衰竭
F. 高乳酸血症
G. 急性心力衰竭
H. 急性呼吸窘迫综合征

考题分析：答案 C、D、F。难度系数 0.5，中等。本题所考疾病为呼吸衰竭，所考知识点为该疾病的病因及诊断。根据患儿急性起病，表现为发热、咳嗽、喘息、气促，双肺闻及广泛哮鸣音和湿啰音，伴有呼吸费力，有三凹征，青紫、SpO_2 降低，血气分析示低氧血症，符合社区获得性肺炎（重症）、Ⅰ型呼吸衰竭诊断；血气 $PaCO_2$ 正常，不存在Ⅱ型呼吸衰竭；胸片不符合 ARDS 诊断；患儿足月出生，无反复呼吸道感染史，不考虑闭塞性细支气管炎；患儿心脏听诊无异常，外周循环良好，肌酐蛋白、NT-proBNP 正常，胸片心影正常，不存在心肌受损、急性心力衰竭依据，患儿心率、呼吸增快，青紫，均为呼吸衰竭所致，肝肋下 3cm 与肺气肿横膈下移有关，非心力衰竭所致；患儿血乳酸轻度增高，可能与缺氧有关。选项 C、D、F 正确。认知层次：应用。

（2）以下处理正确的是（　　）

A. 呼吸道分泌物培养　　B. 降钙素原
C. 血培养　　D. 胸部三维 CT
E. 清理气道分泌物　　F. 呼吸道病毒检测
G. 支气管镜检查

考题分析：答案 A、B、C、E、F。难度系数 0.5，中等。本题所考疾病为呼吸衰竭，所考知识点为该疾病的病因与治疗。该患儿呼吸衰竭的病因为肺部感染，应进一步完善病原学检查，如呼吸道病毒检测、气道分泌物培养、血培养；降钙素原检测可协助判断细菌感染及指导抗生素使用；应给予清理气道分泌物，保持气道通畅；不推荐常规进行胸部 CT 和支气管镜检查用于肺炎诊断。认知层次：应用。

（3）患儿高流量鼻导管氧疗下，频繁屏气、呼吸暂停，血气分析示 $PaCO_2$ 78mmHg，治疗方案应如何调整（　　）

A. 改无创正压通气
B. 调整高流量鼻导管氧疗参数
C. 调整抗生素
D. 有创机械通气
E. 高频通气
F. ECMO
G. 加强雾化平喘抗炎

考题分析：答案 D。难度系数 0.5，中等。本题所考疾病为呼吸衰竭，所考知识点为该疾病的治疗。患儿高流量鼻导管氧疗下，频繁屏气、呼吸暂停，且 $PaCO_2$ ＞ 70mmHg，具备有创机械通气指征。患儿自主呼吸功能障碍，此时加强雾化、平喘、抗炎并不是缓解病情的有效手段，也不适宜继续高流量鼻导管氧疗及无创正压通气，但尚无高频通气和 ECMO 指征；呼吸功能障碍主要是呼吸支持治疗，改善通气和氧合，并不是调整抗生素所能解决。故只有选项 D 正确。认知层次：应用。

（4）患儿气管插管、机械通气下，压力控制通气（PCV）模式，PIP 22cmH_2O，PEEP 6cmH_2O，RR 40 次 / 分，MAP 18cmH_2O，FiO_2 60%，氧饱和度维持 95% 左右，复查血气分析示 pH 73，$PaCO_2$ 57.1mmHg，PaO_2 75.7mmHg，BE 3.2mmol/L；胸片显示两肺透亮度降低，磨玻璃样改变。以下描述正确的是（　　）

A. 病情进展为 ARDS
B. 高碳酸血症
C. 家属同意可予 ECMO
D. ECMO 选择 V-A 模式
E. 适当提高 PEEP 改善低氧
F. Ⅰ型呼吸衰竭

考题分析：答案 A、B、E。难度系数 0.4，较难。本题所考疾病为 ARDS，所考知识点为 ARDS 诊断和治疗。患儿病情进展为 ARDS，根据 PARDS 诊断标准，氧合指数（OI）=18 × 60% × 100 ÷ 75.7=14.2 ＞ 8，且＜ 16，符合中度 ARDS；患儿血气分析示 $PaCO_2$ ＞ 50mmHg，诊断高碳酸血症成立，选项 A、B 正确。重症肺炎合并 ARDS 的患儿使用 ECMO 指征，需要 OI

> 40，或者 MAP > 20~25，或持续 pH < 7.1，患儿目前均未达到该标准，因此选项 C 错误。患儿心功能尚可，若使用 ECMO，选用 V-V 模式，选项 D 错误。肺保护通气策略下，适当提高 PEEP，可以避免肺泡萎陷，改善低氧，选项 E 正确。在吸氧条件下，计算 P/F 值判断呼吸衰竭，P/F=75.7/60%=126 < 300，但二氧化碳分压> 50mmHg，不符合 I 型呼吸衰竭，选项 I 错误。认知层次：应用。

28. 患儿，男，2 岁。因“发热 4 天，皮疹 1 天”就诊。患儿 4 天前出现发热，体温波动在 37.8~38.3℃（耳），伴流涕、流泪、轻微咳嗽，予“小儿柴桂退热颗粒、小儿氨酚黄那敏颗粒”等治疗，无好转。1 天前耳后、面部出现少许红色皮疹，逐渐波及至胸背部，体温升至 39℃，咳嗽加剧，时有烦躁不安，无气促、发绀。体格检查：结膜充血，眼部分泌物多，咽红，颊黏膜粗糙，可见散在白色斑点，两肺呼吸音粗，可及少许痰鸣音。心律齐，心音中。

（1）为明确诊断，需进行以下检查（　　）

A. 血常规 +CRP

B. 痰培养

C. 血 HHV-6 IgM

D. 血麻疹病毒抗体

E. 鼻咽分泌物麻疹病毒抗原

F. 血清总 IgE

G. 胸片

H. 血肝肾心功能、电解质检测

I. 血风疹病毒抗体

考题分析：答案 A、B、D、E、G、H、I。难度系数 0.4，较难。本题所考疾病为麻疹，所考知识点为该疾病的临床表现和实验室检查。该患儿“发热 4 天，皮疹 1 天”病史，体检发现颊黏膜粗糙，有白色斑点，结合出疹特点，首先考虑麻疹，确诊包括抗原、特异性抗体等检查，选 D、E。需与其他出疹性疾病如风疹、幼儿急疹等鉴别，I 应选，因部分人中 HHV-6 IgM 持续阳性，故一般不靠 HHV-6 IgM 诊断原发性 HHV-6 感染，C 错误。麻疹需警惕肺炎等并发症，并常继发细菌感染，故 A、B、G、H 需选。F 对该患儿意义不大。认知层次：应用。

（2）患儿收住入院，鼻咽分泌物检测麻疹病毒抗原阳性，以下对于该患儿的描述正确的是（　　）

A. 目前处于麻疹前驱期，是传染性最强阶段

B. 目前处于麻疹出疹期，是传染性最强阶段

C. 此阶段体温处于最高峰，一般维持 3~5 天高热期

D. 麻疹最易并发肺炎，患儿咳嗽剧，时有烦躁不安，需特别关注

E. 麻疹合并脑炎在该阶段最易发生，需密切关注

F. 皮疹将在随后 3 天左右从上而下出至全身

G. 麻疹黏膜斑将维持到患儿进入恢复期，是观察病情变化的特征改变之一

考题分析：答案 B、C、D、F。难度系数 0.6，较易。本题所考疾病为麻疹，所考知识点为该疾病的临床表现及并发症。患儿“发热 4 天，皮疹 1 天”病史，麻疹处于出疹期，在出疹前 5 天至后 4 天传染性最强，故选 B。出疹期一般维持 3~5 天，持续高热，患儿入院时已出疹 1 天，C、F 正确。肺炎是麻疹最常见并发症，选 D。麻疹合并脑炎可发生在前驱期、出疹期或恢复期，与疾病轻重无明显关系，故 E 错误。麻疹黏膜斑在出疹后 2~3 天消退，故 G 错误。认知层次：记忆。

（3）患儿辅助检查报告提示：血常规 +CRP 示白细胞计数 6.1×10^9/L，中性粒细胞百分比 27.1%，淋巴细胞百分比 72.2%，血红蛋白 102g/L，血小板计数 435×10^9/L。CRP 12mg/L；X 线胸片报告：心界大小正常，两肺纹理增多增粗，未见斑片和斑点状影。需采取的治疗措施包括（　　）

A. 对症支持治疗，将体温控制在 38℃以下

B. 补充维生素 A，予 5 万 ~10 万 U/ 天，连服 2 天

C. 予二代头孢菌素类抗生素防止感染

D. 中医会诊，予清热解毒透疹治疗

E. 咳嗽剧烈时可予镇咳药

F. 患儿如烦躁哭吵时予镇静剂

G. 保持室内温度和湿度，避免吹风

H. 予利巴韦林抗病毒至热退

I. 予地塞米松针消炎

考题分析：答案 B、D、E、F。难度系数 0.5，

中等。本题所考疾病为麻疹，所考知识点为该疾病的治疗。目前麻疹无特效抗病毒药物，H错误，主要为加强护理、防治并发症，给予足够水分和易消化有营养食物，环境保持适宜温湿度和空气新鲜，高热时予小量退热剂降温，但忌退热过猛，咳剧时予镇咳祛痰剂，补充维生素A可减少麻疹并发症和降低麻疹病死率，可予中成药调理，选B、D、E、F，A、G错误。患儿血常规基本正常，无继发细菌感染依据，抗生素无预防作用，C错误。胸片未提示肺部大片炎症渗出，无须使用皮质激素，I错误。认知层次：应用。

（4）入院后第2日，患儿皮疹出至足踝处，体温仍持续在39~39.5℃，咳嗽较前加剧，呼吸费力，哭声嘶哑。体格检查：T 39℃，P 135次/分，R 45次/分，BP 105/60mmHg。口唇红，稍干，可见三凹征，两肺呼吸音粗，可及细小湿啰音及痰鸣音，心律齐，心音中，无杂音，以下做法正确的是（　　）

A. 补充诊断麻疹合并肺炎

B. 补充诊断麻疹合并喉炎

C. 补充诊断麻疹合并心肌炎

D. 复查胸片、血常规＋CRP，查降钙素原

E. 复查痰培养

F. 痰检呼吸道病毒系列

G. 查血气分析

H. 头颅CT

考题分析：答案A、B、D、E、F、G。难度系数0.4，较难。本题所考疾病为麻疹，所考知识点为该疾病的并发症。根据患儿出现声嘶、三凹征、呼吸费力，B需选，体检肺部闻及细湿啰音，A需选，心检查无特殊，C错误。此时该患儿病情变化需高度怀疑继发其他病原感染，D、E、F需选，需警惕呼吸衰竭，G必选。患儿无明显神经系统受累表现，头颅CT暂时不需检查。认知层次：应用。

（5）经积极治疗后患儿病情恢复出院，主管医生在对患儿家属进行出院宣教时，说法正确的是（　　）

A. 出院后继续居家隔离至出疹后10天

B. 如接触麻疹患者，可在接触5天内使用免疫球蛋白预防再次发病

C. 建议待呼吸道症状完全缓解后尽早加强接种一针麻疹疫苗

D. 患儿所穿衣物可用肥皂水清洗，并在阳光下暴晒即可

E. 疹退后相应部位有暗褐色色素沉着

F. 手足端会有手套样脱皮，一般2周左右恢复

G. 皮疹消退处有片状脱屑

考题分析：答案A、D、E。难度系数0.5，中等。本题所考疾病为麻疹，所考知识点为该疾病的临床表现及预防。麻疹恢复期皮疹消退处有褐色色素沉着及麦麸样脱屑，E正确，G、F错误。该患儿合并肺炎，隔离至出疹后10天，选A。患麻疹后有持久免疫力，故B、C做法错误。麻疹病毒对热、酸、紫外线和一般消毒剂均敏感，D正确。认知层次：应用。

29. 患儿，男，7岁。因"全身水肿、尿红3天"入院，伴少尿，伴头痛，呕吐1次，无胸闷、气促。10天前有化脓性扁桃体炎病史。体格检查：BP 149/91mmHg，眼睑、颜面及双下肢中度水肿，两肺呼吸音正常，未闻及啰音，心（–），腹平软，肝肋下刚触及，脾肋下未触及。实验室检查：尿白细胞计数33/HP，尿红细胞计数894/HP，尿蛋白定性（2+）。

（1）为进一步明确病情，该患儿应立即进行下列哪些检查（　　）

A. 尿沉渣红细胞形态　　B. 24小时尿蛋白尿

C. 中段尿培养　　D. ASO抗体及补体C3

E. 头颅CT　　F. 肾活检

G. 心脏B超

H. 血肝肾功能、电解质

考题分析：答案A、B、C、D、G、H。难度系数0.5，中等。本题所考疾病为急性肾小球肾炎，所考知识点为急性肾小球肾炎的诊断。本例患儿有前驱感染史，起病急，表现为肉眼血尿、水肿、高血压，辅助检查尿常规示大量红细胞及蛋白，临床诊断首先考虑急性肾小球肾炎。ASO抗体及补体C3是诊断急性肾炎的重要依据，尿沉渣红细胞形态可鉴定患儿血尿来

源，中段尿培养有助于排除泌尿系统感染；心脏 B 超有助于排除心力衰竭，了解容量超负荷情况。血生化和 24 小时尿蛋白尿定量，有助于明确病情，故 A、B、C、D、G、H 正确。典型急性肾炎通常不需要肾穿刺，患儿头痛首先考虑高血压所致，头颅 CT 无须立即检查，如降压利尿后头痛不缓解，再行检查为宜，肾活检不作为初步检查项目。认知层次：应用。

（2）患儿辅助检查回报：血补体 C3 26.5mg/dl，补体 C4 14.3mg/dl，ASO 抗体 521U/ml，急诊血生化回报如图 1-63 所示，该患儿首先考虑下列哪些诊断（　　）

项　　目	结 果	参 考 值
急诊谷丙转氨酶(*)	25	0～69 IU/L
急诊总蛋白(*)	64.6	63～82 g/L
急诊白蛋白(*)	29.8 ↓	35～55 g/L
急诊球蛋白	34.8	20～40 g/L
白蛋白/球蛋白	0.9 ↓	1.2～2.4
急诊总胆红素(*)	5.9	3.0～22.0 μmol/L
急诊葡萄糖(*)	5.88	3.9～6.1 mmol/L
急诊尿素氮(*)	8.99 ↑	3.2～7.1 mmol/L
急诊肌酐(*)	81.0	58～110 μmol/L
尿素氮/肌酐	0.11	0.03～0.15
急诊钙(*)	2.06 ↓	2.2～2.8 mmol/L
急诊磷(*)	1.84	1.29～1.94 mmol/L
急诊镁(*)	1.02 ↑	0.7～1.0 mmol/L
急诊钾(*)	5.53 ↑	3.5～5.5 mmol/L
急诊钠(*)	134.3 ↓	135～145 mmol/L
急诊氯(*)	104.2	96～110 mmol/L

图 1-63　急诊血生化

A. IgA 肾病　　B. 狼疮性肾炎
C. 肾炎型肾病　　D. 急性肾小球肾炎
E. 颅内占位　　F. 高血压脑病
G. 急性肾损伤

考题分析：答案 D、G。难度系数 0.4，较难。本题所考疾病为急性肾小球肾炎，所考知识点为急性肾小球肾炎的诊断及严重表现。患儿 ASO 升高，补体 C3 下降，进一步证实了急性肾小球肾炎的诊断，故 D 正确。IgA 肾病可有全身水肿、尿红表现，但无补体 C3 显著下降，A 不正确。狼疮性肾炎有补体 C3 下降，但患儿无多系统受累表现，题干无 ANA 阳性依据，故不选 B。患儿虽有头痛，但无视物模糊、惊厥、意识丧失等神经系统症状，舒张压低于 120mmHg，尚未达到高血压脑病诊断标准，故选项 F 不正确。患儿身高 131cm，肌酐 81.0μmol/L，估算肾小球滤过率仅 56.2ml/（min·1.73m^2），诊断急性肾损伤成立，选项 G 正确。认知层次：应用。

（3）下列各项机制中，哪些参与了该患儿水肿的发生（　　）

A. 水钠潴留　　B. 门静脉高压
C. 低白蛋白血症　　D. 肾小球滤过率下降
E. 毛细血管通透性增加　F. 球管失衡
G. 心功能不全

考题分析：答案 A、D、E、F。难度系数 0.5，中等。本题所考疾病为急性肾小球肾炎，所考知识点为急性肾小球肾炎的水肿的发生机制。急性肾炎时由于肾小球炎症病变，导致毛细血管内皮细胞增生，血管腔闭塞，引发肾小球滤过率下降，由于肾小管功能正常，引发球管失衡、水钠潴留，故 A、D、F 正确。此外，补体激活导致毛细血管通透性增加，可促进水肿的发生，故 E 正确。认知层次：理解。

（4）下列各项肾病理改变中，该患儿可能存在的有（　　）

A. 足细胞增生

B. 系膜细胞增生
C. 内皮细胞增生
D. 肾间质水肿
E. 肾小管显著病变
F. 毛细血管袢和系膜区 IgG 沉积
G. 上皮下电子致密物沉积

考题分析：答案 B、C、D、F、G。难度系数 0.4，较难。本题所考疾病为急性肾小球肾炎，所考知识点为急性肾小球肾炎的肾病理改变。急性肾炎肾小管病变轻微，以弥漫性毛细血管内皮细胞增生为主要表现，足细胞无明显改变，故 A、E 不对，余均正确。认知层次：理解。

（5）针对该患儿的下列治疗措施中，正确的是（　　）

A. 严格限制水钠摄入
B. 去乙酰毛花苷强心
C. 呋塞米针利尿
D. 甘露醇针降颅压
E. 硝普钠针降压
F. 腹膜透析
G. 青霉素针抗感染

考题分析：答案 A、C、G。难度系数：0.5，中等。本题所考疾病为急性肾小球肾炎，所考知识点为急性肾小球肾炎的治疗。急性肾炎时由于存在容量超负荷，故应严格限制水钠摄入，同时予呋塞米针加强利尿。为清除残余感染灶，可予青霉素针抗感染，故 A、C、G 正确。患儿尚未达到高血压脑病诊断标准，暂无须予硝普钠针快速降压，故 E 不选。认知层次：应用。

30. 患儿，男，7 岁。因“反复咳嗽 3 个月余，喘息 1 个月余”入院。患儿 3 个月前出现咳嗽，呈阵发性，较剧，病初无喘息、气促，于当地医院就诊用药后好转（具体不详）。其后仍时有轻咳，伴反复鼻塞、揉鼻子，时有流涕。1 个月余前咳嗽再次加重并伴喘息，曾至当地医院急诊后有好转（具体不详），给雾化 1 个月，喘息好转，停药后反复，近期有口服阿莫西林克拉维酸钾至少 2 周，仍有咳嗽、喘息。该患儿既往有喘息、鼻炎病史。体格检查：呼吸平稳，两肺呼吸音粗，对称，可闻及较多痰鸣音及散在哮鸣音，心腹未见明显异常，卡疤（+）。

（1）根据该病例的病历摘要，需考虑的诊断（　　）

A. 支气管炎
B. 支气管扩张
C. 支气管哮喘
D. 反复呼吸道感染
E. 迁延性细菌性支气管炎
F. 支气管结核
G. 变应性鼻炎

考题分析：答案 C、E、G。难度系数 0.5，中等。本题所考疾病为支气管哮喘，所考知识点为该疾病的诊断及鉴别诊断。该患儿 7 岁，反复咳嗽、喘息，伴反复鼻塞、揉鼻子，故首先需考虑支气管哮喘、变应性鼻炎。但经哮喘治疗、抗感染治疗后症状仍反复，首先需考虑合并迁延性细菌性感染可能，但阿莫西林克拉维酸钾治疗 2 周效果不佳，还需考虑支气管结核、气道异物等异常。该患儿无反复脓痰，故支气管扩张依据不足，咳嗽时间已有 3 个月，单纯支气管炎难以解释，故不考虑；该患儿 3 个月的病史无明显的间隔，故不考虑反复呼吸道感染。认知层次：应用。

（2）为明确诊断，下列哪些检查具有较高诊断价值（　　）

A. 胸片
B. PPD 检查
C. 肺功能及支气管激发试验
D. 支气管镜检查
E. 支原体抗体
F. 呼吸道病毒抗原

考题分析：答案 A、B、C、D。难度系数 0.6，较易。本题所考疾病为支气管哮喘，所考知识点为该疾病的诊断、鉴别诊断以及诊断方法的选择。胸片是反复咳嗽、喘息患者的常规检查项目；为诊断哮喘，肺功能及支气管激发试验有很高的价值；支气管镜检查可协助诊断迁延性细菌性支气管炎及除外气道异物、支气管结核等，PPD 可进一步除外结核感染。故选 A、B、C、D。肺炎支原体、病毒感染均有自限性，即便病原学检查结果阳性，也不能解释 3 个月的反复咳嗽及喘息，故不选 E、F。认知层次：应用。

（3）该患儿入院后可先给予什么治疗（　　）

A. 静脉滴注抗生素

B. 白三烯受体拮抗剂口服

C. 吸入糖皮质激素

D. 吸入速效 β_2 受体激动剂

E. 静脉滴注氨溴素针

F. 缓释茶碱口服

G. 静脉滴注糖皮质激素

考题分析：答案 E。难度系数 0.5，中等。本题所考疾病为支气管哮喘，所考知识点为该疾病的治疗。该患儿入院前抗哮喘治疗及抗感染治疗效果不佳。故入院需考虑先完成必要的检查，如支气管激发试验、支气管镜检查等，故可暂缓给用支气管舒张剂、全身或局部激素，口服茶碱、白三烯受体拮抗剂等以免影响结果。同时，迁延性细菌性支气管炎诊断不明，暂缓抗生素治疗，但可选氨溴素针促进痰液排出。认知层次：应用。

（4）入院查肺通气功能基本正常，支气管激发试验阳性，支气管镜检查提示两侧支气管炎症性改变，见气管内大量黏稠分泌物；胸部 CT 提示两肺下叶少许炎症，左肺下叶前内基底段支气管稍扩张。入院后仍咳嗽、咳痰，时有黄绿痰咳出，两肺听诊可闻及较多痰鸣音及散在哮鸣音。该患儿治疗上可给加用（　　）

A. 静脉滴注抗生素

B. 孟鲁司特咀嚼片口服

C. 吸入糖皮质激素

D. 吸入速效 β_2 受体激动剂

E. 静脉滴注氨溴素针

F. 氨茶碱静脉滴注

G. 静脉滴注糖皮质激素

考题分析：答案 A、B、C、D。难度系数 0.5，中等。本题所考疾病为支气管哮喘，所考知识点为该疾病的治疗。支气管激发试验阳性、气管镜检查见气管内大量黏稠分泌物，故提示支气管哮喘诊断成立，迁延性细菌性支气管炎可能较大，CT 提示支气管扩张可能，故可考虑给抗哮喘治疗、抗生素治疗，故可选 A、B、C、D。但入院时呼吸平稳无明显急性加重的过程，故可暂缓全身激素。氨茶碱为急性发作的非一线用药，暂不考虑。认知层次：应用。

（5）支气管灌洗液细胞计数：中性粒细胞百分比 89%，淋巴细胞百分比 2%，肺泡巨噬细胞百分比 8%。支气管灌洗液培养阴性。但经头孢曲松针及吸入糖皮质激素加速效 β_2 受体激动剂以及联合氨溴素针、孟鲁司特口服等治疗 3 天后，咳嗽、咳痰及肺部体征明显好转，该患儿的诊断考虑支气管哮喘、变应性鼻炎、迁延性细菌性支气管炎、支气管扩张可能。治疗 1 周后症状、体征明显好转出院，鼻部症状不著，出院后需继续给予什么治疗（　　）

A. 孟鲁司特咀嚼片口服 2~3 个月再评估

B. 氯雷他定片口服 1~2 周

C. 头孢克肟颗粒再口服 3 天

D. 信必可都保 80μg/4.5μg 吸入 2~3 个月再评估

E. 甲泼尼龙片口服 3~5 天

F. 氨溴素糖浆再口服至咳嗽、咳痰基本消失

考题分析：答案 A、D、F。难度系数 0.4，较难。本题所考疾病为支气管哮喘，所考知识点为该疾病的长期治疗的选择。按患儿诊断支气管哮喘、变应性鼻炎、迁延性细菌性支气管炎、支气管扩张可能，该患儿入院哮喘长期治疗不规范，可考虑再次从第三级开始，优选低剂量糖皮质激素（ICS）+ 长效 β_2 受体激动剂（LABA），也可选低剂量 ICS+ 白三烯受体拮抗药（LTRA）或中剂量 ICS，故可选 D。该患儿同时有鼻炎，可酌情加用 LTRA，另外该患儿诊断迁延性细菌性支气管炎抗生素治疗时间 2~4 周，故出院后再服 3 天疗程不够，C 不选。出院时症状缓解，不需口服激素，不选 E。出院时鼻部症状不著，可不用氯雷他定，B 可不选，F 为非必选项，但可选。认知层次：应用。

31. 患儿，男，5 岁。因“全身水肿、少尿 3 天”入院。有口渴喜饮，无腹痛。既往体健。体格检查：BP 108/78mmHg，体重 25kg，身高 113cm。双眼睑、颜面部及双下肢中度水肿，阴囊、阴茎明显水肿，心肺阴性，腹平软，肝脾

肋下未及，移动性浊音（+）。实验室检查：尿红细胞计数3~4/HP，尿蛋白定性（4+）。

（1）为进一步明确病情，下列检查中，该患儿应首先完成哪些（　　）

A. 24小时尿蛋白定量

B. 肝肾功能、电解质及血脂

C. 凝血功能

D. 乙肝三系

E. ASO抗体及补体C3

F. ANA系列

G. 中段尿培养

H. 心脏B超

I. 胸片

考题分析：答案A、B、C、D、E、F、I。难度系数0.5，中等。本题所考疾病为原发性肾病综合征，所考知识点为原发性肾病综合征的辅助检查。患儿入院后，首先应明确是否存在肾病综合征的“三高一低”，是否存在继发性肾病综合征的可能及是否存在激素使用的禁忌证，A、B、C、D、E、F、I均为回答上述问题的必要检查，故为正确答案。认知层次：应用。

（2）辅助检查结果显示：24小时尿蛋白定量2.34g，胆固醇7.1mmol/L，ASO抗体轻度升高，血补体C3 111.5mg/dl，补体C4 25.1mg/dl，乙肝表面抗体阳性，急诊血生化如图1-64所示，胸片示双侧胸腔积液，该患儿的诊断首先考虑（　　）

项　目	结 果	参 考 值
急诊谷丙转氨酶(*)	43	0～69 U/L
急诊总蛋白(*)	43.0 ↓	63～82 g/L
急诊白蛋白(*)	21.4 ↓	35～55 g/L
急诊球蛋白	21.6	20～40 g/L
白蛋白/球蛋白	1.0 ↓	1.2～2.4
急诊总胆红素(*)	8.1	3.0～22.0 μmol/L
急诊葡萄糖(*)	5.33	3.9～6.1 mmol/L
急诊尿素氮(*)	21.63 ↑	3.2～7.1 mmol/L
急诊肌酐(*)	190.0 ↑	58～110 μmol/L
尿素氮/肌酐	0.11	0.03～0.15
急诊钙(*)	1.92 ↓	2.1～2.55 mmol/L
急诊磷(*)	2.42 ↑	0.81～1.45 mmol/L
急诊镁(*)	1.21 ↑	0.7～1.0 mmol/L
急诊钾(*)	4.20	3.5～5.5 mmol/L
急诊钠(*)	136.3	135～145 mmol/L
急诊氯(*)	102.2	96～110 mmol/L

图1-64　急诊血生化

A. 乙肝病毒相关性肾炎

B. Alport综合征

C. 单纯性肾病综合征

D. 急性链球菌感染后肾小球肾炎

E. 膜性肾病

F. 急性肾损伤

G. IgA肾病

考题分析：答案C、F。难度系数0.5，中等。本题所考疾病为原发性肾病综合征，所考知识点为原发性肾病综合征的诊断。患儿表现为水肿、存在大量蛋白尿、低白蛋白血症、高脂血症，故肾病综合征诊断成立。患儿无血尿、高血压、低补体血症，结合患儿无肾脏病家族史，乙肝病毒表面抗体（+），故乙肝病毒相关性肾炎、Alport综合征、急性链球菌感染后肾小球肾炎、IgA肾病均无依据。结合患儿年龄，微小病变可能性最大，单纯性肾病综合征诊断成立。结合患儿年龄，肾功能异常，存在急性肾损伤，故C、F为正确答案。认知层次：应用。

（3）针对该患儿的下列治疗措施中，正确的是（　　）

A. 严格卧床休息

B. 足量泼尼松片口服

C. 环磷酰胺针冲击治疗

D. 优质高蛋白饮食

E. 双嘧达莫片抗血小板聚集

F. 积极预防接种减毒活疫苗

G. 预防性应用抗生素

H. 口服钙剂及维生素 D

考题分析：答案 B、E、H。难度系数 0.5，中等。本题所考疾病为原发性肾病综合征，所考知识点为原发性肾病综合征的治疗。患儿明确肾病综合征，排除禁忌后，首先足量糖皮质激素治疗，故 B 正确。肾病综合征患儿存在显著高凝状态，故应予双嘧达莫片抗血小板治疗，同时，激素治疗易导致骨质疏松，需及时补充剂及维生素 D，故 E、H 为正确答案。肾病患儿应鼓励活动，减少栓塞并发症。环磷酰胺针适用于频繁复发或激素依赖、耐药者，不宜用于初治肾病；饮食方面应予优质低蛋白，同时激素治疗期间应避免预防接种减毒活疫苗。未联合使用免疫抑制剂时，通常无须预防性应用抗生素，故其余各项不正确。认知层次：应用。

（4）患儿病程中出现腹痛，脐周为著，无呕吐，无腹泻，下列病因中需优先考虑的是（　　）

A. 原发性腹膜炎　　B. 急性胃肠炎

C. 消化道溃疡　　D. 肠系膜上动脉血栓

E. 肠套叠　　F. 胆囊结石

G. 阑尾炎

考题分析：答案 A、C、D。难度系数 0.5，中等。本题所考疾病为原发性肾病综合征，所考知识点为原发性肾病综合征的并发症。肾病综合征最常见的并发症是感染，其中有一部分是原发性腹膜炎。肾病存在高凝状态，应警惕肠系膜上动脉血栓。此外，患儿激素治疗中，应警惕药物导致的消化道溃疡，故 A、C、D 为正确答案。认知层次：应用。

（5）该患儿经足量泼尼松片治疗 4 周，肾病缓解，后每于泼尼松减至 20mg 隔日口服时出现肾病复发，现病程已半年余，以下临床表现中，该患儿很可能出现的有（　　）

A. 肌肉萎缩无力　　B. 蛋白质营养不良

C. 尿钾减少　　D. 癫痫发作

E. 尿钙增加　　F. 白内障

G. 低血糖

考题分析：答案 A、B、D、E、F。难度系数 0.4，较难。本题所考疾病为原发性肾病综合征，所考知识点为原发性肾病综合征激素治疗的副作用。肾病综合征目前采用中长程疗法，长期超生理剂量使用糖皮质激素可见多种副作用，包括：代谢紊乱、消化性溃疡、诱发感染等，A、B、D、E、F 均为上述的并发症，故为正确答案。认知层次：理解。

32. 患儿，女，6 岁。因“发热 4 天”入院，热型不规则，体温最高 38.4℃。无咳嗽、咳嗽，无鼻塞、流涕，无呕吐、腹泻。体格检查：T 38.5℃（耳），P 126 次 / 分，R 28 次 / 分，BP 91/59mmHg，体重 18kg。神志清，精神可，全身未见皮疹及出血点，浅表淋巴结未及明显肿大。咽充血，双扁桃体无肿大，三凹征阴性，双肺呼吸音粗，右侧呼吸音低，叩诊实音，未闻及干湿啰音。心律齐，心音中等。未及杂音，腹软，肝脾肋下未触及，卡疤（+）。血常规 +CRP：CRP 135.63mg/L，白细胞计数 $7.11 \times 10^9/L$，中性粒细胞百分比 56.1%，淋巴细胞百分比 31.2%，血红蛋白 111g/L，血小板计数 $457 \times 10^9/L$。

（1）根据该病例的病历摘要，需考虑的诊断为（　　）

A. 急性上呼吸道感染　　B. 右下肺感染

C. 结核性胸膜炎　　D. 右侧胸腔积液

E. 脓毒血症　　F. 尿路感染

考题分析：答案 B、C、D。难度系数 0.5，中等。本题所考疾病为胸腔积液，所考知识点为胸腔积液的诊断。该患儿 6 岁，发热 4 天入院，起病急、病程短，发热是唯一的症状，但体检发现右肺呼吸低、叩诊为浊音，故需考虑右下肺实变、右侧胸腔积液可能，故 B、D 为关键选项。如有胸腔积液则需考虑结核性胸膜炎可能，故 C 需考虑。该患儿无明显呼吸道卡他症状，肺部有阳性体征，故不考虑。同样结合外周血白细胞无明显升高，故尿路感染可能较小，不考虑 F；该患儿有发热、CRP 升高，但呼吸、心率无明显增高，故不考虑脓毒血症。认知层次：应用。

（2）为明确诊断，首先需考虑给做以下哪些检查（　　）

A. 胸片　　B. PPD 检查
C. 胸部 B 超　　D. 血培养
E. 血降钙素原　　F. 胸部 CT
G. 气管镜检查　　H. 尿常规

考题分析：答案 A、B、D、E、H。难度系数 0.5，中等。本题所考疾病为胸腔积液，所考知识点为胸腔积液的诊断。该患儿首先需要拍胸片明确肺部病变，同时查 PPD、血培养以明确病原，故选 A、B、D；可查降钙素原进一步明确全身炎症反应情况，E 可选；需除外尿路感染，故需选 H；胸部病变未明，可暂缓胸部 CT 及气管镜检查。认知层次：应用。

（3）该患儿胸片检查提示右侧大量胸腔积液，右下肺感染可能，B 超提示右侧胸腔积液，前降钙素 0.223ng/ml，尿常规未见异常。该患儿需要以下哪些处理（　　）

A. 给阿奇霉素针抗感染
B. 胸部 CT
C. 胸腔穿刺胸腔积液检查
D. 结核感染 T 细胞检查
E. 万古霉素抗感染
F. 全身糖皮质激素
G. 肺炎支原体 DNA

考题分析：答案 A、B、C、D、G。难度系数 0.5，中等。本题所考疾病为胸腔积液，所考知识点为胸腔积液的治疗。胸片提示右下肺可能胸腔积液，故需胸部 CT 进一步明确肺部病变、胸腔积液检查明确胸腔积液性质，故 CT、胸腔积液检查必选；可查结核感染 T 细胞进一步明确有无结核感染，可查肺炎支原体 DNA 明确是否存在支原体感染，故需选 D、G；此外因病史较短，临床特征不能除外支原体感染，故可先给阿奇霉素抗感染，可选 A；因病因不明暂不能用全身糖皮质激素。认知层次：应用。

（4）该患儿治疗 1 周后仍反复高热，胸腔积液常规提示白细胞计数 1040×10^6/L，黏蛋白定性试验（2+），淋巴细胞百分比 98%；腺苷脱氨酶 49.9U/L，乳酸脱氢酶 490.0U/L，结核感染 T 细胞检测阳性，肺炎支原体 DNA 阴性；胸部 CT 提示右肺感染，右侧大量胸腔积液。至此，该患儿的诊断需考虑（　　）

A. 原发性肺结核　　B. 支原体肺炎
C. 右侧胸腔积液　　D. 结核性胸膜炎
E. 继发性肺结核

考题分析：答案 A、C、D。难度系数 0.5，中等。本题所考疾病为胸腔积液，所考知识点为胸腔积液的病因诊断。胸腔积液为渗出性，白细胞计数较高，淋巴细胞 98%，腺苷脱氨酶 49.9U/L，结核感染 T 细胞检测阳性，肺炎支原体 DNA 阴性，故结核性胸膜炎、右侧胸腔积液诊断明确，该患儿 6 岁，肺部感染首先考虑原发性肺结核。认知层次：应用。

（5）该患儿的治疗措施哪几项是恰当的（　　）

A. 胸腔穿刺放液　　B. 9HR
C. 2HRZ/4HR　　D. 2HRS/4HR
E. 2HRES/4HR　　F. 全身糖皮质激素

考题分析：答案 A、C、F。难度系数 0.5，中等。本题所考疾病为结核性胸膜炎，所考知识点为结核性胸膜炎的治疗。现肺结核、结核性胸膜炎诊断明前，依据指南需给予 2HRZ/4HR 短疗程治疗策略，9HR 用于无症状的原发性肺结核，链霉素不作为抗结核的一线用药，故 D、E 不考虑；该患儿右侧胸腔大量积液，故需给予放液治疗，同时可给用全身糖皮质激素，故可选 F。认知层次：应用。

33. 患儿，男，4 岁。因“发热 8 天，皮疹 2 天”就诊。患儿 8 天前出现发热，起初 2 天体温 38.5℃（耳）左右，后升至 39~39.5℃，轻微咳嗽，无流涕，无呕吐、腹泻，当地卫生院拟“扁桃体炎”予“头孢曲松针、阿奇霉素针”等，体温仍高。2 天前面部及躯干出现红色皮疹，躯干皮肤较红，夜眠不安，呼吸稍费力，予“氯雷他定糖浆”等治疗，皮疹未消退。患儿既往体健。体格检查：T 39℃，P 136 次 / 分，R 40 次 / 分，BP 100/65mmHg。精神软，张嘴呼吸，面部、躯干散在红色斑丘疹、细小丘疹，躯干皮肤较红，无瘀斑、瘀点，颈部多颗淋巴结，最大 1.0cm × 1.0cm，部分有融合。结膜无充血，咽充血，杨梅舌（+），扁桃体Ⅲ度肿大，其上可见白色膜状物，两肺呼吸音粗，无啰音，心律齐，无杂音，腹软，肝肋下 2cm，质软边锐，脾肋下 3cm，质中，神经系统无殊。卡疤（+）。

（1）该患儿初步诊断应考虑（　　）

A. 链球菌性扁桃体炎

B. 腺病毒感染

C. 丘疹性荨麻疹

D. 风疹

E. 传染性单核细胞增多症

F. 麻疹

G. 川崎病

H. 颈部淋巴结核

考题分析：答案 A、E、G。难度系数 0.4，较难。本题所考疾病为传染性单核细胞增多症，所考知识点为该病的诊断。该患儿发热、颈部淋巴结肿大、扁桃体肿大见白色膜状物、脾大，传染性单核细胞增多症可能性较大，E 必选。腺病毒感染呼吸道症状明显，淋巴结肿大少见，与该患儿临床不符，B 不选。根据发热与皮疹关系及皮疹特点，C、D、F 基本排除。患儿面部及躯干皮疹，躯干皮肤较红，扁桃体肿大伴分泌物，链球菌感染需考虑，选 A。川崎病临床表现可包括皮疹、杨梅舌、淋巴结肿大、肝脾肿大，故 G 需选。H 与该病例表现不符。认知层次：应用。

（2）为进一步明确病情，需尽早完善以下哪些检查（　　）

A. 血常规＋ CRP

B. 咽拭子培养

C. 血 EB 病毒抗体

D. 血 TORCH

E. 鼻咽分泌物呼吸道病毒抗原

F. 骨髓穿刺涂片及骨髓培养

G. 颈部淋巴结穿刺活检

H. T 淋巴细胞亚群

I. 血肝肾心功能

考题分析：答案 A、B、C、D、E、H、I。难度系数 0.4，较难。本题所考疾病为传染性单核细胞增多症，所考知识点为该病的实验室检查。选 C 无异议，传染性单核细胞增多症血常规可出现异型淋巴细胞，T 淋巴细胞有特征性改变（CD4/CD8 倒置），对诊断皆有意义，A、H 需选。B、E 可了解有无其他病原感染、I 可判断 EB 病毒对肝损害程度，皆需选。人巨细胞病毒（HCMV）等其他病毒可致单核细胞增多症样综合征，D 有助于鉴别诊断，需选。暂时不考虑败血症、血液系统恶性疾病及结核病，故 F、G 非必须马上检查。认知层次：应用。

（3）以下哪些辅助检查可能符合该患儿（　　）

A. 血常规：CRP 33.5mg/L，白细胞计数 $19.5 \times 10^9/L$，中性粒细胞百分比 11.3%，淋巴细胞百分比 81.5%，异型淋巴细胞百分比 2.3%，血红蛋白 121g/L，血小板计数 $455 \times 10^9/L$

B. 血常规：CRP 21.0mg/L，白细胞计数 $15.8 \times 10^9/L$，中性粒细胞百分比 80.0%，淋巴细胞百分比 19.5%，异型淋巴细胞未找到，血红蛋白 122g/L，血小板计数 $305 \times 10^9/L$

C. 血常规：CRP 10.3mg/L，白细胞计数 $20.5 \times 10^9/L$，中性粒细胞百分比 18.2%，淋巴细胞百分比 67.8%，异型淋巴细胞百分比 13.0%，血红蛋白 106g/L，血小板计数 $100 \times 10^9/L$

D. 血 EB 病毒抗体：VCA-IgM 17.6（阴性）U/ml，VCA-IgG 44.3（阳性）U/ml，EBNA-IgG 203（阳性）U/ml

E. 血 EB 病毒抗体：VCA-IgM 40.2（阳性）U/ml，VCA-IgG 14.3（阴性）U/ml，EBNA-IgG 18.8（阴性）U/ml

F. 血 EB 病毒抗体：VCA-IgM 41.6（阳性）U/ml，VCA-IgG 44.6（阳性）U/ml，EBNA-IgG 10.1（阴性）U/ml

G. 血 EB 病毒抗体：VCA-IgM 17.6（阴性）U/ml，VCA-IgG 44.3（阳性）U/ml，EBNA-IgG 20.1（阴性）U/ml

H. 血 EB 病毒抗体：VCA-IgM 17.6（阴性）U/ml，VCA-IgG 10.8（阴性）U/ml，EBNA-IgG 136（阳性）U/ml

考题分析：答案 A、C、E、F、G。难度系数 0.4，较难。本题所考疾病为传染性单核细胞增多症，所考知识点为该病的实验室检查判读。外周血淋巴细胞计数＞ $5 \times 10^9/L$ 对诊断有帮助意义，异型淋巴细胞百分比≥ 10% 或绝对数大

于 1×10^9/L 更具诊断意义，故选 A、C。EB 病毒血清抗体检测对于判断疾病类型有重要帮助，E、F 提示急性感染，D、H 提示既往感染，G 提示急性感染或既往感染，该患儿既往体健，此次“发热 8 天”病程，首先考虑原发感染急性期，故选 E、F、G。认知层次：记忆。

（4）该患儿明确诊断传染性单核细胞增多症，对于该患儿可以采取的治疗措施是（　　）

A. 小剂量甲泼尼龙针连用 3 天

B. 甲泼尼龙针每次 10mg/kg，1 天 1 次，连用 2 天

C. 利巴韦林抗病毒

D. 更昔洛韦抗病毒

E. 奥司他韦颗粒抗病毒

F. 静脉输注免疫球蛋白

G. 阿昔洛韦抗病毒

H. 静脉输注入白蛋白

I. 急性期需卧床休息，对症处理

考题分析：答案 A、D、F、G、I。难度系数 0.5，中等。本题所考疾病为传染性单核细胞增多症，所考知识点为该病的治疗。急性期需卧床休息、对症治疗，对于病情较重者，使用免疫球蛋白可改善临床症状、缩短病程，并可短期予常规剂量糖皮质激素。更昔洛韦、阿昔洛韦可抑制 EB 病毒复制。该患儿发热时间较久，高热不退，夜眠不安，呼吸费力、节律快，属病情较重，故选 A、D、F、G、I。B 为甲泼尼龙冲击治疗，错误，C、E 对 EB 病毒无效，患儿无肾功能损害、低血容量症状，不需 H。认知层次：应用。

（5）患儿入院后予抗病毒、保肝降酶等治疗 5 天，仍持续高热，咳嗽无加剧，全身未见出血点，复查血常规 +CRP：CRP 56.3mg/L，白细胞计数 3.6×10^9/L，中性粒细胞百分比 10.2%，淋巴细胞百分比 81.1%，异型淋巴细胞百分比 7.5%，血红蛋白 118g/L，血小板计数 99×10^9/L。此时为进一步明确病情，需完善的检查是（　　）

A. 骨髓穿刺涂片检查

B. 血脂四项检查

C. 自然杀伤（NK）细胞活性检测

D. 脑钠肽检测

E. 抗核抗体系列检测

F. T 细胞亚群

G. 冠状动脉超声检查

H. 出凝血时间检测

I. 铁蛋白测定

考题分析：答案 A、B、C、D、E、G、H、I。难度系数 0.5，中等。本题所考疾病为传染性单核细胞增多症，所考知识点为该病的并发症。传染性单核细胞增多症可继发多种严重的疾病，该患儿经抗病毒等治疗后体温难退，血常规复查提示两系下降，需高度怀疑噬血细胞综合征可能，相关指南标准为：①发热；②脾脏肿大；③血细胞减少（周围血三系中至少两系减少）：血红蛋白＜90g/L，血小板计数＜100×10^9，中性粒细胞计数＜1.0×10^9/L；④高甘油三酯血症和（或）低纤维蛋白原血症：空腹甘油三酯≥3.0mmol/L，纤维蛋白原≤1.5g/L；⑤骨髓、脾脏或淋巴结中有噬血现象，无恶性肿瘤证据；⑥ NK 细胞活性降低或缺乏；⑦血清铁蛋白≥500μg/L；⑧可溶性 CD25（即 sIL-2R）≥2400U/ml，以上 8 条符合 5 条即可诊断，故 A、B、C、H、I 正确。并发川崎病需考虑，D、G 正确。类风湿关节炎需考虑，需选 E。F 对上述并发症的鉴别无意义。认知层次：应用。

34. 患儿，男，3 岁。因“面色苍黄伴水肿 3 天”入院，伴尿量减少，病程中曾出现淡红色尿数次，伴少许咳嗽，无气促，无头痛、呕吐，无腹痛、腹泻，无皮疹。体格检查：T 37.0℃，P 122 次 / 分，R 24 次 / 分，BP 100/60mmHg。中度贫血貌，颜面部及眼睑轻度水肿，皮肤、巩膜无黄染及出血点，咽充红，扁桃体Ⅰ度肿大，心肺阴性，腹平软，全腹无压痛、反跳痛，肝脾肋下未及，移动性浊音阴性。实验室检查：血常规：白细胞计数 11.7×10^9/L，中性粒细胞百分比 58.5%，血红蛋白 80g/L，血小板计数 72×10^9/L。

（1）该患儿入院后查血尿素氮 36.3mmol/L，肌酐 528μmol/L，尿常规如图 1-65 所示。诊断需考虑（　　）

A. 狼疮性肾炎

B. 特发性血小板减少性紫癜

项　目	结 果	参 考 值	项　目	结 果	参 考 值
颜色	无色	黄色	尿胆红素	阴性 －	阴性
浊度	清	清晰	尿胆原	阴性 －	阴性
白细胞(镜检)	阳性（3+）	0～3 /高倍	尿酮体	阴性 －	阴性
红细胞(镜检)	2-3	0～2 /高倍	尿蛋白定性	阳性(1+)	阴性
黏液丝	阴性	阴性 /低倍	比重	1.010	1.003～1.03
透明管型	阴性	0～1 /低倍	亚硝酸盐	阴性 －	阴性
颗粒管型	阳性（1+）	阴性 /低倍	尿糖	阴性 －	阴性
细胞管型	1-3	阴性 /低倍	pH	6.0	4.6～8
鳞状上皮	阴性	/低倍	中性粒细胞酯酶	阳性(1+)	阴性
扁平上皮细胞（深层）	阳性（3+）	阴性 /低倍			
脓细胞	阴性	阴性 /低倍			
白细胞计数	106.900	0～15.7 /μl			
红细胞计数	28.000	0～13.9 /μl			
上皮细胞计数	10.000	0～8.9 /μl			
管型计数	0.130	0～1.86 /μl			
细菌计数	2629.800	6.3-173.4 /μl			
电导率	6.700 ↓	16.4～27.6 ms/cm			
尿潜血	阳性(2+)	阴性			

图 1-65　尿常规

C. 急性上呼吸道感染

D. 急性肾小球肾炎

E. G-6-PD 缺乏症

F. 溶血尿毒综合征

G. 地中海贫血

考题分析：答案 C、F。难度系数：0.5，中等。本题所考疾病为溶血尿毒综合征，所考知识点为溶血尿毒综合征的诊断。溶血尿毒综合征是以微血管性溶血性贫血、血小板减少及急性肾衰竭为特征的一种综合征。患儿存在病程中有红，辅助检查示贫血、血小板减少，肾功能异常，尿常规隐血（2+），红细胞数正常，不支持肉眼血尿，首先考虑尿红与溶血相关，故诊断溶血尿毒综合征。另患儿少许咳嗽，查体咽充血，两肺阴性，诊断急性上呼吸道感染成立，故 C、F 为正确答案。认知层次：应用。

（2）为进一步明确该患儿的病情，下列检查中，首先应选择的是（　　）

A. 中段尿培养

B. G-6-PD 酶

C. Coombs 试验

D. 网织红细胞测定

E. ASO 抗体及补体 C3

F. 乳酸脱氢酶和触珠蛋白

G. 骨髓常规检查

H. 外周血红细胞形态检查

I. 胸片

考题分析：答案 B、C、D、F、H、I。难度系数 0.5，中等。本题所考疾病为溶血尿毒综合征，所考知识点为溶血尿毒综合征的诊断。溶血尿毒综合征为血管内微血管病性溶血性贫血，应首先完善溶血相关检查，故 G-6-PD 酶、Coombs 试验、网织红细胞测定、乳酸脱氢酶和触珠蛋白、骨髓常规检查均有必要，外周血见破碎红细胞是溶血尿毒综合征重要的诊断依据，胸片则有助于鉴别下呼吸道感染，故 B、C、D、F、H、I 均为正确答案。认知层次：应用。

（3）下列实验室检查回报结果中，支持患儿目前诊断的是（　　）

A. 血小板持续降低超过 1 个月

B. 血涂片检出破碎红细胞

C. 骨髓检查巨核细胞数目减少

D. Coombs 试验阴性

E. 网织红细胞下降

F. 血小板抗体阴性

G. 肾病理微血管栓塞

考题分析：答案 B、D、F、G。难度系数 0.5，中等。本题所考疾病为溶血尿毒综合征，所考知识点为溶血尿毒综合征的实验室检查。溶血尿毒综合征血小板呈一过性降低，持续 1~2 周后逐渐升高。骨髓检查巨核细胞数目增多，形态正常，外周血网织红细胞升高，故 A、C、E 错误，其余选项均正确。值得特别指出的是，如为肺炎链球菌感染引起本病者，Coombs 试验常呈阳性。认知层次：应用。

（4）下列肾脏病理改变中，符合该患儿表现的是（　　）

A. 毛细血管壁增厚

B. 基底膜双轨样改变

C. 系膜细胞明显增生

D. 肾小管腔内常见红细胞管型

E. IgG 在系膜区沉积

F. 内皮细胞肿胀

G. 上皮细胞足突融合

考题分析：答案 A、B、D、F、G。难度系数 0.4，较难。本题所考疾病为溶血尿毒综合征，所考知识点为溶血尿毒综合征的病理。本病系膜细胞无明显增生，免疫荧光可见纤维蛋白原沿肾小球毛细血管壁及系膜区沉积，也可见 IgM、补体 C3、C1q 沉积，故 C、E 错误，其余选项均正确。认知层次：记忆。

（5）下列对该患儿的治疗措施中，正确的是（　　）

A. 输注新鲜洗涤红细胞

B. 输注血小板

C. 如非肺炎链球菌感染可输注新鲜冷冻血浆

D. 血浆置换

E. 如为肺炎链球菌感染则慎用抗生素

F. 口服双嘧达莫片

G. 口服糖皮质激素

考题分析：答案 C、D、F、G。难度系数 0.5，中等。本题所考疾病为溶血尿毒综合征，所考知识点为溶血尿毒综合征的治疗。溶血尿毒综合征一般主张尽可能少输血及血小板，以免加重微血管内凝血，故 A、B 错误。由于抗菌药物虽可清除产生志贺样毒素的细菌，但会增加毒素的释放，故本病通常不建议使用抗菌药物，但肺炎链球菌感染存在时，应积极抗感染，故 E 错误。其余选项均正确。认知层次：应用。

35. 患儿，女，G2P2，胎龄 42 周，剖宫产出生，出生体重 4000g，产前有宫内窘迫史，胎心监护提示“胎心监护无反应型”。羊水Ⅲ度污染，胎盘、脐带正常，生后无哭声，肤色苍白，四肢松弛，立即予气管插管连接胎粪吸引管，吸出较多胎粪样液，患儿肤色转红润，自主呼吸仍弱，反应差、四肢肌张力减低，予气管插管复苏囊加压给氧下，经绿色通道转入新生儿科。

（1）该患儿目前的初步诊断为（　　）

A. 新生儿窒息

B. 新生儿呼吸衰竭

C. 新生儿宫内感染

D. 新生儿胎粪吸入性肺炎

E. 新生儿缺氧缺血性脑病

F. 新生儿急性呼吸窘迫综合征

G. 过期产儿

H. 巨大儿

考题分析：答案 A、B、D、E、G。难度系数 0.5，中等。本题所考疾病为新生儿缺氧缺血性脑病，所考知识点为新生儿窒息与新生儿缺氧缺血性脑病的诊断。患儿有宫内窘迫病史，羊水Ⅲ度污染，生后无活力，予气管插管吸引后，吸出较多胎粪样液，故诊断新生儿窒息、新生儿胎粪吸入性肺炎成立。患儿窒息复苏后，自主呼吸弱，反应差、四肢肌张力减低，需气管插管辅助通气，故诊断新生儿呼吸衰竭、新生儿缺氧缺血性脑病成立。另患儿胎龄 42 周，出生体重 4000g，故诊断过期产儿成立。认知层次：应用。

（2）入科后应完成的床边辅助检查有哪些（　　）

A. 血气分析

B. 胸片

C. 头颅 B 超

D. 头颅磁共振成像（MRI）

E. 头颅 CT

F. 24 小时动态脑电图

G. 振幅整合脑电图（aEEG）

考题分析：答案 A、B、C、G。难度系数 0.7，容易。本题所考疾病为新生儿缺氧缺血性脑病，所考知识点为新生儿缺氧缺血性脑病的辅助检查。包括血气分析、脑影响学检查：①头颅B超（生后72小时内进行，可动态监测）；②头颅CT（最适合检查时间为生后4~7天）；③头颅磁共振成像（MRI）（应尽可能早期生后48小时内进行）、振幅整合脑电图（aEEG）（生后24小时内即可开始，1周后复查可预测预后）。此外患存在中枢性呼吸衰竭，胎粪吸入性肺炎，已予有创呼吸支持，需查胸片及血气协诊。认知层次：理解。

（3）该患儿应该采取的治疗措施有哪些（　　）

A. 放置辐射床，维持中性温度

B. 亚低温治疗，要在出生后6小时内开始

C. 亚低温治疗，等稳定后，一般出生后6小时之后开始

D. 维持良好的通气、换气功能，使血气和pH保持在正常范围内

E. 控制惊厥，首选咪达唑仑

F. 治疗脑水肿

G. 保证充足的液体量，维持内环境稳定

考题分析：答案B、D、F。难度系数0.5，中等。本题所考疾病为新生儿缺氧缺血性脑病，所考知识点为新生儿缺氧缺血性脑病的治疗原则。HIE治疗为“三支持”：维持血糖、血气、血压；“三对症”：控制惊厥（首选苯巴比妥），治疗脑水肿（限液不超过60~80ml/kg、利尿、甘露醇），消除脑干症状。亚低温治疗应于发病6小时内治疗，持续48~72小时。认知层次：应用。

（4）患儿入科后不久，突然出现发绀，伴SpO_2下降，予调整呼吸机参数氧浓度至100%后，SpO_2仅维持在70%~80%，本例患儿治疗效果欠佳，应考虑（　　）

A. 先天性心脏病

B. 胎粪吸入性肺炎

C. 气漏综合征和（或）持续性肺动脉高压

D. 新生儿败血症

E. 先天性膈疝

考题分析：答案C。难度系数0.3，难。本题所考疾病为新生儿窒息与胎粪吸入性肺炎，所考知识点为该疾病的并发症。本例患儿生后有窒息史，羊水Ⅲ度污染，气管插管下，突然出现发绀，伴SpO_2下降，予提高吸入氧浓度后，SpO_2仍维持欠佳，治疗效果不理想，需警惕气漏综合征、持续性肺动脉高压，甚至肺出血等并发症。认知层次：应用。

（5）针对上述情况，该患儿需采取的紧急处理措施有哪些（　　）

A. 床边胸片

B. 血气分析

C. 胸腔诊断性穿刺

D. 吸入NO

E. 床边超声心动图检查

F. 治疗肺水肿

G. 扩容，补充血容量

考题分析：答案A、B、C、D、E。难度系数0.3，难。本题所考疾病为新生气漏综合征和（或）持续性肺动脉高压，所考知识点为该疾病的治疗原则。患儿存在胎粪吸入性肺炎，呼吸机参数要求较高的情况下，容易出现气胸，故出现此类情况，需要及时复查胸片，胸腔诊断性穿刺，必要时予胸腔闭式引流，复查血气分析，维持良好的通气功能。令患儿吸入氧浓度100%情况下，SpO_2维持较低，结合窒息病史，需警惕存在持续性肺动脉高压情况，此时需要心脏彩超检查肺动脉压力，吸入NO，降低肺动脉高压。认知层次：应用。

36. 患儿，男，9天。因“发热1天入院”。G2P2，胎龄40^{+1}周，否认产伤、窒息史。生后Apgar评分9分-10分-10分。1天前无明显诱因下出现发热，测体温38.3℃（肛），无惊厥，无尖叫，无易激惹，无面色苍白，无呕吐、腹泻，家属未予重视，自行予物理降温，患儿体温反复，测体温最高为39.2℃（肛），来我院急诊就诊。

（1）作为首诊医师，针对该患儿需要询问的病史资料为（　　）

A. 孕产史：母亲有无进行常规产前筛查，有无产前、产时发热等感染病史

B. 出生史：有无胎膜早破、羊水污染等，有无胎盘、脐带异常等

C. 家族史：哥哥有无类似病史

D. 预防接种史：有无接种乙肝、卡介苗

E. 接触史：有无感染家人接触史

F. 喂养史：喂养开始时间，喂养方式，喂养情况，有无少吃、少哭、少动等

G. 体格检查：有无黄疸，有无皮疹、皮肤感染灶等

考题分析：答案 A、B、C、D、E、F、G。难度系数 0.7，容易。本题所考疾病为新生儿败血症，所考知识点为新生儿败血症的问诊。全面的病史和体格检查是诊断的基础。患儿主诉为发热，故针对发热要询问的病史包括母孕期有无感染史，有无完善 GBS 筛查，出生时有无胎膜早破、羊水污染，出生后有无其他感染接触史等以及查体时需注意皮肤完整性、黄疸消退情况及神经系统、原始反射等。认知层次：理解。

（2）询问病史后，患儿母亲有胎膜早破 18 小时，羊水Ⅱ度污染，体格检查：T 38.1℃（肛），R 58 次 / 分，P 168 次 / 分，BP 75/40mmHg，出生体重 3.34kg。神志清，反应可，前囟稍隆，张力不高，皮肤中度黄染，无皮疹及出血点，呼吸尚平稳，三凹征（-），双肺呼吸音粗，未及明显干湿啰音，心音响，律齐，心前区未及明显病理性杂音，腹软，肝脾肋下未及，四肢活动可，肌张力正常，原始反射可引出。已接种乙肝、卡介苗。该患儿进一步明确诊断需要进行的检查有（　　）

A. 血培养

B. 痰培养、痰找呼吸道病毒系列

C. 脑脊液常规及培养

D. 尿常规

E. 粪便培养

F. 尿培养

G. 新生儿解脲支原体（UU）检查

考题分析：答案 A、C、D、F。难度系数 0.7，容易。本题所考疾病为新生儿败血症，所考知识点为新生儿败血症的辅助检查。辅助检查是诊断新生儿感染性疾病的重要依据，也是鉴别诊断的重要依据。本例患儿以发热为主要临床表现，故需考虑诊断及鉴别败血症的相关检查。认知层次：理解。

（3）入院后 2 天，血培养提示革兰氏阳性菌报警，考虑感染可能性大的病原体是（　　）

A. 大肠埃希菌　　B. 肺炎克雷伯菌

C. 肺炎链球菌　　D. 无乳链球菌

E. 金黄色葡萄球菌　　F. 表皮葡萄球菌

G. 屎肠球菌

考题分析：答案 C、D、E。难度系数 0.5，中等。本题所考疾病为新生儿败血症，所考知识点为对于社区发病的新生儿败血症的病原菌预估。引起新生儿败血症的革兰氏阳性菌（非院内感染）以肺炎链球菌、金黄色葡萄球菌、无乳链球菌最常见。认知层次：应用。

（4）患儿入科后，体温仍反复，反应差，有嗜睡，血常规 +CRP 示白细胞计数 35.3×10^9/L，中性粒细胞百分比 95%，淋巴细胞百分比 5%，血小板计数 80×10^9/L，血红蛋白 170g/L，CRP 85mg/L。该患儿主要诊断为（　　）

A. 新生儿肺炎

B. 新生儿败血症（疑似诊断）

C. 新生儿败血症（临床诊断）

D. 新生儿败血症（确诊）

E. 新生儿血小板减低症

F. 新生儿骨髓炎

考题分析：答案 D。难度系数 0.7，容易。本题所考疾病为新生儿败血症，所考知识点为新生儿败血症的诊断要点。包括感染中毒症状（发热、反应差），炎症指标异常（血常规、CRP 均异常），且血培养阳性报警。认知层次：理解。

（5）入院后第 3 天，患儿今晨查房时突然出现双眼凝视，四肢强直抖动，持续数秒后可自行缓解。查体：反应差，嗜睡，前囟饱满，张力高。给予完善腰椎穿刺后最可能的脑脊液结果是（　　）

A. 蛋白定量 0.3g/L，白细胞计数 10×10^6/L，葡萄糖 2.2mmol/L

B. 蛋白定量 0.3g/L，白细胞计数 50×10^6/L，葡萄糖 2.0mmol/L

C. 蛋白定量 3.0g/L，白细胞计数 500×10^6/L，葡萄糖 1.0mmol/L

D. 蛋白定量 2.0g/L，白细胞计数 50×10^6/L，葡

葡糖 3.0mmol/L

E. 蛋白定量 1.0g/L，白细胞计数 10×10^6/L，葡萄糖 2.5mmol/L

F. 蛋白定量 0.5g/L，白细胞计数 500×10^6/L，葡萄糖 2.5mmol/L

G. 蛋白定量 0.5g/L，白细胞计数 50×10^6/L，葡萄糖 2.0mmol/L

考题分析：答案 C。难度系数 0.5，中等。本题所考疾病为新生儿化脓性脑膜炎，所考知识点为新生儿化脓性脑膜炎的实验室检查。新生儿常见化脓性脑膜炎的脑脊液检查结果：蛋白定量，足月儿＞1.7g/L，早产儿＞1.5g/L；白细胞计数 $\geqslant 20 \times 10^6$/L，葡萄糖＜2.2mmol/L。认知层次：应用。

37. 患儿，男，10 岁。因“皮肤紫癜伴双下肢、关节肿痛 5 天”入院。无腹痛、呕吐，无黑便，有泡沫尿，无肉眼血尿。体格检查：BP 112/60mmHg。面色红润，双下肢可见散在皮肤紫癜，对称分布，大小不等，稍高出皮面，压之不褪色，咽无充血，心肺（–），腹平软，无压痛，双小腿、踝关节及足背中度肿胀，有压痛，神经系统查体（–）。

（1）为进一步明确病情，下列检查中，该患儿当前应完成的是（　　）

A. 血常规　　B. 尿常规

C. 凝血功能　　D. 过敏原筛查

E. ANA 系列　　F. 骨髓常规

G. 肾活检　　H. 双踝关节 B 超

考题分析：答案 A、B、C、E、H。难度系数 0.6，容易。本题所考疾病为过敏性紫癜，所考知识点为过敏性紫癜的临床表现和诊断。患儿表现为典型紫癜，对称分布于双下肢，高出皮面，伴关节肿痛，首先考虑过敏性紫癜，本病易导致紫癜性肾炎、关节受累及消化道出血等。血常规有助于鉴别血小板减少性紫癜；尿常规用于协诊是否存在紫癜性肾炎；凝血功能用于排除凝血系统异常；ANA 排除系统性红斑狼疮可能；关节 B 超有助于协诊关节痛原因。故 A、B、C、E、H 均为正确答案。过敏性紫癜大多数患儿非过敏所致，故过敏原筛查并非首选检查，过敏性紫癜为小血管炎，非造血系统病变，无须行骨髓检查，肾活检不作为该患儿马上要做的检查，故不选 D、F、G。认知层次：应用。

（2）实验室检查回报：血红蛋白 130g/L，血小板计数 118×10^9/L；尿常规：白细胞（+），红细胞（2+），尿蛋白质定性（2+），尿隐血（3+）；中性粒细胞酯酶（+），ANA 阴性。下列各项诊断中，符合该患儿的是（　　）

A. 血小板减少性紫癜

B. ANCA 相关性血管炎

C. 过敏性紫癜

D. 狼疮性肾炎

E. 紫癜性肾炎

F. 急性尿路感染

G. 幼年特发性关节炎

考题分析：答案 C、E。难度系数 0.5，中等。本题所考疾病为过敏性紫癜，所考知识点为过敏性紫癜的诊断。该患儿临床具有典型皮肤紫癜表现，同时伴关节痛及尿常规检查异常，临床诊断过敏性紫癜、紫癜性肾炎成立，故 C、E 正确。患儿血小板正常，不支持血小板减少性紫癜。过敏性紫癜不属于 ANCA 相关性血管炎。ANA 阴性，不支持狼疮性肾炎。患儿白细胞尿，首先考虑紫癜性肾炎所致。患儿关节肿痛，考虑过敏性紫癜累及关节，故其余各项均不正确。认知层次：应用。

（3）患儿病程中出现腹痛，脐周为剧，呈持续性，解暗红色血便 1 次，无呕吐，体检：面色尚红润，腹软，未及包块，下列治疗措施中正确的是（　　）

A. 心电血压监护

B. 禁食

C. 布洛芬缓释片口服

D. 甲泼尼龙针静脉滴注

E. 头孢曲松针抗感染

F. 奥美拉唑针静脉滴注

G. 矛头蝮蛇血凝酶针肌内注射

考题分析：答案 A、B、D、F、G。难度系数 0.5，中等。本题所考疾病为过敏性紫癜，所考知识点为过敏性紫癜并发消化道出血的治疗。患儿过敏性紫癜累及胃肠道，伴发消化道出血，治疗上应予严密监护、禁食、糖皮质激素，必要时输血、使用止血药及制酸药，故A、B、D、F、G均为正确措施。非甾体类抗炎药通过抑制环氧化酶，减少前列腺素的生成，诱发或加重消化性溃疡，不宜使用。患儿无继发细菌感染，无使用抗生素指征，故C、E不选。认知层次：应用。

（4）患儿经上述药物治疗，腹痛仍持续不缓解，伴呕吐1次，下一步处理措施中可以采用的是（　　）

A. 立即转儿外科手术探查

B. 补液支持

C. 阿片类镇痛药对症治疗

D. 增加甲泼尼龙针剂量

E. 急诊B超检查

F. 腹部立位片检查

G. 山莨菪碱针解痉

考题分析：答案B、D、E、F。难度系数0.5，中等。本题所考疾病为过敏性紫癜，所考知识点为过敏性紫癜的治疗。过敏性紫癜经激素治疗仍腹痛，除考虑激素用量不足外，应重点排除肠套叠、肠梗阻、肠穿孔等急危重症的可能，D、E、F均有助于鉴别这些情况。患儿禁食伴呕吐，应予补液支持，故B正确。患儿腹痛原因未用，禁用阿片类镇痛药，以免掩盖病情，但可以适当给予平滑肌解痉药，如山莨菪碱针；患儿B超、腹部立位片等基本检查尚未完成，无立即手术探查指征，故A、C不选，G正确。认知层次：应用。

（5）为评估病情变化，该患儿进一步完善相关辅助检查，下列实验室检查结果中，符合该患儿病情特点的是（　　）

A. 粪便隐血试验阳性

B. 血清IgA浓度下降

C. 嗜酸性粒细胞升高

D. 类风湿因子阳性

E. 出、凝血时间延长

F. 血红蛋白100g/L

G. ASO抗体升高

考题分析：答案A、C、F、G。难度系数0.5，中等。本题所考疾病为过敏性紫癜，所考知识点为过敏性紫癜的实验室检查。过敏性紫癜为小血管炎，血清IgA升高，类风湿因子阴性，凝血功能正常，故B、D、E错误。认知层次：应用。

38. 患儿，女，6岁。因“发热1个月余，咳嗽半月，加剧伴声嘶2天”入院。患儿1个月多前出现发热，体温37.8~38.3℃（耳），无咳嗽、流涕，予对症处理后体温能降至正常，但数日后体温复升，如此反复多次，食欲有下降。半月前出现咳嗽，连咳数声，无痰鸣，仍有低热，无气促、发绀，无流涕、鼻塞，无呕吐、腹泻，多次至当地诊所及医院，拟诊“呼吸道感染”予“止咳药、阿奇霉素颗粒、阿莫西林克拉维酸钾颗粒”等治疗，症状无好转。近2天咳嗽加剧，阵发性，伴声音嘶哑，无气促、发绀。体格检查：T 38℃，P 105次/分，R 28次/分，体重15.2kg。精神软，消瘦，颈部触及数颗黄豆大淋巴结，活动可，无触痛，颈静脉无怒张，咽充血，两侧扁桃体Ⅰ度肿大，无脓点，两肺呼吸音粗，闻及少许痰鸣音，无细湿啰音及哮鸣音，心律齐，心音中，颈软，布鲁津斯基征（–），巴宾斯基征（–）。卡疤未见。

（1）患儿入院后尽早完成的检查包括（　　）

A. 血清嗜异性凝集试验

B. X线胸片

C. PPD试验

D. 骨髓穿刺涂片＋培养

E. γ-干扰素释放试验（IGRA）

F. 痰培养

G. 血支原体抗体检测

H. 肥达反应

I. 痰找抗酸抗菌

考题分析：答案B、C、E、F、G、I。难度系数0.4，较难。本题所考疾病为结核病，所考知识点为该疾病的临床表现及实验室检查。该患儿有慢性咳嗽、持续低热、消瘦等表现，且已多次使用头孢类和大环内酯类抗生素效果不良，这些线索高度提示结核病的可能，故检查时需以结核病相关检查为重点，给出的B、C、E、I选项都是常用手段。慢性咳嗽中，呼吸道感染特别是支原体感染是重要因素，需进行鉴别诊断，故F、G是必选项。A用于传染性单核细胞增多症诊断、H用于沙门菌感染诊断，此时都非必须。D对于结核病诊断无意义。认知层次：应用。

（2）检查结果报告：血常规+CRP示白细胞计数 $14.2\times10^9/L$，中性粒细胞百分比44.6%，淋巴细胞百分比54.1%，血红蛋白102g/L，血小板计数 $453\times10^9/L$，CRP 22.9mg/L；X线胸片如图1-66所示；PPD试验16mm×15mm，局部无水疱；γ-干扰素释放试验（IGRA）(+)；支原体抗体（-）；痰抗酸染色（-）；血结核抗体（-）。痰培养提示正常菌群生长。目前诊断是（　　）

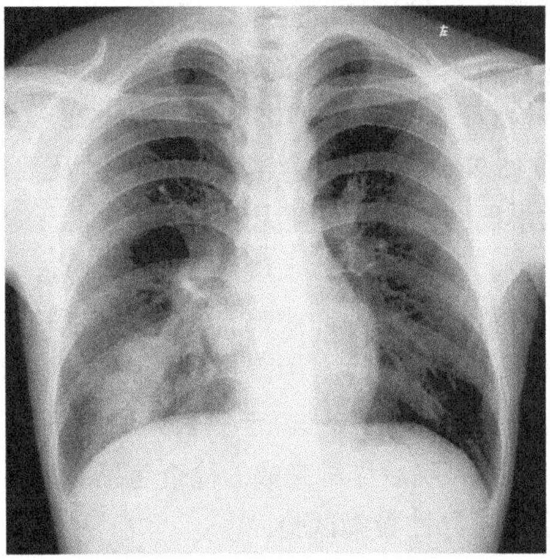

图1-66　X线胸片

A. 支气管肺炎伴喉炎
B. 纵隔肿瘤
C. 大叶性肺炎
D. 气管异物伴感染
E. 支原体肺炎
F. 原发性肺结核
G. 肺部真菌感染
H. 急性血行播散型肺结核

考题分析：答案F。难度系数0.5，中等。本题所考疾病为结核病，所考知识点为该疾病的阅片及实验室检查判读。PPD强阳性、IGRA（+）符合肺结核的诊断，不会引起误导，抗酸杆菌检测及结核抗体阴性结果会起到一定的干扰，但这两项检查在临床中往往阳性率很低，出现阴性的报告并不奇怪。胸片显示肺门淋巴结肿大及原发病灶，呈哑铃状双极阴影，符合原发性肺结核影像改变，血行播散型肺结核根据病史及胸片不支持。认知层次：理解。

（3）结合临床表现及辅助检查，诊断原发性肺结核，即进行抗结核治疗，该患儿宜选用以下哪些药物（　　）

A. 异烟肼
B. 利福平
C. 丁胺卡那
D. 乙胺丁醇
E. 左氧氟沙星
F. 阿莫西林克拉维酸钾
G. 吡嗪酰胺
H. 亚胺培南
I. 利奈唑胺

考题分析：答案A、B、D、G。难度系数0.5，中等。本题所考疾病为结核病，所考知识点为该疾病的治疗。对于初治的原发性肺结核，一般选用A、B、D、G一线药物，而C、E、H、I为二线用药，多用于耐药结核病或初治失败。F对结核无效。认知层次：应用。

（4）患儿予H+R+Z三联抗结核治疗3天，体温升至39~40℃，咳嗽加剧，伴喘息、呼吸费力，无发绀，热高时头痛，伴呕吐数次，非喷射性。体格检查：全身未见皮疹。咽红，两肺呼吸音粗，可及细小湿啰音，心无殊。颈抵抗，布尼格征(+)。巴宾斯基征（-）。此时需考虑（　　）

A. 胸腔积液
B. 院内继发感染
C. 干酪性肺炎
D. 结核性脑膜炎
E. 急性血行播散型肺结核
F. 气胸
G. 急性粟粒型肺结核
H. 神经源型肺水肿

考题分析：答案A、B、C、D、E、G。难度系数0.4，较难。本题所考疾病为结核病，所考知识点为原发性肺结核并发症。患儿高热、呼吸费力、咳嗽加剧，需考虑合并胸腔积液，结核菌经淋巴和血管进入血液进展为血行播散型肺结核（急性粟粒型肺结核），A、E、G 为正确选项。患儿有神经系统症状，警惕并发脑膜炎，D 正确。需考虑因免疫功能较弱导致院内感染可能，B 需选。气管旁淋巴结感染灶破入气管内，会导致 C。根据患儿症状及体检，F 错误。H 为脑干脑炎表现之一，多有咳粉红色泡沫痰或血性痰，该患儿无此表现，且结核病此并发症罕见，选项错误。认知层次：理解。

（5）患儿予脑脊液常规、头颅磁共振及胸部 CT 等检查，明确急性粟粒型肺结核及结核性胸膜炎诊断，以下采取的抗结核治疗正确的是（　　）

A. 强化治疗阶段：联合使用异烟肼、利福平、吡嗪酰胺及链霉素

B. 巩固治疗阶段：联合使用异烟肼、利福平

C. 强化阶段疗程 4 个月

D. 需治疗至脑脊液恢复正常后 6 个月

E. 强化治疗阶段：联合使用异烟肼、利福平、吡嗪酰胺及乙胺丁醇

F. 巩固治疗阶段 9 个月

G. 总疗程需大于 12 个月

考题分析：答案 A、B、C、D、E、F、G。难度系数 0.5，中等。本题所考疾病为结核病，所考知识点为该病的治疗。结核病治疗分为强化阶段和巩固阶段，急性粟粒型肺结核强化阶段采用异烟肼 + 利福平 + 吡嗪酰胺，重症者可加用链霉素，疗程 3 个月，巩固阶段采用异烟肼 + 利福平，疗程 6~9 个月。结核性脑膜炎强化阶段采用异烟肼 + 利福平 + 吡嗪酰胺，重症者可加用乙胺丁醇（因链霉素不易通过血脑屏障，故不推荐），疗程 3~6 个月，巩固阶段采用异烟肼 + 利福平，总疗程大于 12 个月，并且需用至脑脊液正常后至少 6 个月。故该患儿治疗 A、B、C、D、E、F、G 皆正确。认知层次：应用。

39. 患儿，女，因“胎龄 30^{+1} 周，早产后呻吟不安 20 分钟”入院。否认胎盘、脐带异常。出生体重 1450g，生后 Apgar 评分 7-8-9 分。入院后予 NCPAP 通气支持下呼吸平稳，次日开奶，早产儿奶 2ml q3h 鼻饲喂养，在此过程中患儿反复出现胃内潴留，伴腹胀，灌肠后有排便，予红霉素对症处理后，胃内潴留及腹胀较好转。入院后第 14 天，患儿再次出现腹胀，伴呕吐，为少许黄绿色液，肠鸣音弱，同时伴有呼吸暂停。查急诊血气分析：pH 7.13，$PaCO_2$ 68mmHg，PaO_2 46mmHg，HCO_3^- 18mmol/L，BE -10.8mmol/L，血钠 126mmol/L，血钾 3.0mmol/L，血钙 1.0mmol/L，HCT 30%；查 CRP 25mg/L。

（1）立即完善腹部立位片检查，以下具有确诊意义的征象有哪些（　　）

A. 肠壁增厚　B. 肠壁间积气

C. 门静脉积气　D. 膈下游离气体

E. 黏膜下“气泡征”　F. 肠管扩张

G. 典型“双泡征”

考题分析：答案 B、C、D、E。难度系数 0.5，中等。本题所考疾病为新生儿坏死性小肠结肠炎，所考知识点为新生儿坏死性小肠结肠炎的腹部 X 线表现，为新生儿坏死性小肠结肠炎的确诊依据，需每 6~8 小时动态复查。非特异性表现包括肠管扩张、肠壁增厚和腹水。具有确诊意义的表现包括：①肠壁间积气；②黏膜下“气泡征”；③门静脉积气；④气腹征，提示肠穿孔坏死。至于“双泡征”为十二指肠闭锁的典型特征。认知层次：理解。

（2）患儿腹胀进行性加重，出现肉眼血便 1 次。查体：T 37.8 ℃（肛），BP 55/30mmHg，HR 170 次 / 分，R 55 次 / 分。腹壁静脉显露，触诊有痛苦表情，右下腹可及一包块，听诊肠鸣音减弱。腹部立位片提示肠管扩张、门静脉积气。该患儿目前诊断为（　　）

A. 新生儿败血症、新生儿坏死性小肠结肠炎、ⅠA

B. 新生儿败血症、新生儿坏死性小肠结肠炎、ⅠB

C. 新生儿败血症、新生儿坏死性小肠结肠炎、ⅡA

D. 新生儿败血症、新生儿坏死性小肠结肠炎 ⅡB

E. 新生儿败血症、新生儿坏死性小肠结肠炎ⅢA

F. 新生儿败血症、新生儿坏死性小肠结肠炎ⅢB

考题分析：答案 D。难度系数 0.5，中等。本题所考疾病为新生儿坏死性小肠结肠炎，所考知识点为新生儿坏死性小肠结肠炎的 Bell-NEC 分级标准。本例患儿存在体温不稳定、呼吸暂停、代谢性酸中毒等全身症状，查体腹胀、腹部触痛、肠鸣音减弱、右下腹肿块，结合腹部平片提示门静脉积气，符合贝尔（Bell）分级标准里的ⅡB 期，故选择 D。认知层次：应用。

（3）该患儿需进一步进行的处理包括哪些（　　）

A. 奶量减量喂养

B. 停奶喂养

C. 胃肠减压，静脉补液支持

D. 纠正酸中毒，维持水电解平衡

E. 加强抗生素使用，若病情稳定，尽早停用抗生素

F. 外科会诊

G. 腹腔穿刺

H. 完善术前检查，拟手术治疗

I. 与家长沟通，病情危重，可能进展需手术治疗

考题分析：答案 B、C、D、F、G、I。难度系数 0.5，中等。本题所考疾病为新生儿坏死性小肠结肠炎，所考知识点为新生儿坏死性小肠结肠炎的治疗原则。①禁食：需绝对禁食及胃肠减压，Ⅰ期 72 小时，Ⅱ期 7~10 天，Ⅲ期 14 天或更长。②抗感染：一般选氨苄西林、哌拉西林或第 3 代头孢菌素，如血培养阳性，根据药敏结果选择抗生素。如为厌氧菌首选甲硝唑，肠球菌考虑选用万古霉素。抗生素疗程视病情轻重而异，一般需 7~10 天，重症 14 天或更长。③支持疗法：维持水电解质平衡，保证足够能量与热卡，出现休克时给予抗休克治疗。④外科治疗：20%~40% 的患儿需外科手术治疗，肠穿孔是外科治疗的绝对指征。认知层次：应用。

（4）与该病发生有关的危险因素有哪些（　　）

A. 早产

B. 非母乳喂养

C. 红细胞增多症

D. 感染

E. 开奶延迟

F. 加奶过快

G. 早产儿 PDA 开发

H. 长时间广谱抗生素使用

I. 多次输血

考题分析：答案 A、B、C、D、E、F、G、I。难度系数 0.6，较易。本题所考疾病为新生儿坏死性小肠结肠炎，所考知识点为新生儿坏死性小肠结肠炎的病因与发病机制。包括早产、缺氧缺血、喂养不当、输血制品相关性 NEC、药物与其他 H_2 受体拮抗剂，足月儿的高危因素包括先天性心脏病（大血管转位、左心发育不良、PDA）、出生窒息、红细胞增多症、换血治疗和宫内生长受限等。认知层次：理解。

（5）患儿经内科保守治疗后，腹部情况好转，予重新开奶，全奶喂养后 2 周，再次出现呕吐、腹胀，查体：一般情况可，呕吐后饥饿性哭吵明显，腹部膨隆，尚软，肠鸣音存在，灌肠后有排便。此时需考虑以下哪种可能性最大（　　）

A. 肠套叠　　B. 肠狭窄

C. 肠闭锁　　D. 先天性巨结肠

E. 短肠综合征

考题分析：答案 B。难度系数 0.3，难。本题所考疾病为新生儿坏死性小肠结肠炎，所考知识点为新生儿坏死性小肠结肠炎的预后和并发症。本例患儿内科保守治疗后，予重新开奶后再次出现呕吐、腹胀等胃肠道症状，但无其他全身感染症状表现，故首先考虑肠道感染后的肠狭窄可能性大。NEC 患儿发生肠狭窄的概率为 10%~35%，一般好发于左侧结肠部位，通常在病后 2~3 周再次出现肠梗阻表现，持续或反复发生直肠出血、肠穿孔或反复发生败血症。因此选 B。认知层次：应用。

40. 患儿，女，3 岁。因“多饮、多尿半个月，发热 2 天，气促半天”入院。近半个月来每日饮水 2L 左右，有夜尿增多，体重下降约 2kg。2 天前出现发热，最高 38.9℃，伴咳嗽，半天前

出现气促，无呕吐及惊厥。体格检查：R 32次/分，HR 110次/分，BP 85/50mmHg，体重13kg，神志清，嗜睡，口唇干燥，皮肤、黏膜弹性差，肢端冷，呼吸深大，有烂苹果味，双肺呼吸音粗，对称，闻及少许痰鸣音，心音中，律齐，腹平软，神经系统查体（−）。外院辅助检查：CRP 58mg/L，白细胞计数19.0×10^9/L，中性粒细胞百分比82%，血红蛋白119g/L，血小板计数356×10^9/L；尿常规：尿糖（4+），尿酮体（4+），尿比重1.08。

（1）该患儿目前的初步诊断（　　）

A. 尿崩症
B. 糖尿病
C. 酮症酸中毒
D. 重度脱水
E. 中度脱水
F. 轻度脱水
G. 支气管肺炎
H. 支气管炎
I. 呼吸衰竭

考题分析：答案B、C、E、H。难度系数0.4，较难。本题所考疾病为糖尿病，所考知识点为该疾病的诊断。根据患儿有多饮、多尿、尿糖、尿酮阳性，B正确；患儿尿比重不低，A可能性小。结合有呼吸深大，有烂苹果味，提示酸中毒，故C正确。患儿体征可见嗜睡，口唇干燥，皮肤、黏膜弹性差，肢端冷，心率、血压尚正常，存在中度脱水，E正确，排除D、F。患儿有发热、咳嗽，肺部闻及痰鸣音，气促考虑酸中毒有关，故H正确，排除G，血气分析未做，I依据不足。认知层次：应用。

（2）该患儿需马上采取哪些治疗措施（　　）

A. 禁食
B. 吸氧
C. 开放静脉通道
D. 抗菌药物抗感染
E. 静脉推注葡萄糖
F. 生理盐水快速输注
G. 碳酸氢钠纠酸
H. 监测血糖

考题分析：答案A、B、C、D、F、H。难度系数0.5，中等。本题所考疾病为糖尿病，所考知识点为DKA治疗，A、B、C、H为对症支持外，需要生理盐水扩容，合并感染，需抗生素治疗，故D、F正确。患儿考虑糖尿病，不能输注葡萄糖，故E错误，合并DKA时不宜常规使用碳酸氢钠，排除G。认知层次：应用。

（3）入院1小时后辅助检查回报，血气分析pH 6.95，HCO_3^- 4.6mmol/L，BE -28.5mmol/L，葡萄糖27mmol/L，血钠129mmol/L，血钾3.9mmol/L，血氯99.3mmol/L。患儿下一步治疗为（　　）

A. 胰岛素0.05~0.10U/（kg·h）静脉输注
B. 胰岛素皮下注射
C. 维持血糖每小时降低速度5~8mmol/L
D. 维持血糖每小时降低速度2~5mmol/L
E. 生理盐水均衡补液48小时
F. 血糖降至14~17mmol/L，改0.45%氯化钠液体，在液体中加入葡萄糖使其浓度为5%，将血糖维持在8~12mmol/L，必要时补液葡萄糖浓度增加至10.0%~12.5%
G. 见尿补钾，KCl终浓度不超过0.3%
H. 如持续存在pH＜7.1伴循环灌注不足，1.4%碳酸氢钠先按半量纠酸

考题分析：答案A、D、F、G、H。难度系数0.5，中等。本题所考疾病为糖尿病，所考知识点为该疾病急性并发症酮症酸中毒的治疗。根据DKA诊疗流程图，需静脉小剂量胰岛素治疗，故A正确，维持血糖每小时降低速度2~5mmol/L，避免血糖下降过快，D正确，应均衡补液48小时，但液体性质根据血糖下降及电解质水平调整，F正确，见尿补钾及纠酸治疗合理，G、H正确。认知层次：应用。

（4）经上述治疗后酸中毒好转，血糖下降，8小时后患儿突然出现头痛，呕吐，烦躁不安，血压120/95mmHg，无发热。首先应该考虑什么（　　）

A. 低血糖
B. 颅内感染
C. 颅内肿瘤
D. 脑水肿
E. 癫痫
F. 抑郁症

考题分析：答案D。难度系数0.5，中等。本题所考知识点为糖尿病DKA并发症的治疗，DKA治疗过程出现意识状态恶化，颅高压表现，血压升高，特殊神经体征，需考虑发生脑水肿，故D正确。认知层次：应用。

（5）该患儿下一步处理正确的是（　　）

A. 心电监护
B. 监测血糖变化
C. 监测电解质甘露醇0.5~1.0g/kg静脉推注，必要时30分钟后重复使用

D. 3% 高渗盐水 2.0~2.5ml/kg
E. 调整静脉输液速度以维持正常血压，但要避免水过多
F. 地西泮静脉推注
G. 静脉注射葡萄糖纠正低血糖

考题分析：答案 A、B、C、D、E。难度系数 0.4，较难。本题所考知识点为糖尿病 DKA 并发症的治疗，DKA 合并脑水肿治疗，故 A、B、C、D、E 正确。患儿无惊厥表现，无须使用地西泮，排除 F。患儿无低血糖表现，无须纠正低血糖，排除 G。认知层次：应用。

（6）经治疗后该患儿症状缓解，出院时疾病宣教需注意（　　）
A. 严格控制饮食
B. 均衡计划饮食
C. 监测血糖
D. 胰岛素治疗
E. 增加高强度运动
F. 避免低血糖
G. 预防感染
H. 定期糖化血红蛋白、肝肾功能检查
I. 监测生长发育情况

考题分析：答案 B、C、D、F、G、H、I。难度系数 0.5，中等。本题所考知识点为糖尿病，考查该疾病的治疗。糖尿病患儿应进行计划饮食，而不是限制饮食，目的是维持正常血糖，保证生长发育需求，故排除 A。糖尿病患儿运动强度应根据年龄和能力进行安排，运动时做好胰岛素用量和饮食的调节，过大的运动强度可能诱发低血糖，排除 E。认知层次：应用。

41. 患儿，男，60 小时。因“发现皮肤黄染 2 天”入院。患儿系胎龄 39 周，顺产出生，出生体重 3000g，出生史无殊。生后第一天出现皮肤黄染，进行性加重，今测经皮胆红素为 19mg/dl，母乳喂养，吃奶可，无发热，无少哭、少动，大小便正常。患儿母亲血型 O 型 Rh 阳性，父亲血型不详。体格检查：一般情况可，皮肤重度黄染，肝脾肋下未及，肌张力正常。辅助检查：CRP 15mg/L，白细胞计数 18.0×10^9/L，中性粒细胞百分比 72.1%，血红蛋白 125g/L，血小板计数 213×10^9/L。

（1）该患儿目前的初步诊断（　　）
A. 新生儿高胆红素血症
B. 新生儿溶血病
C. 母乳喂养相关性黄疸
D. 新生儿贫血
E. 新生儿败血症
F. 新生儿胆红素脑病

考题分析：答案 A、B、D。难度系数 0.5，中等。本题所考疾病为新生儿高胆红素血症，所考知识点为该疾病的诊断及并发症。根据患儿生后 2 天经皮胆红素 19mg/dl，诊断新生儿高胆红素血症明确，结合生后黄疸出现早，进展快，患儿母亲血型 O 型 Rh 阳性，父亲血型不详，首先考虑新生儿 ABO 溶血。根据血常规血红蛋白 125g/L，新生儿贫血诊断成立。患儿虽纯母乳喂养，但吃奶可，无奶量摄入不足病史，且患儿黄疸进展快，不符合母乳喂养相关性黄疸，故 C 可除外。患儿无感染高危因素及发热等感染表现，C 反应蛋白偏高考虑与溶血有关，血常规正常，故新生儿败血症感染依据不足，D 可除外。患儿无神经系统异常表现，故胆红素脑病无依据，E 可排除。认知层次：应用。

（2）入院后血肝功能报告：谷丙转氨酶 11U/L，总蛋白 53.2g/L，白蛋白 36.0g/L，总胆红素 340μmol/L，非结合胆红素 328μmol/L。该患儿需马上采取哪些治疗措施（　　）
A. 输血　　B. 光疗
C. 补充白蛋白　　D. 益生菌
E. 补充维生素 B_2　　F. 换血
G. 丙种球蛋白针

考题分析：答案 B、D、E。难度系数：0.5，中等。本题所考疾病为新生儿溶血性黄疸，所考知识点为该疾病及并发症的治疗。该患儿虽有轻度贫血，但未达输血指征，故 A 可排除。患儿血肝功能白蛋白较高，故不需补充白蛋白，C 可排除。患儿溶血三项尚未报告，故 ABO 溶血尚未明确，暂无输注丙种球蛋白针指征，故 G 可除外。另根据患儿日龄、高危因素及胆红素水平，尚未达换血水平，故 F 换血可除外。

其余选项均为高胆红素血症常规处理，均正确。认知层次：应用。

（3）经治疗5小时后患儿复查肝功能总胆红素368μmol/L，非结合胆红素355μmol/L，溶血三项报告血型A型，Rh阳性，直接抗人球实验阴性，游离抗体实验抗A、抗B均阳性，放散实验抗A阳性。此时应如何调整治疗方案（　　）

A. 脐静脉置管

B. 抗感染治疗

C. 高强度光疗

D. 丙种球蛋白针

E. 换血治疗：备A型Rh阳性红细胞+AB型新鲜冷冻血浆

F. 换血治疗：备O型Rh阳性红细胞+AB型新鲜冷冻血浆

考题分析：答案A、C、D、F。难度系数：0.5，中等。本题所考疾病为新生儿胆红素血症的治疗，所考知识点为光疗失败后的处理。患儿胆红素高亢，存在ABO溶血，光疗失败后需换血治疗，患儿存在抗A抗体，需备O型Rh阳性红细胞+AB型新鲜冷冻血浆，患儿生后不到3天，首选脐静脉置管进行换血。同时继续高强度光疗。另患儿溶血三项明确存在ABO溶血，静脉丙种球蛋白针可减轻溶血反应。患儿无感染依据，故无抗感染治疗指征，B可排除。故除B、E外，其余均为正确答案。认知层次：应用。

（4）患儿备血期间出现少吃、少动，偶有尖叫。首先应该考虑什么（　　）

A. 低血糖　　B. 颅内感染

C. 新生儿胆红素脑病　　D. 癫痫

E. 颅内出血　　F. 代谢性脑病

考题分析：答案C。难度系数：0.5，中等。本题所考疾病为新生儿高胆红素血症，所考知识点为新生儿高胆红素血症的并发症胆红素脑病。患儿胆红素高亢，且明确存在ABO溶血，故首先考虑新生儿胆红素脑病。其余选项A、B、D、E、F均无依据。认知层次：应用。

（5）住院期间可做哪些检查明确诊断和评估预后（　　）

A. 脑电图

B. 头颅B超

C. 头颅磁共振

D. 腰椎穿刺脑脊液检查

E. 眼底检查

F. 脑干听觉诱发电位

考题分析：答案C、F。难度系数：0.5，中等。本题所考疾病为新生儿胆红素脑病的辅助检查。胆红素的神经毒性最常见作用部位为基底神经核的苍白球，头颅磁共振有重要价值。胆红素脑病易造成听神经损伤，脑干听觉诱发电位遗传在胆红素急性神经毒性中出现最早，是监测病情发展的敏感指标。故选C、F。胆红素脑病后期可出现眼球运动障碍，但眼底检查对此无价值。认知层次：应用。

（6）经换血后患儿黄疸较前明显消退，住院1周出院，出院后该患儿如何随访（　　）

A. 门诊监测黄疸

B. 门诊复查血常规

C. 门诊监测脑电图

D. 门诊长期随访神经发育情况，必要时康复治疗

E. 出院3月左右复查头颅磁共振

F. 生后前3年每年查一次听力

考题分析：答案A、B、D、E、F。难度系数：0.7，容易。本题所考疾病为新生儿高胆红素血症，所考知识点为新生儿胆红素脑病的随访。普通脑电图监测对胆红素脑病的预后无特殊意义，故排除，余均正确。认知层次：应用。

42. 患儿，女，8岁4个月，因“发现乳房增大10个月余”就诊。曾口服“大补阴丸”等中成药，乳房无消退，体格检查：身高137cm，乳房发育B3，阴毛发育PH1。

（1）该患儿需考虑的病因包括（　　）

A. 下丘脑错构瘤

B. 视中隔发育不全

C. 含雌激素的药物

D. McCune-Albright综合征

E. 甲状腺功能减退症

F. 体质性性早熟

G. 21- 羟化酶缺陷肾上腺皮质增生症

考题分析：答案 A、B、C、D、E、F。 难度系数 0.3，难。本题所考疾病为性早熟，所考知识点为该疾病的病因。性早熟按下丘脑 - 垂体 - 性腺轴功能可分为中枢性性早熟和外周性性早熟。中枢性性早熟原因常见①特发性性早熟，又称为体质性性早熟，女性多见，占女孩性早熟 80%，F 正确；②继发性中枢性性早熟多见于中枢神经系统异常，故 A、B 正确；③少数未经治疗原发性甲状腺功能减退可出现中枢性性早熟，故 E 正确。外周性性早熟常见性腺肿瘤、肾上腺疾病，外源性雌激素摄入，McCune-Albright 综合征等，故 C、D 正确。但 21- 羟化酶缺陷肾上腺皮质增生症主要表现为男性化，该患儿无相关体征，故排除。认知层次：应用。

（2）该患儿需要完善哪些实验室检查（　　）

A. 骨龄测定　B. 盆腔 B 超
C. 肾上腺 B 超　D. 垂体 MRI
E. 生长激素　F. 生殖激素
G. 甲状腺功能　H. 甲状旁腺素

考题分析：答案 A、B、C、D、F、G。 难度系数 0.5，中等。本题所考疾病为性早熟，所考知识点为该疾病的实验室检查。骨龄一般超过实际年龄，可评估生长潜能。盆腔 B 超检查子宫卵巢的发育情况，怀疑肾上腺疾病需进行肾上腺 B 超，怀疑颅内肿瘤需行头颅磁共振成像（MRI），尤其注意垂体部位，怀疑甲状腺功能减退可测定甲状腺功能，生殖激素评估促性腺激素及性激素水平，必要时需促性腺激素释放激素刺激试验。认知层次：应用。

（3）完善检查后，下列哪些检验结果提示中枢性性早熟（　　）

A. 骨龄提前半年
B. 骨龄提前 2 年
C. X 线显示骨纤维发育不良
D. 盆腔 B 超显示卵巢内见 6 个直径≥ 4mm 的卵泡
E. 盆腔 B 超显示卵巢内单个直径＞ 9mm 卵泡
F. 盆腔 B 超显示卵巢不大，子宫长度 38mm 并见内膜增厚
G. GnRH 刺激试验 LH 峰值 3U/L，FSH 峰值 8U/L
H. GnRH 刺激试验 LH 峰值 23U/L，FSH 峰值 15U/L

考题分析：答案 B、D、H。 难度系数 0.5，中等。本题所考疾病为性早熟，所考知识点为该疾病的实验室检查。骨龄超过实际年龄 1 年提示异常。X 线显示骨纤维发育不良，是 McCune-Albright 综合征的表现。盆腔 B 超检查子宫卵巢的发育情况，盆腔 B 超显示卵巢内见 6 个直径≥ 4mm 的卵泡，提示青春期发育，盆腔 B 超显示卵巢内单个直径＞ 9mm 卵泡，提示卵巢囊肿，盆腔 B 超显示卵巢不大，子宫长度 38mm 并见内膜增厚，多为外源性雌激素作用。GnRH 刺激试验 LH 峰值＞ 5U/L，LH/FSH 峰值＞ 0.6，可认为性腺轴启动。认知层次：应用。

（4）结果回报：骨龄示 10 岁，GnRH 刺激试验 LH 峰值 13.5U/L，FSH 峰值 18.2U/L，该患儿可能出现哪些临床特征（　　）

A. 青春发育顺序与正常青春发育相同
B. 青春发育顺序与正常青春发育不同
C. 早期身高较同龄儿童高
D. 成年后身高可能偏矮或矮小
E. 成年身高可能不受影响
F. 有些可在性发育一定程度后停顿一时期再发育
G. 出现症状消退后再出现
H. 10 岁前出现月经初潮

考题分析：答案 A、C、D、E、F、G、H。 难度系数 0.5，中等。本题所考疾病为性早熟，所考知识点为该疾病的临床表现。患儿 8 岁前出现第二性征，骨龄超过实际年龄 1 年，GnRH 刺激试验中 LH 峰值＞ 5U/L，LH/FSH 峰值＞ 0.6，故诊断中枢性性早熟。其青春发育顺序与正常青春发育相同，故排除 B；余答案正确。认知层次：理解。

（5）该患儿开始接受 GnRHa 治疗，随访中需要监测哪些情况（　　）

A. 生长速率　B. 体重变化
C. 第二性征情况　D. 骨龄
E. 子宫卵巢 B 超　F. LH、FSH、雌二醇

G. 是否有阴道出血　　H. 注射部位局部反应

考题分析：答案 A、B、C、D、E、F、G、H。 难度系数 0.5，中等。本题所考疾病为性早熟，所考知识点为该疾病的治疗。患儿诊断为中枢性性早熟，GnRHa 治疗中需定期随访监测性发育、身高、体重增长情况、性激素水平、骨龄、子宫卵巢 B 超。GnRHa 常见副作用主要为注射部位局部反应，如红斑、水疱，首次应用可能出现阴道出血等。答案均正确。认知层次：理解。

43. 患儿，男，11 个月。因“腹泻、呕吐 1 天”入院。日排便 10 多次，黄色水样，量多，无黏液、血丝，伴呕吐频繁，进食即吐，非喷射性，为胃内容物，不含胆汁及咖啡样液，有口渴喜饮，尿量减少，有轻咳，流涕，无发热，无腹胀，无惊厥，无皮疹。曾在当地诊所诊断“肠炎”，予“枯草杆菌二联活菌颗粒、蒙脱石粉、口服补液盐”等治疗，呕吐好转，腹泻无好转。体格检查：T 37℃，R 32 次 / 分，P 112 次 / 分，BP 80/56mmHg，体重 10kg。神志清，精神萎靡，皮肤稍干燥，弹性稍差，无花纹，肢端稍冷，前囟、眼窝凹陷，哭时泪少，口腔黏膜干燥，肺部呼吸音正常，无啰音，心律齐，心前区未闻及杂音，腹平软，肠鸣音 5 次 / 分，神经系统阴性。辅助检查：粪便常规示白细胞（–），红细胞（–）。

（1）导致该患儿腹泻可能的病因是（　　）

A. 生理性腹泻

B. 食物蛋白诱导性小肠结肠炎综合征

C. 轮状病毒肠炎

D. 产毒性大肠埃希菌肠炎

E. 鼠伤寒沙门菌肠炎

F. 侵袭性大肠埃希菌肠炎

G. 先天性双糖酶缺乏

H. 空肠弯曲菌肠炎

考题分析：答案 B、C、D。 难度系数 0.3，难。本题所考疾病为腹泻病，所考知识点为该疾病的鉴别诊断。患儿解黄色水样便，粪便常规示白细胞及红细胞阴性，考虑非侵袭性细菌、病毒感染或非感染因素所致，E、F、H 选项为侵袭性细菌，可除外。食物蛋白诱导性小肠结肠炎综合征可表现为进食致敏食物后突发呕吐、水样泻，不能完全排除，故 B 可选。生理性腹泻多见于 6 个月以内婴儿，先天性双糖酶缺乏生后进食乳糖即发病，故 A、G 不考虑。认知层次：理解。

（2）该患儿需进一步完善的检查包括（　　）

A. 粪便还原糖检测　　B. 血常规 +CRP

C. 粪便细菌培养　　D. 粪便病毒抗原检测

E. 血气分析　　F. 血肝肾心功能

G. 血电解质　　H. 食物过敏原检测

考题分析：答案 A、B、C、D、E、F、G、H。 难度系数 0.3，难。本题所考疾病为腹泻病，所考知识点为该疾病的诊断。对腹泻病的诊断包括病因诊断及水、电解质、酸碱平衡紊乱的判断，故全部正确。认知层次：应用。

（3）该患儿入院后相关辅助检查结果如下：血肝肾心功能正常；血电解质：血钠 131mmol/L，血钾 3.0mmol/L，血氯 111mmol/L；血气分析 pH 7.28，$PaCO_2$ 25mmHg，HCO_3^- 10.3mmol/L，BE -9.2mmol/L；食入物过敏原筛查阴性；粪便轮状病毒抗原阳性；粪便细菌培养阴性；粪便还原糖（3+）。该患儿目前能明确的诊断包括（　　）

A. 轮状病毒肠炎

B. 中度等渗性脱水

C. 中度低渗性脱水

D. 重度等渗性脱水

E. 低钠血症

F. 低钾血症

G. 乳糖不耐受

H. 代谢性酸中毒（阴离子间隙增加型）

考题分析：答案 A、B、E、F、G。 难度系数 0.3，难。本题所考疾病为腹泻病，所考知识点为该疾病的诊断。根据患儿有口渴喜饮，尿量减少，体检：呼吸偏快，精神萎靡，皮肤稍干燥，弹性稍差，肢端稍冷，前囟、眼窝凹陷，哭时泪少，口腔黏膜干燥，查血钠 131mmol/L，血钾 3.0mmol/L，查粪便轮状病毒抗原阳性，粪便还原糖（3+），故 A、B、E、F、G 项正确。患儿计算阴离子间隙值为 9.7mmol/L，诊断正常阴离子间隙代谢性酸中毒。认知层次：理解。

（4）对该患儿的治疗方案包括（　　）

A. 暂禁食　B. 静脉补液
C. 口服补液盐　D. 口服蒙脱石散
E. 口服益生菌　F. 口服消旋卡多曲
G. 口服锌制剂　H. 口服止泻剂
I. 输注抗病毒药物　J. 改去乳糖奶粉喂养

考题分析：答案 B、C、D、E、F、G、J。难度系数 0.3，难。本题所考疾病为腹泻病，所考知识点为该疾病的治疗。腹泻病患儿强调继续进食，满足生理需要，除非呕吐剧烈考虑暂禁食，患儿入院时呕吐已好转，故应适当进食，不选 A。轮状病毒肠炎属自限性疾病，不需特殊抗病毒治疗，更不可止泻，故不选 H、I。其他选项均为该患儿可采取的治疗措施，包括最新研究发现轮状病毒可导致类似霍乱毒素的分泌性腹泻，故 F 亦可选。认知层次：应用。

（5）对该患儿进行第一天静脉补液治疗，正确方案包括（　　）

A. 予 3∶2∶1 液 750ml 补充累积损失量
B. 累积损失量在 8~12 小时内补入，速度先快后慢
C. 予 6∶2∶1 液 250ml 补充继续损失量
D. 予 4∶1 液 500ml 补充生理需要量
E. 予 4∶1 液 1000ml 补充生理需要量
F. 继续损失量和生理需要量一起在 12~16 小时内补入
G. 静脉推注氯化钾针
H. 静脉滴注氯化钾针浓度 0.25%

考题分析：答案 A、B、C、D、F、H。难度系数 0.3，难。本题所考疾病为腹泻病，所考知识点为腹泻病伴脱水的静脉补液治疗。根据补液“三步三定法”，该患儿第一步补充累积损失量，定量 50~100ml/kg，补 1/2 张液，8~12 小时内完成，故 A、B 正确。第二步补充继续损失量，定量 20~40ml/kg，补 1/3~1/2 张液，于补完累积损失后与生理需要量一起在 12~16 小时内均匀滴入，故 C、F 正确。第三步补充生理需要量，全量为 1000ml，补 4∶1 液，因该患儿有进食，不必全量补齐，故选 D 不选 E。静脉滴注氯化钾针速度应小于每小时 0.3mmol/kg，浓度小于 40mmol/L（0.3%），忌静脉推注，故 G 错误。认知层次：应用。

（6）如补液 6 小时后患儿出现腹胀伴精神软乏力。体格检查：无明显脱水貌，前囟平，HR 110 次 / 分，心律齐，心音低钝，腹胀，未及包块，肠鸣音 1~2 次 / 分。查腹部立位平片如图 1-67 所示，应该考虑什么（　　）

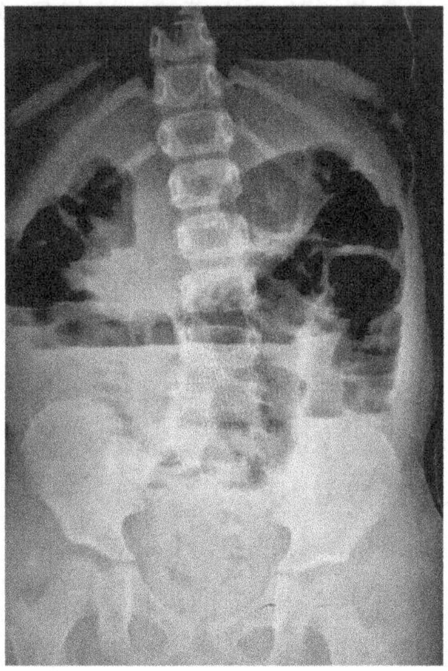

图 1-67　腹部立位平片

A. 中毒性脑病　B. 低钾血症
C. 低钙血症　D. 低钠血症
E. 低镁血症　F. 低血糖
G. 心肌炎　H. 麻痹性肠梗阻

考题分析：答案 B、H。难度系数 0.3，难。本题所考疾病为腹泻病，所考知识点为该腹泻病并发低钾血症的临床表现。该患儿补液治疗过程中出现腹胀伴精神软乏力、心音低钝、肠鸣音减弱，腹部平片提示不全性肠梗阻，符合低钾血症、麻痹性肠梗阻表现。原因考虑在补液过程中，随脱水、酸中毒被纠正，血液被稀释、酸中毒纠正后钾回到细胞内、输入的葡萄糖合成糖原消耗钾、尿量增多排钾增多等多种原因使血钾迅速下降。中毒性脑病有精神软乏力表现，但不会出现心音低钝、腹胀。低钙血症、低钠血症、低镁血症临床可表现为惊厥症状，不会出现心音低钝，腹胀。补液过程中不考虑

低血糖情况发生。心肌炎可出现心音低钝，但不会腹胀。认知层次：理解。

44. 患儿，男，10天。因“腹胀、血便1天”入院。患儿胎龄29周，出生体重1.2kg，生后一直在当地医院住院治疗。患儿1天前出现腹胀，进行性加重，伴解血便3次，为暗红色，并出现频繁呼吸暂停，伴发热，体温最高38.5℃，当地医院予禁食、胃肠减压，气管插管、呼吸机辅助通气，抗感染等治疗后腹胀仍进行性加重，现转入我院，体格检查：T 38.2℃，P 200次/分，BP 39/18mmHg，体重1.3kg。反应差，全身皮肤可见花纹，心肺（–），腹胀明显，腹壁皮肤发红，腹壁静脉显露，肢端发凉，股动脉搏动弱，毛细血管充盈时间4秒。实验室检查（外院）：CRP 150mg/L，白细胞计数 3×10^9/L，中性粒细胞百分比62.1%，淋巴细胞百分比30.2%，血红蛋白110g/L，血小板计数 51×10^9/L。谷丙转氨酶ALT 120U/L，谷草转氨酶205U/L，BUN 25mmol/L，血肌肝150μmol/L，LDH 9800U/L，CK-MB 9500U/L，血钠120mmol/L，血钾5.0mmol/L。

（1）该患儿可能的诊断（　　）

A. 新生儿休克（轻度）

B. 新生儿休克（中度）

C. 适于胎龄早产儿

D. 新生儿坏死性小肠结肠炎

E. 极低出生体重儿

F. 新生儿喂养不耐受

G. 新生儿出血病

H. 多脏器功能障碍综合征

I. 新生儿低钠血症

考题分析：答案B、C、D、E、H、I。难度系数0.3，难。本题所考疾病为新生儿休克、多脏器功能障碍，所考知识点为该疾病的诊断及严重度分度。题干中该患儿为早产儿，生后10天突然发病，表现为发热、腹胀、血便、呼吸暂停，查体：腹壁皮肤发红，腹壁静脉显露，首先考虑新生儿坏死性小肠结肠炎。按照新生儿休克评分方法，该患儿评分7分为中度休克。根据胎龄、出生体重适于胎龄早产儿、极低出生体重儿可诊断。患儿血生化提示肝肾心功能异常，故诊断多脏器功能障碍综合征成立。血钠＜135mmol/L，故诊断低钠血症成立。认知层次：应用。

（2）针对该患儿，还需完善哪些检查（　　）

A. 出凝血时间　　B. 腹部立位平片

C. 血培养　　D. 钡剂灌肠造影

E. 血糖　　F. 血气分析

G. 腹腔B超

考题分析：答案A、B、C、E、F、G。难度系数0.5，中等。本题所考疾病为新生儿坏死性小肠结肠炎、新生儿休克、多脏器功能障碍，所考知识点为这些疾病的辅助检查。钡剂灌肠造影对疾病诊断无意义，不选。认知层次：理解。

（3）若腹部立位平片如图1-68所示，化验回报：APTT 80s，PT 30s，纤维蛋白原1g/L；血气分析：pH 7.15，PCO_2 50cmH$_2$O，PO_2 50cmH$_2$O，BE-12cmH$_2$O，血乳酸5.0mmol/L，血钠122mmol/L，血钾5.4mmol/L。以下处理措施正确的是（　　）

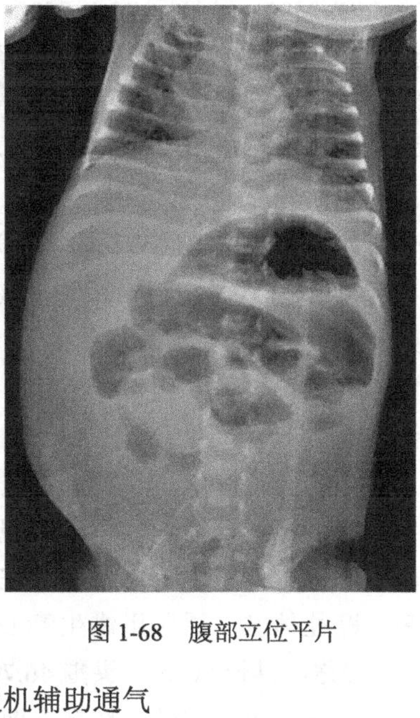

图1-68　腹部立位平片

A. 呼吸机辅助通气

B. 输血浆15ml/kg

C. 生理盐水20ml/kg半小时入扩容

D. 美罗培南针抗感染

E. 1.4%碳酸氢钠14ml纠酸

F. 3% NaCl补钠

G. 小儿外科急会诊

考题分析：答案 A、B、C、D、E、F、G。 难度系数 0.4，较难。本题所考疾病为新生儿坏死性小肠结肠炎、新生儿休克、多脏器功能障碍综合征，所考知识点为这些疾病的治疗。患儿存在频繁呼吸暂停、呼吸衰竭，呼吸机辅助通气正确。患儿存在休克生理盐水、血浆扩容，碳酸氢钠纠酸正确。患儿严重低钠，3% NaCl 补钠正确。患儿休克、感染重，强有力的广谱抗生素正确。患儿病情重，腹胀明显，腹部平片提示肠梗阻，需小儿外科急诊会诊。认知层次：理解。

（4）经积极治疗后，以下哪些指标提示治疗有效（　　）

A. 血压 50/33mmHg

B. 心率 170 次 / 分

C. 毛细血管充盈时间 2s

D. 尿量＜ 1ml/（kg · h）

E. 股动脉搏动强而有力

F. 导管前 SpO_2 95%，导管后 SpO_2 93%

考题分析：答案 A、B、C、E、F。 难度系数 0.4，较难。本题所考疾病为新生儿休克，所考知识点为该病有效指标。血压回升至正常，心率回到临界值，毛细血管充盈时间恢复正常，股动脉搏动强而有力，导管前与导管后 SpO_2 相差＜ 5% 均提示抗休克治疗有效。尿量＜ 1ml/（kg · h）提示休克未纠正。认知层次：理解。

45. 患儿，女，15 个月。因“发现串珠状肋骨 1 个月余”就诊。1 个月余前家长给患儿洗澡时发现患儿多根肋骨上有珠子状膨起，平时奶量摄入正常，有多汗、夜惊，当时未重视。今去社区医院定期体检，医生嘱来上级医院进一步就诊。患儿既往体健，偶服用维生素 D。体格检查：体形匀称，身长 80cm，头围 46.7cm，前囟 2.5cm × 2.5cm，可见方颅、枕秃，两肺呼吸音清，心律齐，心前区未及杂音，双侧串珠肋，四肢无畸形。

（1）最可能的诊断是（　　）

A. 营养性维生素 D 缺乏性佝偻病

B. 先天肋骨畸形

C. 软骨营养不良

D. 肾性佝偻病

E. 肝性佝偻病

F. 远端肾小管性酸中毒

考题分析：答案 A。 难度系数 0.7，容易。本题所考疾病为营养性维生素 D 缺乏性佝偻病，所考知识点为该疾病的临床表现。该患儿串珠肋来院，平素多汗、夜惊，体检有方颅、枕秃及前囟大，维生素 D 偶服，故首先考虑维生素 D 缺乏性佝偻病。体形匀称，C 不考虑；既往体健，D、E 可能性不大；身高正常，F 可能性不大。认知层次：理解。

（2）尚需补充哪些病史（　　）

A. 户外活动时长

B. 喂养情况

C. 有无慢性腹泻等

D. 补充维生素 D 的具体剂量、时间频次

E. 母孕期间是否补充维生素 D 及钙剂

F. 有无面肌颤动

G. 体重、身长增长情况

H. 是否常规补钙

I. 有无抽搐

考题分析：答案 A、B、C、D、E、F、G、I。 难度系数 0.6，较易。本题所考疾病为营养性维生素 D 缺乏性佝偻病，所考知识点为该疾病的病史询问。首先补充问有无维生素 D 缺乏的高危因素，包括 A、B、C、E、G，其次补充问平时维生素 D 摄入补充情况，最后补充追问有无出现营养性维生素 D 缺乏性手足搐搦症的表现。小婴儿以奶为主要钙来源，是否常规补钙与该病例关系不大。认知层次：理解。

（3）为了明确诊断，下列哪些检查是必要的（　　）

A. 肝功能　　B. 肾功能

C. 血清 25（OH）D　　D. 血清钙、磷

E. 甲状腺功能　　F. 甲状旁腺激素

G. 长骨 X 线　　H. 基因检测

I. 脊椎全长 X 线

考题分析：答案 A、B、C、D、E、F、G。 难度系数 0.5，中等。本题所考疾病为营养性维生素 D 缺乏性佝偻病，所考知识点为该疾病的辅

助检查。维生素 D 在肝肾分别增加一个羟基，故 A、B 正确，25（OH）D 在体内稳定，是评估机体维生素 D 营养状态最可靠的指标，C 正确；营养性维生素 D 缺乏性佝偻病 D、F、G 有相关改变，可协诊；前囟大，需排除甲状腺功能减退，E 需要，H、I 目前无依据。认知层次：应用。

（4）辅助检查回报，下列哪些是可能出现的（　　）

A. 谷丙转氨酶 25U/L

B. 血清钙 1.93mmol/L

C. 血清 25（OH）D 11ng/ml

D. 血清磷 1.33mmol/L

E. 甲状腺功能正常

F. 甲状旁腺激素 73.3pg/ml

G. 长骨 X 线示干骺端毛刷样、杯口状改变

H. 长骨 X 线示骨骺软骨盘 3mm

I. 长骨 X 线示干骺端 V 形凹陷

J. 碱性磷酸酶 520U/L

考题分析：答案 A、B、C、D、E、F、G、H、J。难度系数 0.4，较难。本题所考疾病为营养性维生素 D 缺乏性佝偻病，所考知识点为该疾病的辅助检查。该病可有谷丙转氨酶、甲功正常，伴低血钙、低血磷，甲状旁腺激素升高及碱性磷酸酶升高，G 选项是其典型 X 线表现，可有骨骺软骨盘增宽（＞ 2mm），I 选项是软骨发育不全的特征性 X 线表现。认知层次：应用。

（5）如何对该患儿进行治疗（　　）

A. 口服补充维生素 D 3000IU/d，1 个月后评估

B. 口服补充维生素 D 2000IU/d，1 个月后评估

C. 口服补充维生素 D 6000IU/d，1 个月后评估

D. 口服不耐受，15 万 IU 一次肌内注射，1 个月后评估

E. 口服不耐受，5 万 IU 一次肌内注射，1 个月后评估

F. 口服不耐受，30 万 IU 一次肌内注射，1 个月后评估

考题分析：答案 A、D。难度系数 0.6，较易。本题所考疾病为营养性维生素 D 缺乏性佝偻病，所考知识点为该疾病的治疗。该患儿 15 月龄，根据 2016 年的全球共识，1 岁以上患儿的治疗剂量为 A、D，B 为 1 岁以内患儿口服剂量，C、F 为＞ 12 岁儿童剂量，E 为 3~12 月龄患儿一次性注射剂量。认知层次：记忆。

（6）予口服维生素 D 3000IU/d 治疗 3 天，患儿突然出现惊厥 3 次，每次持续 10 余秒，可自行缓解，清醒时表现正常，需要考虑什么（　　）

A. 低血糖

B. 低镁血症

C. 营养性维生素 D 缺乏性手足搐搦症

D. 婴儿痉挛症

E. 原发性甲状旁腺功能减退症

F. 颅内肿瘤

G. 维生素 D 中毒

考题分析：答案 B、C、D。难度系数 0.6，较易。本题所考疾病为营养性维生素 D 缺乏性手足搐搦症，所考知识点为该疾病的鉴别诊断。维生素 D 缺乏患儿，突发数次无热惊厥，发作期间正常，首先考虑营养性维生素 D 缺乏性手足搐搦症，但需要排除低镁血症、婴儿痉挛症等，吃奶正常，低血糖可能性小，此前无其他颅内高压表现，颅内肿瘤可能性亦不大，A、F 可选可不选，此前甲状旁腺激素偏高，E 目前不可能，仅口服维生素 D 3 天，剂量远不到中毒剂量，G 不选。认知层次：理解。

（7）为了明确诊断，可追加哪些检查（　　）

A. 血糖　　B. 血电解质

C. 脑电图　　D. 超声骨强度

E. 25（OH）D　　F. 头颅 MRI

考题分析：答案 A、B、C、F。难度系数 0.5，中等。本题所考疾病为营养性维生素 D 缺乏性手足搐搦症，所考知识点为该疾病的鉴别诊断。根据上一题需要鉴别的疾病，A、B、C、F 可选，不考虑维生素 D 中毒，此前已查 25（OH）D，故暂时不复查，超声骨强度临床已较多应用于维生素 D 缺乏性佝偻病的诊断，但临床实际价值有待更科学的结论。认知层次：理解。

46. 患儿，男，15 天。因“发热、纳差 2 天，惊厥 1 次”入院。患儿 2 天前出现发热，体温最高 39℃，伴纳差，配方奶喂养，每日摄入奶

量减少，共约 200ml，无咳嗽，无呕吐，无腹泻。今晨出现惊厥 1 次，表现为神志不清，四肢强直抽动，持续约 5 分钟自行缓解，立即送至当地医院，当时测体温 38.5℃。体格检查：T 38.3℃，SpO_2 88%。反应欠佳，前囟隆起，全身皮肤轻 - 中度黄染，呼吸稍促，实验室检查：CRP 120mg/L，外周血白细胞 3.5×10^9/L，血红蛋白 120g/L，血小板计数 150×10^9/L；总胆红素 251μmol/L。患儿出生 1 分钟，5 分钟 Apgar 评分分别为 9 分、10 分。

（1）该患儿目前可能的诊断（　　）

A. 新生儿败血症
B. 新生儿高胆红素血症
C. 新生儿化脓性脑膜炎
D. 新生儿缺氧缺血性脑病
E. 胆红素脑病
F. 高热惊厥
G. 晚发性维生素 K 缺乏
H. 新生儿颅内出血

考题分析：答案 A、B、C。难度系数 0.4，较难。本题所考疾病为新生儿惊厥，所考知识点为该疾病的鉴别诊断。患儿生后 15 天，有发热、纳差、惊厥，体格检查：反应欠佳、前囟隆起、皮肤黄染、呼吸稍促，实验室检查 CRP 升高，白细胞下降，胆红素高，临床诊断新生儿败血症、新生儿高胆红素血症成立。另患儿年龄小，有颅内高压、惊厥表现，需警惕新生儿化脓性脑膜炎。患儿无窒息病史，新生儿缺氧缺血性脑病无依据。患儿虽有黄疸，但胆红素水平尚未达胆红素脑病标准，胆红素脑病依据不足。另高热惊厥指发生在 3~5 岁，需排除其他引起惊厥疾病，该患儿年龄小，首先考虑颅内感染，故高热惊厥不诊断。患儿配方奶喂养，晚发性维生素 K 缺乏与颅内出血无依据。认知层次：应用。

（2）入科后需完善哪些检查协助诊断（　　）

A. 脑脊液检查
B. 血培养
C. 头颅磁共振成像（MRI）
D. 心脏超声
E. 血降钙素原
F. 血感染性疾病筛查
G. 血电解质
H. 血糖

考题分析：答案 A、B、C、E、G、H。难度系数 0.4，较难。本题所考疾病为新生儿惊厥，所考知识点为该疾病的辅助检查。患儿有发热、纳差、惊厥、反应差，前囟隆起等颅内感染的表现，需完善脑脊液检查、血培养、头颅磁共振成像（MRI）、降钙素原协助诊断，完善血电解质、血糖排除电解质紊乱、低血糖引起惊厥。心脏 B 超虽属常规检查，但对题干无协助诊断作用。血感染性疾病筛查与疾病诊断无相关性。认知层次：理解。

（3）若脑脊液常规回报：淡黄、微浑，白细胞计数 400×10^6/L，多核细胞百分比 60%，蛋白定性（++）；脑脊液生化：蛋白定量 2.0g/L，葡萄糖 1.5mmol/L，氯化物 110mmol/L。该患儿需采取哪些治疗措施（　　）

A. 甘露醇降颅内压
B. 维持电解质内环境稳定
C. 生理盐水扩容
D. 青霉素联合美罗培南针抗感染
E. 静脉丙种球蛋白增强免疫力
F. 头罩吸氧
G. 输血

考题分析：答案 A、B、D、E、F。难度系数 0.4，较难。本题所考疾病为新生儿化脓性脑膜炎，所考知识点为该疾病的治疗。患儿诊断化脓性脑膜炎明确，治疗包括抗生素、肾上腺皮质激素、并发症治疗及对症支持治疗，患儿存在前囟隆起、惊厥，有颅内高压、脑水肿的表现，扩容会进一步加重脑水肿，答案 C 不正确。患儿虽存在贫血，但未达输血标准，故 G 错误。认知层次：理解。

（4）若该患儿治疗 72 小时后体温正常，复查脑脊液正常，但今日患儿再次出现体温升高、前囟隆起、惊厥，首先考虑（　　）

A. 继发院内肺炎　　B. 抗生素无效
C. 并发硬脑膜下积液　　D. 新生儿低钙血症

E. 新生儿低血糖　　F. 新生儿低钠血症

考题分析：答案 C。难度系数 0.5，中等。本题所考疾病为新生儿化脓性脑膜炎，所考知识点为该疾病的并发症。患儿经治疗 72 小时后病情好转，再次出现发热，惊厥、前囟隆起等颅内高压症状，首先考虑化脓并发症：硬脑膜下积液。认知层次：理解。

（5）针对（4）可做何检查来协助诊断（　　）

A. 头颅 MRI　　B. 血常规

C. 血降钙素原　　D. C 反应蛋白

E. 血培养　　F. 头颅透光试验

G. 硬膜下穿刺

考题分析：答案 A、F、G。难度系数 0.5，中等。本题所考疾病为新生儿化脓性脑膜炎，所考知识点为该疾病的并发症。该患儿并发硬脑膜下积液，头颅磁共振成像（MRI）、头颅透光试验可协助诊断，硬膜下穿刺放出液体可明确诊断。认知层次：理解。

47. 患儿，男，10 岁。因“间断发热 8 周”入院。体温波动于 37~40.1℃，呈弛张热，伴有双膝关节肿痛、全身肌肉酸痛，高热时出现红色丘疹，痒感不著，热退后皮疹可消退，热退后精神活动自如，外院先后予“头孢曲松针、头孢哌酮舒巴坦针”治疗 2 周体温反复，后予“亚胺培南联合万古霉素针”治疗 1 周无效来我院。体格检查：T 39℃，R 32 次 / 分，HR 110 次 / 分。咽充血，左肺呼吸音略低，无啰音，心律齐，心前区可闻及Ⅰ级收缩期杂音，腹平软，肝肋下 1.5cm，脾肋下未及，神经系统（–）。辅助检查：胸片示左下肺少许实变阴影，双肋膈角变钝。心电图提示Ⅱ度房室传导阻滞，心脏超声示少许心包积液，心功能及瓣膜正常。实验室检查：CRP 130mg/L，白细胞计数 36.0×10^9/L，中性粒细胞百分比 90%，淋巴细胞百分比 10%，血红蛋白 95g/L，血小板计数 510×10^9/L；ASO 抗体 650U/L，ESR 95mm/h。

（1）该患儿目前的初步诊断有哪些（　　）

A. 脓毒症

B. 化脓性关节炎

C. 亚急性感染性心内膜炎

D. 风湿热

E. 肺炎伴胸腔积液

F. 系统性红斑狼疮

G. 全身型幼年特发性关节炎

考题分析：答案 E、G。难度系数 0.3，难。本题所考疾病为全身型幼年特发性关节炎，所考知识点为该疾病的诊断及并发症。全身型幼年特发性关节炎是儿童发热待查中的一个重要疾病，患儿病史 8 周，抗生素应用足疗程，病情不能缓解，炎性指标高亢，但无中毒貌，精神好，可初步排除 A、B。皮疹特征及彩超心脏瓣膜不符合 C 诊断，且抗感染无效，故 C 可排除。虽 ASO 抗体升高，有双膝关节炎、心电图异常，但有随发热明显的皮疹、固定性关节肿痛以及多浆膜炎，发热 2 个月心脏彩超仍然没有发现瓣膜炎症表现，故 D 可能性不大。患儿无蝶形红斑、三系降低，从目前结果 F 可能性不大，需要 ANA 进一步筛查。影像学提示 E 诊断成立，可以并发于全身型幼年关节炎。发热、皮疹、关节炎、浆膜炎以及肝脏肿大，伴有炎症指标 CRP、ESR、外周血白细胞、中性粒细胞计数显著增高，诊断指向 G，但是该病是一个排除诊断，需要排除其他感染、结缔组织病及肿瘤等情况。认知层次：应用。

（2）该患儿如需进一步明确诊断，下面的检查哪些是合理的（　　）

A. 血培养

B. 降钙素原（PCT）

C. 血清铁蛋白（SF）

D. 胸部 HRCT

E. 关节超声及 MRI 检查

F. 全身 PET 扫描

G. 骨髓穿刺

考题分析：答案 A、B、C、D、E、G。难度系数 0.5，中等。本题所考疾病为全身型幼年特发性关节炎，所考知识点为该疾病的实验室检查。全身型幼年特发性关节炎是一种以发热为主伴有关节炎和其他系统损害的自身炎症性疾病，除了常见炎症指标增高之外，SF 增高相对具有特征性，其诊断需要排除其他感染、结缔组织病以及髓性白血病及实体瘤，因此 A、B、C、D、E、G 是需要做的检查，而 PET 主要用于排除肿瘤，因其具有射线暴露副作用，不作为儿童首选检查方法。认知层次：应用。

（3）经过排除其他感染性疾病、结缔组织疾病及恶性病后，该患儿确诊为全身型幼年特发性关节炎，以下哪些治疗是正确的（　　）

A. 升级抗生素为美平针联合利奈唑胺针治疗

B. 萘普生 15~20mg/（kg·d）口服

C. 甲泼尼龙 1~2mg/kg 静脉滴注

D. 甲氨蝶呤 10~15mg/m^2 每周口服，第二天服用 5mg 叶酸

E. IL-6 拮抗剂治疗

F. TNF-α 抑制剂治疗

G. 口服钙及活性维生素 D

H. 膝关节局部注射复方倍他米松注射液

考题分析：答案 B、C、D、E、G、H。难度系数 0.4，较难。本题所考疾病为全身型幼年特发性关节炎，所考知识点为该疾病的治疗。全身型幼年特发性关节炎的一线治疗药物是非甾体抗炎药物，短期内能控制炎症，故选 B，但是多数 sJIA 患儿需要加用激素治疗，待炎症控制后可逐渐减量至停药，同时需要补充钙剂和维生素 D，故选 C、G。其治疗不需要升级抗生素，故排除 A。伴有关节炎的 sJIA 应同时加慢作用抗风湿药物，有利于控制炎症及激素减量，同时关节腔注射长效激素可迅速缓解症状，故选 D、H。生物制剂是治疗 sJIA 的另一主要药物，首选 IL-6 拮抗剂而不是 TNF-α 抑制剂，故选 E，排除 F。认知层次：理解。

（4）患儿在应用激素、甲氨蝶呤联合 IL-6 拮抗剂后体温迅速降至正常，关节肿胀好转，但是 1 周后突然出现头痛，精神反应差，复查化验结果如下：血常规示白细胞计数 3.0×10^9/L，血红蛋白 82g/L，血小板计数 65×10^9/L；肝功能：谷丙转氨酶 785U/L，谷草转氨酶 1100U/L，血清白蛋白 27g/L，血清总蛋白 4.0mg/dl，血清铁蛋白 11 000mg/L；凝血功能：APTT 45s，纤维蛋白原 0.8mg/dl。体检：颈部淋巴结肿大，肝肋下 3cm，脾肋下 4cm，双下肢出现散在出血性瘀点、瘀斑，目前考虑最可能出现的并发症是（　　）

A. 中枢神经系统感染

B. 免疫性血小板减少

C. 获得性血友病

D. 急性淋巴细胞性白血病

E. 药物中毒性肝炎

F. 药物超敏反应综合征

G. 巨噬细胞活化综合征

考题分析：答案 G。难度系数 0.5，中等。本题所考疾病为全身型幼年特发性关节炎，所考知识点为该疾病的并发症。巨噬细胞活化综合征（MAS）是全身型幼年特发性关节最为严重的并发症，其病理生理为炎症因子风暴导致多器官功能衰竭。主要表现为高热不退、神经系统症状、出凝血障碍、肝脾淋巴结肿大、肝衰竭、三系降低及铁蛋白显著增高等，病死率较高，即使用生物制剂治疗也不能降低 MAS 发生率，相反会掩盖 MAS 的典型临床症状如发热等，故选 G。认知层次：应用。

（5）该患儿在治疗过程中发生了严重的巨噬细胞活化综合征，所采用的最佳治疗方案是（　　）

A. 甲泼尼龙 30mg/kg 连续 3 天冲击治疗

B. 环孢霉素 5mg/kg 静脉滴注，监测药物浓度及副作用

C. 大剂量静脉丙种球蛋白冲击治疗

D. 环磷酰胺冲击治疗

E. 补充纤维蛋白原或冷沉淀

F. 小剂量甘露醇降低减轻脑水肿

G. 血浆置换

考题分析：答案 A、B、C、E、F。难度系数 0.5，中等。本题所考疾病为全身型幼年特发性关节炎，所考知识点为该疾病的并发症巨噬细胞活化综合征的治疗。巨噬细胞活化综合征本质是细胞因子风暴，大剂量激素冲击治疗是首选方案，故选 A。环孢霉素可直接抑制激活的 T 淋巴细胞，抑制细胞因子释放，在 MAS 治疗中起“拯救性”作用，故选 B。大剂量 IVIg 在治疗 MAS 中的价值有一定争议，但是对于病毒感染诱发的 MAS 有益，且多数风湿科医生

在发生 MAS 时应用 IVIg 抑制免疫反应。环磷酰胺在治疗 MAS 中一般不作为常规选择，而在其他风湿病如 SLE 合并 MAS 时应用较多，故排除 D。治疗 MAS 时补充纤维蛋白原及脱水等对症治疗也非常重要，故选择 E、F。血浆置换在治疗全身型幼年特发性关节炎（SJIA）- MAS 中一直存在争议，效果不确定，且多数在应用激素联合环孢霉素后都能控制病情，故排除 G。认知层次：应用。

48. 患儿，女，1 岁。因“生后发现青紫 1 年，近 1 个月晕厥 2 次”就诊。患儿出生后逐渐出现口唇及四肢末端青紫，吃奶时加剧，近 1 个月出现晕厥 2 次，均于哭吵时发作，伴青紫加重，持续 2~3 分钟后可逐渐恢复，为进一步明确诊断来诊。体格检查：R 32 次 / 分，HR 110 次 / 分，体重 8.3kg。口唇及四肢末梢可见发绀，杵状指（趾），心律齐，心音有力，胸骨左缘第 2~4 肋间可闻及 3/6 级粗糙喷射性收缩期杂音，肺动脉瓣区第二心音减弱，肺部呼吸音正常，无啰音，神经系统查体（-）。

（1）该患儿在门诊应该重点检查哪些项目（　　）

A. 血常规　　B. 电解质、肝肾功能

C. 胸部正侧位片　　D. 超声心动图

E. 心电图　　F. 心脏增强 CT 检查

G. 心脏增强 MRI 检查　　H. 经皮血氧饱和度

I. 动脉血气分析

考题分析：答案 C、D、E、H。难度系数 0.3，难。本题所考疾病为法洛四联症，所考知识点为法洛四联症的临床表现、缺氧发作并发症的表现和诱因以及紫绀型先天性心脏病的基本辅助检查。从门诊初步情况看，患儿考虑为紫绀型先天性心脏病，怀疑有缺氧发作史，门诊检查以简单、有效、创伤小为主，避免过度刺激患儿，避免检查过程中再次缺氧发作。初步行超声心动图、胸片、心电图及血氧饱和度检查，以判断病情。避免有创的、相对复杂的检查。认知层次：应用。

（2）患儿检查结果显示：经皮血氧饱和度 68%，超声心动图诊断为法洛四联症，右室流出道狭窄，左右肺动脉显示不清；胸片为靴形心；心电图提示：窦性心律、右室肥大。该患儿收入院后需采取哪些诊疗措施（　　）

A. 吸氧

B. 心电监护

C. 开放静脉通道

D. 血气分析、出凝血项目检查、乙肝五项及 HIV、肝肾功能、电解质

E. 静脉注射抗生素

F. 心脏增强 CTA

G. 口服地高辛、利尿剂

考题分析：答案 A、B、C、D、F。难度系数：0.4，较难。本题所考疾病为法洛四联症，所考知识点为重症法洛四联症的临床诊疗要点。患儿缺氧明显，给予吸氧及心电监护，做术前准备，超声心动图提示左右肺动脉显示不清，需进一步行心脏增强 CT 检查。法洛四联症的主要畸形为右室流出道狭窄，不能应用地高辛，同时患儿有血红蛋白增高、血液黏稠，不能常规应用利尿剂，患儿无感染表现，不能预防性应用抗生素。认知层次：应用。

（3）患儿开放静脉过程中，出现哭闹、发绀加重、意识丧失，以下哪些处理措施是正确的（　　）

A. 使患儿取胸膝位

B. 立即吸氧

C. 静脉注射呋塞米

D. 静脉注射去氧肾上腺素

E. 静脉注射艾司洛尔

F. 皮下注射吗啡

G. 静脉注射去乙酰毛花苷

H. 静脉滴注碳酸氢钠

I. 急诊外科手术

考题分析：答案 A、B、D、E、F、H、I。难度系数：0.4，较难。本题所考疾病为法洛四联症，所考知识点为法洛四联症缺氧发作的急救措施。法洛四联症缺氧发作的急救核心为增加肺动脉前向血流，包括取胸膝位、应用去氧肾上腺素增加外周阻力、应用艾司洛尔或者普萘洛尔缓解流出道肌肉痉挛以及吸氧、吗啡镇静、碳酸氢钠纠正酸中毒等措施，但不能应用呋塞

米和去乙酰毛花苷。如药物治疗无效，持续缺氧发作需急诊外科手术。认知层次：应用。

（4）患儿心脏增强CT检查显示肺动脉瓣环发育不良，左肺动脉直径7mm，右肺动脉直径8.5mm，膈肌水平降主动脉直径9mm，下一步的治疗方案为（　　）

A. 缺氧发作纠正后可出院随访

B. 口服普萘洛尔治疗，随访观察

C. 缺氧发作纠正后转入重症监护室机械通气治疗

D. 外科一期根治手术

E. 外科姑息手术

F. 经导管介入治疗

考题分析：答案D。难度系数：0.5，中等。本题所考知识点为法洛四联症的治疗原则，法洛四联症确诊后均应考虑外科手术治疗，介入治疗不是首选，对于6个月以上的患儿，满足一期根治手术的条件是指肺动脉发育能够承载接近全部的心排血量，肺动脉发育指标麦贡（McGoon）指数＞1.2、中田（Nakata）指数＞150mm²/m²，患儿体重8.3kg，左肺动脉直径7mm，右肺动脉直径8.5mm，膈肌水平降主动脉直径9mm，由此可计算出患儿McGoon指数1.7、Nakata指数310mm²/m²满足一期根治手术条件；而对于肺动脉发育差的患儿，需要行姑息手术。有缺氧发作病史的患儿更需要尽早手术。认知层次：应用。

（5）该患儿术后的远期并发症主要有（　　）

A. 室性心律失常　　B. 肺动脉反流

C. 肺动脉分支狭窄　　D. 低心排血量综合征

E. 术后感染　　F. 生长发育迟缓

考题分析：答案A、B、C。难度系数：0.6，较易。本题所考疾病为法洛四联症，所考知识点为法洛四联症的外科术后并发症。法洛四联症根治手术包括右室流出道疏通、扩大补片或者管道替换、肺动脉狭窄补片扩大、室间隔缺损补片修补，远期常见的并发症为肺动脉反流、室性心律失常以及肺动脉分支狭窄。低心排血量综合征和感染多为术后近期并发症，根治术后患儿生长发育可恢复正常。认知层次：理解。

49. 患儿，男，2岁。因“发现皮肤出血点2天”就诊。2周前有发热史，经治疗后痊愈。体格检查：双下肢及躯干皮肤可见散在针尖样出血点，高出皮面，压之不退，浅表淋巴结及肝脾无明显肿大。血常规：白细胞计数8×10^9/L，血红蛋白112g/L，血小板计数17×10^9/L，中性粒细胞百分比37%，淋巴细胞百分比60%，网织红细胞百分比1.4%。

（1）患儿初步诊断（　　）

A. 过敏性紫癜

B. 再生障碍性贫血

C. 免疫性血小板减少性紫癜

D. 急性白血病

E. 噬血细胞综合征

F. DIC

考题分析：答案C。难度系数0.7，容易。本题所考疾病为免疫性血小板减少性紫癜，所考知识点为该疾病的诊断。患儿有前驱感染史，发现皮肤出血点2天，查体除双下肢及躯干皮肤出血点外，无其他明显的阳性体征。外周血除血小板计数减少外，无其他指标异常，故考虑“免疫性血小板减少性紫癜”诊断。过敏性紫癜，为出血性斑丘疹，对称分布，成批出现，多见于下肢和臀部，局部伴血管神经性水肿，但该病血小板数正常，因此不考虑。DIC多由严重感染、组织损伤、肿瘤等引起，凝血机制被激活，可伴血小板减少，该患儿除了血小板减少外，其他无异常，无DIC依据。其他如再生障碍性贫血、急性白血病、噬血细胞综合征，结合临床表现及实验室检查，目前依据不足。认知层次：应用。

（2）该患儿可能的发病机制为（　　）

A. 病毒直接破坏血小板

B. 脾功能亢进破坏血小板增加

C. 抗原 - 抗体复合物附着于血小板表面

D. 血清中血小板相关免疫球蛋白G（PAIgG）含量增高

E. 骨髓造血功能障碍

F. 凝血系统激活致血小板消耗过多

考题分析：答案C、D。难度系数：0.5，中等。

本题所考疾病为免疫性血小板减少性紫癜，所考知识点为该疾病的发病机制。该病患儿在发病前常有病毒感染史。但目前认为病毒感染不是导致血小板减少的直接原因，而是由于病毒感染后使机体产生相应的抗体，这类抗体可与血小板膜发生交叉反应，使血小板受到损伤而被单核 - 巨噬细胞系统所清除。此外，在病毒感染后，体内形成的抗原 - 抗体复合物可附着于血小板表面，使血小板易被单核 - 巨噬细胞系统吞噬和破坏，使血小板的寿命缩短，导致血小板减少。患者血清中血小板相关抗体（PAIgG）含量多增高。认知层次：记忆。

（3）以下哪项是对患儿正确的治疗（　　）

A. 减少剧烈活动，避免碰撞

B. 糖皮质激素

C. 大剂量丙种球蛋白

D. 输注血小板

E. 抗感染

F. 抗凝治疗

考题分析：答案 A、B、C。难度系数 0.5，中等。本题所考疾病为免疫性血小板减少性紫癜，所考知识点为该疾病的治疗。新诊断的免疫性血小板减少性紫癜，如无明显出血，可随访观察。当血小板计数小于 20×10^9/L，有出血表现，需采取一线治疗方案，即糖皮质激素或大剂量静脉丙种球蛋白治疗。因患儿血液循环中含有大量抗血小板抗体，输入血小板很快被破坏，故通常不主张输血小板；只有在发生颅内出血或急性内脏大出血危及生命时才输注血小板。患儿目前无感染依据，不需抗感染治疗。患儿血小板减少非凝血异常所致，无须抗凝治疗。认知层次：应用。

（4）患儿经上述治疗后，血小板计数仍波动于 20×10^9/L，建议可选（　　）

A. 暂时临床观察

B. 继续大剂量丙种球蛋白

C. 利妥昔单抗

D. TPO

E. 脾切除

F. 环孢素 A

考题分析：答案 C、D。难度系数 0.3，难。本题所考疾病为免疫性血小板减少性紫癜，所考知识点为该疾病的治疗。免疫性血小板减少性紫癜一线治疗方案失败，可考虑进入二线治疗，包括脾切除、TPO 及其受体激动剂，利妥昔单抗。但适用于病程超过 1 年，血小板计数持续 $<50\times10^9$/L（尤其是 $<20\times10^9$/L），有较严重的出血症状，内科治疗效果不好者，且手术宜在 6 岁以后进行。环孢素 A 为免疫抑制剂，是免疫性血小板减少性紫癜的三线治疗，目前主要用于治疗慢性型 ITP。认知层次：应用。

50. 患儿，女，24 小时。因“皮肤黄染 5 小时”就诊。胎龄 38 周，顺产，无窒息史，体重 3200g。母体健，非乙肝病毒携带者，血型 O（+），父血型 AB（+），体健。患儿生后 19 小时开始出现颜面黄染，进行性加重，波及躯干及四肢，甲床苍白，眼睑结膜欠红润。血清总胆红素（TSB）200μmol/L；血常规：血红蛋白 102g/L，网织红细胞百分比 7.0%。

（1）为明确诊断，需行的检验是（　　）

A. 改良直接抗人球蛋白试验及血型

B. 抗体筛查试验

C. 血清游离抗体检查

D. 血常规

E. 血培养

F. TORCH 筛查

G. 甲状腺功能

考题分析：答案 A、B、C、D。难度系数 0.5，中等。本题所考疾病为新生儿高胆红素血症，所考知识点为新生儿溶血病的辅助检查。需行改良直接抗人球蛋白试验及血型、抗体筛查试验、血清游离抗体检查明确诊断，并了解贫血程度。认知层次：应用。

（2）该患儿最可能的诊断是（　　）

A. 新生儿溶血病　　B. 生理性黄疸

C. 新生儿母乳性黄疸　　D. 胆道闭锁

E. 新生儿感染性肝炎

考题分析：答案 A。难度系数 0.6，较易。本题所考考点为新生儿溶血病的诊断。根据题干，患儿生后 24 小时内出现黄疸，上升速度快，有贫血，但结合患儿母亲为O型，考虑新生儿ABO溶血病。该患儿黄疸发生时间在24小时内，基本能排除生理性黄疸、母乳性黄疸。胆道闭锁多表现为灰白色粪便，胆红素多以结合胆红素为主，以阴黄为主，该患儿不符合，可以除外。新生儿感染性肝炎常起病缓慢，多持续不退或退而复现，该患儿不符合。认知层次：应用。

（3）该患儿目前的治疗是（　　）

A. 光疗
B. 光疗失败后换血
C. 换血
D. 换血＋光疗
E. 使用茵栀黄、熊去氧胆酸片退黄
F. 观察

考题分析：答案B。难度系数0.5，中等。本题所考知识点为新生儿溶血病的治疗，患儿系足月儿，高危因素为母子ABO血型不合，24小时内TSB达200μmmol/L。根据胎龄≥35周早产儿及足月儿光疗参考标准与换血标准，中危新生儿（胎龄≥38周，一般情况好，24小时光疗参考标准及换血标准分别为136.8μmmol/L、282.1μmmol/L。该患儿达光疗标准，因溶血进展快，若TSB持续上升，应及时换血，故该患儿治疗的指标是光疗失败后换血。认知层次：应用。

（4）若患儿血型为B（+），光疗6小时后TSB上升270.1μmol/L，出现食奶差，需进行换血，选择的血源应是（　　）

A. O型红细胞＋AB型血浆
B. AB型红细胞＋O型血浆
C. O型红细胞＋B型血浆
D. B型红细胞＋O型血浆
E. O型红细胞＋O型血浆
F. AB型红细胞＋AB型血浆

考题分析：答案A。难度系数0.5，中等。本题所考知识点为新生儿溶血病换血治疗的血源，换血的血源是O型悬浮红细胞，AB型血浆。认知层次：应用。

（5）该患儿的换血量应是（　　）

A. 90~120ml/kg　　B. 120~150ml/kg
C. 150~180ml/kg　　D. 180~210ml/kg
E. 210~240ml/kg　　F. 患儿全血量的2倍

考题分析：答案C。难度系数0.5，中等。本题所考知识点为新生儿溶血病换血治疗的换血量，换血量为150~180ml/kg。认知层次：应用。

51. 患儿，女，胎龄28周，早产。出生体重1.15kg，生后有呻吟、口吐白沫，并进行性加重；拍胸片示双肺透光度下降，可见支气管充气征。即给予气管内滴入猪肺磷脂并机械通气治疗，但病情反复，40天仍需要机械通气。皮肤暗黄色。肝功能：总胆红素102μmol/L，结合胆红素76μmol/L，谷丙转氨酶46μmol/L；X线胸片示双肺纹理增粗，密度增高，局部有渗出。

（1）在病程早期该患儿的可能诊断（　　）

A. 早产儿，极低出生体重儿
B. 早产儿，超低出生体重儿
C. 新生儿呼吸窘迫综合征
D. 呼吸衰竭
E. 新生儿感染性肺炎
F. 极早产儿

考题分析：答案A、C、D。难度系数0.5，中等。本题所考疾病为新生儿呼吸窘迫综合征和早产儿概述，所考知识点为该疾病的诊断及早产儿按体重分类，根据患儿病史及胸片，C正确；患儿出生体重＜1.5kg，属于极低出生体重儿，超低出生体重儿指出生体重＜1.0kg，故A正确，排除B。该患儿需机械通气治疗呼吸衰竭，故D正确。极早产儿胎龄＜28周，该患儿胎龄28周，故排除F。新生儿呼吸窘迫综合征需与新生儿感染性肺炎鉴别，后者母亲妊娠晚期多有感染，抗生素治疗才有效，依据不足。认知层次：应用。

（2）如患儿在机械通气治疗过程中突然出现病情加重，氧饱和度下降，应考虑可能的原因是（　　）

A. 气管插管痰液堵塞　　B. 合并有气漏
C. 插管脱出　　D. 颅内出血
E. 合并肺部感染

考题分析：答案A、B、C、D。难度系数0.4，较难。本题所考疾病为新生儿呼吸窘迫综合征，所考知识点为该疾病治疗过程中机械通气中可能突然出现的危急情况，除了肺部感染不是在机械通气过程中突然出现的，其他选项均有可能，故A、B、C、D正确。认知层次：应用。

（3）该患儿胸片检查可能的表现为（　　）

A. 两肺野透明度普遍性降低

B. 内有均匀的细小颗粒和网状阴影

C. 可见支气管充气征

D. 常见局限性肺气肿，肺门纹理增粗和斑点状云雾影

E. 严重时肺野呈白色，心影及肺肝界均消失

F. 肺泡、间质、叶间胸膜积液，严重时合并胸腔积液

考题分析：答案A、B、C、E。难度系数：0.4，较难。本题所考疾病为新生儿呼吸窘迫综合征，所考知识点为该疾病X线片特征性表现。本病的X线表现是目前确诊ARDS的最佳手段。其中D、F为新生儿湿肺的X线表现，其余均为该疾病的X线检查特点，故选项A、B、C、E为正确答案。认知层次：应用。

（4）该患儿潜在的并发症有（　　）

A. 呼吸机相关性肺炎　　B. 肺气漏

C. 早产儿视网膜病变　　D. 支气管肺发育不良

E. 动脉导管未闭　　F. 脑室内出血

考题分析：答案A、B、C、D、E、F。难度系数：0.3，难。本题所考疾病为新生儿呼吸窘迫综合征，所考知识点为新生儿呼吸窘迫综合征的并发症，选项A、B、C、D、E、F全部正确。认知层次：应用。

（5）患儿40天仍需要机械通气，结合辅助检查，可能的并发症是（　　）

A. 肺部感染

B. 支气管、肺发育不良

C. 胃食管反流

D. 心力衰竭

E. 胆汁淤积综合征

F. 肝炎

考题分析：答案A、B、E。难度系数：0.4，较难。本题所考疾病为新生儿呼吸窘迫综合征，所考知识点为该疾病的早产儿治疗后期的并发症。该患儿系早产儿，40天仍需机械通气，结合胸X线片示双肺纹理增粗，密度增高，局部有渗出，提示存在支气管发育不良和肺部感染，另外该患儿皮肤暗黄，结合胆红素升高，故存在胆汁淤积综合征，其余选项均不支持，故A、B、E正确。认知层次：应用。

52. 患儿，女，5岁，发热9天，体格检查：中度贫血貌，颈部淋巴结黄豆大，咽充血，双侧扁桃体Ⅱ为肿大，未见脓点，两肺呼吸音尚清，未及明显干湿啰音，腹软，肝肋下3cm，脾肋下2cm，质软，边锐，无压痛。血常规+CRP：白细胞计数3.0×10^9/L，血红蛋白90g/L，血小板计数75×10^9/L，中性粒细胞百分比20%，淋巴细胞百分比62%，网织红细胞百分比1.5%，CRP 10mg/L。

（1）为明确诊断，需做的检查为（　　）

A. 血生化　　B. 血培养

C. 凝血功能　　D. 血清铁蛋白

E. 异常血红蛋白筛查　　F. 病毒学检查

G. 骨髓穿刺

考题分析：答案A、B、C、D、F、G。难度系数0.7，容易。本题所考疾病为噬血细胞综合征，所考知识点为该疾病的诊断。该患儿发热5天，查体中度贫血貌，咽充血，扁桃体Ⅱ度肿大，肝脾淋巴结肿大，血常规是三系下降。需高度警惕噬血细胞综合征，入院后予血生化、血培养、凝血功能、血清铁蛋白、病毒学检查及骨髓穿刺。认知层次：应用。

（2）骨髓穿刺结果示有核细胞增生活跃，可见噬血细胞，未见幼稚淋巴细胞，巨核细胞正常。血生化示肝酶升高，胆红素正常，甘油三酯3.3mmol/L。血清铁蛋白1000μg/L，可能的诊断（　　）

A. 脓毒症

B. 再生障碍性贫血

C. 急性白血病

D. 免疫性血小板减少性紫癜

E. 噬血细胞综合征

F. 溶血性贫血

考题分析：答案 E。难度系数 0.6，较易。本题所考疾病为噬血细胞综合征，所考知识点为该疾病的诊断。该患儿发热 5 天，脾肿大，血常规示三系下降，甘油三酯大于 3mmol/L，铁蛋白大于 500μg/L，诊断噬血细胞综合征成立。结合患儿血常规及 CRP，脓毒症不支持。骨髓常规示巨核细胞正常，免疫性血小板减少性紫癜、再生障碍性贫血、急性白血病及溶血性贫血不支持，认知层次：应用。

（3）明确诊断后，对其处理，正确的是（　　）

A. 监测血生化、凝血功能、铁蛋白、细胞因子

B. 原发病治疗

C. 激素治疗

D. 退热对症治疗

E. 依托泊苷

F. 输血支持

考题分析：答案 A、B、C、D。难度系数 0.5，中等。本题所考疾病为噬血细胞综合征，所考知识点为该疾病的治疗。噬血细胞综合征是一类综合征，可由多种原因引起，治疗应相对个体化：包括原发病的治疗、化疗、支持治疗等。目前以国际组织细胞协会的 HLH-1994 方案为基础，主要包括足叶乙甙、糖皮质激素和环孢素。但并非所有患者均严格按照 HLH-1994 方案完成全部疗程，对一些较轻的患者，单用激素可能控制病情。治疗过程中应密切观察病情变化，以监测血生化、凝血功能、铁蛋白、细胞因子等，随时评估，及时调整治疗方案。及时处理出血、感染和多器官功能衰竭等并发症是降低病死率的重要因素。针对该患儿，A、B、C、D 选项为正确处理，若病情控制不佳，需加依托泊苷。根据患儿目前血常规，暂不需要输血。认知层次：应用。

（4）患儿经上述治疗，何种情况下不需加依托泊苷治疗（　　）

A. 无发热

B. 肝酶降至正常

C. 脾脏缩小

D. 血小板＞ 100×10^9/L

E. 纤维蛋白原正常

F. 铁蛋白下降＞ 25%

考题分析：答案 A、C、D、E、F。难度系数 0.3，难。本题所考疾病为噬血细胞综合征，所考知识点为该疾病的治疗。噬血细胞综合征诱导治疗期，根据是否满足以下 5 个条件，判断是否按该方案继续进行化疗，即：①无发热；②脾脏缩小；③血小板＞ 100×10^9/L；④纤维蛋白原正常；⑤铁蛋白下降＞ 25%。认知层次：应用。

53. 患儿，女，20 天。因“发热 3 天，拒奶 2 天”入院。体格检查：T 38.5℃，HR 190 次 / 分，BP 48/25mmHg，SpO_2 85%，体重 4 kg。反应差，口周微绀，全身皮肤可见花纹，两肺呼吸音粗，未闻及干湿啰音，心（–），脐部皮肤发红，无肿块，可见脓性分泌物，肢端发冷，股动脉搏动弱，毛细血管充盈时间 4 秒。实验室检查：CRP 100mg/L，白细胞计数 35×10^9/L，中性粒细胞百分比 72.1%，淋巴细胞百分比 24.2%，血红蛋白 110g/L，血小板计数 70×10^9/L。

（1）该患儿可能的诊断（　　）

A. 新生儿败血症

B. 感染性休克

C. 急性上呼吸道感染

D. 新生儿血小板减少症

E. 新生儿肺炎

F. 新生儿脐炎

考题分析：答案 A、B、D、F。难度系数 0.5，中等。本题所考疾病为新生儿休克，所考知识点为该疾病的诊断。患儿有发热、拒奶，实验室检查 CRP 明显升高，白细胞高亢，血小板下降，A 诊断成立。患儿存在败血症，题干信息心率快，血压低，全身皮肤可见花纹，肢端发冷，股动脉搏动弱，毛细血管充盈时间延长，感染性休克诊断成立。患儿血小板计数 70×10^9/L，故 D 诊断成立。根据查体脐部皮肤发红，可见脓性分泌物，F 可诊断。根据题干信息肺炎依据不足。认知层次：应用。

（2）该患儿按新生儿休克评分方法分度为（　　）

A. 轻微　　B. 轻度

C. 中度　　D. 重度

E. 极重度　　F. 正常

考题分析：答案 C。难度系数 0.4，较难。本题所考疾病为新生儿休克，所考知识点为该疾病的严重度分度。新生儿休克评分方法根据皮肤颜色（正常 0 分，苍白 1 分，花纹 2 分）、皮肤循环（毛细血管充盈时间＜ 3s 0 分，3~4s 1 分，＞ 4s 2 分）、四肢温度（正常 0 分，发凉 1 分，发冷 2 分）、股动脉搏动（正常 0 分，减弱 1 分，触不到 2 分）、血压（＞ 8kPa 0 分，6~8kPa 1 分，＜ 6kPa 2 分）来分度，总分 5 分为轻度，6~8 分为中度，9~10 分为重度，该患儿评分 7 分为中度休克。认知层次：应用。

（3）该患儿入院后需完善的辅助检查（　　）

A. 血培养

B. 血气分析

C. 胸片

D. 血降钙素原

E. 血肝肾心功能 + 电解质

F. 出凝血时间

考题分析：答案 A、B、C、D、E、F。难度系数 0.5，中等。本题所考疾病为新生儿休克，所考知识点为该疾病的辅助检查。血气分析了解内环境，是否需要纠正酸中毒，了解微循环情况。血培养可帮助明确病原。胸片可了解有无肺部病变，确定是否存在肺水肿、ARDS 及心界大小。血降钙素原了解感染严重程度。血肝肾心功能 + 电解质协助了解脏器功能情况，出凝血时间帮助了解是否合并 DIC。认知层次：应用。

（4）若该患儿入院后查动脉血气分析提示 pH 7.10，PCO_2 60mmHg，PO_2 40mmHg，HCO_3^- 10mmHg，BE -14mmHg，血乳酸 5.0mmol/L，对该血气分析解读正确的是（　　）

A. 呼吸性酸中毒合并代谢性酸中毒

B. 呼吸性酸中毒合并代谢性碱中毒失代偿

C. 呼吸性碱中毒合并代谢性酸中毒

D. 呼吸性碱中毒合并代谢性碱中毒

E. 呼吸性酸中毒合并代谢性碱中毒代偿

考题分析：答案 A。难度系数 0.6，较易。该患儿血气分析 pH 下降，提示酸中毒，二氧化碳分压高，HCO_3^- 下降，BE -14mmHg，提示呼吸性酸中毒合并代谢性酸中毒。认知层次：应用。

（5）入科第一个 1 小时，针对该患儿治疗措施正确的是（　　）

A. 气管插管、机械通气辅助呼吸

B. 头罩吸氧

C. 生理盐水 20ml/kg 半小时入扩容

D. 美罗培南针联合万古霉素针抗感染

E. 1.4% 碳酸氢钠针 50ml 纠正酸中毒

F. 输注血小板

G. 持续动脉血压监测

H. 多巴胺针、多巴酚丁胺针 5μg/（kg · min）改善循环，根据病情调节剂量

考题分析：答案 A、C、D、E、G、H。难度系数 0.4，较难。本题所考疾病为新生儿休克，所考知识点为该疾病的治疗。结合血气分析结果该患儿存在 II 型呼吸衰竭，SpO_2 不高，需气管插管、机械通气，A 正确。患儿血小板 70×10^9/L，考虑感染相关，未达输注血小板指征，F 错误。该患儿存在感染性休克（中度），属于危重症，生理盐水 20ml/kg 半小时入扩容正确，若血压升高不明显，心率仍快，尿量少，可继续原量扩容。患儿存在重症感染，病情重，应选择强效广谱抗生素，D 正确。结合血气分析结果存在代谢性酸中毒，E 正确。危重症病例血压不稳，需进行持续动脉血压监测，G 正确。患儿血压低，乳酸高，可使用血管活性药物，早期休克多使用小剂量扩张血管改善循环，若休克进一步进展至晚期休克，血压进一步下降，可加大剂量收缩血管升压，H 正确。认知层次：应用。

54. 胎龄 29 周早产儿，女，30 分钟，出生体重 1250g。因“口吐泡沫、呻吟 25 分钟”入院。体格检查：早产儿貌，反应差，全身皮肤青紫，鼻翼扇动，可见三凹征，双肺呼吸音低，HR 160 次 / 分。胸片：双肺透亮度低，毛玻璃样，可见支气管充气征。

（1）该患儿的诊断正确的是（　　）

A. 早产儿，超低出生体重儿

B. 早产儿，极低出生体重儿

C. 新生儿呼吸窘迫综合征

D. 呼吸衰竭

E. 新生儿呼吸窘迫综合征
F. 新生儿感染性肺炎
G. 超早产儿

考题分析：答案 B、C、D。难度系数 0.5，中等。本题所考疾病为新生儿呼吸窘迫综合征，所考知识点为新生儿呼吸窘迫综合征的诊断及新生儿分类。胎龄≥28 周＜37 周为早产儿，＜28 周为超早产儿。体重＜1000g 为超低出生体重儿，≥1000g 而≤1500g 为极低出生体重儿。结合胎龄，生后即有呼吸困难，胸片有典型的呼吸窘迫表现，而且有三凹征等表现，故存在呼吸衰竭。认知层次：应用。

（2）该患儿应立即进行的处理是（　　）
A. 气管插管，气管内滴入猪肺磷脂
B. 面罩加压给氧
C. 静脉输注碳酸氢钠纠正酸中毒
D. 血培养
E. 呼吸机辅助通气
F. 头罩吸氧

考题分析：答案 A、E。难度系数 0.6，较易。本题所考知识点为新生儿呼吸窘迫综合征的治疗。呼吸窘迫综合征最有效的治疗是肺表面活性物质替代治疗或（和）呼吸机辅助通气。认知层次：应用。

（3）在病程 1~2 周应做的检查有（　　）
A. X 线胸片　　B. 颅脑超声或 CT
C. 血糖监测　　D. 胆红素检测
E. 听力检测　　F. 视网膜病筛查
G. 血常规　　H. 血气分析

考题分析：答案 A、B、C、D、G、H。难度系数 0.5，中等。本题所考知识点为早产儿早期管理。经肺表面活性物质替代治疗和呼吸及辅助通气后应随时复查胸片，以了解病情发展情况及有无气胸、肺部感染等并发症；早产儿由于大脑发育不成熟、凝血功能差等因素，很可能并发颅内出血，特别是 72 小时以内，所以有条件应做床旁颅脑超声或 CT；早期病情不稳定，容易有血糖紊乱，应监测血糖；由于新生儿胆红素代谢特点，早期容易有高胆红素血症，特别是早产儿脑膜发育不成熟，胆红素易透过脑膜引起胆红素脑病，所以应监测胆红素，及时予以干预治疗。早期病情不稳定，需要随时检测血气分析。需要的检查比较多，应检测血常规，了解有无贫血及感染情况。而听力及视网膜病是病情稳定以后需要检查的项目。认知层次：应用。

（4）在病程 4~5 周需要做的检查有（　　）
A. 血常规　　B. 肝功能
C. 视网膜病筛查　　D. 颅脑 MRI
E. 血培养　　F. 心脏超声

考题分析：答案 A、B、C、D。难度系数 0.5，中等。本题所考知识点为早产儿晚期管理。早产儿入院时间长，应检测血常规，了解有无贫血及院内感染情况。监测肝功能查看有无低蛋白血症。生后 4~5 周应完善眼底筛查及头颅磁共振。认知层次：应用。

（5）若患儿 ROP 筛查病变眼底筛查时发现有血管区与无血管区嵴隆起，见少许瘢痕组织样纤维增生，未突入玻璃体。该患儿为早产儿视网膜病变的第几期（　　）
A. Ⅰ期　　B. Ⅱ期
C. Ⅲ期　　D. ⅣA 期
E. ⅣB 期　　F. Ⅴ期

考题分析：答案 B。难度系数 0.6，较易。本题所考知识点为早产儿视网膜病变分期。早产儿视网膜病变按疾病严重程度分为五期。Ⅰ期：视网膜后极部有血管区与周边无血管区之间出现一条白色平坦的细分界线。Ⅱ期：白色分界线进一步变宽且增高，形成高于视网膜表面的嵴形隆起。Ⅲ期：嵴形隆起愈加显著，并呈粉红色，说明新生血管不仅长入嵴内且发展到嵴上。此期伴纤维增生，并进入玻璃体。Ⅳ期：部分视网膜脱离，又分为 A 与 B2 级。Ⅳ A 为周边视网膜脱离未累及黄斑，Ⅳ B 为视网膜脱离累及黄斑。视网膜脱离多属牵引性，但亦有渗出性。Ⅴ期：视网膜全脱离，常呈漏斗型，可分为宽漏斗、窄漏斗、前宽后窄、前窄后宽 4 种。故选 B。认知层次：记忆。

55. 患儿，男，40 分钟。胎龄 33 周，体重 2.1kg，因母胎盘早剥剖宫产出。体格检查：BP

45/24mmHg，反应差，哭声弱，皮肤苍白，心音稍低钝，肢端发凉，凉至腕、踝，足跟毛细血管再充盈时间 5s。

（1）该患儿目前可能诊断考虑（　　）

A. 早产儿

B. 新生儿窒息

C. 新生儿休克（失血性）

D. 新生儿肺炎

E. 新生儿败血症

考题分析：答案 A、C。难度系数 0.5，中等。本题主要考查新生儿休克诊断。根据题干，患儿因母亲胎盘早剥孕 34 周剖宫产娩出，存在低血压，皮肤苍白，肢端凉，毛细血管再充盈时间延长，可得出 A、C 为正确答案。题干未提及感染的高危因素，目前不能考虑新生儿败血症，题干未提及生后 Apgar 评分情况及脐动脉血气分析情况，诊断新生儿窒息无依据。认知层次：理解。

（2）该患儿需完善哪些检查（　　）

A. 血气分析　　B. 血清电解质

C. 血常规 +CRP　　D. 胸片

E. 凝血功能　　F. 中心静脉压测定

G. 心脏彩超

考题分析：答案 A、B、C、D、E、F。难度系数 0.5，中等。本题主要考查新生儿休克所需的辅助检查。该患儿为失血性休克可能性大，血气分析可以了解代谢性酸中毒是否存在或程度，可以判断休克严重程度；休克时容易出现钠泵功能受损，易低钠高钾；血常规、CRP，可明确血红蛋白及炎症指标；胸片有助于确定是否存在肺部病变，是否有心力衰竭、肺水肿可能；凝血功能了解机体凝血状态；中心静脉压有助于鉴别心功能不全或血容量不足引起休克，而且对输液的质量，是否使用强心药物或利尿剂有指导意义。心脏彩超多用于了解心脏结构及射血功能，在心源性休克意义较大，该患儿多考虑血容量不足休克，该项检查可暂缓。认知层次：应用。

（3）该患儿需立即予哪些治疗（　　）

A. 保暖

B. 扩容，扩容量最大不能超过 60ml/kg

C. 纠正酸中毒

D. 输注白蛋白

E. 血管活性药

F. 输血浆

G. 输入免疫球蛋白

H. 多巴胺

考题分析：答案 A、B、C、E、H。难度系数 0.5，中等。本题主要考查新生儿休克的治疗，低体温者注意保暖，低血容量休克应积极纠正血容量，最常用的扩容液为生理盐水，20ml/（kg·次），不超过 3 次，休克时易产生代谢性酸中毒，在积极补充血容量、吸氧基础上仍有酸中毒存在时，应纠正酸中毒，多使用 5% 碳酸氢钠，血管活性药物必须在积极扩容、纠正酸中毒基础应用，新生儿期多使用中剂量多巴胺 5~10μg/（kg·min）。认知层次：应用。

（4）若扩容治疗 5 小时，患儿出现呼吸加快，口唇青紫，三凹征明显，肺部出现细湿啰音，应考虑什么（　　）

A. 气胸　　B. 新生儿肺炎

C. 心力衰竭　　D. 休克合并肺损伤

E. 胸腔积液　　F. 乳糜胸

考题分析：答案 D。难度系数 0.5，中等。本题主要考查新生儿休克合并肺损伤的表现，新生儿休克常伴有肺损伤，可短时间发生呼吸衰竭、肺出血而死亡。根据题干提示，该患儿呼吸增快，口唇青紫，三凹征明显，肺部出现细湿啰音，考虑可能存在肺出血。认知层次：应用。

（5）该患儿给予呼吸支持，对呼吸支持下列说法正确的是（　　）

A. 初调值通常采用压力限制型呼吸机

B. PIP 不宜超过 20cmH_2O，发生肺出血时可达 25~30cmH_2O

C. PEEP 一般为 4~5cmH_2O，肺出血时可增加至 7~8cmH_2O

D. 吸气时间可设在 0.35~0.45s

E. 呼吸频率应稍高，40~50 次 / 分

F. 要达到的目标：pH > 7.3，PO_2 > 60mmHg，PCO_2 40~50mmHg

G. 氧分压低时，可逐步提高 PEEP

H. 血气恢复正常可撤离呼吸机

考题分析：答案 A、B、C、D、E、F。难度系数 0.3，难。本题主要考查新生儿休克伴肺损伤的呼吸支持治疗。为减少呼吸机所致剪切伤，多采用压力限制通气模式。氧分压低时应综合提升平均气道压而不要单独较大幅度提升 PEEP。血气恢复正常不是撤离呼吸机的指征，应该是一个逐渐减低呼吸支持条件的过程。故 G、H 为不正确选项。认知层次：应用。

第五节 模拟试卷

一、A_1 型题

1. 一般情况下，在诊疗过程中的重要临床决策，最终需要以下什么人来决定（　　）

A. 由主管医生决定

B. 由患者家属决定

C. 由患者自己决定

D. 全科医生讨论决定

E. 患者、医生及患者家属讨论决定

2. 小儿时期最常见的结核病是（　　）

A. 结核性脑结核　　B. 干酪样肺结核

C. 血行播散型肺结核　　D. 原发性肺结核

E. 支气管结核

3. 对川崎病最具诊断价值的心血管表现是（　　）

A. 心包积液　　B. 二尖瓣反流

C. 冠状动脉主干扩张　　D. 冠状动脉瘤

E. 冠状动脉壁超声回声增强

4. 治疗霍乱补液原则，下列哪项是错误的（　　）

A. 轻、中型患者可予以口服补液

B. 重型患者治疗开始以快速静脉推注或静脉滴注补液

C. 先补生理盐水，血压回升后改为含糖 541 溶液或 3∶2∶1 溶液

D. 轻、中、重型补液者分别为 3000~4000ml、4000~8000ml、8000~12 000ml 在 24 小时内

E. 重型患者每瓶液体按常规浓度积极补充氯化钾

5. 下列哪项不是金黄色葡萄球菌肺炎的临床特点（　　）

A. 体温高，多呈弛张热

B. 喘憋重，可表现为呼吸困难、发绀

C. 皮肤可见猩红热或荨麻疹样皮疹

D. 肺部体征出现早，双肺中、细湿啰音

E. 可并发脓胸、脓气胸

6. 心力衰竭的基本用药不包括（　　）

A. 利尿药　　B. 洋地黄

C. 血管扩张药　　D. 钙通道阻滞药

E. 血管紧张素转化酶抑制药

7. 小儿腹泻伴脱水，首选哪项检查（　　）

A. 粪便常规检查　　B. 血常规检查

C. 尿常规检查　　D. 血清电解质检查

E. 肝功能检查

8. 世界上第一幅人类头部磁共振图像是什么时候得到的（　　）

A. 1973 年 7 月 30 日　　B. 1978 年 7 月 30 日

C. 1980 年 12 月 3 日　　D. 1981 年 7 月 30 日

E. 2017 年 12 月 3 日

9. 患儿，男，10 个月。因“发热伴呕吐、腹泻 2 天”就诊。排便 10 余次 / 天，水样便，呕吐 5~6 次 / 天，有少许咳嗽。发病季节 11 月份。体格检查：皮肤干燥、弹性差，口唇樱桃红，前囟、眼窝凹陷，腱反射弱。粪便镜检：白细胞 0~2 个 /HP，下列治疗不当的是（　　）

A. 依脱水程度补液

B. 及时应用抗生素

C. 补液的同时纠正酸中毒

D. 暂停乳类，代以豆类代乳品

E. 见尿补钾

10. 小儿肺炎引起全身各系统病理生理改变的主要机制是（　　）

A. 病原体的侵入　　B. 组织破坏

C. 机体免疫功能低下　　D. 毒素作用

E. 缺氧和二氧化碳潴留

11. 关于癫痫局灶性发作，错误的是（　　）

A. 临床发作可能从身体局部或一侧开始

B. 意识可不丧失

C. 发作期脑电图可见从局部脑区开始的异常痫样放电

D. 可继发双侧全面强直阵挛发作

E. 不需要治疗

12. 患儿确诊双侧膀胱输尿管反流，建议长期预防使用抗生素，家长依从性差，主管医师的正确做法是（ ）

A. 尽可能全面地向家长介绍国内外针对该病采取的抗生素方案，争取家长配合

B. 从解剖、病理、病理生理学等方面，完整地向家长解释患儿的病情及用药的必要性，争取家长配合

C. 根据家长的接受能力，简单扼要、通俗易懂地讲解病情，争取家长配合

D. 联系相同疾病患儿家长，让其他患儿家长做宣教工作，提高用药依从性

E. 让患者及家属咨询本专业其他医生

13. 川崎病是一种血管炎，最易累及（ ）

A. 大动脉　B. 毛细血管

C. 中动脉　D. 升主动脉

E. 冠状动脉

14. 关于儿童急性呼吸衰竭的说法，正确的是（ ）

A. 未吸氧条件下，动脉血气分析示 PaO_2 ＜ 60mmHg，且 $PaCO_2$ ＞ 50mmHg 诊断为Ⅱ型呼吸衰竭

B. 未吸氧条件下，动脉血气分析示 PaO_2 ＜ 60mmHg，且 $PaCO_2$ ＞ 50mmHg 诊断为Ⅰ型呼吸衰竭

C. 未吸氧条件下，动脉血气分析示 PaO_2 ＜ 60mmHg，或 $PaCO_2$ ＞ 50mmHg 诊断为Ⅰ型呼吸衰竭

D. 吸氧条件下，动脉血气分析示 PaO_2 ＞ 60mmHg，且 $PaCO_2$ ＜ 50mmHg 诊断为Ⅰ型呼吸衰竭

E. 吸氧条件下，动脉血气分析示 PaO_2 ＞ 60mmHg，或 $PaCO_2$ ＜ 50mmHg 诊断为Ⅰ型呼吸衰竭

15. 预防儿科学Ⅱ级预防包括（ ）

A. 营养　B. 锻炼

C. 健康教育　D. 预防接种

E. 新生儿筛查

16. 儿童消瘦的诊断标准为（ ）

A. 体重低于同性别同年龄参照人群值的 $\bar{x}-2s$ 以下

B. 体重低于同性别同年龄参照人群值的 $\bar{x}-s$ 以下

C. 体重低于同性别同身高（长）参照人群值的 $\bar{x}-2s$ 以下

D. BMI 低于同性别同身高（长）参照人群值的 $\bar{x}-2s$ 以下

E. BMI 低于同性别同身高（长）参照人群值的 P3 以下

17. 在与危重症患儿家属沟通病情时，要达到良好的沟通效果，需要做到以下几点，但除外（ ）

A. 保证有足够的时间

B. 不随意打断家属的倾诉

C. 发现患儿及其家属真正的困难和需求

D. 对患儿病情有足够的了解

E. 满足患儿的预期治疗目标

18. Gesell 发育量表适用年龄是（ ）

A. 1~3 岁　B. 1 个月至 3 岁

C. 1~6 岁　D. 1 个月至 6 岁

E. 0~2 岁

19. 毛细支气管炎最常见的病原体和好发季节是（ ）

A. 呼吸道合胞病毒；冬春季

B. 呼吸道合胞病毒；夏秋季

C. 鼻病毒；冬春季

D. 鼻病毒；夏秋季

E. 副流感病毒；夏秋季

20. 关于正常小儿神经系统体格检查结果，正确的是（ ）

A. 2 个月男孩提睾反射未引出

B. 1 岁 6 个月巴宾斯基征阳性

C. 6 个月肌张力较高，克尼格征阳性

D. 6 个月后囟未闭合

E. 6 个月竖头不稳

21. 腰椎穿刺术中测压力为 300mmH_2O，下列做法正确的是（ ）

A. 旋转穿刺针使针尖斜面朝尾椎方向，缓慢放出脑脊液 2ml

B. 针尖斜面朝头的方向，快速放出脑脊液 2ml

C. 边嘱患儿用力呼吸，边接取脑脊液 2ml

D. 按压患儿腹部接取脑脊液 2ml
E. 使劲屈曲患儿胸腹部接取脑脊液 2ml

22. 一患儿确诊为“白血病”且因并发症入住重症加强护理病房，其父母非常焦虑，你将此坏消息告诉他们时下列哪一条需要避免（　　）
A. 应该在一个私密的环境中，开放诚实地与父母交流
B. 你用非常熟练的专业医学知识告诉其真实情况和严重性
C. 告知此消息时应该签署知情同意书，因为父母可能由于受打击和压力而忘记所沟通的内容
D. 为告知此消息事先做好充分准备，如父母认知度、知晓程度和对负面信息拒绝程度，选择合适的沟通方式
E. 沟通最后要给父母提供治疗的意见和建议，讨论各种困难和问题及可能的解决方案

23. 来自北京大学第一医院的我国小儿神经病学奠基人之一是（　　）
A. 虞佩兰教授　　B. 左启华教授
C. 汪梅先教授　　D. 诸福棠教授
E. 郭迪教授

24. Ⅲ度喉梗阻的急性喉炎患儿，可出现以下哪一项临床表现（　　）
A. 肺部听诊闻及喉传导音
B. 心率加快　　C. 烦躁不安
D. 心律不齐　　E. 面色发灰

25. 哮喘患者出现不可逆性气道阻塞的原因是什么（　　）
A. 黏液栓形成　　B. 炎性细胞浸润
C. 气道壁重塑　　D. 支气管平滑肌痉挛
E. 气道黏膜水肿

26. 患儿，女，6岁。因“反复咳嗽2个月”就诊。为明确咳嗽的性质及时间规律，避免采取下列哪种问诊方式（　　）
A. 针对性问诊　　B. 开放式问诊
C. 选择性问诊　　D. 直接式问诊
E. 诱导式问诊

27. 依从性是影响儿童哮喘治疗的重要因素，以下哪一项不利于提高患者的依从性（　　）
A. 加强医患沟通
B. 简化药物处方
C. 缩短医生接诊时间
D. 开展患者小组活动
E. 医患共同决策

28. 关于儿童心肺复苏的说法，下列哪一项是正确的（　　）
A. 心率小于 80 次 / 分即可胸外按压
B. 胸外按压的频率至少 100 次 / 分
C. 心肺复苏的首选药物是肾上腺素
D. 双人实施心肺复苏，按压通气比是 30 : 2
E. 成人与儿童按压深度均为 5~6cm

29. 脑电图之父是（　　）
A. 汉生 · 伯杰（Hans Berger）
B. 皮东（Python）
C. 宾斯万格（Binswanger）
D. 丹杰洛 · 莫索（Angelo Mosso）
E. 马修斯（Matthews）

30. 以下关于弥散性血管内凝血（DIC）的描述，正确的是（　　）
A. DIC 高凝期在抽血时凝固性增高，多见于急性型、亚急性型和慢性型不明显
B. DIC 的发病原因不同，但临床表现相似，除原发病的征象外，主要有出血、休克、栓塞和溶血
C. 消耗性低凝血期由于纤溶系统被激活，血管内纤维蛋白溶解消耗，凝血功能异常，造成出血症状明显
D. 继发性纤溶期是由于血浆凝血因子和血小板大量消耗，继发性血液凝固性降低，出血症状明显
E. 实验室诊断标准包括血小板计数、血红蛋白、纤维蛋白原等检查项目

31. 医患双方对患者死因有异议时，应当进行尸体解剖，以下尸检期限正确的是（　　）
A. 当地不具备尸体冻存条件的，应在患者死亡后 24 小时内进行
B. 当地具备尸体冻存条件的，应在患者死亡后 3 日内进行
C. 当地不具备尸体冻存条件的，应在患者死亡后 36 小时内进行

D. 当地具备尸体冻存条件的，应在患者死亡后5日内进行
E. 当地不具备尸体冻存条件的，应在患者死亡后48小时内进行

32. 患儿因车祸伤至某院急诊就医，在体格检查过程中发现该患儿有多处陈旧性骨折，家属避而不谈旧伤如何形成，且坚持认为是此次车祸所致，要求肇事者私了，医生在这种情况下应如何处理（ ）
A. 医生有责任和义务对涉嫌伤害事件履行法定报告职责，应当报警
B. 医生不是肇事者，只要不影响治疗可以不用报警
C. 尊重受伤儿童家属的决定是作为医生的责任和义务
D. 报警可能会激怒患儿家属，避免给自己引来投诉等麻烦
E. 除了提供专业诊疗意见，医生无权干涉医疗之外的事情

33. 对有肺部疾病的患儿进行体检时，以下哪一项是不恰当的（ ）
A. 提前告知你接下去要做什么
B. 征得患者及家属的同意
C. 注意保护患者的隐私
D. 过程中避免与患者交谈
E. 听诊前先暖一暖听诊器

34. 急性链球菌感染后肾小球肾炎患儿的低补体血症多在起病后多久恢复（ ）
A. 1~2 周　B. 2~3 周
C. 4~6 周　D. 6~8 周
E. 8~10 周

35. 关于医患沟通中的倾听原则，下列哪项是错误的（ ）
A. 移情式倾听
B. 及时反馈
C. 直接纠正患者的不同观点
D. 避免先入为主
E. 避免不同观点直接交锋

36. 下列哪项属于原发性肾病综合征患儿的危重并发症（ ）
A. 血钾 6.5mmol/L　B. 呼吸道感染
C. 血钠 128mmol/L　D. 肺动脉栓塞
E. 肾小管功能障碍

37. 中国抗癫痫协会成立于哪一年（ ）
A. 1997 年　B. 1909 年
C. 2015 年　D. 2006 年
E. 2005 年

38. 患儿确诊肾病综合征，家长担心药物副作用，拒绝签字使用糖皮质激素，主管医师的下列做法正确的是（ ）
A. 告之家长激素为肾病综合征的一线用药，必须使用
B. 找同意使用的另一位家长签字
C. 告之激素副作用不大，诱导家长签字
D. 耐心告之选用激素的原因及可能出现不良反应的应对方法
E. 让患者家长咨询其他医务人员后再决定

39. 发现甲类或乙类按甲类管理的传染病，需在多久内将传染病报告卡通过网络报告（ ）
A. 1 小时　B. 2 小时
C. 12 小时　D. 6 小时
E. 24 小时

40. 慢性胃炎最主要的病因是（ ）
A. 胆汁反流
B. 幽门螺杆菌感染
C. 长期食用刺激性食物
D. 神经精神因素
E. 长期服用非甾体抗炎药

二、A_2 型题

1. 患儿，男，胎龄 32^{+5} 周，生后 12 小时，出生时哭声尚好。因“呼吸困难 9 小时”入院。伴青紫、呻吟不安。体格检查：三凹征明显，双肺呼吸音低。入院后予 NCPAP 辅助呼吸无好转，且症状渐加重。该患儿最可能的诊断是（ ）
A. 新生儿肺炎
B. 新生儿呼吸窘迫综合征
C. 新生儿湿肺
D. 先天性心脏病
E. 新生儿颅内出血

2. 足月患儿，男，12 小时。出生时有窒息史，羊水Ⅲ度粪染。因“气促 12 小时”就诊。伴有发绀、呻吟不安。体格检查：指甲、脐带发黄，三凹征明显，双肺可闻及粗湿啰音。考虑为（　　）

A. 新生儿胎粪吸入综合征

B. 新生儿肺出血

C. 新生儿肺炎

D. 新生儿气漏综合征

E. 新生儿湿肺

3. 患儿，女，8 个月。因“咳嗽、喘息 6 天”就诊。无发热，胃纳好。既往无喘息。体格检查：R 35 次 / 分，双肺可闻及痰鸣音及呼气相哮鸣音，心腹阴性。最可能的诊断为（　　）

A. 急性支气管炎　　B. 支气管肺炎

C. 支气管异物　　D. 上呼吸道感染

E. 毛细支气管炎

4. 患儿，男，6 个月。咳嗽 3 天，伴喘息、呼吸费力，无发绀，无发热。体格检查：R 40 次 / 分，一般情况可，可见三凹征，两肺满布哮鸣音，心腹阴性。最可能的病原体是（　　）

A. 腺病毒　　B. 呼吸道合胞病毒

C. 鼻病毒　　D. 肺炎支原体

E. 副流感病毒

5. 患儿，女，7 岁 8 个月。因“发现乳房增大 3 个月余”就诊。体格检查：身高 127cm，乳房发育 B2，乳晕无色素加深，阴毛发育 PH1，骨龄与年龄相符，该患儿最可能的诊断是（　　）

A. 正常青春发育　　B. 单纯乳房早发育

C. 肾上腺功能早现　　D. 外周性性早熟

E. 中枢性性早熟

6. 患儿，女，2 岁。因“发热 2 天，咳嗽、声音嘶哑半天”就诊。患儿体温最高 39.5℃，咳嗽呈犬吠样，伴声嘶。体格检查：呼吸平稳，未见三凹征，双肺呼吸音粗，可闻及痰鸣音。最可能的诊断是（　　）

A. 支气管肺炎　　B. 支气管哮喘

C. 急性支气管炎　　D. 喉异物

E. 急性喉气管支气管炎

7. 患儿，女，9 岁 1 个月。因“发现乳房增大 1.5 年”就诊。近 1 年身高增长加速，既往体健，成绩佳，体格检查：身高 143cm，乳房发育 B3，皮肤无色素沉着，阴毛发育 PH3，左手正位片如图 1-69 所示，LH 基础值 1.1。该患儿最可能的病因是（　　）

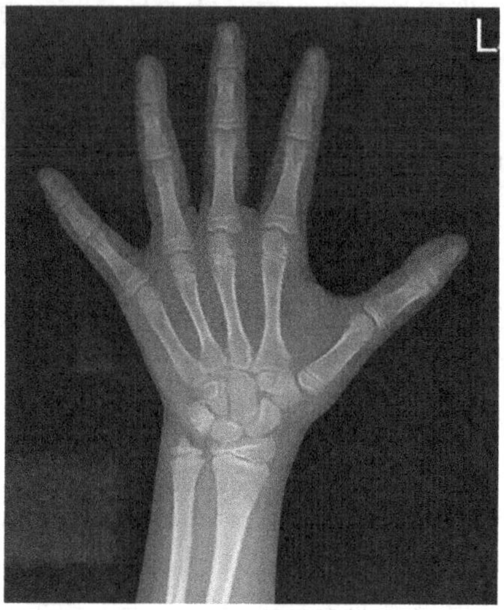

图 1-69　左手正位平

A. 肾上腺皮质增生症

B. 卵巢囊肿

C. 甲状腺功能减退症

D. 外源性激素摄入

E. 特发性性早熟

8. 足月患儿，女，13 天。因“发热 3 天，食奶差 2 天，伴嗜睡 1 天”入院。无腹泻。体格检查：T 38.5℃，反应差，前囟饱满，心肺正常，腹部软，肝肋下 1.5cm，四肢肌张力低，入院后化验脑脊液诊断为新生儿化脓性脑膜炎。符合该患儿脑脊液常规生化结果的是（　　）

A. 清亮、细胞数 50×10^6/L，中性粒细胞百分比 40%，蛋白定量 2.5g/L，葡萄糖 1.8mmol/L

B. 微浊、细胞数 70×10^6/L，中性粒细胞百分比 80%，蛋白定量 1.0g/L，葡萄糖 3.5mmol/L

C. 微浊、细胞数 70×10^6/L，中性粒细胞百分比 80%，蛋白定量 2.6g/L，葡萄糖 1.8mmol/L

D. 清亮、细胞数 15×10^6/L，中性粒细胞百分比 80%，蛋白定量 2.2g/L，葡萄糖 2.8mmol/L

E. 清亮、细胞数 130×10^6/L，中性粒细胞百分比 30%，蛋白定量 2.3g/L，葡萄糖 2.0mmol/L

9. 患儿，女，10天。因“发热1天”入院。体格检查：T 38℃，嗜睡，哭声弱，前囟膨隆，双肺呼吸音粗，未闻及啰音，心音有力，律齐，未闻及杂音，脑脊液检查发现大肠埃希菌。对患儿的治疗方案说法正确的是（　　）

A. 选用大剂量的抑菌药

B. 可选青霉素加庆大霉素治疗，用药疗程不应超过2周

C. 头孢曲松半衰期短，不宜选用

D. 治疗疗程至少3周

E. 病原明确后，无论经验用药有无临床效果，均应根据药敏结果更换抗生素。

10. 患儿，女，5岁。因“面色苍白，乏力伴茶色尿半个月”入院。体格检查：重度贫血貌，巩膜轻度黄染，脾肋下1cm。实验室检查：血红蛋白68g/L，网织红细胞百分比18%；Coombs实验阳性。下列哪项实验室检查正确（　　）

A. 尿中尿胆原排泄减少

B. 血中非结合胆红素增加

C. 网织红细胞减少

D. 血中结合胆红素减少

E. 血清铁减少

11. 患者，10岁。因“咳嗽、乏力7天”入院。病程中有发热，体温38℃左右。患儿病前曾患麻疹。体格检查：体重：25.0kg，精神疲倦，浅表淋巴结无肿大。双肺听诊，左侧呼吸音弱，余无特殊。PPD（−），脑脊液白细胞计数 720×10^6/L，其中多核细胞百分比30%，单核细胞百分比72%，蛋白定量1.08g/L，葡萄糖1.25mmol/L，氯化物92mmol/L。该患儿最大可能诊断（　　）

A. 麻疹病毒性脑炎　　B. 亚急性硬化性脑炎

C. 化脓性脑膜炎　　D. 结核性脑膜炎

E. 新隐球菌性脑膜炎

12. 该患儿入院后查胸部CT，如图1-70所示，提示该患儿（　　）

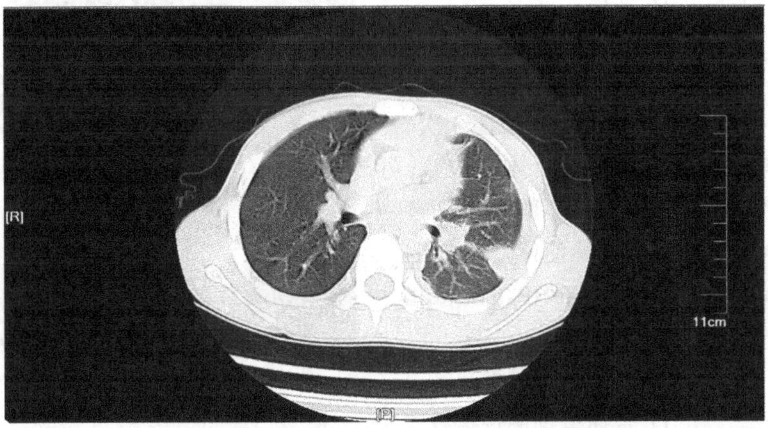

图1-70　胸部CT

A. 左侧胸腔积液　　B. 右肺炎症

C. 右侧胸腔积液　　D. 右肺不张

E. 纵隔右偏

13. 患儿，男，11岁。暑假由沿海某市旅游回海口，在途经一码头食冷稀饭一碗，次日突起腹泻，一天20余次，继之呕吐，无明显腹痛。体格检查：T 36.3℃，中度失水，血压85/50mmHg，粪便镜检：WBC 0~2/HP，疑为霍乱，应考虑做哪项检查确诊（　　）

A. 粪便涂片染色检查

B. SS培养基粪便培养

C. 血培养

D. 粪便悬滴镜检

E. 粪便碱性培养基培养

14. 患儿，男，1岁。因“体检时发现心脏杂音3天”来院。患儿无不适主诉，平素生长发育同正常同龄儿。超声心动图检查示单纯性肺动脉瓣狭窄，峰值跨瓣压差75mmHg。下一步的

诊疗建议为（　　）

A. 继续随访观察

B. 药物治疗

C. 外科手术

D. 经皮球囊扩张肺动脉瓣成形术

E. 不需要治疗

15. 女孩，2 岁。因“生长发育落后近 2 年”来院。患儿平时多汗、易感冒。体格检查：体重 9kg，无发绀，水冲脉，胸骨左缘第 2 肋间可闻及连续性机器样杂音。最可能的诊断为（　　）

A. 动脉导管未闭　　B. 室间隔缺损

C. 肺动脉瓣狭窄　　D. 法洛四联症

E. 房间隔缺损

16. 患儿，男，5 岁。因“高热伴腹泻1天”入院。腹泻 6~7 次 / 日，为黏液性脓血便，腹痛伴里急后重，反复惊厥，逐渐出现昏睡、神志不清，病前吃过凉拌黄瓜，诊断为细菌性痢疾。其临床类型属于（　　）

A. 重型　　B. 轻型

C. 普通型　　D. 慢性型

E. 中毒型

17. 患儿，男，3 岁。因“发热半天、抽搐 3 次”入院。病程中解黏液脓血便 6 次。体格检查：T 40.5℃，BP 80/40mmHg。精神萎靡，脸色青灰，心、肺无异常，四肢凉。粪便常规：白细胞计数 8~10/HP、红细胞计数 3~5/HP。该患儿可能的诊断是（　　）

A. 高热惊厥　　B. 病毒性脑膜炎

C. 结核性脑膜炎　　D. 普通型细菌性痢疾

E. 中毒型细菌性痢疾

18. 患儿，男，4 岁。“浓茶样尿伴面色苍白 7 天”就诊。体格检查：重度贫血貌，巩膜黄染，肝肋下 1cm 处扪及，脾肋下 2cm 处扪及。实验室检查：血红蛋白 65g/L，网织红细胞百分比 19.1%，尿胆原阳性，血非结合胆红素 45μmol/L。下列哪项为首选治疗（　　）

A. 糖皮质激素　　B. 免疫抑制剂

C. 切脾治疗　　D. 免疫球蛋白

E. 输浓缩红细胞

19. 患儿，女，9 岁。因“发热、食欲缺乏 10 天”入院。病程中发热以高热为主，有腹泻 3~4 次 / 日，为稀糊便，无黏液脓血。体格检查：T 39.0℃，精神萎靡，心、肺无异常，腹部稍胀，右下腹轻度压痛，无反跳痛，肝肋下 2.5cm，脾肋下 2cm。血常规：白细胞计数 4.3×10^9/L，中性粒细胞百分比 78%，嗜酸性粒细胞计数 15×10^9/L；肥达试验 O 效价 > 1 : 80，H 效价 > 1 : 160；肝功能：谷丙转氨酶 112U/L。最可能的诊断是（　　）

A. 病毒性感染

B. 伤寒

C. 肠结核

D. 金黄色葡萄球菌败血症

E. 钩端螺旋体病

20. 患儿，男，4 岁。因“发热、咳嗽 1 周”入院。体格检查：T 38 ℃，心肺听诊正常。PPD（+），胸部 CT 如图 1-71 所示，最可能的诊断是（　　）

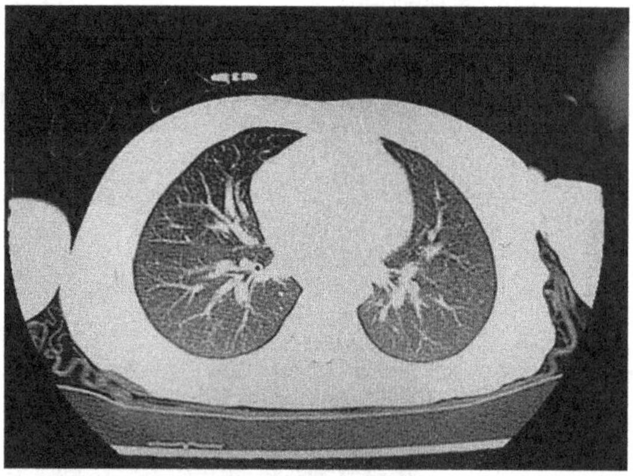

图 1-71　胸部 CT

A. 节段性肺炎　　B. 大叶性肺炎

C. 病毒性肺炎　　D. 肺结核

E. 支气管肺炎

21. 患儿，男，2 岁。因“出生后 3 个月左右出现口唇发绀、哭闹时加重”就诊。体格检查：发育较差，胸骨左缘第 2~4 肋间可闻及 3/6 级收缩期杂音，心脏超声检查结果为法洛四联症。患儿还可能有以下哪种检查结果（　　）

A. 胸片示肺充血、肺血管影增粗

B. 心电图显示右心室肥厚

C. 心导管测定肺动脉压力增高

D. 脉压增大，毛细血管征阳性

E. 胸片检查心影增大，心尖向左下移位

22. 患儿，男，7 岁。因“颈部淋巴结进行性肿大半个月”入院。伴发热、盗汗。体格检查：颈部可扪及多个肿大淋巴结，最大约 3cm × 5cm 大小，无痛，融合，质硬，不易推动，腋窝、腹股沟均可扪及蚕豆大小淋巴结。外科活检提示霍奇金淋巴瘤。请问该病最常见的病理类型是（　　）

A. 淋巴细胞减少型

B. 结节硬化型

C. 经典淋巴细胞富裕型

D. 混合细胞型

E. 结节样淋巴细胞为主型

23. 患儿，男，13 岁。因“周期性发热 1 个月”入院。体格检查：颈部、腋下、腹股沟淋巴结肿大，肝肋下 2cm，脾肋下 3cm。淋巴结活检发现里 - 斯细胞，那么目前最常用的治疗方案是（　　）

A. 化疗　　B. 放疗

C. 生物治疗　　D. 手术治疗

E. 造血干细胞移植

24. 患儿，男，5 个月。因“发现青紫 2 个月，反复吃奶时抽搐 1 周”就诊。患儿近 1 周来多次吃奶时发生抽搐伴呼吸困难、青紫加重，持续 2~3 分钟，停止喂奶后可逐渐缓解；入院诊断为法洛四联症。引起这种表现的原因可能是（　　）

A. 急性心力衰竭　　B. 乳汁吸入导致窒息

C. 急性脑梗死　　D. 缺氧发作

E. 心律失常

25. 患儿，女，15 岁。因“胸闷、心悸、乏力 2 周”就诊。伴活动耐力下降。患儿出生后诊断为先天性心脏病，未经治疗。体格检查：心前区未及明显杂音，肺动脉瓣区第二心音亢进，指端红润，SpO_2 98%，趾端青紫，可见杵状趾。可能的诊断为（　　）

A. 动脉导管未闭　　B. 室间隔缺损

C. 肺动脉瓣狭窄　　D. 法洛四联症

E. 房间隔缺损

26. 患儿，男，3 岁。因“高热、流涕伴肌肉酸痛 2 天”入院。病前有流感接触史。入院后患儿病情迅速加重，高热不退，呼吸困难，烦躁不安。体格检查：口周发绀，双肺可闻及较多湿啰音。胸片可见双肺散在结节状阴影。如果疑似流感，应该属于以下哪种类型（　　）

A. 致死性流行性感冒　　B. 不典型流行性感冒

C. 普通型流行性感冒　　D. 肺炎型流行性感冒

E. 轻型流行性感冒

27. 患儿，女，3 个月。因“咳嗽 3 周，加重 5 天”入院。为阵发性痉挛性咳嗽，咳后有鸡鸣样回声。体格检查：肺部呼吸音粗。血常规：白细胞计数 $14 \times 10^9/L$，中性粒细胞百分比 18%，淋巴细胞百分比 82%。可能的诊断为（　　）

A. 支原体肺炎　　B. 百日咳

C. 病毒性肺炎　　D. 支气管肺炎

E. 气管异物

28. 患儿，男，12 岁。因“近 1 个月胸闷 3 次”就诊。患儿胸闷皆发生于做作业时，室外活动后减轻，平素体健，为校足球队队员，体格检查：生长发育正常，无发绀，HR 75 次 / 分，心音有力，胸骨左缘第 2 肋间可闻及 2/6 收缩期吹风样杂音，肺动脉瓣区第二心音固定分裂。最可能的辅助检查结果为（　　）

A. 心电图 P—R 间期缩短，X 线胸片肺血增多，心影增大，心尖部向左下移位

B. 心电图示不完全右束支传导阻滞，X 线胸片肺血增多，心尖部圆隆上翘

C. 心电图示左心室肥大，X 线胸片肺血减少，心腰凹陷，心尖上翘

D. 心电图示右心室肥大，X 线胸片肺血减少，心尖部圆隆上翘

E. 心电图示双峰 P 波，X 线胸片肺门血管影增粗，双肺外野肺纹理减少

29. 患儿，男，9 个月。因“反复咳嗽 3 个月”就诊。患儿生后肺炎 3 次，易呛奶，体格检查：体重 6kg，胸骨左缘第 3~4 肋间可闻及 4/6 粗糙全收缩期杂音，胸前区传导广泛，可触及震颤，胸片示左心增大、肺纹理增粗、肺动脉段突出。最可能的诊断为（　　）

A. 房间隔缺损　　B. 室间隔缺损
C. 动脉导管未闭　　D. 肺动脉瓣狭窄
E. 法洛四联症

30. 患儿，女，4 岁。因“反复腹胀、腹痛、便血 2 周”入院。当地诊断复发性肠套叠。体格检查：腹部膨隆、轻压痛，伴肌紧张，肝肋下 3cm，剑突下 5cm，质中，普通外科行腹腔淋巴结活检术，提示非霍奇金淋巴瘤。关于本病的描述，不正确的是（　　）

A. 弥漫型占绝大多数
B. 我国 T 细胞淋巴瘤发病率明显高于欧美国家
C. 淋巴母细胞瘤骨髓易受侵犯
D. 弥漫性大细胞型为惰性淋巴瘤，不易发生侵袭
E. Burkitt 淋巴瘤常见于 *C-Myc* 相关的易位

31. 患儿，女，8 岁。因“反复咳嗽、咳痰 2 年，痰中带血丝 1 个月”入院。患儿咳嗽常见于清晨起床后，偶咳出黄绿色痰。既往患重症支原体肺炎病史，已接种卡介苗。体格检查：消瘦，面色苍白，肺底可闻及中细湿啰音。心音强，律齐。可见杵状指（趾）。该患儿最可能的诊断是（　　）

A. 支气管哮喘　　B. 支气管扩张
C. 肺结核　　D. 肺动静脉瘘
E. 特发性肺含铁血黄素沉着症

32. 患儿，男，3 岁。因“咳嗽伴喘息 1 个月余”就诊。咳嗽剧烈，呈刺激性发作，无发热，无发绀，胃纳可，抗生素及支气管舒张剂雾化等治疗无效。有可疑异物吸入史。既往无喘息史。体格检查：R 40 次 / 分，呼吸稍促，左肺可闻及吸呼双相哮鸣音，余无异常。实验室检查：白细胞计数 4.5×10^9/L，中性粒细胞百分比 54%，淋巴细胞百分比 46%，CRP 10mg/L。X 线胸片示纵隔居中，两肺未见明显实变影，左侧肺野透亮度稍高。最可能的诊断是（　　）

A. 急性支气管炎　　B. 支气管哮喘
C. 毛细支气管炎　　D. 支气管异物
E. 闭塞性细支气管炎

33. 患儿，女，8 岁。因“反复皮肤紫癜 2 个月”入院。体格检查：双下肢可见鲜红色及暗红色皮肤紫癜，稍高出皮面，压之不褪色，心肺（–），腹平软，无压痛、反跳痛，实验室检查：尿常规：尿红细胞计数 45/HP，尿蛋白定性（+），关于该患儿出现的肾脏损害，以下观点正确的是（　　）

A. 肾脏症状常在病程 2 周内出现
B. 肾脏病变与皮肤紫癜的严重度相关
C. 约 20% 的患儿出现肾脏损害
D. 预后好，但大多数不能完全恢复
E. 肾病理见 40% 新月体形成提示 ISKDC 分类为Ⅲ级

34. 患儿，男，10 岁。因“发热、咽痛 1 天、皮疹 1 小时”就诊。患儿 1 天前出现发热，体温波动在 38~39℃（耳），伴咽痛，偶有咳嗽，在家中服用“布洛芬”退热。1 小时前面部出现少许红色皮疹，即来我院门诊。体格检查：咽充血，扁桃体 I 度肿大，无脓点。面部与颈部散在淡红色斑丘疹。耳后、枕部触及数颗黄豆大淋巴结。最可能的诊断是（　　）

A. 风疹　　B. 麻疹
C. 荨麻疹　　D. 幼儿急疹
E. 水痘

35. 患儿，女，3 岁。因“发热 2 天，皮疹 1 天”就诊。患儿 2 天前出现发热，体温 38.5℃（耳）左右，无呕吐腹泻，无咳嗽、流涕，家中自行服用“布洛芬”等药，体温无下降。1 天前胸部出现红色皮疹，后逐渐波及脸部、后背。体格检查：精神好，无中毒貌。咽部稍充血，口周、口唇数颗疱疹，心肺检查无殊。脸面、躯干散在丘疹、疱疹，躯干部皮疹较密集，数颗皮疹有结痂。辅助检查：血常规 +CRP 示白细胞计数 6×10^9/L，淋巴细胞百分比 65.3%，血红蛋白 113g/L，血小板计数 430×10^9/L，CRP 1mg/L。以下处理措施正确的是（　　）

A. 阿昔洛韦针抗病毒
B. 利巴韦林针抗病毒
C. 青霉素针抗菌
D. 布洛芬或水杨酸类药物控制体温
E. 甲泼尼龙片口服减少炎症渗出

36. 患儿，女，35 天，生后体检。母亲 40 岁，孕期未产检。体格检查：眼距增宽，通贯掌，医

生向家属解释病情的方式哪一项最合理（　　）
A. 告知孩子存在严重神经系统疾病
B. 告知孩子为遗传代谢病
C. 告知孩子为唐氏综合征
D. 告知家属需要完善染色体检查
E. 告知体检无殊，隐瞒病情

37. 患儿，男，6个月。因“发热2天”就诊。患儿2天前出现发热，体温波动在38~38.5℃（耳），伴流涕、流泪，偶有咳嗽，现体温升至39℃，咳嗽加剧。体格检查：咽充血明显，颊黏膜粗糙，可见灰白色小点，全身未见皮疹。心检查无殊，肺呼吸音粗，无啰音。患儿正规接种疫苗。1周前曾因“感冒”在诊所予“头孢克洛颗粒、小儿氨酚黄那敏颗粒”等治疗3日。目前最可能的诊断是（　　）
A. 风疹　　B. 猩红热
C. 水痘　　D. 药物疹
E. 麻疹

38. 患儿，女，1岁。因“皮疹半天”就诊。患儿今晨出现鲜红色皮疹，皮疹初发在面部，后逐渐波及至躯干，偶有流涕，无咳嗽，无呕吐、腹泻。出疹前曾有发热3天病史，在当地门诊予“小儿柴桂退热颗粒、布洛芬混悬液”等治疗，昨热退。体格检查：精神好，脸部、躯干可见散在斑丘疹，疹间皮肤正常，咽无充血，口腔黏膜光滑。心肺无殊。目前诊断是（　　）
A. 风疹　　B. 猩红热
C. 药物疹　　D. 幼儿急疹
E. 水痘

39. 患儿，男，10岁。因“发热伴咽痛2天，皮疹1天”就诊。患儿2天前出现发热，体温波动在38~39℃（耳），伴咽痛，无咳嗽、流涕，无面色苍白，在家中服用“阿莫西林克拉维酸钾颗粒、清开灵颗粒”等，仍发热。1天前出现鲜红色皮疹，起初在耳后及上胸部，逐渐蔓延至躯干、四肢，皮肤发红，有痒感。体格检查：全身皮肤发红，有瘙痒，其上分布密集、针尖大小红色丘疹，抚摸有细沙样感觉，部分皮疹融合成片。咽充血，扁桃体Ⅱ度肿大，可见黄白色脓点。肺呼吸音粗，无啰音，心律齐，无杂音。引起该病的主要病因是（　　）
A. 金黄色葡萄球菌　　B. 肺炎链球菌
C. 草绿色链球菌　　D. 化脓性链球菌
E. 表皮葡萄球菌

40. 患儿，男，5岁。因“发热1天，左耳下肿痛3小时”就诊。张口、咀嚼时疼痛加剧。急诊尿淀粉酶明显升高。目前该患儿最可能的诊断是（　　）
A. 流行性腮腺炎　　B. 颈部淋巴结炎
C. 化脓性腮腺炎　　D. 血管神经性水肿
E. 面神经炎

41. 患儿，男，16岁5个月。因“第二性征发育延迟2年，乳房发育1年”就诊。体格检查：身高176cm，体重59kg，睾丸质地软，容积约2ml，阴茎长4cm，阴毛发育PH1。辅助检查：促黄体生成素57.80U/L，促卵泡生成素46.20U/L，睾酮0.96ng/ml。为明确诊断，哪一项检查最有意义（　　）
A. 垂体MRI　　B. 染色体核型分析
C. 17羟基孕酮　　D. GnRH激发试验
E. 基因检测

42. 患儿，女，3岁。因“发热5天，皮疹4天，头痛、步态不稳1天”就诊。患儿5天前出现发热，体温38℃（耳）左右，次日手心出现数颗皮疹，在当地治疗无好转。1天前患儿诉头痛，无呕吐，伴行走时步态不稳，体温升至38.5~39℃，热高时无寒战、惊厥，无咳嗽、流涕。体格检查：T 37.8℃，P 125次/分，R 30次/分，BP 105/65mmHg。神志清，精神软，面色红润，手心可见数颗丘疹，咽红，咽峡部无疱疹、溃疡，未见三凹征，心肺检查无殊，颈软，布鲁津斯征（–），巴宾斯基征（–），下肢肌张力减低，肌力Ⅳ级。肢端暖。目前初步诊断（　　）
A. 手足口病第1期　　B. 手足口病第2期
C. 手足口病第3期　　D. 手足口病第4期
E. 手足口病第5期

43. 患儿，男，2岁。因“发热伴皮疹2天”就诊。体格检查：神志清，精神可，手关节、足关节、肩关节及肘关节周围可见散在红色丘疹、疱疹，压之褪色，全身浅表淋巴结未及肿大，咽充血，

咽峡部可见数颗疱疹，扁桃体无肿大，心肺检查无殊，神经系统检查阴性，可见卡疤。该患儿诊断（　　）

A. 风疹　　B. 单纯疱疹病毒感染

C. 荨麻疹　　D. 手足口病

E. 水痘

44. 患儿，男，9 岁。因“多饮、多尿 3 个月余”入院。辅助检查：禁水试验 9 小时，尿量无减少，血清（浆）渗透压 293.00mOsm/kg，尿渗透压 114.00mOsm/kg，加压素试验尿渗透压 560.00mOsm/kg。哪一项辅助检查结果可能符合该患儿（　　）

A. 血糖 20mmol/L

B. 抗利尿激素升高

C. MRI 垂体后叶高信号消失

D. 尿微球蛋白升高

E. *AVPR*2 基因突变

45. 患儿，男，5 岁。因“发热半天”就诊。体格检查：全身浅表淋巴结未及肿大，全身未见皮疹，咽充血，牙龈无红肿，咽峡部可见数颗疱疹、溃疡，扁桃体Ⅰ度肿大，无脓点。心肺检查无殊。目前最可能的诊断是（　　）

A. 疱疹性口炎　　B. 疱疹性咽峡炎

C. 溃疡性口腔炎　　D. 扁桃体炎

E. 水痘

46. 患儿，男，11 个月。因“发热 2 天，皮疹、呕吐 1 天”就诊。患儿 2 天前出现发热，体温波动在 38.5℃（耳），伴轻咳流涕，1 天前出现臀周皮疹，伴呕吐数次，非喷射性，睡时有惊跳。体格检查：精神可，咽充血，牙龈无红肿，咽峡部可见疱疹、溃疡，心律齐，心音中等，两肺呼吸音粗，未闻及啰音，颈软，布鲁津斯基征（–），巴宾斯基征（–），肌力Ⅴ级，肌张力正常，可见卡疤。臀周、手心数颗疱疹、丘疹。为明确诊断，最需尽早完成的检查为（　　）

A. 脑脊液检查　　B. X 线胸片

C. 血常规＋ CRP　　D. 腹部 B 超

E. 血 TORCH

47. 患儿，男，5 岁。因“发热 5 天，眼睑水肿 1 天”就诊。体格检查：颈部触及多个淋巴结肿大，最大 1.0cm × 1.5cm，轻微触痛。两眼睑水肿，结膜无充血。咽充血，口腔内情况如图 1-72 所示，心肺检查无殊。腹软，肝肋下 2cm，质软边锐，脾肋下 3cm，质软。最可能的诊断是（　　）

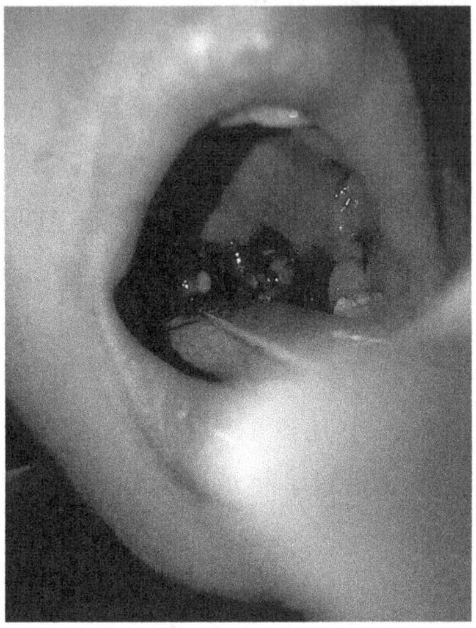

图 1-72　扁桃体情况

A. 传染性单核细胞增多症

B. 化脓性扁桃体炎

C. 腺病毒感染

D. 颈淋巴结炎

E. 淋巴结核

48. 患儿，女，6 岁。因“高热 10 小时”就诊。体温 39.5~40℃（耳），有寒战，无惊厥，伴头痛，呕吐 2 次。患儿既往体健。体格检查：T 39.5℃，P 130 次 / 分，R 30 次 / 分，BP 75/45mmHg。精神萎靡，腹部及下肢多处瘀点、瘀斑，心律齐，无杂音，两肺呼吸音粗，未闻及干湿啰音。颈抵抗，布鲁津斯基征（+），巴宾斯基征（–）。可见卡疤。该患儿最可能的诊断是（　　）

A. 中毒性脑病　　B. 隐球菌性脑炎

C. 结核性脑膜炎　　D. 流行性脑脊髓膜炎

E. 病毒性脑炎

49. 患儿，女，3 岁。因“流涕、发热 2 天”就诊。患儿纳差，偶有头痛，无恶心、呕吐，无腹泻，无惊厥。体格检查：精神疲倦，乏力，咽红，充血，双肺呼吸音粗，未闻及干湿啰音，余体检无殊。如疑诊该患儿为“流感”，以下关于流

行性感冒描述错误的是（　　）
A. 全身症状重
B. 上呼吸道卡他症状较轻或不明显
C. 年老患者或免疫力低下的患者感染流行性感冒，病情可持续发展
D. 肺外并发症多见
E. 流行性感冒的确诊依据靠病毒分离

50. 患儿，男，4 岁。患百日咳后期，痉咳缓解，现咳而无力，精神萎靡，食欲不振，百日咳起病后经过多长的初咳期才进入痉咳期（　　）
A. 4~5 周　B. 1~3 天
C. 1~2 周　D. 3~5 天
E. 3~4 周

三、A_3/A_4 型题

1. 患儿，男，4 岁。因“出生后发现口唇青紫 4 年，反复发热 1 个月、加重 1 周”就诊。患儿出生后发现口唇青紫，哭闹时加重，活动耐力较差，心脏超声检查结果为法洛四联症，未予治疗，近 1 个月出现反复发热，不规则应用抗生素治疗，近 1 周发热持续，体温 38℃左右，伴咳嗽来诊。体格检查：神萎，发育较差，口唇及指（趾）发绀，胸骨左缘第 2~4 肋间可闻及 3/6 级收缩期杂音，左脚拇趾腹面可见暗红色小结节。
（1）患儿需要考虑的诊断为（　　）
A. 法洛四联症，反复上呼吸道感染
B. 法洛四联症，肺炎
C. 法洛四联症，感染性心内膜炎
D. 法洛四联症，脑栓塞
E. 法洛四联症，败血症
（2）为进一步明确病情，以下辅助检查，临床诊断价值最高的是（　　）
A. 超声心动图　B. 胸部正侧位片
C. 心脏 CT　D. 心脏 MRI
E. 心导管检查
（3）为进一步指导治疗，需要做的最主要的实验室检查为（　　）
A. 痰培养加药敏试验
B. 血培养加药敏试验
C. 血气分析
D. 血常规 +CRP
E. 降钙素原和抗链 O 检查

2. 患儿，女，14 岁。牙龈渗血 2 天，双下肢散在瘀点瘀斑。血常规：白细胞计数 6.7×10^9/L，血红蛋白 120g/L，血小板计数 28×10^9/L，中性粒细胞百分比 65%，淋巴细胞百分比 32%。
（1）初步诊断为免疫性血小板减少性紫癜，以下哪项检查对诊断最有帮助（　　）
A. 出血时间延长
B. 血块退缩不良
C. 束臂试验阳性
D. 骨髓增生活跃，巨核细胞数目增多，呈成熟障碍
E. 抗血小板抗体阳性
（2）患儿最后确诊为慢性 ITP，主要依据是（　　）
A. 激素依赖
B. 血小板抗体滴度高
C. 骨髓中巨核细胞达 100 个以上
D. 病程大于 12 个月
E. 病程大于 2 年

3. 患儿，女，20 天。因“发热 2 天、惊厥 1 次”入院。体格检查：T 38.4℃，反应差，前囟饱满，面色苍灰。辅助检查：白细胞计数 23×10^9/L，中性粒细胞百分比 89%，CRP 82mg/L。
（1）为明确诊断，最为重要的检查是（　　）
A. 头颅 CT
B. 血降钙素原
C. 头颅磁共振成像（MRI）
D. 脑脊液检查
E. 血小板计数
（2）该患儿脑脊液回报：淡黄、微浊，白细胞计数 150×10^9/L，中性粒细胞百分比 72%，蛋白定量 2.3g/L，葡萄糖 1.5mmol/L，氯化物 110mmol/L。诊断应考虑（　　）
A. 化脓性脑膜炎　B. 颅内出血
C. 病毒性脑炎　D. 胆红素脑病
E. 高热惊厥

4. 患儿，女，30 分钟。胎龄 27^{+6} 周，母胎膜早

破5小时后自然娩出，生后予复苏，出生体重0.9kg。体格检查：自主呼吸弱，双肺呼吸音低，行气管插管后入院，完善胸片呈“白肺”。

（1）该患儿最可能的诊断为（　　）

A. 新生儿湿肺

B. 新生儿肺出血

C. 新生儿呼吸窘迫综合征

D. 新生儿肺炎

E. 严重的先天性心脏病

（2）该患儿经口气管插管，插管深度一般应为（　　）

A. 5~6cm　　B. 6~7cm

C. 7~8cm　　D. 8~9cm

E. 10~11cm

（3）除气管插管机械通气外，该患儿最需要的治疗是（　　）

A. 猪肺磷脂注射液

B. 纠正酸中毒

C. 持续气道正压呼吸（CPAP）

D. 高压氧

E. 地塞米松

5. 患儿，男，9个月。因“面色苍白2个月”就诊。纯母乳喂养，出生后6个月会坐，现坐不稳，体格检查：表情呆滞，面色蜡黄，肝肋下2cm，脾肋下2cm。血常规：红细胞计数3.5×10^{12}/L，血红蛋白81g/L，MCV 96fl，MCH 33pg，MCHC 32%，白细胞、血小板均正常。

（1）为明确诊断，需行以下哪项检查（　　）

A. 血清铁

B. 血清铁蛋白

C. 血清总铁结合力

D. 维生素B_{12}、叶酸测定

E. 异常血红蛋白筛查

（2）患儿入院后查叶酸血浓度2ng/ml，维生素B_{12}血浓度89ng/L，该患儿诊断为（　　）

A. 营养性缺铁性贫血

B. 营养性巨幼细胞性贫血

C. 再生障碍性贫血

D. 地中海贫血

E. 慢性贫血

（3）对该患儿的治疗，正确的是（　　）

A. 维生素B_{12} 500μg一次肌内注射，叶酸口服5mg，每日3次

B. 维生素B_{12}每日100μg，每周3次，叶酸口服5mg，每日3次

C. 维生素B_{12}每日100μg，每周3次，叶酸口服10mg，每日3次

D. 维生素B_{12}每日1mg，连续肌内注射2周以上，叶酸口服5mg，每日3次

E. 维生素B_{12}每日1mg，连续肌内注射2周以上，叶酸口服10mg，每日3次

6. 足月患儿，男，2天。无窒息史，母乳喂养，无发热、嗜睡、惊厥表现，测血清胆红素为268μmol/L，母亲血型为O型，Rh阳性，父亲为AB型，Rh阳性。

（1）该病儿最可能的诊断是（　　）

A. 新生儿ABO溶血病　　B. 母乳性黄疸

C. 新生儿败血症　　D. 新生儿Rh溶血病

E. 新生儿肝炎

（2）首先应做的检查是（　　）

A. 血常规　　B. 血型

C. 血培养　　D. 抗人球蛋白试验

E. 肝功能

（3）首选的治疗方法是（　　）

A. 静脉输注白蛋白　　B. 换血治疗

C. 蓝光光疗　　D. 应用抗生素

E. 停母乳

7. 患儿，男，8个月。因“面色苍白2个月”就诊。患儿35周早产，现单纯牛奶喂养。近2个月来逐渐出现面色苍白，烦躁哭吵，奶量较前减少，体格检查：面色苍白，肝肋下3cm，脾肋下1cm。血常规：红细胞计数3.5×10^{12}/L，血红蛋白85g/L，白细胞、血小板均正常。

（1）患儿最可能的诊断是（　　）

A. 营养性缺铁性贫血

B. 营养性巨幼红细胞性贫血

C. 营养性混合性贫血

D. 地中海贫血

E. 再生障碍性贫血

（2）为明确诊断，需行以下何种检查（　　）

A. 骨髓穿刺　　B. 红细胞脆性试验
C. 血红蛋白电泳　　D. 抗人球蛋白试验
E. 血清铁，铁蛋白及总铁结合力测定
（3）最佳治疗为（　　）
A. 输血
B. 改善喂养，添加含铁辅食
C. 维生素 B_{12}
D. 叶酸
E. 改善喂养，添加含铁辅食 + 硫酸亚铁 + 维生素 C

8. 患儿，女，14 岁。因“少尿、水肿 1 周，发热 3 天”入院，伴面色苍白，尿色黄，有泡沫尿，无咳嗽，无关节肿痛。近 1 年反复口腔溃疡。体格检查：T 39℃，面色、口唇稍苍白，躯干部可见较多针尖大小出血点，心肺阴性，腹平软，无压痛及反跳痛，肝脾肋下未及，移动性浊音阳性，双下肢凹陷性水肿，神经系统阴性。实验室检查：ESR 32mm/h，CRP ＜ 8mg/L；血常规：白细胞计数 4.27×10^9/L，血红蛋白 90g/L，血小板计数 38×10^9/L，网织红细胞百分比 7%，血白蛋白 15g/L；直接抗人球试验阳性；血尿素氮 5.5mmol/L，血肌酐 48μmol/L；C3 27.2mg/dl，C4 4.06mg/dl，IgG 2300g/L；尿常规：尿红细胞（3+），蛋白定性（4+），24 小时尿蛋白 6.2g。
（1）该患儿最可能的诊断为（　　）
A. 地中海贫血　　B. 系统性红斑狼疮
C. 溶血尿毒综合征　　D. 原发性肾病综合征
E. 先天性血小板减少症
（2）下一步检查最应该采取的是（　　）
A. 抗核抗体系列　　B. 抗 O
C. 肾穿刺活检　　D. 腰椎穿刺
E. 肺功能
（3）患儿经过治疗 1 年后病情处于非活动状态，不可以接种的疫苗为以下哪种（　　）
A. 肺炎链球菌疫苗　　B. 流感疫苗
C. 乙肝疫苗　　D. 新冠灭活疫苗
E. 水痘疫苗

9. 患儿，女，14 岁。因“关节肿痛 3 个月余，眼痛、畏光 1 周”入院，3 个月余前出现双手近端指间关节、双腕关节、右膝关节肿痛，伴晨僵，持续 10 余分钟后缓解，无发热、皮疹，无呕吐、腹泻。近 1 周出现右眼红、眼痛，畏光、流泪。体格检查：双手第 2~4 近端指间关节肿痛，握拳不紧，双腕、右膝关节肿痛，活动受限，双侧 4 字试验阴性。实验室检查：ESR 28mm/h，CRP 19mg/L，血常规：白细胞计数 8.9×10^9/L，中性粒细胞百分比 62%，淋巴细胞百分比 37%，血红蛋白 118g/L，血小板计数 340×10^9/L。
（1）该患儿最可能的诊断为（　　）
A. 结核性关节炎
B. 反应性关节炎
C. 多关节型幼年特发性关节炎
D. 与附着点炎症相关性关节炎
E. 化脓性关节炎
（2）哪一项辅助检查结果可能符合该患儿（　　）
A. 关节涂片可见细菌　　B. 类风湿因子阳性
C. 抗 O 1280U/L　　D. 抗 ds-DNA 阳性
E. 骨髓细胞学提示噬血细胞易见
（3）该患儿目前最可能已发生的并发症是（　　）
A. 慢性虹膜睫状体炎
B. 巨噬细胞活化综合征
C. 急性结膜炎
D. 并发眼部细菌感染
E. 急性虹膜睫状体炎

10. 患儿，女，3 岁。因“皮肤紫癜 2 天”入院。伴双侧膝关节、踝关节、腕关节肿痛，有腹痛，脐周为著，持续性，伴呕吐，无尿红，体格检查：神志清，精神软，BP 103/67mmHg，四肢散在紫癜，暗红色及鲜红色、大小不等，略高出皮面，压之不褪色，双侧膝关节、踝关节、腕关节压痛，左膝关节肿胀明显，心肺（−），腹软，全腹压痛，无反跳痛，肝脾肋下未及，神经系统检查（−）。
（1）该患儿最有可能的诊断是（　　）
A. 急性胃炎　　B. 急性荨麻疹
C. 流行性脑脊髓膜炎　　D. 过敏性紫癜
E. 系统性红斑狼疮
（2）患儿入院后皮肤紫癜反复，关节肿痛明显，腹痛加剧，脐周为著，持续性，伴解黑便 1 次，拟予糖皮质激素治疗，以下观点正确的是（　　）
A. 糖皮质激素可以迅速缓解腹痛，但会加重本

病的消化道出血

B. 糖皮质激素可以改善本病关节畸形的发生率

C. 糖皮质激素不能减轻皮肤紫癜，也不能防止紫癜复发

D. 早期应用糖皮质激素可减少肾脏损害的发生率

E. 症状反复时可以长期应用糖皮质激素

（3）下列各项检查中，该患儿后期随访时应特别注意定期复查的是（　　）

A. 血常规　　B. 尿常规

C. 粪便常规　　D. 泌尿系 B 超

E. 肾功能

四、C 型题

1. 患儿，男，3 小时。因“生后不哭、青紫 5 分钟，反应差 3 小时”入院。患儿足月产，经阴道分娩，出生体重 4200g，出生时羊水粪染，第二产程延长，生后刺激无反应、全身发绀，无呼吸、心跳。当地医院予气管插管复苏囊正压通气、心脏按压等抢救治疗后，心率恢复，但无自主呼吸，刺激反应差、四肢软，Apgar 评分，1 分钟 1 分，5 分钟 5 分，10 分钟 7 分，持续复苏囊人工通气下，120 转入新生儿重症监护室。足月新生儿，出生时有重度窒息史，予复苏抢救后入新生儿监护室。体格检查：刺激反应差，气管插管人工通气状态，双下肢散在瘀斑，双肺呼吸音对称，无啰音，心律齐，心前区未闻及杂音，觅食、吸吮、握持、拥抱反射未引出。

（1）结合上述病史，该患儿目前最主要的诊断是（　　）

A. 新生儿窒息

B. 先天性宫内感染

C. 新生儿颅内出血

D. 新生儿缺氧缺血性脑病（重度）

E. 新生儿胎粪吸入性肺炎

F. 新生儿败血症

（2）该患儿应该立即采取哪些治疗措施（　　）

A. 机械通气　　B. 纠正酸中毒

C. 纠正低血糖　　D. 甘露醇颅压

E. 清理呼吸道　　F. 美罗培南抗感染

G. 止惊　　H. 亚低温治疗

（3）该患儿入院后急需完善哪项检查（　　）

A. 血气分析 + 电解质　　B. 头颅 B 超

C. 头颅 MRI　　D. 腰椎穿刺术

E. 脑电图与脑地形图　　F. 血常规

G. 肝功能　　H. 心肌酶

（4）患儿入院 6 小时开始频繁惊厥，现面色发青，呼吸不规则，经皮氧饱和度 70%，心率下降，应立即采取的措施是（　　）

A. 头罩吸氧　　B. 机械通气

C. CPAP　　D. 苯巴比妥

E. 地西泮拍背

（5）患儿入院 12 小时气管插管内可见大量血性分泌物涌出，肺部湿啰音多，心音低钝，经皮氧饱和度下降，立即调高呼吸机 PIP 及 PEEP，予气管插管内注入止血药，禁食胃肠减压管内引流出血性引流液，36 小时排尿 30ml。血常规示白细胞计数 27×10^9/L，中性粒细胞百分比 67.2%，血小板计数 86×10^9/L；血生化示血钙 0.77mmol/L，血钠 125mmol/L，血钾 3.8mmol/L；肝功能：谷丙转氨酶 229U/L，谷草转氨酶 23 629.0U/L；心肌酶：CK 1427.52U/L，CK-MB 1813.7U/L，血肌酐 225μmol/L，BUN 9mmol/L。该患儿目前存在哪些问题（　　）

A. 新生儿肺出血

B. 新生儿缺氧缺血性脑病

C. 血小板减少

D. 肝功能损伤

E. 心肌损害

F. 急性肾衰竭

G. 电解质紊乱

H. 多器官功能衰竭

2. 患儿，女，3 天。胎龄 35 周，母胎膜早破 3 天后娩出，无窒息史，出生体重 2.35kg。因“皮肤黄染、反应差 1 天”入院。体格检查：黄疸貌，反应欠佳，双肺呼吸音粗，未闻及啰音，心音有力，律齐，未闻及杂音，腹软，脐部未见异常分泌物，肝肋下 2cm，质软，边锐，四肢末端暖。辅助检查：血常规示白细胞计数 3.9×10^9/L，中性粒细胞百分比 40%，红细胞计

数 4.5×10^{12}/L，血红蛋白 145g/L，血小板计数 50×10^{9}/L；CRP ＞ 100mg/L，PCT 25ng/ml。母血型 AB 型 Rh 阳性。

（1）该患儿还应完善哪些检查（　　）

A. 血培养　　B. 肝功能

C. 遗传代谢检查　　D. 骨髓穿刺术

E. 腰椎穿刺术　　F. 抗人球蛋白试验

G. 心脏彩超

（2）患儿脑脊液回报：脑脊液：淡黄、清晰，白细胞计数 10×10^{9}/L，中性粒细胞百分比 35%，蛋白定量 1.0g/L，葡萄糖 2.8mmol/L，氯化物 120mmol/L，血培养阴性，肝功能：TSB 273.1μmol/L。如何对该患儿进行诊断（　　）

A. 早产儿、低出生体重儿

B. 早产儿、极低出生体重儿

C. 新生儿败血症

D. 感染性休克

E. 血小板减少

F. 新生儿高胆红素血症

G. 新生儿化脓性脑膜炎

（3）追问病史，患儿母亲产前 2 周多食用冰箱保存食物，产前 3 天有流感样表现。该患儿可能的致病菌是什么（　　）

A. 金黄色葡萄球菌　　B. 沙门菌

C. 大肠埃希菌　　D. 铜绿假单胞菌

E. B 组溶血性链球菌　　F. 李斯特菌

（4）对该患儿的治疗方案正确的有（　　）

A. 抽血培养后即开始用抗生素，选用有杀菌作用的药物

B. 蓝光光疗

C. 抗菌药物开始时宜采用静脉分次给药

D. 必要时可输注入免疫球蛋白

E. 输注血小板

F. 用药剂量按体重计算

G. 一旦有药敏结果，即使初选抗生素疗效好，也应更换

（5）患儿出现嗜睡、反应差，HR 180 次 / 分，BP 50/25mmHg，皮肤发花，肢端发冷，毛细血管充盈时间 4 秒，立即如何处理（　　）

A. 高流量吸氧

B. 另建稳定静脉通道

C. 应用抗生素的同时，积极抗休克治疗

D. 快速静脉推注 20ml/kg 等张生理盐水，可至 60ml/kg，直至灌注改善

E. 使用血管活性药

F. 纠正低血糖及低钙血症

G. 暖休克：静脉滴注多巴胺（多巴酚丁胺），若抵抗，静脉滴注肾上腺素

H. 冷休克：静脉滴注去甲肾上腺素

3. 足月患儿，女，2 小时。胎龄 39 周，顺产，羊水清，无窒息史，出生体重 3.0kg。主因“呻吟不安 1 小时”入院。患儿生后 1 小时出现呻吟不安，口吐白沫，渐加重，无发热。其母孕晚期阴道分泌物 B 族溶血性链球菌感染阳性，未治疗。体格检查：呼吸促，三凹征明显，双肺呼吸音粗，可闻及湿啰音，心音有力，律齐，未闻及杂音，四肢末端暖。

（1）该患儿应先完善哪些检查（　　）

A. 血常规　　B. 血培养

C. 腰椎穿刺术　　D. 血气分析

E. C 反应蛋白　　F. 胸片

G. 心脏彩超

（2）该患儿最可能的诊断是（　　）

A. 新生儿呼吸窘迫综合征

B. 新生儿湿肺

C. B 组溶血性链球菌肺炎

D. 新生儿气胸

E. 新生儿胎粪吸入综合征

F. 新生儿肺出血

（3）该患儿进一步的治疗有哪些（　　）

A. 保暖，生命体征监测

B. 保持呼吸道通畅

C. 肺部理疗

D. 青霉素＋头孢噻肟抗菌治疗

E. 鼻饲饮食

F. 供给足够的营养及液体

G. 美罗培南治疗

（4）患儿入院第 2 天出现呼吸促，三凹征明显，血气分析示：pH 7.25，PaO_2 40mmHg，$PaCO_2$ 68mmHg，需进一步哪项治疗（　　）

A. 观察　B. 鼻导管吸氧
C. 头罩吸氧　D. CPAP 给氧
E. 机械通气　F. 经鼻高流量
G. 抗菌药物升级

（5）患儿机械通气 3 天，病情逐步好转，但 2 天后体温波动于 38~38.8℃，痰液再次增多，复查胸部正位片有新的浸润影出现。应如何避免这种情况发生（　　）

A. 加强全身支持治疗
B. 为了尽快达到良好通气效果，予高潮气量治疗
C. 动态监测气道分泌物细菌培养，规范抗菌药物使用
D. 尽早肠内微量喂养
E. 规范无菌操作
F. 缩短呼吸机使用时间

4. 患儿，男，3 天。胎龄 39 周，无窒息史，出生体重 3.4kg。因“发热、食奶差 1 天”入院。体格检查：T 37.8℃，BP 72/38mmHg。反应欠佳，前囟膨隆，双眼呆滞，颜面、躯干皮肤黄染明显，双肺呼吸音清，未闻及啰音，心音有力，腹软，四肢肌张力正常，末梢暖。

（1）该患儿需完善哪些检查（　　）

A. 血常规　B. C 反应蛋白
C. 降钙素原　D. 血培养
E. 肝功能　F. 心脏彩超
G. 腰椎穿刺术

（2）完善检查回报：血常规示白细胞计数 13.7×10^9/L，中性粒细胞百分比 66.1%；CRP 23mg/L，降钙素原 0.4ng/mL；血培养阴性；血清总胆红素 290μmmol/L。脑脊液：淡黄、清晰，白细胞计数 62×10^9/L，中性粒细胞百分比 70%，蛋白定量 2.4g/L，葡萄糖 2.4mmol/L，氯化物 118.7mmol/L。诊断应考虑（　　）

A. 新生儿肺炎　B. 新生儿败血症
C. 新生儿化脓性脑膜炎　D. 病毒性脑炎
E. DIC　F. 新生儿高胆红素血症
G. 新生儿咽下综合征

（3）针对上述病例，需采用的治疗是（　　）

A. 甘露醇降颅内压　B. 输注血浆
C. 蓝光照射　D. 抗感染
E. 供给足够的热量和液体
F. 静脉注射免疫球蛋白
G. 输注利巴韦林

（4）若该患儿治疗 72 小时后复查脑脊液正常，但患儿治疗 1 周后再次出现体温升高，前囟隆起，为协助诊断，可考虑做哪些检查（　　）

A. 头颅 CT　B. 头颅透光试验
C. 腰椎穿刺术　D. 血常规
E. 血培养　F. 硬膜下穿刺
G. 侧脑室穿刺

（5）患儿侧脑室穿刺液化验提示：淡黄、清晰，白细胞计数 156×10^9/L，中性粒细胞百分比 70%，蛋白定量 1.2g/L，葡萄糖 2.4mmol/L，氯化物 115.7mmol/L。下列治疗措施正确的是（　　）

A. 腰椎穿刺术，鞘内注射药物
B. 侧脑室置管引流
C. 侧脑室穿刺注药
D. 糖皮质激素
E. 静脉输入易通过血脑屏障的杀菌型抗菌药物
F. 支持治疗

5. 患儿，男，10 岁。因“1 天内呕血 3 次”入院。半年来有反复腹痛，饥饿时明显，伴夜间痛。体格检查：HR 140 次 / 分，BP 85/75mmHg，神志清，精神软，贫血貌，肢端凉，口腔、鼻腔未见出血，腹平软，腹壁静脉未见显露，中、上腹压痛，无反跳痛，余体检无殊。

（1）需进一步完善的辅助检查是（　　）

A. 血常规　B. 粪便隐血
C. 凝血功能　D. 肝肾功能
E. 输血前四项　F. 血定型
G. ^{13}C 尿素呼气试验　H. 胃镜 + 组织病理检查
I. 快速尿素酶试验

（2）入院后查粪便常规示隐血阳性，凝血功能正常，血红蛋白 55g/L，胃镜示胃黏膜广泛充血水肿，伴微小结节形成；十二指肠球部前壁见一溃疡灶，大小约 1.5cm × 2.0cm，表面覆盖厚黄脓苔及陈旧性血痂；快速尿素酶试验阳性。目前可明确的诊断是（　　）

A. 中度贫血

B. 休克
C. 十二指肠球部溃疡 A1 期
D. 十二指肠球部溃疡 H1 期
E. 上消化道出血
F. 幽门螺杆菌感染
G. 胃炎
(3) 下一步的治疗措施包括（　　）
A. 卧床休息　　B. 禁食
C. 胃肠减压　　D. 紧急输血
E. 静脉滴注止血药　　F. 心电监护
G. 快速静脉滴注生理盐水
H. 静脉注射奥美拉唑
I. 急诊胃镜下止血
J. 急诊外科手术
(4) 下列哪项能提示该患儿无消化道活动性出血情况（　　）
A. 无再呕血
B. 血红蛋白维持稳定
C. 网织红细胞持续上升
D. 血细胞比容持续上升
E. 血尿素氮持续升高
F. 中心静脉压波动于 4~8cmH_2O

参考答案

一、A_1 型题

1. E **2.** D **3.** D **4.** E **5.** B
6. D **7.** D **8.** C **9.** B **10.** E
11. E **12.** C **13.** E **14.** A **15.** E
16. C **17.** E **18.** D **19.** A **20.** A
21. A **22.** B **23.** B **24.** C **25.** C
26. E **27.** C **28.** C **29.** A **30.** B
31. E **32.** A **33.** D **34.** D **35.** C
36. D **37.** E **38.** D **39.** B **40.** B

二、A_2 型题

1. B **2.** A **3.** E **4.** B **5.** B
6. E **7.** E **8.** C **9.** D **10.** B
11. D **12.** B **13.** E **14.** D **15.** A
16. E **17.** E **18.** A **19.** B **20.** D
21. B **22.** B **23.** A **24.** D **25.** A
26. D **27.** B **28.** B **29.** B **30.** D
31. B **32.** D **33.** E **34.** A **35.** A
36. D **37.** E **38.** D **39.** D **40.** A
41. B **42.** B **43.** D **44.** C **45.** B
46. A **47.** A **48.** D **49.** D **50.** C

三、A_3/A_4 型题

1. (1) C (2) A (3) B
2. (1) D (2) D
3. (1) D (2) A
4. (1) C (2) B (3) A
5. (1) D (2) B (3) D
6. (1) A (2) D (3) C
7. (1) A (2) E (3) E
8. (1) B (2) A (3) E
9. (1) C (2) B (3) E
10. (1) D (2) C (3) B

四、C 型题

1. (1) D (2) ABCDEGH
(3) AFGH (4) D (5) ABCDEFHI
2. (1) ABD (2) ACEF (3) F
(4) ABCDF (5) ABCDEF
3. (1) ABDF (2) C (3) ABCDF
(4) E (5) ACDEF
4. (1) ABCDEG (2) BCF (3) ACDE
(4) ABFG (5) BCEF
5. (1) ABCDEFGHI (2) BCEFG
(3) ABDEFGH (4) BD

第二章 临床结果判读

临床结果判读为某些省份设立于结业考核临床实践能力考试中，今后可能归到理论题考核内容中，不再单独设立考站。采用人机对话手机考试的方式，考核内容包括心电图、普通X线影像诊断和实验室检查结果判读，题量为20题，考试时间30分钟，总分100分，60分为合格线。考题以A_2题型（病例摘要型最佳选择题）为主。

第一节 心 电 图

1. 患儿，女，5岁。因“心前区不适1个月”就诊。无发热，无咳嗽，无呕吐。体格检查：面色红润，两肺阴性，心音中等，心前区未闻及杂音。心电图结果如图2-1所示。考虑什么（　　）

A. 正常窦性心律　　B. 窦性心动过缓
C. 一度房室传导阻滞　　D. 窦性心动过速
E. 房性心动过速

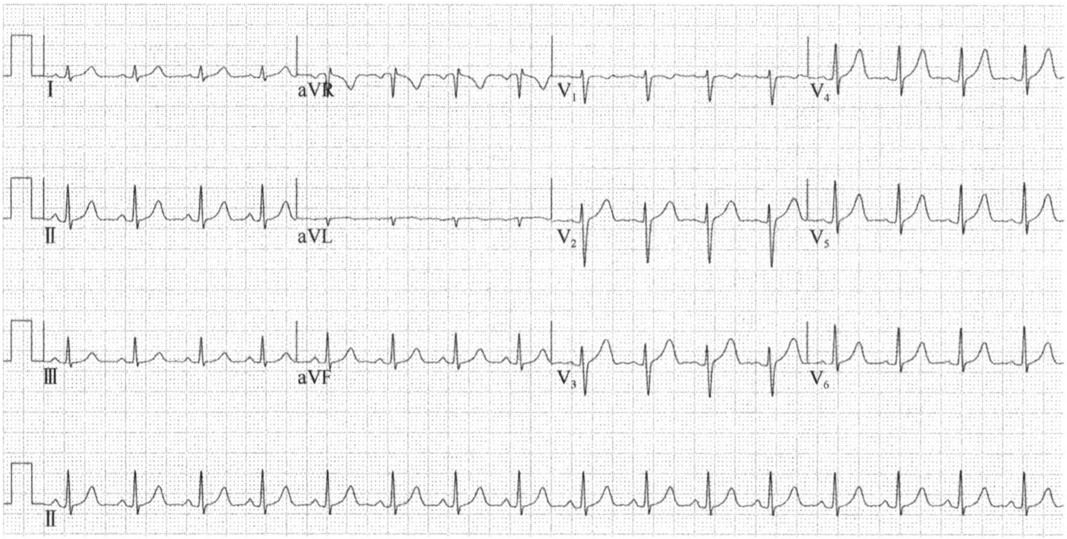

图2-1　心电图

考题分析：答案A。难度系数0.7，容易。本题所考疾病为临床结果判读，所考知识点为正常窦性心律的心电图特点。正常心电图特点是窦性P波，Ⅰ、Ⅱ、aVF、V_5导联P波直立，avR导联P波倒置。P—P间期相对固定，频率正常。通常1岁以内80~140次/分，1~6岁80~120次/分，6岁以上60~100次/分。上述心电图心率97次/分，属于正常窦性心律，因此选A。认知层次：理解。

2. 患儿，女，2岁。因“咳嗽2周”就诊。患儿2周前出现咳嗽，阵发性，不剧，无发热，无气促、发绀。体格检查：神志清，精神可，面色红润，两肺未闻及啰音，心律齐，心音中等，心前区未闻及杂音。心电图结果如图2-2所示。目前考虑什么（　　）

A. 正常心电图　　B. 房性心动过速
C. 窦性心动过速　　D. 心房扑动
E. 室上性心动过速

考题分析：答案C。难度系数0.7，容易。本题所考疾病为临床结果判读，所考知识点为窦性心动过速的心电图结果判读。窦性心动过速心电图特征是P波为窦性，P—P间期缩短，1岁

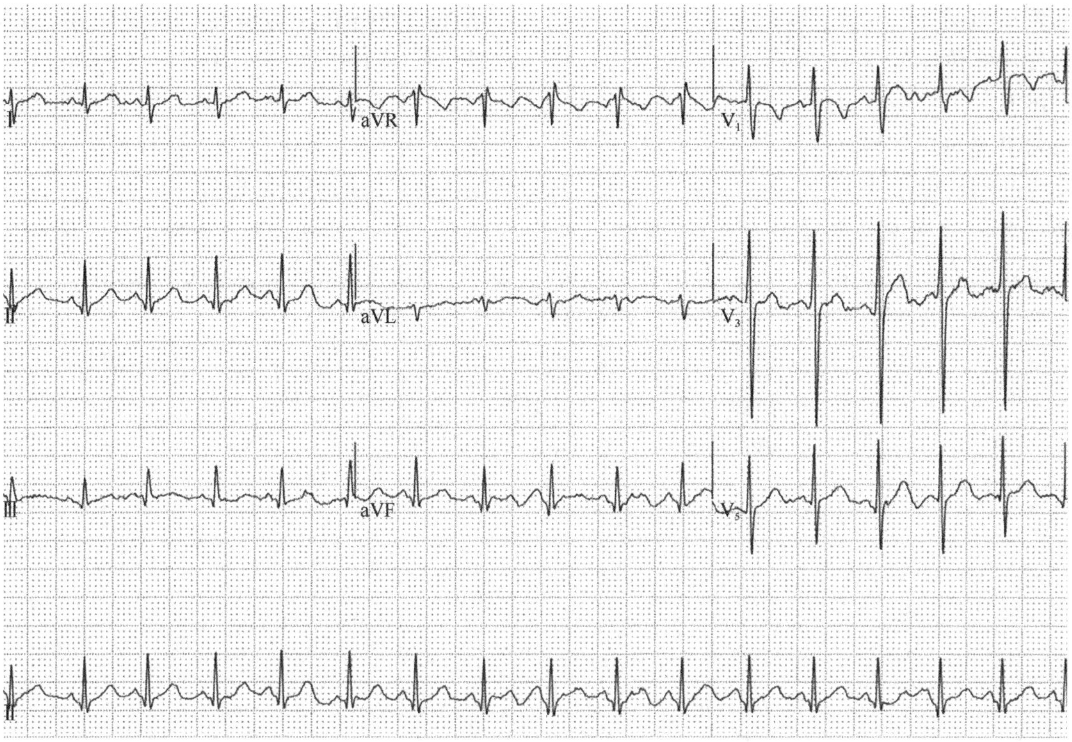

图 2-2　心电图

以内超过 140 次 / 分，1~6 岁超过 120 次 / 分，6 岁以上超过 100 次 / 分。上述心电图 P 波为窦性，心率 133 次 / 分，年龄 3 岁，属于窦性心动过速，因此选 C。认知层次：理解。

3. 患儿，男，13 岁。因“头痛、呕吐 3 天”就诊。患儿 3 天前出现头痛，较剧，伴呕吐，为胃内容物，精神软，无发热。体格检查：精神软，咽充血，两肺阴性，心律齐，心音中等，心前区未闻及杂音。心电图结果如图 2-3 所示。诊断考虑什么（　　）

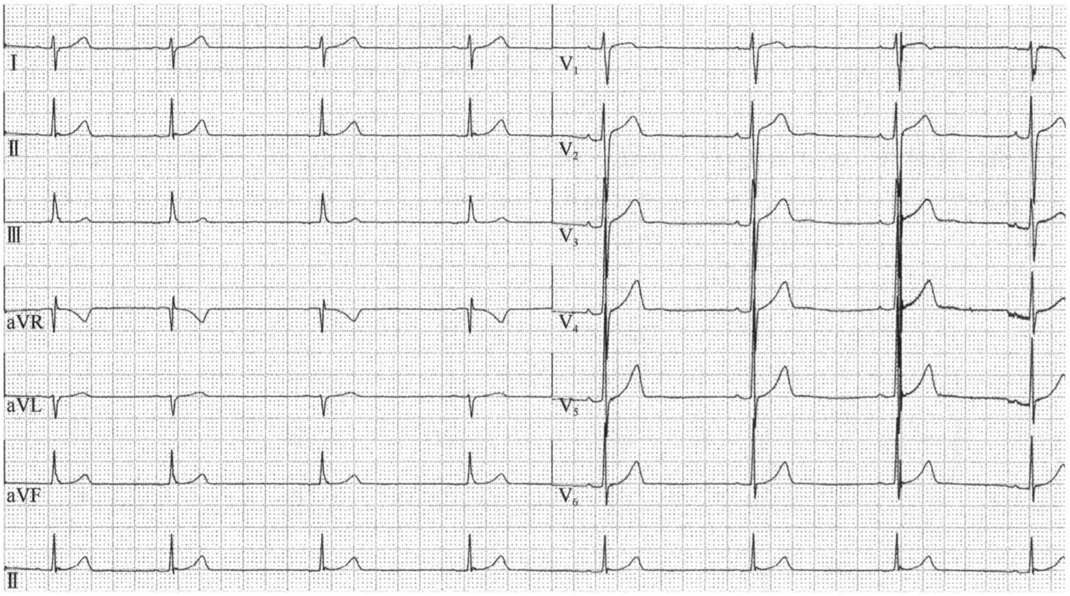

图 2-3　心电图

A. 正常心电图
B. 一度房室传导阻滞
C. 二度Ⅱ型房室传导阻滞
D. 二度Ⅱ型窦房传导阻滞
E. 窦性心动过缓

考题分析：答案 E。难度系数 0.7，容易。本题所考疾病为临床结果判读，所考知识点为窦性心动过缓的心电图结果判读。窦性心动过缓心电图特征是 P 波为窦性，P—P 间期延长，1 岁以内低于 100 次 / 分，1~6 岁低于 80 次 / 分，6 岁以上低于 60 次 / 分。上述心电图 P 波为窦性，心率 46 次 / 分，年龄 13 岁，属于窦性心动过缓，因此选 E。认知层次：理解。

4. 患儿，男，5 岁。因“咳嗽 1 周，体检发现心律不齐 3 天”就诊。心电图结果如图 2-4 所示。考虑什么（　　）

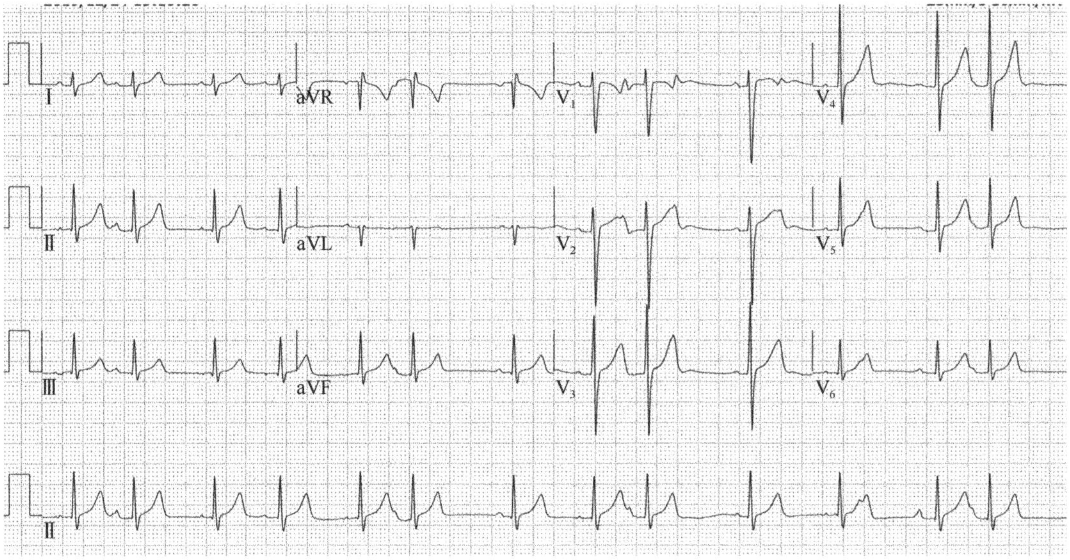

图 2-4　心电图

A. 窦性心律不齐
B. 房性期前收缩
C. 交界性期前收缩
D. 二度Ⅰ型房室传导阻滞
E. 二度Ⅱ型房室传导阻滞

考题分析：答案 B。难度系数 0.5，中等。本题所考疾病为临床结果判读，所考知识点为房性期前收缩的心电图结果判读。房性期前收缩心电图特点为提前出现的 P′ 波，P′—R 间期正常范围内或延长，成人＞ 0.12s，小儿＞ 0.10s，QRS 波形态同窦性，代偿间歇多不完全。上述心电图特点符合房性期前收缩，因此选 B。认知层次：理解。

5. 患儿，女，11 岁。因“咳嗽 2 周，胸闷、心悸 5 天”就诊。无发热，无气促、发绀，无腹痛、呕吐。心电图结果如图 2-5 所示。考虑什么（　　）

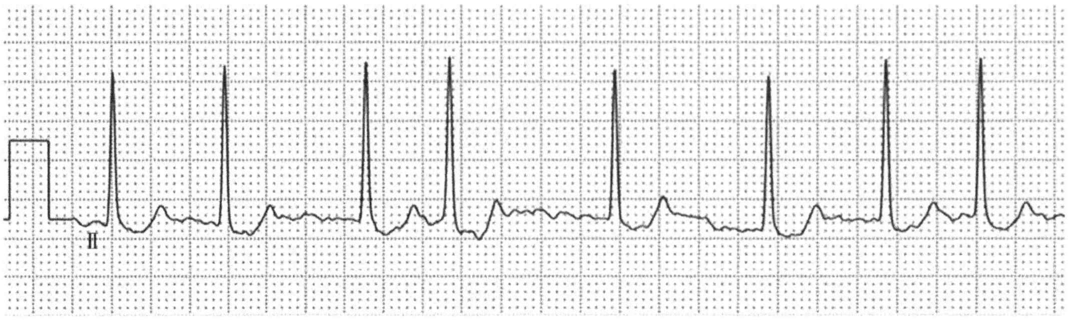

图 2-5　心电图

A. 二度Ⅱ型房室传导阻滞
B. 房性期前收缩
C. 房性心动过速
D. 心房颤动
E. 心房扑动

考题分析：答案 D。难度系数 0.3，难。本题所考疾病为临床结果判读，所考知识点为心房颤动的心电图结果判读。心房颤动的心电图特征是 P 波消失，代之以纤细、零乱、快速和形态不同的颤动波（f 波），频率 400~700 次 / 分；心室率不规则，上述心电图符合心房颤动特点，因此选 D。认知层次：应用。

6. 患儿，男，1 岁。因“面色苍白、哭吵不安 1 天”就诊。无发热，无呕吐、腹泻。心电图结果如图 2-6 所示。最合适的诊断考虑什么（　　）

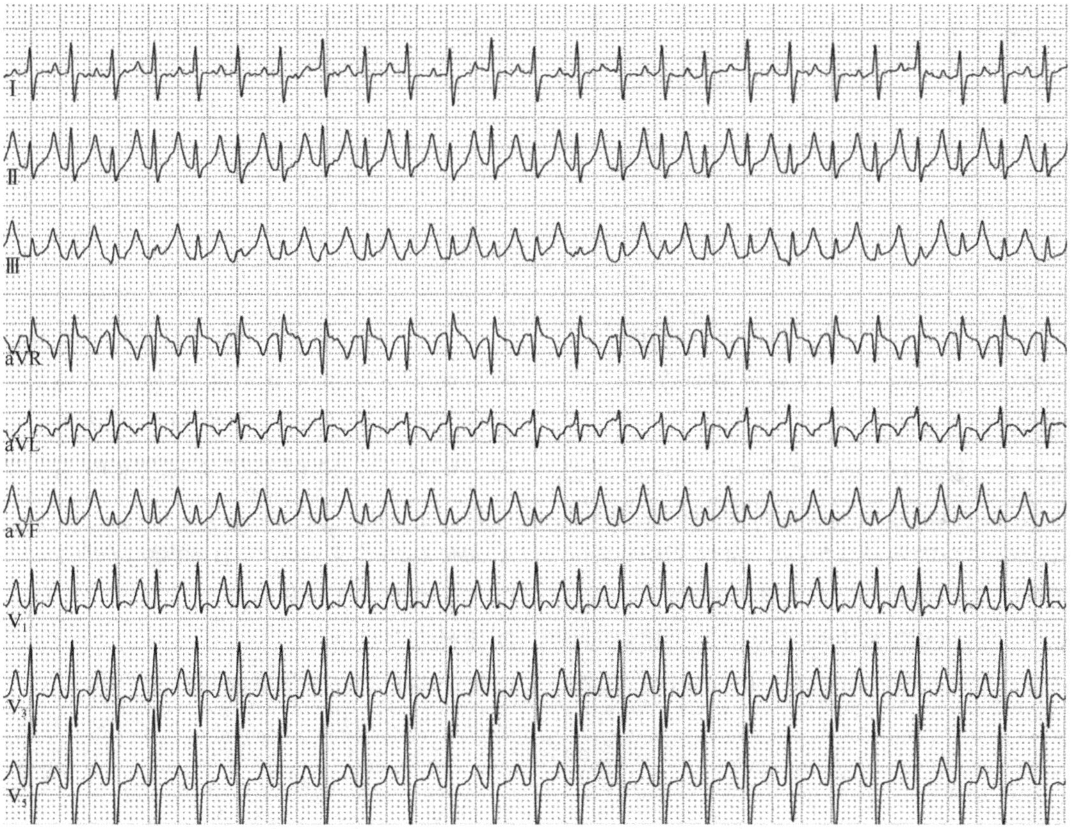

图 2-6　心电图

A. 窦性心动过速　　B. 房性心动过速
C. 室上性心动过速　　D. 室性心动过速
E. 心房颤动

考题分析：答案 C。难度系数 0.5，中等。本题所考疾病为临床结果判读，所考知识点为室上性心动过速的临床结果判读。室上性心动过速的心电图特征是 P 波往往较正常时小，与前一心动周期的 T 波重叠，以致无法辨认，QRS 波形态同窦性。发作时心率突然增快至 160~300 次 / 分，有突发突止特点。上述心电图特点符合室上性心动过速发作，因此正确答案是 C。认知层次：应用。

7. 患儿，女，13 岁。因“体检发现心律不齐 1 个月”就诊。无发热，无咳嗽，无胸闷、胸痛，无呕吐、腹痛、腹泻。心电图结果如图 2-7 所示。最合适的诊断考虑什么（　　）

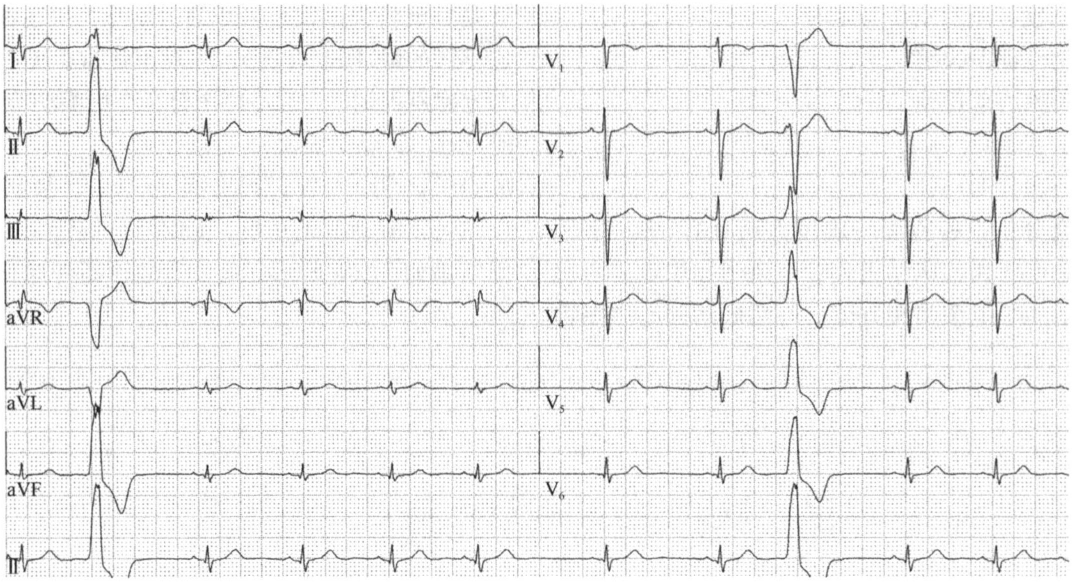

图 2-7 心电图

A. 窦性心律不齐　　B. 房性期前收缩
C. 交界性期前收缩　　D. 室性期前收缩
E. 间歇性预激综合征

考题分析：答案 D。难度系数 0.7，容易。本题所考疾病为临床结果判读，所考知识点为室性期前收缩的心电图结果判读。室性期前收缩心电图特征是提早出现宽大畸形 QRS 波，其前无 P 波，T 波与 QRS 波主波方向相反，代偿间歇多完全。因此正确答案是 D。认知层次：理解。

8. 患儿，女，5 岁。因“胸闷、心悸 5 小时”就诊。患儿 5 小时前突然出现胸闷，伴心悸，面色稍苍白，无发热，无咳嗽，无腹痛、呕吐。心电图结果如图 2-8 所示。考虑什么（　　）
A. 窦性心动过速　　B. 预激综合征
C. 完全性左束支传导阻滞
D. 室性心动过速
E. 室上性心动过速伴室内差异性传导

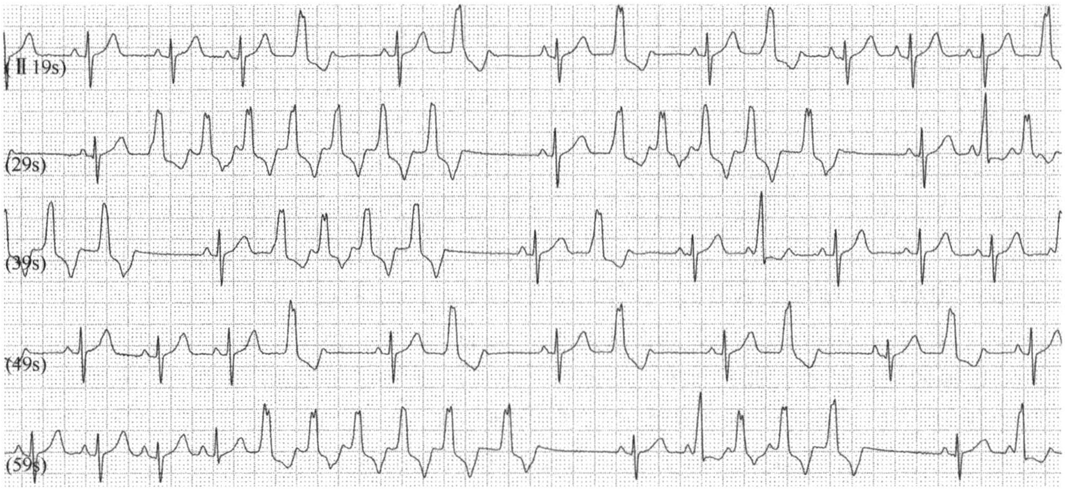

图 2-8 心电图

考题分析：答案 D。难度系数 0.5，中等。本题所考疾病为临床结果判读，所考知识点为室性心动过速的心电图结果判读。室性心动过速心电图特征是一系列（3 个以上）宽大 QRS 波组成的心动过速。频率一般 140~180 次 / 分，小儿可超过 200 次 / 分，可见房室分离、心房夺获及室性融合波。上述心电图符合室性心动过速特点，因此正确答案是 D。认知层次：理解。

9. 患儿，男，12 岁。因“头痛、呕吐 1 小时，神志不清、发绀半小时”就诊。患儿 1 小时前突然出现头痛，阵发性，较剧，伴呕吐，精神软，半小时前出现神志不清，发绀，四肢抽搐，肢端冷。心电图结果如图 2-9 所示，考虑什么（　　）

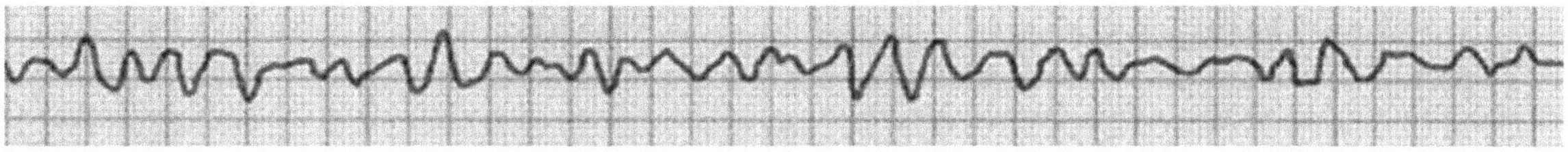

图 2-9　心电图

A. 室性心动过速　　B. 心房颤动
C. 心房扑动　　D. 心室颤动
E. 心室扑动

考题分析：答案 D。难度系数 0.7，容易。本题所考疾病为临床结果判读，所考知识点为心室颤动的心电图结果判读。心室颤动多发生在临终前，属濒死心电图。心室颤动心电图可见 QRS-T 消失，呈现不规则、形状和振幅各异的颤动波，频率在 150~500 次 / 分。上述病史中患儿出现神志不清，发绀，四肢抽搐，肢端冷，结合心电图特点，考虑心室颤动。因此选 D。认知层次：理解。

10. 患儿，男，15 岁。因“关节肿痛 2 个月”就诊。患儿 2 个月前出现关节肿痛，以膝关节明显，伴反复发热，无咳嗽，无呕吐、腹泻。ESR 122mm/h，心电图结果如图 2-10 所示。最合适的诊断考虑什么（　　）
A. 窦性心律不齐
B. 一度房室传导阻滞
C. 二度Ⅱ型房室传导阻滞
D. 三度房室传导阻滞
E. 房性期前收缩

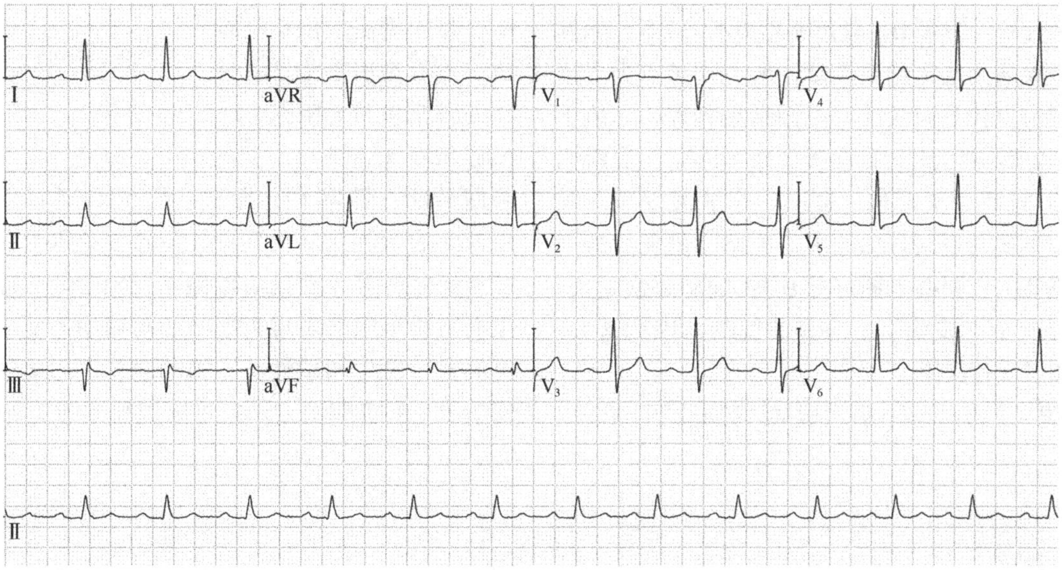

图 2-10　心电图

考题分析：答案 B。难度系数 0.4，较难。本题所考疾病为临床结果判读，所考知识点为一度房室传导阻滞的心电图结果判读。一度房室传导阻滞是房室传导延长，心电图表现为 P—R 间期超过正常范围，但每个心房激动都能下传至心室。本题心电图可见 P—R 间期 0.25s，超过正常范围，而且每个 P 波后面都有 QRS 波，因此选 B。认知层次：应用。

11. 患儿，女，12 岁。因“体检发现心律不齐 2 个月”就诊。无发热，无咳嗽，无胸闷、胸痛，无心悸，无腹痛、呕吐，无晕厥。心电图结果如图 2-11 所示。最合适的诊断考虑什么（　　）

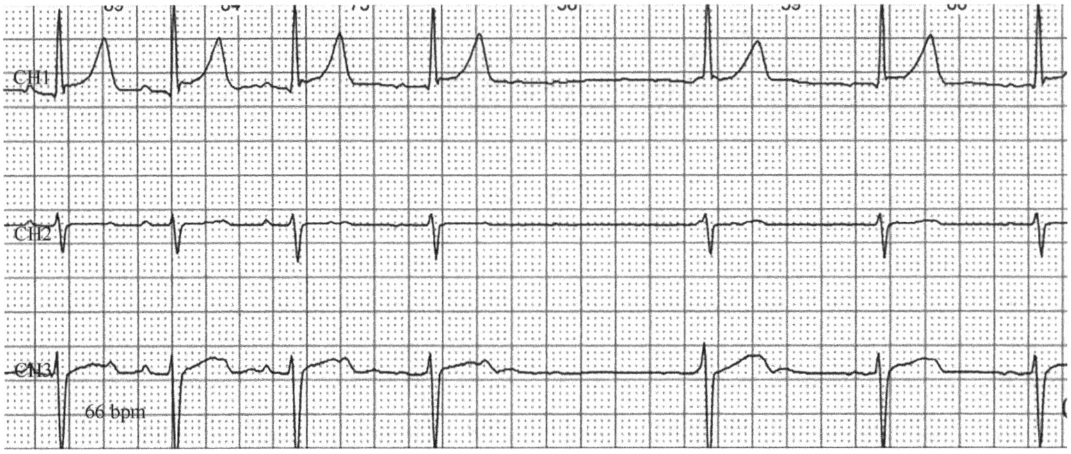

图 2-11　心电图

A. 窦性心律不齐

B. 房性期前收缩

C. 交界性期前收缩

D. 二度Ⅰ型房室传导阻滞

E. 二度Ⅱ型房室传导阻滞

考题分析：答案 D。难度系数 0.4，较难。本题所考疾病为临床结果判读，所考知识点为二度Ⅰ型房室传导阻滞的心电图结果判读。二度Ⅰ型房室传导阻滞又称文氏现象，心电图表现为 P—R 间期逐次延长，直至一个 P 波受阻，导致心室搏动脱落。如此周而复始，呈规律性周期改变。上图心电图可见 P—R 间期逐次延长，直至一个 P 波受阻，QRS 波脱落，因此选 D。认知层次：应用。

12. 患儿，男，2 岁。因“腹痛、呕吐 2 天，头晕、精神软半天”就诊。患儿 2 天前出现腹痛，不剧，伴呕吐数次，未就诊；半天前突然出现头晕，伴精神软，面色苍白。心电图结果如图 2-12 所示。考虑什么（　　）

A. 窦性心律不齐

B. 二度Ⅰ型房室传导阻滞

C. 二度Ⅱ型房室传导阻滞

D. 三度房室传导阻滞

E. 正常窦性心律

考题分析：答案 C。难度系数 0.3，难。本题所考疾病为临床结果判读，所考知识点为二度Ⅱ型房室传导阻滞的心电图结果判读。二度Ⅱ型房室传导阻滞表现为部分心房搏动不能下传至心室，发生间歇性心室搏动脱落。心电图表现为 P—R 间期恒定，P 波按规律出现，部分

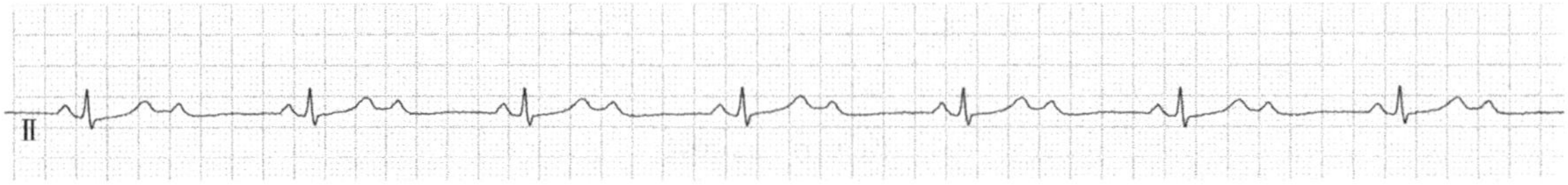

图 2-12　心电图

P 波之后没有 QRS 波。上图心电图可见 P—R 间期恒定，P 波按规律出现，部分 P 波后没有 QRS 波，呈 2∶1 脱落，因此选 C。认知层次：应用。

13. 患儿，女，5 岁。因“体检发现心率慢 1 个月”就诊。患儿 1 个月前体检听诊发现心率慢，无发热，无晕厥，无胸闷、胸痛。心电图结果如图 2-13 所示。考虑什么（　　）

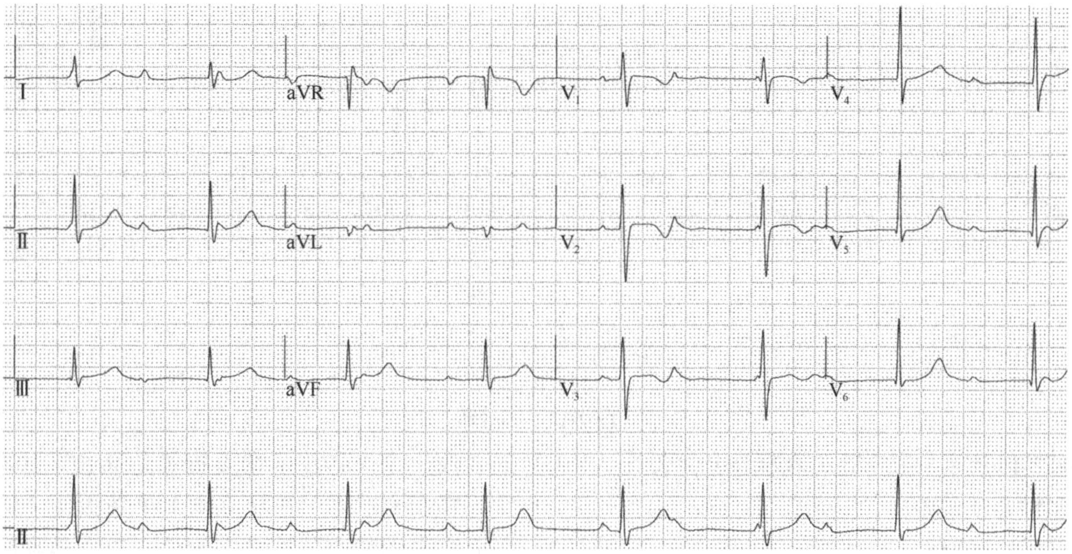

图 2-13　心电图

A. 一度房室传导阻滞
B. 二度Ⅰ型房室传导阻滞
C. 二度Ⅱ型房室传导阻滞
D. 三度房室传导阻滞
E. 窦性心动过缓

考题分析：答案 D。难度系数 0.4，较难。本题所考疾病为临床结果判读，所考知识点为三度房室传导阻滞的心电图结果判读。三度房室传导阻滞心电图特征是 P—P 间期与 R—R 间期各自有固定规律，P 波与 QRS 波无关。心房率较心室率快，心房率多为窦性心律，心室率为交界性或室性逸搏心律，QRS 波形态，阻滞部位在希氏束之上，与正常窦性 QRS 相同；在希氏束下者，QRS 波增宽，时间大于 0.1s。上图心电图可见 P 波与 QRS 波无关，心房率快于心室率，QRS 波形态同窦性，符合三度房室传导阻滞心电图特点，因此选 D。认知层次：理解。

14. 患儿，女，12 岁。因“体检发现心脏杂音 2 个月”就诊。患儿 2 个月前在学校体检听诊发现心脏杂音，无发热，无晕厥，体格检查：心律齐，心音中等，胸骨左缘第 2~3 肋间可闻及Ⅲ级收缩期杂音。心电图结果如图 2-14 所示。诊断考虑什么（　　）

A. 预激综合征
B. 室性心动过速
C. 完全性右束支传导阻滞
D. 完全性左束支传导阻滞
E. 房性心动过速

考题分析：答案 C。难度系数 0.7，容易。本题所考疾病为临床结果判读，所考知识点为完全性右束支传导阻滞的心电图结果判读。完全性右束支传导阻滞心电图特征是 QRS 波增宽，V_1 呈现 rsR′ 型或 R 波宽钝、错折，ST-T 方向与 QRS 波的主波方向相反，常见心电轴右偏。上图心电图可见 QRS 波大于 0.12s，V_1 呈现 rsR′ 型，符合完全性右束支传导阻滞心电图特点，因此选 C。认知层次：理解。

15. 患儿，男，5 岁。因“胸闷、胸痛 6 天”就诊。患儿 6 天前出现胸闷，伴胸痛，以心前区明显，无发热，无咳嗽，无呕吐、腹泻。心电图结果

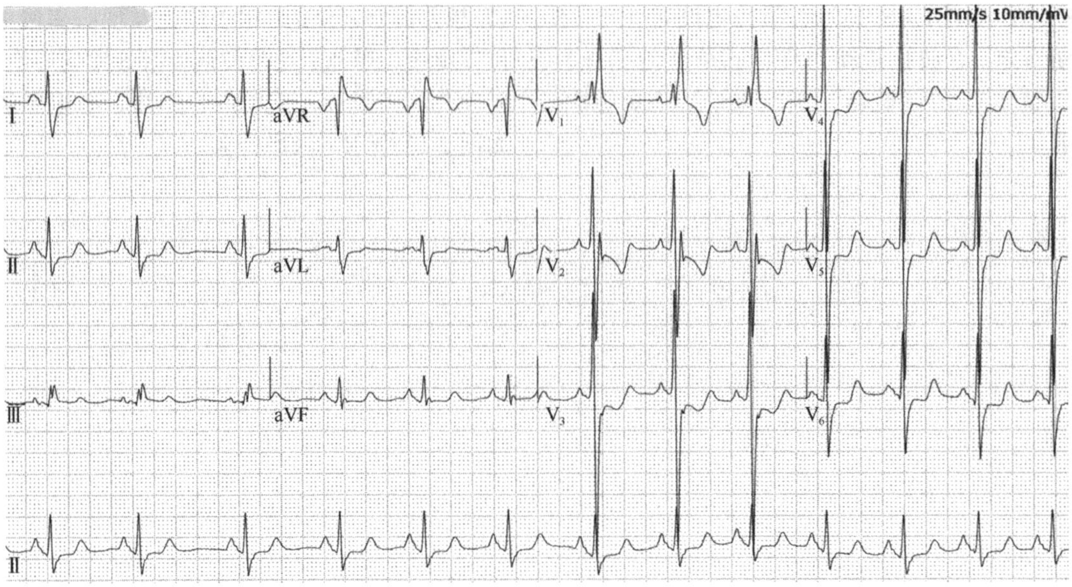

图 2-14　心电图

如图 2-15 所示。最合适的诊断考虑什么（　　）

A. 室性心动过速

B. 预激综合征

C. 完全性左束支传导阻滞

D. 完全性右束支传导阻滞

E. 室上性心动过速伴室内差异性传导

考题分析：答案 C。难度系数 0.3，难。本题所考疾病为临床结果判读，所考知识点为完全性左束支传导阻滞的心电图结果判读。完全性左束支传导阻滞心电图特征是 QRS 波时间显著延长；V_5 导联为一宽阔、顶端粗钝而不太高的 R 波，V_1 导联 r 波极小或无，有宽大粗钝而深的 S 波，Ⅰ、aVL 呈宽而粗钝的 R 波，avR 为宽、错折 QS 波，Ⅱ导联与Ⅰ导联相似，结合上面心电图特点，符合完全性左束支传导阻滞的心电图表现，因此选 C。认知层次：应用与理解。

16. 患儿，男，3 个月。因“体检发现心脏杂音 10 天”就诊。体格检查：心律齐，心音中等，胸骨左缘第 2~3 肋间可闻及Ⅲ级收缩期杂音。心电图结果如图 2-16 所示。最合适的诊断考虑什么（　　）

A. 正常心电图　　B. 左心室肥大

C. 右心室肥大　　D. 左、右心室肥大

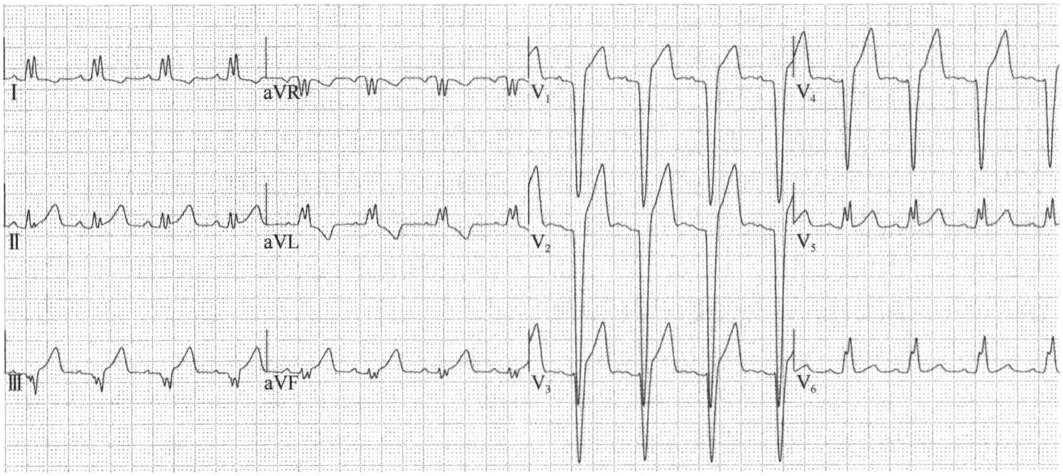

图 2-15　心电图

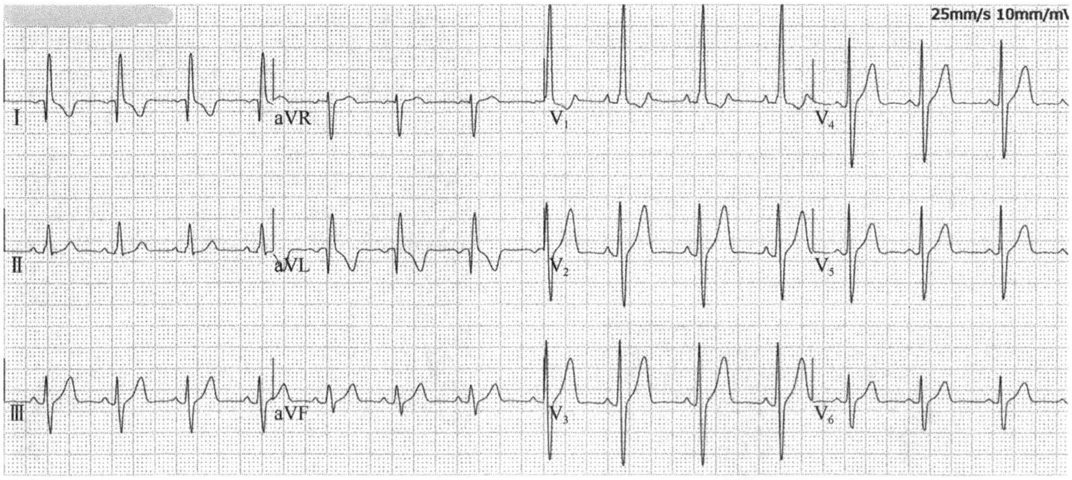

图 2-16　心电图

E. 左心房增大

考题分析：答案 C。难度系数 0.4，较难。本题所考疾病为临床结果判读，所考知识点为右心室肥大的临床结果判读。右心室肥大心电图特点是心前区导联：R_{V_1} ＞ 2mV，R′ ＞ 1.5mV，R_{V_1} 导联 QRS 波群呈 qR 型或呈单相 R 波。S_{V_5} 加深，上述心电图符合右心室肥大表现，因此选 C。认知层次：应用。

17. 患儿，女，10 岁。因"胸闷、乏力 1 个月，水肿、少尿 1 天"就诊。无发热，无咳嗽，无呕吐。体格检查：精神软，心音低钝，心律齐，腹软。查心电图如图 2-17 所示（肢体导联 10mm/mV，胸导联 5mm/mV），最合适的诊断考虑什么（　　）

A. 正常心电图　　B. 左心室肥大

C. 右心室肥大　　D. 左、右心室肥大

E. 左心房增大

考题分析：答案 B。难度系数 0.3，难。本题所考疾病为左心室肥大的临床结果判读，所考知识点为左心室肥大的心电图结果判读。左心室肥大的心电图特征是 R_{V_5} 增高，3 岁以下＞ 3.0mV，3 岁以上＞ 3.5mV，R_{V_6} ＞ R_{V_5}；S_{V_1} 增深＞ 2.0mV；R_{V_5}+S_{V_1} 3 岁以下＞ 4.5mV，3 岁以上＞ 5.0mV，aVL 及 V_6 上无 Q 波，V_1 上有深 QS 波，电轴左偏。上述心电图符合左心室肥大的变化，因此选 B。认知层次：应用。

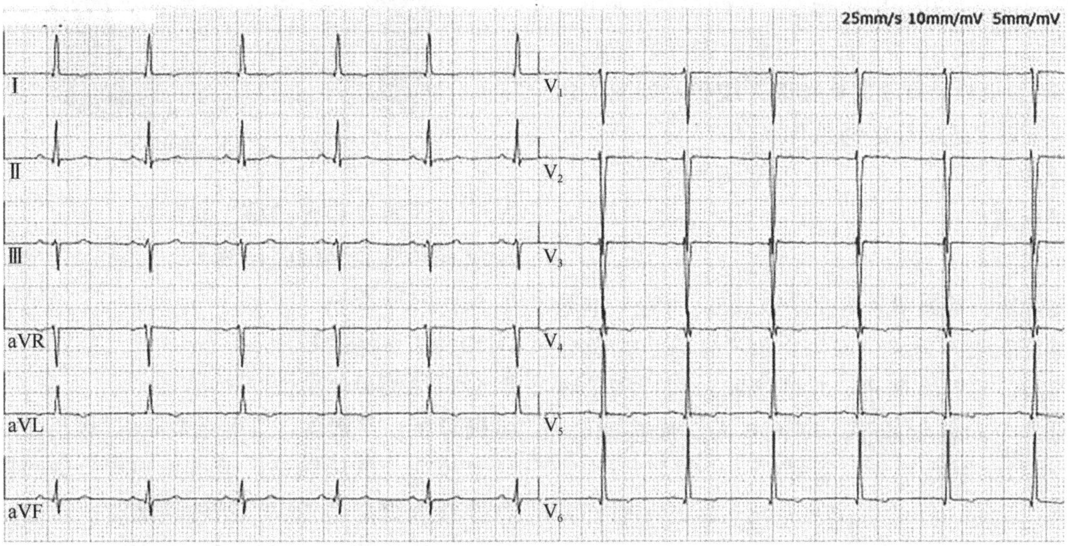

图 2-17　心电图

第二节　普通 X 线影像诊断

1. 患儿，男，13 岁。因“持续性上腹疼痛 2 小时”就诊。体格检查：全腹有压痛、反跳痛、腹肌紧张，肝浊音界消失，移动性浊音可阳性。肠鸣音减弱或消失。急诊完善胸腹 X 线平片如图 2-18 所示，最合适的诊断考虑什么（　　）

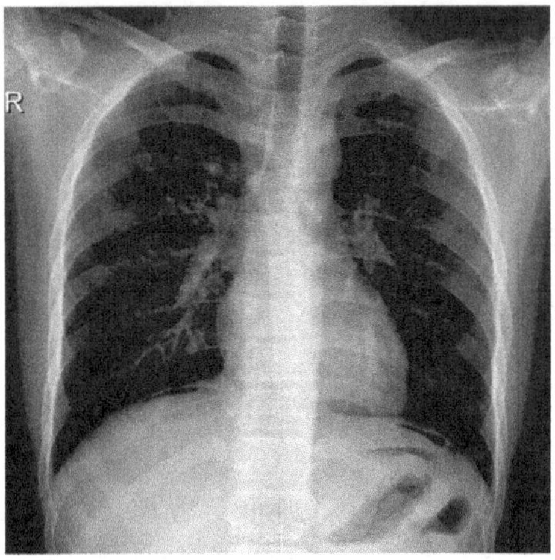

图 2-18　胸腹 X 线平片

A. 泌尿系结石　　B. 急性肠梗阻
C. 消化道穿孔　　D. 肠结核
E. 正常腹部 X 线

考题分析：答案 C。难度系数 0.6，较易。本题所考查疾病为气腹，所考知识点为消化道穿孔。图片所示右侧膈下可见月牙形游离气体，应诊断为消化道穿孔，因此选 C。认知层次：应用。

2. 患儿，男，10 岁。因“间断中腹疼痛伴呕吐 6 小时”就诊。急诊完善腹部 X 线平片如图 2-19 所示，最合适的诊断考虑什么（　　）

A. 泌尿系结石　　B. 急性肠梗阻
C. 消化道穿孔　　D. 急性胰腺炎
E. 正常腹部 X 线

考题分析：答案 B。难度系数 0.5，中等。本题所考查疾病为急性肠梗阻，所考知识点为急性肠梗阻。患儿有腹痛、呕吐症状，图片所示腹部见多个阶梯状液平，可诊断为急性肠梗阻，因此选 B。认知层次：应用。

3. 患儿，女，11 岁。因“发热、咳嗽 3 周”入院。体格检查：呼吸平稳，双肺呼吸音粗，右

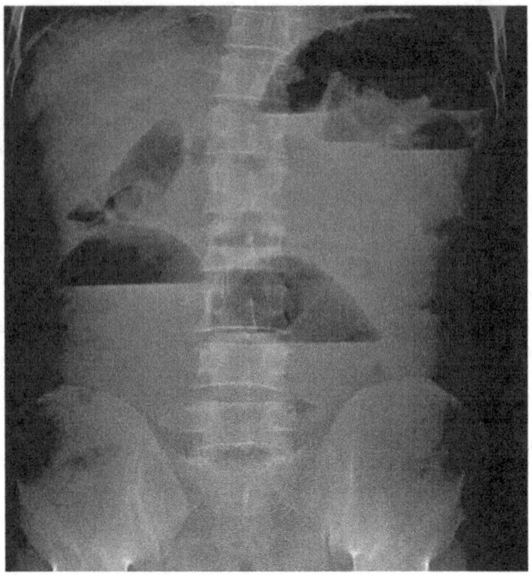

图 2-19　腹部 X 线平片

肺呼吸音稍偏低，未闻及明显干湿性啰音，卡疤（+）。X 线胸片如图 2-20 所示，CRP 42.96mg/L，白细胞计数 11.33×10^9/L，中性粒细胞百分比 58.6%，淋巴细胞百分比 21.4%。最合适的诊断考虑什么（　　）

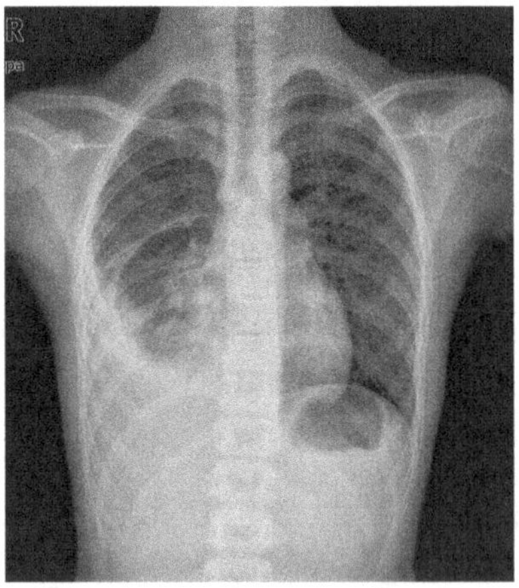

图 2-20　X 线胸片

A. 原发性肺结核伴结核性胸膜炎
B. 支原体肺炎伴胸腔积液
C. 结核性胸膜炎
D. 右侧大量胸腔积液
E. 金黄色葡萄球菌性肺炎

考题分析：答案 A。难度系数 0.6，较易。本题所考疾病为胸腔积液，所考知识点为肺结核及结核性胸膜炎的识别。结核性胸膜炎可发生于结核分枝杆菌原发感染后，亦可发生于结核病

病程的任何阶段。渗出性胸膜炎伴少量胸腔积液时 X 线仅见肋膈角变钝；中等积液可见密度均匀一致的阴影，沿胸壁自上而下呈上窄下宽直至膈面的弧形密度增高阴影，凹面面向肺门形成 Ellis 线，该患儿的胸片符合中等积液的表现。但同时可见右肺门处片状阴影、边缘模糊，故需考虑肺部感染，首先考虑原发性结核合并结核性胸膜炎，故选 A。认知层次：应用。

4. 患儿，女，7 岁。因“发热 6 天，咳嗽 4 天，腹泻 2 天”入院。体格检查：R 30 次 / 分，两肺呼吸音粗，未及明显啰音，卡疤（+）。CRP 23.69mg/L，白细胞计数 5.82×10^9/L，中性粒细胞计数 4.621×10^9/L，淋巴细胞计数 0.826×10^9/L。PCT 0.34ng/ml。胸部 CT 如图 2-21 所示，该患儿最可能的诊断是（　　）

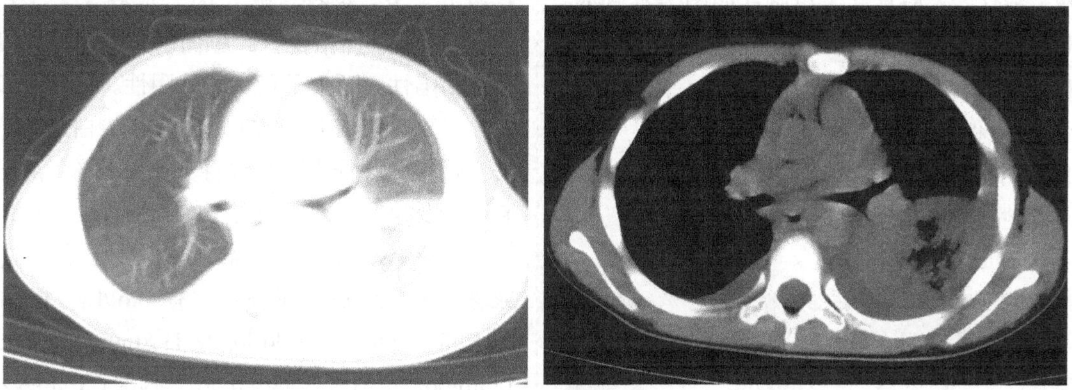

图 2-21　胸部 CT

A. 原发性肺结核伴结核性胸膜炎

B. 支原体肺炎伴胸腔积液

C. 结核性胸膜炎

D. 右侧大量胸腔积液

E. 金黄色葡萄球菌性肺炎

考题分析：答案 B。难度系数 0.5，中等。本题所考疾病为胸腔积液，所考知识点为支原体肺炎伴胸腔积液的识别。支原体肺炎多发于学龄前或学期儿童，发热、咳嗽等症状较著而肺部体征不明显，可伴有少量肺炎旁积液。该胸部 CT 可见，右下肺实变，同时可见少量胸腔积液，故首先考虑 B。认知层次：应用。

5. 患儿，男，9 岁。患儿因“呕吐、腹痛 10 余天，发热 2 天”入院。体格检查：呼吸平稳，两肺呼吸音粗，左肺呼吸音偏低，叩诊呈浊音，右肺未及明显啰音。CRP 1.14mg/L，白细胞计数 4.18×10^9/L，中性粒细胞百分比 54.5%，淋巴细胞百分比 32.4%，血红蛋白 138g/L，血小板计数 333×10^9/L。X 线胸片如图 2-22 所示，以下的描述，哪一项最为合适（　　）

A. 左侧大量胸腔积液　　B. 中等量胸腔积液

C. 结核性胸膜炎　　D. 左侧液气胸

E. 左肺感染伴胸腔积液

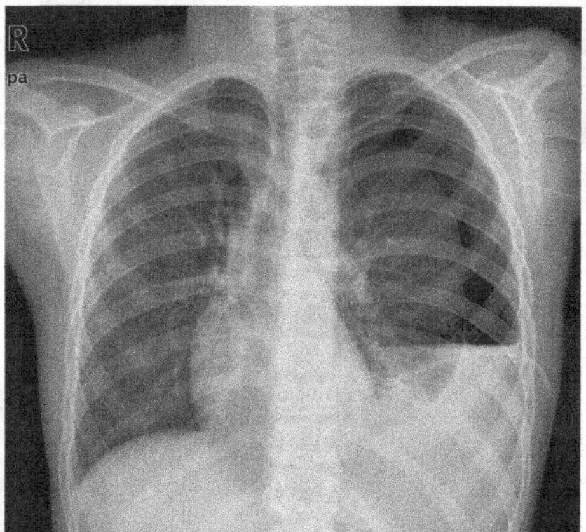

图 2-22　X 线胸片

考题分析：答案 D。难度系数 0.6，较易。本题所考疾病为胸腔积液，所考知识点为液气胸的识别。该胸片可见左下肺野可见片状致密影，上缘水平，左肺野外带见弧形无肺纹理区，内侧缘见肺压缩边，左肺压缩约 20%；两肺未见明显实质性病灶。故选 D。认知层次：应用。

6. 患儿，女，4 岁。此次因“咳嗽 8 天、发热 6 天”入院。咳嗽不甚剧烈，热型不规则，热高时体温一般波动于 39~40℃。体格检查：呼吸促，两肺呼吸音粗，右胸叩浊音，呼吸音偏低，未及明显啰音。CRP 16.5mg/L，白细胞计数 7.4×10^9/L，中性粒细胞百分比 77.9%，淋巴细胞百分比 19.6%。诊断重症肺炎，右侧胸腔积液。治疗 5 天后复查 X 线胸片如图 2-23 所示。该患儿此时的情况为（　　）

A. 右侧胸腔少量积液

B. 右肺感染伴右侧胸腔少量积液

C. 两肺感染伴右侧少量积液

D. 右侧胸腔大量积液

E. 右侧胸腔中等量积液

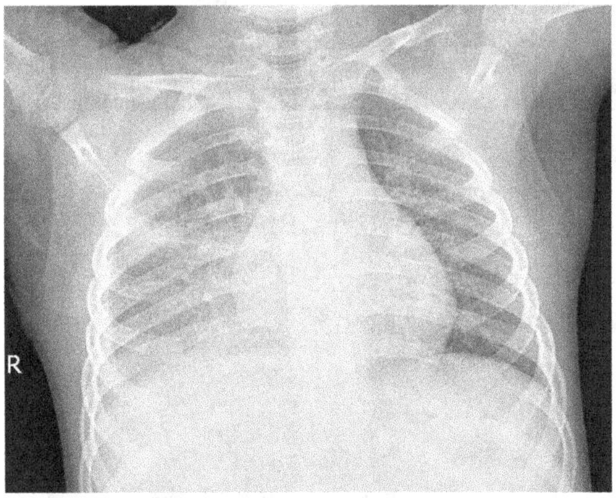

图 2-23　X 线胸片

考题分析：答案 B。难度系数 0.4，较难。本题所考疾病为胸腔积液，所考知识点为胸腔积液量的判读。该患儿因咳嗽、发热入院，入院时右胸叩浊，右肺呼吸音低。故考虑存在中等量胸腔积液。复查胸片可见两肺纹理清晰，右肺见大片状密度增高影，边缘模糊。左肋膈角锐利，右肋膈角变钝，考虑右肺感染，右胸腔少量积液，故选 B。认知层次：应用。

7. 患儿，女，4 岁。患儿因“水肿 5 天，发热 1 天”入院。体格检查：颜面部、双下肢轻度水肿，凹陷性，呼吸平稳，心肺阴性。入院 3 天仍发热，高热伴咳嗽。CRP < 5mg/L，白细胞计数 10.9×10^9/L，中性粒细胞百分比 47.8%，淋巴细胞百分比 41.8%，血红蛋白 95g/L。血生化：谷丙转氨酶 11U/L，总蛋白 49.1g/L，白蛋白 19.5g/L，尿素 4.73mmol/L，血肌酐 37μmol/L，甘油三酯 5.98mmol/L，总胆固醇 11.8mmol/L，血钠 134mmol/L，血钾 3.58mmol/L。胸部 CT 如图 2-24 所示，该患儿最有可能是（　　）

A. 原发性肾病综合征合并胸腔积液

B. 左下肺感染合并左侧胸腔积液

C. 肾小球肾炎合并胸腔积液

D. 结核性胸膜炎左侧胸腔积液

E. 左侧胸腔积液伴左下肺膨胀不全

考题分析：答案 B。难度系数 0.4，较难。本题所考疾病为胸腔积液，所考知识点为胸腔积液及肺部相关病变的判读。该患儿因水肿 5 天、

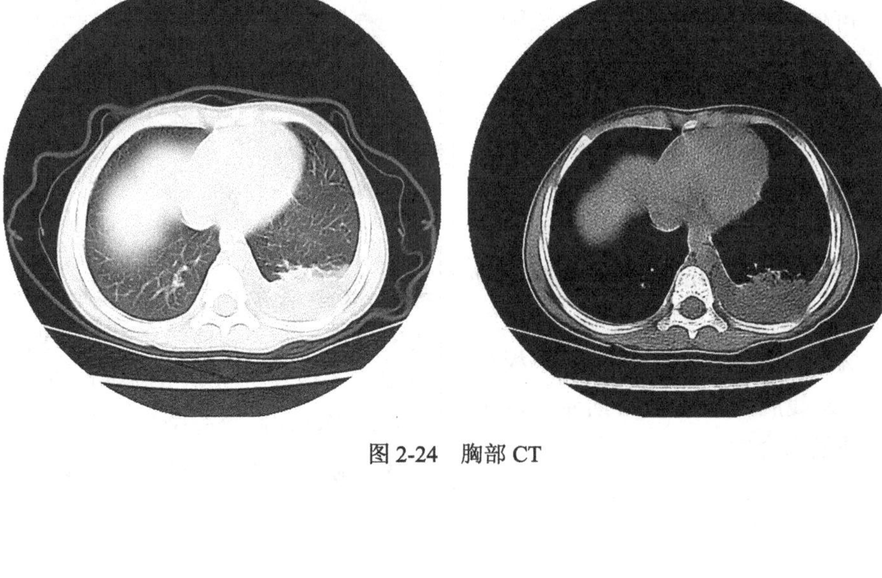

图 2-24　胸部 CT

发热 1 天，血生化提示低蛋白血症及高脂血症，水肿需考虑肾病综合征，同时 CT 可见左侧胸腔积液，伴左肺实变影，从胸部 CT 来看首先需考虑左下肺感染伴左侧胸腔积液，选 B。因存在肺部感染病灶，选 A 不甚准确。临床特征不符合肾炎，不选 C，该患儿年龄小，病程短，肺部感染伴胸腔积液不首先考虑结核感染。该患儿有高热、咳嗽，左下肺局部高密度影，肺门影无明显增浓，故首先考虑左下肺感染所致，不考虑 E。认知层次：应用。

8. 患儿，男，3 岁。因“车祸致全身多处疼痛伴咯血 5 小时余”入院。体格检查：神志清，精神软，呼吸稍促，双肺呼吸音粗，未闻及明显干湿啰音。胸部 CT 如图 2-25 所示，该患儿的诊断为（　　）

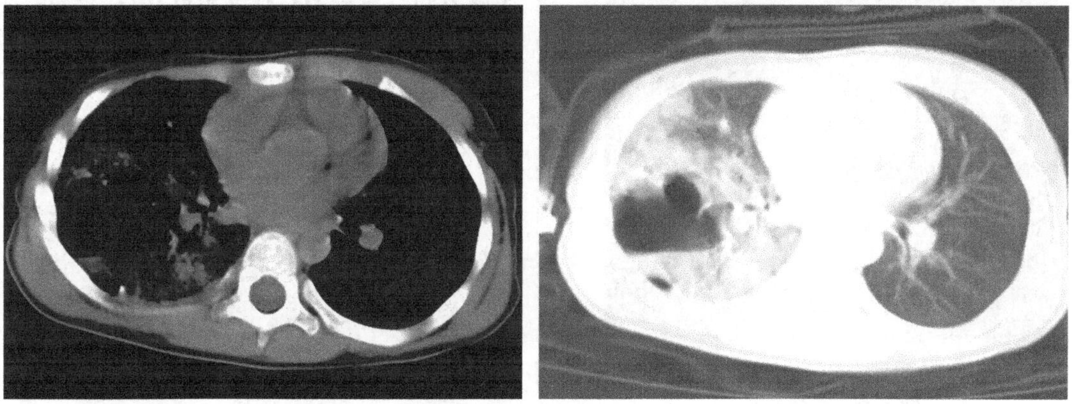

图 2-25　胸部 CT

A. 右肺感染、肺囊肿
B. 右肺肺挫伤伴肺囊肿
C. 右侧肺挫伤伴右侧液气胸
D. 右肺水肿伴气胸
E. 右肺肺挫伤

考题分析：答案 C。难度系数 0.5，中等。本题所考疾病为胸腔积液，所考知识点为胸腔积液的识别。该患儿 3 岁，为车祸患者，右侧胸腔可见无肺组织透亮影，并可见“气 – 液”平面，右肺可见多发斑片状密度增高影，边缘模糊，故首先考虑右侧肺挫伤伴右侧液气胸，选 C。认知层次：应用。

9. 患儿，女，2 岁。因“咳嗽 3 天，气促伴喘憋 1 天”入院。入院后予呼吸机辅助通气。入院第 3 天突发全身皮肤发绀，伴心率、呼吸、氧合下降，体格检查：精神反应差，双侧瞳孔对光反射迟钝，双肺听诊呼吸音减弱，皮下可触及捻发感；HR 60 次 / 分，心律齐，心音遥远。急查 X 线胸片如图 2-26 所示，该患儿最可能的诊断是（　　）

A. 支气管肺炎　　B. 气胸
C. 肺实变　　D. 呼吸窘迫综合征
E. 大叶性肺气肿

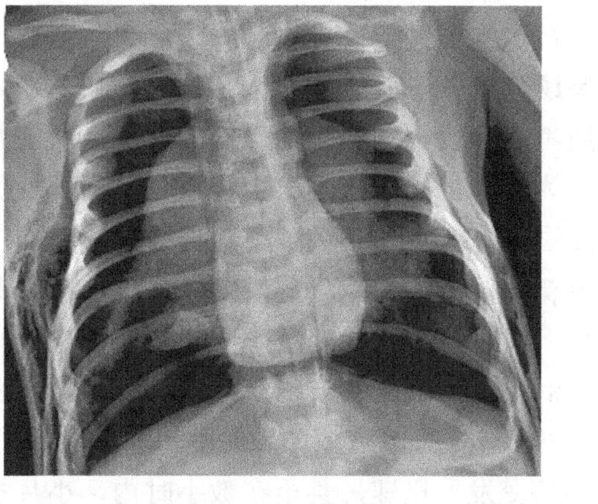

图 2-26　X 线胸片

考题分析：答案 B。难度系数 0.7，容易。本题所考疾病为气胸，所考知识点为气胸的影像学改变。张力性气胸时肺萎陷可表现不明显，而只有轻微的纵隔移位。当纵隔侧胸膜因气胸超过中线、凸入对侧时，可见心影上明显的曲线阴影，因此选 B。认知层次：应用。

10. 患儿，男，10 个月。因“高热伴咳嗽 1 周”入院。体格检查：嗜睡，气促，面色苍白。鼻翼扇动，三凹征阳性，前胸有猩红热样皮疹，两肺散在中小水泡音。实验室检查：血常规示白细胞计数 25×10^9/L，中性粒细胞百分比 85%，淋巴细胞百分比 15%；X 线胸片如图 2-27 所示，该患儿最可能的诊断是（　　）

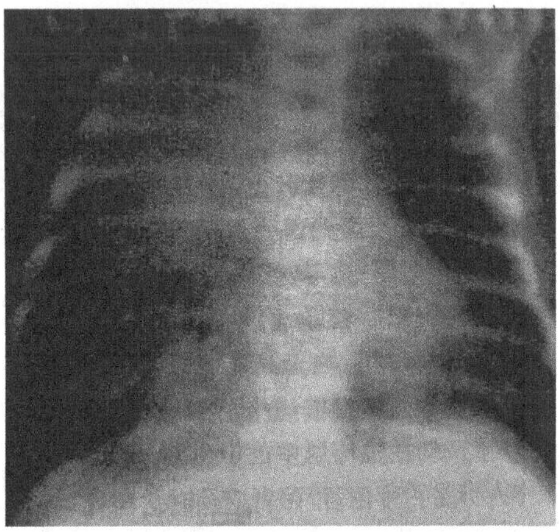

图 2-27　X 线胸片

A. 肺炎链球菌肺炎
B. 金黄色葡萄球菌性肺炎
C. 腺病毒性肺炎
D. 急性毛细支气管炎
E. 肺炎支原体肺炎

考题分析：答案 B。难度系数 0.5，中等。本题所考疾病为金黄色葡萄球菌性肺炎，所考知识点为该病的临床表现。金黄色葡萄球菌性肺炎 X 线检查：①临床症状与胸片所见不一致。当肺炎初起时，临床症状已很重，而 X 线征象却很少，仅表现为肺纹理重，一侧或双侧出现小片浸润影；当临床症状已趋明显好转时，在胸片上却可见明显病变，如肺脓肿和肺大疱等表现。②病变发展迅速，甚至在数小时内，小片炎症就可发展成脓肿。③病程中，多合并小脓肿、脓气胸、肺大疱，严重的还并发纵隔积气、皮下气肿及支气管胸膜瘘。④胸片上病灶阴影持续时间较一般细菌性肺炎为长，在 2 个月左右阴影仍不能完全消失，因此选 B。认知层次：应用。

11. 患儿，女，1 岁。患儿因“车祸伤至胸闷、气促 1 小时”入院。体格检查：HR 126 次 / 分，R 50 次 / 分，精神稍差，哭闹时口唇轻度发绀，左侧胸廓皮肤可见瘀青，无破皮，皮下可触及捻发感，未触及明显骨擦感；左下肺呼吸音弱，叩诊呈鼓音。急查 X 线胸片如图 2-28 所示，该患儿最可能的诊断是（　　）

A. 支气管肺炎　　B. 气胸
C. 肺实变　　D. 呼吸窘迫综合征
E. 大叶性肺气肿

考题分析：答案 B。难度系数 0.7，容易。本题所考疾病为气胸，所考知识点为气胸的影像学改变。小儿胸外伤多发生在车祸或自高处摔下。外伤及外伤后伴有肋骨骨折及穿透性损伤可引起。因此选 B。认知层次：应用。

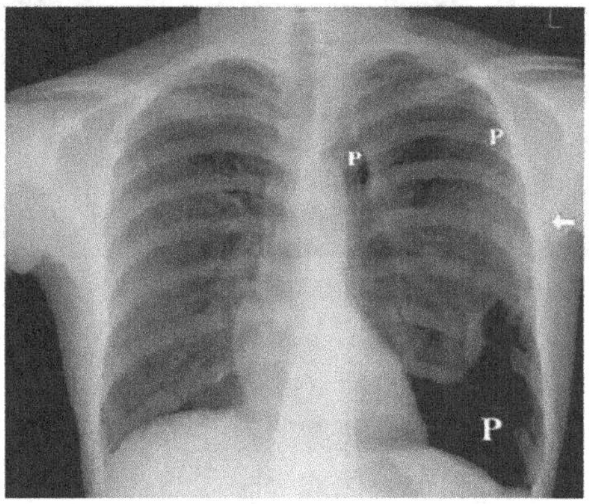

图 2-28　X 线胸片

12. 患儿，男，1 岁。因“高热、咳嗽、喘憋 5 天”入院。体温 39~40℃，频繁咳嗽。体格检查：精神差，面色苍灰，口周发青，R 40 次 / 分，左肺呼吸音低，叩诊浊音，少许细湿啰音。外周血白细胞计数 8.8×10^9/L，中性粒细胞百分比 44%，异形淋巴细胞百分比 1%，淋巴细胞百分比 45%；X 线胸片示左中上肺大片状阴影。X 线胸片如图 2-29 所示，该患儿最可能的诊断是（　　）

A. 肺炎链球菌肺炎
B. 金黄色葡萄球菌性肺炎
C. 腺病毒性肺炎
D. 急性毛细支气管炎
E. 肺炎支原体肺炎

考题分析：答案 C。难度系数 0.5，中等。本题所考疾病为腺病毒性肺炎。腺病毒性肺炎多见于 6 个月 至 2 岁小儿。表现为持续高热，轻者

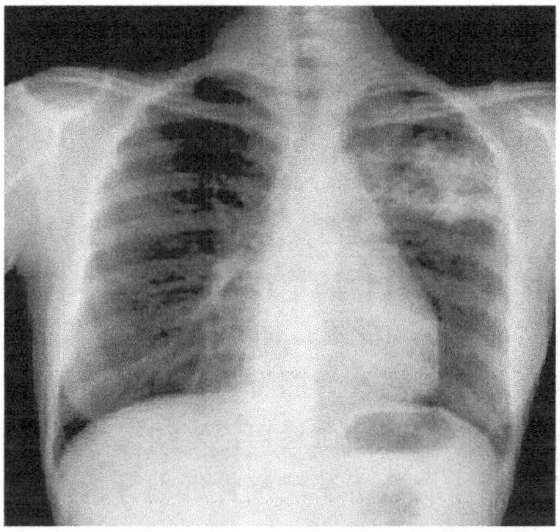

图 2-29 X 线胸片

7~10 天，重症持续 2~3 周。全身中毒症状如萎靡、嗜睡、面色苍白，严重者可发生中毒性脑病或心力衰竭。咳嗽频繁，阵发性喘憋，发绀等。肺部体征出现晚，发热 3~7 天后可闻及细小湿啰音。胸片异常表现常较体征出现早，可见大片阴影且消失较慢。因此选 C。认知层次：应用。

13. 患儿，男，12 岁。因“车祸致右上臂肿痛伴活动受限 3 小时”入院。患儿不慎于车内撞伤致右上臂活动困难，不能自主活动肢体，疼痛伴肿胀，疼痛为持续性，无向他处放射，活动时明显，休息后可稍缓解，活动肢体时疼痛加剧，无出血。体格检查：脊柱生理弯曲存在，各棘突未及压痛，骨盆分离试验（–），骨盆挤压试验（–），右侧上臂肿胀明显，上臂中上段周围压痛及叩击痛阳性，可及骨擦音及骨擦感，伴自主屈伸活动受限，右手指指端感觉存，血运佳，活动可，尺神经（–），桡神经（–），正中神经（–），桡动脉搏动可。右上肢平片结果如图 2-30 所示。最合适的诊断考虑什么（　　）

A. 车祸伤　　B. 右上臂骨折

C. 右上臂软组织损伤　　D. 右肱骨骨折

E. 右肱骨干骨折

考题分析：答案 E。难度系数 0.7，容易。本题所考疾病为右肱骨干骨折，所考知识点为右肱骨干骨折的诊断。患儿因车祸致右上臂肿痛伴活动受限，体格检查右侧上臂肿胀明显，上

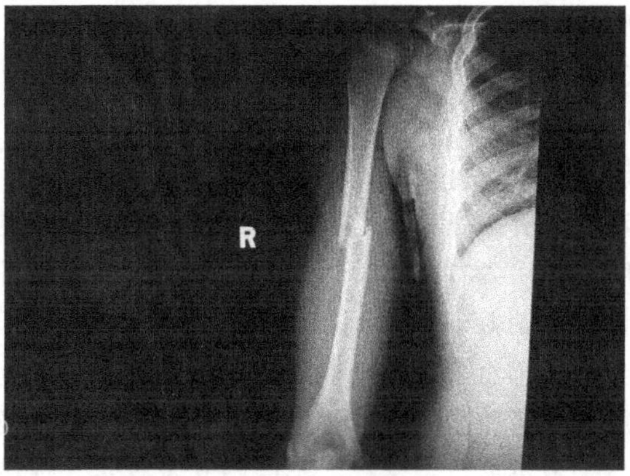

图 2-30 右上肢平片

臂中上段周围压痛及叩击痛阳性，可及骨擦音及骨擦感，伴自主屈伸活动受限，右手指指端感觉存，血运佳，活动可，结合右肱骨正侧位片提示右肱骨中段可见斜形骨质断裂线，断端轻度成角移位，周围可见游离小骨片，周围软组织肿胀，右肱骨干骨折诊断明确，因此选 E。认知层次：应用。

14. 患儿，男，4 岁。因“摔倒后右下肢活动困难 2 小时余”入院。患儿于 2 小时前不慎摔伤，当时即感右下肢持续性疼痛，较剧，无向他处放射，活动时加重，休息后无缓解，髋关节及膝关节不能自主活动，不能站立及行走。体格检查：右下肢肿胀，以右大腿为主，压痛及叩击痛阳性，伴活动受限，感觉无明显减退，肢端血运佳；余肢体感觉、血运及活动无殊。X 线结果如图 2-31 所示。最合理的治疗是（　　）

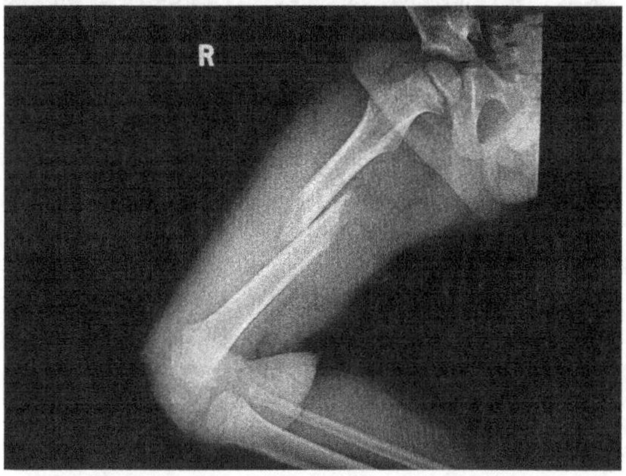

图 2-31 右股骨侧位平片

A. 右大腿石膏固定

B. 右小腿石膏固定
C. 右股骨骨折复位内固定术
D. 右胫骨骨折复位内固定术
E. 右腓骨骨折复位内固定术

考题分析：答案 C。难度系数 0.6，较易。本题所考疾病为右股骨骨折，所考知识点为右股骨骨折的治疗。患儿因摔倒后右下肢活动困难，当时即感右下肢持续性疼痛，较剧，无向他处放射，活动时加重，休息后无缓解，髋关节及膝关节不能自主活动，不能站立及行走。体格检查：右下肢肿胀，以右大腿为主，压痛及叩击痛阳性，伴活动受限，结合 X 线检查提示右股骨干骨折，故诊断右股骨骨折，治疗措施首选复位内固定术，因此选 C。认知层次：理解。

15. 患儿，男，10 岁。因“左腕部疼痛伴活动受限 6 小时余”入院。患儿 6 小时余前不慎从单杠摔落致左腕部着地，当即感左腕部疼痛，较剧，呈持续性，活动时加重，休息制动后稍可缓解，伴左腕部活动受限。体格检查：脊柱生理弯曲正常，无侧弯，无压痛、叩击痛；骨盆挤压试验（–），分离试验（–），左前臂较肿胀，压痛明显，可闻及骨擦音、骨擦感，前臂轴向叩击痛阳性，肢端血运可，神经查体不配合，桡动脉搏动可。余肢体感觉、血运及活动无殊。X 线结果如图 2-32 所示。最合理的治疗是（　　）

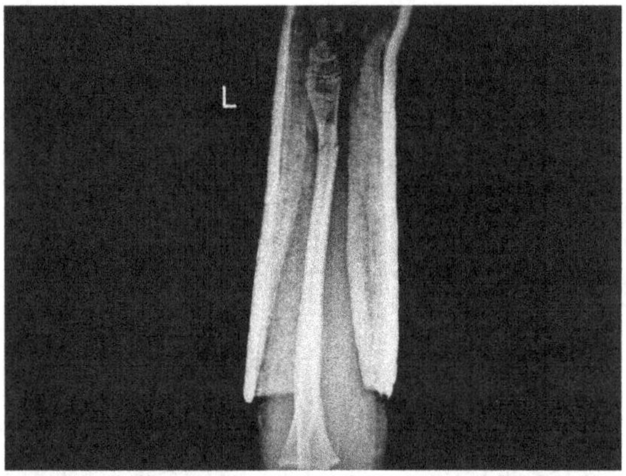

图 2-32　右尺桡骨侧位平片

A. 双氯酚酸钠外用
B. 布洛芬口服止痛
C. 左腕部石膏固定
D. 左尺桡骨远端骨折复位内固定术
E. 左尺骨骨折复位内固定术

考题分析：答案 D。难度系数 0.4，较难。本题所考疾病为左尺桡骨远端骨折，所考知识点为左尺桡骨远端骨折的治疗。患儿因摔倒后致左腕部疼痛伴活动受限，体格检查左前臂较肿胀，压痛明显，可闻及骨擦音、骨擦感，前臂轴向叩击痛阳性，肢端血运可，X 线提示左尺桡骨远端骨折，故诊断左尺桡骨远端骨折，治疗措施首选复位内固定术，因此选 D。认知层次：应用。

16. 患儿，男，8 岁。因“右肘肿痛伴活动受限 20 小时”入院。患儿 20 小时前不慎摔倒致右肘屈伸活动困难，不能自主活动肢体，疼痛伴肿胀，疼痛持续性，无向他处放射，活动时明显，休息稍可缓解，活动肢体时疼痛加剧，无出血。体格检查：右前臂较肿胀，压痛明显，可闻及骨擦音、骨擦感，前臂轴向叩击痛阳性，肢端血运可，尺神经（–），桡神经（–），正中神经（–），桡动脉搏动可。X 线结果如图 2-33 所示。最合适的诊断是（　　）

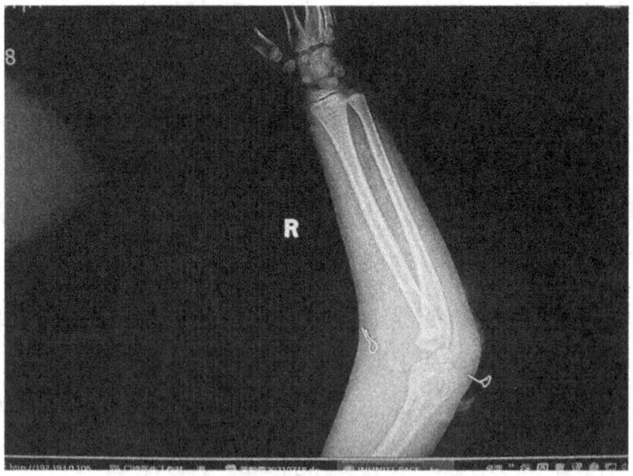

图 2-33　右尺桡骨正位平片

A. 右前臂软组织损伤
B. 右桡骨骨折
C. 右尺骨骨折
D. 右桡骨颈骨折、右尺骨鹰嘴骨折
E. 右肱骨骨折

考题分析：答案 D。难度系数 0.5，中等。本题所考疾病为右桡骨颈骨折、右尺骨鹰嘴骨折，所考知识点为右桡骨颈骨折、右尺骨鹰嘴骨折的诊断。患儿因摔倒致右肘肿痛伴活动受限，体格检查发现右前臂较肿胀，压痛明显，可及骨擦音、骨擦感，前臂轴向叩击痛阳性，肢端血运可，X 线提示右桡骨颈骨折、右尺骨鹰嘴撕脱骨折，故诊断右桡骨颈骨折、右尺骨鹰嘴骨折，因此选 D。认知层次：应用。

17. 患儿，男，7 岁。因“车祸致右小腿肿痛、畸形伴活动受限 1 周”入院。1 周前患儿不慎被三轮车撞伤，致右小腿剧烈疼痛，无放射痛，伴右小腿活动障碍，活动时剧痛难忍，制动或休息时疼痛缓解，伴迅速肿胀。当时无昏迷，无头痛、头晕，无恶心、呕吐，无胸闷、气促，无腹痛、腹胀，无四肢抽搐，无活动性出血。体格检查：各棘突未及压痛，骨盆分离试验（–），挤压试验（–），右小腿中段肿胀，压痛及叩击痛阳性，伴活动受限，感觉无明显减退，右外踝皮肤擦伤，肢端血运佳；余肢体感觉、血运及活动无殊。X 线结果如图 2-34 所示。最合适的诊断是（　　）

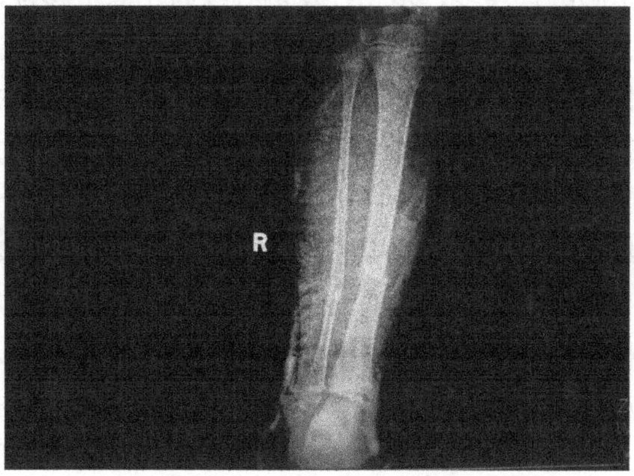

图 2-34　右胫腓骨正位平片

A. 右小腿软组织损伤　B. 右小腿挫伤
C. 右胫腓骨骨折　D. 右胫骨骨折
E. 右腓骨骨折

考题分析：答案 A。难度系数 0.6，较易。本题所考疾病为右胫腓骨骨折，所考知识点为右胫腓骨骨折的诊断。患儿不慎被三轮车撞伤，致右小腿剧烈疼痛，无放射痛，伴右小腿活动障碍，活动时剧痛难忍，制动或休息时疼痛缓解，伴迅速肿胀，体格检查提示右小腿中段肿胀，压痛及叩击痛阳性，伴活动受限，结合 X 线检查可见右胫腓骨骨折，断端对位可，对线差，向外成角畸形，因此右胫腓骨骨折诊断成立，故选 A。认知层次：应用。

18. 患儿，男，6 岁。因“右肘部活动困难伴疼痛 9 小时”入院。9 小时前患儿不慎摔倒致右侧肘部屈伸活动困难，不能自主活动肘部，疼痛伴肿胀，疼痛持续性，无向他处放射，活动时明显，休息后可稍缓解，活动肢体时疼痛加剧，无出血。体格检查：右侧肘部肿胀明显，髁上周围压痛及叩击痛阳性，可及骨擦音及骨擦感，伴自主屈伸活动受限，右手指指端血运佳，活动可，屈伸活动及神经查体不配合，桡动脉搏动可。X 线结果如图 2-35 所示。最合理的治疗是（　　）

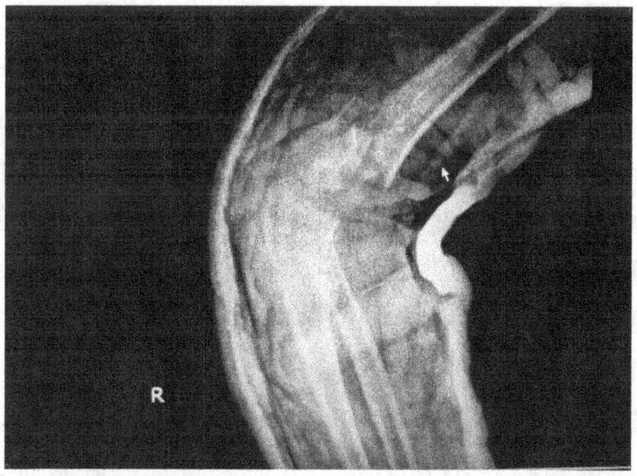

图 2-35　右肘关节侧位平片

A. 右上臂石膏固定
B. 右上臂骨折复位内固定术
C. 右肘关节内固定术
D. 双氯酚酸钠外用
E. 右肱骨髁上骨折复位内固定术

考题分析：答案 E。难度系数 0.5，中等。本题所考疾病为肱骨髁上骨折，所考知识点为肱骨髁上骨折的治疗。患儿因摔伤致右肘部活动困难伴疼痛，体格检查右侧肘部肿胀明显，髁上周围压痛及叩击痛阳性，可及骨擦音及骨擦感，伴自主屈伸活动受限，X 线检查提示右肱骨髁上骨折，因此诊断“右肱骨髁上骨折”明确，首选治疗措施为右肱骨髁上骨折复位内固定术，故选 E。认知层次：应用。

19. 患儿，男，4 岁 5 个月。因“咳嗽伴发热 7 天”入院。体格检查：浅表淋巴结不大，心肺未见异常，腹平软，肝肋下 2cm，脾肋下 3cm。血常规示白细胞计数 2.12×10^9/L，血红蛋白 104g/L，血小板计数 73 $\times10^9$/L，中性粒细胞计数 0.63×10^9/L。凝血全套提示纤维蛋白原 1.2g/L。血脂全套示甘油三酯 5.39mmol/L。EBV-DNA：2.21×10^5/ml。骨髓细胞学：骨髓增生活跃，可见不典型淋巴细胞（性质不明），巨核细胞易见，吞噬细胞分布可见。该患儿最可能的诊断是（　　）

A. 败血症　　B. 白血病

C. 噬血细胞综合征　　D. 再生障碍性贫血

E. 传染性单核细胞增多症

考题分析：答案 C。难度系数 0.6，较易。本题所考疾病为噬血细胞综合征的诊断，条件包括：①发热大于 7 天；②脾大＞3cm；③外周血两系减少或三系减少；④高甘油三酯血症或低纤维蛋白血症；⑤骨髓、脾脏或者淋巴结可见噬血细胞但无恶性表现等。根据患儿临床表现及实验室检查，最可能的诊断是噬血细胞综合征。认知层次：理解。

20. 患儿，男，80 天。因“咳嗽、喘息 1 个月余，加重伴呻吟不安半天”入院。查体：呼吸促，三凹征（+），无口周发绀，两肺呼吸音粗，对称，可闻及细小湿啰音及哮鸣音，心音中，心律齐，心前区可及 3/6 级全收缩期杂音，未及震颤，腹平软，肝肋下 2.0cm，患儿平素有吃奶停顿现象，多汗，夜眠欠安。X 线胸片如图 2-36 所示，请问考虑什么（　　）

A. 支气管肺炎、动脉导管未闭、肺动脉高压、心功能不全

B. 支气管肺炎、室间隔缺损、肺动脉高压、心功能不全

C. 支气管肺炎、房间隔缺损、肺动脉高压、心功能不全

D. 支气管肺炎、法洛四联症、肺动脉高压、心功能不全

E. 支气管肺炎、室间隔缺损、心功能不全

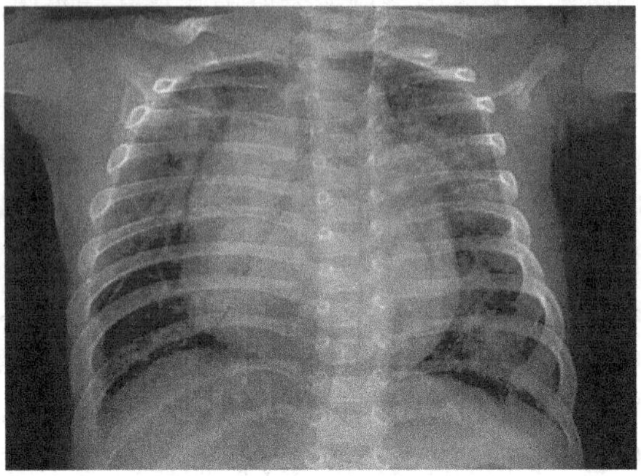

图 2-36　X 线胸片

考题分析：答案 B。难度系数 0.5，中等。本题所考疾病为临床结果判读，所考知识点为先天性心脏病胸片的判读及先天性心脏病血流动力学改变。室间隔缺损患儿血流动力学表现为左室增大，在胸片上表现为两肺血增多，左室增大，主动脉结影缩小，肺动脉高压患儿导致肺动脉段突出。该患儿心影增大，心胸比达 59%，两肺纹理增多，增粗，左侧心缘向左向下移位，主动脉结影缩小，肺动脉段突出，结合杂音特点为 3/6 级收缩期杂音，提示存在室间隔缺损，肺动脉高压，故选 B。认知层次：理解与应用。

21. 患儿，男，2 岁。平素体健。因“发热伴咳嗽 4 天”入院。体格检查：面色稍苍白，呼吸促，稍费力，无发绀，三凹征阳性，两肺呼吸音粗，对称，未闻及明显干湿啰音，HR 120 次 / 分左右，心音遥远，心律齐，心前区未及明显病理性杂音，腹平软，肝脾肋下未及。X 线胸片结果如图 2-37 所示，请问考虑什么（　　）

A. 支气管肺炎、室间隔缺损

B. 支气管肺炎、扩张型心肌病

C. 支气管肺炎、心包积液（大量）

D. 支气管肺炎、法洛四联症

E. 支气管肺炎、心功能不全

考题分析：答案 C。难度系数 0.4，较难。本题所考疾病为临床结果判读，所考知识点为心包

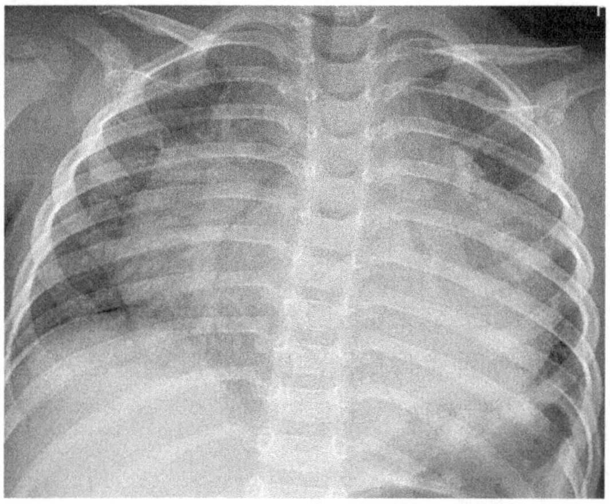

图 2-37　X 线胸片

积液的胸片改变。250ml 以下的少量心包积液，X 线可无阳性所见或仅见心影轻度增大。中等量以上心包积液，X 线征象典型：①心影向两侧增大，呈“普大型”（“球形”或“烧瓶状”），心腰及心缘各弓的分界消失；②心缘搏动普遍减弱以致消失，主动脉搏动多为正常，两者形成鲜明对比；③卧位透视见心底部阴影较立位时增宽；④巨大心影与清晰的肺血管纹理不对称。该患儿平素体健，此次急性起病，有肺部感染病史，出现呼吸急促，心脏未及杂音，胸片提示心影明显增大，呈球形，心缘分界不清，故选 C。认知层次：理解与应用。

22. 患儿，女，18 个月。近 3 个月来不喜活动。此次因“发热、气促 2 天”入院。体格检查：营养一般，面色欠红润，呼吸稍促，三凹征阴性，两肺呼吸音稍粗，对称，闻及痰鸣音，心音中，心律齐，心前区未及病理性杂音，腹软，肝肋下 4cm，质软边锐。辅助检查：肌钙蛋白 I 0.290ng/ml，脑钠肽（NT-proBNP）3270pg/ml。X 线胸片结果如图 2-38 所示，请问考虑什么（　　）

A. 支气管肺炎、室间隔缺损
B. 支气管肺炎、扩张型心肌病
C. 支气管肺炎、肥厚型心肌病
D. 支气管肺炎、急性心肌炎
E. 支气管肺炎、限制型心肌病

考题分析：答案 B。难度系数 0.4，较难。本题所考疾病为临床结果判读，所考知识点为心肌

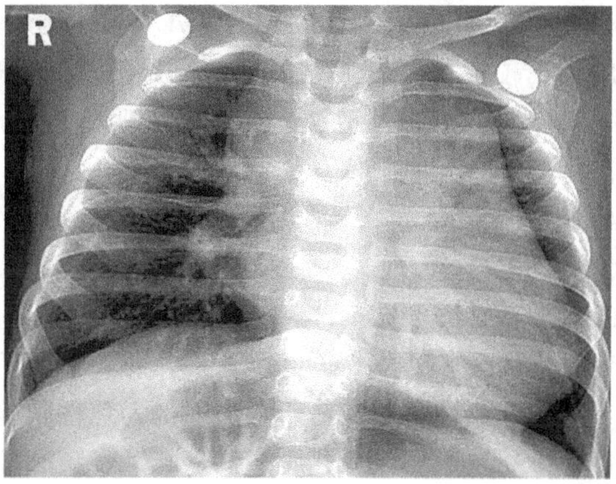

图 2-38　X 线胸片

病的临床特点及胸片改变。扩张型心肌病起病隐匿，表现为乏力、气促，活动耐力下降，胸片上表现为全心增大，以左心增大明显。该患儿病程长，活动耐力逐渐下降，脑钠肽升高明显，胸片表现为心影增大，以左心增大为主。而限制型心肌病和肥厚型心肌病以心脏舒张功能受限为主，心影增大不如扩张型心肌病明显。急性心肌炎起病急，病程短，不符合。故选 B。认知层次：理解与应用。

第三节　实验室检查

1. 患儿，女，3 岁。入幼儿园前体检发现 HBsAg（+）、HBsAb（-）、HBeAg（+）、HBeAb（-）及 HBcAg（+）、其中 HBV 复制的标志是（　　）

A. HBsAg　　B. HBsAb
C. HBeAg　　D. HBeAb
E. HBcAg

考题分析：答案 C。难度系数 0.6，较易。本题所考疾病为乙型肝炎，所考知识点为该疾病的免疫临床结果判读。HBsAg 阳性表明患者感染了 HBV；HBsAb 阳性提示机体对乙肝病毒有一定程度的免疫力；HBeAg 阳性表明乙型肝炎处于活动期，并有较强的传染性；HBeAb 阳性可见于慢性乙型肝炎、肝硬化、肝癌；HBcAg 比 HBsAg 更敏感，可作为 HBsAg 阴性的 HBV 感染的敏感指标。故 C 正确。认知层次：应用。

2. 患儿，女，4 岁。因“腹痛、呕吐 3 天”入院。入院后肝功能提示谷丙转氨酶 150U/L；血

淀粉酶 769U/L（参考值 30~110U/L），血脂肪酶 192U/L（参考值＜ 60U/L）；腹部 B 超提示胰腺肿大伴周围渗出性改变。为进一步明确诊断，首选以下哪一项检查（　　）

A. 腹部 B 超　　B. 胃镜
C. 腹部 CT　　D. 腹部磁共振成像
E. 腹部直立位平片

考题分析：答案 D。难度系数 0.3，难。本题所考疾病为急性胰腺炎，所考知识点为急性胰腺炎的诊断及原因。患儿腹痛伴呕吐，查胰酶较正常升高 3 倍以上，胰腺超声提示炎性改变，符合急性胰腺炎诊断标准。结合年龄小，同时查肝功能示 ALT 升高，首先考虑胰腺先天性发育畸形，如胰胆管合流异常，磁共振胰胆管成像可协助诊断。认知层次：应用。

3. 患儿，男，8 岁。因“腹痛、呕吐 5 小时”就诊，无发热。体格检查：中上腹压痛，Murphy 征阴性。查尿淀粉酶 1192U/L（参考值 32~641U/L），予抑酸、补液治疗，次日腹痛、呕吐缓解，复查尿淀粉酶342U/L。该患儿最可能的诊断是（　　）

A. 过敏性紫癜　　B. 急性胰腺炎
C. 急性胆囊炎　　D. 急性胃炎
E. 急性阑尾炎

考题分析：答案 D。难度系数 0.3，难。本题所考疾病为急性腹痛，所考知识点为急性腹痛的鉴别诊断。患儿急性腹痛伴呕吐，尿淀粉酶明显升高，需警惕急性胰腺炎，但予抑酸、补液治疗，病情好转迅速，次日复查尿淀粉酶即正常，与胰腺炎病情过程不符。故考虑第一天尿淀粉酶升高为腹痛、呕吐导致奥迪氏括约肌痉挛，淀粉酶排出受阻反流入血所致。结合上腹部压痛，首先考虑急性胃炎。无使用激素，病情缓解，过敏性紫癜依据不足。无发热，Murphy 征阴性，无抗生素使用病情好转，急性胆囊炎无依据。无右下腹痛，结合诊治经过及病情转归，急性阑尾炎无依据。认知层次：应用。

4. 患儿，男，12 岁。因“剧烈腹痛伴呕吐 12 小时”就诊。体格检查：腹软，中上腹压痛，无反跳痛，Murphy 征阴性。查血淀粉酶 52U/L，尿淀粉酶 205U/L，查腹部 CT 如图 2-39 所示。该患儿最可能的诊断是（　　）

A. 过敏性紫癜　　B. 胃穿孔
C. 胃扭转　　D. 急性胰腺炎
E. 急性胆囊炎

考题分析：答案 D。难度系数 0.7，容易。本题所考疾病为急性胰腺炎，所考知识点为急性胰腺炎的诊断。该患儿剧烈腹痛伴呕吐，查腹部 CT 示胰腺肿大伴周围渗出，虽胰酶正常，仍具备急性胰腺炎诊断标准其中 2 点，故诊断成立。认知层次：应用。

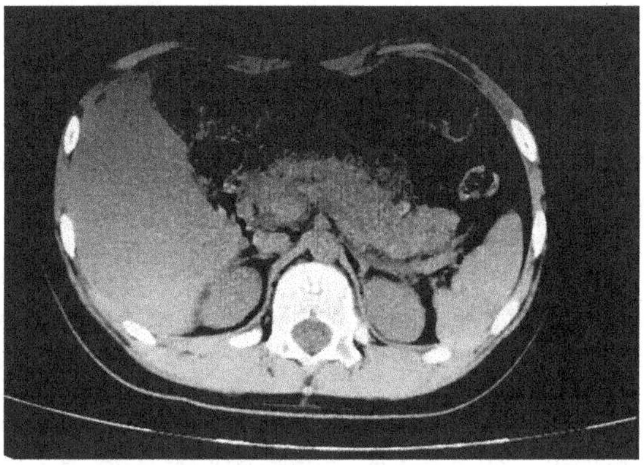

图 2-39　腹部 CT

5. 患儿，女，50 天。因“皮肤黄染 1 个月余”入院。体格检查：皮肤巩膜中度黄染，肝肋下 2.0cm，质软，边锐，脾肋下未及。血肝功能示：谷丙转氨酶 35U/L，谷草转氨酶 75U/L，ALP 521U/L，γ- 谷氨酰转肽酶（γ-glutamyl transpeptadase, GGT）46U/L，总蛋白 59.7g/L，白蛋白 39.3g/L，总胆红素 126μmol/L，结合胆红素 7.4μmol/L，非结合胆红素 118.6μmol/L，总胆汁酸 17.1μmol/L；血红蛋白 115g/L。该患儿可能的诊断是（　　）

A. 巨细胞病毒肝炎　　B. citrin 蛋白缺陷症
C. 先天性胆道闭锁　　D. 母乳性黄疸
E. 葡萄糖 -6- 磷酸脱氢酶缺乏症

考题分析：答案 D。难度系数 0.4，较难。本题所考疾病为高胆红素血症，所考知识点为高胆红素血症的鉴别诊断。患儿查肝功能示非结合胆红素升高，谷丙转氨酶、GGT、结合胆红素均正常，可除外胆汁淤积性肝病，故 A、B、C 可除外。结合无贫血，脾无肿大，溶血性黄疸无依据，E 不选，故 D 正确。认知层次：应用。

6. 患儿，男，6 岁。因“体检发现肝功能异常 2 天”入院。肝功能：谷丙转氨酶 218U/L，ALP 159U/L，GGT 20U/L，总胆红素 10.3μmol/L，结合胆红素 3.3μmol/L；铜蓝蛋白 8.0mg/dl。该患儿诊断考虑（　　）

A. 病毒性肝炎　　B. 自身免疫性肝病

C. 药物性肝炎　　D. 肝豆状核变性

E. 肝糖原贮积病

考题分析：答案 D。难度系数 0.7，容易。本题所考疾病为肝豆状核变性，所考知识点为该疾病的诊断。该患儿查肝功能示谷丙转氨酶升高，查铜蓝蛋白 ＜ 10mg/dl，诊断成立，其他选项不考虑。认知层次：记忆。

7. 患儿，男，2 个月。因“发热、腹胀 2 天”就诊。体格检查：腹肌紧张，中下腹压痛，反跳痛（+）。腹部 B 超示大量腹水。腹水常规：淡黄色，浑浊，白细胞计数 1220×10^6/L，红细胞计数 18×10^6/L，中性粒细胞百分比 90%，淋巴细胞百分比 7%，异常细胞未找到，里瓦尔塔试验（+），蛋白定量 40g/L，葡萄糖定量 1.0mmol/L。根据腹水检查结果，导致该患儿腹水最可能的病因是（　　）

A. 心源性　　B. 肾源性

C. 结核性　　D. 肿瘤性

E. 细菌性

考题分析：答案 E。难度系数 0.5，中等。本题所考疾病为腹水，所考知识点为该疾病的鉴别诊断。该患儿腹水浑浊，腹水白细胞计数、蛋白定量明显升高，里瓦尔塔试验（+），考虑渗出性腹水，故 A、B 不考虑。结合年龄 2 个月，急性起病伴发热，腹水中性粒细胞比例明显升高，葡萄糖定量明显降低，符合细菌性腹膜炎表现。认知层次：应用。

8. 肺炎链球菌性肺炎的痰液诊断标准（　　）

A. 支气管肺泡灌洗标本的肺炎链球菌菌数＞ 10^4cfu/ml

B. 支气管肺泡灌洗标本的肺炎链球菌菌数＞ 10^6cfu/ml

C. 支气管肺泡灌洗标本的肺炎链球菌菌数＞ 10^3cfu/ml

D. 支气管肺泡灌洗标本的肺炎链球菌菌数＞ 10^5cfu/ml

E. 支气管肺泡灌洗标本的肺炎链球菌菌数＞ 10^2cfu/ml

考题分析：答案 A。难度系数 0.5，中等。本题所考疾病为支气管肺炎，所考知识点为该病的支气管肺泡灌洗标本的肺炎链球菌菌数诊断标准＞ 10^4cfu/ml。认知层次：记忆。

9. 患儿，男，8 个月。患支气管肺炎，用多种抗生素治疗 20 天，体温下降，病情好转。近 2 天再次发热，呕吐，腹泻，粪便 4~6 次 / 日，呈暗绿色水样便，有黏液，腥味，粪便镜检如图 2-40 所示，可见大量白细胞，脓球及革兰氏阳性球菌，最可能的诊断是（　　）

A. 真菌性肠炎

B. 病毒性肠炎

660119313100　[redacted] 检验科检验报告单

姓　名：[redacted]	患者电话：[redacted]	申请医生：[redacted]	标本类型：粪便
性　别：[redacted]	科室床号：[redacted]	申请时间：[redacted]	标本状态：正常
年　龄：[redacted]	临床诊断：[redacted]	采样时间：	标本条码：6601193[redacted]0
患者ID：[redacted]		收样时间：[redacted]	工作单号：20210531[redacted]9644

检验项目	结果	提示	参考区间	单　位
1.粪便颜色	棕黄色			
2.性状	黏液样			
3.镜检红细胞	0-2		0-2	/HP
4.隐血试验	阳性（+）	↑	阴性	
5.黏液	+	↑	阴性	
6.脂肪球	未见			/HP
7.镜检白细胞	40-60		0-5	/HP

图 2-40　粪便镜检

C. 金黄色葡萄球菌性肠炎
D. 侵袭性大肠埃希菌性肠炎
E. 细菌性痢疾

考题分析：答案 C。 难度系数 0.4，较难。本题所考查疾病为腹泻病，所考知识点为腹泻病的病原菌。抗生素相关性腹泻：金黄色葡萄球菌性肠炎：多继发于使用大量抗生素后，病程和症状常与菌群失调的程度有关，有时继发于慢性疾病的基础上。表现为发热、呕吐、腹泻、不同程度的中毒症状、脱水和电解质紊乱。典型粪便为暗绿色，量多带黏液，少数为血便。粪便镜检有大量脓细胞和成簇的革兰氏阳性球菌，培养有葡萄球菌生长，凝固酶阳性。认知层次：应用。

10. 患儿，女，3 个月。因“皮肤黄染 3 个月余”就诊。粪便呈淡黄色。体格检查：皮肤巩膜中度黄染，肝肋下 3.0cm，质软，边锐，脾肋下未及。血肝功能：谷丙转氨酶 198U/L，谷草转氨酶 132U/L，GGT 168U/L，总蛋白 51.7g/L，白蛋白 30.3g/L，总胆红素 221μmol/L，结合胆红素 121μmol/L，非结合胆红素 100μmol/L，总胆汁酸 162.1μmol/L；血氨 104μmol/L；空腹血糖 2.71mmol/L；甲胎蛋白＞ 80 000.00ng/ml；血气分析：pH 7.32，HCO_3^- 19.7mmol/L，BE -5.9mmol/L。该患儿首先考虑的诊断是（　　）

A. 巨细胞病毒性肝炎
B. citrin 蛋白缺陷症
C. 先天性胆道闭锁
D. 进行性家族性肝内胆汁淤积症
E. 肝脏恶性肿瘤

考题分析：答案 B。 难度系数 0.3，难。本题所考疾病为胆汁淤积性肝病，所考知识点为胆汁淤积性肝病的鉴别诊断。患儿查肝功能示 GGT、结合胆红素、总胆汁酸明显升高，考虑胆汁淤积性肝病。结合于新生儿期发病，有低血糖、高血氨，血气分析示代谢性酸中毒，首先考虑先天性遗传代谢病，结合血甲胎蛋白明显升高，低蛋白血症，首先考虑 citrin 蛋白缺陷症。认知层次：应用。

11. 患儿，男，13 岁。因“咳嗽 1 周，胸痛 4 天，发热 2 天”入院。胸片提示右侧胸腔积液，胸腔积液常规检查结果：白细胞计数 4+/HP，红细胞计数 3+/HP，里瓦尔塔试验（1+），中性粒细胞百分比 85%，淋巴细胞百分比 8%，pH 7.0；腺苷脱氨酶 16.0U/L。以下描述正确的是（　　）

A. 胸腔积液为漏出性
B. 考虑恶性胸腔积液
C. 考虑结核性胸膜炎
D. 考虑化脓性胸膜炎
E. 支原体肺炎合并胸腔积液

考题分析：答案 D。 难度系数 0.5，中等。本题所考疾病为胸腔积液，所考知识点为胸腔积液常规结果的判读。该患儿 13 岁，起病急，病程短，以咳嗽、发热为主要症状，胸腔积液检查可见白细胞（4+）/ 高倍，里瓦尔塔试验（1+），考虑渗出液、化脓性胸膜炎。病程短、腺苷脱氨酶 16.0U/L，不考虑结核感染，故选 D。认知层次：应用。

12. 患儿，男，4 岁。因“咳嗽 1 周余，发热伴腹痛 6 天”入院。咳嗽不甚剧烈，热型不规则，体温最高可达 40.8℃。体格检查：精神较软，呼吸平，左肺可闻及少量中小湿啰音。血常规 +CRP：CRP 107.45mg/L，白细胞计数 18.69×10^9/L，中性粒细胞百分比 72.1%，淋巴细胞百分比 15.8%。胸片提示左肺感染伴胸腔积液，胸腔积液常规检查提示：白细胞计数（1+）/HP，里瓦尔塔试验（1+），中性粒细胞百分比 80%，淋巴细胞百分比 10%，pH 7.00；腺苷脱氨酶 12.0U/L。该患儿胸腔积液的原发病最可能是（　　）

A. 金黄色葡萄球菌性肺炎
B. 肺炎链球菌肺炎
C. 流感嗜血杆菌肺炎
D. 腺病毒性肺炎
E. 肺结核、结核性胸膜炎

考题分析：答案 B。 难度系数 0.4，较难。本题所考疾病为胸腔积液，所考知识点为胸腔积液原发病的诊断与鉴别诊断。该患儿 4 岁，起病急、病程短，以高热、咳嗽为主要症状，左肺可闻及细湿啰音。CRP 及 WBC 升高明显，胸腔积液检查可见白细胞数计数（1+）/HP，中性粒细胞百分比80%，提示为渗出性、化脓性，首先考虑肺炎链球菌感染。金黄色葡萄球菌肺炎往往发生于新生儿、婴幼儿等免疫功能低下人群，起病急、病情重、进展快，可很快出现肺大泡、肺脓肿及脓气胸。全身中毒症状明显，患儿往往有面色苍白、烦躁不安、呼吸浅快及发绀等表现，CRP往往超过200mg/L，胸腔积液中往往有大量白细胞、脓细胞及红细胞，故不首先考虑。流感嗜血杆菌不是社区获得性肺炎最常见的病原，且常有剧烈干咳，不首先考虑；腺病毒往往有严重喘憋，该患儿病程短，胸腔积液中腺苷脱氨酶12.0U/L，故D、E暂不考虑。认知层次：应用。

13. 大叶性肺炎痰液特点为（　　）

A. 白色黏液痰　　B. 黏液泡沫痰

C. 黏液脓性痰　　D. 铁锈色痰

E. 大量脓痰

考题分析：答案D。难度系数0.5，中等。本题所考疾病为大叶性肺炎，所考知识点为该病的痰液检查特点。由于大叶性肺炎后肺部毛细血管通透性增高，大量红细胞进入肺泡，渗出的红细胞被巨噬细胞破坏，形成含铁血黄素，导致痰液呈铁锈色。故选D。认知层次：记忆。

14. 肺炎克雷伯肺炎痰液特点为（　　）

A. 白色黏液痰　　B. 黏液泡沫痰

C. 砖红色胶冻状痰　　D. 铁锈色痰

E. 大量脓痰

考题分析：答案C。难度系数0.5，中等。本题所考疾病为肺炎克雷伯肺炎，所考知识点为该病的痰液检查特点。由于肺炎炎症渗出增多，痰液呈黏稠脓性、量多、带血灰色绿或红砖色、胶冻状。故选C。认知层次：记忆。

15. 以下痰液标本符合做细菌培养的条件是（　　）

A. 痰液涂片白细胞较多，＞25个/低倍视野

B. 痰液涂片鳞状上皮细胞＞10个/低倍视野

C. 痰液涂片白细胞较多，＞25个/低倍视野

D. 痰液涂片鳞状上皮细胞：白细胞＞1∶2.5

E. 痰液涂片鳞状上皮细胞＜25个/低倍视野

考题分析：答案A。难度系数0.5，中等。本题所考疾病为支气管肺炎，所考知识点为该病的痰液涂片标本留取特点。评估患者的痰标本是否合格。痰涂片提示每低倍镜视野白细胞大于25个，上皮细胞小于10个。认知层次：记忆。

16. 患儿，女，6岁。因“全身水肿、尿红1周”就诊。偶有头痛，伴肉眼血尿，呈洗肉水样，无胸闷、咳嗽。体格检查：BP 116/80mmHg，眼睑及双下肢轻度水肿，全身皮肤未见皮疹，咽充血，扁桃体Ⅰ度肿大，心肺阴性，腹软，无压痛，肝、脾肋下未及。辅助检查：血肌酐39μmol/L，尿常规如图2-41所示，该患儿最可能的诊断是（　　）

A. 泌尿系结石

项目	结果	参考值	项目	结果	参考值
颜色	黄色	黄色	pH	7.0	4.6～8
浊度	微混	清晰	中性粒细胞酯酶	阳性(1+)	阴性
白细胞计数	28.98	0～5 /高倍			
白细胞数	161.13	0～11 /μl			
红细胞计数	844.56	0～2 /高倍			
红细胞数	4695.75	0～9 /μl			
透明管型	阴性	0～1 /低倍			
颗粒管型	阴性	阴性 /低倍			
细胞管型	阴性	阴性 /低倍			
鳞状上皮细胞	阴性	/μl			
尿潜血	阳性(3+)	阴性			
尿胆红素	阴性	阴性			
尿胆原	阴性	阴性			
尿酮体	阴性	阴性			
尿蛋白定性	阳性(2+)	阴性			
尿比重	1.015	1.003～1.03			
亚硝酸盐	阴性	阴性			
尿糖	阴性	阴性			

图2-41　尿常规

B. 急性尿路感染
C. 急性链球菌感染后肾小球肾炎
D. 肾炎型肾病综合征
E. 急进性肾小球肾炎

考题分析：答案 C。难度系数 0.5，中等。本题所考疾病为急性链球菌感染后肾小球肾炎，所考知识点为急性链球菌感染后肾小球肾炎的尿常规结果。患儿水肿伴肉眼血尿，不能用泌尿系结石及感染解释，患儿尿蛋白少，肾功能正常，不符合肾炎型肾病综合征及急进性肾小球肾炎，故选 C。认知层次：应用。

17. 患儿，男，6 岁。因“双下肢酸痛 2 天，尿红 1 天余”入院。2 天前有蛙跳史。体格检查：T 37.5℃，P 101 次 / 分，BP 115/75mmHg，面色红润，无水肿，心肺阴性，腹软，肝脾肋下未及，四肢肌力Ⅴ级，大腿远端肌肉压痛明显，屈曲活动受限，关节无肿胀、压痛，神经系统查体(−)；实验室检查：血肌酐 27.6μmol/L，尿常规如图 2-42 所示，该患儿最可能的诊断是（　　）

项　　目	结 果	参 考 值
颜色	淡黄色	黄色
浊度	清晰	清晰
白细胞计数	1.000	0～15.7 /μl
红细胞计数	0.800	0～13.9 /μl
上皮细胞计数	0.600	0～8.9 /μl
管型计数	0.000	0～1.86 /μl
细菌计数	143.200	6.3-173.4 /μl
电导率	10.800 ↓	16.4～27.6 ms/cm
尿潜血	阳性(3+)	阴性
尿胆红素	阴性 −	阴性
尿胆原	阴性 −	阴性
尿酮体	阴性 −	阴性
尿蛋白定性	弱阳性(±)	阴性
尿比重	1.008	1.003～1.03
亚硝酸盐	阴性 −	阴性
尿糖	阴性 −	阴性
pH	8.0	4.6～8
中性粒细胞酯酶	阴性 −	阴性

图 2-42　尿常规

A. G-6-PD 缺乏症　　B. 横纹肌溶解综合征
C. 溶血尿毒综合征　　D. 急性肾小球肾炎
E. 肾炎型肾病综合征

考题分析：答案 B。难度系数 0.6，较易。本题所考疾病为横纹肌溶解综合征，所考知识点为横纹肌溶解综合征的尿常规结果。患儿尿红入院，尿常规未见红细胞，不符合急性肾小球肾炎及肾炎型肾病综合征表现。患儿肾功能正常，不支持溶血尿毒综合征。患儿起病前无蚕豆、药物进食史，不支持 G-6-PD 缺乏症。起病前有蛙跳史，有双下肢酸痛 2 天，隐血阳性但无红细胞，故首先考虑横纹肌溶解综合征。认知层次：应用。

18. 患儿，男，8 岁。因“腹胀半个月入院”。腹部 B 超示大量腹水。腹水常规：白细胞计数 108×10^6/L，红细胞计数 36×10^6/L，中性粒细胞百分比 63%，淋巴细胞百分比 33%，嗜酸性粒细胞百分比 4%，蛋白定量 28g/L，葡萄糖定量 5.0mmol/L；肝功能示白蛋白 44g/L。导致该患儿腹水可能的病因是（　　）

A. 恶性淋巴瘤　　B. Budd-Chiari 综合征
C. 结核性腹膜炎　　D. 肾病综合征

E. 嗜酸细胞性胃肠炎

考题分析：答案 B。难度系数 0.3，难。本题所考疾病为腹水，所考知识点为该疾病的鉴别诊断。该患儿腹水的血清 - 腹水白蛋白梯度（serum-ascites albumin concentration gradient, SAAG）为 16g/L，提示高 SAAG 腹水（大于 11g/L）。以上选项中只有巴德 - 基亚里（Budd-Chiari）综合征的腹水属高 SAAG 腹水，其他均为低 SAAG 腹水，故 B 正确。认知层次：应用。

19. 患儿，男，11 岁。因“面色苍白 3 个月”就诊。无尿红，无水肿、少尿，无呕吐、腹痛、黑便，无皮肤紫癜。既往体健。体格检查：P 145 次 / 分，BP 132/81mmHg，中度贫血貌，无水肿，两肺呼吸音粗，未及啰音，心音中，心律齐，未闻及杂音，腹软，肝脾肋下未及，实验室检查：B 超示双肾偏小伴弥漫性皮质回声改变，血红蛋白 79g/L，血小板计数 118 × 10^9/L，肾功能如图 2-43 所示，该患儿肾功能异常最可能的原因是（　　）

项　　目	结　果	参 考 值
急诊尿素氮	24.10 ↑	2.5～6.1 mmol/L
急诊肌酐	327.0 ↑	46～92 μmol/L
急诊钙	2.32	2.2～2.8 mmol/L
急诊磷	2.26 ↑	1.29～1.94 mmol/L
急诊镁	0.82	0.65～1.05 mmol/L
急诊钾	3.58	3.5～5.5 mmol/L
急诊钠	137.0	135～145 mmol/L
急诊氯	107.0	96～110 mmol/L

图 2-43　肾功能

A. 高血压肾损害　　B. 慢性肾脏病
C. 溶血尿毒综合征　　D. 急性肾损伤
E. 急进性肾小球炎

考题分析：答案 B。难度系数 0.5，中等。本题所考疾病为肾功能检查，所考知识点为肾功能检查结果解读。患儿肾功能不全，病程 3 月，有中度贫血，肾脏缩小，提示慢性肾脏病，不支持急性肾损伤、急进性肾小球炎。患儿无尿红，血小板正常，溶血尿毒综合征依据不足。患儿年龄小，既往无高血压史，且本次发病伴中度贫血，难以用高血压肾损害解释，故首先考虑慢性肾脏病，B 为正确答案。认知层次：应用。

20. 患儿，男，9 岁。因“尿红 1 周”入院。尿呈浓茶色，全程性，无血凝块、血丝，无少尿，体格检查：BP 120/88mmHg，身高 140cm，无水肿，面色红润，心肺阴性，腹软，肝脾肋下未及，辅助检查肾功能如图 2-44 所示，该患儿的估算肾小球滤过率最可能为（　　）

项　　目	结 果	参 考 值
急诊谷丙转氨酶	43	0～69 U/L
急诊总蛋白	71.6	63～82 g/L
急诊白蛋白	43.9	35～55 g/L
急诊总胆红素	8.3	3.0～22.0 μmol/L
急诊葡萄糖	5.14	3.9～6.1 mmol/L
急诊尿素氮	6.20	3.2～7.1 mmol/L
急诊肌酐	81.0	58～110 μmol/L
急诊钙	2.37	2.2～2.8 mmol/L
急诊磷	1.52	1.29～1.94 mmol/L
急诊镁	0.74	0.65～1.05 mmol/L
急诊钾	4.62	3.5～5.5 mmol/L
急诊钠	144.0	135～145 mmol/L
急诊氯	98.0	96～110 mmol/L

图 2-44　肾功能

A. 110~130ml/（min · 1.73m^2）

B. 90~110ml/（min · 1.73m^2）

C. 60~90ml/（min · 1.73m^2）

D. 30~60ml/（min · 1.73m^2）

E. < 30ml/（min · 1.73m^2）

考题分析：答案 C。难度系数 0.5，中等。本题所考疾病为肾功能检查，所考知识点为肾功能检查结果判读。患儿身高 140cm，血肌酐 81μmol/L，根据肾小球滤过率 eGFR 计算公式，估算肾小球滤过率为 36.5 × 140/81=63.1ml/（min · 1.73m^2），故 C 为正确答案。认知层次：应用。

21. 下列哪一项符合 I 型呼吸衰竭的血气分析表现（　　）

A. $PaCO_2$ 58mmHg PaO_2 60mmHg

B. $PaCO_2$ 47mmHg PaO_2 40mmHg

C. $PaCO_2$ 50mmHg PaO_2 50mmHg

D. $PaCO_2$ 40mmHg PaO_2 70mmHg

E. $PaCO_2$ 60mmHg PaO_2 50mmHg

考题分析：答案 B。难度系数 0.7，容易。本题所考疾病为呼吸衰竭，所考知识点为 I 型呼吸衰竭的诊断标准。I 型呼吸衰竭血气分析结果为 PaO_2 < 60mmHg（8kPa），$PaCO_2$ < 50mmHg。认知层次：记忆。

22. 下列动脉血气符合 II 型呼吸衰竭是（　　）

A. 海平面、大气压、静息状态下吸入室内空气，PaO_2 < 60mmHg，$PaCO_2$ 正常或降低

B. 海平面、大气压、静息状态下吸入室内空气，PaO_2 < 60mmHg，且 $PaCO_2$ > 50mmHg

C. 海平面、大气压、静息状态下吸入室内空气，PaO_2 < 60mmHg 或 $PaCO_2$ > 50mmHg

D. 海平面、大气压、静息状态下吸入室内空气，PaO_2 < 60mmHg 和（或）$PaCO_2$ > 50mmHg

E. 海平面、大气压、静息状态下吸入室内空气，PaO_2 < 50mmHg，$PaCO_2$ 正常或降低

考题分析：答案 B。难度系数 0.7，容易。本题所考疾病为呼吸衰竭，所考知识点为儿童急性呼吸衰竭的血气诊断标准。认知层次：记忆。

23. 下列哪项不符合呼吸性酸中毒合并代谢性酸中毒的血气分析结果（　　）

A. $PaCO_2$ 68mmHg

B. HCO_3^- 12mmol/L

C. AB < SB

D. BE -6mmol/L

E. pH 7.208

考题分析：答案 C。难度系数 0.7，容易。本题所考疾病为呼吸衰竭，所考知识点为血气分析解读（各项指标的意义）。酸中毒时 pH 减低，呼吸性酸中毒时 $PaCO_2$ 升高，实际碳酸氢盐（AB）> 标准碳酸氢盐（SB）；代谢性酸中毒时 BE 负向绝对值增大，HCO_3^- 下降。AB < SB 是呼吸性碱中毒的表现。认知层次：记忆。

24. 患儿，男，6 个月。因“发热、咳嗽 3 天，喘息 2 天，气促半天”就诊。体格检查：R 65 次 / 分，SpO_2 88%，神志清，烦躁，鼻翼扇动，唇周微绀，可见三凹征，胸廓饱满，听诊两肺呼吸音对称，可及大量呼气相哮鸣音。胸片：两肺透亮度增高，肺下界在第 9~10 肋间，鼻拭子呼吸道病毒检测：呼吸道合胞病毒（+）。入院后行血气分析，下列哪一项检查结果提示患儿并发 II 型呼吸衰竭（　　）

A. $PaCO_2$ 70mmHg PaO_2 50mmHg

B. $PaCO_2$ 35mmHg PaO_2 40mmHg

C. $PaCO_2$ 45mmHg PaO_2 80mmHg

D. $PaCO_2$ 60mmHg PaO_2 65mmHg

E. $PaCO_2$ 50mmHg PaO_2 70mmHg

考题分析：答案 A。难度系数 0.7，容易。本题所考疾病为呼吸衰竭，所考知识点为 II 型呼吸衰竭血气分析的诊断。II 型呼吸衰竭的血气分析诊断标准为：PaO_2 < 60mmHg（8kPa），$PaCO_2$ > 50mmHg（6.67kPa）。该患儿咳嗽、气促、喘息起病，入院后两肺闻及大量哮鸣音，胸片提示两肺过度通气，SpO_2 88%，病原学为呼吸道合胞病毒，考虑为毛细支气管炎，引起下气道梗阻，最可能在低氧血症同时合并二氧化碳潴留，故选 A 选项。认知层次：记忆和理解。

25. 患儿，女，6 个月。因“呕吐、腹泻伴发热 2 天”就诊。有咳嗽，呕吐 5~6 次 / 天，粪便 10 余次 / 天，水样便。体格检查：皮肤干燥、弹性差，口唇樱桃红，前囟、眼窝凹陷，腱反射弱。粪便镜检如图 2-45 所示，下列治疗不当的是（　　）

检验报告单

姓　名：　　性　别：　　患者ID：　　年　龄：　　患者电话：

样本号：550114235300　标本：粪便　化验项目：粪便常规+隐血试验+								备注
检验项目	结　果	单位	参考范围	检验项目	结　果	单位	参考范围	
性状	稀便			黏液	无		阴性	
隐血试验	阴性（-）		阴性	虫卵	未见		阴性	
镜检红细胞	未见	/HP	0-2	镜检白细胞	未见	/HP	0-5	
粪便颜色	棕黄色							

图 2-45　粪便镜检

A. 依脱水程度补液

B. 及时应用抗生素

C. 补液的同时纠正酸中毒

D. 暂停乳类，代以豆类代乳品

E. 见尿补钾

考题分析：答案 B。难度系数 0.4，较难。本题所考查疾病为腹泻病，所考知识点为该疾病的治疗。患儿发病时间为冬季，粪便为水样便，伴上呼吸道感染，粪便镜检未见白细胞，考虑为病毒性肠炎。皮肤干燥、弹性差，前囟、眼窝凹陷，说明存在脱水；口唇樱桃红说明有酸中毒；腱反射减弱考虑低钾。故治疗上应以脱水程度给予补液量，同时纠正酸中毒，见尿补钾。病毒性肠炎多有继发性双糖酶缺乏，对疑似病例饮食暂停乳类，改为豆类代乳品，故 A、C、D、E 均正确。认知层次：应用。

26. 患儿，男，11 岁。因“发热 3 天、反应差半天”就诊。2 个月前诊断“急性淋巴细胞白血病”，1 周前结束末次化疗，经外周静脉穿刺中心静脉置管（PICC）留置中。体格检查：T 38 ℃，R 32 次 / 分，P 112 次 / 分，BP 75/42mmHg，SpO_2 96%。神志淡漠，呼吸稍急促，无三凹征，两肺呼吸音对称，无啰音，心律齐，心音有力，四肢暖，脉搏洪大，CRT 1s。入院后行血气分析，下列哪一项检查结果最为合理（　　）

A. pH 7.560 HCO_3^- 35mmol/L BE -6mmol/L $PaCO_2$ 70mmHg PaO_2 80mmHg

B. pH 7.305 HCO_3^- 15mmol/L BE -6mmol/L $PaCO_2$ 30mmHg PaO_2 80mmHg

C. pH 7.560 HCO_3^- 35mmol/L BE 8mmol/L $PaCO_2$ 70mmHg PaO_2 50mmHg

D. pH 7.305 HCO_3^- 35mmol/L BE -6mmol/L $PaCO_2$ 70mmHg PaO_2 80mmHg

E. pH 7.305 HCO_3^- 15mmol/L BE 8mmol/L $PaCO_2$ 32mmHg PaO_2 50mmHg

考题分析：答案 B。难度系数 0.3，难。本题所考疾病为脓毒性休克，所考知识点为代谢性酸中毒及代偿机制。脓毒性休克最常见的酸碱紊乱是代谢性酸中毒，失代偿代谢性酸中毒血气分析表现为 pH 降低，HCO_3^- 降低，BE 负向绝对值增大。此时，呼吸系统代偿代谢性酸中毒的表现为呼吸增快，呼吸性碱中毒，因此，可以出现 $PaCO_2$ 下降。此患儿无肺部明显的病变，故不会首先影响 PaO_2。故选 B 选项。认知层次：理解和应用。

27. 患儿，男，3 岁。因“乏力，进行性面色苍白，酱油色尿 2 天”就诊。在当地医院住院治疗 1 天，上述症状无明显改善。血电解质结果：血钠 136.7mmol/L，血钾 5.89mmol/L，血氯 102.6mmol/L；血常规：白细胞计数 6.45×10^9/L，血红蛋白 45g/L，血小板计数 228×10^9/L。该患儿血钾高的最可能原因是什么（　　）

A. 急性肾衰竭

B. 严重溶血

C. 挤压综合征

D. 家族性高血钾性麻痹

E. 高钾饮食

考题分析：答案 B。难度系数 0.7，容易。本题所考疾病为溶血性贫血，所考知识点为高钾血症的原因。引起高钾血症的原因和机制比较多，主要分为摄入过多（高钾饮食、静脉输入大量钾盐或库存血液等）、排出减少（急性肾衰竭少尿期、长期使用螺内酯等潴钾利尿剂）、细胞内钾外移增多（严重溶血、大面积烧伤、挤压综合征、酸中毒、家族性高血钾性麻痹等）、假性高钾（血管外溶血、白细胞增多症等）。从高钾血症可能的原因和机制出发，结合患儿病史及相关辅助检查进行鉴别诊断分析。该患儿为急性发病，以酱油色尿为特征性表现，血常规提示重度贫血，因此选 B。认知层次：理解。

28. 患儿，女，6 个月。因“发热伴腹泻 5 天”就诊。体格检查：R 49 次 / 分，HR 163 次 / 分，BP 67/50mmHg。嗜睡状，皮肤弹性差，前囟、眼窝明显凹陷，心肺听诊无殊，肢端冷，毛细血管再充盈时间 5s。查血钠 151mmol/L，血钾 3.6mmol/L，血钙 2.0mmol/L；血气分析示 pH 7.022，PaO_2 93mmHg，$PaCO_2$ 30.80mmHg，HCO_3^- 9.60mmol/L，BE -21.0mmol/L。经补液、纠正酸中毒治疗后出现腹胀、心音低钝、四肢肌无力，需考虑（　　）

A. 低钙血症　　B. 低钠血症

C. 低血糖症　　D. 低镁血症

E. 低钾血症

考题分析：答案 E。难度系数 0.5，中等。本题所考疾病为水电解质酸碱失衡，所考知识点为低钾血症的临床表现。患儿腹泻病常导致脱水及电解质、酸碱紊乱，在补液、纠正酸中毒治疗过程中需监测内环境平衡及电解质变化，注意观察临床表现。该患儿在治疗中出现腹胀、心音低钝及肌无力等低钾血症表现，因此选 E。认知层次：理解。

29. 患儿，男，10 个月。因“发热 5 天”就诊。体格检查：精神软，全身散在皮肤瘀点、瘀斑，面色苍黄，血常规示白细胞计数 27×10^9/L，中性粒细胞百分比 80%，血红蛋白 85g/L，血小板计数 30×10^9/L。凝血功能常规检查示 PT 38s，APTT 52s，FIB 1.2g/L，TT 26s。谷丙转氨酶 30U/L，ANA（−）。最可能的诊断是（　　）

A. 血友病　　B. 弥散性血管内凝血

C. 肝衰竭　　D. 系统性红斑狼疮

E. 维生素 K 缺乏症

考题分析：答案 B。难度系数 0.5，中等。本题所考知识点为出血性疾病的鉴别。首先总结病史特点，本例患儿男，10个月，因发热5天入院，患儿血白细胞计数 27×10^9/L，中性粒细胞百分比 80%，考虑严重感染。凝血常规 PT、APTT 同时延长，血友病可能性小；谷丙转氨酶正常，不支持肝损害；ANA（–），系统性红斑狼疮不支持；患儿为婴儿，且 PT、APTT 同时延长，维生素 K 缺乏症需警惕，但结合患儿血小板低，FIB 低，首先考虑 DIC。认知层次：理解。

30. 患儿，男，9 个月。实验室检查：外周血白细胞计数 10×10^9/L，中性粒细胞百分比 72%，淋巴细胞百分比 26%，单核细胞百分比 2%。对结果的分析正确的是（　　）

A. 白血病总数偏高，淋巴细胞偏低

B. 白细胞总数、分类均异常

C. 白细胞总数、分类均正常

D. 白细胞总数不正常，分类正常

E. 白细胞总数正常，分类不正常

考题分析：答案 E。难度系数 0.7，容易。本题所考知识点为白细胞计数和分类，婴儿期白细胞数计数维持在 10×10^9 /L 左右。白细胞分类主要是中性粒细胞与淋巴细胞比例的变化。出生时中性粒细胞约占 65%，淋巴细胞百分数约占 30%。之后中性粒细胞比例相应下降，生后 4~6 天时两者比例约相等；至 1~2 岁时淋巴细胞百分数约占 60%，中性粒细胞百分数约占 35%，之后中性粒细胞比例逐渐上升，至 4~6 岁时两者比例又相等。认知层次：记忆。

31. 患儿，女，10 个月。因“面色苍白 4 个月”就诊。血常规示血红蛋白 80g/L，红细胞计数 4×10^{12}/L，MCV 81fl，MCH 26pg，MCHC 31%，拟诊断为缺铁性贫血，做血清铁代谢检测。以下哪项数值可作为缺铁的依据（　　）

A. 血清铁蛋白＜ 12μg/L

B. 血清铁＜ 9.0~10.7μmol/L

C. 总铁结合力＞ 62.7μmol/L

D. 转铁蛋白饱和度＜ 15%

E. 以上均支持

考题分析：答案 E。难度系数 0.7，容易。本题所考知识点为血清铁代谢指标解读。小细胞低色素性贫血，铁代谢检查指标下述 4 项中满足至少 2 项：① SF ↓（＜ 12μg/L）；② SI ↓（＜ 9.0~10.7μmol/L 或 50~60μg/L）；③ TIBC ↑（＞ 62.7μmol/L/350μg/L）；④ TS ↓（＜ 15%），可确诊为缺铁性贫血。认知层次：理解与应用。

32. 新生儿出生第 2 天，查血常规示血红蛋白 160g/L，红细胞计数 5.5×10^{12}/L，网织红细胞百分比 5%，可见少量幼稚中性粒细胞。考虑（　　）

A. 正常现象　　B. 先天性营养性贫血

C. 先天性小儿白血病　　D. 新生儿溶血病

E. 髓外造血

考题分析：答案 A。难度系数 0.7，容易。本题所考知识点为初生儿血常规特点。出生时红细胞计数约（5.0~7.0）$\times10^{12}$/L，血红蛋白量约 150~220g/L，网织红细胞百分比为 4%~6%。初生儿外周血中也可出现少量幼稚中性粒细胞，因此该患儿血常规属正常现象。认知层次：记忆。

33. 66 天女婴，足月顺产，母乳喂养，因“咳嗽 2 天”就诊。体格检查：皮肤无黄染，口唇稍苍白，心肺（–），肝肋下 2cm，脾肋下未及。血常规：红细胞计数 3.0×10^{12}/L，血红蛋白 96g/L，MCV 86fl，白细胞计数 10×10^9/L，中性粒细胞百分比 39%，淋巴细胞百分比 57%，血小板计数 110×10^9/L。提示该患儿血常规（　　）

A. 白细胞增高，细菌性感染可能

B. 淋巴细胞增高，病毒性感染可能

C. 轻度贫血，小细胞性

D. 生理性贫血

E. 血小板减少

考题分析：答案 D。难度系数 0.6，较易。本题所考知识点为儿童不同年龄血常规特点。初生时白细胞计数（15~20）$\times10^9$/L，生后 6~12 小时达（21~28）$\times10^9$/L，之后逐渐下降，婴儿期白细胞计数维持在 10×10^9/L 左右。生后 4~6 天至 4~6 岁之间淋巴细胞比例较高；患儿血红蛋白 96g/L, MCV 86fl 提示轻度贫血，正细胞性，结合患儿 3 个月，考虑生理性贫血；患儿血小板计数 110×10^9/L，正常值范围。认知层次：

记忆。

34. 患儿，男，7 岁。因“双膝关节肿胀 3 个月”入院。自幼轻度外伤后出血不止，现无发热，头昏。血常规示白细胞计数 4×10^9/L，血红蛋白 120g/L，血小板计数 103×10^9/L，凝血功能常规检查示 PT 15s，APTT 62s，FIB 2.2g/L，TT 26s。该患者最可能的诊断是（　　）

A. 风湿性关节炎

B. 白血病

C. 特发性血小板减少性紫癜

D. 血友病

E. 过敏性紫癜

考题分析：答案 D。难度系数 0.4，较难。本题所考知识点为凝血功能常规解读。患儿血常规正常，凝血功能常规示 APTT 延长。患儿关节肿胀，结合既往外伤后出血不止病史，首先考虑血友病，需进一步查凝血因子明确。风湿性关节炎临床以关节和肌肉游走性酸楚、红肿、疼痛为特征，前期有溶血性链球菌感染史，白细胞增多，本例患儿不符。患儿血常规示三系正常范围，特发性血小板减少性紫癜、白血病暂不考虑。另过敏性紫癜可表现为关节肿胀，出血一般表现为皮肤紫癜，且凝血功能正常，本题患儿不符。认知层次：应用。

35. 患儿，男，5 岁。因“多饮、多尿半个月，呕吐、精神软半天”入院。体格检查：P 110 次 / 分，R 24 次 / 分，BP 97/60mmHg，神志清，精神软，全身皮肤黏膜干燥，口唇红，呼吸深大，两肺呼吸音清、对称，未闻及干湿啰音，心律齐，心音中，腹平软，无压痛，肠鸣音正常，神经系统查体（–）。血气分析提示 pH 7.109，HCO_3^- 9.6mmol/L，BE -20.3mmol/L，血乳酸 2.7mmol/L，葡萄糖 20.20mmol/L，最合适的诊断考虑什么（　　）

A. 急性胃肠炎　　B. 颅内感染

C. 尿崩症伴中度脱水　　D. 糖尿病酮症酸中毒

E. 甲状腺功能亢进症

考题分析：答案 D。难度系数 0.7，容易。本题所考疾病为糖尿病，所考知识点为糖尿病酮症酸中毒。患儿有多饮、多尿症状，呕吐、精神软为酸中毒表现，结合血气呈代谢性酸中毒，血糖＞ 11.1mmol/L，诊断符合糖尿病酮症酸中毒，因此选 D。认知层次：记忆。

36. 患儿，女，15 岁。因“体重进行性增长 6 年余，多尿半个月”入院。体格检查：神志清，体重 80kg，颈部、腋下皮肤色素沉着，心肺（–），腹型肥胖。糖耐量试验：空腹血糖 7.35mmol/L，服糖后 2 小时血糖 16.50mmol/L，该患儿诊断考虑为（　　）

A. 单纯性肥胖　　B. 空腹血糖受损

C. 糖耐量受损　　D. 1 型糖尿病

E. 2 型糖尿病

考题分析：答案 E。难度系数 0.7，容易。本题所考疾病为糖尿病，所考知识点为糖尿病的诊断。患儿有肥胖症基础，近期出现多尿症状，结合 OGTT 试验，空腹血糖＞ 7.1mmol/L，2 小时血糖＞ 11.1mmol/L，首先考虑 2 型糖尿病，因此选 E。认知层次：理解。

37. 患儿，女，4 岁。因“腹胀、面色苍白 4 个月”就诊。体格检查：四肢出血点和瘀斑，颈部数个淋巴结肿大，腹部膨隆，肝肋下 3.5cm，脾肋下 4cm。血常规：白细胞计数 23.8×10^9/L，血红蛋白 67g/L，中性粒细胞计数 10.7×10^9/L，淋巴细胞计数 3.5×10^9/L，血小板计数 25×10^9/L，单核细胞计数 5.26×10^9/L。患儿骨髓细胞学提示：骨髓增生明显活跃，以粒系和单核细胞增生旺盛，可见病态造血，原始粒细胞百分比＜ 20%，单核细胞百分比 8%，巨核细胞减少。初步诊断考虑（　　）

A. 慢性细胞白血病

B. 淋巴瘤

C. 传染性单核细胞增多症

D. 急性单核细胞白血病

E. 类白血病反应

考题分析：答案 D。难度系数 0.5，中等。本题所考疾病为急性白血病骨髓细胞学的判读，所考知识点为该疾病的诊断。患儿有出血倾向，淋巴结大，肝脾大，考虑白血病可能性大。血常规单核细胞明显增高，骨髓学发现病态造血，单核细胞占 8%，考虑急性单核细胞白血病。认知层次：理解。

38. 患儿，男，5 岁。因“发现皮肤出血点 3 年，间断鼻出血 4 次，再发 1 天”就诊。血常规：白细胞计数 5.6×10^9/L，血红蛋白 112g/L，中性粒细胞计数 2.5×10^9/L，血小板计数 5×10^9/L。骨髓细胞学检查提示骨髓增生活跃，粒系、红系增生可，分类大致正常，全片巨核细胞增多，以成熟未释放巨核细胞为主，未见幼稚细胞。血涂片未见巨大血小板、破碎红细胞等。最可能的诊断是（　　）

A. 血栓性血小板减少性紫癜

B. 慢性血小板减少性紫癜

C. 多发性骨髓瘤

D. Evans 综合征

E. 系统性红斑狼疮

考题分析：答案 B。难度系数 0.7，容易。本题所考疾病为慢性 ITP 骨髓片的判读，所考知识点为该疾病的诊断。慢性 ITP 骨髓巨核细胞显著增多，幼稚巨核浆细胞增多，核分叶减少，产生血小板的巨核细胞明显减少，结合患儿病程 3 年，故选 B。认知层次：理解。

39. 患儿，男，6 个月。因“面色苍白，智力倒退 3 个月”入院。3 个月前出现面色苍白，出现智力倒退。出生后母乳喂养，未添加辅食。出生后 2 个月抬头，现竖头不稳。其母为素食主义。体格检查：精神差，眼神欠灵活，可追物，不能逗笑。面色苍黄，颜面部轻度水肿，浅表淋巴结不大。心肺腹未见异常。安静少动，竖头不稳，四肢肌张力减低。入院后血常规：白细胞计数 3.2×10^9/L，血红蛋白 51g/L，MCV 105fl，MCH 36pg，MCHC 370g/L，网织红细胞百分比 2.5%。骨髓细胞学提示：骨髓增生活跃，以红系为主，粒红比降低，各期红细胞均较大，核染色质疏松，核分裂象多见，原红和早幼红比例偏高（< 10%），可见幼核老质，粒系各阶段比例大致正常，胞体偏大，核染色质疏松，巨核细胞不减少，核分叶多。叶酸 2.1ng/ml，维生素 B_{12} 35pg/ml 该患儿最可能的诊断是（　　）

A. 红白血病

B. 骨髓增生异常综合征

C. 溶血性贫血

D. 再生障碍性贫血

E. 巨幼红细胞性贫血

考题分析：答案 E。难度系数 0.6，较易。本题所考疾病为巨幼红细胞性贫血的诊断。巨幼红细胞性贫血的骨髓象增生明显活跃，以红系增生为主，粒系和红系均出现巨幼变，表现为胞体变大，核染色质粗。中性粒细胞的胞质空泡形成，核分叶过多。巨核细胞的核有过度分叶现象。结合患儿临床表现，母亲素食，血常规提示 MCV、MCH 增高，叶酸、维生素 B_{12} 下降，诊断明确。认知层次：理解。

40. 患儿，女，3 岁。因“腹胀半个月”入院。伴有发热、乏力、便秘和腹泻交替，发热以低热为主，无咳嗽、无咯血。体格检查：在反麦氏点处有一个肿块。外院曾行 B 超检查提示大量腹水及淋巴结肿大可能。行腹腔穿刺术，腹水检查结果如下：外观：血性；比重 1.020；黏蛋白定性阳性；蛋白定量 40g/L；白细胞计数 700×10^6/L，中性粒细胞百分比 52%，淋巴细胞百分比 48%；ADA 42U/L。该患者最可能的诊断是什么（　　）

A. 肝硬化　　B. 结核性腹膜炎

C. 恶性肿瘤　　D. 肾脏疾病

E. 肝脏肿瘤

考题分析：答案 B。难度系数 0.6，较易。结合病史及腹水结果，目前诊断考虑结核性腹膜炎。认知层次：理解。

第三章　患者接诊

患者接诊由病史采集和体格检查两小站组成，作为出科考核、年度考核和结业考核临床实践能力项目的考试。一般根据培训考试大纲的建议病种选择常见病、多发病、诊断明确的典型病例，可采用标准化患者（stardardized patient，SP）或真实患者。儿科近两年来病史采集多采用标准化家长，体格检查在模具上操作。考试时间 20 分钟，两部分时间自由分配。要求学员使用草稿纸，及时记录问诊信息，以作为首次病程记录书写考试的书写依据。考官分别依据病史采集评分表（儿科通用）、体格检查评分表（儿科通用）进行评分（表 3-1、表 3-2）。分值各为 100 分，合格分值为 80 分。

表 3-1　病史采集评分表（儿科通用）

考生姓名		准考证号	
培训学科		考核基地	
考核时间			

评分项目	评分要素	标准分	得分
一般情况	检查者自我介绍（姓名、职务或职责）（每项 1 分）	2	
	询问患者的姓名、年龄、病历号、职业、籍贯等基本情况（每项 1 分）	5	
现病史	主诉：起病情况与时间（每项 2.5 分）	5	
	发病诱因	2	
	主要症状和发病过程（每项 4 分）	8	
	伴随症状和阴性鉴别症状（每项 2.5 分）	5	
	诊疗经过（诊治单位、检查结果、治疗措施、用药情况及治疗效果等）（每项 1 分）	5	
	目前一般状况（饮食、睡眠、大小便、体重变化等）（每项 1 分）	5	
既往史	曾患病、手术外伤史、食物药物过敏史、传染性疾病史、输血史、预防接种史等（每项 2 分）	12	
个人史	出生史、生长发育史、若青春期女性患儿遗漏月经史扣 1 分	6	
家族史	家庭中与本病相似的病情、两系三代遗传疾病史（每项 2.5 分）	5	
问诊技巧	问诊有条理和重点，顺序流畅（4 分）、体现鉴别诊断思维（4 分）	8	
	问诊语言恰当，不过度引导或指责患者	5	
	问诊全程有对患者境遇表示同情和鼓励	5	
医患沟通	医患沟通态度和蔼、表述专业到位	5	
	总结病史信息，主动和患者或家属进行初步的沟通（每项 5 分）	10	
	针对患者提问，能耐心提供专业建议	5	
	主动了解患者家庭经济支付能力和医疗保障情况	2	
合　计		100	

考官签字：

表 3-2 体格检查评分表（儿科通用）

考生姓名		准考证号		
培训学科		考核基地		
考核时间				

评分项目	评分要素	标准分	得分
系统查体	一般情况及头颈部（20 分。动作手法不正确，每次扣 1 分）		
	暖手和听诊器，准备各种检查用具（1 分），告知患者意图（1 分）	2	
	眼：结膜（观察充血，1 分）、巩膜（观察黄染，1 分）、瞳孔对光反射（2 分）	4	
	头颈浅表淋巴结：颌下、颏下、颈部、锁骨上（各 1 分）	4	
	口腔黏膜、舌体、咽部、扁桃体（各 1 分）	4	
	面容和皮肤：口述皮肤有无黄染、发绀、皮疹、苍白病容（各 0.5 分）	2	
	颈部：气管位置、颈强直（可与淋巴结同步检查，各 2 分）	4	
	胸部（20 分。动作手法不正确，每次扣 1 分）		
	（视诊、触诊）胸壁皮肤（1 分）、检查压痛（1 分）、呼吸运动对称度（2 分）	4	
	（叩诊）上下左右对比（不要求肺尖和肺下界活动度叩诊，未左右对比扣 2）	4	
	（听诊）至少 2 个呼吸周期（包括胸、侧胸和背部听诊，须上下左右对比，检查每个区域得 1 分，未左右对比扣 2 分）	3	
	（视诊、触诊）心尖冲动（按切线方向视诊得 2 分）	4	
	（听诊）5 个瓣膜听诊区按次序听诊（检查每个区域得 1 分）	5	
	腹部（20 分。腹部检查次序正确得 2 分；动作手法不正确，每次扣 1 分）		
	（视诊）腹部形态	2	
	（听诊）肠鸣音（听诊部位正确并口述听诊时长，每项 2 分）	4	
	（叩诊）常规按逆时针次序叩诊（不要求脾区叩诊）	4	
	（触诊）全腹浅触诊和深触诊（须关注患者压痛反应，每项 2.5 分），肝、脾触诊（每项 2.5 分）	10	
	神经系统及四肢（20 分。动作手法不正确，每次扣 1 分）		
	腱反射、布鲁津斯基征、克尼格征、巴宾斯基征（每项 2 分）	8	
	四肢肌力和双侧膝跳反射（每项 2 分）	4	
	下肢水肿的按压检查（检查双侧踝部和胫前，每项 2 分）	4	
	足背动脉、桡动脉搏动（双侧对比检查，每项 2 分）	4	
重点查体	结合病史特点，能主次分明地将系统查体和合理的重点部位查体相结合（可按病情需要超本表范围进行体检，5 分）	15	
	针对病例特点选择正确重点查体部位，完成足够合理的检查项目（5 分）		
	具体的重点查体步骤能体现诊断思路和鉴别关键点（5 分）		
整体评价	体格检查手法规范（1 分），查体熟练有序（1 分），体现人文关怀（2 分），完成及时（1 分）	5	
合 计		100	

考官签字：

第一节　阻塞性睡眠呼吸暂停低通气综合征

一、病例摘要（考官用）

（一）病历编号

×××（由考试管理者填写）。

（二）疾病诊断

鼾症

（三）主诉

夜间睡眠打鼾 2 年，加重 2 个月。

（四）现病史

患儿，男，5 岁，家住温州市 ×××，有医保。

患儿 2 年前开始夜间睡眠打鼾，张口呼吸，有憋气暂停现象，严重时有憋醒，睡时呼吸费力，严重时伴口吐白沫，伴睡眠不安，多汗，喜俯卧位或膝胸俯卧位，晨起口干，无晨起头痛，白天好动，无记忆力下降，呼吸声重，无喘息。在当地医院诊治无明显好转（具体不详），近 2 月来症状加重，来我院睡眠专科就诊。自发病来患儿精神好，胃纳可，睡眠如上述，大小便无殊，体重呈生理性增长。

（五）既往史

既往体健，否认心、肝、肾、脑等重大疾病病史，否认肝炎等传染病史。否认手术、外伤及输血史。否认食物药物过敏史。

（六）个人史

母孕期间体检，否认感染及毒物、放射性物质接触史；G1P1，足月顺产，新法接生，无产伤窒息史，出生体重 3.2kg；生后母乳喂养，出生后 6 个月添加配方奶及辅食，目前普食；出生后 2 个月会抬头，出生后 6 个月独坐，1 岁会走，1 岁 1 个月会叫妈妈，目前生长发育同正常同龄儿；已按当地计划接种“卡介苗、乙肝、百白破、麻疹”等疫苗，已口服“脊髓灰质炎糖丸”。

（七）家族史

父母体健。两系三代否认家族遗传病史。

（八）体格检查

T 37℃（肛），P 92 次 / 分，R 26 次 / 分，BP 100/62mmHg①，体重 19.5kg，身高 105cm，体重指数 17.7。神志清，精神可，发育正常，营养尚可，腺样体面容，两侧鼻黏膜充血，无下鼻甲肿大，无赘生物，两侧耳道通畅，鼓膜无充血，牙咬合不齐，上切牙突出，两侧扁桃体Ⅱ°肿大，呼吸平稳，两肺均未闻及干湿啰音，心音中等，律齐，未及杂音，腹软，肝脾肋下未及，神经系统检查阴性。

注意：很多异常体征标准化患者无法模拟，关键看考生有无做这些重要的体格检查项目，检查的规范性如何！

① 1mmHg=0.133kPa

（九）考生向家长要入院前辅助检查结果

头颅磁共振（MRI）（图 3-1），请考官出示影像学图像提示卡 1。

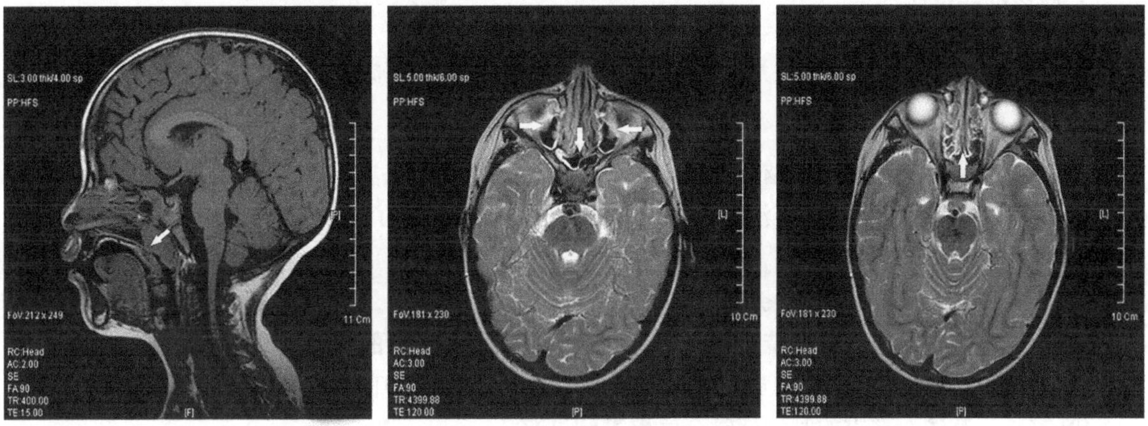

a　　b　　c

图 3-1　头颅磁共振（MRI）

（十）标准化患者

SP 家长模拟要点，准确配合病史采集，详见 SP 病例编写部分。

（十一）撰写首次病程记录前予体格检查重要体征提示

请考官出示检查结果报告提示卡 2。

二、标准化病人（SP）家长培训脚本

（一）患儿一般情况

医生：你好，我是主管医师 ***，请问您是 ** 床 *** 的妈妈吗？

答：医生好，是的。

问：需要询问你家孩子的病史，您方便吗？

答：可以。

问：请问你家孩子的出生日期？

答：2016 年 8 月 2 日。

问：住在什么地方呢？

答：温州市。

问：具体地址？

答：温州市 ×××。

问：你手机号码多少？

答：13×××××××××。

问：孩子有医疗保险吗？

答：有的。

（二）患儿现病史

1. 主诉（就是医生问你：小朋友有什么不舒服，然后你回答的内容）。

医生：请问你家小孩有什么不舒服吗？

SP 家长：我家小孩晚上睡觉打呼噜（注意不要回答具体时间）。

2. 问诊过程对话。

医生：这种情况有多久了？

SP 家长：有 2 年了。

医生：什么时候变严重了？

SP 家长：最近 2 个月越来越明显。

医生：请问出现打呼噜前有没有什么特别的诱因，比如着凉了、淋雨了？

SP 家长：没有。

医生：请问晚上睡觉的时候会嘴巴张着吗？

SP 家长：感觉嘴巴微微张着，严重的时候嘴巴会吐很多白色的泡泡。

医生：晚上睡觉的时候会感觉孩子呼吸费力，或者突然停住几秒钟不呼吸吗？

SP 家长：有的，严重的时候感觉会气憋着醒过来。

医生：孩子一般喜欢什么姿势睡？晚上睡觉的时候睡得安稳吗？

SP 家长：孩子一般喜欢趴着睡或像兔子一样跪着睡，睡觉不踏实，很会翻身。

医生：晚上睡觉的时候有看见胸部凹下去吗？

SP 家长：没有。

医生：晚上睡觉的时候有流口水吗？

SP 家长：没有。

医生：晚上睡觉的时候有出汗吗？

SP 家长：孩子睡着了之后大部分时间都会出汗，但是我给孩子穿得也不多，天气凉的时候也这样。

医生：晚上睡觉的时候有磨牙吗？

SP 家长：没有。

医生：晚上睡觉的时候有梦游或者说梦话吗？

SP 家长：没有。

医生：晚上睡觉的时候还有尿床吗？

SP 家长：没有。

医生：早上起来会特别喜欢喝水吗？

SP 家长：会。

医生：早上起来会头痛、头晕吗？

SP 家长：不会。

医生：白天感觉孩子注意力不集中，或者比较好动吗？

SP 家长：白天都在幼儿园，老师没有反馈孩子上课注意力不集中，就是自己觉得孩子比较好动。

医生：最近这段时间有感觉记忆力下降吗？

SP 家长：不会。

医生：最近这段时间有感觉听力下降吗？

SP 家长：不会。

医生：最近这段时间有感觉孩子白天喜欢睡觉吗？

SP 家长：不会。

医生：最近这段时间有感觉孩子容易发脾气或者喜欢打人吗？

SP 家长：没有。

医生：有去当地医院看过吗？

SP 家长：有。

医生：当地医生告诉你孩子什么病？

SP 家长：她说考虑鼾症。

医生：做了什么检查没有？

SP 家长：没有。

医生：用了什么药没有？

SP 家长：开了点中成药，具体是什么药，也记不清了。

医生：有没有好一些？

SP 家长：没效果，所以今天到你们医院来看看。

医生：门诊医生怎么考虑？

SP 家长：医生看了一下嘴巴就让我带孩子去查磁共振，然后看了就说腺样体有点大，叫我住院做检查。

（出示提示卡一，不问到此问题不给提示卡）

医生：自从生病以来孩子精神状况好不好？

SP 家长：还好。

医生：胃口好吗？

SP 家长：一直都还可以。

医生：大小便情况怎样？

SP 家长：正常。

医生：这两年孩子的体重增长怎么样？

SP 家长：去体检都说正常。

（三）患儿其他病史

医生：小朋友以前身体健康吗？有没有得过其他什么病？

SP 家长：健康的，没有得过大病，这是第一次住院。

医生：有没有得过传染病？比如肝炎？

SP 家长：没有。

医生：有没有重大的外伤、手术病史以及输过血或血制品？

SP 家长：没有。

医生：有没有食物、药物过敏？

SP 家长：没有。

医生：您自己怀这孩子的时候身体健康吗？有生病吃药吗？有接触过放射线吗？

SP 家长：没有，都好的。

医生：这是第几胎？有流过产吗？

SP 家长：第一胎，没流过产。

医生：足月的吗？生出来多重？

SP 家长：足月，3.2kg。

医生：在医院里生的吗？剖宫产还是顺产？

SP 家长：是的，在妇幼保健院生的，顺产。

医生：出生的时候有没有产伤窒息？

SP 家长：没有。

医生：生后母乳还是牛奶喂养？

SP 家长：母乳，出生后 6 个月的时候开始添加了奶粉。

医生：什么时候添加辅食？

SP 家长：也是出生后 6 个月大的时候，加奶粉以后。

医生：现在吃什么？都吃吗？挑不挑食？

SP 家长：现在和我们大人吃的食物品种一样，不挑食。

医生：孩子生后什么时候能抬头、能独坐、能走？

SP 家长：大概出生后 2 个月会抬头，出生后 6 个月能坐了，出生后 13 个月会自己走几步。

医生：什么时候能叫爸爸 / 妈妈？

SP 家长：也是出生后 13 个月。

医生：预防针都打了吗？有没有漏掉？

SP 家长：都打了，按照小本子要求打的。

医生：家里人都健康吗？

SP 家长：身体都好的。

医生：您和孩子爸爸双方家族里有没有什么遗传性疾病史？家族中有肿瘤、高血压、糖尿病、心脏病、精神病等病史吗？

SP 家长：没有。

医生：好，病史问完了，下面我给小朋友做一下体检。

SP 家长：好的，医生。

（四）体检部分

问：身高多少？体重多少？

答：身高 105cm，体重 19.5kg。

等考生做完检查

医生：好，体检做完了，谢谢您的配合。

SP 家长：不客气。

考官出示检查结果报告提示卡 2。

三、影像学图像提示卡 1

××××× 医院 MRI 报告单

患者 ID 号：×××××××××××××

姓名：×××	检查部位：头颅
性别：男	申请科室：儿科门诊
年龄：5 岁	申请医生：×××

影像表现：

所见脑实质未见异常信号，脑室系统如常，两侧上颌窦、筛窦内黏膜增厚，内见异常信号影。T_1低信号，T_2高信号，鼻咽后壁见软组织肿胀，T_1低信号，T_2偏高信号，致使气道变窄且局部几近闭锁。

诊断意见：

1. 腺样体肥大；2. 两侧上颌窦、筛窦炎症。

报告日期：×××× 年 ×× 月 ×× 日　　报告医师：×××　　审核医师：×××

备注：1. 报告单请妥善保管，就诊时主动出示。2. 本报告单仅供临床参考，如有疑问，请与报告医师联系。

四、检查结果报告提示卡 2

××××× 医院病历纸

姓名：××××	性别：男	年龄：5 岁	患者类型：住院
科室：儿童睡眠医学科	住院号：×××××××		床号：××

体格检查重要体征

腺样体面容，两侧鼻黏膜充血，无下鼻甲肿大，无赘生物，两侧耳道通畅，鼓膜无充血，牙咬合不齐，上切牙突出，两侧扁桃体Ⅱ度肿大。

五、首次病程记录书写

姓名：×××	科室 ××	床号 ××	住院号 ×××××××

（一）一般情况

×××，男，5 岁，温州人。

（二）简要病史

患儿，男，5 岁。因“夜间睡眠打鼾 2 年，加重 2 个月”入院。患儿 2 年前开始夜间睡眠打鼾，张口呼吸，有憋气暂停现象，严重时有憋醒，睡时呼吸费力，严重时伴口吐白沫，伴睡眠不安，多汗，喜俯卧位或膝胸俯卧位，晨起口干，白天好动，呼吸声重，无喘息。在当地医院诊治无明显好转（具体不详），近 2 个月来症状加重，来我院睡眠专科就诊。

（三）体格检查

T 37℃（肛），P 92 次 / 分，R 26 次 / 分，BP 100/62mmHg，体重 19.5kg，身高 105cm，体重指数 17.7kg/m^2。腺样体面容，两侧鼻黏膜充血，无下鼻甲肿大，无赘生物，两侧耳道通畅，鼓膜无充血，牙咬合不齐，上切牙突出，两侧扁桃体Ⅱ度肿大，其他系统检查正常。

（四）辅助检查

头颅 MRI 示腺样体肥大。

（五）初步诊断

鼾症

（六）诊断依据

根据患儿学龄儿童，夜间睡眠打鼾，张口呼吸，睡时有呼吸费力、呼吸暂停，严重时有憋醒，多汗，白天好动，体格检查：腺样体面容，牙咬合不齐，上切牙突出，两侧扁桃体Ⅱ度肿大。辅助检查：头颅 MRI 示腺样体肥大。鼾症成立。

（七）鉴别诊断

1. 打鼾原因首先考虑儿童阻塞性睡眠呼吸暂停低通气综合征，但中枢性睡眠呼吸暂停综合征不能排除，排除上述疾病需考虑原发性鼾症、上气道阻力综合征可能，待多导睡眠监测检查协诊。另需警惕肥胖低通气综合征，但患儿体重指数 $17.7kg/m^2$，目前依据不足，必要时查动脉血气分析排除。

2. 其他还需与如下疾病进行鉴别：①支气管哮喘：儿童既往无喘息病史，肺部听诊未及哮鸣音，目前暂无依据。②鼻 - 鼻窦炎：结合头颅磁共振成像（MRI）结果，需警惕，但患儿无流涕、鼻塞，待临床观察协诊。③小下颌：患儿下颌无明显后缩，目前暂无依据。至于其他先天性上气道狭窄的疾病，可能性不大，待临床观察协诊。

（八）治疗

1. 查多导睡眠监测协助诊断。

2. 目前暂不予治疗，待病因明确后予相应治疗方案。

3. 注意患儿夜间呼吸等情况。

第二节　胃　　炎

一、病例摘要（考官用）

（一）病历编号

×××（由考试管理者填写）。

（二）疾病诊断

慢性非萎缩性胃炎。

（三）主诉

反复腹痛半年。

（四）现病史

患儿，男，10 岁，家住温州市 ×××，有医保。

患儿半年前无明显诱因出现反复腹痛，位于中上腹部，不剧，进食后明显，无夜间痛，伴恶心、腹胀，食欲下降，无呕吐，无腹泻，无反酸、嗳气，无腹部烧灼感，无反复发热，无皮疹，无关节肿痛。曾多次至当地医院就诊，诊断“胃炎”，予“益生菌、奥美拉唑、多潘立酮”等治疗，患儿腹痛好转，但停药后症状反复，今至我院门诊就诊，予腹部B超、^{13}C-尿素呼气试验检查，尿素呼气试验提示阳性，拟“慢性胃炎”收住入院。

发病来患儿精神好，食欲差，睡眠安，大小便无殊，体重无变化。

（五）既往史

既往体健，否认心、脑、肝、肾等重大疾病病史，否认肝炎等传染病史。否认手术、外伤及输血史。否认食物、药物过敏史。

（六）个人史

母孕期间体健，否认感染及毒物、放射性物质接触史；G1P1，足月顺产，新法接生，无产伤窒息史，出生体重3.5kg；生后母乳喂养，出生后5个月添加配方奶及辅食，目前普食；出生后3个月会抬头，出生后7个月独坐，1岁会走，1岁1个月会叫妈妈，目前生长发育同正常同龄儿；已按当地计划接种“卡介苗、乙肝、百白破、麻疹”等疫苗，已口服“脊髓灰质炎糖丸”。

（七）家族史

父去年有胃溃疡伴出血病史，现好转，母体健。两系三代否认家族遗传病史。

（八）体格检查

T 36.9℃，P 102次/分，R 22次/分，BP 103/75mmHg，体重35kg。神志清，精神可，发育正常，营养尚可，无贫血貌，无皮肤黄染，全身皮肤未见皮疹出血点，双侧颈部及腋下未触及淋巴结肿大，咽无充血，两肺呼吸音正常，无啰音，心音中等，律齐，未及杂音，腹软，未见肠型及蠕动波，腹壁静脉无显露，中上腹轻压痛，无反跳痛，未及包块，Murphy征阴性，肝脾肋下未及，肠鸣音正常，神经系统阴性。

注意：很多异常体征标准化患者无法模拟，关键看考生有无做这些重要的体格检查项目，检查的规范性如何！

（九）考生向家长要入院前辅助检查结果

1. ^{13}C-尿素呼气试验 请考官出示检查报告提示卡1。

2. 腹部B超（图3-2），请考官出示检查结果报告提示卡2。

（十）标准化患者

SP家长模拟要点，准确配合病史采集，详见SP脚本部分。

（十一）撰写首程病程记录前予体格检查重要体征提示

请考官出示体格检查结果报告提示卡3。

二、SP家长培训脚本

（一）SP家长

家长表现呈焦虑状。

（二）患儿一般情况

医生：你好，我是主管医师×××，请问您是××床×××的妈妈吗？

答：医生好，是的。

问：需要询问你家孩子的病史，您方便吗？
答：可以。
问：请问你家孩子的出生日期？
答：2011 年 7 月 2 日。
问：住在什么地方呢？
答：温州市。
问：具体地址？
答：温州市 ×××。
问：你手机号码多少？
答：13×××××××××。
问：孩子有医疗保险吗？
答：有的。

（三）患儿现病史

1. 主诉（就是医生问你小朋友有什么不舒服，然后你回答的内容）
医生：请问你家小孩有什么不舒服吗？
SP 家长：我家小孩有肚子痛（注意不要回答具体时间）。
2. 问诊过程对话。
医生：这种情况有多久了？
SP 家长：反复有半年了。
医生：每次腹痛前有没有什么特别的诱因，比如吃坏了？受凉了？
SP 家长：没有。
医生：孩子平时有没有暴食暴饮、喜生冷辛辣饮食？
SP 家长：没有。
医生：请问是哪个部位腹痛？
SP 家长：肚脐及以上部位。
医生：腹痛厉害吗？
SP 家长：不厉害。
医生：腹痛一般在什么时候明显？每次持续多少时间？
SP 家长：一般在吃饭后发生，每次持续 1~2 小时后会好转。
医生：夜间有腹痛吗？
SP 家长：没有。
医生：有恶心、呕吐、腹胀吗？
SP 家长：经常有恶心，觉得肚脐上面那个地方胀，吃了东西后明显，没有吐。
医生：有嗳气、反酸吗？
SP 家长：没有。
医生：有没有觉得肚子里很烫，像火烧一般？
SP 家长：没有。
医生：排便好吗？
SP 家长：好的。

医生：胃口好吗？

SP 家长：不好。

医生：半年来有反复发热吗？

SP 家长：没有。

医生：有没有关节痛？

SP 家长：没有。

医生：有没有长皮疹？

SP 家长：没有。

医生：孩子还有没有说其他不舒服？

SP 家长：没有。

医生：有去当地医院看过吗？

SP 家长：有看过几次。

医生：当地医生告诉你孩子是什么病？

SP 家长：他说考虑胃炎。

医生：做了什么检查没有？

SP 家长：没有。

医生：用了什么药没有？

SP 家长：吃过好多药，记得有益生菌、金奥康、多潘立酮，还有些记不清楚了。

医生：药吃了有没有好一些？

SP 家长：每次吃了好一段时间，半个月左右又痛了。

医生：今天门诊医生怎么考虑？

SP 家长：医生按了我孩子肚子，也说是胃不好，还说要考虑什么幽门螺杆菌感染，就让我孩子去查了个吹气，结果说是阳性，不好的。

（出示提示卡一，不问到此问题不给提示卡）

医生：还有其他的检查吗？

SP 家长：还做了 B 超，医生说没什么问题。（出示提示卡二）

注意：提示卡一和二可以互换顺序，看“医生”问的顺序给。

医生：自从生病以来孩子精神状况好不好？

SP 家长：还好。

医生：睡觉怎么样？

SP 家长：还行。

医生：小便情况怎样？

SP 家长：正常。

医生：孩子半年来体重有长吗？

SP 家长：胃口不好吃少了，没增体重，一直就 35kg。

（四）患儿其他病史

医生：小朋友以前身体健康吗？有没有得过其他什么病？

SP 家长：健康的，没有得过大病，这是第一次住院。

医生：有没有得过传染病？比如肝炎？

SP 家长：没有。

医生：有没有重大的外伤、手术病史以及输过血或血制品？

SP 家长：没有。

医生：有没有食物、药物过敏？

SP 家长：没有。

医生：您自己怀这孩子的时候身体健康吗？有生病吃药吗？有接触过放射线吗？

SP 家长：没有，都好的。

医生：这是第几胎？有流过产吗？

SP 家长：第一胎，没流过产。

医生：足月的吗？生出来多重？

SP 家长：足月，3.5kg。

医生：在医院里生的吗？剖宫产还是顺产？

SP 家长：是的，在医院生的，顺产。

医生：出生的时候有没有产伤窒息？

SP 家长：没有。

医生：生后母乳还是牛奶喂养？

SP 家长：母乳，出生后 5 个月的时候开始添加了奶粉。

医生：什么时候添加辅食？

SP 家长：也是出生后 5 个月大的时候，加奶粉以后。

医生：现在吃什么？都吃吗？挑不挑食？

SP 家长：现在和我们大人吃的食物品种一样，不挑食。

医生：孩子生后什么时候能抬头、能独坐、能走？

SP 家长：大概出生后 3 个月会抬头，出生后 7 个月能坐了，出生后 13 个月会自己走几步。

医生：什么时候能叫爸爸 / 妈妈？

SP 家长：也是出生后 13 个月。

医生：预防针都打了吗？有没有漏掉？

SP 家长：都打了，按照小本子要求打的。

医生：家里人都健康吗？

SP 家长：爸爸平时也经常胃不舒服，去年还胃出血住过一次院。

医生：当时医生诊断是什么病？

SP 家长：说是胃溃疡。

医生：家里其他人有胃溃疡吗？

SP 家长：没有。

医生：家里还有没有其他小孩？

SP 家长：没有。

医生：您和孩子爸爸双方家族里有没有什么遗传性疾病史？家族中有肿瘤、高血压、糖尿病、心脏病、精神病等病史吗？

SP 家长：没有。

医生：好，病史问完了，下面我给小朋友做一下体检。

SP 家长：好的，医生。

（五）体检部分

问：身高多少？体重多少？

答：身高 140cm，体重 35kg。

等考生做完检查（模具上操作）

医生：好，体检做完了，谢谢您的配合。

SP 家长：不客气。

考官出示体格检查结果报告提示卡 3。

三、^{13}C- 尿素呼气试验报告提示卡 1

××××× 医院 ^{13}C- 尿素呼气试验报告单

住院号：×××××××	床号：××	检查号：×××
姓名：×××	男 10 岁	检查时间：×××× 年 ×× 月 ×× 日
申请科室：儿童消化科		设备型号：×××

检查结果	参考值	提示结果
23.33	阴性＜4	阳性，提示幽门螺杆菌感染

报告日期：×××× 年 ×× 月 ×× 日　　报告医师：×××　　审核医师：×××

备注：①报告单请妥善保管，就诊时主动出示。②本报告单仅供临床参考，如有疑问，请与报告医师联系。

四、腹部 B 超报告提示卡 2

××××× 医院

腹部超声检查报告单

住院号：××××××	床号：××	检查号：×××
姓名：×××	男 10 岁	检查时间：×××× 年 ×× 月 ×× 日
申请科室：儿童消化科	设备型号：×××	

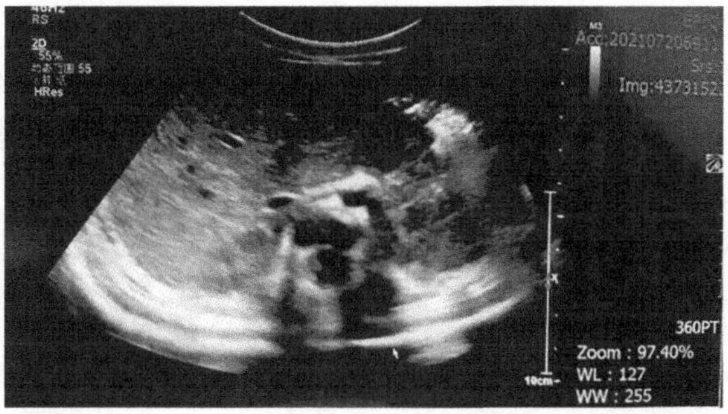

超声所见：

肝切面大小、形态正常，表面光滑，肝实质回声均匀，未见占位，血管走向自然，显示清晰，肝内胆管未见扩张。

胆囊形态、大小正常，未见占位性病变。胆总管未见扩张。

脾脏形态、大小正常，表面光滑，脾回声均匀，未见占位性病变。

胰腺形态、大小、回声正常，未见占位性病变。

双肾大小、形态正常，皮质回声正常，皮髓质界限清，未见占位性病变。

肠管内见较多气体强回声，未见明显肠管扩张，未见明显包块，未见游离液暗区。

超声提示：肝胆脾胰肾腹腔未见明显异常

报告日期：×××× 年 ×× 月 ×× 日　　报告医师：×××　　审核医师：×××

备注：①报告单请妥善保管，就诊时主动出示。②本报告单仅供临床参考，如有疑问，请与报告医师联系。

五、检查结果报告提示卡 3

××××× 医院病历纸

姓名：××××	性别：男	年龄：10 岁	患者类型：住院
科室：儿童消化科病区	住院号：×××××××		床号：××

体格检查重要体征：

无皮肤黄染，无皮疹，腹软，未见肠型及蠕动波，腹壁静脉无显露，中上腹轻压痛，无反跳痛，未及包块，Murphy 征阴性，肝脾肋下未及，肠鸣音正常。

六、首次病程记录

姓名：×××	科室：儿童消化科	床号 ××	住院号 ×××××××

（一）一般情况

×××，男，10 岁，温州人。

（二）简要病史

患儿，男，10 岁。因“反复腹痛半年”入院。腹痛位于中上腹部，不剧，进食后明显，无夜间痛，伴恶心、腹胀，食欲下降，无呕吐，无腹泻，曾多次至当地医院就诊，诊断“胃炎”，予“益生菌、奥美拉唑、多潘立酮”等治疗，患儿腹痛好转又反复，今在我院门诊查尿素呼气试验提示阳性，拟“慢性胃炎”收住入院。发病来，体重无变化。父亲去年患“胃溃疡伴出血”。

（三）体格检查

T 36.9℃，P 102 次 / 分，R 22 次 / 分，BP 103/75mmHg，体重 35kg。一般情况可，无贫血貌，无皮肤黄染，无皮疹，心肺无异常，腹软，未见肠型及蠕动波，腹壁静脉无显露，中上腹轻压痛，无反跳痛，Murphy 征阴性，肝脾肋下未及，肠鸣音正常。

（四）辅助检查

1. ^{13}C- 尿素呼气试验　阳性。

2. 腹部超声　肝胆脾胰肾腹腔未见明显异常

（五）初步诊断

慢性非萎缩性胃炎

（六）诊断依据

根据患儿学龄儿童，反复中上腹痛半年，进食后加重，伴恶心、腹胀，食欲下降，体格检查示腹平软，中上腹轻压痛。^{13}C- 尿素呼气试验阳性；腹部超声无异常，故首先诊断慢性非萎缩性胃炎。

（七）鉴别诊断

1. 消化性溃疡　患儿腹痛表现为进食后明显，无饥饿痛、夜间痛，不支持，待胃镜结果进一步协诊。

2. 嗜酸细胞性胃肠炎　患儿无食物过敏史，无慢性腹泻等表现，待胃镜及组织病理检查、过敏原筛查、血嗜酸粒细胞计数等进一步协诊。

3. 慢性胰腺炎　患儿无消瘦、慢性腹泻等表现，腹部 B 超胰腺未见异常，可能性不大，待腹部 CT、血淀粉酶、脂肪酶等协诊。

4. 功能性腹痛　一般腹痛部位不固定，无固定压痛点，该患儿固定中上腹痛，不符合。但如完善检查除外器质性病变，尚需考虑。

（八）治疗

1. 完善血常规、大小便常规、血生化、血淀粉酶、脂肪酶、胃镜及组织病理学检查、胃黏膜快速尿素酶试验、过敏原筛查等检查。

2. 治疗上暂予 *L*- 谷氨酰胺呱仑酸钠颗粒保护胃黏膜，待病因明确后进一步调整治疗方案。

3. 注意患儿腹痛、恶心等情况。

第三节　热性惊厥

一、病例摘要（考官用）

（一）病历编号

×××（由考试管理者填写）。

（二）疾病诊断

热性惊厥 急性上呼吸道感染

（三）主诉

发热 2 小时，惊厥 1 次。

（四）现病史

患儿，男，1 岁，家住温州市车站大道 334 号，有医保。

因“发热 2 小时，惊厥 1 次”入院。患儿 2 小时前于家中无明显诱因出现发热，体温 38.5℃左右，无寒战，1 小时前突然出现惊厥 1 次，表现为呼之不应，双眼向上凝视，牙关紧闭，面色及口唇发绀，四肢屈曲强直阵挛，无口吐白沫，无大小便失禁，持续约 2 分钟自行缓解，恢复如常，当时体温 39.0℃，偶咳嗽，自行予“美林液”口服后到我院门诊就诊，拟“惊厥待查、急性上呼吸道感染”收住入院。

发病以来，食欲、睡眠、体重无明显变化，大小便正常。

（五）既往史

平素体质良好。否认既往类似“惊厥”病史，否认“肝炎、结核、麻疹、水痘”等急慢性传染病史及其接触史，否认药物、食物过敏史，否认重大手术及外伤史，否认输血及血制品使用史，否认心、肺、脑、肝、肾等重大脏器患病史及内分泌系统病史。

（六）个人史

母孕期间体健，否认感染及毒物、放射性物质接触史；G2P2，足月顺产，新法接生，无产伤窒息史，出生体重 3kg；生后母乳喂养，5 月龄添加配方奶及辅食，目前普食；出生后 3 个月会抬头，出生后 7 个月独坐，出生后 12 个月会叫妈妈，出生后 13 个月会走，目前生长发育同正常同龄儿；已按当地计划接种“卡介苗、乙肝、百白破、麻疹”等疫苗，已口服脊髓灰质炎糖丸。

（七）家族史

父母姐姐均体健，父母否认近亲婚配，家族成员否认“惊厥”病史，否认家族遗传性及代谢性疾病史。

（八）体格检查

T 38℃，P 126 次 / 分，R 32 次 / 分，BP 105/61mmHg。神志清，精神好，无特殊体貌，全身未见皮疹，无异常色素分布，无异常毛发分布，双瞳孔等大正圆，直径约 3mm，对光反射灵敏，颈部未及明显肿大淋巴结，咽充血，双肺呼吸音稍粗，未闻及干湿啰音，心律齐，心音有力，各瓣膜听诊区未闻及杂音，腹平软，肝脾肋下未及，未及包块，四肢肌力Ⅴ级、肌张力正常，膝腱反射（++），颈抵抗（–），克尼格征（–），布鲁津斯基征（–），双侧巴宾斯基征（–）。

注意：很多异常体征标准化患者无法模拟，关键看考生有无做这些重要的体格检查项目，检查的规范性如何！

（九）考生向家长要入院前辅助检查结果

血常规 +CRP，请考官出示检查结果报告提示卡 1。

（十）标准化患者

SP 家长模拟要点，准确配合病史采集，详见 SP 脚本部分。

（十一）撰写首次病程记录前予体格检查重要体征提示

请考官出示体格检查结果报告提示卡 2。

二、SP 家长培训脚本

（一）SP 家长

家长表现呈焦虑状。

（二）患儿一般情况

医生：你好，我是主管医师 ×××，请问您是 ×× 床 ××× 的妈妈吗？

答：医生好，是的。

问：需要询问你家孩子的病史，您方便吗？

答：可以。

问：请问你家孩子的出生日期？

答：2020 年 7 月 2 日。

问：住在什么地方呢？

答：温州市。

问：具体地址？

答：温州市 ×××。

问：你手机号码多少？

答：13××××××××××。

问：孩子有医疗保险吗？

答：有的。

（三）患儿现病史

1. 主诉（就是医生问你小朋友有什么不舒服，然后你回答的内容）

医生：请问你家小孩哪里不舒服？

SP 家长：我家小孩有发热，突然抽筋。（注意不要回答具体时间）

2. 问诊过程对话。

医生：发热是什么时候开始的？

SP 家长：2 个小时前。

医生：当时体温多少度？

SP 家长：38.5℃。

医生：当时孩子有身体发抖吗？就像感觉冷的那种发抖。

SP 家长：没有。

医生：抽筋是什么时候出现的？

SP 家长：发热后大概 1 小时。

医生：抽筋时孩子是清醒的还是睡着？

SP 家长：当时正在玩玩具。

医生：抽筋前精神好吗？

SP 家长：精神很好。

医生：能描述一下孩子抽筋的表现吗？

SP 家长：可以。

医生：眼睛是睁还是闭，往上翻，还是往一侧斜？

SP 家长：两只眼睛往上翻。

医生：脸色有没有变化，涨红、苍白还是发青？

SP 家长：脸色发青。

医生：唇色有没有变？

SP 家长：唇色发紫。

医生：牙齿有咬紧吗？

SP 家长：有，牙齿咬得很紧。

医生：四肢情况怎样？

SP 家长：四肢都屈着，僵硬，并有抖动。

医生：有没有大小便拉出来？

SP 家长：没有。

医生：大概持续了多长时间？

SP 家长：大概 2 分钟。

医生：抽筋结束后孩子精神状态怎么样？

SP 家长：精神稍微有点软，很快就恢复正常一样。

医生：当时体温有没有测？

SP 家长：测了 39℃。

医生：哪个部位测的，耳朵、肛门？

SP 家长：耳朵。

医生：您给孩子有什么处理吗？

SP 家长：我给他喝了 2ml 美林就赶紧来医院了。

医生：孩子发热前有去过哪里吗？

SP 家长：没有，最近 2 周没出过小区。

医生：家里有其他人发热吗？

SP 家长：没有。

医生：孩子还有其他不舒服吗？

SP 家长：有 1~2 声咳嗽。

医生：感觉有痰吗，咳嗽时喉咙咕咕响有没有？

SP 家长：没有。

医生：孩子以前有抽筋过吗？

SP 家长：没有。

医生：门诊医生怎么处理的？

SP 家长：医生做了一下体检，说可能是脑炎，建议住院。

医生：在门诊有做什么实验室检查吗？

SP 家长：做了血常规，医生说指标高了。（出示提示卡 1）

医生：自从生病以来孩子精神状况好不好？

SP 家长：还好。

医生：胃口好吗？

SP 家长：差不多。

医生：睡觉怎么样？

SP 家长：正常。

医生：大小便情况怎样？

SP 家长：正常。

（四）患儿其他病史

医生：小朋友以前身体健康吗？有没有得过其他什么病？

SP 家长：健康的，没有得过大病，这是第一次住院。

医生：有没有得过传染病？比如肝炎？

SP 家长：没有。

医生：有没有重大的外伤、手术病史以及输过血或血制品？

SP 家长：没有。

医生：有没有食物、药物过敏？

SP 家长：没有。

医生：您自己怀这孩子的时候身体健康吗？有生病吃药吗？有接触过放射线吗？

SP 家长：没有，都好的。

医生：这是第几胎？有流产过吗？

SP 家长：第 2 胎，没流产过。

医生：足月的吗？生出来多重？

SP 家长：足月，3kg。

医生：在医院里生的吗？剖宫产还是顺产？

SP 家长：是的，在 ××× 医院生的，顺产。

医生：出生的时候有没有产伤窒息？

SP 家长：没有。

医生：生后母乳还是牛奶喂养？

SP 家长：母乳，出生后 5 个月的时候开始添加了奶粉。

医生：什么时候添加辅食？

SP 家长：也是出生后 5 个月大的时候，加奶粉以后。

医生：现在吃什么？都吃吗？挑不挑食？

SP 家长：现在和我们大人吃的食物品种一样，不挑食。

医生：孩子生后什么时候能抬头、能独坐、能走？

SP 家长：大概出生后 3 个月会抬头，出生后 7 个月能坐了，出生后 13 个月会自己走。

医生：什么时候能叫爸爸 / 妈妈？

SP 家长：出生后 12 个月。

医生：预防针都打了吗？有没有漏掉？

SP 家长：都打了，按照小本子要求打的。

医生：家里人都健康吗？

SP 家长：都健康。

医生：家里还有没有其他小孩？

SP 家长：有个姐姐，5 岁了。

医生：有过抽筋吗？

SP 家长：没有。

医生：您和孩子爸爸双方家族里有抽筋病史吗？

SP 家长：没有。

医生：有没有什么遗传性疾病史？家族中有肿瘤、高血压、糖尿病、心脏病、精神病等病史吗？

SP 家长：没有。

医生：好，病史问完了，下面我给小朋友做一下体检。

SP 家长：好的，医生。

（五）体检部分

问：身长多少？体重多少？

答：身高 74cm，体重 11kg。

等考生做完检查

医生：好，体检做完了，谢谢您的配合。

SP 家长：不客气。

考官出示体格检查结果报告提示卡 2。

三、检查结果报告提示卡 1

××××医院血常规报告单

姓名：×××	性别：男	年龄：1 岁
科室：儿科门诊	门诊号：×××××××	标本：血

项目	结果	参考值	项目	结果	参考值
C 反应蛋白（快速）	0.68	0~8mg/L	平均红细胞血红蛋白量	31.5	27~34pg
白细胞计数（WBC）	14.88	4~10×10^9/L	平均红细胞血红蛋白浓度	325	320~360g/L
中性粒细胞百分比	29%	0.4~0.75	红细胞体积分布宽度 -CV	14.1	11%~15%
淋巴细胞百分比	70%	0.2~0.5	红细胞体积分布宽度 -SD	48.20	37~50fl
单核细胞百分比	0.3%	0.03~0.1	血小板计数（PLT）	238	（100~300）×10^9/L
嗜酸性粒细胞百分比	0.4%	0.004~0.08	血小板压积	0.21	0.11~0.28
嗜碱性粒细胞百分比	1%	0~0.01	血小板平均体积	9.8	6.5~11fl
异型淋巴细胞	未找到		血小板体积分布宽度	16.3	9%~17%
幼稚细胞	未找到		中毒颗粒	阴性	
中性粒细胞计数	4.315	（1.8~6.3）×10^9/L	有核红细胞计数	0.000	/100WBC
淋巴细胞计数	10.416	（1.1~3.2）×10^9/L	标本情况	已镜检	
单核细胞计数	0.044	（0.1~0.6）×10^9/L			
嗜酸性粒细胞计数	0.059	（0.02~0.52）×10^9/L			
嗜碱性粒细胞计数	0.149	（0~0.06）×10^9/L			
血红蛋白（Hb）	127	94~122g/L			
红细胞计数（RBC）	4.60	（4~5.5）×10^{12}/L			
红细胞压积	0.414	0.4~0.54			
平均红细胞体积	88.7	80~100fl			

报告日期：××××.××.××　　报告医师：×××　　审核医师：×××

四、检查结果报告提示卡 2

××××× 医院病历纸

姓名：××××	性别：男	年龄：1 岁	患者类型：住院
科室：儿童神经科病区	住院号：×××××××		床号：××

体格检查重要体征：

神志清，精神好，无特殊体貌，无异常色素分布，无异常毛发分布，双侧瞳孔等大正圆，直径约 3mm，对光反射灵敏，咽充血，两肺呼吸音稍粗，未闻及干湿啰音，心律齐，心音有力，四肢肌力 5 级、肌张力正常，膝腱反射（++），颈抵抗（–），克尼格征（–），布鲁津斯基征（–），双侧巴宾斯基征（–）。

五、首次病程记录

姓名：×××	科室 ××	床号 ××	住院号 ×××××××

（一）一般情况

×××，男，1 岁，温州人。

（二）简要病史

患儿，男，1 岁。因“发热 2 小时，惊厥 1 次”入院。

患儿 2 小时前于家中无明显诱因下出现发热，体温 38.5℃左右，1 小时前突然出现惊厥 1 次，表现为呼之不应，双眼向上凝视，牙关紧闭，面色苍白，唇发绀，四肢屈曲强直阵挛，持续约 2 分钟自行缓解，恢复如常，当时体温 39.0℃，偶尔咳嗽，自行予“美林”口服后到我院门诊就诊，拟“惊厥待查、急性上呼吸道感染”收住入院。

发病以来，食欲、睡眠、体重无明显变化，大小便正常。

（三）体格检查

T 38℃，P 126 次 / 分，R 32 次 / 分，BP 105/61mmHg。神志清，精神好，无特殊体貌，全身未见皮疹，无异常色素分布，无异常毛发分布，双瞳孔等大正圆，直径约 3mm，对光反射灵敏，颈部未及肿大淋巴结，咽充血，两肺呼吸音稍粗，未闻及干湿啰音，心律齐，心音有力，腹平软，肝脾肋下未及，未及包块，四肢肌力Ⅴ级、肌张力正常，膝腱反射（++），颈抵抗（–），克尼格征（–），布鲁津斯基征（–），双侧巴宾斯基征（–）。

（四）辅助检查

血常规 +CRP:CRP 0.68mg/L，白细胞计数 14.88×10^9/L，中性粒细胞百分比 29.4%，血红蛋白 127g/L，红细胞计数 4.60×10^{12}/L，血小板计数 238×10^9/L。

（五）初步诊断

1. 热性惊厥；2. 急性上呼吸道感染

（六）诊断依据

1. 根据患儿男，1岁，因“发热2小时，惊厥1次”入院，惊厥时体温39.0℃，持续时间2分钟，惊厥前后一般情况好，既往生长发育正常，无惊厥病史，无惊厥家族史，神经系统查体阴性，热性惊厥首先考虑。

2. 根据患儿有发热，偶咳嗽，查体咽充血，两肺体检未闻及啰音，急性上呼吸道感染首先考虑，根据门诊CRP不高，白细胞略升高，分类以淋巴细胞为主，病原首先考虑病毒感染。待复查血常规、胸片检查及继续临床观察协助诊断。

（七）鉴别诊断

1. 癫痫　患儿突发惊厥1次，突发突止，需警惕癫痫可能，但患儿惊厥时伴有发热，首次发病，癫痫依据不足，有待视频脑电图及头颅MRI以及继续临床观察协助诊断。

2. 颅内感染　患儿发热后出现惊厥1次，需警惕颅内感染可能，但患儿惊厥后精神状态很快恢复正常，神经系统查体无阳性体征，不支持颅内感染，待腰椎穿刺脑脊液检查、头颅磁共振（MRI）及脑电图协诊。

3. 中毒性脑病　患儿发热后出现惊厥，需警惕中毒性脑病可能，但患儿咳嗽不剧，体检无感染中毒貌，神经系统无阳性体征，血常规白细胞升高不明显，CRP不高，均不支持中毒性脑病，待头颅MRI及脑电图协诊。

4. 遗传代谢性疾病　患儿有惊厥，需警惕遗传代谢性疾病可能，但生长发育正常，无异常家族史，体检无特殊体貌，无异常色素、毛发分布，无神经系统阳性体征，均不支持遗传代谢性疾病，待血氨及血乳酸检查，必要时血尿代谢筛查及基因检查等协助诊断。

（八）治疗

1. 完善痰呼吸道病毒抗原检测，脑脊液常规与生化、视频脑电图、头颅MRI、血氨、乳酸等协诊。

2. 治疗　观察病情，注意体温、咳嗽、惊厥等情况，若有高热，可布洛芬或对乙酰氨基酚口服退热，若咳嗽加重，予息可宁糖浆等止咳化痰，若再发惊厥，给予地西泮止惊等对症处理。

第四节　矮　小　症

一、病例摘要（考官用）

（一）病历编号

×××（由考试管理者填写）。

（二）疾病诊断

矮小症

（三）主诉

生长迟缓6年余。

（四）现病史

患儿，女，7岁，家住温州市学院西路×××号，有医保。

患儿6年余前（约1岁后）开始被发现生长迟缓，早前生长速度不详，近2年年均生长4~5cm，无恶心、呕吐，无腹痛、腹泻，无慢性咳嗽，无多饮、多尿史，平素成绩尚可，今来我院门诊就诊，拟“矮小症”收住入院。

发病来患儿精神好，胃纳可，睡眠安，但入睡较迟，大小便无殊，体重生理性增长。

（五）既往史

既往体健，否认心、肝、肾、脑等重大疾病病史，否认肝炎等传染病史。否认手术、外伤及输血史。否认食物、药物过敏史。

（六）个人史

母孕期间体检，否认感染及毒物、放射性物质接触史；G1P1，足月顺产，新法接生，无产伤窒息史，出生体重3.4kg；生后母乳喂养，出生后5个月添加配方奶及辅食，目前普食；出后生2~3个月会抬头，出后生7个月独坐，1岁会走，1岁2个月会叫妈妈，目前生长发育同正常同龄儿；已按当地计划接种“卡介苗、乙肝、百白破、麻疹”等疫苗，已口服“脊髓灰质炎糖丸”。

（七）家族史

父母体健，父亲身高165cm，母亲身高163cm，母亲读初二时初潮。两系三代否认家族遗传病史。

（八）体格检查

T 36.4 ℃（耳），P 93次/分，R 20次/分，BP 109/63mmHg，体重22kg，身高109.1cm，BMI18.5kg/m^2。神志清，精神可，体形匀称，全身未见皮疹，浅表淋巴结未及肿大，咽无充血，扁桃体无肿大，胸廓无畸形，乳房发育B1，阴毛发育PH1。两肺呼吸音清，对称，未闻及干湿啰音，心音中，心律齐，心前区未闻及病理性杂音，腹软，无压痛、反跳痛，肝脾肋下未及，神经系统检查阴性。

注意：很多异常体征标准化患者无法模拟，关键看考生有无做这些重要的体格检查项目，检查的规范性如何！

（九）考生向家长要入院前辅助检查结果

骨龄数字化X线摄影（DR）片（图3-3），请考官出示影像学图像提示卡1。

（十）标准化患者

SP家长模拟要点，准确配合病史采集，详见SP脚本部分。

（十一）撰写首程病程录前予体格检查重要体征提示

请考官出示体格检查结果报告提示卡2。

二、SP家长培训脚本

（一）SP家长

家长表现呈焦虑状。

（二）患儿一般情况

医生：你好，我是主管医师×××，请问您是××床×××的妈妈吗？

答：医生好，是的。
问：需要询问你家孩子的病史，您方便吗？
答：可以。
问：孩子和您其他家人是否曾患有新型冠状病毒肺炎或近 2 周有与这些患者接触吗？
答：没有。
问：近 2 周内有没有新型冠状病毒肺炎疫情高中风险区及境外等疫区旅居史。
答：没有。
问：请问你家孩子的出生日期？
答：2013 年 8 月 30 日，刚好满 7 周岁。
问：住在什么地方呢？
答：温州市。
问：具体地址？
答：温州市学院西路 ××× 号。
问：你手机号码多少？
答：13×××××××××。
问：孩子有医疗保险吗？
答：有的。

（三）患儿现病史

1. 主诉（就是医生问你小朋友有什么不舒服，然后你回答的内容）
医生：请问您这次带小孩来医院主要是来看什么？
SP 家长：我家小孩长得太慢了。（注意不要回答具体时间）
2. 问诊过程对话。
医生：大概几岁开始您觉得她长得比较慢？
SP 家长：从小就慢，1 岁以后就发现明显比别人矮，这几年越来越明显。
医生：生出来的时候有多大？
SP 家长：出生的时候体重是 3.4kg，身长是 50cm。
医生：平时有没有定期测量身高，知不知道孩子一年大概长多少？
SP 家长：以前记不清了，最近两年每个学期幼儿园都有报告，一年大概长 4cm 多的样子。
医生：现在上一年级了吗？
SP 家长：是的。
医生：成绩怎么样，学习还跟得上吗？
SP 家长：成绩中上水平。
医生：长得这么慢以前有去医院看过吗？
SP 家长：没有，邻居都说以后会长的，就没去看。
医生：这次怎么过来看了？
SP 家长：前段时间听了你们医院医生的讲座，说孩子长得慢需要来医院检查，就过来了。
医生：这次来我们医院门诊，医生怎么说？
SP 家长：她说孩子太矮了，需要住院检查。
医生：门诊有做检查吗？

SP 家长：就拍了一个骨龄片。

（出示提示卡 1，不问到此问题不给提示卡）

医生：还有其他的检查吗？

SP 家长：没有了。

医生：孩子平时精神状况好不好？

SP 家长：还好。

医生：孩子平时胃口好吗？有没有挑食？

SP 家长：胃口还可以，没有挑食。

医生：孩子睡觉怎么样？大概几点睡，睡得安稳吗？有没有打呼噜？

SP 家长：睡得比较晚，一般晚上 10 点多才上床睡，放假的时候更晚。睡得还算安稳，没有打呼噜。

医生：平时体质好不好，有没有经常生病？

SP 家长：体质还可以，一年大概有一两次生病，也都不是什么大病，几天就好了。

医生：孩子大小便怎么样？有没有便秘或者粪便经常不成形？小便有没有泡沫？

SP 家长：大小便还好，没什么异常的。

医生：孩子最近有没有瘦了？

SP 家长：没有。

（四）患儿其他病史

医生：小朋友以前身体健康吗？有没有得过其他什么病？

SP 家长：健康的，没有得过大病。

医生：有没有得过传染病？比如肝炎？

SP 家长：没有。

医生：有没有重大的外伤、手术病史以及输过血或血制品？

SP 家长：没有。

医生：小时候生过湿疹吗或者有没有对什么药物、食物过敏之类的？

SP 家长：有，不过 1 岁后就不太常见了。小时候去医院看过，医生说是牛奶蛋白过敏，药物过敏没有碰到过。

医生：您自己怀这孩子的时候身体健康吗？有生病吃药吗？有接触过放射线吗？

SP 家长：没有，都好的。

医生：这是第几胎？有流过产吗？

SP 家长：第一胎，没流过产。

医生：足月的吗？生出来多少重？

SP 家长：足月，3.4kg。

医生：在医院里生的吗？剖宫产还是顺产？

SP 家长：是的，在妇幼保健院生的，顺产。

医生：出生的时候有没有产伤窒息？

SP 家长：没有。

医生：生后母乳还是牛奶喂养？

SP 家长：母乳，母乳喂养到 4 个月我上班了，后来改成奶粉。

医生：什么时候添加辅食？

SP 家长：也是出生后 4 个月大的时候，加奶粉以后。

医生：现在吃什么？都吃吗？挑不挑食？

SP 家长：现在和我们大人吃的食物品种一样，不挑食。

医生：孩子生后什么时候能抬头、能独坐、能走？

SP 家长：大概出生后 3 个月会抬头，出生后 7 个月能独坐，1 岁会自己走几步。

医生：什么时候能叫爸爸 / 妈妈？

SP 家长：也是出生后 14 个月。

医生：预防针都打了吗？有没有漏掉？

SP 家长：都打了，按照小本子要求打的。

医生：家里人都健康吗？

SP 家长：健康。

医生：父母有多高？

SP 家长：父亲身高 165cm，母亲身高 163cm。

医生：父母青春发育迟吗？

SP 家长：具体不记得了，我初二才来的月经，孩子爸爸情况他说记不清楚了。

医生：家里还有没有其他小孩？

SP 家长：没有。

医生：您和孩子爸爸双方家族里有没有什么遗传性疾病史？家族中有肿瘤、高血压、糖尿病、心脏病、精神病等病史吗？

SP 家长：没有。

医生：好，病史问完了，下面我给小朋友做一下体检。

SP 家长：好的，医生。

（五）体检部分

问：身高多少？体重多少？

答：身高 109.1cm，体重 22kg。

等考生做完检查

医生：好，体检做完了，谢谢您的配合。

SP 家长：不客气。

考官出示体格检查结果报告提示卡 2。

向考官要求出示身高评价表。

考官出示身高评价表提示卡 3。

三、影像学图像提示卡 1

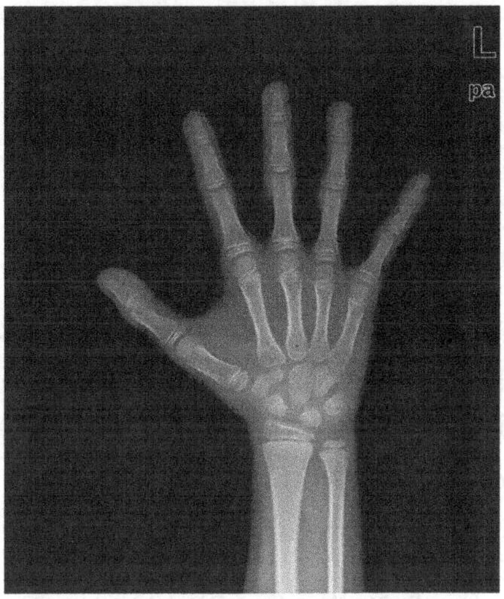

左手正位 DR 片

四、检查结果报告提示卡 2

××××× 医院病历纸

姓名：××××	性别：女	年龄：7 岁	患者类型：住院
科室：儿童保健科	住院号：×××××××		床号：××

体格检查重要体征：

T 36.4℃（耳），P 93 次 / 分，R 20 次 / 分，BP 109/63mmHg，体重 22kg，身高 109.1cm，BMI 18.5kg/m^2。神志清，精神可，体形匀称，全身未见皮疹，浅表淋巴结未及肿大，咽无充血，扁桃体无肿大，胸廓无畸形，乳房发育 B1，阴毛发育 PH1。两肺呼吸音清，对称，未闻及干湿啰音，心音中，心律齐，心前区未闻及病理性杂音，腹软，无压痛、反跳痛，肝脾肋下未及，神经系统检查阴性。

五、身高评价表提示卡 3

女童身高评价表

年龄（年 - 月）	Z 评分（身高 /cm）						
	-3*s*	-2*s*	-1*s*	均值	1*s*	2*s*	3*s*
6-11	104.0	109.5	114.9	120.3	125.8	131.2	136.7
7-0	104.4	109.9	115.3	120.8	126.3	131.7	137.2
7-1	104.8	110.3	115.8	121.3	126.8	132.3	137.8

六、首次病程记录

姓名：×××	科室 ××	床号 ××	住院号 ×××××××

（一）一般情况

×××，女，7 岁，温州人。

（二）简要病史

患儿 6 年余前（约 1 岁后）开始被发现生长迟缓，早前生长速度不详，近 2 年年均生长 4~5cm，无恶心、呕吐，无腹痛、腹泻，无慢性咳嗽，无多饮、多尿史，平素成绩尚可，患儿平时胃纳可，睡眠安，但入睡较迟，大小便无殊，今来我院门诊就诊，拟“矮小症”收住入院。父亲身高 165cm，母亲身高 163cm，母亲初潮较迟。

（三）体格检查

T 36.4 ℃（耳），P 93 次 / 分，R 20 次 / 分，BP 109/63mmHg，体重 22kg，身高 109.1cm，BMI18.5kg/m^2，神志清，精神可，体形匀称，全身未见皮疹，浅表淋巴结未及肿大，咽无充血，扁桃体无肿大，胸廓无畸形，乳房发育 B1，阴毛发育 PH1。两肺呼吸音清，对称，未闻及干湿啰音，心音中，心律齐，心前区未闻及病理性杂音，腹软，无压痛、反跳痛，肝脾肋下未及，神经系统检查阴性。

（四）辅助检查

骨龄 DR 片：约 8 岁（根据 GP 图谱）

（五）初步诊断

矮小症

生长激素缺乏症

特发性矮小

（六）诊断依据

根据患儿，女，7 岁。因“发现生长迟缓 6 年余”入院。身高 109.1cm，身高位于同性别同年龄儿童平均身高 -2*s* 以下，诊断“矮小症”成立。至于矮小病因，首先考虑生长激素缺乏可能，其他需进一步鉴别。

（七）鉴别诊断

1. 矮小原因需考虑①生长激素缺乏症：有待生长激素激发试验协诊。②家族性身材矮小症：父亲：165cm，母亲：163cm，依据不足。③先天性肾上腺皮质增生症：患儿无腋毛、阴毛表现，目前依据不足，待 ACTH 及皮质醇协诊。④甲状腺功能低下症：患儿智力发育可，无黏液性水肿，上下部量匀称，目前依据不足，待甲状腺功能协诊。⑤垂体病变：待垂体 MRI 协诊。⑥ Turner 综合征：患儿为女孩，需排除，待染色体检查协诊。⑦特发性矮小：排除以上疾病，需考虑。

2. 此外患儿骨龄阅片约 8 岁，较实际年龄提前 1 年左右，虽体检未见明显第二性征发育，仍需乳腺 + 经腹子宫附件 B 超排除提前发育。

（八）治疗

1. 给予各项检查 三大常规、血生化、生长激素激发试验、垂体 MRI、心腹 + 乳腺 + 经腹子宫附件 B 超等协诊。

2. 予行生长激素激发试验协诊，激发试验可出现头晕、呕吐、腹部不适、皮疹等不良反应，注意观察。

3. 根据检查结果，必要时给予生长激素治疗改善终身高。

第五节 新生儿败血症

一、病例摘要（考官用）

（一）病历编号

×××（由考试管理者填写）。

（二）疾病诊断

新生儿败血症、新生儿颅内感染可能

（三）主诉

发热、哭吵不安 15 小时。

（四）现病史

患儿，女，7 天，家住温州 ×××，医保未办。

患儿 15 小时前无明显诱因下出现发热，体温最高达 38.4℃，热高时易激惹，伴哭吵不安，无惊厥、尖叫，无寒战，偶有鼻塞、喷嚏，无咳嗽，无呼吸费力，无气促、发绀，吃奶欠佳，无呕吐、腹胀、腹泻，无排尿哭闹，至当地医院就诊，予“布洛芬口服及物理降温”等治疗后，患儿体温仍反复，遂至我院门诊就诊，查血示 CRP 高，拟“新生儿败血症”收住我科。

自起病来，患儿神志清，精神尚可，吃奶欠佳，睡眠安，大小便无殊，入科体重 3.21kg。

（五）既往史

否认黄疸病史，已完善新生儿筛查、听力筛查。否认药物过敏史。否认输血及血制品史。否认毒物及放射性物质接触史。否认特殊用药史。

（六）个人史

1. 母孕史 母孕期体健，否认妊娠期高血压综合征、糖尿病、甲状腺功能减退等妊娠合并疾病及特殊用药史。否认毒物及放射性物质接触史。

2. 出生史 G3P3，足月顺产，否认胎膜早破史，否认生后窒息及抢救史，否认胎盘异常，脐带无绕颈，出生体重 3400g。

3. 喂养史 生后 1 小时开奶，混合喂养至今，奶量约 30ml/2 小时。

4. 生长发育史 现会睁眼。

预防接种史：生后已按当地计划接种“卡介苗、乙肝”疫苗。

（七）家族史

父亲：× × × 32 岁，自由职业，体健。

母亲：× × × 27 岁，自由职业，体健。

哥哥：× × × 5 岁，体健。

哥哥：× × × 4 岁，体健。

患儿父母否认近亲婚配，家族成员否认“糖尿病、心脏病、高血压”等慢性病，否认“结核、肝炎”等传染病史，否认心、肝、肺、肾、脑等重大脏器病史及内分泌系统疾病史，否认肿瘤病史及血液系统疾病史，否认两系三代家族遗传病史。

（八）体格检查

T 37.8℃（肛），P 140 次 / 分，R 48 次 / 分，BP 72/49mmHg，体重 3.21kg。神志清，反应一般，易激惹，呼吸平稳，全身皮肤可见少许散在红色皮疹，头颅未及肿块，颅缝稍分离，前囟平，大小约 1.5cm × 1.5cm，未见三凹征，两肺呼吸音正常，未闻及啰音，心音中、律齐，心前区未及杂音，腹稍隆，未见胃肠型，脐部干燥，无渗血、渗液，腹软，肝脾肋下未及，肠鸣音存在，四肢活动可，肌张力符合胎龄。

注意：很多异常体征标准化患者或模具无法模拟，关键看考生有无做这些重要的体格检查项目，检查的规范性如何！

（九）考生向家长要入院前辅助检查结果

1. 血常规 +CRP　请考官出示检查结果报告提示卡 1。

2. 腹部 B 超　请考官出示影像学图像提示卡 2。

（十）标准化患者

SP 家长模拟要点，准确配合病史采集，详见 SP 脚本部分。

（十一）撰写首程病程录前予体格检查重要体征提示

请考官出示体格检查结果报告提示卡 3。

二、SP 家长培训脚本

（一）SP 家长

家长表现呈焦虑状。

（二）患儿一般情况

医生：你好，我是主管医师 × × ×，请问您是 × × 床 × × × 的爸爸吗？

答：医生好，是的。

问：需要询问你家孩子的病史，您方便吗？

答：可以。

问：请问你家孩子的出生时间？

答：2019 年 12 月 13 日 18 时 48 分。

问：住在什么地方呢？

答：温州市。

问：具体地址？

答：温州市 ×××。

问：你手机号码多少？

答：13×××××××××。

问：孩子有医疗保险吗？

答：还没办理。

（三）患儿现病史

1. 主诉（就是医生问你小孩有什么不舒服，然后你回答的内容）

医生：请问宝宝有什么不舒服吗？

SP 家长：我家小孩有发热，还一直哭闹，不好哄。（注意不要回答具体时间）

2. 问诊过程对话。

医生：这种情况有多久了？

SP 家长：就今天凌晨出现。

医生：发热前有没有什么特别的诱因比如着凉了？还有发热当时包被包得多不多？

SP 家长：没有，被子裹得不多。

医生：你们家里人或者月嫂阿姨这段时间有没有咳嗽、发热、感冒之类？

SP 家长：没有。

医生：发热有测体温吗？多少度？

SP 家长：有，最高 38.4℃。

医生：有抽搐、惊厥吗？或者打寒战？

SP 家长：那没有。

医生：宝宝最近吃奶好吗、活动多吗，精神怎么样，有没有软软的或嗜睡这样的情况？

SP 家长：吃奶没有以前好，精神很软没有，她就很闹，动不动就哭，哄了没多久又开始哭。

医生：宝宝最近有鼻塞、流鼻涕或者咳嗽、呼吸困难、脸色发青等情况吗？

SP 家长：偶尔有点鼻塞、打个喷嚏，其他没有，脸色都正常。

医生：宝宝最近有拉肚子、呕吐、肚子胀之类情况吗？

SP 家长：这些都没有。

医生：小便颜色怎么样、臭不臭、解小便时有没有哭？

SP 家长：这些都没注意，感觉和以前差不多吧。

医生：有去当地医院看过吗？

SP 家长：有。

医生：当地医生告诉你孩子是什么病？

SP 家长：说了什么我也记不清了。

医生：做了什么检查没有？

SP 家长：没有。

医生：用了什么药没有？

SP 家长：就吃了退烧的布洛芬，还贴了个冰贴。

医生：有没有好一些？

SP 家长：体温退是退下来了，没多久又升高了，小孩子又一直哭，就很担心，所以马上到你们医院来看看。

医生：门诊医生怎么考虑？

SP 家长：医生说有发热，小孩子又这么小，很容易感染，让我验个血，然后看了就说检查结果不好，炎症指标很高，叫我宝宝住院治疗。

（出示提示卡一，不问到此问题不给提示卡）

医生：还有其他的检查吗？

SP 家长：还做了 B 超，医生说还好。（出示提示卡二）

注意：提示卡一和二可以互换顺序，看“医生”问的顺序给。

医生：睡觉怎么样？

SP 家长：还可以。

医生：大小便情况怎样？

SP 家长：正常。

（四）患儿其他病史

医生：宝宝生下来身体健康吗？有没有得过其他什么病或者住过院？

SP 家长：健康的，这是第一次住院。

医生：有没有重大的外伤、手术病史以及输过血或血制品？

SP 家长：没有。

医生：有没有食物、药物过敏？

SP 家长：没有。

医生：孩子母亲怀这孩子的时候身体健康吗？有生病吃药吗？有接触过放射线吗？

SP 家长：没有，都好的。

医生：这是第几胎？单胎吗？有流过产吗？

SP 家长：第 3 胎，单胎，没流过产。

医生：足月的吗？生出来多重？

SP 家长：41^{+1} 周，3.4kg。

医生：在医院里生的吗？剖宫产还是顺产？

SP 家长：是的，在 ×× 医院生的，顺产。

医生：出生的时候有没有产伤窒息？ Apgar 评分知不知道？

SP 家长：没有。那个评分不知道。应该都好的。

医生：有没有胎膜早破？羊水清不清？胎盘、脐带有没有不好情况？

SP 家长：这些都好的，没听产科医师说哪个不好。

医生：生后母乳还是奶粉喂养？能吃多少啊？

SP 家长：都有吃。一次大概 30ml，差不多 2 小时吃一次。

医生：生下来宝宝有得过黄疸吗？

SP 家长：生下来到现在宝宝没怎么黄。

医生：有打过预防针吗？

SP 家长：在医院打过乙肝疫苗、卡介苗。

医生：足底血、听力筛查做了吗？

SP 家长：这些检查都做了。

医生：宝宝爸爸妈妈年龄多大，血型知道吗？身体都健康吗，有没有乙肝、梅毒等传染病？

SP 家长：我 32 岁，B 型血；我老婆 27 岁，O 型血。身体都好的，那些病都没有。

医生：宝宝是自然受孕还是试管婴儿？产检都做吗？

SP 家长：自然受孕，产检都有的。

医生：家里还有没有其他小孩？

SP 家长：2 个哥哥。

医生：那两个哥哥几岁？身体都好吗？

SP 家长：一个 5 岁，一个 4 岁，身体都好的。

医生：您和孩子妈妈双方家族里有没有什么遗传性疾病史？家族中有肿瘤、高血压、糖尿病、心脏病、精神病等病史吗？

SP 家长：没有。

医生：好，病史问完了，我先去给宝宝做一下体检。详细的病情等一会儿再告知。

SP 家长：好的，医生。

（五）体检部分

等考生做完检查

医生：好，体检做完了，谢谢您的配合。

SP 家长：不客气。

考官出示体格检查结果报告提示卡 3。

三、检查结果报告提示卡 1

××××医院 血常规报告单

姓名：×××	性别：女	年龄：7 天
科室：儿科门诊	门诊号：×××××××	标本：血
报告日期：××××.××.××	报告医师：×××	审核医师：×××

项 目	结 果	参考值	项 目	结 果	参考值
C 反应蛋白（快速）	95.07 ↑	0~8mg/L	平均红细胞血红蛋白量	33.5	27~34pg
白细胞计数（WBC）	14.52 ↑	（4~10）×10^9/L	平均红细胞血红蛋白浓度	341	320~360g/L
中性粒细胞百分比	78.5%	0.4~0.75	红细胞体积分布宽度 -CV	13.4	11%~15%
淋巴细胞百分比	12.9%	0.2~0.5	红细胞体积分布宽度 -SD	48.50	37~50fl
单核细胞百分比	8.2%	0.03~0.1	血小板计数（PLT）	228	（100~300）×10^9/L
嗜酸性粒细胞百分比	0.3%	0.004~0.08	血小板压积	0.22	0.11~0.28
嗜碱性粒细胞百分比	0.1%	0~0.01	血小板平均体积	9.8	6.5~11fl
异型淋巴细胞	未找到		血小板体积分布宽度	16.8	9%~17%
幼稚细胞	未找到		中毒颗粒	阴性	
中性粒细胞计数	11.398	（1.8~6.3）×10^9/L	有核红细胞计数	0.000	/100WBC

续表

项 目	结 果	参考值	项 目	结 果	参考值
淋巴细胞计数	1.873	（1.1~3.2）$\times 10^9$/L	标本情况	已镜检	
单核细胞计数	1.191	（0.1~0.6）$\times 10^9$/L			
嗜酸性粒细胞计数	0.044	（0.02~0.52）$\times 10^9$/L			
嗜碱性粒细胞计数	0.015	（0~0.06）$\times 10^9$/L			
血红蛋白（Hb）	147	94~122g/L			
红细胞计数（RBC）	4.39	（4~5.5）$\times 10^{12}$/L			
红细胞压积	0.431	0.4~0.54			
平均红细胞体积	98.2	80~100fl			

四、影像学图像提示卡 2

×××××医院 超声诊断报告单

超声号：×××××××××××	机器型号：×××××××××××
姓名：×××	申请科室：儿内急诊
性别：女	检查部位：腹腔
年龄：7 天	申请医生：×××

超声所见：

肠管内见大量气体强回声，未见明显肠管扩张，未见明显包块，未见游离液暗区。

超声提示：

肠管大量积气

检查日期：××××年××月××日　　记录员：×××　　报告医师：×××

备注：1. 报告单请妥善保管，就诊时主动出示。2. 本报告单仅供临床参考，如有疑问，请与报告医师联系。

五、检查结果报告提示卡 3

×××××医院病历纸

姓名：××××	性别：女	年龄：7 天	患者类型：住院
科室：新生儿病区	住院号：×××××××		床号：××

体格检查重要体征：

反应一般，易激惹，全身皮肤可见少许散在红色皮疹，头颅颅缝稍分离，前囟平，大小约 1.5cm×1.5cm。

六、首次病程记录

姓名：×××	科室：××	床号：××	住院号：×××××××

（一）一般情况

×××，女，7 天，温州人。

（二）简要病史

患儿，女，7 天。患儿因“发热、哭吵不安 15 小时”入院。患儿 15 小时前开始出现发热，体温最高达 38.4℃，热高时无惊厥，无寒战，稍激惹，哭吵不安，偶有鼻塞、喷嚏，无咳嗽，无呼吸费力，吃奶欠佳，无呕吐，无腹胀，无排尿哭闹，至当地医院就诊，予“布洛芬口服及物理降温”等治疗后，患儿体温仍反复，遂至我院门诊就诊，查血示 CRP 高，为求进一步诊治，现拟“新生儿败血症”收住我科。

（三）体格检查

T 37.8℃（肛），P 140 次 / 分，R 48 次 / 分，BP 72/49mmHg，体重 3.21kg，神志清，反应一般，易激惹，呼吸平稳，全身皮肤可见少许散在红色皮疹，颅缝稍分离，前囟平，大小约 1.5cm × 1.5cm，心肺（–），腹部稍隆，脐部干燥，无渗血、渗液，肠鸣音存在，肝脾肋下未及，四肢活动可，肌张力符合胎龄。

（四）辅助检查

1. 急诊血常规 +CRP　CRP 95.07mg/L，白细胞计数 14.52×10^9/L，中性粒细胞百分比 78.5%，淋巴细胞百分比 12.9%，血红蛋白 147g/L，血小板计数 228×10^9/L。

2. 腹部 B 超　肠管大量积气。

（五）初步诊断

新生儿败血症、新生儿颅内感染可能

（六）诊断依据

根据患儿，女，7 天。因“发热、哭吵不安 15 小时”入院，入院后体温高，CRP 升高，结合临床，需考虑“新生儿败血症”，有待查血培养进一步协诊。患儿目前反应一般，稍易激惹，哭闹不安，颅缝稍分离，需警惕新生儿化脓性脑膜炎，待腰椎穿刺查脑脊液常规、培养及临床观察协诊。

（七）鉴别诊断

（1）呼吸道感染：患儿有发热，但无咳嗽、流涕，无口吐泡沫，无气促、发绀，结合查体呼吸平稳，未见三凹征，两肺呼吸音清，未及啰音，家属近期无呼吸道感染病史，新生儿肺炎目前依据不足，待临床观察协诊，必要行胸片检查协诊。

（2）尿路感染：患儿女性，有发热，血 CRP 高亢，需高度警惕，但目前无排尿哭吵，查体尿道口不红，依据尚不足，待导尿后查尿常规、尿培养协诊。

（3）消化道感染：患儿粪便性状可，无呕吐、腹胀，目前依据不足，待粪便常规、肠道病毒抗原协诊。

（八）治疗

1. 给予相关辅助检查，如尿常规，粪便常规，血生化，血感染性疾病筛查，血培养，腰椎穿刺脑脊液检查、心脏 B 超等协诊。

2. 进入 NICU 及监护，配方奶合理喂养等治疗，根据患儿脑脊液检查结果制定抗生素治疗方案。

3. 注意患儿体温、呼吸等情况。

第四章　医疗文书书写

医疗文书书写包括大病历书写和首次病程记录两小站。作为出科考核、年度考核和结业考核临床实践能力项目的考试。在住院医师规范化培训信息管理系统中随机抽取住院医师录入的完整病历一份进行大病历考核评分，病历包括入院记录、首次病程记录、病程记录和出院记录等。首次病程记录站采用笔试的形式考核，根据考生患者接诊站采集的病例信息现场手写一份首次病程记录，内容主要包括主观简要病史、客观体检记录 / 检查结果、诊断评估与鉴别诊断以及诊疗计划等，主要考核住院医师对病史资料的整理、归纳、分析、书写的综合能力。首次病程记录考试时间 15 分钟。考官分别依据大病历和首次病程记录评分表进行评分（表 4-1，表 4-2），分值各为 100 分，合格分值为 80 分。

表 4-1　大病历评分表

<table>
<tr><td colspan="2">考生姓名</td><td></td><td colspan="2">准考证号</td><td></td></tr>
<tr><td colspan="2">培训学科</td><td></td><td colspan="2">考核基地</td><td></td></tr>
<tr><td colspan="2">考核时间</td><td colspan="4"></td></tr>
<tr><td colspan="2">评分项目</td><td colspan="2">评分要素</td><td>标准分</td><td>得分</td></tr>
<tr><td rowspan="7">入院记录</td><td>一般项目</td><td colspan="2">姓名、性别、年龄、职业等</td><td>2</td><td></td></tr>
<tr><td>主诉</td><td colspan="2">简明、扼要、完整，原则上不用诊断名称</td><td>2</td><td></td></tr>
<tr><td>现病史</td><td colspan="2">起病时间、诱因、症状，缓解因素，治疗经过，具有鉴别诊断意义的阴性病史，发病后一般情况，与本病无关但仍需治疗的其他疾病情况</td><td>8</td><td></td></tr>
<tr><td>既往史等</td><td colspan="2">既往史、个人史、过敏史、婚育史、月经史、家族史等</td><td>3</td><td></td></tr>
<tr><td>体格检查</td><td colspan="2">各大系统体检项目完整、准确、规范，专科体检记录完整，有鉴别诊断意义的阴性体征无遗漏</td><td>4</td><td></td></tr>
<tr><td>辅助检查</td><td colspan="2">与本次疾病相关的主要辅助检查及其结果</td><td>2</td><td></td></tr>
<tr><td>诊断</td><td colspan="2">书写准确，初步诊断合理规范，修正、补充记录在病程记录中相应的诊断依据</td><td>4</td><td></td></tr>
<tr><td rowspan="4">首次病程记录</td><td>病历特点</td><td colspan="2">归纳简单明了、重点突出</td><td>4</td><td></td></tr>
<tr><td>诊断依据</td><td colspan="2">各项诊断均有病史、体检、辅助检查的支持</td><td>6</td><td></td></tr>
<tr><td>鉴别诊断</td><td colspan="2">结合患者，分析有条理，思路清晰</td><td>4</td><td></td></tr>
<tr><td>诊疗计划</td><td colspan="2">提出具体的检查及治疗措施安排</td><td>6</td><td></td></tr>
<tr><td rowspan="3">病程记录</td><td>时间</td><td colspan="2">病危＞ 1 次 / 天，病重＞ 1 次 /2 天，病情稳定 1 次 /3 天</td><td>5</td><td></td></tr>
<tr><td>内容</td><td colspan="2">准确反映病情变化及诊治过程，有病情分析，辅助检查结果有记录及分析
重要医嘱更改（抗生素及专科用药）记录及时、理由充分交接班记录、转科记录、阶段小结按时完成，格式符合要求，重要操作、抢救记录及时、完整
病例讨论记录翔实、层次清楚、重点突出
（每项 5 分）</td><td>30</td><td></td></tr>
<tr><td>上级医师查房记录</td><td colspan="2">规定时间内完成（主治每周 2 次，副高以上每周 1 次）记录真实、层次清楚、重点突出</td><td>5</td><td></td></tr>
</table>

续表

出院记录	一般情况	姓名、性别、年龄、入院日期、出院日期、住院天数	2	
	入院情况	简洁明了、重点突出，入院诊断合理	2	
	诊疗经过	住院期间的病情变化、检查结果、治疗经过及效果表述清楚	5	
	出院情况	主要症状、体征、辅助检查结果记录清楚、完整	2	
	出院诊断	完整、规范	2	
	出院医嘱	全面、具体（药物及非药物治疗、生活指导、复诊时间）	2	
合　计			100	

考官签字：

表 4-2　首次病程记录评分表

考生姓名		准考证号	
培训学科		考核基地	
考核时间			
评分项目	评分要求	标准分	得分
主观简要病史（S）	对现病史概括简练，重点突出	10	
	与病史采集病案的信息一致	5	
客观体检记录/检查结果（O）	对疾病诊断有意义的体格检查描述正确、到位	5	
	与疾病相关的辅助检查结果描述正确、到位	5	
诊断评估与鉴别诊断（A）	诊断依据概括简洁、完整	5	
	诊断依据不堆砌，内容不空洞	5	
	各项诊断均有病史、体检、辅助检查的依据	5	
	诊断准确，主次排序合理	10	
	鉴别诊断结合患者主要诊断展开，分析有条理	10	
	未出现与诊断无关的鉴别诊断	5	
诊疗计划（P）	诊疗计划符合基本治疗原则，简明扼要	10	
	诊疗计划与相关诊断对应	10	
	诊疗计划体现患者病情个体化原则	5	
总体	首次病程记录整体书写简洁扼要，临床思路清晰	5	
	字迹整洁	5	
总　分		100	

考官签字：

大病史示范

儿科住院病历（一）

患儿基本信息表

姓名：×××	科别：××	床号：×××	住院号：×××××

（第1次入院记录）

姓名：×××	单位或住址：×××××
性别：女	邮政编码：×××
年龄：7岁（2013-08-30）	入院日期：2021年02月23日11时
出生地：××××	记录日期：2021年02月23日14时
民族：汉族	联系人：×××
职业：学生	与患者关系：母女
病史陈述者：患儿母亲	联系电话：×××××××××××

主诉：

发现生长迟缓7年余。

现病史：

患儿家长7年余前在家中无明显诱因下逐渐发现患儿身高较同龄儿偏低，身高差距逐年增大，年增长约5cm，近8个月身高增长约2cm，平素胃纳欠佳，无偏食，有挑食，入睡时间晚，无恶心、呕吐，无腹痛、腹泻，无多饮、多尿史，无长期服药治疗史，在校成绩一般，近期无发热、咳嗽，无恶心、呕吐等不适，来我院门诊，拍骨龄片异常，拟“矮小症”就诊，建议住院行GH激发试验协诊，今为求进一步诊治，门诊拟上述诊断收住入院。

发病以来，患儿神志清，精神可，胃纳欠佳，睡眠安，粪便黄软，小便清长，体重呈生理性增长。

既往史：

既往体健。否认“乙肝、结核、麻疹、水痘”等急慢性传染病史及接触史，否认心、肺、肝、肾、脑等重要脏器疾病及内分泌系统疾病史，否认食物和药物过敏史，否认外伤、手术史，否认输血及血制品史。否认毒物及放射性物质接触史。否认特殊用药史。否认“新型冠状病毒肺炎”病史及接触史，否认近一月内新冠疫情重点地区及境外等疫区旅居史。

个人史：

母孕史：母孕期体健，否认重大感染病史及特殊用药史，否认毒物、放射性物质接触史。

出生史：G4P2（自然流产2次），足月剖宫产（瘢痕子宫），否认产伤、窒息史，出生体重3.9kg。

喂养史：出生后母乳喂养至1周岁，6个月开始逐渐添加“米糊、鸡蛋”等辅食，现普食，平素胃纳欠佳，有挑食、偏食，不喜吃菜、鱼。

生长发育史：出生后1个月会笑，出生后3个月会抬头，出生后4个月会翻身，出生后6个月会坐，出生后7个月会滚，出生后8个月会爬，1周岁会走、会叫“爸爸妈妈”，体格发育稍落后于正常同性别同龄儿。

预防接种史：已按当地计划接种“乙肝、卡介苗、百白破、麻疹”疫苗，已口服“脊髓灰质炎”

糖丸。

家族史：

父亲：××× 45 岁 个体 体健；

母亲：××× 43 岁 个体 体健；

姐姐：××× 17 岁 学生 体健；

患儿父母否认近亲婚配。患儿父母无青春期晚发育病史。家族成员否认“糖尿病、心脏病、高血压”等慢性病史，否认“结核、肝炎”等传染病史，否认心、肺、脑、肝、肾等重大脏器患病史及内分泌系统病史，否认肿瘤病史及血液系统疾病史，否认两系三代家族遗传性及代谢性疾病史。

儿科住院病历（二）体格检查

一般测量：

T 36.4℃（耳） P 93 次 / 分 R 24 次 / 分 BP 109/68mmHg

体重 22kg 身长 114cm 头围 51cm 胸围 57cm

其他

一般情况：

发育：正常 营养：良好 神志：清晰 面容：正常 面色：红润

呼吸：平稳 体位：自动体位

皮肤：

颜色：正常 弹性：正常 温度：温 干燥：无

皮疹：无 紫癜：无 水肿：无

淋巴结：未触及

头部：

头颅：

畸形：无 前囟：闭

眼：

眼睑水肿：无 结膜充血：无 巩膜黄染：无 角膜混浊：无

眼球活动：自如 瞳孔大小：0.3cm 等大 对光反应：灵敏

眼窝凹陷：无

耳：

外耳道流脓：无 乳突压痛：无

鼻：

分泌物：无 鼻翼扇动：无

口腔：

口唇：红润 黏膜：正常 咽充血：无

牙齿数目：22 颗 扁桃体肿大：无

颈部：

颈：软

气管位置：居中

静脉怒张：无

甲状腺：正常 肿块：无

胸部：

胸廓畸形：无　　呼吸型：胸腹式

肺部：

视诊：呼吸运动：对称　　规　　三凹征：无

触诊：触觉语颤：对称　　则　　胸膜摩擦感：无

肝肺相对浊音界：右侧锁骨中线第 S 肋间叩诊：清音

听诊：呼吸音：正常　规则　干啰音：无

湿啰音：无　管状呼吸音：无

心脏：

视诊：心前区膨隆：无

心尖冲动：在左第 5 肋间左锁骨中线内 0.5cm

触诊：震颤：无

叩诊：心浊音界

听诊：心率：93 次 / 分　心律：规则　心音：正常　心杂音：无

左锁骨中线至前中线距离 6.5cm

右（cm）	肋间	左（cm）
2.0	2	2.0
2.5	3	3.5
3.0	4	5.0
	5	6.0

腹部：

视诊：腹平坦　腹壁静脉曲张：无　手术瘢痕：无　胃肠蠕动波：无

触诊：腹软　反跳痛：无　压痛：无　肝脏：未及

脾脏：未及　包块：无

叩诊：鼓音移动性浊音：无

听诊：肠鸣音：正常　气过水声：无

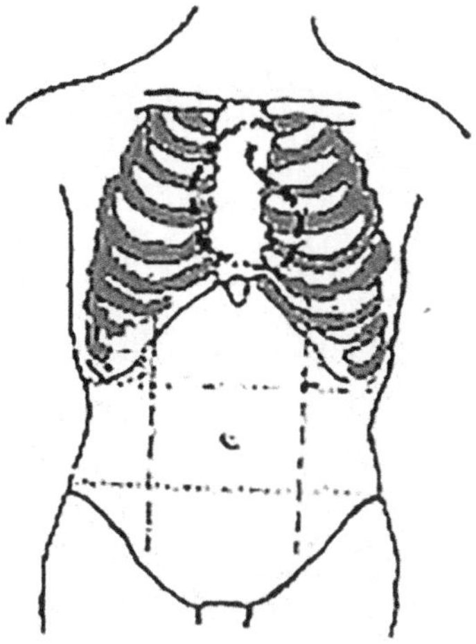

如有扩大心界、肿大肝脾请手写图示

外生殖器官：畸形：无

脊柱：畸形：无　　压痛：无

四肢关节：

畸形：无　　关节红肿：无　　活动：自

杵状指：无　　肌肉萎缩：　无

神经系统：

肢体肌力：Ⅴ级　肌张力：正常

浅反射：存在　　腱反射：　正常

感觉障碍：无　　脑神经：阴

病理反射：阴性　　脑膜刺激征：阴性

儿科住院病历（三）

专科检查：

T 36.4 ℃（耳），P 93 次 / 分，R 20 次 / 分，BP 109/63mmHg，体重：22kg，身高 114.5cm，BMI16.7kg/m^2，神志清，精神可，全身未见皮疹，浅表淋巴结未及肿大，咽无充血，扁桃体无肿大，胸廓无畸形，乳房发育 B1 期，阴毛发育 PH1，两肺呼吸音清，对称，未闻及干湿啰音，心音中，心律齐，心前区未闻及病理性杂音，腹软，无压痛、反跳痛，肝脾肋下未及，神经系统检查阴性。

辅助检查：

骨龄片（2021 年 02 月 22 日）：尺骨骨骺可见，腕骨 7 颗。

初步诊断：

矮小症

生长激素缺乏症

特发性矮小

上级医师签名：

医师签名：

日期：

第五章　临床思维与决策

临床思维与决策常被设立于住院医师规范化培训结业考核临床实践能力项目的考试内容，采用面试形式考核。根据儿科住院医师培训内容与细则及考试大纲中的病种要求，提供2套题目供考生抽选，题目为完整的临床病例，考生在阅读题目后思考片刻开始答题，要求住院医师进行病史特点归纳，提出诊断、诊断依据和鉴别诊断，制定治疗原则和措施。并回答针对专业知识的提问和伦理、人文及职业素养方面的提问。专业知识的提问有2道不同类型的问题，样题1是对单纯医学知识记忆的考查（较易），样题2是引进假设信息后的临床分析判断题（较难），现场需根据考官提出的某个问题作答即可。伦理、人文及职业素养方面的提问有3道不同类型的问题。样题1是关注患者诊治、沟通技能和职业素养等能力，样题2是关注基于系统的执业能力，样题3是关注患者诊治的临床权衡决策能力，现场根据考官提出的某个问题作答即可。考试时间20分钟，计时从阅读题目开始。该站分值设置为100分，合格分值为80分。考官按照临床思维与决策评分表评分（表5-1）。

表5-1　临床思维与决策评分表

考生姓名		准考证号	
培训学科		考核基地	
考核时间			

序号	评分项目	标准分	得分
1	病史特点归纳	15	
2	诊断及依据	15	
3	鉴别诊断要点	15	
4	治疗原则和措施	15	
5	专业知识提问（根据题量分配）	15	
6	伦理、人文及职业素养提问（根据题量分配）	15	
7	提炼概括和沟通表达能力	10	
合　计		100	

考官签字：

第一节　蛋白质-能量营养不良

一、题　　目

患儿男，10个月。

主诉：

食欲下降3个月余。

现病史：

患儿3个月余前无明显诱因下出现食欲下降，母乳吸吮时间每次3~5分钟，每天7~8次，母乳量大约为原来的一半，配方奶接受性差，配方奶奶量每次30~50ml，一天2~3次。出生后6个月开始添加“米糊、稀饭、烂面、南瓜、蛋黄”等辅食，现辅食一天2次，每次量少，“鱼、虾、肉类、动物肝脏”等动物性食物未摄入。无发热，无咳嗽、喘息，无呕吐、腹泻，无皮疹。曾在当地妇幼保健机构常规健康体检，予以饮食、喂养指导后，食欲无明显变化。未规律补充维生素AD，近2月内呼吸道感染3次。

患儿发病以来，神志清，精神好，食欲如上述，睡眠不安，夜醒频繁，夜间喂奶2~3次，体重未增长，排便3~4天1次，成形软便，小便量稍减少，颜色偏黄。

既往史：

既往体健。否认肝炎、结核等传染病接触史，否认心、肺、肝、肾、脑等重要脏器疾病及内分泌系统疾病史，否认食物和药物过敏史，否认外伤、手术史，否认输血及血制品史。

个人史：

母孕史：母孕期体健。否认服药史，否认毒物、放射性物质接触史。

出生史：G1P1，足月剖宫产，否认产伤、窒息史，出生体重2.95kg。

喂养史：如上述。

生长发育史：出生后3个月会抬头，出生后6个月会坐，出生后7个月会翻身，出生后8个月会爬，现会扶站，会拇示指对捏取物，会无意识叫“baba”“mama”，会挥手表示“拜拜”，神经心理发育情况基本同正常同龄儿。

预防接种史：已按当地计划接种“乙肝疫苗、卡介苗、脊髓灰质炎、百白破、麻腮风”疫苗。

家族史：

父亲29岁，母亲27岁。父母均体健。否认“糖尿病、高血压”等慢性病家族史，否认“心、肝、肺，肾，脑”等重大脏器疾病史及内分泌系统病史，两系三代否认遗传病家族史。

体格检查：

T 36.5℃，P 138次/分，R 32次/分，BP 84/55mmHg，体重6.5kg，身长67cm（均值9.2kg，73.3cm，$-1s$为8.2kg，71cm，$-2s$为7.4kg，68.7cm，$-3s$为6.6kg，66.4cm）。神志清，精神好，面色稍苍白，消瘦貌，无皮疹，皮肤、巩膜无黄染，头围44.0cm，前囟1.0cm×1.0cm，平软。心率138次/分，律齐，未及杂音，两肺听诊无殊，腹平软，肝肋下1.0cm，质软边锐，脾肋下未及。双髋外展无受限，臀纹对称。神经系统检查阴性。

辅助检查：

血常规：白细胞计数8.9×10^9/L，中性粒细胞百分比31.2%，淋巴细胞百分比55.3%，嗜酸性粒细胞百分比9.2%，血红蛋白94g/L，平均红细胞体积72fl、平均红细胞血红蛋白25pg、平均红细胞血红蛋白浓度28%，血小板计数298×10^9/L。肝功能＋电解质：谷丙转氨酶32U/L，谷草转氨酶30U/L，总胆汁酸9.4μmol/L，血钾3.57mmol/L，血钠136.8mmol/L，血氯103.5mmol/L。铁代谢检查：血清铁7.2μmol/L，总铁结合力77μmol/L，转铁蛋白饱和度12%，铁蛋白9μg/L。血清锌59μg/dl。

二、得分要点

（一）病史特点归纳（15分）

1. 患儿，男，10个月，慢性起病。（3分）

2. 以食欲减退为主要症状，总奶量及辅食摄入量均少，病程达3个月。（3分）

3. 辅食添加不合理，富铁食物摄入少。（2 分）

4. 当地医疗机构予以饮食、喂养指导后，食欲无明显变化。（3 分）

5. 抵抗力下降，近 2 个月内呼吸道感染 3 次。（2 分）

6. 既往史、家族史无殊。（2 分）

（二）诊断及依据（15 分）

临床诊断：中度营养不良（2 分）伴营养性缺铁性贫血（1 分）、锌缺乏（1 分）。

诊断依据：患儿为婴儿，慢性起病，病程 3 个月余，以食欲减退为主要表现（1 分），总奶量及辅食摄入量均少，辅食添加不合理（1 分），富铁食物摄入少（2 分），体格检查提示消瘦貌（1 分），其身长处于 $\bar{x}$–2s 至 $\bar{x}$–3s 之间，体重处于 $\bar{x}$–3s 以下（2 分），故诊断重度营养不良成立。患儿富铁食物摄入少，面色苍白（1 分），存在小细胞低色素性贫血（1 分），结合铁代谢结果（1 分），故诊断营养性缺铁性贫血成立。患儿食欲减退，生长缓慢，结合血清锌结果（1 分），诊断锌缺乏成立。

（三）鉴别诊断要点（15 分）

1. 肝损害　患儿食欲不振，病程长，生长缓慢，需考虑肝损害可能。结合患儿皮肤、巩膜无黄染，肝功能检查正常，目前无依据。（3 分）

2. 甲状腺功能低下　患儿慢性起病，食欲减退，身长体重均低于 $\bar{x}$–2s 水平，需考虑甲状腺功能低下可能，待甲状腺功能协诊。（4 分）

3. 感染性疾病　患儿年龄小，病程长，营养状态差，有无巨细胞病毒、寄生虫等感染，待 TORCH 检查、粪便常规等检查协诊。（4 分）

4. 遗传代谢性疾病　患儿年龄小，慢性起病，食欲不振，生长受限，需警惕遗传代谢性疾病可能，但目前无相关的家族史，不支持，待喂养情况改善后监测体格生长情况，必要时予血尿代谢疾病筛查、染色体检查及基因检查协诊。（4 分）。

（四）治疗原则和措施（15 分）

1. 治疗原则　包括去除病因，治疗原发病，调整饮食，补充营养（2 分）。

2. 具体措施

（1）去除病因，治疗原发病：大力提倡母乳喂养，及时添加辅食，保证优质蛋白质的摄入量。及早纠正先天畸形，控制感染性疾病，根治各种消耗性疾病等（2 分）。

（2）调整饮食，补充营养：强调个体化，勿操之过急。一般轻 - 中度营养不良热量从每日 251~335kJ（60~80kcal）/kg、蛋白质从每日 3g/kg 开始，逐渐增至每日热量 628kJ（150kcal）/kg、蛋白质 3.5~4.5g/kg。体重接近正常后，再恢复至生理需要量；对于重度营养不良，一般建议热量从每日 167~251kJ（40~60kcal）/kg、蛋白质从每日 1.5~2g/kg、脂肪从每日 1g/kg 开始，并根据情况逐渐少量增加，当增加能量至满足生长需要时，一般可达 628~711kJ（150~170kcal）/kg，蛋白质 3.0~4.5g/kg。待体重接近正常后，再恢复到正常生理需要量。同时还要补充各种维生素、微量元素等。热量、蛋白质、脂肪调整速度按具体情况而定，不宜过快，以免引起消化不良（5 分）。

（3）促进消化功能，改善代谢：给予各种消化酶（胃蛋白酶、胰酶等）以助消化。口服各种维生素及微量元素，必要时肌内注射或静脉滴注补充。血锌降低者口服 1% 硫酸锌糖浆，从每日 0.5ml/kg 开始逐渐增至每日 2ml/kg，补充锌剂可促进食欲、改善代谢。必要时可肌内注射蛋白质同化类固醇。对进食极少或拒绝进食者，可应用普通胰岛素 2~3U/ 次，肌内注射，每日 1 次，在肌内注射前必须先服 20~30g 葡萄糖或静脉注射 25% 葡萄糖溶液 40~60ml，以防发生低血糖，每

1~2 周为 1 个疗程，有促进食欲的作用（4 分）。

（4）其他治疗：①针灸、推拿、捏脊等疗法可起一定促进食欲的作用。健脾补气等中药可以帮助消化，促进吸收。②病情严重者，可给予要素饮食或进行胃肠道外全营养。酌情选用葡萄糖、氨基酸、脂肪乳剂、白蛋白静脉滴注。③进行对症治疗：脱水、酸中毒、电解质紊乱、休克、肾衰竭和自发性低血糖常为患儿致死原因，如出现应予紧急抢救。贫血严重者可少量多次输血或输注血浆；有低蛋白血症者可静脉滴注白蛋白；处理其他并发症，如维生素 A 缺乏所引起的眼部损害和感染等。④加强护理。（2 分）

（五）专业知识提问（15 分，答题二选一）

1. 问题　5 岁以下儿童营养不良的分型和分度是如何划分的？

评分点：

（1）体重低下：体重低于同年龄、同性别参照人群值的均值减 2*s* 以下为体重低下。如低于同年龄、同性别参照人群值的均值减 2*s*~3*s* 为中度；低于均值减 3*s* 为重度。该项指标主要反映慢性或急性营养不良（5 分）。

（2）生长迟缓：身高（长）低于同年龄、同性别参照人群值的均值减 2*s* 为生长迟缓。如低于同年龄、同性别参照人群值的均值减 2*s*~3*s* 为中度；低于均值减 3*s* 为重度。此指标主要反映慢性长期营养不良（5 分）。

（3）消瘦：体重低于同性别、同身高（长）参照人群值的均值减 2*s* 为消瘦。如低于同性别、同身高（长）参照人群值的均值减 2*s*~3*s* 为中度；低于均值减 3*s* 为重度。此项指标主要反映近期、急性营养不良（5 分）。

临床常综合应用以上指标来判断患儿营养不良的类型和严重程度。以上三项判断营养不良的指标可以同时存在，也可仅符合其中一项。符合一项即可作出营养不良的诊断。

2. 问题　患儿入院后仍有食欲不振，晨起后家长发现患儿精神萎靡，面色苍白，四肢凉，无发热，无惊厥，无呕吐、腹泻。体格检查：T 35.5℃，P 98 次 / 分，R 34 次 / 分，神志尚清，精神软，面色苍白，无发绀，两肺呼吸音清，未及干湿啰音，心律齐，心音中，未及病理性杂音，腹软，无拒按，未及包块，肝脾肋下未及，神经系统阴性。此时考虑什么情况？需如何处理？

评分点：

患儿入院后食欲不振无改善，患儿出现可突然表现为精神萎靡，面色苍白，四肢凉，体温低，脉搏减慢等表现（1 分），首先考虑自发性低血糖（5 分）。需指尖血糖检测协诊（2 分），同时开放静脉通路，完善电解质检测（2 分）。可先给予一次剂量的 10% 葡萄糖 200mg/kg（2ml/kg），按每分钟 1.0ml 静脉注射；以后改为 6~8mg/（kg · min）维持，以防低血糖反跳。每 1 小时监测血糖 1 次，并根据血糖值调节输糖速率，正常 24 小时后逐渐减慢输注速率，48~72 小时停用（5 分）。

（六）伦理、人文及职业素养提问（15 分，答题三选一）

1. 问题　该患儿食欲不振持续时间长，在当地妇幼保健机构医务人员的喂养指导下食欲不振无明显好转，家长非常焦虑，甚至有强迫喂养行为，该如何对家长进行喂养指导？

评分点：首先对家长的焦虑情绪表示理解，对患儿目前的营养状况和食欲情况表示关心（2 分）。对家长进行喂养指导时注意保护家长和患儿的隐私（2 分）。告知家长因喂养不当所导致的患儿目前的营养不良是可以改善的，通过后期的营养干预可以实现追赶生长，不会影响终身高，缓解家长的焦虑情绪（2 分）。停止强迫喂养，强迫喂养会让患儿畏惧进食，甚至可能引起拒食

（2分）。首先是规律饮食，支持母乳喂养（1分），在母乳不足的情况下，适当添加配方奶（1分）。对于10个月婴儿，无论是母乳喂养还是配方奶喂养，建议按时喂养，3~4小时喂养一次，每天4次，摄入量多少由宝宝自己决定，遵循顺应喂养原则，不能强迫（2分）。停止夜间喂奶，停止奶睡（1分）。辅食一天2次，可安排在两顿奶之间或奶前，逐渐增加辅食量，注意辅食中增加"鱼、禽、肉、蛋"等动物性食物摄入（2分）。

2. 问题　家长诉患儿母乳摄入量不够，配方奶接受性差，家长问：是不是母乳没营养？是不是应该早点断母乳？作为医生，该如何回答家长？

评分点：母乳是满足婴儿生理和心理发育的最理想的天然食物（2分）。不同时期的母乳营养特点不一样（1分）。出生后6个月内纯母乳喂养，可以提供婴儿所需的能量、全部营养素及水分（1分）。随哺乳时间的延长，蛋白质与矿物质含量逐渐减少（1分）。出生后6个月以后，母乳不足以满足婴儿所有营养需求，应该及时添加辅食来补充婴儿所需要的营养素（2分），但是母乳始终是6个月以后婴儿能量和高质量营养素的重要来源（2分）。世界卫生组织推荐母乳喂养至2岁及以上（1分）。该患儿母乳量摄入不足，首先应该减少母乳喂养次数，停止夜间哺乳，每天哺乳4次，延长每次哺乳时间（1分），安静环境下哺乳，减少宝宝吃奶时的环境干扰（1分）。母乳不足情况下，适当添加配方奶（1分）。针对奶量明显不足，瓶喂接受性差并且持续未改善的情况，可以鼓励母亲将母乳挤出，改瓶喂，停止亲喂，以促使宝宝逐渐接受奶瓶喂养，增加摄入量（2分）。

3. 问题　家长认为患儿营养状态欠佳，体质弱，胃肠道发育不成熟，准备推迟"鱼、禽、肉、动物肝脏"等动物性食物的添加时间，该如何与家长沟通，如何指导辅食添加？

评分点：首先打消家长顾虑，告知家长在出生后4~6个月时，人体内的胰蛋白酶、胃蛋白酶、胃脂肪酶、胰脂肪酶、肠双糖酶、胰淀粉酶等均已逐渐发育，能消化食物中的蛋白质、脂肪及碳水化合物（3分）。此时，胃肠道发育已经足够成熟，可以添加辅食（2分）。婴幼儿喂养指南强调，辅食应从富铁泥糊状食物开始添加，如铁强化的米粉、肉泥、动物肝脏等富铁食物，以满足婴儿对铁、锌等营养素的需求（3分）。患儿已出生后10个月，已经可以添加鱼类、禽类等动物性食物，以增加辅食中的蛋白质、脂肪等营养素的含量（2分）。添加辅食时应遵循由少到多，由稀到稠，由细到粗，由软到硬，由一种到多种的循序渐进原则（3分）。每引入一种新的食物，应适应2~3天，密切观察是否出现呕吐、腹泻、皮疹等不良反应（2分）。

（七）提炼概括和沟通表达能力（10分）

提炼概括（5分）；沟通表达（5分）；考官结合之前回答问题的过程流畅程度判断给分：出色5分，满意4分，一般3分，不满意2分，差1分。

第二节　新生儿呼吸窘迫综合征

一、题　　目

患儿，男，6小时。

主诉：

进行性呼吸困难5小时。

现病史：

患儿，胎龄33周，因其母亲"妊娠高血压综合征、子痫前期"急诊剖宫产生，产前未行促肺成熟治疗，出生体重1650g。患儿5小时前（即生后1小时）出现呼吸困难，表现为呼吸急促、呼吸性呻吟，呼吸费力，颜面青紫，当地医院产房立即给予低流量鼻导管吸氧，青紫不能完全缓解，呼吸困难逐渐加重。无发热，无呕吐，无惊厥，未开奶，为求进一步诊治，鼻导管吸氧状态下当地医院120转运至我院新生儿监护室，以“新生儿呼吸窘迫综合征、早产儿”收治入院。

既往史：

否认肝炎、结核等传染病接触史，否认食物和药物过敏史，否认外伤、手术史，否认输血及血制品史。

个人史：

母孕史：其母孕期规律产检；母孕期有妊娠高血压综合征，血压最高160/90mmHg，尿蛋白定性(++)，无发热、胎膜早破病史，否认“妊娠糖尿病”等病史，无特殊用药史。

出生史：患儿系G1P1，孕33周，急诊剖宫产生，产前未行促肺成熟治疗，出生体重1650g，羊水、脐带、胎盘均无异常，出生Apgar评分1分钟6分，5分钟7分，10分钟7分。

喂养史：生后未开奶。

预防接种史：未行预防接种。

家族史：

父亲28岁，母亲26岁。父母均体健。否认“糖尿病、高血压”等慢性病家族史，否认心、肝、肺、肾、脑等重大脏器疾病史及内分泌系统病史，两系三代否认遗传病家族史。

体格检查：

T 36.5℃，P 170次/分，R 66次/分，体重1650g，早产儿貌，刺激反应差，呼吸急促，呻吟状，皮肤未发花，无瘀斑，前囟平软，鼻翼扇动，口周发绀，胸廓对称扁平，可见三凹征，双肺听诊呼吸音清，未闻及干湿啰音，心音有力，未闻及杂音，脐带未脱落，结扎完好，腹平软，肝右肋下1.0cm，质软，脾左肋下未及，肠鸣音正常，四肢无水肿及硬肿，肢端稍凉，毛细血管再充盈时间3s，四肢肌张力略减低，吸吮反射可引出，拥抱反射不能引出。

辅助检查：

血常规：白细胞计数18.3×10^9/L，中性粒细胞百分比70%，血红蛋白155g/L，血小板计数400×10^9/L; CRP < 8mg/L; 血气分析: pH 7.33，PCO_2 55mmHg，PO_2 56mmHg，血红蛋白154g/L，血乳酸2.1mmol/L，血钾4.6mmol/L，血钠134mmol/L，血氯92mmol/L，血钙1.30mmol/L，BE –4.5mmol/L。胸片：双肺呈普遍性透过度降低，毛玻璃样改变。

二、得分要点

（一）病史特点归纳（15分）

1. 患儿，男，生后6小时，急性起病。(3分)

2. 生后不久出现进行性呼吸困难，病程5小时。(3分)

3. 表现为呼吸急促、呼吸性呻吟，呼吸费力，颜面青紫，给予低流量吸氧，青紫不能完全缓解，呼吸困难逐渐加重。(5分)

4. 孕33周，急诊剖宫产生，产前无促肺成熟治疗，出生体重1650g，出生Apgar评分6、7、7分。(4分)

（二）诊断及依据（15分）

临床诊断：新生儿呼吸窘迫综合征（2分），呼吸衰竭（Ⅱ型）（2分），早产儿（1分），新生儿窒息（轻度）（0.5 分），低出生体重儿（0.5 分），适于胎龄儿（1 分）。

诊断依据：生后 1 小时出现呼吸困难且进行性加重，给予低流量吸氧，青紫不能缓解，胸片呈毛玻璃样改变，考虑新生儿呼吸窘迫综合征（3 分）。血气分析：pH 7.33，PCO_2 60mmHg，PO_2 56mmHg，诊断呼吸衰竭（Ⅱ型）（2 分），孕 33 周（1 分），出生体重 1680g，出生 Apgar 评分 6、7、7，诊断新生儿窒息（轻度）（0.5 分），出生体重 1680g，诊断低出生体重儿（0.5 分），位于同胎龄平均体重的第 10 百分位，故诊断适于胎龄儿（1 分）。

（三）鉴别诊断要点（15 分）

1. 新生儿湿肺　患儿剖宫产、早产均可引起湿肺，临床可有呼吸急促、呼吸困难表现，但通常 24 小时逐渐缓解，本患儿呼吸急促、呻吟呈进行性加重，且胸部正位片普遍性透过度降低，毛玻璃样改变，故不支持。（5 分）

2. B 组链球菌感染肺炎　该病可以表现呼吸急促、呻吟、呼吸困难，通常母亲有孕晚期感染史、胎膜早破，本患儿母亲无感染及胎膜早破史，且为医源性终止妊娠，故不支持。（5 分）

3. 先天性膈疝　因腹腔脏器疝入胸腔引起心肺不同程度受压，表现为呼吸困难、缺氧等症状，可有胸部叩诊浊音或鼓音，患侧呼吸音减弱或消失及胸部可听到肠鸣音等体征，胸片检查多有特异征象，可明确诊断，本患儿不支持此病。（5 分）

（四）治疗原则和措施（15 分）

1. 治疗原则　保证通气、换气功能正常，维持血氧稳定，待自身肺表面活性物质产生增加，新生儿呼吸窘迫综合征得以恢复。（3 分）

2. 具体措施（12 分）

（1）呼吸支持如机械通气，合理氧疗维持血氧稳定。NCPAP 辅助通气，压力 5cmH_2O，氧浓度 30%。（4 分）

（2）肺表面活性物质替代疗法。100mg/（kg·次），实际给予 0.17g，经气管插管缓慢滴入肺内。（4 分）

（3）维持内环境稳定等对症支持治疗。补充生理需要量，用 4∶1 液，根据早产儿出生第 1 天生理需要量 60ml/kg，计算方法该患儿生理需用全量为 99ml，液体速度为 4.2ml/h，暂定糖速 3mg/（kg · min），监测血糖调整糖速。（4 分）

（五）专业知识提问（15 分，答题二选一）

1. 问题　新生儿机械通气指征？

评分点：① FiO_2=0.6，PaO_2 ＜ 50mmHg 或 SpO_2 ＜ 85%（紫绀型先天性心脏病除外）（5 分）；② $PaCO_2$ ＞ 60~70mmHg 伴 pH ＜ 7.25（5 分）；③严重或药物治疗无效的呼吸暂停（5 分）。具备上述一项者即可行机械通气。

2. 问题　假设该患儿在入院第 4 天时出现呼吸困难再次加重，心率增快，体格检查发现心前区肋骨左缘可闻及收缩期杂音，双下肢水肿，应考虑什么情况？需如何处理？评分点：考虑并发症动脉导管未闭可能（3 分）。早产儿动脉导管组织发育未成熟，在新生儿呼吸窘迫综合征恢复期肺血管阻力下降，易出现左向右分流，因肺血流增加导致肺水肿，出现心力衰竭、呼吸困难，病情加重（2 分）。治疗要点：①保证足够肺氧合（1 分）；限制液量，80~100ml/（kg · d）（1 分）；②输注悬浮红细胞，维持血红细胞压积＞ 0.35（1 分）；③机械通气时维持适当的 PEEP，减少左向右分流（1 分）；④有液体潴留证据，可适当应用利尿剂（1 分）；⑤药物关闭动脉导管，吲哚美辛（0.2mg/kg，间隔 12~24 小时，连用三剂）或布洛芬（首剂 10mg/kg，第二剂 5mg/kg，第三剂 5mg/kg，每剂间隔 24 小时）（3 分）；⑥手术治疗，药物治疗第 2 疗程失败，仍存在持续性动脉导管未闭，且伴有显著左向右分流者建议手术治疗（2 分）。

（六）伦理、人文及职业素养提问（15 分，答题三选一）

1. 问题　家长对患儿氧疗可能产生的副作用表示担忧？

评分点：患儿以进行性呼吸困难，颜面青紫入院，入院后血气分析提示氧分压 56mmHg，均提示存在缺氧，缺氧导致氧饱和度下降、酸中毒、低氧血症，继而可能引起脑、心脏、肾脏等重要脏器损伤，引起神经系统后遗症，甚至死亡。故氧疗是缺氧治疗不可缺少的手段（5 分）。早产儿氧饱和度剧烈波动、长时间吸氧或高浓度吸氧均可能造成早产儿视网膜病、肺损伤，目前氧疗为 30% 浓度吸氧，且动态监测氧饱和度，即要改善缺氧状态，又最大限度减少氧对患儿的损伤（5 分）。

2. 问题　关于患儿喂养问题如何向家长解释并宣教？

评分点：

（1）母乳喂养的好处：母乳为新生儿天然食物，方便、温度适宜、有利于婴儿心理健康（2 分）。母乳营养丰富，生物效价高，易利用；（2 分）；富含不可替代的免疫成分，为奶粉所不能替代的，可促进新生儿免疫成熟（2 分）。母乳尤其是足月儿母亲的母乳，尽管有诸多优点，但仍不能满足早产儿尤其是极低或超低体重儿营养需要，应该予以强化，极低、超低出生体重儿需要添加母乳强化剂（2 分）。

（2）母婴分离阶段妈妈如何保持泌乳。精神压力、情绪波动都可能会影响乳汁分泌，导致乳汁缺乏。保持良好心态、合理科学饮食能很大程度减少乳汁缺乏（2 分）。用毛巾热敷乳房，用双手手掌从乳房边缘向乳头中心按摩，均利于乳汁排出（2 分）。母婴分离后定时挤奶或吸奶，这样不仅能保持泌乳、维持泌乳量，还可有效预防产妇乳房胀痛、乳腺炎的发生，提高母乳喂养成功率（3 分）。

3. 问题　患儿家长对早产儿远期预后有顾虑，如何与家长沟通？

评分点：早产儿因为自身发育特点容易遗留神经系统后遗症，如脑瘫、视力障碍、听力障碍，多为脑损伤所致（3 分）。在早产儿住院期间医生会采取以下措施最大限度预防脑损伤：维持血压稳定和血气分析正常，保持体温正常，减少操作和搬动，保持安静（3 分）。早期常规动态床旁头颅超声筛查，可早期发现、及时治疗（2 分）。采用多种护理方式帮助早产儿以有限的能力适应宫外环境：减少光线对早产儿的影响，建立昼夜节律（1 分）；减少噪声对早产儿的影响，避免突发高频声音（1 分）；减少侵袭性操作，集中操作（1 分）；合理摆放体位，原则是四肢中线屈曲位，手放在口边（1 分）；鼓励父母参与护理，鼓励袋鼠式护理（1 分）。另外，早产儿顺利出院仅仅是初级阶段的完成，出院后仍然需要定期随访，评估指导发育状态及干预措施，需要家长更加耐心喂养、呵护及必要的功能锻炼（2 分）。

（七）提炼概括和沟通表达能力（10 分）

提炼概括（5 分）；沟通表达（5 分）；考官结合之前回答问题的过程流畅程度判断给分：出色 5 分，满意 4 分，一般 3 分，不满意 2 分，差 1 分。

第三节　小儿腹泻

一、题　　目

患儿，女，10个月。

主诉：

腹泻、呕吐2天。

现病史：

患儿2天前无明显诱因下出现腹泻，日排便10多次，黄色水样，量多，无黏液、脓血，无腥臭味，无排便费力表现，伴呕吐，非喷射性，进食后为著，为胃内容物，不含胆汁及咖啡样液，有口渴喜饮，哭时泪少，尿量减少（4小时前解过小便，量不多），有轻咳、流涕，无发热，无腹胀，无惊厥，无皮疹。曾在当地诊所诊断“肠炎”予“枯草杆菌二联活菌颗粒、蒙脱石粉、口服补液盐”等治疗，呕吐好转，仍腹泻，今为求进一步诊治来我院门诊，拟“腹泻病”收住入院。

患儿自发病以来，精神状态不佳，体力情况欠佳，食欲食量差，睡眠不安，体重变化情况不详，大小便如上述。

既往史：

既往体健。否认肝炎、结核等传染病接触史，否认心、肺、肝、肾、脑等重要脏器疾病及内分泌系统疾病史，否认食物和药物过敏史，否认外伤、手术史，否认输血及血制品史。

个人史：

母孕史：母孕期体健。否认服药史，否认毒物、放射性物质接触史。

出生史：G1P1，足月顺产，否认产伤、窒息史，出生体重3.15kg。

喂养史：出生后母乳喂养，出生后6个月起配方奶粉和辅食，平素胃纳良好。

生长发育史：出生后3个月会抬头，出生后6个月会坐，出生后7个月会翻身，出生后8个月会爬，智力、运动发育情况基本同正常同龄儿。

预防接种史：已按当地计划接种“乙肝疫苗、卡介苗、脊髓灰质炎、百白破、麻疹疫苗”疫苗。

家族史：

父亲33岁，母亲27岁。父母均体健。否认“糖尿病、高血压”等慢性病家族史，否认心、肝、肺、肾、脑等重大脏器疾病史及内分泌系统病史，两系三代否认遗传病家族史。

体格检查：

T 36.8℃，P 115次/分，R 33次/分，BP 82/58mmHg，体重10kg，神志清，精神萎靡，皮肤稍干燥，弹性稍差，无花纹，无皮疹，肢端稍冷，前囟、眼窝凹陷，口腔黏膜干燥，心肺（－），腹平软，肠鸣音7次/分，神经系统查体（－）。

辅助检查：

血常规+CRP：CRP 5.29mg/L，白细胞计数9.83×10^9/L，中性粒细胞百分比38.5%，淋巴细胞百分比61.5%，血红蛋白115g/L，血小板计数381×10^9/L。粪便常规：正常。血电解质：血钠128mmol/L，其余电解质正常。

二、得分要点

（一）病史特点归纳（15 分）

1. 患儿，女，10 个月，急性起病。（3 分）

2. 症状以呕吐、腹泻为主，病程 3 天。（3 分）

3. 排便次数多、量多、水样便，无黏液、脓血及腥臭，呕吐为非喷射性，呕吐物不含胆汁及咖啡样物（4 分）

4. 有口渴喜饮，哭时泪少，尿量减少。（3 分）

5. 当地对症处理后呕吐好转，腹泻仍在。（1 分）

6. 既往史、喂养史、家族史无殊。（1 分）

（二）诊断及依据（15 分）

临床诊断：病毒性肠炎（3 分）伴中度低渗性脱水（2 分）。

诊断依据：患儿为小婴儿，急性起病（1 分），以腹泻、呕吐为主要表现（1 分），排便次数多、量多、水分多（1 分），无黏液、脓血，无腥臭味（1 分），血常规及 CRP 正常，粪便常规未见白细胞、红细胞（1 分），故考虑病毒性肠炎。患儿有口渴喜饮，哭时泪少，尿量减少（2 分），体检生命体征正常（1 分），神志清，精神萎靡，皮肤稍干燥，弹性稍差，肢端稍冷，前囟、眼窝凹陷，口腔黏膜干燥（2 分），血钠 128mmol/L，故诊断中度低渗性脱水成立。

（三）鉴别诊断要点（15 分）

1. 非侵袭性细菌性肠炎　患儿粪便水样，粪便常规白细胞阴性，需考虑。但非侵袭性细菌性肠炎多于夏季起病，粪便含有少许黏液，有腥臭味，血常规示白细胞升高，中性粒细胞百分比升高，CRP 升高，与患儿不符，待粪便培养可协诊病原。（5 分）

2. 侵袭性细菌性肠炎　多于夏季起病，粪便含黏液脓血，有腥臭味，粪便常规见较多白细胞，血常规示白细胞升高，中性粒细胞百分比升高，CRP 升高，与该患儿不符，粪便培养可协诊病原。（5 分）

3. 真菌性肠炎　多见于营养不良儿，久用广谱抗生素史、激素者，但该患儿无类似病史；粪便表现为泡沫较多，带黏液，有时见豆腐渣样细块，偶见血便，与该患儿粪便性状不符；且该患儿粪便镜检未见真菌孢子及假菌丝，白细胞、红细胞阴性，亦不支持。（2 分）

4. 非感染性腹泻　该患儿无发热，查血常规、粪便常规也无明显异常，需考虑，但非感染性腹泻临床症状相对较轻，一般不会出现脱水等体液紊乱表现，与该患儿不符。（3 分）

（四）治疗原则和措施（15 分）

1. 治疗原则（3 分）补液纠正脱水，对症处理。

2. 具体措施　予静脉输液及口服补液纠正脱水。

（1）根据补液“三步三定法”。第一步补充累积损失量，可用 2/3 张（4∶3∶2 液）（50~100）ml/kg，在 8~12 小时内补入，定速（8~10）ml/（kg · h），先快后慢。（3 分）

（2）第二步补充继续损失量，可选 1/2~1/3 张（3∶2∶1 或 6∶2∶1 液），10~40（ml/kg），与生理需要量一起在 12~16 小时内补入，定速 5ml/（kg · h）。（3 分）

（3）第三步补充生理需要量，用 4∶1 液，根据儿童生理需要量计算方法（100/50/20 法），该患儿生理需用全量为 1000ml，与继续损失量一起在 12~16 小时内补入，定速 5ml/（kg · h）。但因

该腹泻患儿有进食，故只需补充部分生理需要量即可。（3 分）

（4）予蒙脱石散保护胃肠黏膜，双歧杆菌散调节肠道菌群，口服葡萄糖酸锌促进肠黏膜修复。（3 分）

（五）专业知识提问（15 分，答题二选一）

1. 问题　抗生素相关性腹泻有哪几种？

评分点：①金黄色葡萄球菌肠炎：发生于较长时间应用广谱抗生素的患儿，临床表现为高热中毒症状，稀水黏液便，量极多呈海蓝色，可见大量革兰氏阳性球菌；确诊依据粪便及血培养葡萄球菌阳性（4 分）；②假膜性肠炎：病原为难辨梭菌，引起小肠及结肠黏膜急性坏死性炎症，并有假膜形成；腹泻常发生在抗生素治疗后的第 2~9 天或术后 5~20 天。确诊依据粪便做厌氧菌培养，分离出难辨梭菌，并证明其为产毒菌株（4 分）；③铜绿假单胞菌肠炎：该菌原在肠道寄生，一般性不致病，但因滥用抗生素引起微生态失衡，则可诱发肠炎，也可在一些体弱小婴儿中散发或在新生儿室引起暴发。确诊依据粪便培养（4 分）；④真菌性肠炎：腹泻病程迁延，有滥用抗生素史，常伴有鹅口疮，肛门周围可见黄白色假膜，假膜及粪便涂片可见真菌及菌丝，即可确诊。临床表现为腹泻，呈带泡沫豆渣样稀便，易迁延（3 分）。

2. 问题　经补液后，患儿出现腹胀，肠鸣音减弱，四肢无力，腱反射未引出，考虑什么情况？需如何处理？

评分点：考虑出现低钾血症（4 分）。处理原则：见尿补钾（3 分）；（3~4）mmol/kg，氯化钾浓度不超过 0.3%；（4 分）；全天补钾量不能少于 8 小时进入，维持 4~6 天（4 分）。

（六）伦理、人文及职业素养提问（15 分，答题三选一）

1. 问题　病史采集结束后，下一步体格检查应重点做哪些方面？

评分点：

（1）观察生命体征是否平稳，精神反应、哭时有无泪、皮肤弹性、前囟、眼窝，了解有无脱水表现；（3 分）体格检查重点包块：①心脏听诊注意心率、心音，了解有无低钾血症；（3 分）②腹部体格检查，排除阑尾炎、肠套叠等外科急腹症。（2 分）

（2）上述重点体格检查主要是有利于快速初步确定患者有无脱水。（3 分）如果患者的临床情况较差，需要特别关注患者的体温、呼吸频率、脉搏和血压等生命体征，（3 分）同时要注意观察患者的意识状态（如是否存在意识障碍）。（1 分）

2. 问题　患儿入院后第二天仍有腹泻，家长咨询如何喂养？

评分点：①母乳喂养患儿继续母乳喂养（1 分）；②小于 6 个月的人工喂养患儿可继续喂配方奶（2 分）；③大于 6 个月的可继续食用已经习惯的日常食物，如粥、面条、稀饭、蛋、鱼末、肉末、新鲜果汁（3 分）；④鼓励患儿进食，如进食量少，可增加喂养餐次（3 分）；⑤避免给患儿喂食含粗纤维的蔬菜和水果以及高糖食物（3 分）；⑥病毒性肠炎常继发性双糖酶（主要是乳糖酶）缺乏，对疑似病例可暂时给予低（去）乳糖配方奶，时间 1~2 周，腹泻好转后转为原有配方（3 分）。

3. 问题　患儿何时能出院？出院后家属该如何继续给予患儿治疗？

评分点：患儿脱水已纠正，能正常进食，可以回家继续治疗（5 分）。家庭治疗时家属给予患儿口服足够的液体（最好低渗口服补液盐）以预防脱水，继续补充锌，继续喂养患儿，不能禁食，如患儿在家病情加重须及时送医院（10 分）。

（七）提炼概括和沟通表达能力（10 分）

提炼概括（5 分）；沟通表达（5 分）；考官结合之前回答问题的过程流畅程度判断给分：出色 5 分，满意 4 分，一般 3 分，不满意 2 分，差 1 分。

第四节　支气管哮喘

一、题　　目

患儿，男，9 岁。

主诉：

咳嗽 1 个月余。

现病史：

1 月余前出现咳嗽，阵发性，较剧，干咳为主，夜间及晨起时为主，运动后咳嗽加剧。无痉挛性咳嗽及咳末鸡鸣样回声。晨起常打喷嚏，常有鼻塞、流涕，清涕为主。无喘息、气促。无发热，无呕吐、腹泻。曾自行服药及布地奈德混悬液 + 特布他林液雾化治疗数天，咳嗽有明显好转，但停药后咳嗽再次出现。现为进一步诊治，来我院就诊。

自发病来患儿神志清，精神活动尚可，胃纳可，睡眠佳，大小便无异常，体重无明显增减。

既往史：

既往有荨麻疹病史，平素喜挖鼻，常有流涕、打喷嚏，季节交替时明显。幼时有喘息史，具体次数不详。有青霉素皮试阳性病史。约 6 周前因“肺炎”在当地医院住院治疗，治愈出院。否认异物呛咳及结核接触病史。否认肝炎、结核等传染病接触史，否认心、肺、肝、肾、脑等重要脏器疾病及内分泌系统疾病史，否认外伤、手术史，否认输血及血制品史。

个人史

母孕史：母孕期体健。否认服药史，否认毒物、放射性物质接触史。

出生史：G4P2（1 次社会性流产，1 次胎停），足月剖宫产，否认产伤、窒息史，出生体重 2.3kg。

喂养史：出生后母乳喂养，出生后 6 个月母乳、奶粉混合喂养，出生后 6 个月起添加辅食，现普食。

生长发育史：出生后 3 个月会抬头，出生后 6 个月会坐，出生后 7 个月会翻身，出生后 8 个月会爬，1 岁会走，1 岁会叫“爸爸妈妈”，发育情况基本同正常同龄儿。

预防接种史：已按当地计划接种“乙肝疫苗、卡介苗、百白破、麻疹疫苗、脊髓灰质炎”疫苗。

家族史：

父亲有轻微鼻炎病史。父母否认近亲婚配。否认近期类似咳嗽病史。家族成员否认糖尿病、高血压等慢性病家族史，否认心、肝、肺、肾、脑等重大脏器疾病史及内分泌系统病史，否认家族肿瘤病史及血液系统疾病史，否认两系三代家族性及遗传性疾病史。

体格检查：

T 36.5℃（耳），P 97 次/分，R 18 次/分，BP 99/75mmHg，体重 36kg。神志清，精神可，面色红润，呼吸平稳。咽稍充血，咽后壁见淋巴滤泡增生，双侧扁桃体Ⅰ°肿大，未见脓点。两肺呼吸音粗，对称，未及明显干湿啰音。心音中，心律齐，心前区未及明显病理性杂音，腹平软，肝脾肋下未及，神经系统阴性，卡疤（+）。

辅助检查：

血常规 +CRP：白细胞计数 8.35×10^9/L，中性粒细胞百分比 67%，淋巴细胞百分比 26.5%，嗜酸粒细胞百分比 5.6%，血红蛋白 128g/L，血小板计数 247×10^9/L，CRP 2mg/L。

胸部及鼻咽平片：两肺、心、膈未见明显异常 × 线表现。腺样体肥大。

二、得分要点

（一）病史特点归纳（15 分）

1. 男，9 岁，学龄期儿童，病程长（1 个月余）、病情迁延。（3 分）

2. 以咳嗽为主要症状。（2 分）

3. 咳嗽为阵发性，干咳，较剧烈，夜间及晨起为主，运动后加剧。（3 分）

4. 晨起常打喷嚏，常有鼻塞、流涕，清涕为主。（1 分）

5. 体格检查可见咽后壁滤泡增生，两肺未及哮鸣音。（2 分）

6. 抗哮喘治疗有效，停药后症状反复。（1 分）

7. 临床无发热、外周血白细胞正常，CRP 正常（临床无感染征象），抗感染治疗无效。（1 分）

8. 外周血 EOS 比例升高，既往有喘息史、荨麻疹病史，平素喜挖鼻，常晨起打喷嚏，常有鼻塞、流涕等鼻炎症状，季节交替时明显。爸爸有轻微鼻炎病史。（2 分）

（二）诊断及依据（15 分）

临床诊断：支气管哮喘（2 分），变应性鼻炎（2 分）。诊断依据：患儿 9 岁，以咳嗽为主要症状，1 个月余，病程长、病情迁延（1 分），夜间及晨起时为主，运动后咳嗽加剧（2 分），布地奈德混悬液 + 特布他林液雾化治疗有效，停药后咳嗽反复（2 分），临床无发热、外周血白细胞正常，CRP 正常（临床无感染征象），抗感染治疗无效（1 分），晨起常打喷嚏，常有鼻塞、流涕（1 分）。外周血嗜酸性粒细胞比例升高（1 分），既往有喘息史（1 分），有荨麻疹病史（1 分）。平素喜挖鼻、常有打喷嚏流涕，季节交替时明显（1 分）。

（三）鉴别诊断要点

1. 迁延性细菌性支气管炎　患儿咳嗽时间较长，偶有咳痰，需警惕，但迁延性细菌性支气管炎以湿性咳嗽为主，咳嗽无明显时间规律，与该患儿临床特征不完全相符，必要时气管镜检查及支气管肺泡灌洗液培养协助诊断。（4 分）

2. 感染后咳嗽　该患儿起病前有肺部感染病史，此次咳嗽时间长，需考虑感染后咳嗽可能。但感染后咳嗽多见于年幼儿，一般8周内可自行缓解，期间咳嗽症状常不会反复，故与该患儿不符。（3 分）

3. 支气管异物　常有异物呛咳史，听诊可发现两肺呼吸不对称，但该患儿否认异物呛咳史，两肺呼吸音对称，未及明显啰音，胸片未见明显异物征象，与该患儿不符，胸部 CT 及支气管镜检查可协助诊断。（3 分）

4. 肺结核　该患儿咳嗽病程长，需除外肺结核可能。但无结核中毒症状，否认结核接触史，卡疤（+），胸片未见明显异常，肺结核依据不足，PPD、胸部 CT 及气管镜检查可协助诊断。（3 分）

5. 过敏性咳嗽　该患儿咳嗽病程长，干咳为主，无喘息，有鼻痒、揉鼻，鼻塞、流涕等鼻炎症状，外周血 EOS 比例升高，需考虑过敏性咳嗽可能。总 IgE、SIgE、支气管激发试验等检查可进一步协助诊断。（2 分）

（四）治疗原则和措施（15 分）

1. 明确病因，针对病因进行治疗（2 分）。病因未明确前，经验性对症治疗（2 分）。若治疗后咳嗽症状未缓解，应重新进行评估（1 分）。

2. 具体措施

（1）PPD 检测、支气管激发试验、总 IgE 及过敏原检测（血清 SIgE 或皮肤点刺试验）。（5 分）

（2）经验性对症治疗，待明确病因后再予以相应治疗。（5 分）

（五）专业知识提问（15 分，答题二选一）

1. 问题　该患儿入院后肺功能检查常规肺通气功能正常，支气管激发试验阳性。考虑疾病处于哪一期？需如何治疗？患儿鼻塞、鼻痒明显，需如何治疗？

评分点：肺功能检查常规肺通气功能正常，支气管激发试验阳性，支持支气管哮喘诊断，结合入院前 1 月患儿的咳嗽症状，提示处于支气管哮喘慢性持续期（3 分），可考虑给予雾化吸入糖皮质激素 + 速效 β_2 受体激动剂，症状改善后改为吸入糖皮质激素 + 长效 β_2 受体激动剂（3 分，只答：吸入糖皮质激素 +β_2 受体激动剂，给 1 分）；另外，该患儿鼻塞、鼻痒明显，提示变应性鼻炎，可给予白三烯受体拮抗剂（1 分）口服及鼻喷激素外用（1 分）。

2. 问题　该患儿住院治疗 3 天后咳嗽明显好转，过敏原回报 d1 户尘螨 64.1kU/L（5 级），d2 粉尘螨 47.0kU/L（4 级），呼出气一氧化氮 76ppb，该患儿出院后的治疗计划怎么定？

评分点：患者教育，减少过敏原接触，注意及时洗晒床单被子（2 分）；继续予以吸入激素 + 长效 β_2 受体激动剂（1 分）、白三烯受体拮抗剂（1 分）及鼻喷激素（1 分）；定期门诊复查（1 分）；按患者的控制程度调整用药剂量及疗程（1 分）。

（六）伦理、人文及职业素养提问（15 分，答题三选一）

1. 问题　该患儿住院 5 天，咳嗽仍未完全缓解，家长出现焦虑情绪，询问医生该患儿到底是得了什么病，如何与家长就病情进行沟通。

点评：首先对患儿的病情表示关心和同情，对家长的焦虑情绪表示理解（1 分）。再向家长说明即使是哮喘及变应性鼻炎，给予初始治疗后也较难在 1 周内完全缓解症状，可能需要 1~2 周（1 分），还可以继续观察一段时间（1 分）。同时，如抗哮喘治疗效果不佳还需进一步除外其他疾病，可行进一步检查，如支气管镜检查（1 分），注意保护患儿隐私（1 分）。

2. 问题　该患儿查过敏原提示 d1 户尘螨 64.1kU/L（5 级），d2 粉尘螨 47.0kU/L（4 级），家长问生活中该注意什么？

评分：尘螨是诱发支气管哮喘、变应性鼻炎的主要过敏原之一（1 分），尘螨主要滋生于粉尘、卧室内的枕头、褥被、软垫和家具中（1 分）。尘螨的防除技术方法有多种，包括室内清扫、室内通风、降低湿度、喷洒杀螨剂和使用防螨功能纺织品等（1 分）。注意清洁卫生，经常清除室内尘埃，清洗衣被床单，勤晒被褥床垫；卧室、仓库要保持通风、干燥、少尘（1 分）。使用杀螨剂如 7% 尼帕净恩、1% 林丹、虫螨磷等灭螨有一定作用（1 分）。

将相对湿度控制在 50% 以下是控制螨虫及其过敏原水平最常用的方法，因为空气湿度过高是影响螨流行的最关键因素（1 分）。用特殊的防螨材料包装床垫和枕头可减少尘螨及其过敏原的暴露，包装材料可由塑料、透气材料、很细的织物纤维或非织物合成材料构成。理想的材料应该是舒适、透气的织物，这样的织物可渗透蒸汽并能阻止螨和螨过敏原通过（1 分）。床单、枕套、毛毯、床垫套每周用等于或高于 55℃的热水洗一次可杀死螨和去掉绝大多数螨。用温水或冷水清洗可去除绝大多数螨。用普通洗衣粉在 25℃至少 5 分钟条件下，可去除绝大多数螨。如果温度大于 55℃、时间维持 10 分钟，烘干机内滚动干燥可杀死所有螨（1 分）。

3. 问题　家长诉该患儿常常在进食甜食及“上火食物”后出现咳嗽，询问有哪些忌口的东西，该如何回答家长。

评分要点：确实有很多的哮喘患儿在哮喘急性发作期或有症状时进食甜食、零食后咳嗽可能会加重，但根本原因是哮喘患儿急性发作期或慢性持续性期其气道处于高反应状态，易受饮食及吸入气味等因素的影响（1分）。所以，通过规范用药，使患儿的支气管哮喘得到良好控制是关键因素。此外，平时需注意避免进食辛辣食物，通过过敏原检测及生活中的仔细观察，对进食后确有过敏表现的食物，需要“忌口”（1分）。

（七）提炼概括和沟通表达能力（10分）

提炼概括（5分）；沟通表达（5分）；考官结合之前回答问题的过程流畅程度判断给分：出色5分，满意4分，一般3分，不满意2分，差1分。

第五节　细菌性脑膜炎

一、题　　目

患儿，女，2个月。

主诉：

发热、少吃、精神差、前囟隆起半天。

现病史：

患儿半天前无明显诱因出现发热，体温最高38.5℃（耳），无寒战，吃奶减少，精神差，前囟隆起，就诊于当地医院查血常规异常，急就诊于我院门诊，初步诊断：颅内感染；予“头孢曲松钠、甘露醇”输液治疗后收住入院。

发病以来，患儿神志清，精神差，胃纳减少，睡眠欠安，粪便黄软，小便正常，体重无明显改变。

既往史：

否认既往类似发热、前囟隆起病史，否认“肝炎、结核、麻疹、水痘”等急慢性传染病史及其接触史，否认药物、食物过敏史，否认重大手术及外伤史，否认输血及血制品使用史，否认心、肺、肝、肾等重大脏器患病史及内分泌系统病史。

个人史：

母孕史：母孕期体健，否认感染病史及用药史，否认毒物、放射性物质接触史。

出生史：G1P1，足月顺产，无产伤、窒息史，出生体重3.2kg。

喂养史：出生后母乳喂养至今。

生长发育史：出生后1个月会笑，现抬头不稳，生长发育同正常同龄儿童。

预防接种史：已接种“乙肝疫苗、卡介苗”，已口服“脊髓灰质炎糖丸”1次。

家族史：

父亲26岁、母亲25岁，均体健，父母否认近亲婚配，家族成员否认近期类似病史，否认“糖尿病、心脏病、高血压”等慢性病史，否认“结核、肝炎”等传染病史，否认肿瘤及血液系统疾病史，否认心、肺、脑、肝、肾等重大脏器患病史及内分泌系统病史，否认两系三代家族遗传性及代谢性疾病史。

体格检查：

T 37.3℃，P 132次/分，R 37次/分，体重7.5kg。神志清，精神可，前囟隆起，头围39cm，双侧瞳孔等大正圆，直径约3mm，对光反射灵敏，双肺呼吸音清、对称，未闻及干湿啰音，心音有力，心律齐，心前区未闻及杂音，腹软，肝脾肋下未及，肌力Ⅴ级，肌张力正常，膝反射（++），脑膜刺激征阴性，病理征阴性。

辅助检查：

血常规+CRP：CRP 58.91mg/L，白细胞计数 $13.32\times10^9/L$，中性粒细胞百分比 58%，淋巴细胞百分比 42%，血小板计数 $200\times10^9/L$。

脑脊液检查：白细胞计数 $165\times10^6/L$，淋巴细胞百分比 86%，中性粒细胞百分比 14%，葡萄糖 2.82mmol/L，氯化物 119mmol/L，蛋白定量 0.5g/L。

二、得分要点

（一）病史特点归纳（15 分）

1. 患儿，女，2 个月，急性病程。（3 分）

2. 发热、少吃、精神差、前囟隆起半天。（3 分）

3. 既往史、个人史、家族史无异常。（3 分）

4. 体格检查：前囟隆起。（3 分）

5. 辅助检查：血常规示白细胞升高，分类以中性粒细胞为主，CRP 升高。脑脊液白细胞计数 $165\times10^6/L$，以淋巴细胞为主，蛋白轻度升高。（3 分）

（二）诊断及依据（15 分）

诊断：细菌性脑膜炎（3 分）

诊断依据：2 个月大的小婴儿，急性起病，以发热、少吃、精神差、前囟隆起为主要表现，（3 分）体格检查：前囟隆起，血常规示白细胞升高，分类以中性粒细胞为主，CRP 升高，（3 分）脑脊液白细胞升高，提示颅内感染，因脑脊液检查是在头孢曲松钠治疗后进行的，门诊治疗前精神差，入院体格检查精神可，提示治疗有效，故虽然脑脊液白细胞计数 $165\times10^6/L$，且分类以淋巴细胞为主，临床仍首先考虑细菌性脑膜炎，（5 分）待脑脊液培养、血液细菌培养、头颅磁共振（MRI）等检查进一步协诊。（1 分）

（三）鉴别诊断要点（15 分）

1. 病毒性脑炎　患儿有发热提示存在感染，前囟隆起提示有颅高压，脑脊液检测异常，提示颅内感染，且脑脊液改变符合病毒性脑炎改变，故需考虑，但患儿年龄偏小，出生后 6 个月以内的小婴儿有来自母亲的抗体，不容易病毒感染，从流行病学来看，可能性不大。另外宫内病毒感染，患儿急性起病，且出生史无特殊，出生后生长发育正常，故可能性不大，待血 TORCH、头颅 MRI 及脑脊液培养结果回报，必要时行脑脊液病原学 PCR 明确。（5 分）

2. 结核性脑膜炎　患儿脑脊液异常，存在颅内感染，结核性脑膜炎需警惕，但患儿急性起病，接种过卡介苗，无结核接触史，无结核感染中毒症状，故可能性不大，待脑脊液培养结果、PPD、胸部 CT 检查及继续临床观察协诊。（5 分）

3. 颅内占位、出血　患儿有前囟隆起的颅高压表现，虽脑脊液异常，有颅内感染，但不排除合并颅内占位性病变、颅内出血的可能，尤其患儿是纯母乳喂养，需警惕晚发性维生素 K 缺乏引起的颅内出血可能，但患儿无神经系统定位体征，无进行性面色苍白，故可能性不大，待头颅磁共振（MRI）检查明确。（5 分）

（四）治疗原则和措施（15 分）

1. 治疗原则：早期、足量、足疗程，选用敏感的杀菌药，静脉途径给药。（3 分）

2. 具体措施：

（1）头孢曲松钠 1g qd 或 150mg/kg · d 静滴抗感染。（3 分）

（2）甘露醇 20ml q6h 或 0.5~1g/kg · 次 q6h 滴注降颅压。（2 分）

（3）地塞米松 3mg qd 或 0.2~0.6mg /kg · d 静注减轻炎性反应。（2 分）

（4）其他对症支持治疗：发热的处理；进食少，静脉补液支持等。（提到即可）（2 分）

（5）治疗过程中注意观察体温、精神、前囟、头围等情况调整治疗方案。（2 分）警惕细菌性脑膜炎的并发症的出现。（1 分）

（五）专业知识提问（15 分，答题二选一）

1. 问题　脑脊液细胞数略升高，分类以淋巴细胞为主，蛋白轻度升高、糖、氯化物都正常，为什么首先考虑细菌感染？

答：理由①患儿为 2 个月的小婴儿，从机体免疫情况看，容易细菌感染，而不容易病毒感染。（2 分）②起病时间半天，若细菌毒力不强或机体免疫防御反应较慢时脑脊液白细胞数可以正常或轻度升高，分类可以淋巴细胞为主。（2 分）③患儿腰椎穿刺脑脊液检查前用过头孢曲松钠，若是敏感的抗生素，24 小时内可以杀灭细菌，脑脊液表现可以不典型。（2 分）

2. 问题　若体温正常、前囟平软 48 小时后再次发热，前囟又隆起，需考虑什么情况？如何证明？

评分点：需考虑出现细菌性脑膜炎并发症。（2 分）最可能发生了硬膜下积液（1 分），可以做颅脑透光试验、头颅磁共振（MRI）检查、硬膜下穿刺等检查协助诊断。（1 分）其他并发症如脑室管膜炎：一般临床症状严重，除了发热、前囟隆起外，会出现意识障碍进行性加重、甚至出现惊厥、四肢肌张力增高、角弓反张等，可以通过头颅磁共振（MRI）增强扫描、侧脑室穿刺液检查等协助诊断。脑积水：头颅 CT 或 MRI 检查可明确。（1 分）

（六）伦理、人文及职业素养提问（15 分，答题三选一）

1. 患儿家属对腰椎穿刺脑脊液检查的风险十分担心，是否做腰椎穿刺犹豫不决，如何进行说明解释？

答：①腰椎穿刺的必要性：孩子年龄小，才 2 个月，有发热，前囟隆起，颅内感染的可能性很大，特别是细菌性脑膜炎不及时诊治，会出现严重并发症，影响预后，甚至遗留智力低下、癫痫、肢体瘫痪等严重后遗症。（5 分）②脑脊液检查的作用：腰椎穿刺术脑脊液检查：a. 最直接快捷诊断颅内感染的操作，无可替代；b. 指导制定治疗方案，选择合适的药物；③判断疾病恢复完全与否。所以建议腰椎穿刺脑脊液检查，尽早明确诊断，以免延误诊治，造成不良后果。（5 分）c. 介绍腰椎穿刺操作及术后注意事项：腰椎穿刺是一个有创的操作，但它是一个相对安全的操作，对专业的医生来说不难。操作前有局部皮肤麻醉，操作时孩子不会感觉到疼痛，我们同时会尽量做好安抚，避免孩子恐慌。我们只留取 2ml 的脑脊液做常规检查，1ml 做培养，脑脊液是在人体内不断产生代谢循环的，很快能再生成，结束操作后只要去枕平卧 4~6 小时左右即可，不会影响孩子身体健康。但有些孩子术后过于紧张，全身肌肉紧绷，保持一个姿势不敢动数小时，可能会出现局部肌肉酸痛的情况，也有些孩子术后卧床休息不好，情绪不稳，剧烈哭吵，可能出现头痛等情况，这些都是暂时的，一般好好休息 1~2 天恢复正常。所以不用担心。（5 分）

2. 家长担心孩子得了细菌性脑膜炎后变傻，细菌性脑膜炎治愈了以后会复发？如何解释？

答：细菌性脑膜炎一般是脑组织表面的脑膜发生感染（3 分），如果及时有效地治疗，病情及时控制，不出现如脑室管膜炎、脑积水等严重的并发症，一般细菌性脑膜炎多数都能痊愈，不会遗留后遗症。（2 分）细菌性脑膜炎治愈以后不会复发，但可能再发。（2 分）就像感冒，这次感冒好了，以后还会得感冒一样。（2 分）但一般孩子过了 1 岁就不容易得细菌性脑膜炎了，除非有免疫缺陷、解剖缺陷等易感因素的孩子，要担心反复得细菌性脑膜炎的可能。（2 分）

3. 孩子细菌性脑膜炎恢复后可以接种流行性乙型脑炎、流行性脑脊髓膜炎等脑炎相关疫苗吗？有哪些注意事项？

答：可以接种。（2 分）但有几种情况需暂缓或不能接种：①有发热、感染等疾病急性期暂缓接种。（2 分）②活动型结核病暂缓接种。（1 分）③惊厥发作后 6 个月内不能接种。（2 分）④重大脏器如心、肺、肝、肾疾病不稳定时不能接种。（2 分）⑤先天性免疫缺陷的儿童不宜接种。（1 分）⑥对疫苗成分过敏、既往有疫苗过敏史不宜接种。（1 分）⑦有其他脑疾病暂缓接种。（2 分）⑧免疫调节治疗期间暂缓接种。（1 分）⑨局部皮肤炎症时暂缓。（1 分）

（七）提炼概括和沟通表达能力（10 分）

提炼概括（5 分）；沟通表达（5 分）；考官结合之前回答问题的过程流畅程度判断给分：出色 5 分，满意 4 分，一般 3 分，不满意 2 分，差 1 分。

第六章　基本技能操作

基本技能操作由心肺复苏和气管插管 2 小站组成，作为出科考核、年度考核和结业考核临床实践能力项目的考试。考核住院医师对临床基本技能操作的掌握程度。考生通过抽签选择 1 小站进行考试，在模具上进行。考官依据心肺复苏和气管插管评分表进行评分（表 6-1，表 6-2）。考试时间 10 分钟，分值各为 100 分，合格分值为 80 分。

表 6-1　心肺复苏术 - 儿科通用评分表

考生姓名		准考证号	
培训学科		考核基地	
考核时间			

评分项目	评分要素	标准分	得分
评估	评估环境安全	5	
识别与呼救	评估患者有无反应并呼救，立即启动或让人启动应急反应（EMS）系统并获取除颤仪	10	
识别心脏骤停	检查有无呼吸或呼吸是否正常	5	
	同时触摸颈动脉搏动，用时至少 5s，但不超过 10s	5	
摆放体位	患者仰卧并放于硬质地面，医生位于患者右侧	5	
高质量的胸外心脏按压	按压部位为胸骨下半段即两乳头连线中点稍下方，不能压于剑突位置	5	
	年长儿：双手位置交叉，上臂保持竖直，肘部不能屈曲，小婴儿双手环抱法、两指法	5	
	以 100~120 次 / 分的速率实施胸外按压	5	
	按压深度：婴儿 4cm，儿童 5cm	5	
	每次按压后胸壁是否充分回弹	5	
	按压中断时间不超过 10s	5	
人工呼吸与胸外按压的配合	给予患者足够的通气，30 次按压后 2 次人工呼吸	10	
人工呼吸	方法比率正确（每次吹气用 1s，2 次吹气时间不超过 10s）	10	
	人工呼吸有效，见胸部抬起，避免过度通气	5	
复苏效果判断	5 个循环后，检查颈动脉搏动与自主呼吸	5	
总体评价	操作过程熟练，顺序正确	10	
合　计		100	

考官签字：

表 6-2　气管插管术评分表

考生姓名		准考证号		
培训学科		考核基地		
考核时间				
评分项目	评分要素		标准分	得分
物品准备	洗手，戴帽子、口罩，签署知情同意书 核对患者身份，评估患者状态，判断是否存在困难插管可能性（口述完成）		5	
	根据患者情况选择气管导管，并检查气囊通畅，无漏气 准备喉镜，选择镜片，检查灯光		5	
	其他：手套、吸痰器、球囊面罩、气插导芯、注射器、胶布、牙垫、听诊器		5	
操作过程	1. 将患者仰卧，头后仰，颈上抬，使口、咽部和气管成一直线以便直视插管球囊 / 面罩给氧（口述通气 2 分钟）		10	
	2. 右手拇指推开患者下唇和下颌，示指抵住门齿，必要时使用开口器，清除呼吸道内异物		10	
	3. 左手持喉镜沿右侧口角进入口腔，压住舌背，显露悬雍垂。慢推镜片达舌根，见到会厌，上提镜片显露声门		10	
	4. 气管导管沿喉镜压舌板凹槽放入，到声门时轻旋导管进入气管，同时取出导芯，把气管导管轻轻送入，注意插管深度，拔出喉镜，安置牙垫（置入导芯超过管尖扣 5 分，各类插管失败不得分，再次插管未先通气扣 5 分）		15	
	5. 先向导管前端气囊内充气 2~5ml，再用简易人工呼吸器压入气体，观察胸廓起伏情况，并且用听诊器听双肺呼吸音有无对称，以确定导管已在气管内（未发现插入气管并固定，不得分）		15	
	6. 胶布固定气管导管与牙垫		5	
总体评价	操作过程整体熟练程度		10	
	问答：气管插管的适应证和禁忌证		10	
合　计			100	

考官签字：

第七章　专业技能操作

儿科专业技能操作考站是根据题干判断选择操作，包括胸腔穿刺术、腹腔穿刺术、腰椎穿刺术、骨髓穿刺术、导尿术、插胃管术、心电图和穿脱隔离衣。作为出科考核、年度考核和结业考核临床实践能力项目的考试。考生随机抽取一项题干，判断后进行操作考试。采用真实患者或在模具上操作，完成技能操作后，由考官提问该操作的适应证、禁忌证、并发症和操作后的宣教等。考试时间 15 分钟。考官依据各项操作评分表评分（表 7-1~ 表 7-8）。该站分值设置不同于其他站，分值各为 110 分，合格分值为 80 分。

表 7-1　儿科专科技能操作评分表——腰椎穿刺术

考生姓名		准考证号	
培训学科		考核基地	
考核时间			

评分项目	评分要素	标准分	得分
操作判断	根据题干判断该做何种技能操作，判断正确得 5 分，判断错误不得分，由考官告知其正确操作项目，考生进行技能操作	5	
操作前准备	患者准备：核对患者信息（1 分）。评估患者病情、生命体征，明确适应证，排除禁忌证（2 分）。解释操作的目的和必要性，签署手术同意书（1 分）。告知操作中的患者配合和注意事项（1 分）	5	
	操作者准备：洗手，戴口罩、帽子	2	
	物品准备：消毒物品、无菌手套、腰椎穿刺包、麻醉药、注射器、无菌纱布、胶布等（4 分）。检查各种消毒物品的有效消毒日期（4 分）	8	
操作过程	1. 摆体位　根据病情和需要可取左侧卧位或右侧卧位，屈髋屈膝抱头，尽量使患者舒适，以便能耐受较长手术时间	5	
	2. 选择适宜穿刺点　以髂嵴最高点连线与后正中线的交点处为穿刺点（相当于第 3~4 腰椎棘突间隙），也可在上一或下一腰椎间隙进行。小婴儿脊髓相对较长，可选第 4~5 腰椎间隙	8	
	3. 常规消毒　以穿刺点为中心用碘伏消毒 2 遍，直径约 15cm（下一遍消毒范围大于上一遍不得分，留白不得分）	7	
	4. 戴无菌手套	2	
	5. 打开穿刺包并检查器械　注意穿刺包是否在消毒有效期内，检查包内物品是否完善、穿刺针是否通畅。注意无菌意识	5	
	6. 铺无菌洞巾	3	
	7. 局部麻醉　核对局麻药，抽取 1% 利多卡因 5ml，在穿刺点自皮肤至椎间韧带进行局部浸润麻醉，先回抽再注射。无核对麻醉药名称扣 5 分	5	
	8. 穿刺　左手固定穿刺部皮肤，右手持穿刺针以垂直背部的方向缓慢刺入，针尖斜面必须向上。可稍倾向头部方向，当感觉 2 次突破感后可将针芯慢慢抽出，见脑脊液流出。穿刺过程注意观察患者反应（针尖斜面不向上扣 3 分，不能 1 次穿刺成功扣 5 分，穿刺 3 次以上失败扣 10 分）	20	
	9. 测颅内压，做压腹及压颈试验	5	
	10. 回套针芯，拔出穿刺针，覆盖无菌纱布，消毒穿刺部位，纱布覆盖，胶布固定	5	

续表

操作后处理	术后再次评估患者，交代患者去枕平卧 4~6 小时等注意事项	5	
	脑脊液标本做好标记并送检（常规、生化、培养等）	3	
	物品复原，污物的处理。注意垃圾分类	2	
总体评价	无菌观念强，整个操作过程体现人文关怀	5	
	操作熟练，在规定时间内完成操作	5	
操作后提问	该项操作的适应证、禁忌证、并发症和操作后宣教事项中任选 2 项提问	5	
合　计		110	

考官签字：

表 7-2　儿科专科技能操作评分表——骨髓穿刺术

考生姓名		准考证号	
培训学科		考核基地	
考核时间			

评分项目	评分要素	标准分	得分
操作判断	根据题干判断该做何种技能操作，判断正确得 5 分，判断错误不得分，由考官告知其正确操作项目，考生进行技能操作	5	
操作前准备	患者准备：核对患者信息（2 分）。了解患者病情，明确适应证，排除禁忌证（2 分）。签署知情同意书（2 分）。告知操作中的患者配合及注意事项（2 分）	8	
	操作者准备：洗手，戴口罩、帽子	2	
	物品准备：消毒物品、无菌手套、骨穿包、玻片、麻醉药、注射器、无菌纱布等，检查各种消毒物品的有效消毒日期	5	
操作过程	1. 体位与定位　根据病情和需要选择体位。胸骨、胫骨穿刺取仰卧位（口述，各 1 分），髂后上棘取侧卧位（口述，1 分） 髂后上棘：骶椎两侧，臀部上方突出的部位 胸骨：胸骨体第 2 肋间水平 胫骨：胫骨粗隆下方 1.0~1.5cm 前内侧平坦骨面。备注：以上三者中选一（2 分）	5	
	2. 常规消毒术区皮肤 3 次，直径 15cm，戴无菌手套，铺无菌洞巾	5	
	3. 检查器械，注意穿刺针与注射器是否干燥、注射器乳头是否与穿刺针吻合、针芯与穿刺针的两端是否配套吻合、针头是否锐利（2 分）。调整穿刺深度，胸骨穿刺约 1.0cm，胫骨穿刺 1.0~1.5cm，髂骨穿刺约 1.5cm（3 分）	5	
	4. 核对局麻药名称（2 分），用 1% 利多卡因局部麻醉，先皮下注射出现皮肤橘皮样皮丘改变（4 分）；垂直进针，分层麻醉至骨膜，并在骨膜多点麻醉（注意推麻药前要回抽，了解是否在血管内，4 分）	10	
	5. 操作者左手拇指和示指固定穿刺部位，右手持骨髓穿刺针与骨面垂直刺入，若为胸骨穿刺则应与骨面成 45°~60° 角刺入（5 分）。当穿刺针针尖接触骨质后，沿穿刺针的针体长轴左右旋转穿刺针，并向前推进，缓缓刺入骨质（5 分）。当突然感到穿刺阻力消失，且穿刺针已固定在骨内时，表明穿刺针已进入骨髓腔（5 分）。如穿刺针尚未固定，则应继续刺入少许以达到固定为止（5 分）	20	
	6. 拔出穿刺针针芯，接上干燥的注射器，用适当的力度抽取骨髓液。抽取的骨髓液一般应为 0.1~0.2ml	5	

续表

操作过程	7. 将骨髓液滴在载玻片上，立即推片，制备骨髓液涂片数张。正确涂片方法：将载玻片以30°角摆放，将所抽吸骨髓滴于载玻片上部，左手水平持一干净玻片，右手用另一玻片尖端蘸取少量骨髓组织，滴于左手玻片顶部，用右手玻片边缘水平涂片。未抽到骨髓液此项不得分	10	
	8. 骨髓液抽取完毕，重新插入针芯。拔出穿刺针，覆盖无菌纱布（针芯未插入扣5分）	5	
操作后处理	再次评估患者，局部消毒，并按压数分钟（有出血倾向者，延长按压时间），再用胶布将纱布加压固定	3	
总体评价	安置患者体位，交代患者注意事项	2	
	标本及时送检	2	
	正确分类处理污物，物品复原，完成操作记录	3	
	无菌观念强，操作过程中体现人文关怀	5	
操作后提问	操作熟练，在规定时间内完成	5	
	该项操作的适应证、禁忌证、并发症和操作后宣教事项中任选2项提问	5	
合　计		110	

考官签字：

表 7-3　儿科专科技能操作评分表——腹腔穿刺术

考生姓名		准考证号	
培训学科		考核基地	
考核时间			

评分项目	评分要素	标准分	得分
操作判断	根据题干判断该做何种技能操作，判断正确得5分，判断错误不得分，由考官告知其正确操作项目，考生进行技能操作	5	
操作前准备	患者准备：核对患者信息（1分）。评估患者状态，明确适应证，判断是否存在禁忌证（1分）。签署知情同意书（2分）。告知操作中的患者配合及注意事项（1分）。指导患者排空膀胱，协助患者摆好体位：平卧或半卧位（2分）。腹部检查（腹围、腹部浊音），测量血压、脉搏（1分）	8	
	操作者准备：洗手，戴口罩、帽子	2	
	物品准备　消毒物品、消毒手套、消毒腹腔穿刺包、麻醉药、纱布、胶布、腹带等（3分）。检查各种消毒物品的有效消毒日期（2分）	5	
操作过程	1. 定位　根据题干确定穿刺点，通常为左侧麦氏点，必要时超声指导定位	15	
	2. 常规消毒，戴无菌手套，铺巾	5	
	3. 核对局麻药　1% 利多卡因，逐层局麻。无回抽扣5分	10	
	4. 穿刺及抽液　无腹穿针通畅性及气密性检查扣5分，大量腹水不用移行进针法扣5分，穿刺不成功扣10分 检查穿刺针通畅性及气密性，如气密性佳、无阻塞，将针尾乳胶管用止血钳夹紧（5分） 左手固定穿刺处皮肤，右手进行穿刺（10分） 连接50ml注射器，松开止血钳，缓慢匀速抽吸腹水（8分） 再次夹闭胶管（2分） 取下注射器，留取标本（5分）	30	
	5. 拔出穿刺针，局部消毒，无菌敷贴覆盖	5	

续表

操作后处理	术后再次评估患者生命体征，测腹围，交代患者注意事项。口述大量抽取腹水后使用腹带（无口述扣 1 分）	4	
	腹水标本做好标记并送检（常规、生化、培养等），完成操作记录	3	
	物品复原，污物的分类处理	3	
总体评价	术中评估，整个操作过程体现人文关怀	5	
	无菌观念强，操作熟练，在规定时间内完成操作	5	
操作后提问	该项操作的适应证、禁忌证、并发症和操作后宣教事项中任选 2 项提问	5	
合　计		110	

考官签字：

表 7-4　儿科专科技能操作评分表——胸腔穿刺术

考生姓名		准考证号	
培训学科		考核基地	
考核时间			

评分项目	评分要素	标准分	得分
操作判断	根据题干判断该做何种技能操作，判断正确得 5 分，判断错误不得分，由考官告知其正确操作项目，考生进行技能操作	5	
操作前准备	患者准备：核对患者信息（1 分）。评估患者状态，明确适应证，判断是否存在禁忌证（1 分）。签署知情同意书（2 分）。告知操作中的患者配合及注意事项（如放松，避免剧烈咳嗽，1 分）	5	
	操作者准备：洗手，戴帽子、口罩	2	
	物品准备：消毒物品、消毒手套、消毒胸腔穿刺包、麻醉药、抢救药品（0.1% 肾上腺素及注射器）、敷贴、听诊器、数支无菌试管等（4 分）。检查各种消毒物品的有效消毒日期（4 分）	8	
操作过程	1. 摆体位　患者反向坐于靠背椅上，双手臂平置于椅背上缘，头伏于前臂。如为重症患者，可在病床上取半卧位，病侧手上举，枕于头下，或伸过头顶，以张大肋间	5	
	2. 通过体检定位穿刺点　穿刺部位宜取胸部叩诊实音处（4 分）。一般在肩胛下角线第 7~8 肋间或腋中线第 6~7 肋间或腋前线第 5 肋间穿刺（4 分）。如为包裹性积液，宜根据 X 线或超声检查所见决定穿刺部位（2 分）	10	
	3. 穿刺部位以常规消毒 3 次（直径约 15cm，留白不得分。3 分）；打开胸腔穿刺包，术者戴无菌手套，铺巾（3 分）；检查胸穿针的通畅性和气密性（3 分）；核对麻醉药 1% 利多卡因 2~5ml，于定位点下一肋骨之上缘垂直缓慢刺入，先回抽再注射（4 分）；逐层浸润达壁层胸膜回抽见胸腔积液，并注入部分麻醉药（2 分）	15	
	4. 根据麻醉注射针估测穿刺针进入深度（2 分）；将针尾乳胶管用止血钳夹紧（4 分）；左手示指与中指固定穿刺处皮肤，右手将穿刺针沿下一肋骨之上缘垂直缓慢刺入，当穿过壁层胸膜时，针尖抵抗感突然消失后停止（4 分）；接注射器，放开止血钳回抽即可见胸腔积液（2 分）。助手用止血钳协助适时夹闭乳胶管，助手用止血钳紧贴胸壁固定穿刺针（2 分）。将抽出液注入试管和专备容器，胸腔积液送检（1 分）。（2 次穿刺无胸腔积液扣 10 分）	15	
	5. 抽液完毕，嘱患者呼气后屏气同时拔出穿刺针（3 分）；盖以无菌纱布稍用力压迫片刻，胶布固定（2 分）。术后嘱患者卧床休息，观察有无不适反应（2 分）。抽液后应常规听诊，注意呼吸音，必要时重复 X 线检查，以除外气胸并了解被压缩肺的情况（3 分）	10	

续表

操作过程	6.（口述）抽液量　抽液不可过多过快，严防复张性肺水肿的发生（5分）。以诊断为目的者抽液50~100ml；以减压为目的者，一次抽液不大于20ml/kg（婴幼儿不超过150~200ml；年长儿不超过500~600ml。5分）	10	
操作后处理	安置患者体位，术后再次评估患者生命体征，评估呼吸情况，交代患者注意事项	4	
	胸腔积液标本做好标记并送检（常规、生化、培养等）	3	
	物品复原，污物的分类处理	3	
总体评价	无菌观念强，整个操作过程体现人文关怀	5	
	操作熟练，在规定时间内完成操作	5	
操作后提问	该项操作的适应证、禁忌证、并发症和操作后宣教事项中任选2项提问	5	
合　计		110	

考官签字：

表 7-5　儿科专科技能操作评分表——穿脱隔离衣

考生姓名			准考证号		
培训学科			考核基地		
考核时间					
评分项目		评分要素		标准分	得分
操作判断		根据题干判断该做何种技能操作，判断正确得5分，判断错误不得分，由考官告知其正确操作项目，考生进行技能操作		5	
操作前准备		衣服整洁，卷袖过肘，修剪指甲，取下手表		4	
		规范洗手，戴口罩、帽子		5	
		环境清洁宽敞，关注隔离要求		2	
		选择合适的隔离衣（可安放手术衣等增加选择难度）		4	
操作过程	穿隔离衣	取隔离衣，清洁面朝自己，打开时需注意领带是否污染		4	
		检查隔离衣（大小、破损、污染）		4	
		穿衣袖方法正确（注意衣袖是否触及面部及口罩）		6	
		系领口时不污染		5	
		系袖口		4	
		折叠隔离衣边缘正确（是否完全覆盖内层衣物，是否有部分隔离衣内面暴露在外，检查隔离衣下摆是否折入及完全覆盖）		6	
		系腰带方法正确		6	
	脱隔离衣	松腰带，打活结		2	
		松袖口，折叠部分衣袖（过肘）		5	
		消毒双手及前臂		5	
		解开领口，不污染领带		5	
		脱衣袖方法正确（注意有无污染前臂）		8	
		整理隔离衣，悬挂正确，有无污染面暴露在外（挂于清洁区时）		5	
操作后处理		再次洗手		5	
		面部及口罩不能触及隔离衣外面		5	

续表

总体评价	素质要求：无菌观念强，操作过程无污染（5 分） 质量要求：操作熟练、有条理，在规定时间内完成（5 分）	10	
操作后提问	隔离衣的使用范围，请指出已使用的隔离衣的污染区和清洁区 已穿过的隔离衣如需继续穿用，应如何挂放	5	
合　计		110	

考官签字：

表 7-6　儿科专科技能操作评分表——导尿术

考生姓名		准考证号	
培训学科		考核基地	
考核时间			

评分项目	评分要素	标准分	得分
操作判断	根据题干判断该做何种技能操作，判断正确得 5 分，判断错误不得分，由考官告知其正确操作项目，考生进行技能操作	5	
操作前准备	核对患者身份，注意保护患者隐私，必要时用屏风遮挡患者	3	
	解释操作的目的和必要性	3	
	物品准备（注意有效期），戴口罩、帽子，洗手	4	
	准备物品：外阴消毒包、导尿包、导尿管、引流袋、注射器、手套、生理盐水、液体石蜡、中单等	5	
操作过程	1. 协助患者摆体位，暴露外阴。将中单置于患者臀下。给异性患者导尿需有监护人或第三人在场	4	
	2. 初步消毒外阴 在治疗车上打开外阴初步消毒用物，弯盘（内放镊子及碘伏棉球）置于患者两腿之间（5 分） 左手戴手套，右手持镊子夹取碘伏棉球，按顺序消毒。男性：阴阜→大腿内侧上 1/3→阴茎→阴囊，纱布将包皮向后推，提起阴茎，依次消毒尿道口→龟头→冠状沟；女性：阴阜→大腿内侧上 1/3→大阴唇→分开大阴唇→小阴唇→尿道口→阴道口过肛门（10 分） 消毒完毕，将弯盘及所有污物收入包装袋内，移至治疗车下层（5 分） 备注：①顺序错误扣 10 分；②每个部位消毒使用同一个棉球，超范围使用棉球扣 5 分	20	
	3. 再次消毒双手	2	
	4. 再次消毒外阴 将导尿包放在患者两腿之间，按无菌操作原则打开：倒碘伏、生理盐水、导尿管、注射器、引流袋（5 分） 戴好无菌手套，取出洞巾，铺在患者的外阴处。检查并润滑导尿管。根据需要连接导尿管和引流袋（5 分） 按顺序消毒。男性：纱布提起阴茎，依次消毒尿道口→龟头→冠状沟→尿道口；女性：左手分开小阴唇，依次消毒尿道口→小阴唇→阴道口→尿道口（10 分） 备注：①顺序错误扣 10 分；②每个部位消毒使用同一个棉球，超范围使用棉球扣 5 分	20	
	5. 导尿 （1）男性儿童：提起阴茎 90°→插入见尿（10~18cm）→继续插 1~2cm→球囊注水（1~5ml）→回拉	15	

续表

操作过程	（2）女性儿童：分开小阴唇→插入见尿（3~5cm）→继续插 1~2cm →球囊注水（1~5ml）→回拉 备注：①女性导尿管误入阴道扣 10 分；②男性包皮未复位扣 5 分；③ 无尿液引出扣 10 分		
	6. 根据需要留取标本，撤洞巾，挂尿液引流袋于适当高度（引流袋位置要低于膀胱）	4	
操作后处理	安置患者体位，交代患者注意事项	5	
	整理用物，污物的处理，再次洗手	2	
	观察患者反应及导尿情况，书写导尿记录，留取标本送检	3	
总体评价	无菌观念强，整个操作过程体现人文关怀	5	
	操作熟练，在规定时间内完成操作	5	
操作后提问	该项操作的适应证、禁忌证、并发症和操作后宣教事项中任选 2 项提问	5	
总　分		110	

考官签字：

表 7-7　儿科专科技能操作评分表——插胃管术

考生姓名		准考证号	
培训学科		考核基地	
考核时间			

评分项目	评分要素	标准分	得分
操作判断	根据题干判断该做何种技能操作，判断正确得 5 分，判断错误不得分，由考官告知其正确操作项目，考生进行技能操作	5	
操作前准备	患者准备：核对患者信息（1 分）。评估患者状态，明确适应证，判断是否存在禁忌证（3 分）。告知操作中的患者配合及注意事项（2 分）。 协助患者摆好体位：取半卧位或坐位（2 分）。测量血压、脉搏（2 分）	10	
	操作者准备：洗手，戴口罩、帽子	2	
	物品准备：手电筒、治疗巾、弯盘、消毒棉签、污物盒、听诊器、胶布、手套、胃管、20ml 注射器、液体石蜡、盛有清洁水的换药碗、别针、纱布等（1 分）、检查各种物品的有效日期（1 分）。物品置于操作者右侧（1 分）	3	
操作过程	1. 患者颌下铺治疗巾，放弯盘，颈部稍弯曲，昏迷或中毒患者可取左侧卧位或仰卧位	5	
	2. 询问鼻腔病史，检查鼻腔，选择通气顺利一侧鼻腔用棉签清洁鼻腔	5	
	3. 检查胃管，测量胃管插入长度并作一标记，一般儿童胃管插入长度测量方法为鼻尖 - 耳垂 - 剑突下缘长度前额发际至胸骨剑突处	10	
	4. 润滑胃管，封闭胃管远端	10	
	5. 插入胃管，伴随吞咽活动逐步插入胃管，插入过程中确认无盘绕口中，继续插入至标记长度	15	
	6. 操作并判断胃管是否位于胃内（插入气管或盘在口中不得分）	10	
	7. 用胶布固定于鼻翼	5	
	8. 需留置时，可将胃管末端反折，用纱布包裹夹紧，固定于患者枕旁	5	
操作后处理	复原患者体位，交代患者注意事项	5	
	物品复原整理，污物的处理	5	

续表

总体评价	整个操作过程体现人文关怀，保护患者隐私	5	
	操作规范、熟练，在规定时间内完成	5	
操作后提问	该项操作的适应证、禁忌证、并发症和操作后宣教事项中任选 2 项提问	5	
合　计		110	

考官签字：

表 7-8　儿科专科技能操作评分表——心电图操作

考生姓名		准考证号		
培训学科		考核基地		
考核时间				
评分项目	评分要素		标准分	得分
操作判断	根据题干判断该做何种技能操作，判断正确得 5 分，判断错误不得分，由考官告知其正确操作项目，考生进行技能操作		5	
操作前准备	素质要求：衣帽整洁、洗手		2	
	用物准备：心电图机、导联线、电插板（备）、治疗盘、酒精棉球、污物杯、治疗车		5	
	环境准备：关门、窗，必要时置屏风，家属、陪客离开病室		3	
	患者准备：核对床号、姓名，解释目的、如何配合，体位取平卧位		5	
操作过程	1. 暴露连接部位　两手腕内侧、两下肢内踝，解松衣扣		5	
	2. 皮肤准备　导联连接部位用酒精棉球擦拭		5	
	3. 连接导联线　正确连接导联线（红：右臂，黄：左臂，绿：左腿，黑：右腿。16 分，连错一个扣4分）。V_1（红）：胸骨右缘第4肋间（4分）；V_2（黄）：胸骨左缘 第4肋间（4分）；V_3（绿）：V_2 与V4连线中点（4分）；V_4（褐）：左锁骨中线与第5肋间交点（4分）；V_5（黑）：与 V_4 同一水平的腋前线处（4 分）；V_6（紫）：与 V_4 同一水平的腋中线处（4 分）		40	
	4. 调节参数 （口述）定准电压及描记速度		5	
	5. 描记心电图 （口述）9 个导联应连续描记 3 个完整波形		5	
	6. 去除导联线　去除各导联线，关机		5	
操作后处理	安置患者，整理用物		5	
	在心电图上标出姓名、日期、时间、心电图导联，观察有无异常改变		5	
总体评价	态度和蔼，注意保暖，整个操作过程体现人文关怀		5	
	动作稳当、准确、熟练，在规定时间内完成		5	
操作后提问	现场阅读 2 张心电图		5	
合　计			110	

考官签字：

一、穿脱隔离衣

1. 患儿，男，7 岁。因“发热 5 天”入院。体温波动 39.0~40.0℃，诉四肢酸痛、乏力，有轻咳、流涕，体格检查：咽红，心肺无异常，腹软，神经系统（–）。辅助检查：甲型流感抗原（+）。在进病房查房前，需进行下一步诊疗操作。（标准操作：穿脱隔离衣）

2. 患儿，女，5 个月。因“发热 4 天，皮疹 1 天”入院。伴咳嗽、流涕。体格检查：结膜充血，咽红，颊黏膜可见科氏斑，颜面部及躯干部可见红色丘疹，心肺听诊无殊。现进病房查房前，需进行下一步诊疗操作。（标准操作：穿脱隔离衣）

二、腹腔穿刺术

1. 患儿，男，8 岁。因“腹胀 3 天。”就诊。患儿 3 天前在无明显诱因下出现腹胀，进行性加重，有低热，伴午后盗汗，无咳嗽，无呕吐，粪便稍稀。体格检查：腹部膨隆，有揉面感，移动性浊音阳性，家中爷爷有肺结核病史，请安排进行下一步操作。（标准操作：腹腔穿刺）

2. 患儿，女，6 岁。因“气促 3 天”就诊，患儿 3 天前出现气促，伴胸闷、少尿，有腹胀，无发热，无头痛，无咳嗽，无呕吐，无腹泻。既往有乙型肝炎病毒感染病史，未治疗，查体：腹部明显膨隆，液波震颤阳性，腹部超声提示大量腹水。请安排进行下一步操作。（标准操作：腹腔穿刺）

三、胸腔穿刺术

1. 患儿，男，6 岁。因“发热、咳嗽 1 周，左胸痛 1 天”就诊。患儿 1 周前无明显诱因下出现发热，体温最高 40℃，伴咳嗽，阵发性，稍剧，有黄色黏痰，无喘息，无气促，头孢菌素等输液 3 天，体温及咳嗽无好转。昨天开始出现左侧胸痛，呼吸时明显。体格检查：一般情况可，呼吸平稳，双肺呼吸音粗，左下肺呼吸音低，叩诊呈浊音，两肺未闻及干湿啰音，心腹阴性。胸腔 B 超提示左侧大量胸腔积液。请安排进行下一步操作。（标准操作：胸腔穿刺术）

2. 患儿，男，10 岁。因“发热、咳嗽半个月”就诊。患儿 1 个月前无明显诱因下出现发热，体温波动在 38℃左右，伴咳嗽，不剧，乏力，夜间盗汗，无喘息，无气促。体格检查：一般情况可，消瘦貌，呼吸平稳，双肺呼吸音粗，左下肺呼吸音低，叩诊呈浊音，两肺未闻及干湿啰音，心腹阴性。胸腔 B 超提示中等量胸腔积液。请安排进行下一步操作。（标准操作：胸腔穿刺术）

四、腰椎穿刺术

1. 患儿，女，5 岁。因“发热 5 天，步态不稳 1 天”入院。体格检查：神志清，精神差，对答切题，口齿欠清晰，瞳孔对光反射灵敏，脑膜刺激征阴性，病理征阴性，指鼻试验（+），跟膝胫试验（+），头颅 CT 未见异常，凝血功能、血常规检查未见异常，请安排下一步诊疗操作。（标准操作：腰椎穿刺术）

2. 患儿，男，6 岁。因“发热、头痛精神差 2 天”入院。门诊脑电图：重度异常，予甘露醇输液治疗后病情无明显改善，入院体格检查：神志清，精神差，对答切题，瞳孔对光反射灵敏，脑膜刺激征阴性，病理征阴性，急诊头颅 CT 未见异常，凝血功能、血常规检查未见异常。请安排下一步诊疗操作。（标准操作：腰椎穿刺术）

五、骨髓穿刺术

1. 患儿，男，3岁。因“发现皮肤出血点1天”就诊。患儿1天前在无明显诱因下出现皮肤出血点，双下肢为著，无发热，无呕血，无黑便，无面色苍白，无晕厥。体格检查：全身可见针尖大小出血点，双下肢为主，心肺查体无殊，查血常规提示血小板计数 $23\times10^9/L$，请安排进行下一步操作。（标准操作：骨髓穿刺）

2. 患儿，女，7岁。因“发热2天”就诊。患儿2天前出现发热，体温最高39℃，热高时伴寒战，无惊厥，伴纳差、乏力，无头痛，无咳嗽，无呕吐，无腹泻，查血常规提示白细胞计数 $35\times10^9/L$，幼稚细胞百分比45%。请安排进行下一步操作。（标准操作：骨髓穿刺）

六、导 尿 术

1. 患儿，男，6岁。因“无尿9小时，腹胀3小时”就诊。查体下腹部膨隆，耻骨上叩诊浊音，泌尿系B超提示“膀胱显著充盈”，请安排进行下一步诊疗操作。（标准操作：导尿术）

2. 患儿，女性，9岁。因“车祸伤后昏迷半小时”急诊收住。现生命体征不稳定，考虑多器官功能衰竭，需监测患儿尿量，请安排进行下一步诊疗操作。（标准操作：导尿术）

七、插 胃 管 术

1. 患儿，男，3岁。因“呕吐2天”就诊。患儿2天前突然出现呕吐，日吐若干次，量较多，非喷射性，有发热，2天来未排便，有腹胀，无咳嗽，无头痛，无晕厥。体格检查：腹部膨隆，可见肠型，腹部立位片可见较多气液平面，请安排进行下一步操作。（标准操作：插胃管）

2. 患儿，女，2岁。因“误服药物1小时”就诊。患儿1小时前误服药物（舍曲林10片），无发热，无咳嗽，无惊厥，无头痛，无呕吐，无腹泻，查血常规、生化及电解质、心肌酶谱未见异常。请安排进行下一步操作。（标准操作：插胃管）

八、心电图仪操作

1. 患儿，男，5岁。因“发现心律不齐6天”就诊。患儿6天前在幼儿园体检时听诊发现心律不齐。无发热，无咳嗽，无面色苍白，无晕厥。体格检查：心律不齐，心音中等，未闻及杂音，查血常规、心肌酶谱、超声心动图未见异常。请安排进行下一步操作。（标准操作：心电图）

2. 患儿，女，10岁。因“胸闷、胸痛6小时”就诊。患儿6小时前突然出现左侧胸痛，心前区明显，伴胸闷，偶有头晕，无眩晕，无咳嗽，无喘息、呼吸困难，无发热，查“肌钙蛋白1.763ng/ml”，查胸片、超声心动图未见异常。请安排进行下一步操作。（标准操作：心电图）